Orbis

Buch

In diesem lexikalischen Nachschlagewerk werden sämtliche Begriffe der Krankheitslehre, der Pathologie, Anatomie, Physiologie und Pharmakologie erklärt und teilweise mit Zeichnungen erläutert.

Autor

Dr. med. Josef Hammerschmid-Gollwitzer war über Jahrzehnte Leiter einer Münchner chirurgischen Privatklinik. Heute leitet er eine eigene Praxis für Allgemeinmedizin in Pullach bei München.

Dr. Josef Hammerschmid-Gollwitzer

Wörterbuch der medizinischen Fachausdrücke

ORBIS VERLAG

Umwelthinweis:
Alle bedruckten Materialien dieses Buches
sind chlorfrei und umweltfreundlich.

Genehmigte Sonderausgabe 1999
Orbis Verlag für Publizistik in der
Verlagsgruppe Bertelsmann GmbH

Vollständige Taschenbuchausgabe Dezember 1994

Druck: Ebner Ulm
Made in Germany
ISBN 3-572-01009-8

Vorwort des Verfassers

Die medizinische Fachsprache bedient sich der lateinischen und der antik-griechischen Sprache als Grundelemente; zum Teil sind die Worte aus beiden Sprachen zusammengesetzt. Im allgemeinen Gebrauch wurden viele Begriffe eingedeutscht. In zunehmendem Maße haben auch englisch-amerikanische Definitionen Eingang gefunden. Mit dem vorliegenden Lexikon versuche ich, die verwirrende Vielzahl von Begriffen und Definitionen auf ein notwendiges und zweckdienliches Maß einzuengen und sie verständlich und leicht überschaubar zu erklären. Damit soll sowohl dem erfreulicherweise immer mehr an Fragen der Heilkunde interessierten Laien als auch dem in Klinik, ärztlicher Praxis und Gesundheitswesen beschäftigten Personenkreis, Medizinstudenten und Angehörigen von Berufen, die sich mit Medizin als Grenzgebiet befassen, ein praktisches Fachwörterbuch zur Verfügung stehen, das auf der Grundlage neuester Erkenntnisse wissenschaftlich fundiert ist und sachlich richtig informiert.

Begriffe, die spezielles Fachwissen betreffen, anatomische Einzelbezeichnungen, Untergruppen von Krankheiten und seltene Erkrankungen wurden weggelassen. Die häufigen Krankheitsbezeichnungen nach dem Namen des Entdeckers sind überwiegend durch die wissenschaftliche Bezeichnung ersetzt. Leider ist es bei einer Anzahl von Begriffen nicht möglich, sie so zu erklären, daß sie ohne entsprechende Vorkenntnisse allgemein verständlich wären; sie wurden jedoch wegen des angesprochenen Leserkreises und der Vollständigkeit halber aufgenommen. Begriffe, die von wesentlichem Allgemeininteresse sind, werden weit ausführlicher abgehandelt, als das für ein Lexikon üblich ist. Schließlich trägt eine reichhaltige Illustration zu anschaulichem und besserem Verständnis bei.

Für wissenschaftliche Beratung, Mitarbeit und für das Bildmaterial danke ich Frau Apotheker H. Anton, Herrn Prof. Dr. med. E. Buchborn, II. Med.

Klinik der Univ. München; Herrn Prof. Dr. Dr. med. H. Grasser, Klinik für Zahn-, Mund- & Kieferkrankheiten der Univ. München; Herrn Dr. jur. Dr. rer. nat. R. Hein; Herrn Prof. Dr. med. H. E. Krampitz, Institut für vergleichende Tropenmedizin und Parasitologie der Univ. München; Herrn Prof. Dr. med. W. Lang, Institut für Infektions- und Tropenmedizin der Univ. München; Herrn Prof. Dr. med. Th. Mertens, Virologisches Institut der Univ. Ulm; Herrn Dr. med. D. Nitz, Facharzt für Innere und Nuklearmedizin; Herrn Dr. med. H. Oppenberg, Facharzt für Röntgenologie; Herrn Prof. Dr. J. W. Rohen, Anatomisches Institut, Univ. Marburg (Lahn); Herrn Prof. Dr. med. P. C. Scriba, Endokrinologisches Ambulatorium, II. Med. Klinik der Univ. München; Herrn Prof. Dr. med. K. Virnstein, Orthopädische Universitätsklinik München; Frau Dr. med. A. Zimmermann, Fachärztin für Augenheilkunde; Herrn Chefarzt Dr. med. W. Zimmermann, Facharzt für Innere Medizin.
Herrn Prof. Dr. med. Dr. hc. mult. O. Braun-Falco, Universitäts-Hautklinik München, danke ich für die Bewilligung, aus seinem Lehrbuch »Dermatologie und Venerologie« auszugsweise Abhandlungen entnehmen zu dürfen.

Dem F. K. Schattauer Verlag, Stuttgart, danke ich für das großzügige Entgegenkommen, aus dem Atlas der Histologie und mikroskopischen Anatomie eine Anzahl hervorragender Illustrationen übernehmen zu dürfen.

Ferner danke ich den Firmen Bayer AG, Leverkusen; Cordis-Corporation, Miami, Florida (USA); Eppendorf-Gerätebau, Hamburg; Glaswarenfabrik Hecht, Sondheim v. d. Rhön; Hettich-Zentrifugen, Tuttlingen; E. Merck AG, Darmstadt; Willy Rüsch GmbH & Co. KG, Kernen; Siemens AG, Erlangen; Wyeth-Pharma, Münster; Richard Wolf GmbH, Knittlingen.

Mein besonderer Dank gilt meiner Frau Lisa Hammerschmid, die die gesamte zeichnerische Illustration des Buches meisterhaft dargestellt hat und darüber hinaus durch unermüdliche Korrekturarbeiten mithalf, Schreib- und Interpretationsfehler weitgehend zu eliminieren.

Anleitung für den Gebrauch des Lexikons

Die *Erklärungen (Definitionen)* für einen Begriff finden Sie in der Regel unter dem im allgemeinen Sprachgebrauch geläufigen *Stichwort.* Dieses kann in verschiedenen Fällen deutsch, in anderen in der medizinischen Fachsprache lateinisch oder altgriechisch sein. Die meisten Begriffe finden Sie mit gegenseitigem *Hinweis,* gekennzeichnet durch * und/oder s. (= siehe).

Ist bei Worten mit Trennungsstrich eines mit * versehen oder bei zusammengesetzten Worten ein * gesetzt (z. B. Inkubations*-Zeit), so ist die Definition unter dem mit * gekennzeichneten Stichwort (also z. B. unter »Inkubation«) nachzusehen.

Abbildungen (Abb.) sind nach Möglichkeit beim zugehörigen Stichwort, können jedoch auch aus technischen Gründen auf einer anderen Seite stehen; dann Hinweis »s. Abb. Seite 52«.

Die *Wiederholung des Stichwortes* im Text erfolgt nur durch den Anfangsbuchstaben.

Aus zwei oder mehr Wörtern *zusammengesetzte Begriffe* finden sich in der Regel unter dem Hauptwort, z. B. »Niere, künstliche«, »Schock, anaphylaktischer« usw. (jedoch »Wundschock«).

Bei schwierigen Wörtern ist das *Geschlechtswort* gekennzeichnet: m = männlich (der), f = weiblich (die), n = sächlich (das).

Manche Stichwörter sind ggf. auch unter *Eigenschafts-*, *Tätigkeits-* oder *Hauptwort* und unter *Mehrzahl* zu suchen.

Umlaute, für die die Schreibweise in der Medizin nicht einheitlich ist, stets unter beiden Möglichkeiten, also z. B. ä auch bei ae, ü bei ue usw. suchen.

Die Buchstaben c, k und z sind vor allem bei eingedeutschten Wörtern gegeneinander ausgetauscht, z. B. **K**al**z**ium statt **C**al**c**ium, **Z**yste statt **C**yste.

Die nach den neuen Richtlinien gebräuchlichen *Definitionen für Maße, Gewichte und Einheiten* finden Sie im Anhang.

Die wichtigsten *Grundsubstanzen für Arzneimittel* sind alphabetisch im Anhang angeführt.

A

A: Abkürzung für 1. Arterie*; 2. Ampère.

Å: Ångström-Einheit = 1 internationales Ångström $^1/_{6438}$ der roten Kadmiumlinie, ungefähr 0,1 nm = 10^{-10} m.

aa: ana. Steht auf Rezepten für gleiche Gewichtsteile, gleiche Mengen.

Abbausyndrom, leichtes: langsam zunehmender Verlust des inneren Antriebs und der Entschlußkraft; **schweres:** Symptomenkomplex mit Verlust der Fähigkeit, Wahrnehmungen und Gedankenwelt vernünftig und logisch zu gliedern.

Abblassung, temporale: weiße Verfärbung der äußeren Seite der Papilla* des Sehnerven durch Atrophie*, entsteht bei verschiedenen Erkrankungen, z. B. Infektionen, Multiple Sklerose*, aber auch bei Tabak- und Alkoholmißbrauch. Kommt selten angeboren vor.

Abbruchblutung: entsteht, wenn der Eierstocks-Hormonspiegel absinkt, z. B. bei Entzug von außen zugeführten Hormonen, deshalb auch Hormon-Entzugsblutung genannt.

ABC-Schema: Notfallmaßnahmenreihenfolge bei Herz-Lungen-Wiederbelebung: A = Atemwege freimachen, B = Beatmung, z. B. Mund-zu-Mund, Sauerstoff, C = Circulation (Herz-Druckmassage), D = Drugs (Medikamente verabreichen).

Abdomen: Bauch, Unterleib; adj. abdominal, abdominalis (zum Bauch, Unterleib gehörend).

Abdomen, akutes: plötzliche Schädigung von Bauchorganen, z. B. bei Appendizitis*, Rissen der Darm- oder Magenwand, Darmverschluß*, Gallenblasendurchbruch usw. Bei verspäteter Diagnose Lebensgefahr.

Abdominallavage: wörtlich Bauchspülung; dieses chirurgische Verfahren wird bei Entzündungen im Bauchraum eingesetzt. Dabei wird die entsprechende Region durch mehrere Spülvorgänge gereinigt. Der Spülflüssigkeit werden ggf. entsprechende Substanzen (z. B. Antibiotika) beigesetzt. Die **diagnostische A.** wird in Notfällen zur Feststellung einer abdominellen Blutung (z. B. Verletzung von Bauchraumorganen wie Leber) durch Nachweis freien Blutes in der Spülflüssigkeit durchgeführt.

Abduktion: Wegführen oder Wegziehen von der Mittellinie des Körpers, z. B. Abstrecken des Armes nach außen.

Abduzenslähmung: Lähmung des VI. Hirnnervs (Nervus abducens versorgt Augenmuskel motorisch), Hinweis auf krankhafte Prozesse im Gehirn, der Augenhöhle oder an der Schädelbasis. Anzeichen: Der Augapfel kann nicht nach außen bewegt werden, Doppelsehbilder (Abduzensparese).

Aberration:

1. pathologisch: fehlerhaft abweichende Lage des Keimes;
2. physikalisch: Licht wird in Linsen nicht punktförmig vereinigt, da seine Strahlen verschieden stark gebrochen werden; so entsteht die

chromatische A. Die sphärische A. hängt nicht von der Wellenlänge ab, sondern wird von kugeligen Linsen erzeugt, die am Rande das Licht stärker brechen. Behebung durch Spezialbrillen.

Abfall, radioaktiver (syn. Atommüll): muß nach gesetzlichen Vorschriften speziell entsorgt werden. Dies geschieht in sog. Endlagerungsplätzen, z. B. stillgelegten Salzminen, wo kein Kontakt zur Umwelt stattfinden darf. Eine Belastung von Umwelt oder Mensch muß ausgeschlossen sein.

Abführmittel: erleichtern den Stuhlgang und beschleunigen die Darmpassage; man unterscheidet salinische A., das sind vom Darm schwer aufnehmbare Salzverbindungen, die das Lösungswasser festhalten oder der Darmwand entziehen und dadurch die Darmbewegung anregen:

1. synthetische A. wirken auf chemischem Wege meist direkt auf die Darmbewegung;
2. pflanzliche A. haben verschiedene Wirkungsmechanismen.

Vorsicht: Gewöhnungseffekt bei Daueranwendung.

Abhängigkeit: als medizinischer Begriff für das zwingende Verlangen, ein bestimmtes Medikament, an das man sich gewöhnt hat, auch ohne medizinische Begründung fortlaufend einzunehmen. Das trifft insbesondere für Schlafmittel und Beruhigungsmittel (Tranquilizer*) zu. Eine **A.** kann aber auch von jedem anderen Medikament entwickelt werden. Nach einer Empfehlung der Weltgesundheitsorganisation soll der Begriff **A.** auch für alle Formen der bislang als »*Sucht*« bezeichneten Abhängigkeitsformen (Alkohol-, Nikotin-, Drogenabhängigkeit wie Haschisch, Morphium, Heroin, Kokain usw.) gebraucht werden (s. auch Drogenabhängigkeit*).

Abklatschkrebs: An Berührungsstellen geht eine Krebsgeschwulst von einer Schleimhaut auf die andere über.

Abklatschverfahren: Hygieneuntersuchungen z. B. in Kliniken, Schulen usw., wobei durch Abdrücken von Oberflächenkeimen und deren Anzüchtung im Labor spezielle pathogene* Keime, z. B. Hospitalkeime, nachgewiesen werden.

Abklingquote: errechneter Wirkungsverlust eines Arzneimittels in % pro Tag, z. B. bei Digitalispräparaten.

Abkühlung einer Leiche: Nach dem Tod sinkt die Körpertemperatur in Abhängigkeit von äußeren Umständen und körperlicher Beschaffenheit kontinuierlich ab. Wesentlich für die Bestimmung der Todeszeit; in der Regel während der ersten sechs Stunden etwa 1 °C pro Stunde.

Ablaktion: für Abstillen*.

Ablatio: Abtrennung bzw. Abtragung von Gliedmaßen oder Organen (Amputation*).

Ablatio retinae: Netzhaut*-Ablösung (des Auges).

Ableitungen: Anlegen der Elektroden des Elektrokardiogramm*-Gerätes an den hierfür typischen Stellen, z. B. Standard*-, Brustwand*-, Nehb*-, Goldberger*-, Wilson*-Ableitungen.

Abnabelung: Durchtrennen der Nabelschnur nach der Geburt, etwa eine Handbreit vom Nabel des Kindes entfernt, nach vorheriger Abbindung zu beiden Seiten der Durchtrennungsstelle; auf strenge Asepsis* achten.

Abnutzungstheorie: Es gilt als überholt, daß das Altern durch den Begriff der mechanischen Abnutzung erklärt werden kann. Vielmehr treten Atrophien bei Inaktivität* auf. Geistige Tätigkeit verzögert das Altern der Nervenzellen und damit auch schlechthin den Alterungsprozeß, während die Aufgabe gewohnter Beschäftigungen diesen Prozeß begünstigt.

ABO-Inkompatibilität: Unverträglichkeitserscheinungen zwischen Kind und Mutter aufgrund von Blutgruppenunterschieden, s. Morbus haemolyticus neonatorum*.

ABO-System: s. Blutgruppen*.

aboral: vom Mund entfernt.

Abort, Abortus: Fehlgeburt, wobei als Begriffsbestimmung gilt, daß die Frucht (Fetus) weniger als 35 cm lang ist, bei der Geburt nicht gelebt hat und die Ausstoßung innerhalb der ersten 28 Wochen = Ende des 7. Schwangerschaftsmonats stattfindet. Unterschiede: A. artificialis = absichtliche Unterbrechung der Schwangerschaft mit wissenschaftlich anerkannten medizinischen Methoden und bei begründeten Indikationen*; A. criminalis = rechtswidrige Schwangerschaftsunterbrechung, insbesondere durch Nicht-Ärzte oder auch ohne entsprechende medizinische Begründung; A. febrilis = fieberhafter Abort; A. habitualis = anlagemäßig bedingter, bei Frauen, bei denen eine oder mehrere Schwangerschaften spontan mit einem Abortus enden (s. auch Morbus Bang*). Außerdem teilt man Aborte nach Stadien ein:

1. *A. imminens* = drohender Abort, noch keine größeren Blutungen, kein Abgang von Fruchtteilen;
2. *A. incipiens* = beginnender Abort, vermehrte Blutung;
3. *A. incompletus* = Zurückbleiben von Teilen der Frucht und/oder der Plazenta;
4. *A. completus* = Ausstoßen aller Fruchtteile und der gesamten Plazenta aus der Gebärmutter.

abortiv: Begriff für Verlaufsformen bei Krankheiten, die bereits in Heilung übergehen, bevor sie voll zur Entwicklung kommen.

Abrasio: Ausschabung der Gebärmutter, insbesondere nach Abort oder zur Gewinnung von Gewebematerial zwecks histologischer* Untersuchung; s. auch Kürettage*.

abreagieren: Entladung eines starken Affektes* oder einer Anstauung von Trieben.

Abreibung, nasse: Einhüllen des Körpers oder von Körperteilen in ein kaltes, feuchtes Tuch unter gleichzeitiger kräftiger Reibung mit den Händen. Anwendung auch im Wechsel kalt–warm (z. B. bei Infektionskrankheiten, Kreislaufschwäche, Kollapsgefahr*).

Abrißfraktur: Abrißbruch, bei dem dort Teile des Knochens herausgebrochen werden, wo Bänder oder Sehnen befestigt sind.

Abschilferung: s. Desquamation*.

Abschuppung: s. Desquamation*.

Absence: Form des kleinen Anfalls bei Epilepsie, kurzdauernde Bewußtseinsstörung, die häufig subjektiv nicht bemerkt wird.

Absentia: Geistesabwesenheit.

absolut: eigentliche Bedeutung Ablösen, im Wortgebrauch jedoch für vollkommen.

Absorption: bedeutet aufsaugen, aufnehmen:

1. physikalisch:
   a) gleichmäßige Aufnahme von Molekülen* eines Gases durch Flüssigkeiten oder feste Körper;
   b) Schwächung der Strahlungsintensität von Licht, Röntgenstrahlen und Elektronenstrahlung beim Durchgang durch Materie (z. B. Bleischutz bei Röntgenstrahlen);
2. serologisch: Absättigung eines Antikörpers mit dem zu ihm gehörenden, gelösten Antigen.

Absorptionsspektrum: Jeder Stoff nimmt einen für sich bestimmten Teil des auftreffenden oder durchstrahlenden *weißen* Lichtes auf. Wenn das Licht bei der Reflexion von der Oberfläche eines undurchlässigen Stoffes bzw. nach Durchdringen von durchlässigen Stoffen in seine Spektralfarben (Regenbogenfarben mit Ultraviolett- bis Infrarotanteilen) zerlegt wird, erscheinen die fehlenden (von dem Stoff aufgenommenen, d. h. die nicht reflektierten oder die nicht durchgegangenen) Lichtanteile als dunkle Linien (Absorptionslinien) auf sonst gleichmäßigem Grund.

Abspaltung: Hervortreten vorher verdrängter Affekte mit unterbewußtem Einwirken auf Denken und Handeln, s. Hysterie*, Psychopathie*, Schizophrenie*.

Abstammungslehre: Lehre von der phylogenetischen* Entwicklung der Lebewesen; s. Darwinismus*.

Abstilldyspepsie: akute Ernährungsstörung bei Säuglingen bei plötzlichem Unterbrechen des Stillvorganges.

abstillen: Beendigung des Stillvorgangs an der Mutterbrust, Übergang auf künstliche oder Ammen-Ernährung. Sollte nach Möglichkeit nicht vor dem 3. Lebensmonat beginnen, da Muttermilch wesentliche Vorteile gegenüber künstlicher Ernährung bringt (Zusammensetzung, Schutzstoffe). Bei medizinischer Notwendigkeit (bestimmte Erkrankungen der Mutter, wie Tbc, Herzerkrankungen, Milchdrüsenentzündung, Psychosen) kann plötzliches Abstillen notwendig werden. Nach Möglichkeit soll jedoch der Übergang auf künstliche Nahrung *allmählich* während 8 bis 10 Tagen erfolgen.

Abstinenz: Enthaltsamkeit, z. B. Alkohol, Geschlechtsverkehr.

Abstoßungsreaktion: fremdes Material, z. B. Spenderorgane, Implantate, wird vom Abwehrsystem des Empfängers als fremdartig erkannt und durch das Immun*-Abwehrsystem (Lymphozyten*, Monozyten*) abgestoßen. Gefürchtete Reaktion nach Transplantationen.

Abstrich: Entnahme von Untersuchungsmaterial (Zellen, Eiter, Serum etc.) zur bakteriologischen oder zytologischen Untersuchung (s. auch Zytodiagnostik*).

Abszeß: Eiteransammlung in einer durch Eiter gebildeten Gewebshöhle, vgl. Empyem*. Unterschiede: heißer A.: verursacht durch Eitererreger, verbunden mit Entzündungszeichen; kalter A.: entsteht durch chronische Entzündungen meist durch Tuberkelbazillen. Es fehlen die akuten Entzündungszeichen (Fieber, Rötung, Hitze, Schmerzen).

Abtreibung: Abortus criminalis*. Wort soll nur gebraucht werden für strafbare Unterbrechung einer Schwangerschaft im Sinne des § 218 StGB durch Laien. Sonst besser: Schwangerschaftsunterbrechung.

Abusus: Mißbrauch.

Abwehrfermente: Enzyme* (Proteasen*), vom Organismus gegen körperfremde Eiweißsubstanzen gebildet.

Abwehrreflexe: spontane Schutzreaktion gegen äußere schädliche Reize (z. B. Hochziehen des Beines bei Schmerz an der Fußsohle).

Acanthia lectularia: Bettwanze, s. Wanzen*.

Acariasis: Hauterkrankung durch Milben*.

Acarus scabici: Krätzmilbe*.

accelerans: beschleunigend, Kennzeichnung für Nervenäste des Sympathikus*, welche Herztätigkeit beschleunigen.

accessorius: hinzutretend, Nervus a. XI. Hirnnerv*, motorischer N. für Hals- und Trapezmuskel.

Acetabulum n: Pfanne im Hüftgelenk für den Oberschenkelkopf.

Acetaldehyd m: CH_3CHO. Zwischenprodukt bei alkoholischer Gärung, farblose, stechend riechende Flüssigkeit. Entsteht auch bei Zuckerabbau durch einzellige Lebewesen (z. B. Hefen) und durch krankhaft entartete Zellen.

Acetessigsäure f: wichtiger Ketonkörper*, entsteht insbesondere bei Diabetes mellitus.

Aceton n: wichtiger Ketonkörper* von obstähnlichem Geruch, tritt auf bei Diabetes mellitus, andauerndem Erbrechen und in starkem Hungerzustand.

Acetum: Essig.

Acetylcholin n: Ester* des Cholins*, überträgt Impulse auf Nerven untereinander oder auf nervös erregbare Organe, über die Fasern des Parasympathikus*, die Schweißdrüsennerven des Sympathikus*, an allen Nervenschaltstellen (Synapsen*) des vegetativen Systems* und an den motorischen Endplatten* des peripheren Nervensystems*. Im Körper wird A. durch Cholinacetylase synthetisiert*, an den Bedarfsstellen gespeichert und bei Erregung in kleinsten Mengen freigegeben. Nach der Reaktion am Erfolgsorgan wird es durch die Acetylcholinesterase* rasch abgebaut. A. wird auch als Medikament verwendet.

Acetylcholinesterase f: spezifisches Enzym* zur raschen Spaltung des Acetylcholins* in Cholin und Essigsäure.

Acetylsalicylsäure f: ein bekanntes Schmerz- und Fiebermittel sowie Thrombozytenaggregations*-Hemmer; als Dauertherapie niedere Dosen (3×100 mg pro Tag) verabreichen.

Achalsie: Bewegungsstörungen der glatten Muskulatur, z. B. durch Zerstörung der Nervenendigung; damit ist keine Informationsübertragung des Nerven auf den glatten Muskel möglich; auch als neuromuskuläre Störung bezeichnet. Beispiel: A. der Speiseröhre erschwert den Schluckakt.

Acheilie f: angeborenes Fehlen von Lippen.

Acheirie f: angeborenes Fehlen der Hand bzw. des Fußes.

Achillessehne f: Sehne, die den dreiköpfigen Wadenmuskel mit dem Fersenbein verbindet.

Achillessehnenreflex m: Bei leichter Beugung des Kniegelenkes drückt man mit der Hand die Fußspitze mäßig nach oben und schlägt mit dem Perkussionshammer auf die Sehne. Normalerweise erfolgt darauf ein Zusammenziehen der Wadenmuskeln. Gesteigertes Zusammenziehen mit Nachkrampfen ist ein Hinweis auf Schädigung der Pyramidenbahn*. Schwacher A.-Reflex oder fehlender ist Hinweis auf Neuritis*, Tabes dorsalis*, schweren Bandscheibenschaden*, Poliomyelitis*.

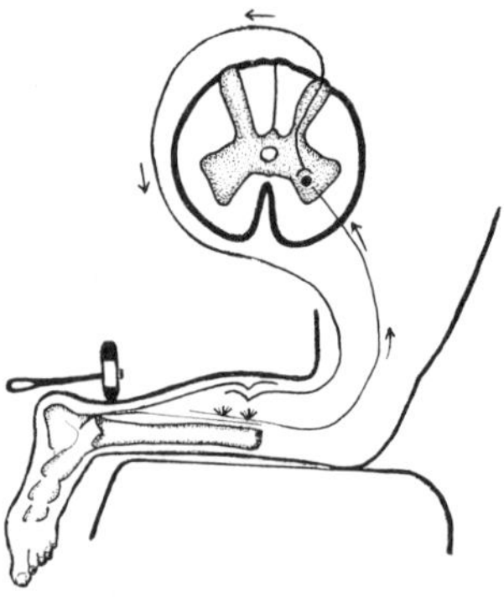

Achillessehnenreflex

Achloropsie f: Grünblindheit*.

Acholie f: mangelhafte Gallenbildung.

Achondroplasie: erbliche Störung der Knorpel*-Bildung, führt zu Minderwuchs.

Achromatin n: ungefärbter Teil des Zellkerngerüstes, wahrscheinlich Kunstprodukt durch Fixierung der Zelle.

Achromatopsie f: totale Farbblindheit, kann angeboren oder erworben sein.

Achseldrüsen f: Schweißdrüsen in den Achseln, die ein fettiges, alkalisch reagierendes Sekret absondern, welches dann eine meist persönliche Duftnote hat. Bei Entzündungen entsteht der Schweißdrüsenabszeß (Hidradenitis).

Achsenametropie f: häufigste Fehlsichtigkeit, kommt durch zu lange oder zu kurze Achse des Augapfels zustande.

Achsendrehung f: s. Stieldrehung*.

Achylie f: Magensaftmangel.

Acidum n: Säure.

ACTH: *a*dreno*c*ortico*t*ropes *H*ormon, wird in der Hypophyse* gebildet und steuert den Nebennierenrinden*-Hormonspiegel im Blut sowie fördernde bzw. hemmende Reize des Zentralnervensystems; s. auch Abb. S. 404.

Actinomyces m: Gattung grampositiver* unbeweglicher Fadenbakterien (Strahlenpilze). Sie werden unterteilt in Mycobakterien, hierzu gehören u. a. der Tuberkulose- und Lepraerreger, die Gruppe der Actinomyceten, zu denen z. B. die Erreger der Actinomycose, einer Pilzerkrankung, gehören, und die Familie der Streptomyceten, die für die Herstellung von Antibiotika* von größter Bedeutung sind. Aus folgenden Actinomyceten wird ein Antibiotikum gewonnen: Streptomyces griseus = Streptomycin; Str. venezuelae = Chloramphenicol; Str. fradiae = Neomycin; Str. aureofaciens = Chlortetracyclin; Str. rimosus =

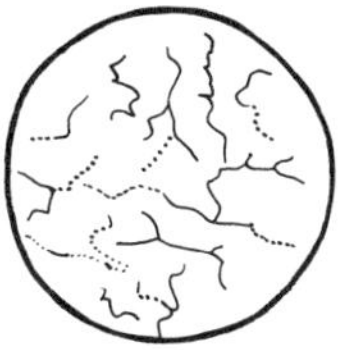

1

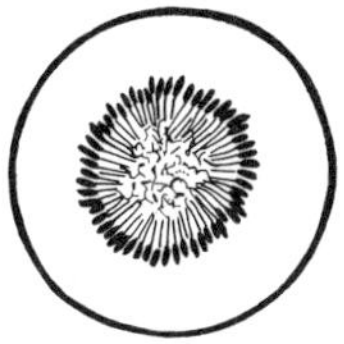

2

Actinomyces: Die Abb. zeigen verschiedene Formen von Actinomyces isreali, die sich normalerweise, ohne Krankheiten zu erregen, in der Mundhöhle ansiedeln, pathologisch* sich aber im Granulationsgewebe* und im Eiter von Fisteln finden. Im Normalzustand findet man dann Stäbchen, die untereinander ein echtes Myzel* bilden, zum Teil auch in sporenähnliche Gebilde (Punkte) zerfallen (Abb. 1). Pathologisch wachsende Formen bilden häufig Drusen*, die bis hirsekorngroß werden und in deren Mitte sich ein dichtes Myzel findet, während die Pilzfäden mit den kolbenartig verdickten Sporen sich in der charakteristischen Form in der Peripherie anordnen (Abb. 2). S. auch Aktinomykose*.

Oxytetracyclin; Str. noursei = Nystatin. S. Abb. oben.

acusticus: Nervus stato-acusticus. VIII. Hirnnerv, überträgt die Reize aus dem Gehör- und Gleichgewichtsorgan.

Adamantin n: Zahnschmelz.

Adamantinom n: Wucherung im Kieferknochen, wahrscheinlich durch Überreste von Zahnschmelzzellen, gutartig.

Adam-Stokes-Syndrom (A.-S.-Anfall): Sauerstoffmangelversorgung des Gehirns durch Minderung der Durchblutung bei akuten Herzrhythmusstörungen (z. B. extreme Bradykardie*, Kammerflimmern*, Herzinfarkt, Vergiftungen). Symptome: epileptiforme Krämpfe und Bewußtlosigkeit bis zu 2 Minuten, bei längerer Dauer Herztod.

Adaptation f: sowohl für den Vorgang der Anpassung als auch für den Begriff angepaßt sein, z. B. des Auges an veränderte Lichtverhältnisse oder eines Organs an bestimmte Bedingungen.

Addisonismus m: leichte Krankheitserscheinungen (Müdigkeit, Gewichtsabnahme, Hypotonie) durch sekundäre Störungen der Nebennierenrindenfunktion.

Addison-Krankheit f: Bronzekrankheit (wegen bronzefarbiger Pigmentierung* der Haut). Entsteht durch Ausfall der Nebennierenrinden-Hormonproduktion, Zerstörung der Nebennierenrinde und führt neben Hautverfärbungen zu chronischen Darmstörungen, Abmagerung, Schwächezuständen, Untertemperatur usw.

Adduktion f: Heranführen von Gliedmaßen zur Mittellinie des Körpers.

Adenitis f: Entzündung der Lymphknoten, fälschlich Drüsenentzündung genannt.

Adenohypophyse f: Vorderlappen der Hypophyse*.

adenoid: drüsenartig, im weitgehenden Begriff auch lymphknotenähnlich.

adenoide Vegetationen (polypöse* Wucherungen der Rachenmandel*): behindert bei Kindern oft die Nasenatmung. Die operative Entfernung wird oftmals mit »Mandeloperation« (Tonsillektomie) verwechselt; richtig: »Adenektomie«.

Adenokankroid: Adenokarzinom* der Gebärmutterinnenhöhle (Endometrium*).

Adenokarzinom (Adenocarcinom): von Oberflächengeweben (Epithel-, Drüsen- oder Schleimhautgewebe) ausgehendes Karzinom*.

Adenolymphom n: gutartiger Mischtumor der Ohrspeicheldrüse.

Adenomatosis coli (familiäre Polyposis des Dickdarms): über Chromosomen* dominant* vererbbare, oft extreme Überwucherung des Dickdarms mit Polypen*. Die Erkrankung setzt meist schon im 25. bis 30. Lebensjahr ein, wird aber auch bereits bei Kindern beobachtet. Da sie als Präkanzerose* gilt, aus der ca. 40 % bösartige Dickdarmtumoren hervorgehen, sollte bei Patienten mit A. c. der Übergang in einen Dickdarmkrebs durch laufende Untersuchungen rechtzeitig erkannt werden. Durch Erkenntnisse bezüglich des dominanten* Erbgangs ist die Chance für eine frühzeitige Diagnostik der A. c. möglich.

Adenom(e) n: echte Geschwulstbildungen, die vom Drüsenepithel ausgehen und den Bau einer Drüse nachahmen; gutartig. Bei Übergang in bösartige Formen (Krebs) wird dies durch die Begriffe -karzinom bzw. -sarkom gekennzeichnet.

Adenom, autonomes: (Schilddrüsenadenom, gutartiger Tumor) meist einzeln in die Drüse eingelagertes, hormonbildendes Schilddrüsengewebe, das unkontrolliert (autonom) Schilddrüsenhormon produziert und dadurch die Hormonproduktion des gesunden Schilddrüsengewebes unterdrückt. Das Schilddrüsenadenom kann kompensiert (euthyreot*) ohne Überfunktion oder dekompensiert (hyperthyreot*) mit den Zeichen einer Schilddrüsenüberfunktion wirken. Die Diagnose erfolgt sonografisch* oder durch Szintigrafie*.

Adenomyom n: gutartige Mischgeschwulst der Gebärmutter aus Muskel-, Drüsen- und Bindegewebe.

Adenosarkom n: bösartige Mischgeschwulst aus Drüsengewebe.

Adenotomie f: chirurgische Entfernung von wuchernden Rachenmandeln mit dem Adenotom (Ringmesser).

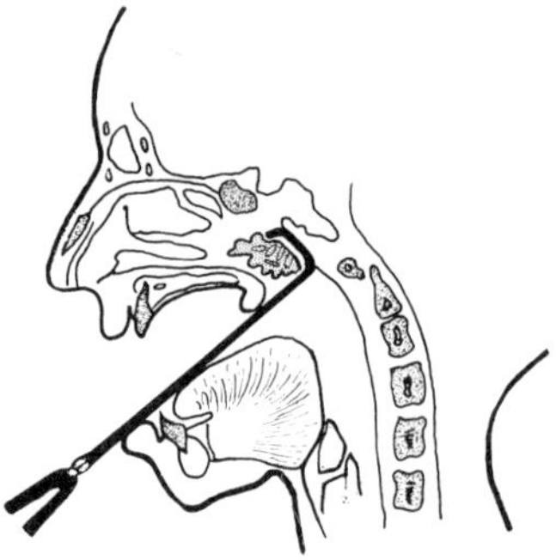

Adenotomie

adenotrop: auf endogene* Drüsen einwirkend, z. B. Cortison.

Adenoviren n: DNA-Viren* (s. Viren), die zu Erkrankungen der oberen Atemwege, Augenerkrankungen und Gastroenteritis* führen. Weltweit verbreitet.

Adeps m: Fett, z. B. A. lanae anhydricus = Wollfett, wasserfreies Fett der Schafwolle, Salbengrundlage (Lanolin); A. suillus = Schweinefett, Salbengrundlage.

Ader f: Blutgefäß, im eigentlichen Sinne zum Herzen führend (Arterie*).

Aderhaut f: Chorioidea, gefäßhaltige Schicht des Auges.

Aderlaß m: Blutablassen durch künstliche Eröffnung einer Vene.

ADH: *a*nti*d*iuretisches *H*ormon*.

Adhäsion f:
1. krankhaft = Verwachsungen oder Verklebungen zwischen der Schleimhautauskleidung der Brust- oder Bauchhöhle und den darin befindlichen Organen;
2. physikalisch = der Widerstand, den zwei einander berührende Körper ihrer Trennung entgegensetzen;
3. Haften von Blutplättchen aneinander oder an fremden Oberflächen, Vorphase der Blutgerinnung*.

Adipositas f: Fettleibigkeit*.

Aditus: Zugang, Eingang.

Adjuvans: unterstützend hinzugefügte Substanz, die die erwünschte Wirkung verstärken und dadurch sichern soll. Beispielsweise wird einem Impfstoff ein **A.** beigefügt, um die Immunantwort* auf den Impfstoff zu verstärken und damit den Impferfolg zu optimieren.

Adnektomie f: chirurgische Entfernung der Anhangsgebilde der Gebärmutter (Adnexe*).

Adnexe f: Anhangsgebilde, insbesondere der Gebärmutter = Tuben*, Fimbrien* und Ovarien*; s. Sexualorgane, weiblich*.

Adnexentzündung f: Adnexitis f. »Unterleibsentzündung«, Entzündung der Gebärmutteranhänge außer der Eileiter und Eierstöcke.

Adnextumor m: Schwellung des Eileiters und/oder Eierstockes entweder als Entzündungsfolge oder als echte gut- oder bösartige Geschwulst.

Adoleszentenalbuminurie f: Ausscheidung von Eiweiß im Urin im Jugendalter, die nicht krankhaft ist und mit der aufrechten Körperhaltung zusammenhängt.

Adoleszentenkyphose f: s. Scheuermann-Krankheit*.

Adontie f: Zahnlosigkeit.

Adrenalektomie f: chirurgische Entfernung der Nebenniere.

Adrenalin: Suprarenin, Hormon des Nebennierenmarks sowie des vegetativen Nervengewebes, wirkt über spezielle Vermittlungssysteme des vegetativen Nervensystems* (Alpha- und Beta-Rezeptoren*) auf Kreislauf, Herz, Stoffwechsel und glatte Muskeln*. Erhöht den Blutdruck in den randständigen Gefäßen von Haut und Schleimhäuten, während es gleichzeitig die Gefäße von Herz und Skelettmuskulatur erweitert, dadurch die Herzmuskelfunktion verbessert und die Frequenz der Herzschläge erhöht. Hauptaufgabe ist die Steuerung der Blutverteilung, angepaßt an den jeweiligen Bedarf der verschiedenen Organe und des gesamten Kreislaufs.

adrenergisch: Erregungsübertragung im vegetativen Nervensystem durch Wirkung chemischer Stoffe an den Nervenendigungen.

adrenotrop: Ausschüttung von Hormonen des Nebennierenmarkes durch Reizung des Sympathikus und bei Erregungszuständen durch direkte nervliche Beeinflussung.

Adsorbat-Impfstoff: Impfstoff, der durch Zusatz von Aluminiumhydroxid, Alaun usw. eine Speicherwirkung erhält.

Adsorption f: An den Grenzflächen von Flüssigkeiten oder der Oberfläche fester Körper werden Stoffe unter Verdichtung gebunden.

Adstringens n: Mittel, die durch Eiweißentquellung eine zusammenziehende Wirkung haben und so zur Bildung von schützenden Hüllen führen, z. B. Blutstillstift.

ÅE: Abkürzung für Ångström-Einheit.

Äquivalent n: für »gleichwertige Menge«.

Aerobier m: Einzeller, die für ihren Stoffwechsel Sauerstoff benötigen.

aerogen: Infektionsübertragung durch Luft, z. B. Tröpfcheninfektion (-inhalation).

Aerophagie f: Luftschlucken (Tick*).

Aerosol n: kleinste Teilchen von Flüssigkeiten oder festen Stoffen sind Gasen (Luft) so beigemischt, daß sie sich darin schwebend halten. Beispiel: Wolken (Nebel) sind natürliches Aerosol. Anwendung in der Medizin: Vernebelung von Arzneimitteln zum Zwecke der Einatmung.

Aesculap m: griechischer Gott der Heilkunst.

Äther m: durch chemischen Wasserentzug aus Alkohol gewonnen, u. a. zur Narkose verwendet.

Affekt m: starker, akuter Gefühlsausbruch wie Wut, Freude, Angst, Scham.

Affektkrämpfe, respiratorische: sogenannte Wutkrämpfe im Kleinkindesalter.

Affektpsychosen: Geisteskrankheiten, bei denen Gemütsveränderungen vorherrschen (z. B. manisch-depressive Krankheit).

Afferenzsynthese f: entspricht dem Begriff der sogenannten Triggerreize, d. h., der Organismus kann auf eine größere Zahl von Umwelteinwirkungen nur dann entsprechend reagieren, wenn nur eine geringe Anzahl dieser Reize ein Anpassungsverhalten auslösen.

Affinität f: Bereitschaft von Stoffen, mit anderen chemische Verbindungen einzugehen.

After: Enddarmöffnung = Anus.

After, künstlicher: Anus praeternaturalis*.

Aftervorfall: s. Prolapsus ani*.

Agameten m: ungeschlechtliche Fortpflanzungszellen, z. B. Pilzsporen.

Agar-Agar: getrocknete Meeresalgen, die als Abführmittel, aber auch als Grundsubstanz für künstliche Bakteriennährböden Verwendung finden.

Agglomeration f: Zusammenklumpung von festen Bestandteilen des Blutes.

Agglutination f: Verklumpen von festen Blutbestandteilen durch Zusammenballung, z. B. Antigen-Antikörper-Reaktionen.

Agglutinin n: Antikörper, der Zellantigene durch Agglutination binden kann.

Agglutinogene n: Antigene, die im Organismus zur Bildung von Agglutinin führen; das sind z. B. Bakterien und Eiweißsubstanzen.

Aggravation f: absichtliche Übertreibung von Krankheitszuständen/-erscheinungen.

Aggregat n: zusammengefügte Einzelteile, die ihre Grundeigenschaften beibehalten.

Aggregatzustand: Zustand der Materie in fester, flüssiger und gasförmiger Form.

Aggression: gegen andere Individuen

oder sich selbst gerichtetes Angriffsverhalten. Es sind verschiedene Aggressionsformen bekannt.

Agieren (syn. »handeln«): bedeutet z. B. im Rahmen der Psychotherapie* das »Ausleben verdrängter Emotionen«.

Agitatio f: körperliche Unruhe.

Agnosie f: Verlust der Fähigkeit, Eindrücke aus verschiedenen Sinnesgebieten im Hirn zu erkennen, z. B. »Seelentaubheit« = akustische A., »Seelenblindheit« = optische A., »Tastlähmung« = taktile A.

Agonie f: Vorstufe des endgültigen Todes.

Agonist m: Muskel, der dem Antagonisten* entgegenwirkt.

Agoraphobie f: Platzangst.

Agranulozyptose f: häufig tödlich endende Krankheit, bei der durch starke Verminderung der Leukozyten im Blut die Widerstandsfähigkeit gegen Bakterien fehlt.

Agraphie f: Störung der Schreibfähigkeit bis zur gänzlichen Schreibunfähigkeit.

Ahornsirupkrankheit: angeborene Störung im Aminosäurenstoffwechsel, typischer Geruch des Harns nach Ahornsirup, ähnlich der Maggiwürze; wenige Tage nach der Geburt treten Atemstörungen, Schwierigkeiten beim Trinken und Krampfanfälle auf.

AIDS (Aquired Immune Deficiency Syndrome, zu deutsch: erworbenes Abwehrdefekt-Syndrom). Die Infektion mit HIV (Human Immune deficiency Virus) führt zunächst zu erworbener Schwäche der zellulären und humeralen Immun-Abwehr. Es resultieren sog. opportunistische Infektionen* (Pneumocystis-carini-Pneumonie, Candida-Oesophagitis, Toxoplasmose-Encephalitis etc.) und/oder Tumoren (Kaposi-Sarkom, maligne Lymphome etc.).

HIV-Virus: menschen-affines Retro-RNS-Virus* mit reverser Transochystase, das sich immer in T-Lymphozyten mit dem Oberflächen-Marker »DKT 4« (»T-Helferzellen«) vermehrt und so das Immunsystem an zentraler Stelle schädigt. Zwei Subtypen sind bekannt: HIV 1 und HIV 2. Übertragungsmodus: Geschlechtsverkehr, direktes Eindringen infizierten Blutes oder Blut-Produktes über Blutgefäße, Haut, Schleimhaut. Infektweg durch Küssen, normalen Hautkontakt, Nahrung ist ausgeschlossen, durch Insektenstiche oder -bisse unwahrscheinlich.

Pathogenese: Die Infektion bleibt lange (bis 6 Jahre, selten nur Monate) symptomlos. Dann tritt bei einem Teil der Infizierten das sog. »Lymphadenopathie-Syndrom« (das LAS, auch »AIVS-Related-Complex pre-AIDS«) auf, einhergehend mit monatelangen Lymphknotenschwellungen, Fieber, Gewichtsverlust, Durchfällen und Nachtschweiß. Erholungsphasen sind in diesem Stadium möglich. Das Endstadium kann nicht nur bei Patienten mit LAS, sondern auch bei symptomlos Infizierten plötzlich auftreten. Das Endstadium führt zu fortschreitendem Verfall des Allgemeinzustandes, Kachexie*, Hautblutungen, bösartigen Tumoren, opportunistischen Infektionen (s. o.) und verläuft immer tödlich. Auslösende Faktoren für das Endstadium sind u. a. Drogenkonsum, Mangelernährung, Intoxikationen* etc.

Diagnostik: serologischer Nachweis der HIV-Infektion (Anti-HIV) und Vorliegen von opportunistischen Infektionen und/oder eines Kaposi-Sarkoms.

Therapie: eine spezifische Th. gibt es derzeit nicht. Angeblich HIV-affine Antibiotika haben keine signifikant verlaufsverzögernde Wirkung; wenngleich mit neueren Antibiotika-Generationen und bei frühzeitigem Therapiebeginn inzwischen eine Verbesserung der Überlebenszeit erreicht wird, bestehen teilweise schwerwiegende Nebenwirkungen. Ebenso haben die z. Zt. angewendeten Retroviren-Transkriptase-Hemmstoffe (z. B. Azidothymidin, Foscarnet) einen gewissen Einfluß auf Überlebenszeit und begünstigen teilweise die Lebensqualität. Auch sie haben gravierende Nebenwirkungen, vor allem führen sie zu bedrohlichen sekundären Anämien*. Durchzuführen ist lediglich die symptomatische Behandlung, vor allem der Infektionen. Von entscheidender Bedeutung sind die menschliche Zuwendung und die Integration in Beruf, Familie und Gesellschaft. Aufklärung der Bevölkerung und Abbau der unbegründeten Angst vor Ansteckung im normalen Umgang mit HIV-Infizierten sind ethisch und sozial unabdingbare Voraussetzung für das Eindämmen der epidemischen AIDS-Verbreitung.

Prophylaxe: gegenseitige Partnertreue. Die Benutzung von Kondomen bietet Sicherheit, solange keine Beschädigung des K. erfolgt. Fixer müssen Einweg-Geräte benutzen. Derzeit werden Impfstoffe erforscht, die eine spezifische Immunität gegen das HIV-Virus auslösen sollen. Große Probleme bieten dabei die geringe Antigenität* und der zentrale Befall der immunkompetenten Zellen (T-Helferzellen*) durch HIV, da diese mit für den Impfschutz nötig sind. Technisch ist inzwischen die Herstellung derartiger Impfstoffe gelungen. Sie zeigen sich allerdings erst im Tierversuch mit ziemlichen Einschränkungen wirksam. Wann eine zuverlässige Anwendung beim Menschen erfolgen kann, ist noch ungewiß.

Epidemiologie: Hochrisikogruppen sind homo- und bisexuelle Männer, intravenös-Drogenabhängige, Prostituierte; im Prinzip kann jedoch jeder infiziert werden.

AiP.: Arzt im Praktikum.

Air trapping: Bronchien* kollabieren (siehe Bronchus*) durch stark erhöhten Druck in der Lunge; dies führt zur Überblähung der Alveolen* (Lungenbläschen), wird auch als »Syndrom der gefesselten Luft« bezeichnet.

Aitken-Frakturen: Einteilung gelenknaher Frakturen* bei Kindern, Stadium I–IV bekannt.

Akanthom n: gutartige Stachelzell-Geschwulst.

Akanthose, Acanthosis: Zellvermehrung in der Stachelzellschicht der Haut*.

A. nigricans: Schwarzwucherhaut. Mit Hornhautwucherungen, starker Pigmentierung und Wucherungen der Hautpapillen als charakteristischen Veränderungen. Bei Jugendlichen meist mit Gewichtszunahme, Diabetes* und Unterentwicklung der Geschlechtsorgane vergesellschaftet, als Folge innersekretorischer Störungen (gutartig). Im höheren Alter mit Krebs (Adeno-Karzinom*) zusammen vorkommend (bösartig).

Akardius azephalus: seltene Mißgeburt, bei der der Kopf, die obere Hälfte des Brustkorbs und das Herz fehlen; fehlt allein das Herz, so bezeichnet man das nur als Akardius.

Akathisie: Unfähigkeit, ruhig sitzen zu bleiben.

Akinese f: Einschränkung bis Aufhören der Bewegungsfähigkeit bei erhaltenem Bewußtsein; Vorkommen bei Hirnerkrankungen.

Akinospermie f: Unbeweglichkeit der männlichen Keimzellen.

Akklimatisation f: Anpassung des Organismus an veränderte klimatische Verhältnisse.

Akkommodation f: Anpassung des Auges an wechselnde Entfernungen durch Verkleinerung des Linsenflächen-Halbmessers.

Akme f: Gipfelpunkt des Krankheitsgeschehens, auch der Fieberkurve.

Akne f: Hautkrankheit mit Bildung von Knötchen, Pusteln, Mitessern und Abszessen, am häufigsten die sogenannte A. vulgaris (juvenilis), die jedoch nur dort auftritt, wo sich Haartalgdrüsen befinden. Die Ursache ist nicht bekannt, es wird jedoch ein Zusammenhang mit der Keimdrüsenfunktion für wahrscheinlich gehalten.

Akoasma n: Halluzination* des Gehörs mit Wahrnehmung von Geräuschen bei Schizophrenie*.

Akranius m: Fehlen des Schädeldaches.

Akrodermatitis chronica atrophicans f: eine chronische, entzündliche Hauterkrankung, die mit Wasseransammlung beginnt und später in zu-

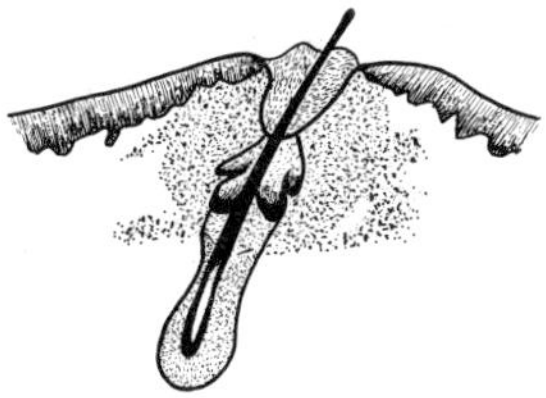

Akne: Die Abb. zeigt granulierendes, knotenbildendes Gewebe in der Umgebung des Haarbalgs und ebenso knötchenförmige Wucherungen an der Durchtrittsstelle des Haares durch die Epidermis*.

nehmenden Schwund der Haut und des Unterhautfettgewebes übergeht. Schließlich hat die Haut das Aussehen von zerknittertem, hauchdünnem Papier, auch kleinste Gefäße schimmern durch (s. Abb. Seite 22).

Akrodynie f: Begriff für zwei verschiedene Krankheitszustände:

1. Auftreten von Gefühlslosigkeit, Schmerzen und Muskelkrämpfen in Gliedern als Folge der Schädigung des Mittelhirns;
2. Krankheit des Kleinkindalters, einhergehend mit Herzjagen, Bluthochdruck, Muskelschlaffheit und Wesensveränderungen, wahrscheinlich eine allergische Reaktion auf unspezifische Giftstoffe (Quecksilber).

Akromegalie f: typisches Zustandsbild bei Hypophysen*-Erkrankung, wobei die körperfernen Organteile (Hände, Füße, Nase, Kinn, Ohren) vergrößert sind.

Akromion n: verbreitertes Ende des Schulterblattes.

Akrosom n: vorderer Teil des Kopfes der Samentierchen, von mehreren

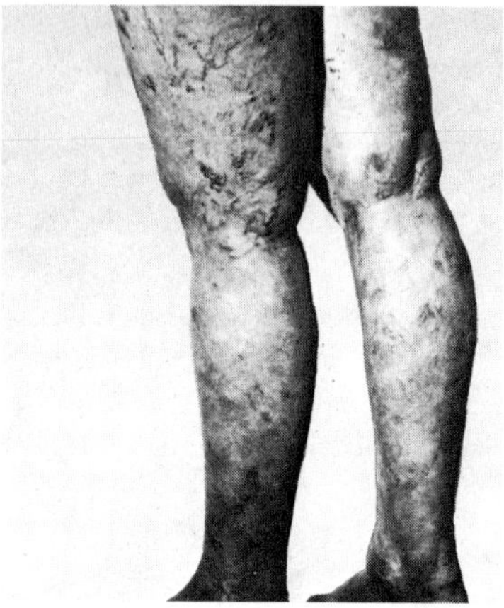

Akrodermatitis chronica atrophicans

Schichten überzogen, haftet zum Eindringen an der weiblichen Eizelle an.

Aktino-Kardiographie: Feststellung der Strahlendurchlässigkeit am Herzschattenrand.

Aktinomykose f: Strahlenpilzkrankheit, hervorgerufen durch Actinomyces israeli, führt zu schmerzlosen, sehr harten Infiltrationen, die langsam fortschreiten und häufig Drusen* bilden; wird meist durch Eindringen der Erreger in die verletzte Schleimhaut (zu 90 % Mundhöhle), nicht durch Kontakt gesunder Haut übertragen. Der Befall der Haut **und** des Bindegewebes* bis zum Knochen wird als Actinomyzom bezeichnet.

Aktionspotential: Wird durch eine Reizung von Nerven oder von Muskeln das intra/extrazelluläre Potential verändert (schneller Na^+-Einstrom), so kommt es zu einem Stromfluß in der Nerven-/Muskelzelle. Aktionsstrom ist der Strom, der bei bzw. während des Aktionspotentials fließt.

Aktinomyzeten m: Strahlenpilze.

Aktinouran: Isotop* des Urans 235, bei Beschuß mit langsamen Neutronen zerfällt es unter Spaltung und setzt in einer Kettenreaktion schnelle Neutronen frei; steuerbare Uranspaltung zur Energiegewinnung in Atommeilern und zur Herstellung künstlicher radioaktiver Isotope; explosionsartige Energiefreisetzung durch unbeeinflußbare Kettenreaktion bei der Atombombe.

Aktivator m:

1. biochemische Hilfsstoffe, die in sehr geringen Mengen biologische Reaktionen beschleunigen, ohne jedoch Katalysatoren* zu sein;
2. kieferorthopädisches Gerät zur Behandlung falscher Bißlagen.

Aktivitätshypertrophie f: Größenzunahme von Organen durch Training.

Akupunktur f: Heilmethode des chinesisch-japanischen Kulturkreises, wobei durch Einstechen von Nadeln an den sogenannten Akupunkturstellen wahrscheinlich gestörte biologische Regulationskreise des Organismus reflektorisch wieder normalisiert werden.

Akupunkturanalgesie: durch Akupunktur* erreichte Schmerzlosigkeit; ermöglicht beachtliche Einsparung von Narkotika und wird deshalb bei langwierigen Operationen eingesetzt, Minderung von Narkosezwischenfällen.

Akustikus-Neurinom n: gutartige Geschwulst am Nervus stato-acusticus*, die zu Druckerscheinungen an verschiedenen Hirnnerven und im fortgeschrittenen Stadium durch Verschluß des Aquaeductus cerebri* zur Ausbildung eines Wasserkopfes führt.

akut: plötzlich, schnell, heftig auftretend.

akutes Abdomen: Überbegriff für sämtliche akuten* Erkrankungsmöglichkeiten des Bauchraumes wie z. B. Magendurchbruch, Adnexentzündung*, Appendizitis* usw. Symptome: akute, oft krampfartige Bauchschmerzen, Abwehrspannung (beim Berühren) der Bauchdecke, verminderte bis fehlende Darmbewegungs-(Peristaltik*)geräusche, Störungen der Stuhlentleerung, rasche Verschlechterung des Allgemeinzustandes, bei inneren Blutungen Kreislaufstörungen und Blutdruckabfall, mit fortschreitendem a. A. fahles Gesicht, kalter Schweiß, Bewußtlosigkeit und schließlich Schock; Fieber bei Infekten als Ursache eines a. A.
Sofortmaßnahmen: nichts essen und trinken, keine Opiate! Ruhig lagern; da ein a. A. immer eine schwerwiegende, meist lebensbedrohliche Erkrankung anzeigt, **sofortige Klinikeinweisung.**

Akzeleration f: eigentliche Bedeutung = Beschleunigung; medizinisch: Veränderungen der physischen und psychischen Entwicklung gegenüber vorhergehenden Generationen.

akzidentell: zufällig, Zufallsbefund, der nicht zum Krankheitsbild gehört und bedeutungslos ist.

Al: chemisches Symbol für Aluminium.

Alalie f: Unfähigkeit, artikulierte Laute zu bilden.

Alanin: Aminopropionsäure, Ausgangssubstanz für alle anderen Aminosäuren.

Alastrim n: Weiße oder Kaffernpokken, führt zu einem Pockenausschlag, jedoch ohne Narbenbildung, anzeigepflichtig.

Alaun n: Kaliumaluminiumsulfat, Blutstillstift, wirkt adstringierend und blutstillend.

Albinismus: vollkommener, angeborener Mangel an Haut-, Haar- und Augenfarbstoffen (Pigmente).

Albino: Lebewesen mit fehlenden Farbstoffen von Haaren, Haut und Pupillen.

Albumin n: wichtige Gruppe von tierischen und pflanzlichen Eiweißstoffen.

Albuminurie f: Ausscheidung von Eiweiß im Harn bei Erkrankung des Nierengewebes und bei Stauniere infolge Herzinsuffizienz. Kommt auch nach großen körperlichen Anstrengungen ohne krankhafte Bedeutung vor.

Aldosteron: Nebennierenrindenhormon, steuert u. a. die Rückführung von Natrium ins Gewebe und den Austausch gegen Kalium sowie den Wasserhaushalt.

Aleukämie f: Sonderform der Leukämie*, bei der ohne deutliche Vermehrung der weißen Blutkörperchen die leukämischen Krankheitsbilder wie Drüsen-, Milz- und Leberschwellung vorliegen und sich in den erkrankten Organen leukämisches Gewebe bildet.

Aleukie f: hochfieberhafte, schwere Erkrankung, bei der die Bildung von Zellen im Knochenmark stark reduziert ist.

Aleuron n: Eiweißreserven in Pflanzen, vorwiegend in Getreide, Kleie und im Schwarzbrot.

Alexie: Leseunfähigkeit.

Alexine n: natürliche Abwehrstoffe, die im Serum bereits vorhanden sind, ohne daß vorher eine Immunisierung stattgefunden hat.

Algesie: Schmerzempfindlichkeit.

Algesiologie: Schmerzentstehungs- bzw. Schmerzbekämpfungslehre.

Algolagnie f: Schmerzgeilheit; sexuelle Empfindungen beim Zufügen (Sadismus) oder Erleiden (Masochismus) von Schmerzen.

alimentär: von Ernährung und/oder Stoffwechsel abhängig.

aliphatische Verbindungen: die kettenförmigen Verbindungen in der organischen Chemie (Gegensatz: ringförmige Verbindungen); Grundsubstanz = Methan.

Alkalien n: Verbindungen der Metalloxyde von Lithium, Natrium, Kalium, Rubidium, Cäsium mit Wasser, wobei sogenannte Laugen (Basen) entstehen; der pH*-Wert ist höher als 7,0.

Alkalireserve: im Blut vorhandene alkalische* (basische) Bestandteile, die die Wasserstoff-Ionenkonzentration (pH-Wert) des Blutes im Gleichgewicht halten (Kohlensäure/Hydrogencarbonatsystem).

alkalisch: pH*-Wert über 7,1. Entgegengesetzte Reaktion von sauer, Säuren meist unter Salzbildung neutralisierend.

Alkaloide n: (basisch) reagierende, stickstoffhaltige Substanzen in Pflanzen, die giftig sind und bereits in geringen Mengen für sie typische Wirkungen im Organismus hervorrufen. Bekannte Genuß-, Heil- und Rauschmittel wie Nikotin, Koffein, Chinin, Papaverin, Mutterkorn, Digitalis, Morphium usw. sind Alkaloide.

Alkalose: Störung im Säuren-Basen-Gleichgewicht des Blutes (pH-Wert über 7,45).

Alkohole: Hydroxylabkömmlinge (= OH-Gruppe) von kettenförmigen Kohlenwasserstoffen; am bekanntesten Äthylalkohol C_2H_5OH = Weingeist, Methylalkohol = Holzgeist, giftig.

Alkoholbestimmung im Blut: »Widmark-Verfahren«; durch Bichromatschwefelsäure wird Alkohol zu Essigsäure oxydiert und die Menge des zur Oxydation verbrauchten Bichromats bestimmt.

Alkoholinjektion: wird meist bei Nervenschmerzen angewandt, verödet die Nervenfasern.

Alkoholismus: chronischer Alkoholmißbrauch, führt zu Magenschleimhautentzündungen, Herz-Kreislauf-Krankheiten, Leberschäden, Mineralstoffwechselstörungen, Nervenentzündungen, Gehirnerkrankungen, Minderung geistiger Leistung bis zur Verblödung, Abbau der Moral- und Sozialbegriffe. Nach Schweregraden unterscheidet man *Alpha-Trinker* (kein Kontrollverlust, keine seelischen oder körperlichen Probleme), *Beta-Trinker* (gewohnheitsmäßig angepaßter Konsum ohne wesentliche Folgen), *Gamma-Trinker* (Kontrollverlust, Abhängigkeit, soziale und körperliche Probleme), *Delta-Trinker* (alkoholkrank, mit Abhängigkeit und Abstinenzunfähigkeit) und *Epsilon-Trinker* (unmäßiger, langfristiger Konsum mit völliger Abhängigkeit und totalem Kontrollverlust).

Alkoholpsychosen: entstehen durch

Alkoholmißbrauch und äußern sich in Delirium tremens*, Halluzinationen*, Eifersuchtswahn* und Korsakow-Psychose*.

Alkoholvergiftung: akute Form: der Rausch; über Enthemmung und Denkstörung mit Urteilsschwäche kommt es unter Gleichgewichtsstörungen zu Bewußtseinsstörung und Bewußtlosigkeit; in schweren Fällen kann der Tod durch Atemlähmung eintreten.

Allantois f: Sack, der in der hinteren Darmbucht des Embryos entsteht und zwischen das Chorion* und den Dottersack* hineinwächst. Er bildet Gefäße für das Chorion und ist der Harnsack für den Embryo.

Allele n: paarig angelegte Gene* in den Erbanlagen der Chromosomen*, die nach dem Mendel-Erbgesetz* vererbt werden.

Allergene n: Antigene*, die über Sensibilisierung zur Antikörperbildung in den Zellen führen und bei erneuter Einwirkung die allergische* Reaktion hervorrufen.

Allergie f: entsteht bei der Antigen-Antikörper-Reaktion. Vorher kommt es zu einer Sensibilisierung* der Zellen mit einem Allergen*. Dabei entstehen an die Zellen gebundene Antikörper. Tritt nun ein Antigen in Wechselbeziehung zu dem für ihn spezifischen Antikörper, so reagiert der Körper allergisch. Bekannteste Erscheinungsformen sind u. a. die Urtikaria*, das allergische Ekzem*, das Asthma*, der Heuschnupfen*. Man unterteilt in vier Typen:

Typ 1: Sofort- oder anaphylaktischer Typ; dieser ist Histamin*- oder IgE*-vermittelt; löst oft akute allergische Reaktionen aus (Asthma*, Urtikaria*, Anaphylaxie*).

Typ 2: zytotoxische (Zellgift-) Reaktion; Immun*-Komplexe vernichten eigene oder fremde Zellen durch Zellauflösung (hämolytische Anämie*, Transplantatabstoßung*.

Typ 3: Arthus-Typ; Immunkomplexe werden in Geweben abgelagert und lösen dadurch entzündliche Prozesse aus (z. B. Gefäß- und Nierenkrankheiten, Serumkrankheit*).

Typ 4: verzögerter Typ; durch die Zellen vermittelte Allergie (Kontaktallergie*, Reaktionen nach Impfungen).

Alle Allergieformen, die akut auftreten, dabei größere Hautbezirke betreffen und/oder Kreislauf, Atmung und ZNS* störend beeinflussen, stellen bedrohliche Krankheiten dar. Deshalb ist umgehend der Arzt aufzusuchen, in schweren Fällen klinische Einweisung zu veranlassen bzw. der Notarzt zu rufen. Als **Sofortmaßnahmen** stehen **Laien** folgende Möglichkeiten zur Verfügung:

1) die orale* Therapie mit den antiallergisch wirkenden Arzneien Kortikoid* und/oder Antihistamin*; beide Arzneien können nacheinander bzw. im Wechsel eingenommen werden. In schweren Fällen ist das Kortikoid vorrangig. **Anmerkung:** Wegen der Aufnahmeverzögerung im Darmtrakt tritt auch die Wirkung entsprechend verzögert ein. Deshalb kann diese Maßnahme nur als wertvolle Überbrükkung bis zur ärztlichen Versorgungsmöglichkeit (mit rasch wirkender Injektions- und/oder Infusionstherapie) angesehen werden. In Notfallsituationen, die z. B. in abgelegenen Gebieten auf Reisen oder bei Wanderungen usw. eintreten können, stellt diese Sofortmaßnahme in jedem Falle eine unabdingbare Erste Hilfe dar, die meist lebensrettend sein kann.

2) die lokale Anwendung der angeführten Arzneien in Form von Salben, Cremes, Lotionen etc. Neben der oralen Versorgung bringt bei sichtbar allergisch betroffenen Hautbezirken die zusätzliche lokale Versorgung in jedem Fall eine wesentliche Hilfe.

3) Die Einnahme von Kalzium-Präparaten kann Kortikoide bzw. Antihistamine nicht ersetzen, stellt jedoch eine bewährte zusätzliche Hilfsmaßnahme dar.

Warnung: *Mit Ausnahme von »Kalzium« sind die aufgeführten Medikamente rezeptpflichtig, da sie hochwirksame Substanzen enthalten, die unter bestimmten Umständen Risiken und Gegenanzeigen beinhalten und zu Nebenwirkungen führen können. Falls aus den o. ä. Gründen die Notwendigkeit zur Mitführung dieser Medikamente besteht, besprechen Sie das mit Ihrem Arzt, der Ihnen ggf. auch eine entsprechende Verordnung ausstellen und Sie über die für Sie spezifische Anwendung beraten wird. Beachten Sie auch unter dem Zwang von Notsituationen die Dosierungsanleitungen.*

Behandlungsmöglichkeiten: Eine Vielzahl chronischer* und rezidivierender* Allergien können mit den entsprechenden Hyposensibilisierungs*-Verfahren (Desensibilisierung*) erfolgreich behandelt werden. Dies gilt besonders für allergische Reaktionen auf Inhalationsantigene, wenn ein Sensibilisierungs- und Akualitätsnachweis mittels Haut- und/oder Provokationstest durchgeführt wurden und die Allergene* Eiweißsubstanzen sind (z. B. Blütenpollen, Schimmelpilzsporen, Tierhaare, Hausstaubmilben etc.). Auch bei Insektengift-Allergien ist es ratsam, eine Hyposensibilisierung durchzuführen, zumal durch Insektengifte (Bienen, Wespen) häufig schwerwiegende, gelegentlich rasch tödlich verlaufende Krankheitsbilder auftreten. Das Prinzip der Hyposensibilisierung besteht in einer stufenweisen Herabsetzung der allergischen Reaktionsbereitschaft vor allem beim Sofort-Typ. Nach Feststellung der auslösenden Allergene mittels Test werden die spezifischen Allergene in stark verdünnten Dosen über längere Zeiträume in ansteigender Konzentration subkutan injiziert. Dadurch erfolgt eine Anregung zur Bildung blockierender Antikörper (IgG*). Eine erfolgversprechende Desensibilisierungsbehandlung muß über einen längeren Zeitraum (3–4 Jahre) konsequent durchgeführt werden. Bei Nahrungsmittel- und Kontaktantigenen, die nicht aus Eiweißkörpern bestehen, sind Hyposensibilisierungsbehandlungen ohne Erfolg.

allergisch: von der Allergie* kommend.

allergische Reaktionen: des Körpers kommen dadurch zustande, daß bei der Vereinigung von Antigen (An) und Antikörper (Ak) eine Antigen-Antikörper-Reaktion (AA) entsteht, auf die der Organismus mit der Ausschüttung von Histaminsubstanzen (H) reagiert, die eine Erweiterung der Haargefäße (e), eine vermehrte Durchlässigkeit (Permeabilität) der Blutgefäße (d), eine Steigerung der

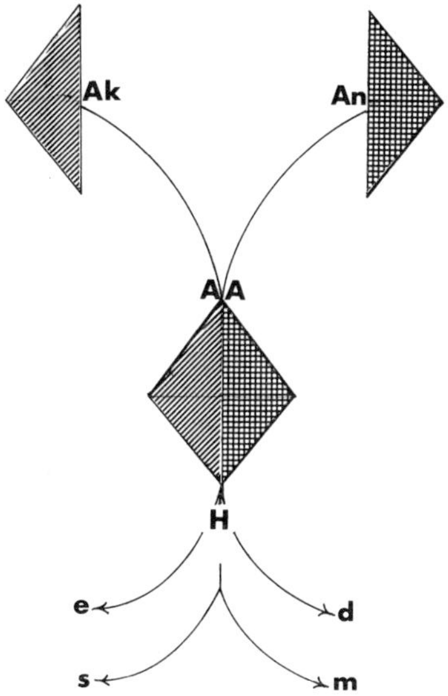

Allergische Reaktionen

Drüsentätigkeit mit innerer und äußerer Sekretion (s) und eine Erhöhung der gesamten Motorik (m) = Bewegung, Mobilität zur Folge hat. Daraus resultieren die verschiedenen Erscheinungsbilder der Allergie. S. auch Anaphylaxie*.

Allgemeininfektion: Sepsis*; gelangen Eitererreger in die Blutbahn, so kommt es zur Infektion im gesamten Organismus.

Allgemeinmedizin: fachübergreifende Lehre der Krankheiten, vereint alle medizinischen Disziplinen und verweist bei entsprechender Fragestellung an den zuständigen Spezialisten.

Allogen: Bezeichnung für die Verwandtschaft von Spender- und Empfängerindividuum bei Organtransplantationen.

Allopathie f: Bezeichnung der Behandlungsmethoden der sogenannten Schulmedizin. Gegensatz: »Homöopathie*«.

Allylmorphin: ein Abkömmling des Morphiums, hat jedoch entgegengesetzte Eigenschaften und wird deshalb bei Morphinvergiftungen verwendet.

Alopecia areata: kreisförmiger Haarausfall, meist bis zur Kahlheit fort schreitend.

Alopecia pityrodes: Kopfschuppenbildung mit Haarausfall.

Alopezie f: Haarausfall.

Alpdruck: Atembehinderung während des Schlafes, die Angstzustände auslöst, meist Folge von übermäßigem Essen.

Alpha-Rezeptoren: vermitteln die durch Adrenalin* auf das vegetative Nervensystem* ausgelösten Reize und beeinflussen bzw. bewirken so u. a. eine Verengung der Blutgefäße, Zusammenziehen der Gebärmutter, Erschlaffung der Darmmuskulatur. S. auch Beta-Rezeptoren*.

Alpha-Rezeptoren-Blocker: sind Medikamente, die die Alpha-Rezeptoren* hemmen, z. B. Blutdrucksenkung durch Blockade der A. R. der Gefäße.

Alpha-Strahlen: bei natürlicher Radioaktivität* entstehende Korpuskularstrahlen aus doppelt positiv geladenen, schnellfliegenden Heliumkernen.

Alter, biologisches: Es entspricht dem eigentlichen Leistungsalter, welches durch Bestimmung der Ermüdungs- und Erholungszeit, der Wirtschaftlichkeit der Arbeit usw. ungefähr ermittelt werden kann; es ist oft sehr unterschiedlich zum Kalenderalter.

altern: Allgemeine äußere Anzeichen sind Nachlassen der Gewebeelastizität durch geringeren Wassergehalt, Verlangsamung der Stoffwechselvorgänge, Änderungen der Mineralkonzentrationen in Blut und Gewebe (insbesondere mehr Kalzium, weniger Kalium und Magnesium), Schlackenanhäufung. Der zunehmende Substanzverlust des Gehirns durch Untergang nicht mehr ersetzbarer Zellen führt zur Verlangsamung der geistigen und psychischen Reaktionen und damit zusammenhängenden Wesensveränderungen.

Altersblödsinn: Demenz*, bedingt durch Arteriosklerose* und/oder fortschreitendes Altern*.

Altersbrand: Altersbedingte Durchblutungsstörungen führen zum Gewebetod an Körperteilen, s. Gangraen*.

Altersherz: Herz des alternden Menschen, gekennzeichnet durch *Volumenzunahme* (Vergrößerung, z. B. Entenform des Herzens*), *biochemische* (Energiestoffwechselstörung durch Mangeldurchblutung), *strukturelle* (Erschlaffung und Verdünnung der Herzmuskulatur) und *funktionelle* (z. B. Arrhythmie*, Bluthochdruck*, Bradykardie*) *Veränderungen.*

Alterssichtigkeit: Abnahme der Nahstellungsanpassung des Auges (Akkommodation) durch Verlust der Krümmungsänderungsfähigkeit der Linse.

Aluminium: Al; dreiwertiges Leichtmetall, oxydiert nur geringfügig.

Aluminiumstaublunge: eine meldepflichtige Berufskrankheit, die durch Einatmung von Aluminiumstaub entsteht und mit fortschreitender Erkrankung die Lungenfunktion einengt.

Alveolarfortsatz: Knochenbogen auf dem Kieferkörper mit Fächern für die Zahnwurzeln.

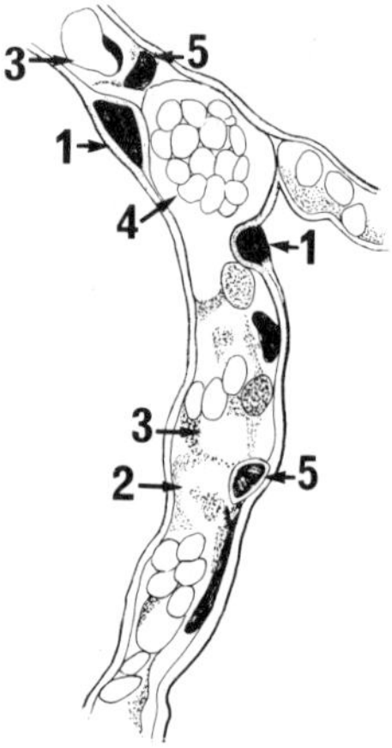

Alveolarwand: Die Abb. zeigt das mikroskopische Bild der Wand eines Lungenbläschens. (1) Zellen, die das Alveolarepithel bilden, (2) Zellen des Plattenepithels, (3) Kapillaren*, (4) rote Blutkörperchen, (5) Zelle des Bindegewebes. In den Lungenbläschen findet die Atmung, d. h. der Austausch von Sauerstoff und Kohlendioxyd zwischen Blut und Atemluft, statt. Nachdem immer zwei der halbkugelförmigen Lungenbläschen aneinander liegen, besteht die Wand der Alveolen aus Lungenepithel* (1 und 2), Haargefäß (3) und wieder Lungenepithel; letzteres besteht aus großen, dünnen, kernlosen Epithelplatten (2) und kernhaltigen Zellen (1), die phagozytieren*. Den Gastransport besorgen die roten Blutkörperchen (4), die Sauerstoff aufnehmen und Kohlendioxyd abgeben. Die Gase diffundieren* durch die Gewebsschichten hindurch.

Alveolarluft: diejenige Luft, die in den Lungenbläschen im Gasaustausch mit dem Blut steht, d. h. Sauerstoff abgibt und HCO_2 aufnimmt.
Alveolarwand: s. Abb. oben Seite 28.
Alveole m:
1. Lungenbläschen;
2. knöchernes Bett für die Zahnwurzel, s. Abb. Seite 652.

Alzheimer Krankheit: frühzeitige (50.–60. Lebensjahr) Demenz* durch voranschreitende Hirn-Atrophie*, auch prä*-senile Demenz* genannt. Die Ursache der Erkrankung ist unklar, möglicherweise Stoffwechselerkrankung (Ablagerungen als »Alzheimer Fibrillen« bekannt); Vererbung nicht ausgeschlossen.
Amalgame: Legierungen von Metallen mit Quecksilber, Verwendung zu Zahnfüllungen.
Amanita f: Blätterpilze. Hierher gehören die giftigen Knollenblätter- und Fliegenpilze (A. muscaria = Fliegenpilz, A. pantherina = Pantherpilz, A. phalloides = grüner Knollenblätterpilz).
Amanitin: Gift des Knollenblätterpilzes, meist tödlich.
Amastie f: angeborenes Fehlen von Brustdrüsen.
Amaurose: völlige Blindheit.
Amblyopie f: Schwachsichtigkeit.
Ambozeptor: spezifische Immunkörper, die im Serum nach immunisierenden Krankheiten oder nach künstlicher Immunisierung (Schutzimpfung) gebildet werden.
ambulant: von »Umherwandeln«, Behandlungsform, bei der die Kranken den Arzt aufsuchen.
Ameisensäure: HCOOH, Methansäure; ihr Salz = Formiat spielt eine wesentliche Rolle bei Auf- und Abbau von Aminosäuren* und der Synthese von Purinkörpern*.
Amelie f: Mißbildung ohne Gliedmaßen, s. Dysmelie*.
Amenorrhoe f: Aussetzen der Regelblutung, man unterscheidet:
1. *primäre A.:* Trotz Geschlechtsreife kommt es nicht zu Monatsblutungen;
2. *sekundäre A.:* Aussetzen von normal und regelmäßig aufgetretenen Monatsblutungen; physiologisch* bei der Schwangerschaft und nach den Wechseljahren, sonst Hinweis auf krankhafte Störungen der Eierstöcke oder endokriner* Drüsen;
3. *zentralbedingte A.:* durch Störung des Steuerorgans Hirn;
4. *ovarielle A.:* Versagen der Eierstockfunktion.

Amentia f: Bewußtseinsstörung mit Verwirrung und falscher Auslegung von Sinneseindrücken.
Ametabolie f: Die Gestalt der schlüpfenden Erstlarve und des ausgewachsenen Tiers von Insekten ändert sich nicht, z. B. bei der Laus.
Amikrobiosis intestinalis: Zerstörung der normal im Darm angesiedelten Mikroben-Flora als Nebenwirkung von Antibiotika- und Sulfonamidbehandlung; sie kann zu schweren Vitaminmangelzuständen und Darminfektionen führen.
Amine, biogene: Durch biochemische Reaktionen entstehen aus Aminosäuren* funktionswichtige (biogene) Amine; so wird z. B. aus Tyrosin Dopamin oder auch Adrenalin*, aus Histidin wird Histamin* usw.
Aminoazidurie: vermehrte Ausscheidung von im Blut frei vorkom-

menden Aminosäuren* über den Harn, hauptsächlich bei schweren Leberleiden.

Aminogruppe: chemische Formel: $-NH_2$

Aminosäure-Diabetes: eine rückwirkend vererbliche Rückresorptions*- = Rückführungsstörung der Niere und damit verbundene Aminoazidurie*.

Aminosäuren: organische Säuren, die durch chemische Verknüpfung untereinander (Peptidbindungen) zu den hochmolekularen Proteinen* = Eiweißbaustoffen führen. Die sogenannten essentiellen A. kann der Körper nicht selbst synthetisieren. Sie müssen mit der Nahrung zugeführt werden. Für den Menschen sind folgende A. lebenswichtig: Threonin, Methionin, Valin, Leuzin, Isoleuzin, Lysin, Phenylalanin, Tryptophan.

Aminotransferase: s. Transaminase*.

Amitose f: die direkte Kernteilung ohne vorhergehende Formierung und Längsteilung der Chromosomen und ohne Ausbildung eines Spindelapparates.

Amme: Nährmutter, Stillfrau, die fremde Kinder an der eigenen Brust stillt.

Ammoniak: Stickstoff = Wasserstoff-Gas, NH_3, in Wasser löslich (Salmiakgeist).

Amnesie f: zeitlich festgelegte Erinnerungslücke nach Bewußtseinsstörung, z. B. nach Gehirnerschütterung, aber auch bei Psychosen. Man unterscheidet:

1. *retrograde A.:* Erinnerungslücke, umfaßt einen kurzen Zeitraum vor Beginn der Bewußtseinsstörung;
2. *psychogene A.:* Verdrängung unangenehmer Erinnerungen, wunschbedingt, wird z. B. in Hypnose erreicht;
3. *verbale A.:* Wortvergessenheit*.

Amnion: gefäßlose Eihaut, die das Fruchtwasser und den darin schwimmenden Embryo enthält, der so gegen Austrocknen und äußerlich einwirkende Schäden geschützt ist.

Amnioskopie: Fruchtwasseruntersuchung mit Spezialinstrument, um eventuelle Gefahren für den Fetus in der Spätschwangerschaft rechtzeitig zu erkennen. S. Abb. Seite 31.

Amnioten m: Wirbeltiere, deren Embryonen sich im Amnion entwickeln.

Amniozentese: Punktion der Amnion*-Höhle zur Entnahme von Fruchtwasser und darin befindlicher Zellen des Fetus*. Punktiert wird meist durch die Bauchdecke der Mutter. Aus der Punktionsflüssigkeit können Chromosomen*-Mißbildungen oder Stoffwechselstörungen frühzeitig erkannt werden.

Amöbe f: einzellige »Wechseltierchen«, meistens in Gewässern, aber auch als Parasiten beim Menschen (Entamöba*) vorkommend. S. auch Urtierchen*.

Amöbenruhr = Amöbendysenterie: anzeigepflichtige, durch kotverschmutzte Lebensmittel übertragene Infektionskrankheit, die zu Dickdarmgeschwüren und Schleimblutstühlen mit chronisch wiederkehrendem Verlauf führt. Am gefährlichsten sind in diesem Zusammenhang die metastatischen* Leberabszesse und Darmdurchbrüche.

Amoklaufen: Zerstörungs-Besessenheit, häufig bei Epileptikern, Schizophrenen, Haschischsüchtigen.

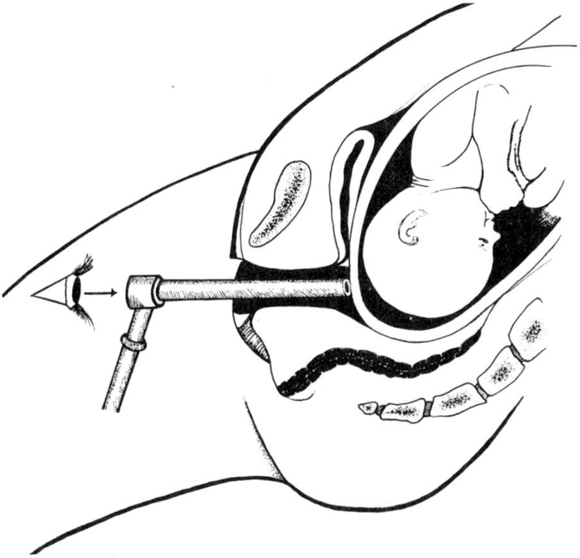

Amnioskopie: Zu diesem Zweck wird das Betrachtungsgerät durch die Scheide und durch den Gebärmutterhals bis an die Eihaut herangeführt und durch diese hindurch das Fruchtwasser besichtigt. Schimmert es grün, bedeutet dies Gefahr für den Fetus. Die Untersuchung ist für Mutter und Kind ungefährlich, für die Vermeidung schwerer Schädigungen, insbesondere übertragener Feten, jedoch von großer Bedeutung.

amorph: der formlose, nichtkristalline Zustand fester Stoffe.

Amorphus m: formloser Fleischklumpen, teilweise behaart, Mißbildung.

Ampère: Einheit der elektrischen Stromstärke = Stärke des Stromflusses, die beim Durchfluß von einer unendlichen langen Doppelleiterstrecke die Kraft von 2×10^{-7} Newton auf einem Meter Leiterlänge hervorrufen würde.

Amphiaster m: doppelt sternförmige Anordnung von Chromosomen während der Mitose*-Zellteilung.

Amphibien n: Lurche; Wirbeltiere, die sich dem Wasser- und dem Landleben zugleich angepaßt haben; z. B. Kröten, Frösche, Molche.

Amphitricha n: Bakterien, die an beiden Polen Geißeln besitzen.

Amplitude f: höchster Ausschlag innerhalb einer sich periodisch verändernden Schwingungsgröße.

Ampulle f:

1. erweiterter Teil von röhrenförmigen Hohlorganen;
2. Glasgefäß für Arzneimittel.

Amputation f: chirurgische Abtrennung, Absetzung von Körperteilen. Neben der Abtrennung von Gliedmaßen spricht man auch bei der Entfernung der weiblichen Brust, des Mastdarms, Penis usw. von A.

Amputationsneurom: Neurom*, am Stumpf des Amputats entstanden; meist gutartige Nervengeschwulst.

Amyelie: fehlendes Rückenmark, angeboren.

Amyloidose: s. Thesaurismose*.

Amylum n: Stärke, wird in der Pflanze aus primären Zuckern* aufgebaut.

Anabiose f: schlafähnlicher, leblos anmutender Zustand mancher Tiere, die dabei ihre Lebensdauer wesentlich verlängern.

anabole Wirkung: Aufbauvorgänge des Zellstoffwechsels.

Anabolismus m: Gesamtheit der Stoffwechselvorgänge, insbesondere der biologischen Synthesen*.

Anämie f: Blutkrankheit; Verminderung von Hämoglobin* und/oder Erythrozyten* im Blut. Unterscheidungen in:

1. *hypochrome A.:* gleichzeitige Verminderung von Hämoglobingehalt und Erythrozytenzahl; Hauptursache ist Eisenmangel, der durch Blutungen, Ernährungsstörungen, ungenügende Eisenaufnahme aus der Nahrung, Infektionen und Tumoren bedingt sein kann. Auch während der Schwangerschaft und als Folge der Periode kann Eisenmangel-A. auftreten;
2. *hyperchrome A.:* gekennzeichnet durch Erhöhung des Färbeindex bei verringerter Erythrozytenzahl (das rote Blutkörperchen hat normalen oder vermehrten Hämoglobingehalt). Hierher gehört u. a. die A. perniciosa*;
3. *hämolytische A.:* Ursache ist eine auf unter 120 Tage verkürzte Lebensdauer der Erythrozyten*. Sie führt häufig zu einer Gelbsucht ohne Hautjucken und hat eine Vielzahl von Ursachen;
4. *Anaemia perniciosa:* perniziöse Anämie, Morbus Biermer. Durch Störungen in der Magenschleimhaut (»Intrinsic-Factor«*-Produktion fehlt) kann kein Vitamin B_{12} aus der Nahrung aufgenommen werden. Dadurch kommt es zu schweren Störungen der Reifung roter Blutkörperchen im Knochenmark. Die Folge sind allgemeine Leistungsschwäche, Schwindel und Ohnmacht, Ameisenkribbeln in den Gliedmaßen, Gangstörungen, schließlich hellgelber Ikterus*. In Blutbild und Knochenmark deutliche Störungen der Reifung von Blutzellen erkennbar. Typisch ist ein Brennen der Zunge mit fortschreitendem Schwund der Zungenmuskeln. Die früher meist tödliche Krankheit kann heute durch Behandlung mit Vitamin-B_{12}-Präparaten weitgehend beherrscht werden;
5. *sideroachrestische A.:* Eisen wird zwar im Darm resorbiert*, kann aber nicht in ausreichender Menge von den roten Blutkörperchen aufgenommen werden; das Eisen lagert sich in Organen ab und führt zu Funktionsstörungen (Siderose*).

Anämie, aplastische: (fast vollständig) fehlende Produktion von Erythrozyten*.

anaerob: Lebensvorgänge, die sich nur in Abwesenheit von Sauerstoff abspielen.

Anaerobier m: Bakterien, deren Stoffwechsel ohne Sauerstoff abgewickelt wird.

Anästhesie f: Empfindungslosigkeit, insbesondere für Schmerzen. Wird künstlich erzeugt durch Schmerzausschaltung im zentralen Nervensystem, z. B. Narkose*, oder örtlich durch Betäubung = Lokalanästhesie*, teilweise auch bei Hypnose*.

Anästhesist m: Facharzt für Anästhesie*, Narkosearzt.

Anakusis: Taubheit.

Analeptika n: das zentrale Nervensystem anregende Substanzen, z. B. Koffein.

Analekzem: Entzündung mit juckender Ekzem*-Bildung im Enddarmbereich.

Analfissur f: Schrunden und Einrisse in der Afterschleimhaut.

Analfisteln: Mastdarm- und Afterfisteln, entstehen häufig bei vereiternden Hämorrhoiden oder nach Darmtuberkulose.

Analgesie f: Aufhebung der Schmerzempfindung.

Analgetika n: schmerzstillende Mittel.

analgetisches Stadium: die dritte, schmerzlose Stufe der Narkose.

analog: entsprechend, gleich.

Analprolaps: Vorfall der Afterschleimhaut, ggf. des letzten Abschnittes des Mastdarms.

Analrhagade: oft schmerzhafter, ggf. entzündlicher oberflächlicher Hauteinriß oder auch Hautdefekt im Afterbereich.

Analysator m: optisches Gerät zur Bestimmung der Schwingungsrichtung von polarisiertem Licht (mediz. Laborgerät).

Analverkehr: Einführen des männlichen Gliedes in den After. Überwiegend homosexuelle* Praktik mit erhöhtem Risiko der AIDS*-Infektion (wegen häufiger Kleinverletzungen).

Analyse f: Untersuchung und Feststellung der Art und Menge einzelner Bestandteile von chemischen Verbindungen durch chemische Zerlegung. Im psychologischen Sinne ist A. eine Gehirntätigkeit, welche vernunftmäßig zusammengruppierte Wahrnehmungen zergliedert und damit eine Widerspiegelung der Wirklichkeit ermöglicht.

Anamnese f: Vorgeschichte des Kranken, wie er sie aus seiner Sicht und Erinnerung aufzeichnen kann. Sie untergliedert sich in die *Familien-A.*, in die *eigene A.* früherer Krankheiten und in die *A. zur vorliegenden Erkrankung*. Eine gründliche A. ist eine wichtige Voraussetzung für die richtige Diagnose.

Anankasmus m: krankhafter Zwang zum Wiederholen bestimmter Vorgänge, z. B. Waschen, Kontrollieren, Zählen usw., der sich auch durch Willensanstrengung nicht abstellen läßt, obwohl die Sinnlosigkeit dieses Zwanges klar erkannt wird. Vorkommen bei Psychopathen, Schizophrenen, Depressionen, Neurosen.

Anaphase f: jenes Stadium der Kernteilung, bei dem nach mechanischer Trennung der Chromosomen die Verlagerung zur Zentralspindel erfolgt.

Anaphylaxie f: ausgeprägte Überempfindlichkeits-(allergische)Reaktion gegen körperfremdes Eiweiß, tritt vorwiegend auf, wenn früher gegen das gleiche Eiweiß bereits einmal Antikörper gebildet wurden. Häufig Übergang in den lebensbedrohlichen *anaphylaktischen Schock*.

Anaplasie f: Verlust der normal aus-

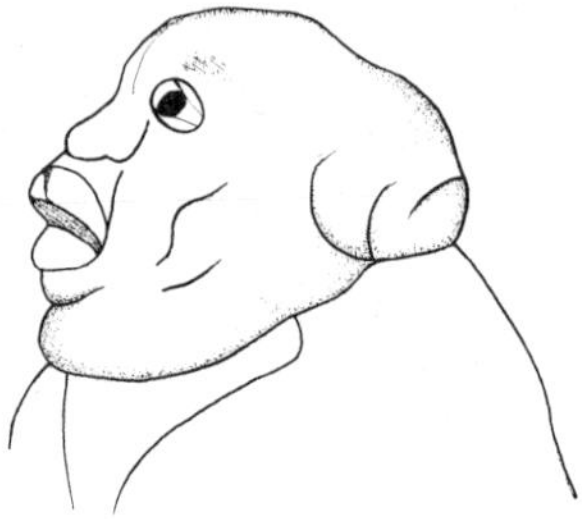

Anenzephalie

gebildeten Gestalt und der Funktion von Zellen, wobei die nachwachsenden Tochterzellen an unfertiges, embryonales Gewebe erinnern; charakteristisch für bösartige Geschwülste (Krebs).

Anastomose f:

1. anatomischer Begriff für Verbindungsstränge von Blut- oder Lymphgefäßen und Nerven;
2. chirurgischer Begriff für die operativ geschaffene Verbindung zwischen normalerweise voneinander getrennten Hohlorganen.

Anatomie f: Lehre von Bau und Form des Körpers. Man unterscheidet: normale A., pathologische (krankhafte) A., topographische A. = Beschreibung der gegenseitigen Lagebeziehungen von Organen und Körperregionen.

Anazidität f: Fehlen von freier Magensäure.

anceps: doppelsinnig, ungewiß.

Anderntagsfieber n: Malaria tertiana*.

Androgene n: männliche Sexualhormone, z. B. Testosteron.

Androgynie f: männlicher Körperbau bei Frauen ohne echten Hermaphrodismus*; Mannweib.

Andrologie: Männerheilkunde.

Andromanie f: Mannstollheit.

Androsteron n: männliches Keimdrüsenhormon mit starker anaboler* Wirkung.

Anenzephalie f: Fehlen des Gehirns, Mißbildung; charakteristisch »Krötenkopf« bei Kindern.

Anetodermie f: Dermatitits atrophicans maculosa. Erschlaffung der Haut

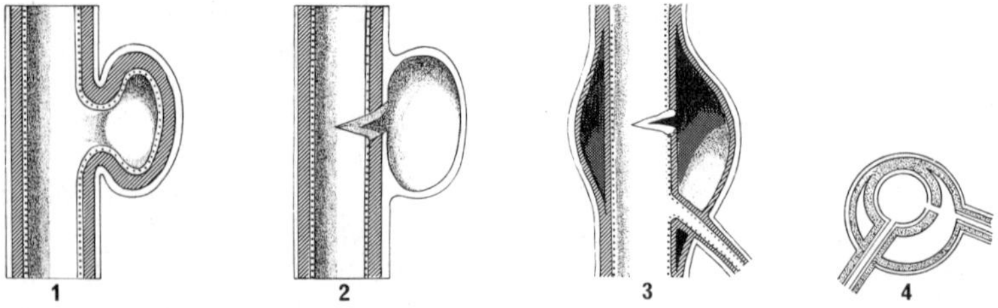

Aneurysma: Das A. verum ist eine Ausbuchtung aller Schichten der Arterienwand, die bei Widerstandsschwäche des Arteriengewebes, vor allem bei Syphilis und Arteriosklerose, vorkommt (Abb. 1). Das A. spurium ist ein Sackgebilde aus Bindegewebe, das mit dem Gefäß infolge der Durchtrennung der Gefäßwand eine direkte Verbindung hat (Abb. 2). Das A. dissecans entsteht durch Einreißen der Gefäßwand, meist über den Aortenklappen oder dem Aortenbogen*, als Folge von hohem Blutdruck oder Herzerweiterung (Abb. 3). Im Querschnitt (Abb. 4) ist der Vorgang verdeutlicht.

durch fortschreitenden Schwund ihrer elastischen Bestandteile in begrenzten Gebieten.

Aneurysma n: sackartige Erweiterung von Arterien, bedingt durch Gefäßwandveränderungen. Handelt es sich um gleichmäßige Erweiterungen ohne Wandschädigung, so spricht man von Ektasie*. S. Abb. Seite 34.

Anfall: durch Hirnstörungen bedingte, plötzliche Zustandsänderungen, meist mit motorischen Entladungen verbunden; hauptsächlich bei Epilepsie*, Tetanie*, nach Apoplexie* und bei progressiver Paralyse*.

Anfangsnahrung, holländische: fettarme, auf ein Drittel eingedickte Buttermilchkonserve, mit der doppelten Menge abgekochtem Wasser verrührt und gebrauchsfertig erwärmt. Wiederaufnahme der Ernährung nach therapeutischer Hungerdiät bei schweren chronischen Dyspepsien*. Anstelle von Wasser wird auch 1- bis 5%iger Reisschleim verwendet.

Anfrischung f: Ausschneidung von Narbengewebe zur Erzielung besserer Wundheilung.

Angelhakenform des Magens: normale Form des Magens auf dem Röntgenbild beim stehenden Patienten.

Angiektasie f: Gefäßerweiterung, s. Aneurysma*.

Angina f: Verengung, speziell bei infektiöser Entzündung des Rachenringes und der Gaumenmandeln (Tonsillitis*), aber auch bei anfallsweise auftretenden Verengungen der Herzkranzgefäße, A. pectoris*.

Angina pectoris: Stenokardie, »Engbrüstigkeit«. Ursachen sind Verengung der Herzkranzgefäße infolge von Arteriosklerose*, Spasmus* der

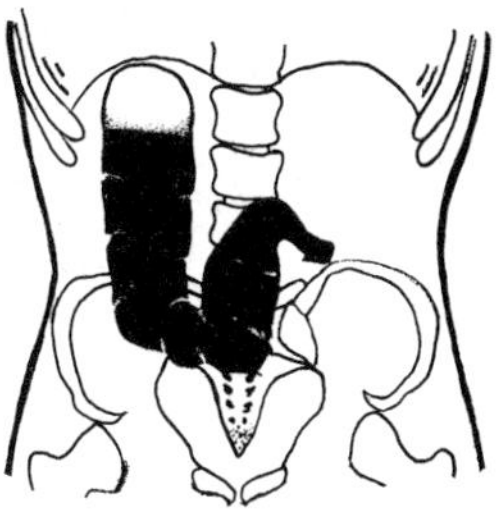

Angelhakenform des Magens

Gefäße, schwere körperliche Überanstrengungen, Nikotinvergiftung, schwere seelische Belastungen usw. Die *Angina pectoris* führt zur vorübergehenden lokalen Mangeldurchblutung des Herzmuskels. Sie ist gekennzeichnet durch drückendes bis brennendes Schmerzgefühl hinter dem Brustbein und/oder links davon. Die Erkrankung tritt anfallsweise nach Anstrengungen mit dem angeführten Schmerzgefühl und einem zusätzlichen Gefühl des Wundseins, der Enge oder des Erstickens auf, dauert meist weniger als drei Minuten, nur nach schweren Mahlzeiten bis zu 20 Minuten. In Ruhe bilden sich die Beschwerden schnell zurück. Oft wird ein Anfall fälschlich als Magenverstimmung oder Verdauungsbeschwerden gedeutet. Wichtig für die Diagnose sind das EKG* (jedoch nur zu 70 % verändert) und vor allem die selektive Coronar-Kine-Angiographie, das ist die direkte Beobachtung der Durchströmungsverhältnisse der Herzkranzgefäße.

Wichtigste Differentialdiagnosen* sind die psychischen Gefäßreaktionen (dumpfe Thoraxschmerzen, über

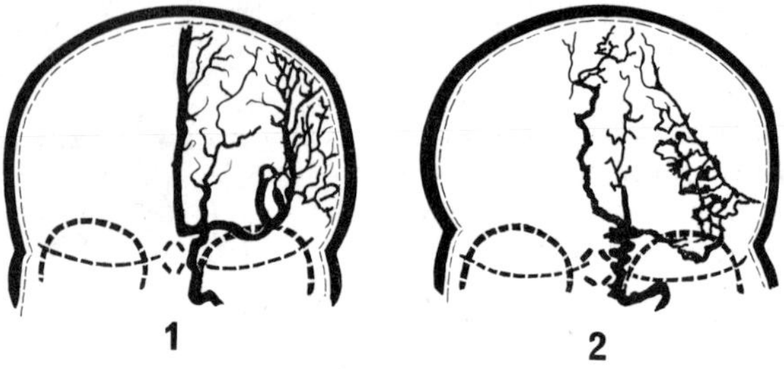

Angiographie des Gehirns: Abb. 1 zeigt die normale Darstellung der Hirngefäße im Röntgenbild, während Abb. 2 die Abdrängung der entsprechenden Gefäße durch einen sog. raumfordernden Prozeß, z. B. Tumor oder Gehirnblutung, erkennen läßt.

Stunden und Tage anhaltend, als Herzschmerz empfunden), Erkrankungen der Hals- und Brustwirbelsäule, der Zwischenrippennerven (Intercostalneuralgie*) und Magenerkrankungen. Für die Therapie des akuten Anfalls sind Nitropräparate die Mittel der Wahl, notfalls helfen 1–2 Schnäpse. Bis zum Abklingen des Anfalls auf alle Fälle ruhig verhalten und ärztliche Betreuung anfordern. Der Krankheitsverlauf wechselt in Häufigkeit und Schwere, die Gefahr eines plötzlichen Herztodes oder Herzinfarktes ist gegeben, besonders bei der sog. »Liege-Angina« (Anfälle kurz nach dem Bettgehen oder im Schlaf).

Angioarchitektonik f: räumliche Aufteilung der Blutgefäße, insbesondere im Gebiet der Großhirnrinde.

Angioblasten m: jugendliche Zellen, insbesondere im Granulationsgewebe*, welche die Fähigkeit haben, neue Bluthaargefäße zu bilden.

Angioblastom n: eine bösartige Geschwulst des Gefäßgewebes.

Angiographie f:

1. Röntgenuntersuchung von Gefäßen nach Einspritzung von Kontrastmitteln;
2. indirekte Darstellung der Gefäße durch Pulsregistrierung (Angiotonooszillographie).

Angiokardiographie f:Darstellung der Herzhöhlen und der herznahen großen Gefäße mit Röntgenkontrastmitteln, die mit dem Herzkatheter* zugeführt werden.

Angiokardiopathie f: gleichzeitige Erkrankung von Herz und Gefäßen, speziell als Folge von Mißbildungen; dazu gehört besonders die Gruppe der mit Gefäßmißbildungen vergesellschafteten, angeborenen Herzfehler.

Angiolen f: Blutgefäße, welche die Endstrombahn bilden, also Arteriolen, Kapillaren* und Venolen*.

Angiokeratom: verhornende Kapillar*erweiterung der oberen Hautschicht.

Angiologie f: Lehre vom normalen und krankhaften Zustand der Gefäße.

Angiom n: Blutschwammgewächs des Gefäßgewebes.

Angioneurosen f: funktionell bedingte Gefäßleiden, bei denen Gefäßkrämpfe das auffälligste Symptom sind.

Angiopathie f: Gefäßerkrankung.

Angioplastie: operativ gefäßchirurgisches Verfahren zur Erweiterung von Gefäßverengungen (-stenosen) durch Dehnung mittels eines aufblasbaren Ballons am Ende eines in das Gefäß eingeführten Katheters.

Angiopsathyrose f: Blutaustritt aus kleinen Gefäßen infolge von Brüchigkeit.

Angiorezeptoren m: Reizempfangssystem der Gefäßnerven, welche hemmend oder erregend auf den Tonus* der Gefäße wirken.

Angiosarkom n: krebsig entartetes Hämangiom*.

Angiosklerose f: Verhärtung der Gefäßwände.

Angiospasmus m: Gefäßkrampf.

Angiose f: degenerative* Gefäßerkrankung.

Angiostrongylus: Nematoden*-Art, die Meningoenzephalitis* hervorrufen kann.

Angioszintigramm: Gefäßdurchblutungsbeurteilung durch nuklearmedizinische* Darstellungsverfahren.

Angst f: Empfindung einer Bedrohung durch Gefahren, die man nicht beherrschen zu können glaubt, und dadurch ausgelöste Unruhe- und Erregungszustände.

Angstneurosen f: Phobien*, krankhafte Gemütszustände, bei denen durch ein harmloses Vorkommnis, z. B. Anblick bestimmter Tiere, Überschreiten einsamer Plätze, Aufenthalt in abgeschlossenen Räumen u. ä., an sich grundlose Angstzustände ausgelöst werden.

Ångström-Einheit f: Längenmaßeinheit = 10^{-10} m = 0,1 nm. s. Maßeinheiten.

Angulus m: Winkel.

Anhidrose: fehlende Schweißsekretion.

Anilin: $C_6H_5NH_2$, Aminobenzol, ein schweres Blutgift, wichtige Grundsubstanz für viele Arzneimittel und Farbstoffe.

Anilinvergiftung f: entsteht durch Einatmung der Anilin-Dämpfe und führt zu schweren Schädigungen der roten Blutkörperchen, des Nervensystems und der Leber; meldepflichtige Berufskrankheit.

Anima: Seele.

animal, animalisch: tierisch, beweglich, sinnlich.

animales Nervensystem: *unwillkürliches* Nervensystem.

Anionen n: elektrisch geladene Atome und Moleküle, die bei der Elektrolyse zum positiven Pol (Anode) wandern.

Aniridie f: angeborenes Fehlen der Regenbogenhaut (Iris).

Anisakis: Heringswurm, auf den Menschen übertragbarer Darmparasit von fischfressenden Meeressäugetieren.

Anisodontie f: unterschiedliche Form der Zähne, bei den meisten Säugetieren normaler Zustand.

Anisokorie f: Differenz der Größe und Form der Pupillen.

Anisozytose f: verschiedene Größe der roten Blutkörperchen, Symptom für Schäden des blutbildenden Knochenmarks.

Ankylose f: Versteifung der Gelenke durch Kapselschrumpfung, Knorpelschwund, Entzündungsprozesse, aber auch künstlich durch Operation herbeigeführt, dann als Arthrodese* bezeichnet.

Ankylostoma duodenale n: der Hakenwurm, ein gefährlicher Darmparasit.

Ankylostomiasis f: Hakenwurmkrankheit; die Larven bohren sich in die unversehrte Haut ein und gelangen auf dem Blutweg in die Lunge, reifen dort und wandern über die Bronchien, die Luftröhre und den Kehlkopf in die Speiseröhre und von dort in den Zwölffingerdarm. Hier entwickeln sie sich zu geschlechtsreifen Würmern. Die Erkrankung führt zu Kräfteverfall, Magen-Darm-Schmerzen, Erbrechen, schweren Lungenerkrankungen und Anämie.

Anlagen:
1. in der Vererbungslehre: Begriff der Übertragung von Merkmalen durch Gene*, die zusammen mit Umweltfaktoren den Phänotyp ausmachen;
2. entwicklungsgeschichtlich: Gliederung und Aufbau der Zellen, aus denen sich die verschiedenen typischen Gewebe des Körpers entwickeln.

Anneliden: Ringelwürmer mit geschlossenem Blutgefäß- und Strickleiternervensystem, gleichmäßig gegliedert, z. B. Regenwürmer, Egel*.

Anode f: die positive Stromzuführung bei Gasentladungsröhren (z. B. Röntgen-, Radioröhren), in elektrolytischen Bädern (Akkumulatoren, galvanische Bäder) usw. Die Elektronen wandern von der Kathode zur Anode.

Anomalie: Unregelmäßigkeit, Entwicklungsstörung.

Anomaloskop n: vereinfachter »Farbmischapparat« zur Untersuchung des Farbensinnes.

Anopheles f: Fiebermücken, zur Familie der Stechmücken gehörend. Die Weibchen sind Blutsauger und übertragen mit dem Speichel die Malaria*-Erreger.

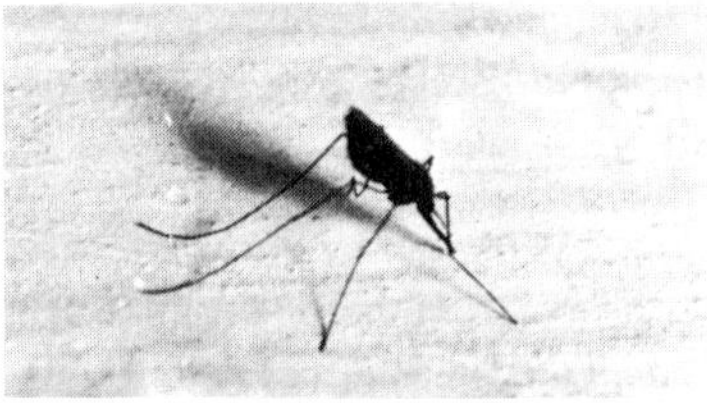

Anopheles-Mücke: in typischer Stellung an einer Zimmerwand

Anophthalmus: Fehlen des Augapfels, z. B. nach operativer Entfernung.

Anoplura f: Läuse, blutsaugende Insekten, die ihre Eier (Nissen) fest an die Haare kitten. Typen: Filzlaus, Kopflaus, Kleiderlaus; letztere Überträger des Rückfallfiebers, Fleckfiebers und Wolhynischen Fiebers.

Anorchie: Fehlen des Hodens.

Anorexie f: Appetitlosigkeit.

Anorgasmie: Fehlen oder Störung der Orgasmusfähigkeit.

Anosmie f: Verlust des Geruchssinnes.

Anoxämie f: Verringerung des normalen O_2-Gehaltes des arteriellen Blutes, führt zur Zyanose*, unter Umständen zur Erstickung. Ursachen:
1. Sauerstoffmangel bei Verdünnung der Atemluft durch Gase oder durch Luftdruckerniedrigung in größeren Höhen;
2. Einschränkung der Lungenatmung bei Lungenentzündung, Asthma,

Lungenödem, Verlegung der Atemwege;
3. Mischung des arteriellen und venösen Blutes durch angeborene oder erworbene Fehler im Herz-Kreislauf-System.

Anoxie f: Erstickung durch völligen Sauerstoffmangel.

Anoxybiose f: Leben der Anaerobier ohne Sauerstoff, wobei der Energiestoffwechsel durch Gärung bewerkstelligt wird.

Anpassung: die Fähigkeit des Organismus, auch unter veränderten, bislang ungewohnten Umweltbedingungen die notwendigen biologischen Funktionen regelrecht abzuwickeln. Die spezifischen Allgemeinreaktionen auf Umweltveränderungen werden Streß* genannt.

ansteckende Krankheiten: werden übertragen von Mensch zu Mensch oder Tier zu Mensch, durch direkte Kontakt-, Schmier-, Schmutz-, Tröpfchen- und Lebensmittelinfektion oder durch Luftübertragung.

Antagonismus (Antagonist) m: entgegengesetzte Wirkung (ausübend).

ante = vor, z. B. a. cibum = vor dem Essen, a. finem = vor dem Ende, a. mortem = vor dem Tode, a. partum = vor der Geburt.

Antefixatio uteri f: Gebärmutteroperation zur Korrektur der Lage bei Retroflexio uteri*.

Anteflexio uteri f: normale Stellung der Gebärmutter, bei der Hals- und Körperachse des Uterus einen zueinander nach vorne geöffneten, stumpfen Winkel bilden (s. Abb. Seite 201).

anterior: vorderer.

Anteversio uteri f: Gebärmutterneigung nach vorne in den Beckenraum.

Anteversio-Anteflexio uteri f: Anteversio*-Neigung bei Anteflexio*-Haltung (s. Gebärmutter, Lagevarianten*).

Anthrakose f: Kohlenstaubablagerung in Lungengeweben, ohne Einfluß auf die eigentliche Lungenfunktion.

Anthrax m: Milzbrand*.

Anthropogenese f: Lehre von der Entstehung des Menschen.

Anthropologie f: Lehre vom Menschen.

Anthropophobie f: Angst, Furcht vor Menschen.

Anthropozoonosen f: Erreger, die sowohl für Tiere als auch für Menschen Krankheitserreger sind.

Anti-Baby-Pillen: volkstümlich für Dragees, welche ein Östrogen-Gestagen-Hormon-Gemisch enthalten. Verhindern den Eisprung und damit Schwangerschaft, s. Konzeptionsverhütung*.

Antibiogramm: Die einzelnen Erreger werden auf ihre Empfindlichkeit gegenüber verschiedenen Antibiotika getestet (z. B. mit Plättchen-, Zylinder-, Streifentest etc., durch Verdünnungsreihen oder auch im Tierexperiment). Auf diese Weise können die wirksamen Antibiotika für den jeweiligen Erreger ermittelt und jene Antibiotika ausgeschieden werden, gegen die eine Resistenz besteht.

Antibiose f: Wachstumshemmung oder Abtötung von Mikroorganismen durch die Stoffwechselprodukte (Antibiotika) anderer Mikroben.

Antibiotika n: chemisch unterschiedliche Stoffwechselprodukte verschiedener Mikroorganismen, die im Sinne der Antibiose* gegen Bakterien, Pilze, Körperzellen, Protozoen, Viren wirksam sind. Hauptanwendungsgebiet sind die Infektionskrankheiten. Die Wirkung der A. auf Bakterien geschieht entweder durch Hemmung der Zellwandsynthese (Penicillin), Schädigung der Zytoplasmamembran (Streptomycin) zur Blockierung des Stoffwechsels (Chloramphenicol, Tetracyclin), Hemmung des Fortpflanzungs-Kodes der Chromosomen* durch Blockieren der DNA-Gyrase-Synthese (Gyrasehemmer = z. B. »Ciprobay«, »Tarivid«, z. Zt. mit die wirkungsvollsten Antibiotika). Die Empfindlichkeit der Bakterien gegenüber Antibiotika kann auch außerhalb des Organismus getestet werden (s. Antibiogramm*).

Antibiotikaresistenz: Widerstandsfähigkeit von Erregern gegen die Wirkungen von Antibiotika*:

1. Natürliche A.-Resistenz haben verschiedene Mikroben gegenüber einer Reihe von Antibiotika von Haus aus, bzw. gramnegative* Bakterien gegenüber Penicillin.
2. Erworbene A.-Resistenz kommt zustande, wenn ursprünglich empfindliche Mikroben durch Aufnahme geringer Antibiotikamengen oder durch wiederholten Kontakt mit einem Antibiotikum gegen dieses widerstandsfähig werden. Erworbene Resistenz wird weitervererbt. Entwickelt sich eine Resistenz, so entsteht meistens gleichzeitig eine sogenannte Kreuzresistenz, d. h., die betreffenden Erreger werden auch gegen alle Antibiotika widerstandsfähig, die sich in ihrer Wirkungsweise ähnlich sind.

Antidot n: Gegengift; ein Mittel, das die Wirkung eines Giftes aufhebt oder vermindert. Beispiele: Morphin →Naloxon, E605 →Atropin, Methanol →Äthanol.

Anti-D-Prophylaxe: muß vorbeugend nach jeder Geburt eines RH-positiven* Kindes durchgeführt werden. Müttern mit negativem Rhesusfaktor*, bei denen es während der Geburt von Rhesus-positiven Kindern zum Übertritt kindlicher roter Blutkörperchen in den Kreislauf kam und die dadurch einer Rhesusfaktor-Sensibilisierung ausgesetzt wurden, wird zur Verhütung des Morbus haemolyticus neonatorum* ein Anti-Rhesusfaktor-Immunglobulin intramuskulär eingespritzt. Dadurch wird bei nachfolgenden Geburten die komplizierte Austauschtransfusion meistens nicht mehr nötig.

Antienzyme: spezifische Antikörper, die sich gegen Enzyme oder ganze Enzymsysteme richten.

Antigene n: Stoffe, die nach Einspritzung (z. B. intramuskulär oder intravenös) zur Bildung von Antikörpern* im Organismus führen. Es handelt sich dabei überwiegend um Eiweißkörper aus großen Molekülen*, aber auch um Mehrfachzucker und Fettstoffe. Man unterscheidet: Vollantigene, das sind hochmolekulare Eiweißstoffe, wie beispielsweise Mikroben*, Metazoen*, tierische und pflanzliche Gifte, artfremdes Eiweiß; Halbantigene oder Haptene, das sind hochmolekulare Fettkörper oder Mehrfachzukker, die jedoch erst nach Anlagerung oder Bindung an Eiweiß Antikörper* bilden; Halbhaptene oder Haptide, das sind niedermolekulare Stoffe,

z. B. Histamine*, die nach Bindung an Eiweiß ebenfalls Antikörper bilden.

Antigen-Antikörper-Reaktion: der Vorgang einer rückgängig zu machenden Bindung zwischen einem Antigen und einem Antikörper zum Antigen-Antikörper-Komplex; trifft z. B. ein im Blut kreisender, agglutinierender Antikörper auf lebende oder abgetötete Bakterien (Antigene), so kann er sie zur Verklebung (Agglutination) bringen. Ist das Antigen in gelöster Form vorhanden, so führt seine Berührung mit dem Antikörper zu einem Niederschlag. Der klinische Begriff der Antigen-Antikörper-Reaktion ist mit der Anaphylaxie*, Allergie* und Idiosynkrasie* identisch.

Antigentiter: Serum wird so weit verdünnt, daß eben noch bestimmte Antigene* agglutiniert werden können.

Anti-Graue-Haare-Faktor: Pantothensäure, bewirkt Anreicherung von Farbstoffen (Pigmenten) in den Haaren.

Antihistaminikum n: Mittel zur Bekämpfung der Histamin*-Wirkung und der Histamin*-Substanzen, die bei Allergien* freigesetzt werden.

Antihypertensiva: Medikamente zur Behandlung des Bluthochdrucks, werden in folgende Wirkgruppen unterteilt:

1. *Diuretika* (entwässernde Mittel, z. B. Fuosemid);
2. *Sympatholytika* (Mittel, die die Wirkung des Sympathikus* aufheben) unterscheiden sich durch
   a) *zentralen Angriff* (z. B. Reserpin, Clonidin),
   b) *peripheren* Angriff* (Alpha*- oder Betarezeptorenblocker);
3. *Kalziumantagonisten* (z. B. Nifedipin, Verapamil);
4. *ACE-Hemmer* (syn. **a**ngiotensin **c**onverting **e**nzyme); die Umwandlung von Angiotensin 1 in das blutdrucksteigernde Angiotensin 2 wird gehemmt;
5. *Vasodilatantien* (Gefäßerweiterer, z. B. Hydralazin).

Antikathode f: Platinblech gegenüber der Kathode in Röntgenröhren zur Bremsung der Kathodenstrahlung. In modernen Röntgenröhren* ist die A. in die Anode eingebaut. S. Seite 517.

Antikoagulantien n: Arzneistoffe, die blutgerinnungshemmend wirken, z. B. Heparin und Heparinoide, Cumarine.

Antikörper: Immunkörper, die von den Körperzellen nach Zufuhr eines Antigens* gebildet werden. Man unterscheidet Antitoxine*, Agglutinine*, Präzipitine*, Lysine* und Opsonine* (Mechanismus der Antikörperbildung, s. Abb. Seite 42); Immunkörper (s. auch Serum, antitoxisches*) schützen Zellen gegen schädigende Antigene.

Antikörperbildung: Verbindet sich ein Antigen (A) mit Zelleiweiß, so entsteht ein Vollantigen (V), das im Organismus zu einer Überempfindlichkeitsreaktion und damit zur Antikörperbildung (AK) führt. Diese Antikörper stellen dann einen weitgehenden Infektionsschutz dar, indem sie die schädlichen Antigene durch Agglutination (AG) zu binden vermögen. Die Bildung der Antikörper erfolgt hauptsächlich im retikuloendothelialen System*, wahrscheinlich auch im Globulin* des Blutes.

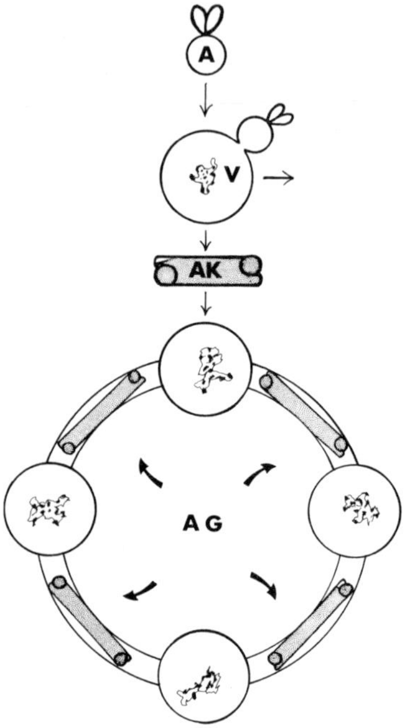

Antikörperbildung

Antikörpermangelsyndrom n: Agammaglobulinämie, wobei neben dem Gammaglobulin auch andere Immunglobuline fehlen, was zu mangelnder Abwehrfähigkeit des Körpers führt.

Antikörper, monoklonaler: gegen einen Klon (Familie) gerichtete Antikörper*-Bildung, wird z. B. in der Krebstherapie und -diagnostik eingesetzt.

Antikonzeption f: Empfängnisverhütung, s. Konzeptionsverhütung*.

Antilymphozytenserum n **(ALS):** Pferden werden menschliche Lymphozyten* eingespritzt; dann wird aus dem so stimulierten Blut Serum gewonnen. Es bewirkt, beim Menschen injiziert, längeres Überleben von Transplantaten, weil es die durch Lymphozyten (weiße Blutkörperchen) und Hormone gegen das Transplantat gerichtete Abwehr hemmt. S. auch Transplantation* und Abb. Seite 43.

Antimetabolite: chemische Verbindungen, die Stoffwechselvorgänge hemmen oder beeinträchtigen.

Antimitotikum n: Zellteilungsgift, welches hemmend in die mitotische Zellteilung eingreift, (z. B. Gift der Herbstzeitlose).

Antimykotika: Arzneimittel mit spezieller Wirkung gegen Pilze.

Antineuralgika: Mittel gegen Nervenschmerzen.

Antisepsis: Hemmung bzw. Vernichtung von Wundinfektionserregern im unmittelbaren Wundbereich mit chemischen Mitteln, vgl. auch Desinfektion*, Asepsis*.

antiseptisch: keimwidrig, vgl. Antisepsis*.

Antithrombin: Hemmstoff, der sich gegen das blutgerinnungsfördernde Enzym Thrombin richtet.

Antithrombinzeit: Bestimmung der gerinnungshemmenden Wirkung des Heparins, s. auch Quickmethode*.

Antitoxine n: spezifische Antikörper* des Organismus gegen Toxine* mit der Fähigkeit, diese zu binden und dadurch zu neutralisieren, sofern sie nicht bereits an Körperzellen gebunden sind.

Antitoxineinheit: gleichbedeutend Immunitätseinheit (I. E.), ist diejenige Menge Serum mit Antitoxin, welche 100 tödliche Dosen eines bestimmten Toxins, z. B. Diphtherietoxins, bezo-

Wirkungsschema des Antilymphozytenserums: Das implantierte Herz (H) wirkt wie ein Antigen* (A) und gibt auch Antigene in die Blutbahn (B) des Empfängers ab. Dadurch kommt es im Organismus des Empfängers zur Antikörper*-Bildung (K) und damit zur Antigen-Antikörper-Reaktion* (AK), die zur Abstoßung des transplantierten Organs führt. Wird nun Antilymphozytenserum (ALS) verabreicht, so hemmt dieses einerseits die Antikörperbildung (1) und verhindert damit andererseits die Antigen-Antikörper-Reaktion (2).

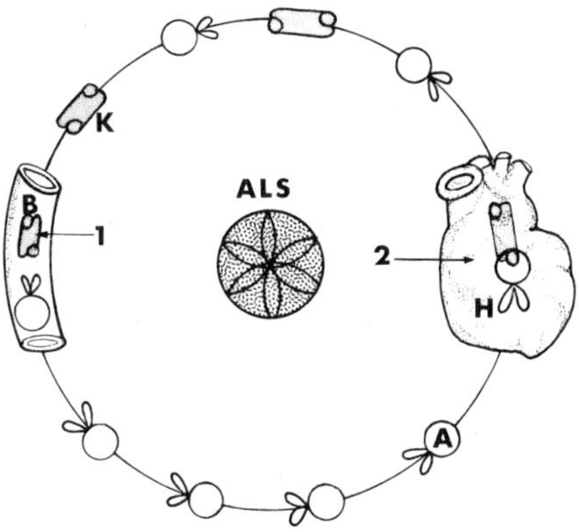

gen auf ein 250 g schweres Meerschweinchen, zu neutralisieren vermag.

Antivitamine: Stoffwechselhemmer von ähnlichem chemischen Aufbau wie die Vitamine. Sie sind biologisch nicht wirksam, verdrängen aber die ihnen entsprechenden Vitamine von ihren Bindungsstellen am Protein und machen sie damit unwirksam.

Antrotomie: Eröffnen des Warzenfortsatzes mit Ausräumung des kranken Gewebes bei allen akuten Formen der Mittelohreiterung, die zu einer Entzündung des Warzenfortsatzes oder zu sonstigen Komplikationen führen.

Anurie f: fehlende Harnproduktion; Folge ist Harnvergiftung und Tod an Urämie*, wenn die Ursachen (Störung der Blutversorgung der Niere, Gifteinwirkung, Entzündungen, Gewebeschäden, Störung des Harnabflusses etc.) nicht innerhalb 3–8 Tagen beseitigt sowie Harnbildung und -abfluß normalisiert werden können oder der Organismus durch Dialyse (künstliche Niere*) entgiftet oder dem Kranken eine gesunde Niere transplantiert wird. Neben der echten A. durch Versagen der Harnproduktion in der Niere kann auch A. durch Verlegen der ableitenden Harnwege vorgetäuscht werden (dann operative Beseitigung des Abflußhindernisses).

Anus m: After.

Anus praeter naturalis: durch chirurgischen Eingriff künstlich angelegter Darmausgang, meist an der linken Unterbauchseite zur Ausschaltung des natürlichen Afters bei Verschluß durch Darmkrebs oder zur Ausheilung bei Darmverletzungen.

Anzeigepflicht: gilt für Infektionskrankheiten, die im Bundesseuchengesetz* (18.7.1961) aufgeführt sind, sowie für Berufskrankheiten*, die melde- und entschädigungspflichtig sind. Die Wahrung des ärztlichen Berufsgeheimnisses hat Vorrang vor der prozeßrechtlichen Anzeigepflicht.

Aorta f: die große Hauptschlagader des Körpers, die aus der linken Herzkammer kommt und das Blut an die übrigen Arterien verteilt.

Aortenaneurysma n: s. Aneurysma*.

Aortenklappe: s. Herzklappe*.

Aortenklappeninsuffizienz: die Aortenklappe* schließt unvollständig; dies bewirkt einen erhöhten Rückfluß des Blutes in die linke Herzkammer und dadurch eine erhöhte Volumenbelastung.

Aortenplastik: Ersatz funktionsuntüchtiger Aortenklappen durch körpereigenes Fascia*-Gewebe mittels operativen Eingriffs des durch die Herz-Lungen-Maschine stillgelegten Herzens.

Apathie f: Gleichgültigkeit gegenüber allen Ereignissen. Die Fähigkeit, bewußt wahrzunehmen, ist jedoch erhalten. Vorkommen bei verschiedenen Psychosen sowie nach psychischem Schock (z. B. Unfall) oder nach Erschöpfung.

Apertura f: Öffnung.

Apfeldiät: z. B. nach Theisler-Moro: 0,5–1 kg frische Äpfel werden geschält, roh gerieben und bei akuten Durchfällen als ausschließliche Nahrung über zwei bis drei Tage verabreicht.

Aphasie f: vom Hirn ausgehende Sprachstörung, die entweder auf Störung der Sprechfähigkeit oder aber des Sprachverständnisses beruht.

Aphonie f: tonlose Flüsterstimme bis zur Stimmlosigkeit, kommt vor bei Lähmung der Kehlkopfmuskeln, bei schweren Entzündungen der oberen Luftwege und bei verschiedenen Psychosen.

Aphrasie f: Unfähigkeit, Sätze zu bilden.

Aphrodisiaca remedia n: den Geschlechtstrieb anregende Präparate.

Aphthen f: entzündliche, meist infektiöse und sehr schmerzhafte Geschwürchen, hauptsächlich im Bereich von Mund und Zunge.

Apikotomie f: operative Entfernung der Wurzelspitze eines Zahnes, bei dem die Pulpa* abgestorben ist.

Aplasie f: angeborenes Fehlen von Organen oder Körperteilen.

Apnoe f: Atemstillstand; Ursachen: CO_2-Mangel, Verletzungen des Atemzentrums, Lähmung der Atemmuskulatur, Abwehrreflexe der Atemwege.

Apnoeanfall: beim Neugeborenen und Säugling vorkommend; plötzliches Aussetzen der Atmung. Die Ursache muß durch entsprechende Untersuchungen in der Kinderklinik abgeklärt und ggf. durch Heimüberwachung des Kindes mit technischen Alarmgeräten (Monitoring) kontrolliert werden.

Apomorphin n: Abkömmling des Morphiums, zur Erregung des Brechzentrums und Auslösen von Erbrechen verwendet.

Aponeurosis f: fächerförmige, flächenhafte Sehnen.

Apophyse f: Knochenfortsatz, der im Kindesalter in bestimmten Ossifikations*-Zentren bei der Formgestaltung der Knochen entsteht.

Apoplexie f: Schlaganfall, welcher die Funktion wichtiger Organe plötzlich unterbricht: z. B. Hirn-, Lungen-, Herzschlag. Wird heute praktisch nur noch für Apoplexia cerebri = Gehirnschlag gebraucht. Ursachen: Arteriosklerose der Hirngefäße, Hochdruck, Embolie. Häufige Folgen des Hirnschlags sind Blutungen in das Hirngewebe mit nachfolgender Halbseitenlähmung, von der immer die Körperhälfte betroffen ist, die dem

Krankheitsgeschehen im Gehirn gegenüberliegt.

Appendektomie f: chirurgische Entfernung des Wurmfortsatzes, sogenannte »Blinddarmoperation«.

Appendix f: Kurzbezeichnung für Wurmfortsatz, fälschlich Blinddarm genannt.

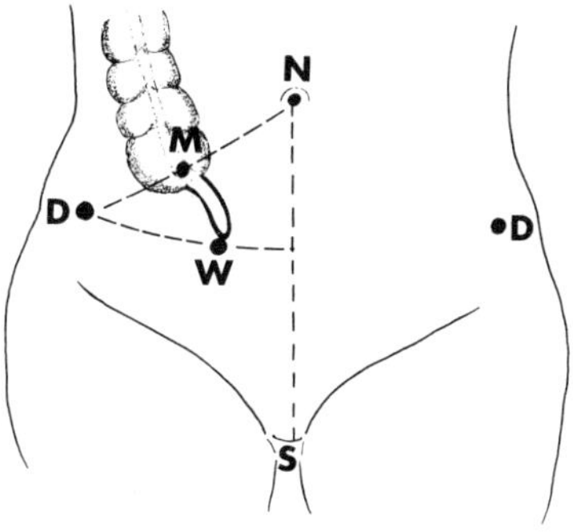

Appendix: Die Abb. zeigt die Lage des Wurmfortsatzes, auf die Bauchoberfläche projiziert: (N) Nabel, (D) vorderer oberer Darmbeinstachel. Die Spitze des Wurmfortsatzes (W) liegt ungefähr in der Mitte zwischen einer gedachten Linie vom Nabel zur Symphyse* (S) und dem vorderen oberen Darmbeinstachel, dem sog. Mac-Burney-Punkt (M), der wiederum ungefähr in der Mitte zwischen Nabel und Darmbeinstachel zu suchen ist.

Appendizitis f: Entzündung des Wurmfortsatzes (sprachüblich »Blinddarmentzündung«). Typische Zeichen: rechtsseitige Unterleibsschmerzen, besonders am Mac-Burney-Punkt, Brechreiz, häufig Fieber.

Appetit: Nahrungsaufnahmebedürfnis, welches von äußeren Anregungen ausgelöst wird.

Appetitzügler: Medikamente, die den Appetit* verringern sollen, jedoch Vorsicht wegen Abhängigkeitsgefahr.

Applikation f: Verabreichung von Arzneimitteln oder Durchführung von therapeutisch wirkenden Maßnahmen.

Approbation f: staatliche Zulassung für den Beruf als Arzt, Zahnarzt, Tierarzt oder Apotheker.

Apraxie f: Unvermögen, sich körperlich zu bewegen, obwohl die Beweglichkeit an sich erhalten ist; keine Lähmung. Ursachen: organische Hirnkrankheiten.

Aprosopie f: Mißbildung ohne ausgeprägten Gesichtsschädel.

Apus m: Mißbildung ohne Füße.

Aqua: Wasser.

Aquaeductus m: Wasserleitung.

A. cerebri (Sylvii): Verbindungskanal vom 3. zum 4. Hirnventrikel.

Aquaeductverschluß: Unterbindung des Aquaeductus cerebri durch Tumoren, Fehlbildungen, narbige Einziehungen usw., führt zum Hydrozephalus* (Wasserkopf).

Äquatorialplatte: eine bestimmte Anordnung der Chromosomen* während der Mitose* in der Zellteilungsphase.

Äquivalent n: allgemein für »gleichwertige Menge«.

Äquivalentdosis: beschreibt die Wirkung ionisierender Strahlenabsorption im Gewebe und die biologische Wirkung verschiedener Strahlenarten; wichtig für den Strahlenschutz.

Arachnoidea f:

1. zoologisch: die Klasse der Spinnentiere;
2. anatomisch: Spinnwebenhaut, ein

Bestandteil der weichen Hirn- und Rückenmarkshäute.

Arachnoiditis f: Entzündung der Arachnoidea*.

Arbeit: physikalischer Begriff, beschreibt Krafteinwirkung auf einen Körper, der dadurch in Lage und/oder Form verändert wird; Einheit *Watt* (**W**).

Arbeitshyperämie: vermehrte Durchblutung eines Muskels während der Beanspruchung.

Arbeitshypertrophie: Vergrößerung und Vermehrung von beanspruchtem Gewebe, insbesondere von Muskeln durch Training.

Arbeitsmedizin: medizinische Disziplin, die sich mit Vorgängen und Problemen des menschlichen Körpers bei der Arbeit befaßt.

Arbeitsschutz: soll Arbeiter durch Gesetzesvorgaben vor Unfällen am Arbeitsplatz oder vor arbeitsbedingten Erkrankungen und deren Spätfolgen schützen (z. B. Strahlenschutzverordnungen, Atemschutzvorschriften).

Arbeitstherapie: ärztlich überwachte und angeordnete Übungen zur Wiedererlangung zumindest der teilweisen Arbeitsfähigkeit bei körperlich oder psychisch Behinderten mit dem Ziel der sozialen Wiedereingliederung (Rehabilitation).

Arbeitsunfall: Unfall, der während der Arbeit oder auf dem direkten Weg von und zu der Arbeit geschieht. Muß an die Berufsgenossenschaft durch einen speziell ermächtigten Arzt (D-Arzt) gemeldet werden.

Arbeitsunfähigkeit: im Sinne der gesetzlichen Krankenversicherung liegt dann vor, wenn die bisherige Arbeit überhaupt nicht oder nur mit der Gefahr einer Verschlimmerung der bestehenden Krankheit ausgeübt oder fortgeführt werden kann.

Archicortex m: stammesgeschichtlich alter Hirnrindenabschnitt.

Arcus m: Bogen.

Area f: Fläche.

Areflexie f: Ausfall aller Eigenreflexe, kommt besonders bei Tabes dorsalis* vor (s. auch Reflexe*).

Areola f: kleiner Hof, Platz.

Areola mammae: Brustwarzenhof.

Argentum n: chemischer Name für Silber, Symbol Ag.

Argentum nitricum: Silbernitrat = Höllenstein, findet Verwendung zur Ätzung und als Antiseptikum*.

Arrector m: anatomischer Begriff für Aufrichte-Muskel, z. B. A. pili = glatter Muskel, welcher die Haare aufzurichten vermag und damit auch das Zustandekommen der Gänsehaut bedingt.

Arrhenotokie f: wenn ausschließlich männliche Nachfahren zur Welt kommen; Gegenteil: Thelytokie.

Arrhythmie f: unregelmäßige Herzschlagfolge, kommt normal bei vegetativer Labilität* und atembedingt vor, ist als Extrasystole* und A. absoluta* Krankheitssymptom.

Arrhythmia absoluta: Folge von Vorhofflimmern oder -flattern*.

Arrosion f: Begriff für das Anfressen von Gefäßwänden durch Entzündungs- oder Geschwulstvorgänge.

Arsen: ein Halbmetall, dessen chemische Verbindungen bekannte Gifte sind, die hauptsächlich in der Schädlingsbekämpfung verwendet werden. Am bekanntesten das Arsenik (Arsentrioxyd), welches als Kapillargift wirkt, dessen tödliche Dosis bei 60 bis 120 mg liegt.

Art: Begriff für die Zusammengehörigkeit gleicher Tierarten (Spezies), die in der Lage sind, sich untereinander fortzupflanzen.

Artefakt: Kunstprodukt (z. B. technisch bedingte Fehler auf Röntgenaufnahmen).

arteficial: künstlich entstanden.

Arteria f: Puls- bzw. Schlagadern, das sind Blutgefäße, deren Strömungsrichtung vom Herzen wegführt.

Arteria: Die Wandung einer Arterie besteht außen überwiegend aus Bindegewebe, der Tunica adventitia (A), die nur unscharf durch elastische Fasern, der Elastica externa (E), von der Muskelzellschicht Tunica media (M), die von elastischen Fasern durchzogen ist, abgegrenzt wird. Daran schließt sich ein elastisches Fasernetz, die Lamina elastica interna (L), an, auf der das sog. Endothel* als die dem Lumen* zugewandte Innenschicht (I) anliegt.

Arteriengeräusche: können durch Abhorchen mit dem Stethoskop über oberflächlich liegenden Arterien gehört werden. Anwendung bei der Blutdruckmessung.

Arterienklemme: Instrument zum Abklemmen während der Operation oder bei Verletzungen.

Arterienverkalkung: s. Arteriosklerose*.

Arteriitis f: Entzündung von Schlagadern.

Arteriographie f: röntgenologische Darstellung einer Arterie mit ihren Abzweigungen durch Injektion entsprechender Kontrastmittel.

Arteriole f: letzte und feinste Aufzweigung von Arterien vor der Ausbildung von Haargefäßen (Kapillaren*).

Arteriolith: sogenannter Arterienstein, entsteht durch Verkalkung eines Thrombus*.

Arteriolonekrose f: schwerwiegende, bis zum Gewebetod führende Veränderung der gesamten Arterienwand, die insbesondere in Niere, Pankreas, Gehirn, Milz und Augennetzhaut vorkommt. Fast ausschließlich durch bösartigen Hochdruck hervorgerufen.

Arteriosklerose f: schwerwiegende Gewebeveränderungen der Arterie durch Eiweiß-, Fett- und Kalkablagerungen an der Gefäßwand, die zur Geschwürbildung und zu Substanzdefekten führen. Ursachen sind in der Hauptsache mechanische Abnutzung bei Hochdruck, Ernährungs- und Stoffwechselstörungen, chemische Gifte (Nikotin), Infektionen und allgemeine Alterungsvorgänge der Gefäße. S. Abb. Seite 48.

Arthralgie f: Gelenkschmerzen, häufig als Folge rheumatischer Erkrankungen.

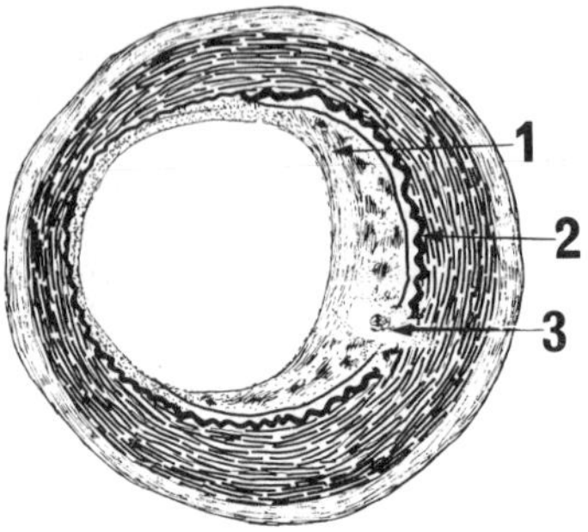

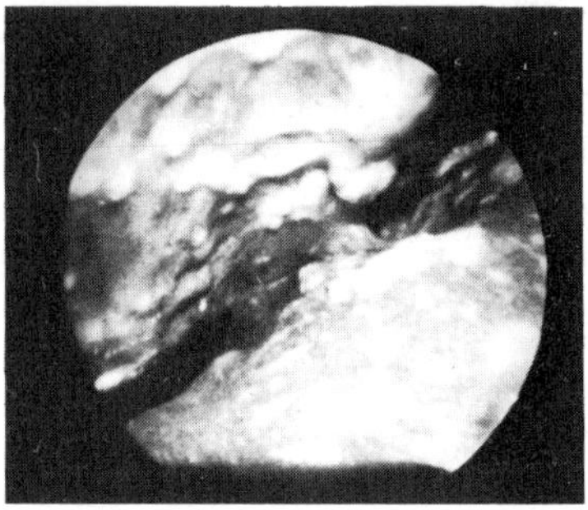

Arteriosklerose: a) Nach einer rückbildungsfähigen Zunahme der Flüssigkeitsmenge in der Intima* (1) kommt es an der Gefäßinnenwand zu Belägen mit Fetteiweißkörperchen und auskristallisiertem Cholesterin*. Dies führt zu Anschwellungen der Intima und zur Bildung von Nekrose*-Herden (3), die auch die Elastica* (2) zerstören und Verkalkungsprozesse verursachen können. Insgesamt resultieren verengte, wandstarre Arterien, die sich den Blutdruckverhältnissen nicht mehr anpassen und auf diese auch nicht mehr regulierend einwirken können und die außerdem ein ständiger Gefahrenherd für die Entstehung von Thrombosen* und Embolien* sind. b) zeigt den fast vollständigen Verschluß des Lumens* einer Arterie bei A. infolge Diabetes mellitus* (aus: »diamed-serie«, Bayer AG Leverkusen).

Arthrektomie f: Teilentfernung eines Gelenkes.

Arthritis f: Gelenkentzündung; bei rheumatischen Gelenkerkrankungen sind meist mehrere Gelenke betroffen. Man spricht dann von Polyarthritis rheumatica. S. auch Rheumatismus*.

Arthrodese f: chirurgische Versteifung eines funktionsuntüchtigen Gelenkes, um so wenigstens die betroffenen Gliedmaßen noch einigermaßen gebrauchsfähig zu erhalten.

Arthrolith m: Gelenkkörper*, Gelenkmaus.

Arthrose f: degenerative Gelenk- und Knochenkrankheit, die nicht zu den echten entzündlichen rheumatischen Erkrankungen gehört. Befallen ist in der Hauptsache der Gelenkknorpel durch altersbedingten Verschleiß. Bei der sogenannten Arthrosis deformans kommt es zu mehr oder minder starken Verunstaltungen und Verformungen der gesamten Gelenkkörper, die zur schmerzhaften Bewegungseinschränkung und schließlich zur Bewegungsunfähigkeit des betroffenen Gelenkes führen.

Articulatio f: Gelenk. S. Seite 205.

Arzneiexanthem: Hautausschläge, die nach der Anwendung von Arzneimitteln auftreten. Sie können entweder die Folge einer bereits bestehenden Allergie sein oder eine spezifische Allergie auslösen. Die Formen reichen von einfacher Rötung über juckende Bläschenbildung bis zu schweren vereiternden und ausschwärenden Knoten.

Arzneimittelmaße (grobe Anhaltspunkte): ein Teelöffel = 5, ein Kinderlöffel = 10, ein Eßlöffel = 15, ein

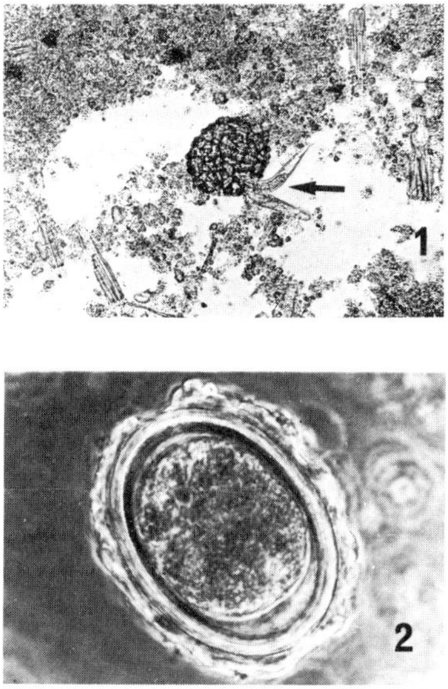

Ascaris lumbricoides:
(1) schlüpfender Wurm, (2) Ei

Weinglas = 100, eine Tasse = 150 ml Flüssigkeit; bei Pulvern ist eine Messerspitze 0,1 bis 0,5, ein gestrichener Eßlöffel 3 bis 5 g.

Arzt: ist, wer nach Abschluß des Medizinstudiums an einer Hochschule (Universität, technische Universität) die ärztliche Approbation* abgelegt und damit die staatliche Genehmigung zur Ausübung des ärztlichen Berufes und der Heilkunde erhalten hat.

As: chem. Symbol, Arsen*.

Asbest m: basisches Magnesiumsilikat, aus welchem feuerfeste Gewebe hergestellt werden, s. auch Asbestose* (Asbestkrankheit).

Asbestose f: eine Berufskrankheit, die durch Einatmung von Asbeststaub entsteht und zu fortschreitender Gewebeverhärtung der Lunge (Lungenzirrhose) und in vielen Fällen zum Lungenkrebs führt. Anzeigepflichtig.

Ascaris f: Spulwurm, Gattung der Fadenwürmer, z. B. Ascaris lumbricoides: Spulwurm, der im Dünndarm des Menschen vorkommt. Die Eier werden mit dem Kot ausgeschieden, die Larven entwickeln sich im Freien im Ei. Werden larvenhaltige Eier mit infiziertem Trinkwasser oder verunreinigter Nahrung aufgenommen, so schlüpfen im Dünndarm die Larven, durchbohren die Darmwand und gelangen durch die Blutgefäße in die Leber, von dort in die Lunge, wo sie zu schweren Schädigungen führen. Sie werden mit Schleim hochgehustet und gelangen über Luftröhre und Rachen erneut in den Dünndarm, wo sie erst geschlechtsreif werden. Können Leber, Lunge, Darm und Blutkörperchen schwer schädigen. S. nebenstehende Abb.

ascendens: aufsteigend, so Aorta a. = aufsteigender Ast der Hauptschlagader. Aber auch ascendierende Infektion, z. B. aufsteigende Infektion der Harnwege von der Blase über die Harnleiter zur Niere.

Aschheim-Zondek-Schwangerschaftsreaktion: Wird der Harn von Schwangeren einer noch nicht geschlechtsreifen weiblichen Maus injiziert, so kommt es nach 5 Tagen zu einer überstürzten Geschlechtsreife. Ist der sicherste Schwangerschaftstest, auch wichtig zur Erkennung von bösartigen Hodentumoren und deren Metastasen*.

Aschoff-Tawara-Knoten: der sogenannte Atrioventrikularknoten*, Hauptschaltstelle des autonomen Erregungsleitungssystems* des Herzens.

Ascomyzetes: Schlauchpilze, zu ihnen gehört ein Teil der Hefen. Am bekanntesten das Penicillum und die Krankheitserreger Trichophyton* etc., s. Abb. Seite 594.

Ascorbinsäure: Vitamin C*.

Asepsis f: Methoden zur Abtötung aller Keime, bevor sie mit Wunden in Berührung kommen können. Ist dem Begriff der Sterilisation* gleichzusetzen. Eingeführt durch Semmelweis 1847, der vor geburtshilflicher Tätigkeit die Händedesinfektion mit Chlorwasser vorschrieb.

Aspergillom: A. – Pilze setzen sich in vorgebildeten Höhlen fest und führen zu tumorösen Veränderungen, z. B. Lungenaspergillom.

Asparaginsäure: Alpha-amino-Bernsteinsäure, wichtiges Stoffwechselprodukt.

Asphyxie f: Erstickung. Die Erstickung kann innerhalb der Zellen (z. B. durch Vergiftung der Atemenzymhemmstoffe wie Blausäure) oder äußerlich durch Ertrinken, Erdrosseln oder sonstigen Sauerstoffentzug zustande kommen. Durch Fehlen der Sauerstoffzufuhr kommt es zum Erliegen des Zellstoffwechsels und damit zum Zelltod. Am raschesten werden Hirn- und Herzmuskelzellen betroffen.

Aspiration f: Ansaugen von Stoffen bei Unterdruck, auch Eindringen von flüssigen oder festen Stoffen in die Lunge beim Einatmen, insbesondere bei Bewußtlosigkeit.

Aspirationspneumonie f: besondere Form einer Lungenentzündung, die nach Aspiration von Fremdkörpern oder Erbrochenem durch Verlegen eines Bronchialastes erfolgt.

Assimilation f: Umwandlung der Nährstoffe in körpereigene Stoffe, die dann in den Organismus eingebaut werden können.

Assoziation: »Verknüpfung«, »Verbindung«, z. B. chemische oder psycholog. A.

Astblock: Blockierung des Erregungsleitungssystems* des Herzens in den sogenannten Purkinje-Fasern.

Asthenie f: allgemeine Schwäche und Kraftlosigkeit.

Astheniker: leptosomer Konstitutions*-Typ mit schmalen Schultern, dünnen Gliedmaßen.

Asthenopie f: rasche Ermüdung und Schwächeanfälle beim Nahesehen.

Asthenozoospermie f: Bewegungsunfähigkeit und damit Unfruchtbarkeit der männlichen Samentierchen.

Asthma n: anfallsweise Kurzatmigkeit, spezielle Bezeichnung für das sogenannte A. bronchiale, eine krampfhafte Atemnot, bei der die Ausatmung durch spastische* Verkrampfung der Bronchien erschwert und behindert ist.

Astigmatismus m: Sehfehler infolge von falscher Krümmung des Linsensystems des Auges*. Können durch Zylinder- oder Haftgläser meist ausgeglichen werden.

Astrosphäre f: in der Vorphase der Mitose* von den Zentralkörperchen* ausgehende Plasmastrahlung.

Astrozyten: Spinnenzellen. Stützzellen des Zentralnervensystems*, die durch sternförmige Fortsätze und ein Netzwerk aus Protoplasma*-Elementen das typische, namengebende Aussehen haben (s. Abb. Seite 51).

Astrozytom: von Astrozyten* ausgehender Hirntumor* (s. Tabelle).

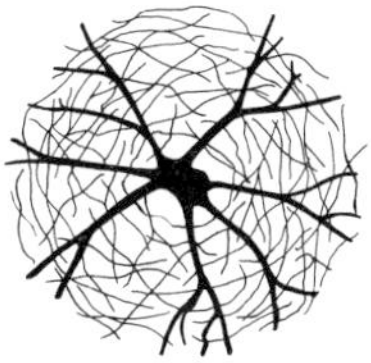

Astrozyt

asymptomatisch: ohne Symptome.
Asynergie f: unzulängliches Zusammenspiel von Muskeln bei Bewegungen.
Asystolie f: Ausfall der Systole* bei Herzblock*.
Aszites m: Wassersucht; Ansammlung von Serum-Flüssigkeit in der Bauchhöhle durch Stauungen im Kreislaufsystem, bei Herz-, Lungen- oder Nierenkrankheiten, Pfortaderstauung, Leberzirrhose oder Krebsgeschwüren; es tritt dann Blutserum aus den Gefäßen in die freie Bauchhöhle aus.
Atavismus m: primitive, häufig degenerative Ahnenmerkmale, die beide Elternteile oft über Generationen übersprungen haben und dann plötzlich wiederauftreten.
Ataxie f: Störung des flüssigen Ablaufes von koordinierten (zusammenwirkenden) Bewegungen. Hauptsächliche Ursachen sind Erkrankungen des Rückenmarks (Tabes dorsalis*), der Koordinationszentren des Kleinhirns und die spinale A.
Atelektase f: Verminderung bis Fehlen des Luftgehaltes der Lungenbläschen. Dadurch Zusammensacken des Lungengewebes in den betroffenen Bezirken.
Atemäquivalent: Ventilations*-Volumen, in Litern angegeben. Normalwerte 1,8 bis 3,1 l. Erhöhte Werte: Hinweise für Dyspnoe*.
Atemdepression: alle Arten der Hypoventilation*, z. B. bei Heraufsetzung der Erregbarkeitsschwelle des Atemzentrums durch Medikamente (z. B. Barbitursäurepräparate), peripher bei unzulänglicher Leistung der Atemmuskulatur bzw. der Atemorgane und reflektorisch beim Einatmen giftiger Gase oder bei starken Schmerzzuständen.
Atemenzym: Das bekannteste ist die Zytochromoxydase, auch Zellhämin genannt, aus Hämin (s. Häm*) und Eiweißkörpern bestehend. Wirkungsmechanismus: Sauerstoffübertragung bei der Gewebsoxydation; s. innere* Atmung.
Atemfrequenz: Zahl der Atemzüge in der Minute (Normalwerte: Ruhe 10 bis 14, bei Arbeit 30, bei Neugeborenen bis zu 80).
Atemgeräusche: werden auskultatorisch mit dem Stethoskop wahrgenommen. Man unterscheidet das sogenannte vesikuläre oder Bläschenatmen, das scharfe Bronchialatmen und das sog. »amphorische« hohlklingende Atmen über Kavernen*.
Atemgymnastik: Atemübungen mit dem Ziel, die Leistung der Atemorgane und die Luftaufnahme zu verbessern.
Atemlähmung: kann zentral durch Lähmung des Atemzentrums im Gehirn oder peripher durch Lähmung der

Atemmuskulatur ausgelöst werden. Ist immer lebensbedrohlich.

Atemnot: s. Dyspnoe*.

Atemspende: entweder Mund-zu-Mund- oder Mund-zu-Nase-Beatmung, ggf. unter Verwendung von Atemtubus, zur Überwindung oder Behebung von Schockzuständen und bei Wiederbelebungsmaßnahmen.

Atemstillstand: s. Apnoe*.

Atemzentrum: für die Atemregulation zuständige Teile des zentralen Nervensystems. Sie befinden sich vorwiegend in der Medulla oblongata* und in der darüberliegenden Brücke*. Außerdem beeinflussen zusätzlich verschiedene Hirnnerven* die Atmung.

Äther m: entsteht aus Alkohol durch chemische Reaktion unter Wasserentzug, findet in der Medizin zu Narkosezwecken Verwendung.

Atherom n: Grützbeutel, Balggeschwulst der Haut, die hauptsächlich aus Talgdrüsenepithelien entsteht.

Atheromatose f: fettige Degeneration der tiefen Gefäßschichten bei Arteriosklerose. Es entstehen die sogenannten Atherome*.

Athetose f: unwillkürliche, verlangsamte, an Würmer erinnernde Bewegungen der Gliedmaßen und des Kopfes sowie der mimischen Muskulatur als Folge kindlicher Gehirnschädigungen.

Athrepsie: Atrophie* der Säuglinge.

Athyreose f: gänzliches Fehlen der Schilddrüsentätigkeit nach Funktionsausfall oder nach operativer Entfernung.

Atlas m: erster, den Schädel tragender Halswirbel.

Atmosphäre f: die Erde umgebende Lufthülle, bestehend aus ca. 78 Volumenprozent Stickstoff, 21 Volumenprozent Sauerstoff, 0,95 Volumenprozent Edelgasen (z. B. Argon, Neon usw.), 0,03 Volumenprozent CO_2. A. ist auch die Abkürzung für physikalische A., was dem Druckgleichgewicht der Luft gegenüber einer 760 mm hohen Quecksilbersäule = 760 Torr oder einer 10,3323 m hohen Wassersäule entspricht.

Atmung: Unterschiede: äußere A. = chemische Bindung des Luftsauerstoffs an das Hämoglobin des Blutes und Abgabe des Kohlendioxyds aus dem Blut an die Luft in der Lunge; innere A. = Zellatmung durch Enzyme (z. B. gelbes Atmungsferment, s. auch Atemenzym*), wobei Sauerstoff an Wasser bzw. Kohlendioxyd chemisch gebunden wird.

Atmung, künstliche: Beatmung, d. h. Luftzu- und -ausfuhr in die Lungen mittels mechanischer Hilfsmittel, z. B. durch Druckbewegungen mit den Händen, mittels der Eisernen Lunge*, durch Überdruckbeatmung (Mund-zu-Mund-A., Tubus usw.) oder durch elektrische Reizung des Atemnervs (N. phrenicus) oder der Atemmuskeln.

Atom n: kleinster Baustein eines chemischen Elementes, setzt sich aus Atomkern und Elektronen zusammen.

Atombombenschäden: s. Kernwaffenschäden.

Atomenergie: Kernenergie. Entsteht bei explosivem Zerfall radioaktiver Substanzen, insbesondere von Uran und Plutonium.

Atomzerfall: Elemente mit einer höheren Ordnungszahl als 81 sind natürlich radioaktiv, d. h., sie sind infolge eines Überschusses an Protonen oder Neutronen nicht stabil und zerfallen spontan. Dabei entsteht Alpha-, Beta- und Gamma-Strahlung*. Eine Anzahl von Elementen wird künstlich durch Kernumwandlung ebenfalls radioaktiv gemacht.

Atonie f: ausgeprägte Erschlaffung der Muskeln.

Atresie f: Fehlen von natürlichen Körperöffnungen.

Atrichose f: völlige Haarlosigkeit.

atrioventrikulär: liegt an der Grenze zwischen Vorhof und Kammer des Herzens.

Atrioventrikularklappe: Klappensystem zwischen Vorhöfen und Herzkammern, aus zwei (links) bzw. aus drei Segeln (rechts) (Valvula tri- bzw. bicuspidalis) bestehend.

Atrioventrikularknoten: Abkürzung AV-Knoten, durch Aschoff-Tawara-Knoten. Eigenständig arbeitendes Erregungsbildungszentrum für geordnetes Zusammenspiel der Herzbewegungen.

Atrium n: Vorhof, z. B. des Herzens.

Atropa belladonna f: Tollkirsche.

Atrophie f: wird in verschiedenen Begriffen angewandt:

1. starke allgemeine Abmagerung, z. B. bei schweren Ernährungsstörungen oder schweren Krankheiten;
2. Schrumpfung und Verkleinerung von Organen und Organteilen, z. B. durch Verkleinerung oder Schrumpfung der Zellen oder auch durch Zellabbau bzw. -untergang.

Atropin n: Alkaloid der Tollkirsche mit Hemmwirkung auf das parasympathische Nervensystem.

Attenuierung f: Durch Passagen in Geweben, Nährböden oder in Wirtstieren wird die Virulenz* von Krankheitserregern (Bakterien, Viren) weitgehend abgeschwächt; die Vermehrungsfähigkeit, Fähigkeit zur Antigen*-Bildung und der krankheitsspezifische Charakter bleiben jedoch erhalten. Wichtig für die Gewinnung von Lebendimpfstoffen.

Attest n: ärztliche Bescheinigung.

Attonität f: Bewegungslosigkeit bei katatoner Schizophrenie*.

Attractants f: Lockstoff für Insekten.

ätzen: Gifteinwirkung auf das Gewebeiweiß mit Säuren oder Alkalien, bewirkt Ausfällung oder Auflösung von Gewebe.

Audiogramm n: graphische Darstellung (Hörkurve) des Hörvermögens, das durch elektroakustische Untersuchungen festgestellt wird.

Audiometer: Hörprüfgerät, elektroakustisch arbeitend.

Audiometrie f: Gehörprüfung mit Hilfe des Audiometers.

Auditus m: das Gehör.

Aufbruchdosis: jene Menge eines Glykosids*, die im Tierexperiment zum Herzstillstand führt.

Aufgußtierchen: auch Infusorien genannt. Einzellige Urtiere* (Protozoen), mikroskopisch klein, die sich im Wasser mit Hilfe von Wimpern vorwärts bewegen. Sie finden sich besonders in Heu-Wasser-Aufgüssen, s. Abb. Seite 611.

Aufklärungspflicht: rechtlich-ethische Pflicht des Arztes, Patienten über ihre Erkrankung, Behandlungsmöglichkeiten, Risiken der Behandlung sowie die Prognose* der Erkrankung aufzuklären.

Aufprallverletzung: entsteht durch

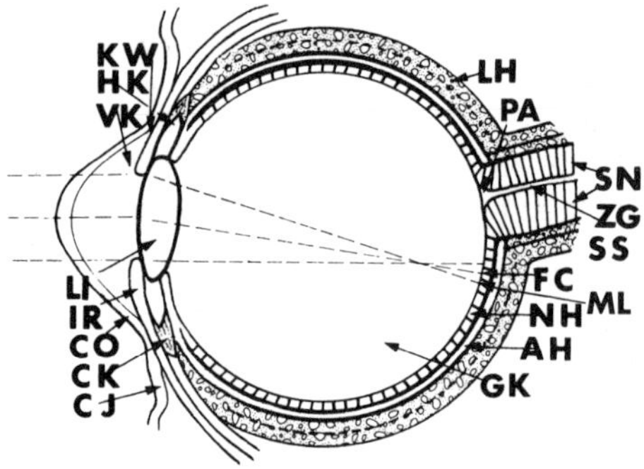

Auge: schematischer Schnitt: (GK) Glaskörper, (LI) Linse, (CO) Cornea (Hornhaut), (IR) Iris (Regenbogenhaut), bildet die Pupille, (VK) vordere Augenkammer, (HK) hintere Augenkammer, (KW) Kammerwinkel, (CK) Ciliarkörper (enthält Muskeln zum Verengen und Vergrößern der Pupille), (SN) Sehnerv, (ZG) zentrale Gefäße des Sehnervs, (SS) Sehnervenscheide, (FC) Fovea centralis (Stelle des schärfsten Sehens), (ML) Macula lutea (»blinder Fleck«), (NH) Netzhaut, (AH) Aderhaut, (LH) Lederhaut, (CJ) Conjunctiva (Bindehaut), (PA) Papilla nervi optici.

Aufschlagen oder Aufprallen eines Körperteils auf einem harten Gegenstand bei Unfällen.

aufstoßen: Folge von übermäßiger Gasentwicklung im Magen oder von Luftschlucken (Aerophagie).

Augapfel, Auge: Bulbus oculi, besteht aus der Sklera* (die harte äußere Augenhaut), die vorne als durchsichtige Hornhaut (Cornea) ausgebildet ist, aus der mittleren Haut, welche sich aus der Aderhaut (Choroidea) mit dem Strahlenkörper und der farbigen Regenbogenhaut (Iris), in deren Mitte sich die Pupille (Sehloch) befindet, zusammensetzt. Die Netzhaut (Retina) bildet die innere Hautschicht des A. und nimmt mit ihren speziellen Zellen die Lichtreize auf und überträgt sie auf den Sehstrang, der sie zum Gehirn weiterleitet, s. Abb. oben.

Augeninnendruck: intraocularer Druck; er ist abhängig von dem Verhältnis der intraocularen Flüssigkeit zu Glaskörper, Augapfelwänden und Druck in den Augapfelgefäßen sowie Zu- und Abfluß des Kammerwassers. Die Normalwerte liegen zwischen 16 und 17 mm Hg (Quecksilbersäulendruck), die Grenzwerte zwischen 10 und 22 mm Hg.

Augendiagnose: Verfahren aus dem Bereich des Okkultismus*, das behauptet, aus der Regenbogenhaut verschiedene Krankheiten, aber auch Zukunftsschicksale, Charakter usw. ablesen zu können. Die Methode ist wissenschaftlich durch nichts zu beweisen, daher unhaltbar und grundsätzlich als Scharlatanerie zu verurteilen.

Augenhintergrund: Fundus oculi; die Fläche der Netzhaut, hinter der die Aderhaut durchschimmert. Zu erkennen sind die Macula lutea* (gelber Fleck) und der Eintritt des Sehnervs* (Papilla nervi optici), s. auch Abb. oben.

Augenlid: schützende Weichteilfalten, die sich von oben und unten über den Augapfel zu schließen vermögen. Die reusenartig angelegten Wimpernhaare bilden einen zusätzlichen Verschluß-Schutz.

Augenmuskeln: An jedem Auge sind zwei Seitenwender, ein gerader Heber, ein gerader Senker und zwei schräg angeordnete Muskeln. Sie bewirken die Bewegungen des Auges.

Augenspiegel: s. Ophthalmoskop*.

Augenwurm: ein vor allem in Westafrika vorkommender Wanderwurm, der sich unter dem Augenlid oder in der Bindehaut des Auges aufhält, von Bremsen übertragen wird und zu oberflächlichen, gutartigen Entzündungen der betroffenen Gebiete führt.

Aura f: alle Erscheinungen und Sensationen, die einem Krampfanfall (Epilepsie) vorausgehen, z. B. Funkensehen, Geschmacks- und Geruchserscheinungen, Angstgefühle, Schwindelzustände usw.

Auricula f: kleines Ohr; für Ohrläppchen, aber auch für das Herz*-Ohr gebräuchlicher Begriff.

Auris f: Ohr.

Aurum n: Gold.

Ausfallerscheinungen: Krankheitserscheinungen bei Störungen oder Ausfall von Organen oder Organsystemen, insbesondere von innersekretorischen* Drüsen.

Ausflockung: Bildung feiner Flocken in Lösungen oder Aufschwemmungen durch Ausfällen eines Stoffes.

Ausfluß: s. Fluor*.

aushebern: Absaugen von Mageninhalt mit einer Schlauchsonde.

Auskühlung: Unterkühlung des Körpers unter 30 °C.

Auskultation f: Abhorchen des Körpers, insbesondere von Herz, Lunge und Bauchorganen, hauptsächlich mit Hilfe des Stethoskops*, um anhand von unnatürlichen Geräuschen Rückschlüsse auf eventuelle Organerkrankungen zu gewinnen.

Auskunftsanspruch: bewirkt Auskunftspflicht gegenüber Patienten, auch Einsichtsrecht in die Akten.

Auskunftspflicht: beinhaltet auch Offenbarungspflicht.

Ausnahmezustand, epileptischer: zeitweilige Bewußtseinstrübung vor oder nach einem epileptischen Anfall.

Ausräumung: Ausschabung der Gebärmutter zur Entfernung von Nachgeburts- bzw. Fetus- oder Embryoteilen.

Aussageverweigerungsrecht: Die Wahrung des Berufsgeheimnisses des Arztes hat Vorrang vor einer prozeßrechtlichen Aussagepflicht. Das geht so weit, daß der Arzt in den meisten Fällen auch von der Pflicht entbunden ist, drohende Verbrechen anzuzeigen, wenn er hiervon bei der Ausübung seines Berufes erfährt. Es ist jedoch dem Arzt überlassen, zu prüfen, ob er im Einzelfall bedrohtes Recht vorrangig vor dem Berufsgeheimnis einstufen muß. Grundsätzlich gilt jedoch die Pflicht zur Wahrung des ärztlichen Berufsgeheimnisses.

Aussatz: s. Lepra*.

Ausscheider:

1. Personen, die Krankheitserreger mit Körperflüssigkeiten oder Exkrementen ausscheiden, sog. »Dauerausscheider«;
2. Personen, die Blutgruppenantigene in Speichel, Harn, Galle, Schweiß, Fruchtwasser ausscheiden (trifft nur für die Blutgruppen A, B und AB zu).

Ausschußöffnung: Stelle, an der ein Geschoß den Körper verläßt. Die Merkmale sind gegenüber der Einschußöffnung typisch und lassen Schlüsse auf die Schußrichtung zu.

Austauschtransfusion f: Austausch

von geschädigten roten Blutkörperchen durch gesunde Erythrozyten, vor allem bei Morbus haemolyticus neonatorum*.

Auswurf: s. Sputum*.

Autismus m: Denkmodelle, die an der realen Wirklichkeit nicht überprüft wurden. Begriff für Denkvorgänge, die in einer Art »Selbstabsperrung« von eigenwilligen, weltfremden Personen entwickelt werden.

Autoagglutination f: Agglutination* der Blutkörperchen durch körpereigenes Autoaglutinin*.

Autoagglutinine: Antikörper, die sich im eigenen Serum befinden und sich mit den eigenen Erythrozyten verklumpen = agglutinieren (meist sog. Kälteagglutinine).

Autoaggressionskrankheiten:

1. werden durch Antikörper hervorgerufen, die gegen die körpereigenen Zellen aktiv sind. Zu diesen Erkrankungen rechnet man unter anderem rheumatische Arthritis*, Kolitis* ulcerosa, hämolytische* Anämien, verschiedene Lebererkrankungen, Thyreoiditis*, Lupus erythematodes*, Vasculitis;
2. gegen sich selbst gerichtetes, schädigendes bis zerstörendes aggressives Vorgehen (Selbsttötung, Selbstverstümmelung).

Autoakkusatoren: Selbstankläger, die sich aus Sensationsgründen nicht begangener Taten bezichtigen.

Autoantikörper: Antikörper*, die gegen körpereigene Stoffe aktiv werden. Das führt zur Zell- und Gewebeschädigung und zur Entstehung sogenannter autoallergischer Erkrankungen. Diese decken sich weitgehend mit den sog. Autoaggressionskrankheiten*.

autochthon: von selbst, ohne fremde Einflüsse entstanden.

autogen: mit eigenen Mitteln, selbsttätig durchgeführt.

autogenes Training: Übungen, die durch Konzentration zur Selbstentspannung des Organismus führen und dadurch physiologische Funktionen beeinflussen können.

Autohämolysine n: hämolysierende Autoantikörper (s. Anämie, hämolytische*).

Autohämotherapie f: Eigenblutübertragung durch Einspritzung von aus der Vene entnommenem, körpereigenem Blut in Muskelgewebe. Soll körpereigene Abwehrkräfte mobilisieren.

Autohypnose f: hypnose*-ähnlicher Zustand, den man selbst durch aufeinanderfolgende einfache Reize hervorruft.

Autoimmunisierung: gegen körpereigene Strukturen gerichtete Antikörper*, wobei die Strukturen, z. B. Körperzellen, als Antigene* fungieren.

Autoimmunkrankheiten: s. Autoaggressionskrankheiten*.

Autointoxikation f: bei schweren Leber- und Nierenleiden durch giftige Stoffwechselprodukte hervorgerufene Selbstvergiftung.

Autoklav m: Druckkessel zur Sterilisation von ärztlichen Geräten, Operationswäsche, Verbandsmaterial usw.; erzeugt überhitzten Wasserdampf.

Autolyse f: Selbstauflösung von Zellen, hervorgerufen durch Enzyme*, die von körpereigenen Zellen produziert werden.

Autolysine n: Stoffe, die körpereigenes Zelleiweiß auflösen.
Automatie f: mechanische, unwillkürliche Reaktion auf Reize, z. B. bei Schizophrenie.
autonomes Nervensystem: s. Nervensystem, vegetatives*.
Autonomie: Eigengesetzlichkeit, unabhängig vom Gesamtorganismus, z. B. Wachstumsvorgänge von Krebsgeschwülsten.
Autophonie f: Die eigene Stimme wird verstärkt gehört.
Autoplastik f: Übertragung bzw. Einpflanzung von körpereigenen Gewebsteilen.
Autopsie f: Leichenöffnung zum Zwecke der Untersuchung.
Autosomen f: bei beiden Geschlechtern in Form und Größe paarweise übereinstimmende Chromosomen*.
Autosuggestion f: Selbstbeeinflussung, Erwecken von Vorstellungen ohne fremden Einfluß.
Autotransfusion f: Arme und Beine werden von den Enden her mit Binden umwickelt und hochgehoben, damit der große Kreislauf verkleinert und das Blut den lebenswichtigen Organen zur Verfügung gestellt wird. Im weiteren Sinne auch Übertragung eigenen Blutes durch intramuskuläre Injektion oder Retransfusion eigenen Blutes nach massiven Blutungen.
Autotransplantation f: s. Autoplastik.
Autovakzine f: Eigenimpfstoffe, die aus abgetöteten oder lebenden, aber nicht mehr vermehrungsfähigen Keimen, die aus dem eigenen Körper stammen, bestehen. Dadurch wird der Organismus zur Bildung spezifischer Antikörper angeregt.
Auxine n: Wachstumshormone in den Keimlingen von Pflanzen.
Avitaminosen: Vitamin-Mangelkrankheiten, hervorgerufen durch ungenügende Zufuhr von Vitaminen mit der Nahrung, Verdauungs- oder Resorptionsstörungen, Stoffwechsel- und Funktionsstörungen verschiedener Organe, insbesondere der Leber. Die wichtigsten A. sind Xerophthalmie = Vitamin-A-Mangel, Beriberi = B_1-Mangel, Pellagra = Glutinsäuremangel, Skorbut = Vitamin-C-Mangel. Siehe auch Vitamine*, Vitaminmangelkrankheiten*.
AV-Überleitungsstörung: atrio-ventrikuläre Ü.störung, d. h., die Erregungsüberleitung (s. Erregungsleitung d. Herzens*) vom Vorhof zur Kammer ist gestört. Verschiedene Ursachen möglich.
Avulsio optici f: Zustandsbild bei Abriß des Sehnervs am Augapfel, meist als Folge von Verletzungen, gelegentlich auch von Selbstverstümmelung bei Geisteskranken.
axial: der Achse entsprechend, der Achse folgend.
Axilla f: die Achselhöhle.
Axillardrüsen: die großen Schweißdrüsen in der Achselhöhle.
Azephalus m: Mißbildung ohne Kopf. S. Abb. Seite 34.
Azetate n: Salze der Essigsäure.
Azeton: $H_3C \cdot CO \cdot CH_3$, farblose, nach Obst riechende Flüssigkeit, die aus Acetessigsäure entsteht. Bei Ketonurie* wird A. im Harn und mit der Atemluft ausgeschieden.
Azidität f: Säuregrad, der unter anderem durch Kolorimetrie* oder titrimetrisch bestimmbar ist.
Azidose f: Die normale Wasserstoff-

Ionenkonzentration pH* von Blut und Gewebeflüssigkeiten bewegt sich zwischen pH 7,35 und 7,45. Diese Konzentration wird durch sog. chemische Puffer stabil gehalten. Wird nun ein Puffer (z. B. Kohlensäure oder Bikarbonat) vermehrt, so ändert sich der pH-Wert. Sinkt er ab, so kommt es zu einer Aussäuerung, welche man als A. bezeichnet. (Erhöht sich der pH-Wert, so spricht man von Alkalisierung oder Alkalose*.) Azidose tritt auf bei schwerem Diabetes mellitus*, bei schweren Nierenerkrankungen und bei lang anhaltenden Durchfällen.

Azinus m: Bezeichnung für die beerenförmigen Endstücke von Drüsen, die eiweißhaltige Sekrete absondern (seröse Drüsen, z. B. Ohrspeicheldrüse).

Azoospermie f: Ausscheiden von Samenflüssigkeit ohne Samentierchen.

Azotämie f: Stickstoffanreicherung im Blut, z. B. bei Niereninsuffizienz*, Autointoxikation*, Lebererkrankungen.

Azoturie f: überhöhte Stickstoffausscheidung im Harn, meist als Harnstoff.

azyklisch: s. aliphatisch*.

B

Babinski-Reflex: Streicht man mit einem spitzen Gegenstand über den äußeren Fußsohlenrand, so krümmt sich normalerweise die große Zehe nach oben. Fehlen des Reflexes kann Hinweis auf Pyramidenbahn*-Erkrankung sein, fehlt aber auch normalerweise beim Säugling.

Bacillus: s. Bazillen.

Bäder, absteigende, ansteigende: Beginn mit einer Badewassertemperatur von 39 °C, durch Zufluß kalten Wassers allmählich auf ca. 27 °C abkühlend, oder Beginn mit 33 °C und durch Zufluß warmen Wassers auf allmählich max. 45 °C ansteigend.

Bahn, motorische: alle Bahnen aus motorischen Nervenfasern, die von der Hirnrinde in Richtung Muskel verlaufen und die Bewegungsimpulse weiterleiten.

Bakteriämie f: Bakterien kreisen in der Blutbahn, s. Sepsis*.

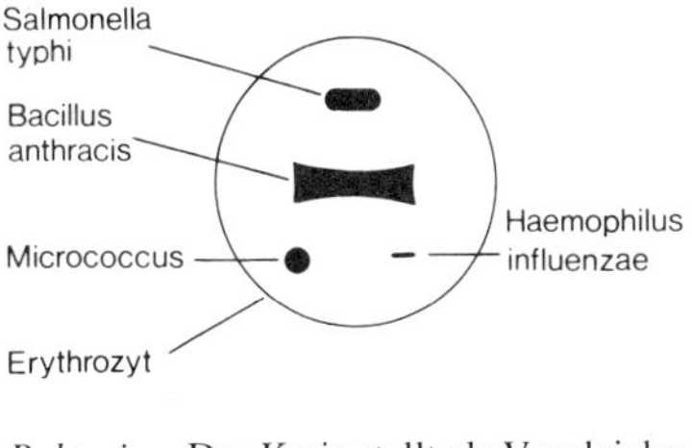

Bakterien: Der Kreis stellt als Vergleichsgröße einen Erythrozyten (rotes Blutkörperchen Ø 7,5 μ) dar. Dazu in der entsprechenden Größe verschiedene Bakterien: Erreger des Milzbrands* (B. anthracis 1×4 μ), des Typhus* (S. typhi 0,8×2 μ), des Trippers* (Micrococcus 0,9 μ) und der gemischt infektiösen Grippe (H. influencae 0,2×0,5 μ).

Bakterien f: wörtlich übersetzt »Stäbchen«, Kleinstlebewesen, die nur unter dem Mikroskop sichtbar sind. Sie besitzen Zellkern*, Zytoplasma* und Zellwand und vermehren sich durch Querteilung. Ein Teil der Bakterien ist für Menschen und Tiere krankheitserregend. Die wichtigste Methode zum Nachweis von B. ist ihre Färbung nach Gram (s. auch grampositiv*, gramnegativ*). S. nebenstehende Abb.

Bakterien, aerobe: benötigen für die Stoffwechselvorgänge Sauerstoff.

Bakterien, anaerobe: benötigen für ihre Stoffwechselvorgänge keinen Sauerstoff, sondern decken ihren Energiebedarf durch Gärung und/oder Fäulnis und bewirken Verwesung.

Bakterien, pathogene: Bakterien, die bei Menschen, Tieren oder Pflanzen Krankheitserscheinungen hervorrufen, werden als pathogen bezeichnet. Für die pathogenen Merkmale dieser Bakterien, z. B. ihre Infektiosität, Giftigkeit, Vermehrungskraft, ihr Eindringungsvermögen und ihre Widerstandsfähigkeit gegenüber schädlichen Einflüssen, hat man den Begriff Virulenz* geprägt.

Bakterien, säurefeste: jene B., die gegenüber Säuren* wenig empfindlich sind. Hierher gehören vor allem die Erreger der Tuberkulose* und Lepra*.

Bakterien, schematisierte Tabelle: Siehe Seite 60

Bakterienausscheider: Menschen oder Tiere, die nach überstandener bakterieller Infektion über längere Zeit noch pathogene Bakterien aus-

FAMILIE	GATTUNG	SPEZ. ERREGER	ERKRANKUNG/ VORKOMMEN
A) dünnwandige, meist gramnegative* Bakterien			
A_1) Spirochäten	Borrelia	B. burgdorferi	Borreliose*
	Treponema	T. pallidum	Syphilis*
	Leptospira	L. interrogans	Leptosiriose*
A_2) Spiralbakterien	Campylobacter	C. jejuni	Gastroenteritis*
A_3) Aerobe Stäbchen/ Kokken	Pseudomonas	P. aeruginosa	Hospitalismus*-Keim
	Legionella	L. pneumophila	Legionärs-Pneumonie*
	Neisseria	N. gonorrhoe	Gonorrhoe*
		N. meningitidis	Meningokokken-Sepsis*
	Bordetella	B. pertussis	Keuchhusten*
	Brucella	B. melitensis	Maltafieber
		B. abortus	Bang'sche Krankheit
A_4) fakultativ anaerobe Stäbchen	Enterobacter	E. cloacae	Organinfektionen
	Escherichia	E. coli	Darmflora*, Durchfall
A_{41}) Enterobactericeae	Klebsiella	K. pneumoniae	Pneumonie*
	Proteus	P. mirabilis	Darmflora, Harnwege
	Salmonella	S. typhii	Typhus*
		S. enteritidis	Gastroenteritis*
	Seratia	S. marcescens	Hospitalismus*-Keim
	Shigella	S. disenteriae	Ruhr*
	Yersinia	Y. pestis	Pest*
		Y. enterocolitica	Gastroenteritis*
A_{42}) Vibronaceae	Aeromonas	A. hydrophila	s. oben »Pseudomonas«
	Vibrio	V. cholerae	Cholera*
A_{43}) Pasteurellaceae	Haemophilus	H. influencae	Meningitis*
			Epiglottitis*
		H. ducreyi	weicher Schanker*
	Pasteurella	P. multocida	Sepsis*, Meningitis*
A_{44}) keiner Familie zugehörig	Gardnerella	G. vaginalis	Vaginalflora*
	Streptobacillus	S. moniliformis	Rattenbißfieber*
A_5) Anaerobe Kokken	Veillonella	V. parvula	Veillonellose*
A_6) Anaerobe Stäbchen	Bacteroides	B. fragilis	Abszeß*, Peritonitis*
	Fusobacterium	F. nucleatum	Abszeß*, Mundflora
	Leptotrichia	L. buccalis	Mundflora
A_7) Rickettsien	Rickettsia	R. prowazekii	Fleckfieber*
	Coxiella	C. burnetti	Q-Fieber*
A_8) Chlamydiales	Chlamydia	C. trachomatis	Trachom*
			Konkunktivitis*
		C. psittica	Ornithose*
B) Bakterien mit Kapsel, meist grampositiv*			
B_1) Aerobe/anaerobe Kokken	Streptokokkus	Streptokokken	Sepsis*
		Staphylokokken	Abszeß*, Scharlach*
		Pneumokokken	Pneumonie*
B_2) Sporenbildende Stäbchen/Kokken	Bacillus	B. anthracis	Milzbrand*
	Clostridium	C. perfringens	Gasödem*
		C. tetani	Tetanus*
		C. botulinum	Botulismus*
B_3) Aerobe Stäbchen	Listeria	L. monocytogenes	Neugeb.-Listeriose*
	Erysipelothrix	E. insidiosa	Rotlauf*
B_4) Unregelmäßig geformte Stäbchen	Corynebacterium	C. diptheriae	Diphtherie*
B_5) Bakterien mit Verzweigungs- oder Fadenbildungstendenz	Actinomyces	A. israeli	Aktinomykose*
	Bifidobacterium	Bifidobacterium	Darmflora
	Bartonella	B. bacilliformis	Bartonellose*
	Mycobacterium	M. tuberculosis, bovis	Tuberkulose*
		M. leprae	Lepra*
C) Bakterien ohne feste Zellwand			
	Mycoplasma	M. pneumoniae	atyp. Pneumonie*
	Ureaplasma	U. urealvticum	Urethritis*

scheiden (mit dem Kot, Urin oder über die Atemwege), sog. »Dauerausscheider«.

Bakterienenzyme: von Bakterien gebildete Enzyme*, die sie für ihren Stoffwechsel benötigen.

Bakterienfärbung: Bakterien werden auf Objektträger ausgestrichen, dann meist durch Wärmetrocknung fixiert und nach folgenden hauptsächlichen Verfahren gefärbt:

a) nach Gram;
b) mit Löffler-Methylenblau;
c) nach Neißer-Pohl-Körperchen-Färbung für Diphtheriebakterien und
d) mit Fuchsin.

Bakterienflora: Man versteht darunter die normalerweise vorkommende Ansiedlung von Bakterien auf der Haut oder auf Schleimhäuten. Diese Bakterien verhalten sich nicht pathogen, in vielen Fällen sind sie sogar für die Funktionstüchtigkeit der sie beherbergenden Organe notwendig.

1. Auf der Haut finden sich normalerweise Staphylokokkus epidermidis, verschiedene Streptokokkenarten, koryne Bakterien, Sarzinen und nichtpathogene säurefeste Stäbchen.
2. In der Mundhöhle finden sich normal Lactobakterien, grüne Bakterien, Neisserien, Mikrokokken und verschiedene Hefen sowie vergrünende Streptokokken.
3. Die physiologischen und großenteils für die Darmstoffwechselvorgänge wichtigen Bakterien sind unter anderem Bacterium E. coli, Proteus, Lactobakterien, Enterokokken, Salivarius-Streptokokken, Pilze und Protozoen.
4. In der gesunden Scheide findet sich nur der Lactobacillus acidophilus, der Milchsäure bildet und dadurch die Entstehung anderer, evt. krankheitserregender Mikroben verhindert.

Bakterienruhr: Dysenterie. Sie wird durch die Ruhr-Bakterien (Shigella dysenteriae, Shigella flexneri, Shigella boydii, Shigella sonnei) hervorgerufen und ist eine übertragbare, anzeigepflichtige Infektionskrankheit. Nach einer Inkubation* von 1 bis 8 Tagen kommt es zu fieberhaften Entzündungsvorgängen der Dickdarmschleimhaut und zu blutig-schleimigen Durchfällen, die in schweren Fällen zu Kreislaufkollaps führen.

Bakterioide: Bakterien, die in ihrer Gestalt von der normaler Bakterien (Kugel, Stäbchen, Schrauben) abweichen.

Bakteriolyse, -lysine: Auflösung von Bakterien durch spezifische Antikörper (Lysine), die im Körper gebildet werden und dann im Blut kreisen.

Bakteriophagen: Viren*, die in Bakterien* eindringen und sich nur in ihnen vermehren können.

bakteriostatisch: bakterienhemmend, meist reversibel* (vgl. bakterizid*).

Bakteriozine: Eine Vielzahl von Bakterien bilden antibiotische Wirkstoffe, die gegen die Zellen verwandter Bakterienarten aktiv sind.

bakterizid: bakterienabtötend (irreversibler* Vorgang).

Balanitis f: gutartige Entzündung der Eichel und der inneren Vorhaut unter Absonderung eines meist stinkenden Sekretes.

Balbuties f: Stottern.

Balggeschwulst: s. Atherom*.

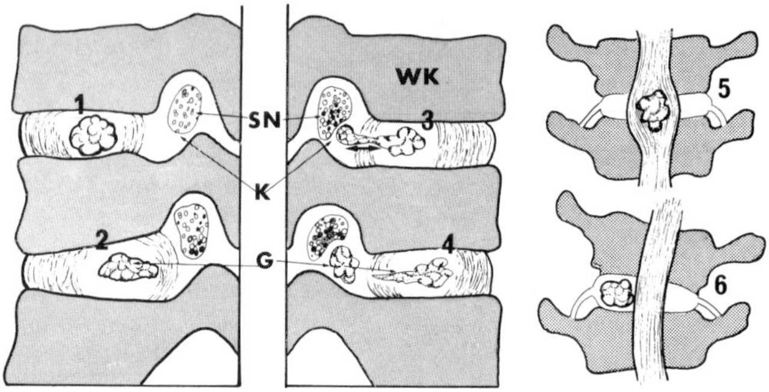

Bandscheibenvorfall: Abb. 1 zeigt die normale Lage des Nucleus pulposus (Gallertkern [G]) der Zwischenwirbelscheibe. (SN) Segmentnerv, (WK) Wirbelkörper, (K) Wirbelkanal. Abb. 2 zeigt eine Vorstufe des Bandscheibenvorfalls, bei der durch Nachgiebigkeit des Bandscheibengewebes der Gallertkörper bereits deformiert ist und die Bandscheibe in Richtung Wirbelkanal und gegen den Segmentnerv vordrückt (sog. Bandscheibenprotrusion = Verwölbung). Abb. 3 zeigt einen sog. pendelnden Vorfall, d. h., durch eine Lücke im Bandscheibengewebe können Teile des Gallertkernes aus- und wieder zurückschlüpfen, häufigste Ursache für Lumbago. Abb. 4 zeigt den freien Vorfall, bei dem ein kompletter Teil des Gallertkernes losgelöst ist und ständig auf den Segmentnerv drückt. Je nach anatomischer Gegebenheit und der Druckrichtung entweder auf das Rückenmark oder auf die austretenden Segmentnerven*-Wurzeln unterscheidet man einen zentralen (medialen; Abb. 5) oder einen seitlichen (lateralen; Abb. 6) Prolaps.

Balkanfieber: s. Q-Fieber*.

Ballaststoffe: alle unverdaulichen Bestandteile der Nahrung. Hierher gehören verschiedene Arten von Kohlenhydraten wie Zellulose, Hexosane, Lignin und das eiweißhaltige Keratin. Die B. sind wichtige Füllstoffe für den Verdauungstrakt, die die Darmbewegung anregen.

Ballonsonde: Sonde, die am Ende eine aufblasbare Manschette besitzt. Wird z. B. zur operativen Gefäßerweiterung verwendet.

Balneotherapie: Verwendung von Heilwässern zu Bädern, Trinkkuren und Inhalationen.

Balsam: Pasten, Salben oder dickflüssige Aufschwemmungen aus Gemischen von ätherischen Ölen und Harzen zu Umschlägen, Einreibungen usw.

Bandscheiben: die aus dem Faserknorpelring (Anulus fibrosus) und dem inneren Gallertkern (Nucleus pulposus) bestehenden, zwischen den Wirbelkörpern liegenden Scheiben. Sie gleichen die Druckverhältnisse zwischen den Wirbelkörpern aus und wirken bei Belastung als elastische Gelenkpuffer.

Bandscheibenoperation: operative Entfernung der Bandscheibe bei sog. Bandscheibenvorfall. Neben der klassischen Methode werden nun vorzugsweise mikroskopische* oder endoskopische* Verfahren angewandt.

Bandscheibenvorfall: Nucleus-pulposus-Hernie; kommt durch Risse im

Faserknorpelring und Hervorquellen des Gallertkerns zustande. Führt zu schmerzhaften Bewegungseinschränkungen im betroffenen Wirbelsäulenbereich und häufig gleichzeitig zu entsprechenden Reizungen der abgehenden Nerven (Wurzelreizsyndrom*); s. Abb. Seite 62.

Bandwürmer: Cestoda (Plathelminthen). Flache Gliedwürmer mit Kopf, die als Parasiten den Darm besiedeln. Die Eier befruchten sich selbst und werden mit den Gliedern ausgeschieden. Aus den Eiern entwickeln sich Larven, die im Zwischenwirt zur Finne auswachsen. Die bekanntesten Arten (insgesamt ca. 1500) sind Rinderbandwurm (Taenia saginatus), Schweinebandwurm (Taenia solium), Hundebandwurm (Echinococcus granulosus) und Fischbandwurm (Dibothriocephalus latus).

Bandwurmfinne: Zwischenstadium der Entwicklung der Bandwürmer, das im sogenannten Zwischenwirt aus der Larve hervorgeht und woraus z. B. beim Genuß von finnigem Fleisch im Endwirt der Bandwurm entsteht.

Bang-Krankheit: anzeigepflichtige Berufskrankheit, die durch das Bakterium Brucella abortus von Rindern auf Menschen übertragen wird. Übertragung von Mensch zu Mensch kommt nicht vor. Führt zu wellenförmigen Fieberkurven, Vergrößerung von Leber und Milz und grippeähnlichen, meist leichten Beschwerden, gelegentlich auch zu einer Gastroenteritis*. Bei schwangeren Frauen kommt es durch die Erkrankung zu einem spontanen Abort*, meist zwischen dem 3. und 4. Schwangerschaftsmonat.

Barbiturate: Salze der Barbitursäure, die durch Hemmung des zentralen Nervensystems zum Schlaf führen.

Bartfinne: s. Folliculitis* barbae.

Bartflechte: s. Trichophytia* profunda.

Bartholinische Drüsen: Glandulae vestibulares majoris, schleimabsondernde Drüsen unter der Innenfläche der kleinen Schamlippen, die sie befeuchten.

Bartholinitis: Entzündung der Bartholinischen Drüsen.

Bartonellose: auch Oroyafieber; Infektion mit Bakterium bazilliformis, unter akut auftretendem hohen Fieber bildet sich eine lebensbedrohliche hämolytische Anämie* aus.

Basaliom n: Basalzellenkarzinom; eine nur wenig bösartige Geschwulst, die keine Metastasen bildet und sich aus nicht voll ausgereiften Basalzellen der Haut ausschließlich im Kopfbereich, speziell im Gesicht, entwikkelt. Die zunächst kleine Papel ulzeriert rasch im Zentrum und beginnt zu bluten. Bei fortschreitendem Wachstum können größere Hautgebiete zerstört werden. Bildet keine Metastasen*, kann aber zu Rezidiven führen.

Basalmembran f: ein zellfreies Grenzgebiet zwischen dem Bindegewebe und den Epithelzellen.

Basaltemperatur: die zur Bestimmung des Follikelsprungs bei der Frau vor dem Aufstehen im Enddarm gemessene Temperatur. Am Tage vor dem Eisprung findet ein leichter Abfall dieser Temperatur statt. Nach dem Eisprung steigt die Temperatur um 0,3 bis 1 °C über den Durchschnitt der bis dahin gemessenen Basaltemperatur (Bestimmung des Befruchtungsoptimums*, aber auch als Methode zur Schwangerschaftsverhütung* angewandt).

Basalzellen: sternförmige Zellen in den Schweiß-, Speichel- und Tränendrüsen, die mit ihren Zellfortsätzen untereinander verbunden sind. Bei der Entleerung der Drüse ziehen sie sich zusammen und pressen damit die Drüsenstücke aus.

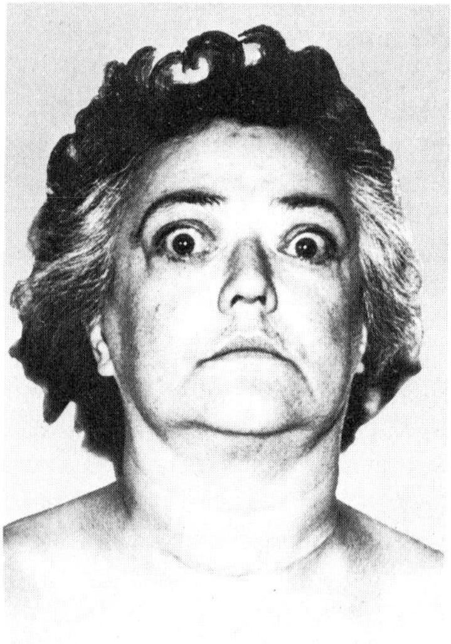

Basedow-Krankheit

Basedow-Krankheit: die Überfunktion der Schilddrüse. Wichtigste Anzeichen sind Unruhe, starke Erregbarkeit, laufende Gewichtsabnahme, Zittern, Herzklopfen, Haarausfall. Die typischen drei Hauptsymptome sind vorquellende Augäpfel (Exophthalmus), Kropf und Pulsbeschleunigung. S. nebenstehende Abb.

Basen: Laugen. Reagieren basisch*.

Basiliarmembran: teilt die Schnecke des Innenohrs in zwei Gänge.

Basis f: der Grund, die Grundfläche.

basisch: alkalische (Gegenteil sauere) Reaktion von Basen (Laugen) oder deren Salzen durch einen Überschuß von negativen Hydroxylionen (OH^-) gegenüber den positiven Wasserstoffionen (H^+). Basen färben Lackmus blau, ihr pH-Wert liegt über 7,0, s. auch Wasserstoff-Ionenkonzentration*.

basophil: zu basischen* Farbstoffen eine besondere Anziehungskraft besitzend.

Bassini-Operation: allgemeine Operationsmethode zum Verschluß des männlichen Leistenbruches, wobei die unteren, schrägen Bauchdeckenmuskeln an das Leistenband angenäht werden.

Bastard: Mischling, hauptsächlich angewandt auf Kreuzungsprodukte unterschiedlicher Rassen.

Bathophobie: Höhenangst (s. Phobie*).

Bauch: s. Abdomen*.

Bauchdeckenreflex: Durch Bestreichen der Bauchhaut mit spitzen Gegenständen kommt es zur koordinierten Zusammenziehung der Bauchmuskeln. Fehlen kann Hinweis auf Schädigung der Pyramidenbahn* sein.

Bauchdeckenspannung, reflektorische: ausgelöst durch Druck mit der Hand, wichtiger Hinweis auf entzündliche Vorgänge im Bauchraum, meist mit Reizung des Bauchfells, z. B. bei

Gallenblasenentzündung, Durchbrüchen von Magen- und Darmwand, Blinddarmentzündung.

Bauchfell: Peritoneum*. Innere Auskleidung der Bauchhöhle und Überzug der Bauchhöhlenorgane mit einer dünnen glatten Schleimhaut.

Bauchfellentzündung: s. Peritonitis*.

Bauchfistel: Ausführungsgang aus der Bauchhöhle oder deren Organen an die Hautoberfläche.

Bauchhöhlenschwangerschaft: Extrauteringravidität, s. Abb. Seite 66.

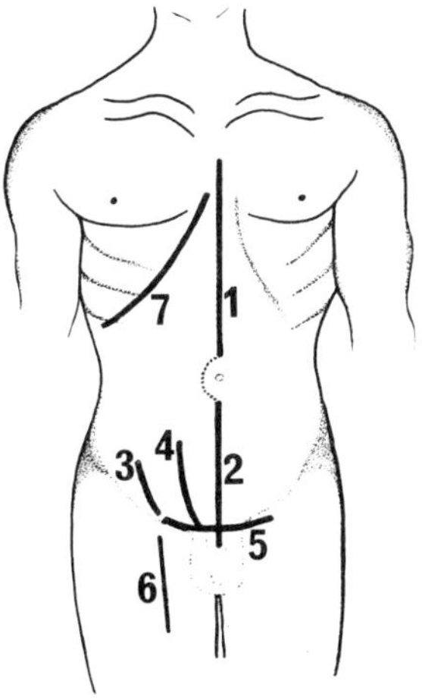

Bauchschnitte

Bauchschnitt, Laparotomie: Öffnung der Bauchhöhle, wird vorwiegend an bestimmten, für die Heilung günstigen Stellen ausgeführt. (1) oberer, (2) unterer Mittelschnitt, (3) Wechselschnitt für Wurmfortsatzentfernung (Appendektomie*), (4) Pararektalschnitt, (5) Pfannenstiel-Querschnitt, (6) Schenkelbruchoperationsschnitt, (7) Rippenbogenrandschnitt.

Bauchspeicheldrüse: s. Pankreas*.

Bauchspeicheldrüsenhormon: s. Insulin*.

Bauchspiegelung: s. Laparoskopie*.

Bauchtyphus: s. Typhus abdominalis*.

Bauchwassersucht: s. Aszites*.

Bauhini-Klappe: Valvula ileocaecalis, rückflußverhindernde Klappe an der Einmündung des Dünndarms in den Dickdarm.

Bazillen (Bacillus) m: spezifischer Begriff für Bakterien, die als sporentragende Stäbchen aeroben Stoffwechsel haben, z. B. B. anthracis (Milzbranderreger).

Bazillophobie f: krankhaft übertriebene Angst vor Infektionen durch Bakterien (Zwangsneurose*).

BCG-Impfung: Tuberkuloseschutzimpfung, s. Tuberkulose*.

Beatmung, künstliche: mechanische Atemhilfe bei Atemstillstand oder Atemerschwerung:

1. durch Helfer mit den Händen oder durch Atemspende ausgeführt. Die *Sofort-Beatmungsmethoden* sind Atemspende von Mund zu Nase und von Mund zu Mund direkt oder mittels eines Beatmungs-Tubus. Die Mund-zu-Nase-Beatmung ist vorzuziehen, weil sich die Atemwege leichter offenhaltenlassen, der für die Beatmung erforderliche Druck im Nasen-Rachen-Raum verringert und nicht ein Teil der wertvollen Luft in den Magen geblasen wird. Zur *Mund-Nase-Beatmung* liegt der Verletzte in Rückenlage, der Helfer kniet seitlich am Kopf des Verletzten.

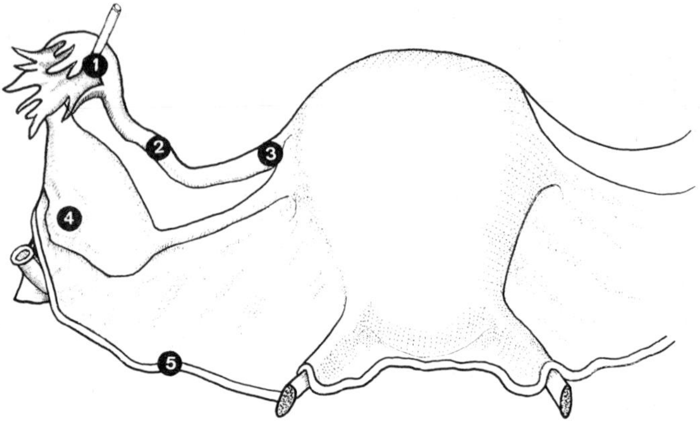

Bauchhöhlenschwangerschaft: Das befruchtete Ei nistet sich nicht in der Gebärmutter, sondern an anderer Stelle ein. Dort erfolgt dann die embryonale* Entwicklung. Während der ersten 4 Monate erfolgt die Abstoßung der Frucht, was oft mit lebensgefährlichen Blutungen verbunden ist. 99 % der B. sind im Eileiter (1) nahe dem Fimbrientrichter, ein geringer Teil an der Eileiterenge (2) und kurz vor der Mündung in die Gebärmutter (3) lokalisiert, während die Einnistungen in den Eierstock (4) oder in die freie Bauchhöhle, dort dann meist am Anhängeband der Gebärmutter (5), sehr selten sind.

Eine Hand legt er an die Stirnhaargrenze, die andere an das Kinn. Der quer unter der Unterlippe liegende Daumen drängt diese gegen die Oberlippe und schließt den Mund. Beide Hände wenden den Kopf stark nackenwärts und halten ihn so fest. Dadurch werden Unterkiefer und Zungengrund angehoben, nach vorne geschoben und geben die Atemwege frei. In vielen Fällen bewirkt bereits diese Maßnahme wieder eine regelrechte Atmung. Setzt jedoch die Atmung durch Überstreckung des Halses nicht sofort ein, dann muß unverzüglich mit der Atemspende begonnen werden. Der Helfer atmet voll ein und preßt die Lippen des weitgeöffneten Mundes um die Nase herum fest an und atmet dann kräftig aus. Die Beatmung richtet sich nach dem eigenen Rhythmus des Spenders. Führt die Mund-zu-Nase-Beatmung nach ca. 2 Minuten nicht zum Erfolg, so soll man auf die *Beatmung von Mund zu Mund* übergehen. Die Kopflage braucht dabei nicht verändert zu werden. Daumen und Zeigefinger der auf der Stirnhaargrenze liegenden Hand verschließen die Nase. Der Mund wird nur wenig geöffnet und die Beatmung, wie beschrieben, fortgesetzt.

Die Verwendung eines Beatmungs-Tubus, den man in jedem Sanitätshaus kaufen kann, ist wesentlich einfacher, sicher und hygienisch. Die Beatmung mit dem Tubus wird nach dem gleichen Prinzip durchgeführt. Der Beat-

mungs-Tubus sollte in keiner Notfall-Ausrüstung fehlen.
2. Beatmung durch Einführen eines Tubus in die Luftröhre und Anschluß an ein Atemgerät.
3. Beatmung durch elektrische Reizung der Atemnerven oder Atemmuskeln (sog. Elektrolunge).

Bechterew-Krankheit: s. Spondylarthritis ancylopoetica*.

Becken: Es besteht aus den beiden Hüftbeinen (Ossa coxae), einem Teil der Wirbelsäule und dem Kreuzbein (Os sacrum).

Beckenboden: unterer Verschluß des Beckenraumes durch muskulöses Gewebe.

Beckenendlage: Bezeichnung für Kindslage, wenn in der Gebärmutter das Beckenende des Kindes voranliegt, z. B. Steißlagen, Knie- und Fußlagen. B. sind in der Regel gebärfähig.

Beckenformen, Beckenzeichen: S. Abb. Seite 68.

Beckenvenenthrombose: gefährliche Verschlußerkrankungen der Beckenvenen durch einen Thrombus*.

Befruchtung: Konzeption. Beim Menschen im engeren Sinne Eindringen der Samenzelle in das weibliche Ei im untersten Abschnitt des Eileiters und Verschmelzen der beiden vorher durch Reduktionsteilung haploid* gewordenen Zellkerne.

Befruchtung, künstliche (Insemination): Befruchtung ohne Geschlechtsakt. Mittels Masturbation* gewonnener Samen wird mit Hilfe einer Portio*-Kappe vor der Portio installiert oder (weniger günstig) in den Gebärmutterhals eingespritzt. *Homologe Insemination* ist die k. B. mit dem Samen des Ehemannes, die so gezeugten Kinder sind ehelich. *Heterologe Insemination* ist die k. B. einer verheirateten Frau durch einen anonymen Samenspender oder die k. B. einer unverheirateten Frau. Die heterogene Insemination wird vor allem wegen der Persönlichkeitsrechte des Kindes, aber auch aus ethischen Gründen als problematisch angesehen. Eine Sonderform der k. B. ist die extrauterine Befruchtung; dabei wird das aus den Eierstöcken entnommene Ei in einer Nährlösung mit Samen befruchtet und der Embryo im Anfangsstadium seiner Entwicklung in die Gebärmutter implantiert (»Retortenbaby«), sog. »In-vitro-Fertilisation«.

Befruchtungsoptimum: günstigster Zeitpunkt für die Vereinigung von Samen- und Eizelle. Nachdem die Befruchtungsfähigkeit der Eizelle ca. 12 Stunden, der Samenzellen ca. 48 Stunden beträgt und der Eisprung normalerweise um den 13. Tag erfolgt, errechnet sich als B. der 11. bis 15. Zyklustag (nach Knaus-Ogino). Genauere Feststellung durch Messen der Basaltemperatur*.

Begattung: Vereinigung von Mann und Frau unter Einführung des Gliedes in die Scheide (Kohabitation*, Koitus*, Beischlaf*).

Behandlungsfehler: liegt vor, wenn nachweislich die Sorgfaltspflicht des behandelnden Arztes beim Erstellen der Diagnose und bei der Durchführung der Therapie von den aktuellen wissenschaftlichen Erkenntnissen und vom Standardkönnen der entsprechenden Fachgebiets-Arztgruppe zu weit abweicht. Die Sorgfaltspflicht

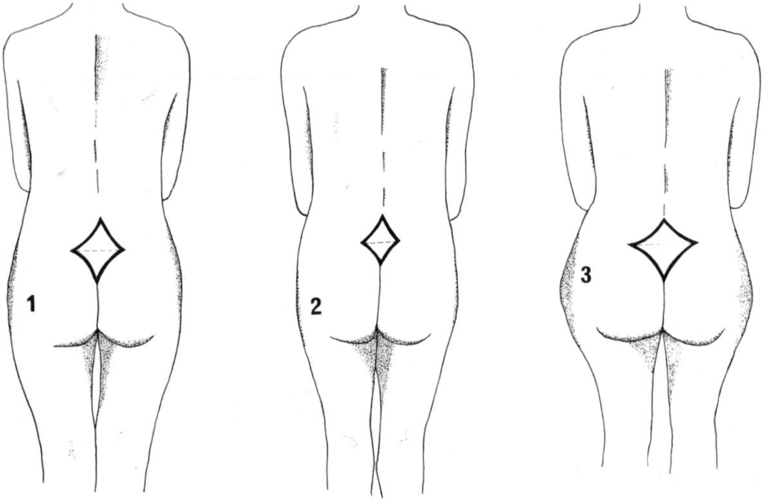

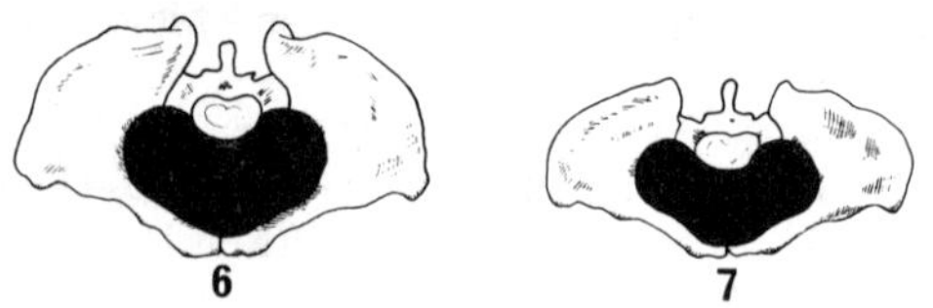

Beckenformen, Beckenzeichen: Zwischen dem letzten Lendenwirbel und dem Beginn der Afterfalte zeichnet sich auf der Haut eine rautenförmige Fläche, die sog. Michaelisraute, ab. Sie läßt weitgehende Rückschlüsse auf die Form des Beckens zu. (1) Normales, (2) verengtes, (3) platt-rachitisches Becken. Im Vergleich dazu die anatomischen Formen: (4) normales, (5) verengtes, (6) platt-rachitisches und (7) Kombination von platt-rachitischem und verengtem Becken.

umfaßt das gesamte ärztliche Handeln.

Behandlungspflicht: Es besteht keine allgemeine Behandlungspflicht, vielmehr Behandlungsfreiheit; somit kann der Arzt die Behandlung ablehnen. Ausnahmen: Notfallbehandlung, Behandlung eines Sozialversicherten durch den niedergelassenen Kassenarzt.

Behandlung, symptomatische: nur Behandlung der Symptome, z. B. Fiebersenkung (und nicht der Krankheitsursache, z. B. Infekte mit Antibiotika).

Behinderung: liegt vor, wenn die Minderung der Erwerbsfähigkeit (MdE) mehr als 10 % beträgt, nicht nur vorübergehend ist und durch körperliche, seelische oder geistige Beeinträchtigung verursacht wird. Bei einer MdE von mehr als 50 % besteht Schwerbehinderung.

Beihoden: s. Paradidymis*.

Beikost: Säuglingszusatznahrung, die von einem bestimmten Lebensalter ab zur Mutter- oder Kuhmilch gegeben wird.

Beischlaf: s. Koitus*, Begattung*.

Belastungselektrokardiogramm: EKG, das im unmittelbaren Anschluß an körperliche Belastung aufgezeichnet wird. Dadurch können unter Umständen leichtere Herzerkrankungen entdeckt werden, die in Ruhe noch nicht in Erscheinung treten.

Belegzellen: große, dreieckige Zellen in der Magenschleimhaut, welche die Salzsäure (Magensäure) bilden.

Benignität f: Gutartigkeit, z. B. von Geschwülsten. Gegenteil ist Malignität* (Bösartigkeit).

Benommenheit: abgeschwächte Formen von Bewußtseinsstörungen.

Benzidinprobe: Methode zum chemischen Nachweis von Blutfarbstoffen.

Benzol: C_6H_6. Einfachster aromatischer Kohlenwasserstoff. Dabei bilden die Kohlenstoff- und Wasserstoffatome den bekannten Benzolring, der die wichtigste Grundlage organisch-chemischer Verbindungen darstellt.

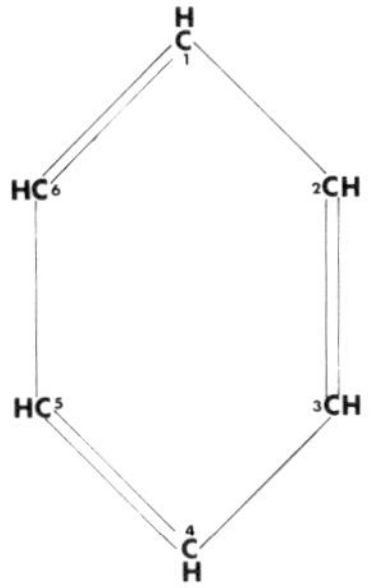

Benzolring: Die Kohlenstoffatome (C) sind in einem Sechserring angeordnet, die Wasserstoffatome (H) sind untereinander gleichwertig. Es können also in allen Stellungen chemische Gruppen (z. B. Schwefel-, Stickstoff-, Kohlendioxydgruppen) angelagert werden; je nach dem Ort der Ankettung spricht man von Ortho- 1–2 (1–6), Meta- 1–3 (1–5) und Para-Stellung 1–4.

Benzolvergiftung: entsteht durch Einatmung der Dämpfe und Hautkontakt. Bei der akuten Vergiftung entsteht Benommenheit bis Bewußtlosigkeit, die dann zum Tode führen kann. Die chronische Vergiftung führt zur Blutungsbereitschaft der Haut und Schleimhäute, fortschreitend dann zur Störung der Blutbildung mit Leukopenie* bis zur Agranulozytose*. Meldepflichtige Berufskrankheit.

Benzpyren: hochgradig karzinogene (krebserzeugende) Substanz, entsteht als Verbrennungsprodukt, z. B. bei Industrieabgasen, aber auch im Tabakteer (Bronchialkarzinom).

Beratung, genetische: Beratung von Erwachsenen (Eltern), vorwiegend im Rahmen der Familienplanung, hinsichtlich der Risiken für die Nachkommen, die bei vererbbaren Erkrankungen bestehen; Beispiele: Mißbildungen, Stoffwechselkrankheiten.

Beriberi: Vitamin-B_1-Mangelkrankheit, vorkommend in Ländern, in denen geschälter Reis die Hauptnahrung ist. Zunächst zunehmende körperliche Schwäche und allgemeine Schmerzen. Dann zwei Krankheitsformen:

1. Polyneuritis*, die zu schlaffen Lähmungen führt;
2. Herzerkrankung mit Ödemen*, Hypotonie* und Herzinsuffizienz*.

Berstungsbrüche: indirekte Schädelbasisbrüche, hauptsächlich verursacht durch doppelseitige Druckeinwirkung.

Berufskrankheiten: melde- und entschädigungspflichtig. In der Bundesrepublik Deutschland gelten nach § 551, Abs. 1 der RVO (Reichsversicherungsordnung) 47 Krankheiten als entschädigungspflichtiger Arbeitsunfall.

Berufsunfähigkeit: eine durch Krankheit oder körperlich-geistig bedingte Minderung der Erwerbsfähigkeit; diese Minderung muß im Ver-

Berufskrankheiten:

a. durch chemische Stoffe verursacht

1. Schleimhautveränderungen, Krebs oder andere Neubildungen der Harnwege durch aromatische *Amine*
2. Erkrankungen durch *Arsen* oder seine Verbindungen
3. Hornhautschädigungen des Auges durch *Benzochinon*
4. Erkrankungen durch *Benzol* oder seine Homologen
5. Erkrankungen durch Nitro- oder Aminoverbindungen des *Benzols* oder seiner Homologen oder deren Abkömmlinge
6. Erkrankungen durch *Blei* oder seine Verbindungen
7. Erkrankungen durch *Chrom* oder seine Verbindungen
8. Erkrankungen durch *Fluor* oder seine Verbindungen
9. Erkrankungen durch *Halogenkohlenwasserstoffe* oder halogenierte Alkyl-, Aryl- oder Alkylaryloxyde oder -sulfide
10. Erkrankungen durch *Kadmium* oder seine Verbindungen
11. Erkrankungen durch *Kohlenoxyd*
12. Erkrankungen durch *Mangan* oder seine Verbindungen
13. Erkrankungen durch *Methanol* (Methylalkohol)
14. Erkrankungen durch *Phosphor* oder seine Verbindungen
15. Erkrankungen durch *Quecksilber* oder seine Verbindungen
16. Erkrankungen durch *Salpetersäureester*
17. Erkrankungen der Zähne durch *Säuren*
18. Erkrankungen durch *Schwefelkohlenstoff*
19. Erkrankungen durch *Schwefelwasserstoff*
20. Erkrankungen durch *Thallium* oder seine Verbindungen
21. Erkrankungen durch *Vanadium* oder seine Verbindungen

Zu den Nummern 2, 4–8, 10–21:
Ausgenommen sind Hauterkrankungen. Diese gelten als Krankheiten im Sinne dieser Anlage nur insoweit, als sie Erscheinungen einer Allgemeinerkrankung sind, die durch Aufnahme der schädigenden Stoffe in den Körper verursacht werden, oder gemäß Nummer 46 zu entschädigen sind.

b. durch physikalische Einwirkungen verursacht

22. Chronische Erkrankungen der Schleimbeutel durch ständigen *Druck*
23. *Drucklähmungen* der Nerven
24. Erkrankungen durch Arbeit in *Druckluft*
25. Erkrankungen durch *Erschütterung* bei Arbeit mit Preßluftwerkzeugen oder gleichartig wirkenden Werkzeugen oder Maschinen sowie bei der Arbeit an Anklopfmaschinen
26. Lärmschwerhörigkeit und Lärmtaubheit
27. Erkrankungen durch Röntgenstrahlen, durch die Strahlen *radioaktiver* Stoffe oder durch andere ionisierende Strahlen
28. Grauer Star durch *Wärme*strahlung

c. durch gemischte (chemisch-physikalische) Einwirkungen verursacht

29. Erkrankungen der tieferen Luftwege und der Lungen durch *Aluminium* oder seine Verbindungen
30. *Asbeststaublungen*erkrankung (Asbestose)
31. *Asbeststaublungen*erkrankung (Asbestose) in Verbindung mit Lungenkrebs
32. Erkrankungen durch *Beryllium* oder seine Verbindungen
33. Erkrankungen an Lungenfibrose durch *Metallstäube* bei der Herstellung oder Verarbeitung von Hartmetallen
34. *Quarzstaublungen*erkrankung (Silikose)
35. *Quarzstaublungen*erkrankung in Verbindung mit aktiver Lungentuberkulose (Silikose-Tuberkulose)
36. Erkrankungen der tieferen Luftwege und der Lungen durch *Thomasmehl* (Thomasphosphat)

d. durch Infektionserreger oder Parasiten verursacht

37. *Infektionskrankheiten*, wenn der Versicherte im Gesundheitsdienst, in der Wohlfahrtspflege oder in einem Laboratorium tätig oder durch eine andere Tätigkeit der Infektionsgefahr in ähnlichem Maße besonders ausgesetzt war
38. *Von Tieren* auf Menschen übertragbare Krankheiten
39. *Wurmkrankheit* der Bergleute, verursacht durch Ankylostoma duodenale oder Anguillula intestinalis

e. durch nicht einheitliche Einwirkungen verursacht

40. *Augenzittern* der Bergleute
41. *Bronchialasthma*, das zur Aufgabe der beruflichen Beschäftigung oder jeder Erwerbsarbeit gezwungen hat
42. *Meniskusschäden* nach mindestens dreijähriger regelmäßiger Tätigkeit unter Tage
43. Erkrankungen der *Sehnenscheiden* oder des Sehnenleitgewebes sowie der Sehnen- oder Muskelansätze, die zur Aufgabe der beruflichen Beschäftigung oder jeder Erwerbstätigkeit gezwungen haben
44. *Tropenkrankheiten*, Fleckfieber, Skorbut
45. Abrißbrüche der *Wirbelfortsätze*

f. Hauterkrankungen

46. Schwere oder wiederholt rückfällige *Hauterkrankungen*, die zur Aufgabe der beruflichen Beschäftigung oder jeder Erwerbsarbeit gezwungen haben
47. *Hautkrebs* oder zur Krebsbildung neigende Hautveränderungen durch Ruß, Rohparaffin, Teer, Anthrazen, Pech oder ähnliche Stoffe

gleich zu einem Gesunden mehr als 50 % ausmachen.

Beschäftigungsdrang: Trieb zu ununterbrochener, häufig sinnloser Beschäftigung, Vorkommen bei Psychosen.

Beschäftigungstherapie: wesentliche Maßnahmen zur Rehabilitation*, besonders bei Erkrankungen des Bewegungsapparates, bei Querschnittslähmungen, Prothesenträgern, Nerven- und Gemütsleiden. Ziele der B. sind Anhebung des Arbeitswillens, Vermittlung eines Leistungsgefühls und Wiedererlangung der Fähigkeit, Geist und Körper zu sinnvoller Arbeit und Erwerbsfähigkeit einzusetzen.

Beschneidung: Durchtrennung des Bändchens am männlichen Glied oder rundherum Abtragung der Vorhaut. Durchführung sowohl aus hygienischen Gründen bei Vorhautverengung (Phimose*) als auch aus religiös-rituellen Gründen.

Besenreiservarizen: krampfaderartige, blau bis violett verfärbte Erweiterung der kleinsten Venenbezirke.

Bestrahlung: Energiereiche Strahlen werden insbesondere zur Behandlung von Geschwülsten angewandt. Dabei versucht man unter möglichster Schonung des gesunden Gewebes kranke Zellen weitgehend zu schädigen. Zur Anwendung kommen mittelharte und harte Strahlen für die Halbtiefen- und Tiefentherapie, weiche Strahlen zur Behandlung von Oberflächen und von Körperhöhlen, Strahlen von radioaktiven Substanzen, ultraharte Röntgen-Gamma-Strahlen (Betatron*) und Korpuskular-Strahlen (s. Strahlen*).

Betäubung: s. Lokalanästhesie*, Narkose*.

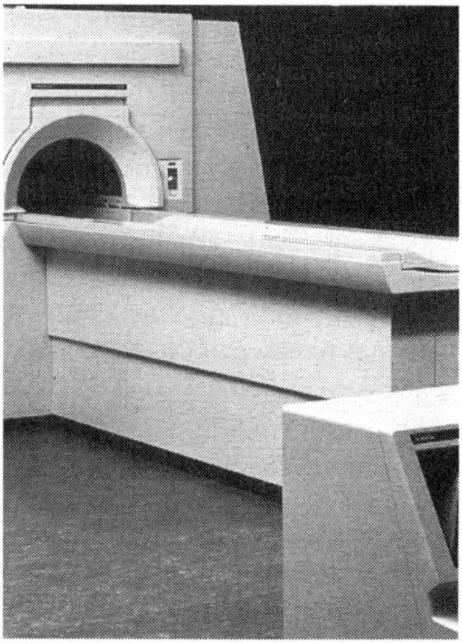

Kernspin-Tomograph, siehe S. 294

Betäubungsmittel: s. Opiumgesetz*.

Beta-Rezeptoren: Vermittler der durch Adrenalin* ausgelösten Reize am vegetativen Nervensystem*; sie sind anatomisch noch nicht nachgewiesen, müssen aber in irgendeiner Weise existieren, wie sich aus den verschiedenen Forschungsergebnissen ableiten läßt. S. auch Alpha-Rezeptoren*.

Beta-Rezeptoren-Blocker: chemische Substanzen, welche die Reizwirkung des Adrenalins* an den Beta-Rezeptoren* blockieren, hemmen. Vor allem die normale und krankhafte Reizbildung am Herzen und die Reizbildungen des Nervus sympathicus* werden blockiert. B. werden deshalb medikamentös bei Herzrhythmusstörungen* (tachycard), Koronarinsuffizienz* und Angina pectoris* eingesetzt.

Beta-Strahlung: Elektronenstrahlung, hauptsächlich von künstlich radioaktiven Isotopen* ausgesandt.
Betatron: Elektronenschleuder. Erzeugt durch Bestrahlung schnelle Elektronen, die auf einer Metallantikathode abgebremst und dadurch zu ultraharten Röntgenstrahlen werden. Dient zur selektiven Tiefen-Strahlentherapie, vorwiegend von Krebsgeschwülsten. Ist durch Linearbeschleuniger* wegen exakter Tiefendosierung und wesentlich geringerer Strahlenbelastung überholt und sollte nur noch hilfsweise in Notfällen eingesetzt werden.
Beta-Zellen: a) Immun*-Zellen (B-Lymphozyten), b) Hypophysenvorderlappen (Hirnanhangsdrüsen-)Zellen, c) Langerhans-Inselzellen (Insulin*-Produktion).
Betriebsstoffwechsel: jener Teil des Stoffwechsels, der zur Erhaltung der lebensnotwendigen Energie (Wärme und Arbeit) Fette, Kohlenhydrate und Eiweiß abbaut und umsetzt.
bettnässen: s. Enuresis*.
Beulenkrankheit: s. Orientbeule*.
Beulenpest: s. Pest*.
Bewußtlosigkeit: Ausfall der psychischen Wahrnehmungsfähigkeiten bei erhaltenen Grundfunktionen des Lebens.
Bewußtsein: Gesamtheit der subjektiven psychischen Vorgänge bezüglich der Einordnung der Wertigkeit von Erlebnissen des *Ichs*, also die Fähigkeit, durch das *Ich*bewußtsein sei-

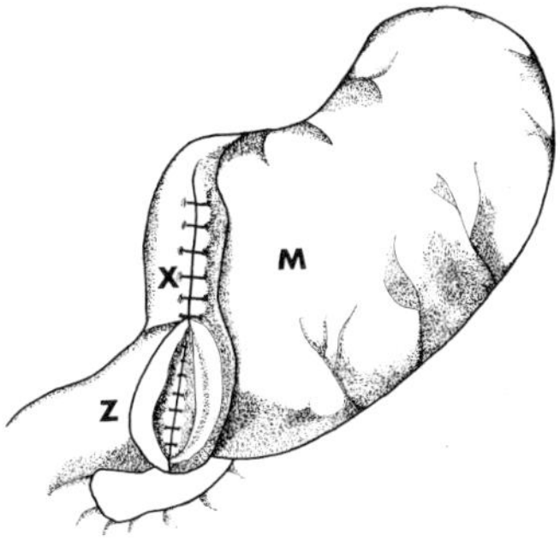

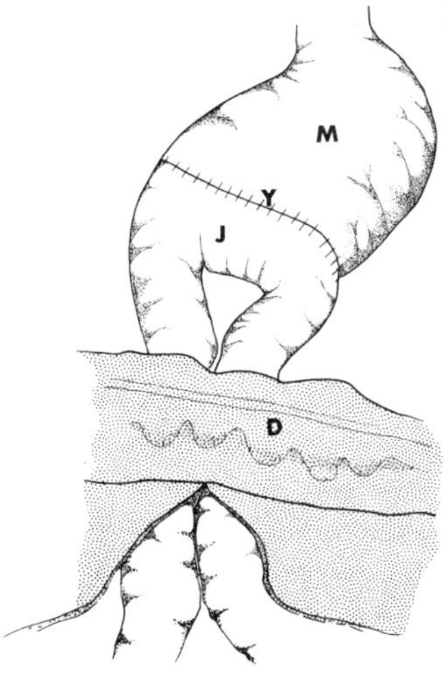

Billroth-I-Operation: Der obere Magenteil (X) ist verschlossen, die Verbindung zwischen dem Magen (M) und dem Zwölffingerdarm (Z) z. T. bereits vernäht. Kennzeichen der Methode ist eine sog. Stumpf-zu-Stumpf-Verbindung (Anastomose).
Billroth-II-Operation: Eine Dünndarmschlinge (J) wird hinter dem Dickdarm (D) durchgezogen und mit dem ganzen Querschnitt des Magens (M) verbunden. Kennzeichnend für diese Operationstechnik ist eine sog. Seit-zu-End-Anastomose (Y).

ne Umgebung und seine eigene Stellung in dieser Umgebung zu erfassen.

Bewußtseinsspaltung: Persönlichkeitsspaltung (Schizophrenie*) oder auch Trennung der Psyche vom Bewußtsein*.

Bewußtseinsstörung: Störung des Bewußtseins*. Die Stadieneinteilung erfolgt nach der Reaktionsfähigkeit auf Anweisungen durch den Arzt, z. B. Augen öffnen, Spracherwiderung, Bewegungsfähigkeit usw.

Bicuspidalklappe: die zweizipfelige Klappe zwischen linkem Vorhof und linker Herzkammer = Mitralklappe*.

Bifurkation: Gabelung.

Bigeminie f: Nach zwei kurz aufeinanderfolgenden Herzschlägen tritt eine längere Pause ein, sog. Doppelschlägigkeit des Herzrhythmus.

Bilanzstörung: eine die Stoffwechselvorgänge betreffende Störung, z. B. Mißverhältnis zwischen Zufuhr und Ausscheidung von Stoffwechselprodukten.

bilateral: auf beiden Seiten, beidseitig.

Bilharziosis: s. Schistosomiasis*.

biliös/biliosus: gallig, mit Gelbsucht zusammenhängend.

Bilirubin n: Gallenfarbstoff*.

Bilirubinurie: Übertritt von Galle in das Blut bei Leberschädigungen und Ausscheidung von Bilirubin mit dem Harn.

Bilis f: (Tel n) Galle*.

Billings-Ovulations*-Methode: Selbstbeobachtung des Zervix*-Schleims; je nach Zustand des Schleims ist eine Unterteilung in fruchtbare und unfruchtbare Tage möglich; sehr unzuverlässig!

Billroth-Magenresektion: Vereinigung des Magenstumpfes direkt mit dem Zwölffingerdarm (B. I) oder des Magenstumpfes mit der obersten Schlinge des Jejunums* (B. II). S. Abb. Seite 73.

bimanuell: mit beiden Händen.

Bindegewebe: Stützgewebe, welches Organe miteinander verbindet und zur Festigung von Organsystemen beiträgt. Bildet auch den Hauptbestandteil des Skelettes. Stammt von allen drei Keimblättern*, hauptsächlich jedoch vom Mesenchym* ab. Es besteht aus verschiedenen Bindegewebszellen (z. B. Mesenchymzellen, Retikulumzellen, Fettzellen, Histiozyten, Fibrozyten, Mastzellen, Plasmazellen, Wanderzellen, Pigmentzellen usw.) und aus Interzellularsubstanz, in welche teilweise Fasern* eingelagert sind. Die Bindegewebszellen sind durch Zytoplasmamembranen begrenzt und bilden entgegen früherer Ansicht kein zusammenhängendes Synzytium*.

Bindegewebe, embryonales: s. Mesenchym*.

Bindegewebsmassage: Sonderform der Massage, wobei durch langsames, tiefgreifendes Streichen das Bindegewebe massiert wird und dabei über segmentale Reflexion* innere Organe beeinflußt werden.

Bindehaut: s. Konjunktiva*.

Bindehautentzündung: s. Konjunktivitis*.

Bioakkumulation: Anreicherung von Substanzen in biologischen, also belebten Strukturen. Angereichert werden z. B. chemische Substanzen wie Radionuklide* oder Umweltgifte (Schwermetalle, DDT usw.). Kann zu Vergiftungserscheinungen führen.

Biochemie: Lehre von den chemischen Vorgängen in der belebten Welt, insbesondere Atmung, Verdauung, Stoffwechsel, Ausscheidungsvorgänge, innere und äußere Sekretion usw.
Biohelminthen: Würmer*-Gruppe der Helminthen*, deren Entwicklung über einen Zwischenwirt geht.
Biokatalysatoren: s. Enzyme*, Hormone*.
Biologie f: Lehre von den Lebensvorgängen.
Biomorphose f: Wandlungen des Organismus und seiner Funktionen während des Lebens.
Biopsie f: Materialentnahme am Lebenden zum Zweck der Untersuchung (z. B. durch Punktion* oder Probeexzision*).
Bioverfügbarkeit: bezeichnet den freigesetzten, therapeutisch wirksamen Arzneimittelanteil eines eingenommenen Medikaments, auch in Relation zur Geschwindigkeit der Resorption*; z. B. werden bei Digitalis*-Präparaten ca. 90 % aufgenommen und wirksam; also besteht eine hohe Bioverfügbarkeit, aber auch die mögliche raschere Vergiftung bei Überdosierung.
Bisexualität: Doppelgeschlechtlichkeit, d. h., sexualer Verkehr ist sowohl mit männlichen als auch mit weiblichen Partnern möglich.
Blähungen: Flatulenz. Entsteht durch verstärkte Gasbildung im Darm. Kommt es dabei zur Auftreibung des Leibes, so spricht man von Meteorismus*.
Bläschenatmen: das normalerweise bei der Auskultation* über den Lungen hörbare Atemgeräusch.

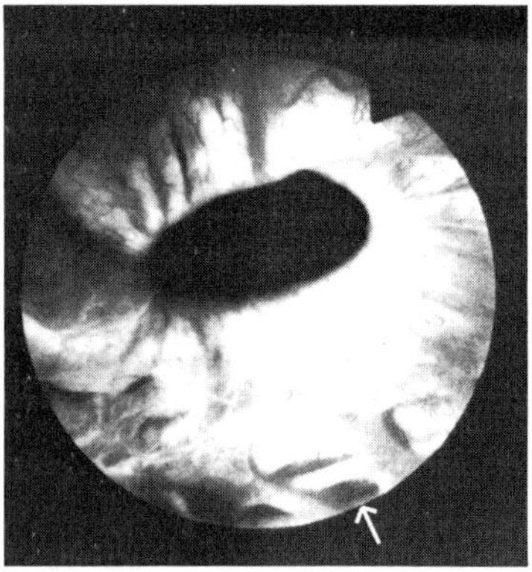

Blasendivertikel: eine angeborene oder erworbene sackförmige Ausbuchtung der Blasenwand mit oft engem narbigen Divertikelhals. Neigung zu Harninfektionen durch unvollständige Entleerung und Restharnbildung im Divertikel. Erkennbar am unteren Bildrand (aus: »diamed-serie«, Bayer AG Leverkusen).

Blase: s. Harnblase*, Fruchtblase*.
Blasendivertikel: S. Abb. oben.
Blasenekstrophie: angeborene Spaltblase, wobei die hintere Blasenwand und die hintere Urethrawand freiliegen.
Blasenektopie f: Verlagerung der Blase zwischen das (häufig gespaltene) Schambein und die geraden Beckenmuskeln; die Harnröhre bleibt offen.
Blasenersatz: Ersatz der Harnblase durch eine voll funktionstüchtige Blase aus körpereigenem Darmmaterial (s. Neoblase), z. B. bei Blasenkarzinom*, Fehlbildungen der Blase.
Blasenfistel: Man unterscheidet äußere und innere Fisteln. Die äußeren Fisteln können angeboren sein, oder sie entstanden als Folge einer Entlee-

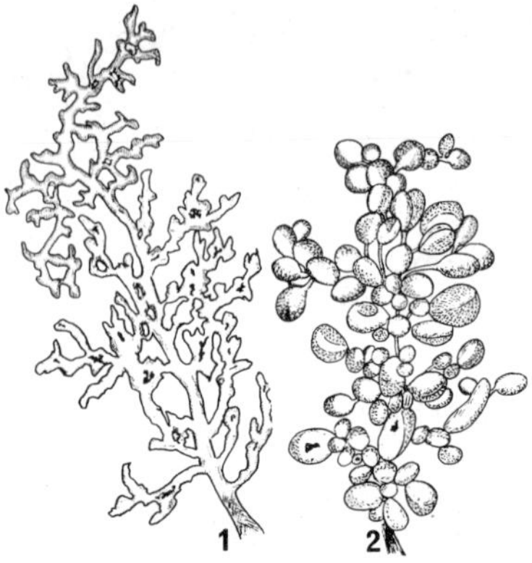

Blasenmole: Abb. 1 zeigt ein normales Bäumchen aus Chorionzotten, Abb. 2 die Entartung des Zottenbäumchens zur Blasenmole.

rungsbehinderung der Blase. Die inneren Fisteln sind entweder die sogenannte Blasen-Darm-Fistel oder die Blasen-Scheiden-Fistel. Hierbei führt der Fistelgang entweder direkt von der Blase in den Darm oder direkt in die Scheide. Ursachen sind in beiden Fällen hauptsächlich Verletzungen, aber auch entzündlich-destruktive Vorgänge und Tumorwucherungen.

Blasenhals: Übergangsstelle der Harnblase in die Harnröhre.

Blasenmole (Windei, Mondkalb): Entartung der Plazenta-Chorionzotten mit Umbildung zu bis kirschgroßen, mit klarer Flüssigkeit gefüllten Bläschen, die untereinander durch Stiele verbunden sind. Der Embryo stirbt ab und wird aufgelöst. Rund 5 % der B. entwickeln sich zum äußerst bösartigen, malignen Chorionepitheliom. Hauptzeichen: Blutungen, die klargefüllte Bläschen enthalten. S. nebenstehende Abb.

Blasenpapillom: gutartige Harnblasengeschwulst, krebsige Entartung ist selten.

Blasenpunktion: Notmaßnahme bei vollkommener Harnsperre, wenn Katheterisieren nicht möglich ist. S. Abb. unten. Über eine dicklumige Nadel wird ein Katheter, der den Harnabfluß sichert (suprapubischer Katheter*), eingeführt.

Blasenresektion: teilweise Entfernung von krankhaft veränderten Blasenabschnitten unter Erhaltung des Blasenbodens, des Schließmuskels und der Abgangsstellen der Harnleiter.

Blasenspiegelung: s. Zystoskopie*.

Blasensprengung: Eröffnung der Fruchtblase von der Scheide her.

Blasensprung: Reißen der Eihäute während der Geburt.

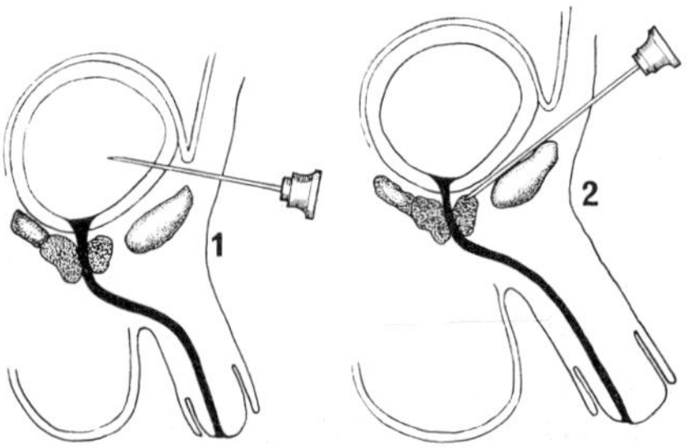

Blasenpunktion: Abb. 1 zeigt die richtige, Abb. 2 die falsche Ausführung des Eingriffs.

Blasenspülung: Ausspülung der Blase mit verschiedenen medikamentalen Lösungen mittels Katheter.
Blasenstein: Calculus vesicae. Man unterscheidet primär in der Blase gebildete Steine, deren Ursache eine Harn-Abflußbehinderung ist, und Steine, die von der Niere in die Blase gelangen, dort liegen bleiben und sich durch Anlagerung vergrößern, sowie Fremdkörpersteine, die sich an Fremdkörper (z. B. Nahtmaterial nach Operationen, Katheterreste, Blutgerinnsel etc.) in der Blase anlagern. S. Abb. rechts.
blastogen: von Keimanlagen abstammend.
Blastom n: Geschwulst, Neubildung.
Blastomyces m: Hefen, Sproßpilze. Vermehren sich durch Sprossung, indem aus den Pilzzellen Knospen sprießen, die sich dann von den Mutterzellen loslösen. Meist verbinden sich Sproßpilze untereinander. Die bekanntesten sind Wein- und Bierhefen.
Blastomykose: Pilzerkrankung, die meist an Haut oder Schleimhäuten beginnt, zu aufbrechenden Geschwüren führt und gelegentlich zu metastasierenden Systemmykosen* ausartet.
Blastozyste: Keimblase der Säugetiere (besteht aus Embryonalknoten* und Trophoblast*).
Blattern: s. Pocken*.
Blaukreuz: Nasen- und Rachengiftgase (Clark I und II, Adamsit; dick sind die Bezeichnungen für die verschiedenen Arsenverbindungen).
Blausäure: Zyanwasserstoff, äußerst gefährliches Enzymgift, welches die Gewebeatmung schlagartig blockiert.
Blausucht: Blauverfärbung der Haut

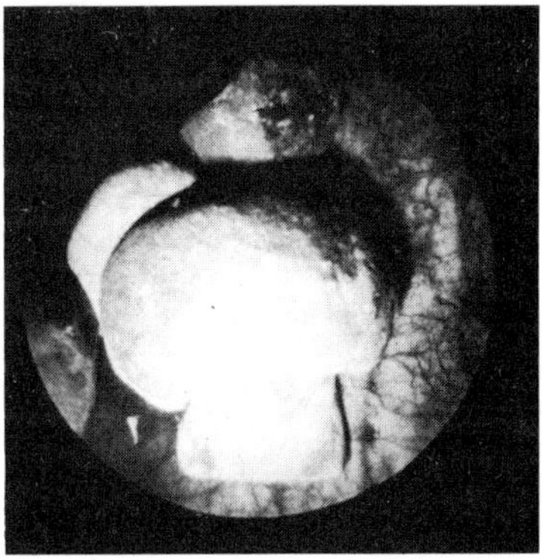

Blasensteine: zystoskopische Aufnahme (aus: »diamed-serie«, Bayer AG Leverkusen).

und der sichtbaren Schleimhäute bei angeborenen Herzklappenfehlern* (insbesondere Pulmonalstenose*, »Blue Baby«), aber auch bei verschiedenen Vergiftungen und schweren Lungenerkrankungen.
Bleisucht: s. Chlorose*.
Bleikrankheit: akute oder chronische Bleivergiftung, wobei es hauptsächlich zur Ablagerung von Blei im Skelettsystem kommt, was schließlich zu schweren Anämien führt. Außerdem kommt es zu Schädigungen der Gefäßwände, Angina-pectoris-Anfällen, Knochenveränderungen, Nervenlähmungen und verschiedenen Organschädigungen. Charakteristisch sind ein tiefblauer bis grauer Bleisaum am Zahnfleischrand, eine hypochrome Anämie* und die Erhöhung des Bleiblutspiegels auf Werte über 60 Gamma-%. Die gewerbliche Bleivergiftung ist eine meldepflichtige Berufskrankheit.
Blepharitis f: Entzündung des Lid-

randes, meist verbunden mit Konjunktivitis. Ursachen können Ekzeme, Allergien und Infektionen sein.

Blepharospasmus: nicht willkürlich beherrschbarer, krampfhafter Lidschluß.

Blickfeld: Abgrenzung des Raumes, der bei ruhiggehaltenem Kopf durch Bewegungen der Augen noch scharf gesehen werden kann.

Blicklähmung: Ausfall von Zusammengehörigkeitsbewegungen beider Augen, z. B. Seitenblick. Lähmung oder Ausfall von gegensinnigen Bewegungen, sog. Konvergenz- und Divergenzlähmung.

Blickzentrum, pontines: in der Hirnbrücke liegendes Steuerzentrum für die Seitwärtsbewegung der Augen.

Blinddarm: Caecum (n). Abschluß des Dickdarms, der unterhalb der Dünndarmmündung liegt und den Wurmfortsatz trägt. S. Abb. Seite 45.

Blinddarmentzündung: volkstümliche Bezeichnung für die Entzündung des Wurmfortsatzes (Appendizitis*).

blinder Fleck: Stelle des Sehnerveneintritts in die Netzhaut. In diesem Gebiet ist kein Sehen möglich, was aber nicht bemerkt wird.

Blindheit (Amaurose): streng genommen das Fehlen jeder Lichtempfindung. Praktisch liegt aber Blindheit auch dann vor, wenn das Sehvermögen nicht mehr ausreicht, sich in unbekannter Umgebung unabhängig von Fremdhilfen zurechtzufinden.

Blitzkrämpfe: Anfallskrankheit bei Säuglingen und Kleinkindern, bekannt unter dem Begriff BNS = *B*litz-*N*ick-*S*alaam-Krämpfe; unter schlagartigem Zusammenzucken des Körpers werden die Arme gebeugt und hochgehoben, die Beine angezogen, der Kopf wird nach vorne gebeugt, an die »Salaam-aleikum«-Verbeugung der Mohammedaner erinnernd. Es gibt Therapiemöglichkeiten, die jedoch schwierig sind (Klinik).

Blitzschlag: endet häufig tödlich; weitere Folgen sind Lähmungen, infarktähnliche Herzschädigung, Neurosen, typische Hautverbrennungen, die sogenannten Blitzfiguren, das sind astwerkartige, rotgefärbte Verbrennungsmerkmale.

Block: Begriff aus der Kardiologie*. Man unterscheidet Sinus-B., wobei nicht jede Erregung des Sinus zum Vorhof weitergeleitet wird, was zu einer längeren Herzpause führt; atrioventrikulären B., wobei nicht jede Erregung an die Kammer weitergeleitet wird; und totalen B., bei dem keine Erregungen mehr von den Vorhöfen zur Kammer geleitet werden. In diesem Falle schlagen Vorhöfe und Kammern getrennt. Totaler Block ist eine Indikation für die Implantation eines Herzschrittmachers*.

Blödsinn: s. Demenz*.

Blue Babies n: Kinder mit Haut-Blaufärbung als Folge angeborener Herzfehler.

Blumberg-Zeichen: Wird bei Appendizitis* der rechte Unterbauch mit der Hand fest eingedrückt und plötzlich losgelassen, so entsteht ein Loslaßschmerz oder verstärkt sich der bestehende Schmerz.

Blut (lateinisch sanguis, griechisch haima): Die Gesamtmenge beträgt ca. 1/12 des Körpergewichtes, im Durchschnitt rund 6 l. B. ist durch Hämoglobin rot gefärbt, es ist gerinnungsfähig, hat einen pH-Wert von 7,41, einen osmotischen Druck (s. Osmose*) von 7,7 atm und ein spezifisches Gewicht von 1,05. Es besteht zu 55 % aus Blutplasma, welches Eiweißkörper (Albumine*, Globuline* und Fibrinogen*), anorganische Salze und Transportstoffe (Nahrungsstoffe, Rest-Stickstoff, Enzyme, Hormone, Immunkörper usw.), in Wasser gelöst, enthält. Die wichtigsten Bestandteile des Blutplasmas sind in der nachfolgenden Tabelle (Normalwerte) aufgeführt.

Quantitative, sog. (je nach Bestimmungsmethode etwas abweichende) Normalwerte, ausgedrückt in g/100 ml (g-%) bzw. mg/100 ml (mg-%) Serum oder Plasma:

Albumine (elektrophoret.)	3,5–4,6	g-%
Alkohol	0,3–0,5	mg-%
Aminosäuren-N	3,4–5,0	mg-%
Ammoniak-N	0,1–0,2	mg-%
Amylase (in mg–% Glukose aus Stärke)	40–180	
Bilirubin (indirekt)	- 0,5	mg-%
Blutzucker	60–130	mg-%
Kalzium	8–12	mg-%
Chlor	350–380	mg-%
Cholesterin-Gesamt		
(alterabhäng.)	130–350	mg-%
davon verestert	70–75	mg-%
Eisen	90–120	γ-%
Fette (Total)		
davon ätherlös. Stoffe)	390–680	mg-%
Eiweiß (elektrophoret.)	6,0–7,5	g-%
Fibrinogen (elektrophoret.)	0,2–0,5	g-%
Globuline (elektrophoret.)	1,9–2,8	g-%
Hämoglobin	14–18	g-%
Harnsäure-N	0,7–1,3	mg-%
Harnstoff-N	10–18	mg-%
Indikan	0,03–0,08	mg-%
Kalium	13–20	mg-%
Kreatin u. Kreatinin	1,8–3,3	mg-%
Magnesium	1,6–2,2	mg-%
Natrium	310–360	mg-%
Neutralfette	bis 150	mg-%
Phosphor(Total)	10–14	mg-%
davon anorganisch	3–4	mg-%
Rest-N	22–30	mg-%

Rund 45 % des Blutes werden von den geformten Bestandteilen, den Blutkörperchen, gebildet. Diese bestehen aus Erythrozyten (rote Blutkörperchen, 4–5 Millionen/mm^3) und Thrombozyten (Blutplättchen, 200 000–300 000/mm^3). Die wichtigsten Funktionen des B., welches als flüssiges Gewebe bezeichnet werden kann, sind:

1. Transport von Nährstoffen, Stoffwechselabbauprodukten, Stoffwechselgasen, Salzen, Hormonen, Enzymen und Vitaminen;
2. Puffer*-Fähigkeit bei chemischen Verschiebungen (pH-Wert/-Unterschiede);
3. Abwehr und Bindung von Fremdstoffen (Gifte, Antigene usw.);
4. Abwehr und Auflösung von Krankheitserregern (Bakterien, Viren, Pilzen usw.);
5. autonomer Gefäßverschluß durch Gerinnung.

Blutarmut: s. Anämie*.

Blutaustausch: s. Austauschtransfusion*.

Blutbild: vergleichende Bestimmung der Erythrozyten- und Leukozytenzahl sowie des Hämoglobingehaltes und des Färbeindex. Normalwerte beim Erwachsenen:

Zusammensetzung des Blutes:

Hämoglobin	14,5–17,0 g-%, d. h. 90–110 % (Sahli)
Erythrozyten	4,5–5,5 Mill./mm^3
Färbeindex	1,0
Hb_E	32,0γ γ = μμg bzw. pg = Picogramm)
Retikulozyten	5–15 ‰
Leukozyten	5000–9000/mm^3, davon
Basophile	0–1 %
Eosinophile	2–4 %
Myelozyten	0 %
Jugendformen	0 %
Stabkernige	3–5 %
Segmentkernige	50–70 %
Lymphozyten	20–40 %
Monozyten	2–4 %

Blutbildung: Hämatopoese. Beim Erwachsenen wird das Blut im Mark von kleinen und platten Knochen (myeloisches System), im lymphatischen* und im retikuloendothelialen* Gewebe (lymphatisches System) gebildet (s. Abb. Blutzellbildung und Reifung).

Die *embryonale Blutbildung* ist Besonderheiten unterworfen. Man unterscheidet:

1. die mesoblastische B., das ist die Hämatopoese, die bis Ende des 3. Embryonalmonats stattfindet;
2. die hepatische B., die zwischen dem 2. und 3. Monat sich überwiegend in der Leberanlage des Keimes vollzieht;
3. die hepatolienale B., in die ab 4. Lebensmonat des Fetus auch Milz und Thymus* einbezogen werden;
4. die lienomyelopoetische B., bei der ab dem 6. Monat die Blutbildung hauptsächlich von Milz und Knochenmark übernommen wird, und
5. die myelopoetische Blutbildung, bei der vom 6. bis 7. Monat an neben Knochenmark, Milz und Thymus zusätzlich das Lymphknotensystem für die Hämatopoese mit herangezogen wird.

Blutbrechen: Hämatemesis.

Blutdepots: Vorratsstellen für im Blutkreislauf nicht akut benötigtes Blut, z. B. Leber, Milz, Splanchnikusgebiet*, Unterhautgewebe.

Blutdialyse: s. künstliche Niere*.

Blutdiastase f: Pankreas*-Ferment, Normalwert 8–32 Wohlgemut-Einheiten, vermehrt bei Erkrankungen der Bauchspeicheldrüse und Verschluß des Ausführungsgangs der Bauchspeicheldrüse.

Blutdruck: die in den Arterien bestehenden Druckverhältnisse, welche durch die Pumpleistung der linken Herzkammer, aber auch vom Schlagvolumen, der Herzklappenfunktion und den Elastizitäts- und Trägheitswiderständen der Arterien bestimmt werden. Man unterscheidet den systolischen B., den höchsten Wert während der Austreibungszeit der linken Herzkammer, und den diastolischen B., den niedrigsten meßbaren Wert, der kurz vor Beginn der Austreibungszeit erreicht wird. Der normale B. steigt mit zunehmendem Alter und ist von körperlicher Tätigkeit und psychischen Einflüssen ebenfalls abhängig.

Blutdruckwerte: siehe die Tabelle Seite 79.

Blutdruck, statischer (orthostatischer): der im Gesamtgefäßsystem durch die Füllung der Gefäße herrschende Druck, der, streng genommen, nur nach Stillegung der Zirkulation bestimmt werden könnte. Er liegt knapp unter dem normalen mittleren venösen Blutdruck.

Blutdruckkrankheiten: Hypertonie* = erhöhter, und Hypotonie* = erniedrigter Blutdruck.

Blutdruckkrisen: plötzlich einsetzende Blutdrucksteigerung, die durch momentane Mehrausschüttung von Adrenalin und Noradrenalin zustande kommt. Ursache ist fast ausschließlich eine Geschwulst des Nebennierenmarks, das sogenannte Phäochromozytom*.

Blutdruckmessung: Sie erfolgt normalerweise unblutig mittels einer aufblasbaren Gummimanschette (eingeführt von Riva Rocci 1896), die mit einem Manometer verbunden ist. Die Manschette wird so stark aufgeblasen, daß der Druck der komprimierten Arterie als Puls nicht mehr fühlbar bzw. bei der Auskultation mit dem Stethoskop nicht mehr hörbar ist. Dann läßt man den Druck langsam aus der Manschette entweichen und bestimmt zunächst den Wert des ersten Wiederhörbarwerdens bzw. -fühlbarwerdens des Pulses (oberer, systolischer Wert) und als zweiten Wert den Punkt, an dem der Puls deutlich schwächer gefühlt bzw. der Ton deutlich leiser wird (sogenannter diastolischer Druck). Wesentlich erleichtert wird die B. durch die sogenannten elektronischen Geräte, die durch optische und/oder akustische Zeichen den oberen und unteren Wert markieren. Daneben gibt es die blutige Messung des Blutdrucks durch Punktion eines größeren Gefäßes mit direktem Anschluß an den Druckmeß-Apparat.

Blutdruckregulation: Der individuelle mittlere arterielle Blutdruck wird in der Regel konstant gehalten. Dies erfolgt über die sogenannten Blutdruckzügler (Dehnungsrezeptoren in dem Aortenboden und im Sinus der Halsschlagadern) und durch nervöse Übertragung über den Carotis-Sinus-Nerven und den Aorten-Nerven zum Reglerzentrum im Gehirn. Von dort gehen Regulationsimpulse zu den Gefäß- und Herznerven, die dann durch negative Rückkopplung Korrekturen bewerkstelligen. Nebennierenmarkhormone sind ebenfalls im Reglerkreis wirksam. Ebenso hat die Veränderung des Kohlendioxyd- und des Sauerstoffgehaltes des Blutes direkten Einfluß auf die Blutdruckverhältnisse.

Blutdrüsen: innersekretorische Drüsen*.

Blutegel: Ringelwürmer, die Bißwunden erzeugen, durch die sie Blut absaugen und durch das Sekret ihrer Schlunddrüsen (Hirudin) die Blutgerinnung vermeiden. Werden medizinisch zur lokalen Blutabsaugung verwendet.

Blutentnahme: erfolgt entweder aus den Venen für größere Blutmengen oder durch Einstich in Fingerbeere oder Ohrläppchen.

Bluter: ein an der familiär erblichen Bluterkrankheit (Hämophilie*) leidender Mensch männlichen Geschlechts.

Bluterbrechen: s. Hämatemesis*.

Bluterguß: s. Hämatom*.

Bluterkrankheit: s. Hämophilie*.

Blutersatz: Ersatz von Blutverlusten. Man unterscheidet:

1. körpereigenen Ersatz durch Ausschöpfung der Blutreserven in Leber, Milz, Splanchnikusgebiet* und durch vermehrte Flüssigkeitszufuhr;
2. Autotransfusion*;
3. Ersatz von Flüssigkeit und Salzen durch Infusionen* entsprechender Lösungen;
4. Ersatz durch Infusion von kolloidalen Lösungen, die Plasma*-Bestandteile oder plasmaähnliche Substanzen enthalten;
5. Ersatz durch Vollbluttransfusion.

Blutfarbstoff: s. Hämoglobin*.

Blutfärbung: Kern und Protoplasma* der Blutzellen werden unterschiedlich durch saure bzw. basische

Farbstoffe angefärbt und können dadurch deutlich differenziert werden (s. Blutbild*).

Blutfett: siehe Blutlipide*.

Blutgase: im Blut gebundener Sauerstoff bzw. Kohlensäure.

Blutgefäße: Man unterscheidet Schlag- oder Pulsadern (Arterien) und Blutadern (Venen) sowie Haargefäße (Kapillaren).

Blutgefäßsystem: setzt sich aus den Blutgefäßen zusammen und bildet durch die Zirkulation des Blutes den sogenannten Blutkreislauf.

Blutgerinnsel: Verklumpungsmasse aus festen Blutbestandteilen, die beim Austritt von Blut aus den Gefäßen durch Gerinnung entsteht.

Blutgerinnung: Tritt Blut durch Verletzung aus den Gefäßen aus und kommt es mit einer fremden Oberfläche, beispielsweise dem verletzten Gewebe, in Kontakt, so beginnt es normalerweise zu gerinnen. In Gegenwart von Kalziumionen und durch den Kontakt des Blutes mit benetzbarer Oberfläche wird der Faktor XII aktiviert und leitet auf bis jetzt noch nicht bekannte Weise die Agglutination* der Thrombozyten* untereinander und mit anderen Zellen ein. Hierbei bildet sich ein Blättchen-Thrombus* unter Freisetzung verschiedener Wirkstoffe. Der aktivierte Faktor XII vermag in Gegenwart von Kalziumionen in einer Kettenreaktion nacheinander die Faktoren XI, IX, VII und X zu aktivieren. Faktor X bildet mit dem Lipoidfaktor der Blättchen das aktive Plasmothromboplastin (sogenanntes Intrinsic-System). Die Gewebeflüssigkeit aktiviert dann zusammen mit dem Faktor VII in Anwesenheit von Kalziumionen ebenfalls den Faktor X; der über dieses System (Extrinsic-System) aktivierte Faktor X führt zur Bildung von aktivem Gewebethromboplastin. Faktor V beschleunigt die Bildung der beiden aktivierten Thromboplastine. Aktives Plasma- und Gewebethromboplastin bewirken die Umwandlung des Prothrombins in Thrombin; durch seine Wirkung wird Fibrinogen in lösliches Fibrin umgewandelt. Durch Faktor XIII und durch Kalziumionen verwandelt es sich in stabiles Fibrin. Das so entstehende Fibringerinnsel schrumpft durch die agglutinierten* Thrombozyten. Geschrumpfte Gerinnsel können durch das proteolytische Ferment Plasmin abgebaut werden. Zur näheren Erläuterung seien nachfolgend die bisher bekannten Blutgerinnungsfaktoren tabellarisch aufgeführt.

Faktoren der Blutgerinnung:

Faktor I	Fibrinogen
Faktor II	Prothrombin
Faktor III	Thrombokinase (-plastin)
Faktor IV	Kalzium
Faktor V	(Owren), Proakzelerin, Akzeleratorglobulin, labiler Faktor (Quick)
Faktor VI	Akzelerin
Faktor VII	Prokonvertin
Faktor VIII	Antihämophiles Globulin (AHG), antihämophiles Globulin A
Faktor IX	PTC = Plasma-Thromboplastin-Component, Antihämophiles Globulin B, Christmas-Faktor
Faktor X	Stuart-Prower-Faktor
Faktor XI	PTA: Plasma-Thromboplastin-Antecedent
Faktor XII	Hageman-Faktor
Faktor XIII	Fibrinstabilisierender Faktor

Die physiologische Bedeutung der Blutgerinnung sind:

1. die Blutstillung bei Verletzung von Gefäßen;

2. die Förderung der Wundheilung durch Ausbildung von Gerüsten, welche die proliferative Zell- und Kapillarsprossung begünstigen;
3. bei entzündlichen Prozessen die Abgrenzung der Entzündungsherde und die Behinderung der Ausbreitung von Erregern.

Blutgerinnungszeit: die zur Fibrin*- bzw. Blutkoagulumbildung (Blutzucker) außerhalb von Gefäßen benötigte Zeit.

Blutgifte: Wirkstoffe, die geformte Bestandteile des Blutes* zerstören oder schwer schädigen.

Blutgruppen: serologisch nachweisbare, spezifische Stoffe, die für jedes Individuum unveränderlich typisch sind und sowohl in den Blut- als auch Körperzellen, in den Körpersäften, Sekreten und Exkreten nachweisbar sind. Das Serum bzw. die Erythrozyten von Menschen agglutinieren* in bestimmten Fällen untereinander. Im klassischen A-, B-, 0-Blutgruppensystem (entdeckt von Karl Landsteiner) unterscheidet man zwei Blutgruppenmerkmale: A und B. Sie kommen einzeln oder zusammen (AB) vor oder fehlen beide (0). Nach der zweiten Landsteiner-Regel enthält Serum der Blutgruppe 0 Anti-A und Anti-B, Serum der Gruppe A Anti-B und Serum der Gruppe B Anti-A sowie Serum der Gruppe AB keine Agglutinine. S. Abb. Seite 84.

Die klassischen B. vererben sich nach dem Mendel-Gesetz*.

Bei den europäischen Völkern verteilen sich die Blutgruppen wie folgt: A 46 %, 0 43 %, B 7 %, AB 4 %.

Neben den klassischen B. unterscheidet sich das menschliche Blut noch durch das Rhesus-System*, die MNS-Blutfaktorensysteme, das P/p-System und das Q/g-System, wobei letztere sehr spezifizierte Bedeutung haben und deshalb nicht näher erläutert werden. Die praktische Bedeutung der B. liegt in der Möglichkeit, verträgliche Bluttransfusionen durchzuführen in der Therapie des Morbus haemolyticus neonatorum*, in dem gerichtlichen Vaterschaftsausschluß und der Blutgruppenbestimmung von Blutspuren bei Verbrechen.

Blutgruppenantigene: Blutgruppenmerkmale, die auf der Zelloberfläche der Erythrozyten* lokalisiert sind, spezifische antigene* Eigenschaften besitzen und für jede Blutgruppe* charakterisierend sind. Als Rezeptoren* wirken sie auch bei der zellulären Bindung von verschiedenen Parasiten*, Bakterien* und Viren* mit.

Blutgruppenantikörper, lokalisierte: gegen Blutgruppenantigene* gerichtete Antikörper*.

Blutgruppeninkompatibilität: Erkrankung von Neugeborenen aufgrund einer Blutgruppenunverträglichkeit zwischen Mutter und Kind, wobei es zu Hämolyse* kommt. S. Morbus haemolyticus neonatorum*.

Bluthusten: s. Hämoptoe*.

Blut-Hirn-Schranke: Trennung zwischen Blutbahn und Hirngewebe; dabei können bestimmte Substanzen aus der Blutbahn nicht in das Hirn übertreten, z. B. Antibiotika und andere Medikamente; diese Schutzfunktion ist biologisch wichtig, behindert aber auch die Aufnahme von Medikamenten in das Hirn. Die Undurchlässigkeit dieser Schranke kann durch hohes

Fieber, bakterielle oder virale* Infekte und im Gebiet von Hirntumoren teilweise vermindert werden.

Blut im Stuhl, okkultes: kleinste Mengen von nicht sichtbarem Blut im Stuhl; sie werden chemisch nachgewiesen. Dieser Nachweis ist Teil der Krebsvorsorgeuntersuchung* zur Erfassung von Darm-Tumoren*.

Blutkapillaren: feinste Blutgefäße mit einem Durchmesser von 0,01 bis 0,007 mm, sogenannte Haargefäße. Hier findet hauptsächlich der Stoffaustausch zwischen Blut und Gewebe statt.

Blutkörperchen: die geformten Bestandteile des Blutes*. Siehe Abb. Seite 85.

Blutkörperchensenkung: auch Senkungsreaktion, Blutkörperchensenkungsgeschwindigkeit, Abkürzungen BSK, BSR, SR. Durch Zusatz gerinnungshemmender Mittel (z. B. Zitronensäure) wird die Gerinnungsfähigkeit des Blutes aufgehoben. Infolge ihres Gewichtes sinken die geformten Bestandteile des Blutes ab, und das Serum kommt zum Überstand. In graduierten Röhrchen (Methode nach Westergren) wird nun in der Zeiteinheit 1 Stunde – 2 Stunden oder 3 Minuten – 7 Minuten (Schnellsenkungsmethode) die in mm gemessene Absenkungsstrecke abgelesen. Die Normalwerte liegen bei Männern in der 1. Stunde bis zu 6 mm, bei Frauen bis zu 10 mm, in der 2. Stunde etwas höher als das Doppelte des 1-Stunden-Wertes. Eine deutliche Beschleunigung der B. findet sich bei einer Anzahl von Erkrankungen. Ihre Beurteilung ist jedoch nur im Rahmen gesamtklinischer Befunde zweckmäßig.

Blutkreislauf: s. Abb. Seite 87.

Blutkreislauf, fetaler: Das Blut des Fetus, das vom mütterlichen Blut streng getrennt ist, wird im Mutterkuchen (Plazenta*); (1) arterialisiert, d. h. mit Sauerstoff angereichert. Von der Plazenta fließt es zu den unteren Abschnitten der Leber (2), die nur zu einem geringen Teil (3) durchströmt wird, während der Hauptanteil über

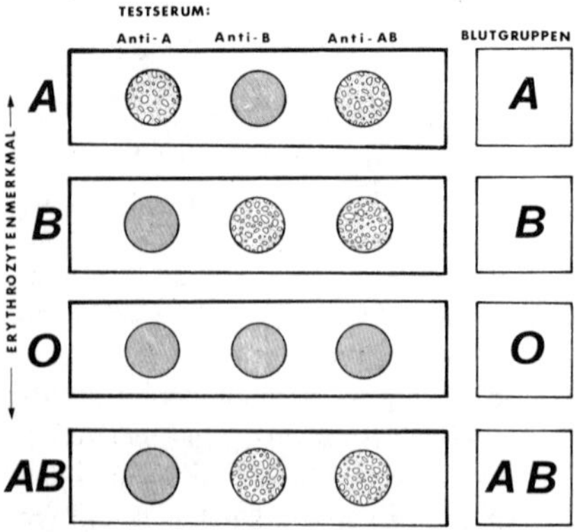

Blutgruppenbestimmung: Auf einen Objektträger wird je ein Tropfen Testserum Anti-A, Anti-B und Anti-AB gebracht und dann jeweils mit einem Tropfen Blut vermischt. Verklumpt (agglutiniert) nun das Testserum-Blut-Gemisch von Anti-A und Anti-B, so liegt das Erythrozyten*-Merkmal A und damit die Blutgruppe A vor. In derselben Weise kann man, wie aus der Abb. ersichtlich, auch die anderen Blutgruppen bestimmen.

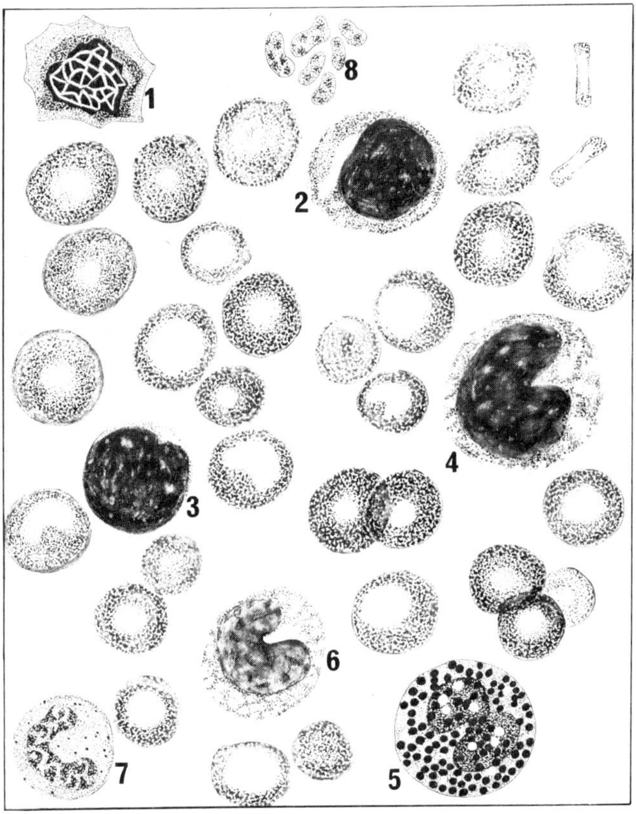

Blutkörperchen: Die Abb. zeigt die wesentlichsten geformten Bestandteile (Blutkörperchen) des Blutes, wie sie im Mikroskop sichtbar sind. Leukozyten*: (1) Monozyt, (2) neutrophiler Myelozyt, (3) großer Lymphozyt, (4) basophiler Granulozyt, (5) eosinophiler Granulozyt, (6) stabkerniger Granulozyt, (7) neutrophiler jugendlicher Leukozyt; Blutplättchen*: (8) Thrombozyt; Erythrozyten*: alle übrigen, nicht numerierten Gebilde.

einen Kurzschlußweg (Ductus venosus arantii); (4) an der Leber vorbei zur unteren großen Hohlvene (Vena cava inferior); (5) fließt. Hier vermischt es sich mit dem stark venosierten Blut aus der großen unteren Hohlvene. Im rechten Vorhof wird das Blut zur Vorhofscheidewand geleitet und fließt durch einen weiten Kurzschlußweg, das offene Foramen ovale (6), in den linken Vorhof. Von dort gelangt es über die linke Kammer und Aorta (7) entweder in den Körper des Fetus oder über die beiden Nabelarterien (Arteriae umbilicales); (8) zurück zur Plazenta. Das aus den Armen und dem

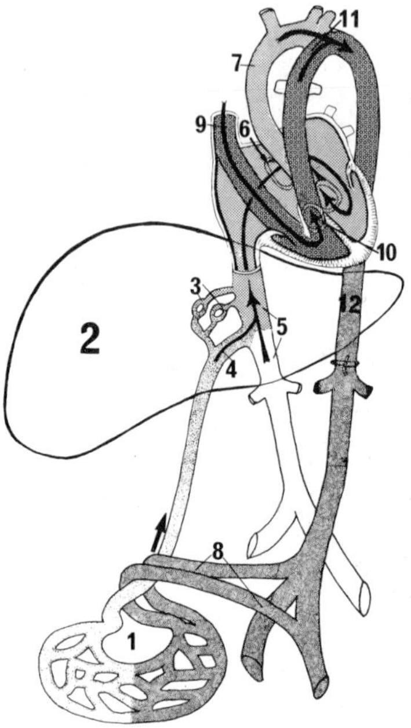

fetaler Blutkreislauf

Kopf über die obere Hohlvene (9) in den rechten Vorhof fließende Blut ist venosiert. Es kreuzt den Blutstrom, der aus der unteren Hohlvene kommt, und gelangt so in den rechten Ventrikel. Dort fließt es über den Truncus pulmonalis (10) und einen weiteren Kurzschlußweg, den Ductus arteriosus Botalli (11), zur großen Körperschlagader (Aorta); (12) und von dort weiter in die Außenbezirke. Die Lungen selbst werden nur gering durchblutet, praktisch nur, um das Lungengewebe selbst zu versorgen. Gasaustausch findet keiner statt. Dies ist das wesentliche Unterscheidungsmerkmal zwischen dem fetalen und dem nach der Geburt einsetzenden sog. postnatalen Kreislauf.

Blutlipide n: die im Blut vorhandenen freien Fette und Lipide*. Ihr Gesamtgehalt beträgt als Nüchtern-Normwert 500 bis 800 mg. Er ist erhöht bei Hyperlipidämie*.

Blutliquorschranke: Zwischen Liquor* des Gehirns und Rückenmarks und der Blutbahn bestehen zum Schutz des zentralen Nervensystems Schranken, die nur ganz bestimmte, für Stoffwechsel und Ernährung des ZNS notwendige Substrate aus dem Blut in den Liquor übertreten lassen.

Blutparasiten: einzellige Schmarotzer, die vorwiegend im Blutgefäßsystem leben, z. B. in der Blutflüssigkeit (Trypanosomen*, Spirochäten*, Mikrofilarien*), auf den Erythrozyten (Bartonellen), auf den Leukozyten (Leishmanien*), in den Erythrozyten (Plasmodien*), in den Leukozyten (Leishmanien*). Sie sind Erreger bekannter Infektionskrankheiten, z. B. Malaria, Schlafkrankheit. Die Erreger zyklischer Infektionskrankheiten machen ihre Vermehrungsphase im Blut durch, z. B. Typhusbakterien, Brucellen, Poliomyelitis- und Pockenviren. Die Ausschwemmung von lokalen Infektionserregern in die Blutbahn führt zur sogenannten Sepsis*.

Blutplättchen: die kleinsten geformten Blutbestandteile, sog. Thrombozyten. Sie leiten die Blutgerinnung ein und bilden den Thrombus*.

Blutplasma: Wird Blut unter starker Abkühlung zentrifugiert, so bleibt als Überstand B., eine klare Flüssigkeit, von der die geformten Blutbestandteile getrennt sind, die jedoch die wichtigen Eiweiß-, Nähr- und Wirkstoffe

Blutkreislauf: Aus der linken Herzkammer (1) wird das Blut bei der Systole (Zusammenziehen) über die Aorta (2) in den großen Kreislauf (unterer Abschnitt) gepumpt. Dabei wird ein Teil des Blutes durch die Leber (3) geleitet, wo sich die wichtigsten biochemischen Vorgänge abspielen. Ein weiterer Teil durchströmt die Nieren (4) zur Ausscheidung harnpflichtiger Substanzen. Das arterielle Blut gibt Sauerstoff an die Gewebe ab und nimmt Kohlensäure und Stoffwechselprodukte auf. Es sammelt sich in den Venen und gelangt über die große Hohlvene (5) in den rechten Vorhof (6), der sich während der Diastole (Erschlaffung) füllt. Dann wird das Blut aus dem Vorhof bei Öffnen der Lungenklappe in die rechte Kammer (7) gepreßt, die nach Schließen der Klappe bei der Systole das Blut über die Lungenarterie (8) in die Lungen (9) pumpt (kleiner Kreislauf), wo es Sauerstoff aufnimmt und Kohlensäure abgibt. Das Blut kehrt dann über die Lungenvene (10) zum linken Vorhof (11) zurück und gelangt in den linken Vorhof, wo der Kreislauf erneut beginnt. Von der Aorta fließt ein Teil des Blutes über die Halsschlagader (12) zum Gehirn und über die Halsvenen (13) wieder zurück in die große Hohlvene. Außerdem wird das Herz selbst direkt aus der Aorta über die Herzkranzgefäße mit Blut versorgt. Im großen Kreislauf führen die Arterien sauerstoffreiches Blut, die Venen sauerstoffarmes. Im Lungenkreislauf (kleiner Kreislauf) ist es umgekehrt.

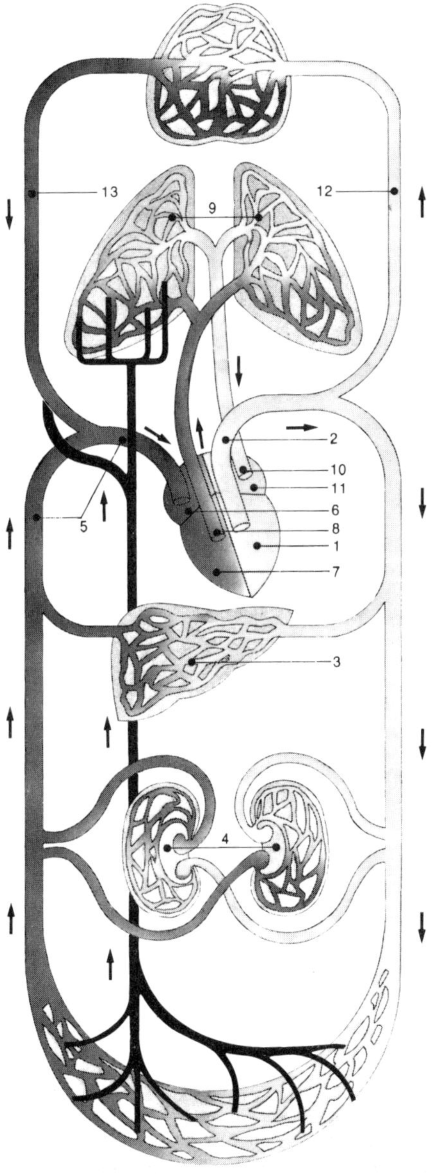

sowie die Salze enthält und gerinnbar ist. Durch Zusatz gerinnungshemmender Mittel erhält man die Plasmakonserve.

Blutschwamm: s. Hämangiom*.

Blutserum: bei der Gerinnung sich selbst aus dem geronnenen Blutkuchen abscheidende klare Flüssigkeit, die nicht mehr gerinnbar ist.

Blutspiegel: Angabe der Konzentration natürlich vorkommender oder künstlich zugeführter Stoffe im Blutplasma* oder Blutserum*, z. B. Blutzuckerspiegel, Kalziumblutspiegel, Penicillinspiegel usw.

Blutstatus: Zusammenfassung mehrerer Blutuntersuchungen, z. B. Blutkörperchensenkungsgeschwindigkeit, Differentialblutbild*, Hämoglobingehalt, Erythrozyten- und Leukozytenzahl usw.

Blutstillung: kann erzeugt werden

1. durch Abdrücken oder Abbinden herzwärts über der Verletzung;
2. durch chirurgischen Eingriff (Abklemmung, Unterbindung, Umnähung, Gefäßnähte, Verschorfen);
3. bei flächenhaften Blutungen durch Benetzen mit Fibrin oder Fibrinschaum. Abdeckung mit Teilen des Bauchnetzes (Peritoneum*) oder Aufdrücken von Muskelgewebe;
4. durch mehrere Transfusionen, die die Gerinnungsneigung fördern.

Blutstuhl: Beimengung von Blut in den Kot. Vorkommen bei entzündlichen Erkrankungen oder Tumoren im Magen-Darm-Trakt oder bei allgemeinen Blutungsneigungen.

Blutsturz: plötzliche Entleerung größerer Blutmengen aus dem After (z. B. bei Krebs oder Hämorrhoiden), aus der Scheide (Metrorrhagie*), aus den Luftwegen (z. B. bei Lungentuberkulose, Bronchialkrebs) oder aus dem oberen Verdauungsabschnitt (z. B. bei Ösophagusvarizen* oder blutenden Magengeschwüren).

Bluttransfusion: Man versteht darunter die Übertragung von Spenderblut auf einen Empfänger zur Bekämpfung von Blutverlusten, Schock und Blutkrankheiten. Berücksichtigung der Blutgruppen von Spender und Empfänger wichtig. Durch B. können akute und chronische Blutverluste ausgeglichen bzw. ersetzt werden, verlorengegangene Eiweißkörper, z. B. bei Schock oder bei Verbrennungen, bei Infektionskrankheiten und Blutkrankheiten, wieder zugeführt werden. Es ist immer gruppengleiches Blut vom Spender auf den Empfänger zu übertragen, wobei auch die Gruppengleichheit des Rhesus-Faktors zu berücksichtigen ist. Nur in Notfällen sollte vom »Universalspender« der Blutgruppe 0, Rh-negativ* Gebrauch gemacht werden. Folgende Methoden finden bei der Bluttransfusion Anwendung:

1. indirekte Transfusion, d. h., in Flaschen oder Plastikbeutel abgefülltes Blut, ggf. auch Erythrozytenkonzentrat oder Blutplasma, wird in eine größere Vene transfundiert; ist eine Venentransfusion nicht möglich, kann Blut auch über große Knochen (Brustbein, Oberschenkelknochen) zugeführt werden;
2. direkte Transfusion aus der Vene eines Spenders in die Vene des Empfängers unter Zwischenschaltung von Mehrwegehahnspritzen oder speziellen Pumpen;

3. Auto- oder Retransfusion, d. h., wenn Blutungen in die freie Bauchhöhle stattfinden, wird das Blut ausgeschöpft, gefiltert und in die Vene zurücktransfundiert;
4. Austauschtransfusion, d. h., das gesamte Blut des Empfängers wird gegen Spenderblut ausgetauscht; hauptsächlich angewandt bei der Erythroblastose* von Neugeborenen;
5. intraarterielle B., hierbei wird Transfusionsblut unter Druck direkt in eine Arterie oder in die Aorta gepumpt. Methode bei sehr großen und langdauernden operativen Eingriffen, um Schock zu vermeiden und den peripheren Widerstand für das Herz schnell zu erhöhen.

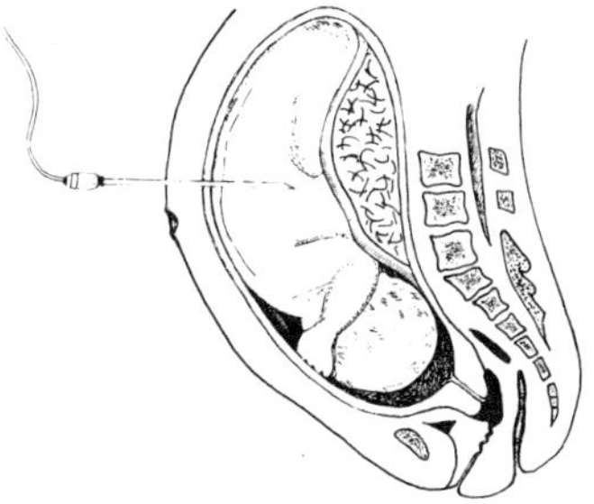

fetale Bluttransfusion

Bluttransfusion, fetale: Hierbei wird Spenderblut der Gruppe 0, Rh-negativ in die freie Bauchhöhle des noch im Mutterleib befindlichen Fetus infundiert. Indikation nur bei Verdacht auf schwerste Schädigung eines ungeborenen Kindes infolge Rhesus-Unverträglichkeit.

Blutung: Blutaustritt aus Gefäßen bei Verletzungen, Zerreißungen, Störungen der Blutgerinnung oder der Gefäßdurchlässigkeit. Man unterscheidet äußere B., die meist sichtbar sind, und innere B., die hauptsächlich an den Folgezuständen (blasses Aussehen, schwacher Puls, Zusammenbruch des Kreislaufes, Schockzustand) erkannt werden. Die wichtigsten Sonderformen von inneren Blutungen sind:
1. epidurale B., zwischen Schädeldach und harter Hirnhaut;
2. subdurale B., meist aus Venen zwischen harter Hirnhaut und Arachnoidea*;
3. subarachnoidale B., zwischen Arachnoidea und weicher Innenhirnhaut;
4. intraabdominale B., das sind B. in den Bauchraum;
5. klimakterische B. sind unregelmäßige Menstruationsblutungen während der Wechseljahre;
6. neuropathische B., durch nervöse Übersteuerung bei neuropathischen* Personen ausgelöste B., z. B. aus Nase, Haut, Harn und Verdauungsorganen, sogenannte Stigma-B.;
7. okkulte B., kleinste B. aus dem Magen-Darm-Trakt, die normalerweise nicht erkannt werden und nur durch mikroskopische oder chemische Untersuchungen nachgewiesen werden können (wichtig bei Geschwüren oder Krebs des Magen-Darm-Trakts);
8. zerebrale B., Hirnblutungen, insbesondere bei Verletzungen des Neugeborenen während der Geburt und bei Hirnverletzungen.

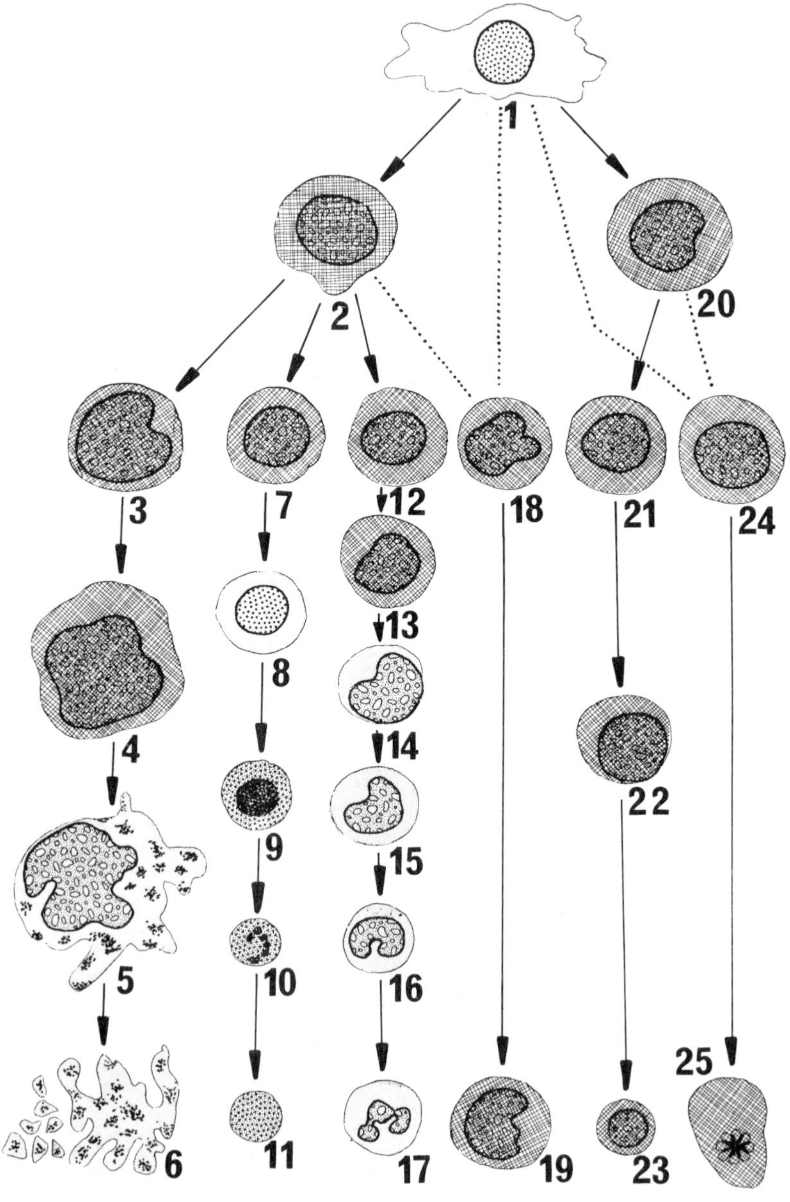
1
2
20
3
7
12
18
21
24
13
8
4
14
22
9
15
5
10
16
25
6
11
17
19
23

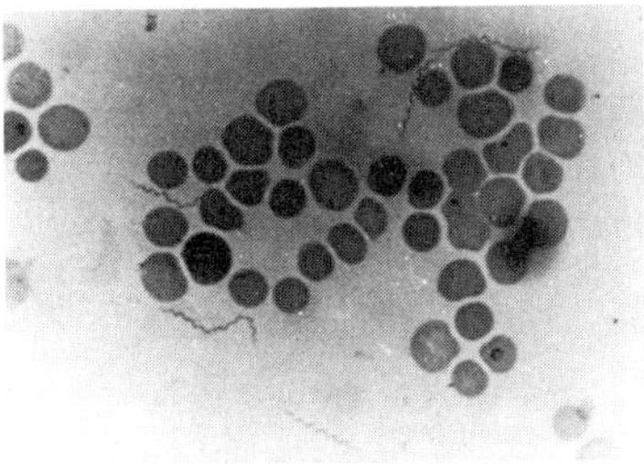

Borrelia recurrentis: Blutaustritt; das mikroskopische Bild zeigt die korkenzieherartigen Erreger zwischen den Blutkörperchen.

Blutungsanämie: sekundäre Anämie* infolge Blutverlust.
Blutungsbereitschaft: s. Diathese, hämorrhagische*.
Blutungspuls: Bei größeren Blutverlusten (insbesondere bei inneren Blutungen) wird mit zunehmender Verschlechterung des Kreislaufes der Puls stark beschleunigt, klein und weich.
Blutvergiftung: s. Sepsis*.
Blutvolumen: die Gesamtblutmenge im Körper, normal 75 bis 85 ml Blut/kg Körpergewicht, beim Erwachsenen also 4 bis 6,5 l.
Blutzellbildung: s. Abb. Seite 90.
Blutzellen: s. Blutkörperchen*.
Blutzucker: = D(+)-Glukose = Traubenzucker = Dextrose.
Boeck-Krankheit (Morbus Boeck oder Sarkoidose): Die Erkrankung betrifft meist alle Organstrukturen, zu 70 % jedoch Lymphknoten der Lunge. Sie wird in 3 Stadien eingeteilt.

Blutzellbildung: Die *Zellen des Blutes und des Abwehrsystems* entstehen im retikuloendothelialen* bzw. retikulohistiozytären* System von Knochenmark* und lymphatischen Organen*. Die für die Blutgerinnung notwendigen *Thrombozyten* (6) entwickeln sich, wie alle Blutzellen, aus nicht differenzierten *Retikulumzellen* (1) über die Blutursprungszelle *Hämozytoblast* (2) zum *Megakaryoblast* (3), über den unreifen *Megakaryozyten* (4) zum ausgereiften *Megakaryozyten (Knochenmarksriesenzelle [5]),* aus dem dann mehrere *Thrombozyten** (6) durch wiederholte Abschnürungen hervorgehen, bis der Megakaryozyt schließlich zugrunde geht.
Ebenfalls aus den Hämozytoblasten entstehen über die Zwischenformen *Proerythroblast* (7) und *Erythroblast* (8) die *Normoblasten* (9). Diese stoßen dann entweder den Zellkern völlig aus und werden so zum reifen *Erythrozyten* (11), oder es bleibt ein netzähnliches Gebilde von Zellkernresten zurück, so daß sog. *Retikulozyten* (10) entstehen. Die Gruppe dieser Blutzellen dient dem Gastransport.
Die Entwicklung der *Granulozyten*, die der unspezifischen Abwehr dienen, führt über *Myeloblast* (12) und *Promyelozyt* (13) zum *Myelozyten* (14). Im *Metamyelozyten* (15) streckt sich der Kern, und es entwickelt sich daraus der noch nicht ausgereifte stabkernige *Granulozyt* (16), aus dem durch weitere Segmentierung des Zellkerns der reife, segmentkernige *Granulozyt* (17) hervorgeht. Im Knochenmark findet sich eine große Reserve von Granulozyten, die im Ernstfall sehr rasch ins strömende Blut eingeschleust werden können.
Die *Monozyten* (19), welche der spezifischen Abwehr durch Phagozytose* dienen, entwickeln sich in der Regel direkt aus der Retikulumzelle über sog. *Monoblasten* (18), können in Sonderfällen aber auch aus *Hämozytoblasten* (2) hervorgehen.
Die für die spezifische Immun*-Abwehr zuständigen *Lymphozyten* stammen vom *Immunoblast* (20) ab und entwickeln sich über große (21), mittelgroße (22) zum kleinen *Lymphozyten.* Die *Plasmazellen* (25), welche durch Bildung von Immun*-Globulin* ebenfalls zum spezifischen Abwehrsystem gehören, entwickeln sich entweder über Immunoblasten oder direkt aus Retikulumzellen über die Zwischenform von jugendlichen *Plasmazellen* (24).

Die Ursache, ob entzündlich oder immunologisch* bedingt, ist unklar. Es besteht eine hohe Selbstheilungsrate (90 %). Das Stadium 3 ist allerdings der Übergang in eine chronische Form mit fibrösen* Organstrukturveränderungen.

bösartige(r) Geschwulst-Tumor: s. Tumor, bösartiger*.

Bogengänge: Bestandteil des Innenohrs, aus drei knöchernen und drei hautigen B. gebildet. Zwei dieser Bogengänge liegen senkrecht, einer waagerecht; zusammen mit der Schnekke* bilden sie das Labyrinth* und gehören zum Gleichgewichtsorgan*. S. Abb. Seite 424.

Bogomolez-Serum: sogenanntes »Verjüngungsserum«, nach dem russischen Physiologen Bogomolez. Wird von Tieren gewonnen, denen menschliche Milz- und Knochenmarks-Gewebsextrakte eingespritzt wurden. Die Wirksamkeit ist wissenschaftlich nicht erwiesen.

Bolustod: auch Bissentod; beim Verschlucken eines größeren Bissens (z. B. Gebiß, Fremdkörper, zu großes Nahrungsmittelstück) kann es zu einer Verlegung der Atemwege mit darauffolgendem reflektorischen Herz- und Atemstillstand und zur Erstikkung kommen.

Bombus m: Ohrensausen.

Bordetella: s. Bakterien*.

Borrelia, Borrelien: gramnegative* Spiralmikroben, Erreger der Plaut-Vincenti-Angina und des Rückfallfiebers.

Borrelia recurrentis: Erreger des Rückfallfiebers*. S. Abb. Seite 91.

Borrelia vincentii: verursachen zusammen mit einem Bakterium* (Fusubacterium Plaut-Vincenti) die sogenannte Plaut-Vincenti-Angina* (Fusospriochätose), eine der Diphtherie* ähnelnde Rachenerkrankung.

Borreliose: eine durch Zeckenbiß übertragene bakterielle Erkrankung. Diese führt von anfänglich vorübergehenden Hauterscheinungen bis zu schweren neurologischen und organischen Störungen im Spätstadium. Frühzeitige Diagnose und Behandlung können Spätschäden verhindern.

Borreliota variolae: Virus, Erreger der Pocken.

Botallismus: Sonderform der Embryokardie*.

Botulinus-Klostridien m: Clostridium botulinum, grampositive*, bewegliche, anaerobe Stäbchen. Sie bilden in Fisch-, Fleisch- und Gemüsekonserven sowie in geräucherten Fleischwaren äußerst gefährliche Giftstoffe, das sogenannte Botulinustoxin, welches hauptsächlich als Nervengift wirkt.

Botulismus m: die durch Botulismus-Klostridien* hervorgerufene Nahrungsmittelvergiftung. Das Gift wird von den Klostridien bereits in den Nahrungsmitteln gebildet. Allgemein bekannt auch unter der Bezeichnung »Wurst«- bzw. »Fleischvergiftung«, hauptsächlich jedoch durch Genuß verseuchter Konserven zustande kommend. Die Vergiftung führt nach 12 bis 72 Stunden zu schweren Seh-, Schluck- und Atemstörungen, die Todesrate beträgt bis zu 50 % infolge Atemlähmung. Behandlungsmöglichkeit mit dem spezifischen Botulismus-Serum, durch sofortige Magenspülung und Kreislaufunterstützung. Durch Erhitzen von Konservennahrung auf 100 °C über eine Zeit von 30 Minuten und insbesondere durch Nichtverwertung von Konservendosen, die sichtlich durch entstehende Gasbildung aufgetrieben sind, ist wirksame Vorbeugung möglich.

Bougie f: Sonden* aus Kunststoff, Seide oder Metall zur Dehnung von verengten Kanälen, wie beispielsweise Mastdarm, Speiseröhre, Harnröhre.

Bougierung: Einführung von Sonden zum Zwecke der Dehnung.

Bowen-Krankheit: das Vorstadium (Carcinoma in situ*) eines in der Hautoberfläche befindlichen Karzinoms*, hohe maligne* Entartungstendenz. B. kann in das Bowen-Karzinom übergehen mit den entsprechenden Kriterien eines bösartigen Tumors.

Bracherium n: Bruchband.

Brachialgie f: Armschmerz als Folge von Nervenquetschungen, z. B. an den Wurzeln des Plexus brachialis*, durch Halswirbelsäulenveränderungen.

brachialis: zum Arm gehörig.

Brachialislähmung: durch Schädigung des Plexus brachialis*, meist während der Geburt durch Quetschung oder Zerrung, Erb'sche Lähmung*.

Brachialneuralgie: Neuralgie* des Plexus brachialis*.

Brachybasie f: trippelnder Kurzschritt-Gang von Greisen als Folge von Hirn-Rückbildungsprozessen.

Brachydaktylie: vererbbare Kurzfingrigkeit.

Bradyarthrie f: langsames Sprechen, häufig mit Zerhacken von Silben und längerem Absetzen zwischen Silben und Wörtern; Anzeichen für Kleinhirnerkrankungen, z. B. bei Multipler Sklerose*.

Bradykardie f: Verlangsamung der Herztätigkeit mit einer Pulsschlagfolge von weniger als 55 Schlägen pro Minute.

Brand: Gangraen*.

Brandblasen: entstehen bei Verbrennungen 2. Grades, aber auch bei Verätzungen und Strahlenschädigungen (Röntgen, Sonne), infolge von Flüssigkeitsbildung in der Unterhautschicht und damit verbundener Lösung der obersten Hautschicht.

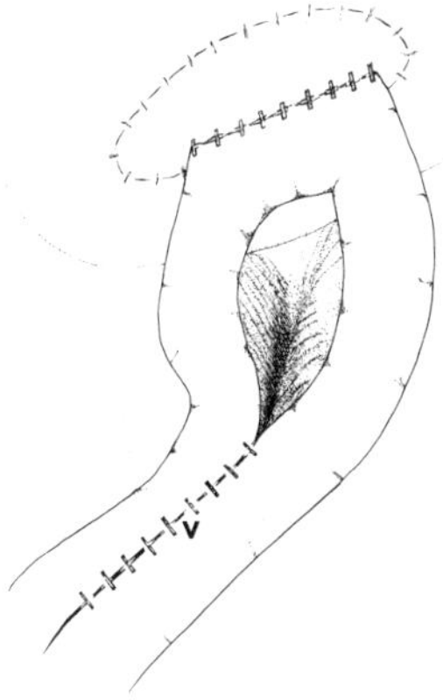

Braun-Anastomose

Braun-Anastomose: Bei operativen Verbindungen von Magen- und Darmteilen wird zur Vermeidung des u. U. lebensbedrohlichen Kurzschlußkreislaufs Magen-Darm-Magen eine direkte Verbindung zwischen den beiden Schenkeln der mit dem Magen verbundenen Darmschlingen (V) hergestellt.

Braunnesseln: s. Mastozytose*.

Brandnarbenkarzinom: verhältnismäßig oft vorkommender Krebs, der aus alten Brandnarben hervorgeht.

Brechakt: peristaltische* gegenläufige Magenbewegungen, die unter gleichzeitigem Verschluß des Magenpförtners und mittels Bauchpresse, Zwerchfelldruck und Druck im Brustraum die Speisen über die Speiseröhre wieder heraufbefördern.

Brechdurchfall: akute Entzündung der Magen- und Darmschleimhaut (Gastroenteritis*), die mit Erbrechen und Durchfall einhergeht und durch chemische oder Bakteriengifte hervorgerufen wird.

Brechmittel: Emetica remedia, Stoffe, die künstlich Erbrechen hervorrufen; insbesondere Trinken von warmem Wasser und das Medikament Apomorphin.

Brechzentrum: für die Auslösung des Brechaktes verantwortliche Bündelung von Nervenzellen im Gebiet des verlängerten Marks* und des Rautenhirns.

Breitbandantibiotikum, Breitspektrumantibiotikum: auf eine größere Anzahl von Bakterienarten gleichzeitig wirkendes antibiotisches Heilmittel.

Bremsen: Tabaniden, blutsaugende Stechfliegen, gelegentlich Krankheitsüberträger.

Bremsstrahlung: die energiereichste Strahlung, die therapeutisch noch verwendet werden kann; sie wird von Elektronenschleudern* und Linearakzeleratoren (Zyklotron*, Metadron*) erzeugt.

Brennwert: von Nahrungsstoffen, s. Verbrennungswärme*.

Brillenhämatom n: typischer Bluterguß im Bereich der Augenlider, kann Folge harmloser Verletzungen sein, ist aber häufig Hinweis auf Schädelbasisbruch*.

Brock-Operation: Sprengung von Verwachsungen bei Herzklappenverengung mit dem Finger (Herzchirurgie*).

Bromvergiftung: meist hervorgerufen durch übermäßige Medikation mit Brompräparaten. Die chronische B. wird auch als Bromismus bezeichnet.

Bronchialadenom: Karzinoide* und Zylindrome* der großen Bronchien.

Bronchialasthma: s. Asthma bronchiale*.

Bronchialdrüsen: s. Bronchiallymphknoten*.

Bronchialfistel: s. Bronchusfistel*.

bronchialis: zu den Bronchien* gehörend.

Bronchialkarzinom: Krebs, der von den Bronchien ausgeht. Ungünstig verlaufender Krebs, der schnell wächst und frühzeitig metastasiert. Häufig zu spät erkannt, da die Symptome am Anfang meist verschleiert sind und häufig als sogenannter Raucherkatarrh abgetan werden. Der typische Verlauf erfolgt in fünf Stadien (nach Anacker), s. Abb. Seite 95 f. Frühsymptome sind ein trockener Reizhusten, der besonders nachts auftritt, sehr wenig Auswurf, der häufig faserige Blutbeimengungen zeigt, und ein mäßig dumpfer, gelegentlich auch bohrender Schmerz hinter dem Brustbein und/oder im Rücken. Zur Diagnostik ist die Röntgenuntersuchung die wichtigste Methode, die auch eine frühzeitige Erkennung möglich macht. Ebenso sollte bei Verdacht der Auswurf untersucht, eine Lungenszintigraphie und gegebenenfalls eine Bronchographie durchgeführt werden.

Bronchialsystem: s. Abb. Seite 97.

Bronchiektasen: nicht rückbildbare Erweiterung der Verästelungen der Bronchien. Rund 1/4 dieser Erkrankungen ist angeborene Fehlbildung, 3/4 der Erkrankungen werden im Laufe des Lebens erworben. Ursachen sind Infektionen wie Masern* und Keuchhusten im Kindesalter, dann Tuberkulose*, Aspiration* von Fremdkörpern, Lungenentzündung, Lungenabszesse, zystische Fibrose*, Mukoviszidose* und Empyem*. Typisch ist der schleimige bis eitrige Auswurf, insbesondere am Morgen (maulvolles Sputum).

Bronchiolen: Bronchuli, die kleineren Verzweigungen von Luftröhrenästen.

Bronchitis: Katarrh der Bronchien durch Entzündung der Schleimhäute. Häufige Begleiterscheinung bei Erkältungen, Infektionen oder chemischen Reizungen als akuter Zustand. Eine Sonderform ist die sogenannte Stauungs-B. infolge mangelhafter Lungendurchblutung bei Herzkranken. Die chronische B. entwickelt sich entweder aus einer nicht ausgeheilten akuten B. oder infolge länger einwirkender chemischer bzw. mechanischer Reize, allergischer Erkrankungen oder durch Stauungszustände im Lungenkreislauf bei Herzinsuffizienz.

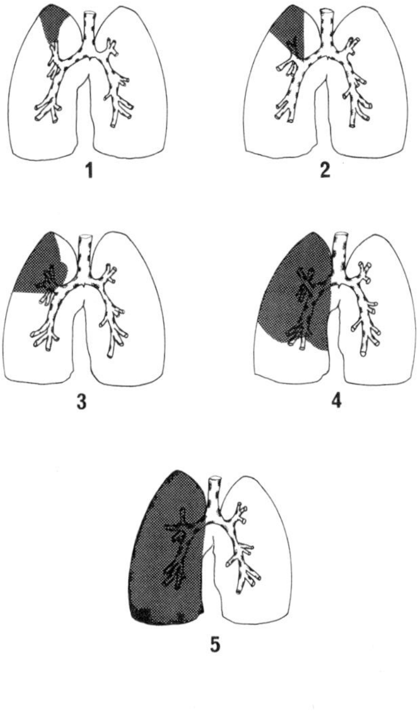

Bronchialkarzinom:
1. Stadium: auf einen Kegelausschnitt (Segment) beschränkt, keine Metastasierung in Drüsen oder fernliegende Organe, kein Einbruch ins Mediastinum*;
2. Stadium: Ausdehnung auf mehrere Segmente, evtl. Drüsenmetastasen, keine Fernmetastasen, kein Einbruch ins Mediastinum;
3. Stadium: Übergriff auf einen Lungenlappen mit Lymphdrüsenmetastasen, kein Einbruch ins Mediastinum, keine Fernmetastasen;
4. Stadium: Wucherung über die Lappengrenze hinaus und ins Mediastinum, zahlreiche Lymphknotenmetastasen, keine Fernmetastasen;
5. Stadium: Infiltration mehrerer Lappen und ins Mediastinum übergreifend sowie Lymphknoten- und Fernmetastasen.

Die häufigsten *Erscheinungsbilder des Bronchialkrebses* nach Linder und Grunze sind: (1) Wachstum an einem Brochienabgang mit Infiltration in die Innenhohlräume der Bronchien, (2) eigenständiger Rundherd, (3) Ausbildung einer Krebsgeschwulst-Kaverne*, (4) in die Brustwand einwuchender, auf der Pleura* anliegender Tumor, (5) ein ganzes Segment erfassender Tumor, (6) Atelektase*, die oft im Röntgenbild hinter dem Herzschatten verborgen bleibt, (7) Bronchiektasen*, die sich sekundär bilden, (8) Tumor in der Nähe der Pleura, der zu einem Erguß führt, (9) sich auflösender Tumor mit Abszeßbildung, (10) Segmenttumor mit Abszeßbildung, (11) Emphysem*-Bildung als Folge fehlender Ventilation durch Bronchienverschluß, (12) und (13) Tumoreneinbrüche ins Mediastinum*, (14) Befall von Lymphknoten im Mediastinum, (15) Tumoreinbruch in die Speiseröhre, (16) Tumoreinbruch ins Perikard*.

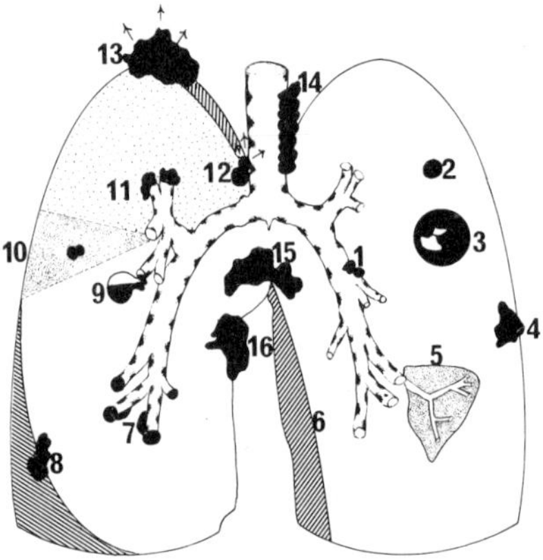

Bronchographie: röntgenbildliche Darstellung des Bronchialsystems mittels Injektion eines Kontrastmittels.

Broncholith: Bronchialstein.

Bronchopneumonie: häufig Folge einer Bronchitis, führt zur zusammenhängenden entzündlichen Infiltration* des Lungengewebes.

Bronchoskopie: direkte Betrachtung der Bronchien mit Optiken und Beleuchtung unter Zuhilfenahme von Metallrohren, die in die Bronchien eingeführt werden.

Bronchospasmus: Bronchialmuskelkrampf bei Asthma bronchiale*.

Bronchotomie: operative Eröffnung von Bronchien zur Entfernung gutartiger Geschwülste.

Bronchus m: Verzweigung der Luftröhre.

Bronchusfistel: Fistelgänge vom Bronchus nach innen zu Hohlorganen oder zur Pleurahöhle oder nach außen an die Oberfläche als Folge von eitrigen Entzündungen, Verletzungen, Pleuraempyem*, Lungenechinokokkus*.

Bronchusstenose: Verengung des Bronchus*.

Bronzediabetes: blau- bis braungraue Pigmentverfärbung der Haut durch Ablagerung von Eisen aus zerstörten Erythrozyten als Folge einer Hämochromatose* mit Eisenablagerung in der Bauchspeicheldrüse und gleichzeitigem Begleit-Diabetes*.

Bronzekrankheit: s. Addison-Krankheit*.

Brot-Einheit: BE, auch Weißbrot-Einheit genannt; Wertangabe des Kohlenhydratgehaltes von Nahrungsmitteln; jene Gewichtsmenge, in der 12 g Glukose enthalten sind, z. B. 20 g Weißbrot; wichtig in der Diätbehandlung des Diabetes*.

Brucellose: Sammelbegriff für anzeigepflichtige Infektionskrankheiten, deren Erreger durch direkten Kontakt oder den Genuß von Milch von Rindern, Ziegen, Schafen und Schweinen auf den Menschen übertragen werden. Die bekanntesten Erkrankungen sind die Bang-Krankheit* und das Maltafieber*.

Bruch:

1. Knochenbruch, s. Fraktur*,
2. Eingeweidebruch, s. Hernie*.

Brucheinklemmung: wenn Darmschlingen oder Teile des Netzes* in einen Bruchsack eintreten und dort so eingeschnürt werden, daß sie nicht mehr in die Bauchhöhle zurückgleiten können. Es besteht dann die Gefahr eines Darmverschlusses oder eines Eingeweidebrandes. Sofortige ärztliche Behandlung ist erforderlich.

Brücke, Pons: Abschnitt des Hinterhirns zwischen den Hirnschenkeln und dem verlängerten Mark*.

Brückenwinkel: s. Kleinhirnbrückenwinkel*.

Brudzinski-Reflex, kontralateraler: Wenn bei starker Beugung von Knie- und Hüftgelenk in Rückenlage Mitbeugung des anderen Beines erfolgt, so kann das als Symptom einer Hirnhautentzündung* gewertet werden.

Brudzinski-Nackenzeichen: Wenn man den Kopf eines Kindes nach vorne beugt und dabei automatisch Mitbeugung von Ellbogen und Beinen erfolgt, kann das ein Zeichen für Hirnhautentzündung* sein.

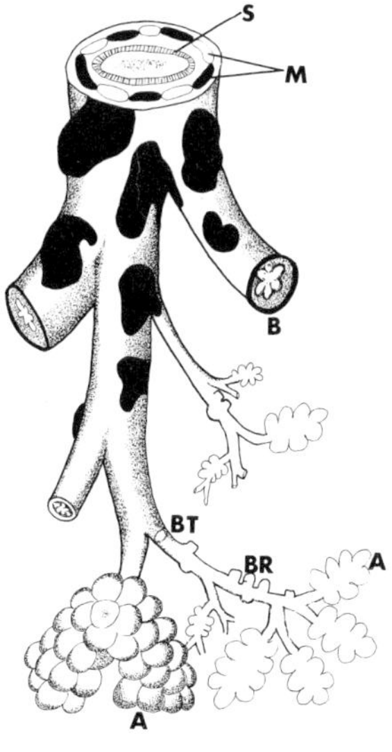

Bronchialsystem: Die Luftröhrenwandungen bestehen aus dichtem Bindegewebe, in das glatte Muskulatur (M) eingelagert ist. Innen sind sie mit einer Schleimhaut (S) ausgekleidet. In das Bindegewebe eingebettet sind Bronchialdrüsen, die Schleim absondern. Außen sind zur Versteifung Knorpelplättchen aufgelagert. Bei der Aufzweigung der Bronchien in Bronchiolen (B) verliert die Schleimhaut die direkte Verbindung mit der Außenwandung, legt sich in längliche Falten und erscheint deshalb im Querschnitt sternförmig. Das Atmungsepithel bildet sich zu einem einschichtigen, flimmernden Zylinderepithel* aus. Die Bronchiolen gehen in die Bronchioli terminalis (BT) und in Endaufzweigungen, die sog. Bronchioli respiratorii (BR), über, aus denen die Alveolen* (A) hervorgehen.

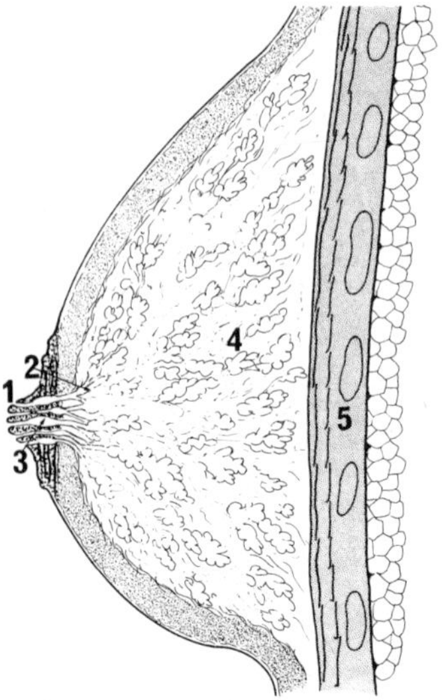

Brustdrüse: Die Abb. zeigt einen Schnitt durch die weibliche Brust einer geschlechtsreifen, nicht stillenden Frau.
(1) Brustwarze mit Ausführung der Milchgänge (2), die sich zu den Milchsäcken (3) erweitern. Der eigentliche Drüsenkörper (4) wird aus 12–20 kegelförmigen Lappen gebildet, der vom Fettkörper und von Bindegewebssträngen durchzogen wird. Bindegewebsstränge und Fettkörper bilden das eigentliche Stützgewebe und bestimmen Größe und Form der Brust. Die Brustdrüse liegt direkt auf dem Brustmuskel (M. pectoralis); (5) auf. Das Drüsengewebe ist hormonellen Einflüssen während des Menstruationszyklus*, der Schwangerschaft* und der Stillperiode unterworfen.

Brunsthormon: s. Follikelhormon*, Östrogen*.
Brustbein: Sternum.
Brustdrüse: Glandula mammaria, s. Abb. oben.
Brustdrüsenentzündung: s. Mastitis*.
Brustfell: s. Pleura*.
Brustfellentzündung: s. Pleuritis*.
Brustgang: Ductus thoracicus.
Brusthöhle: Cavum thoracis.
Brustkorb: Thorax. S. Abb. Seite 99.
Brustkrebs: s. Mammakarzinom*.
Brustmuskeln: Musculi pectorales.
Brustwandableitung: Begriff aus der Elektrokardiographie; eine Elektrode wird in üblicher Weise an Armen und Beinen angelegt, die andere herznah an genau bestimmten Punkten der Brustwand.
Brustwarze: Mamille.
Brustwirbel: die 12 Wirbel im Bereich des Brustkorbes.
Brutschrank: elektrisch temperierbarer Schrank mit genau einstellbarer Innentemperatur, findet Verwendung zur Züchtung von Mikroorganismen.
Bubonen: Entzündung und Schwellung von Lymphknoten, insbesondere bei Geschlechtskrankheiten und bei Pest.
Bubonenpest (Drüsenpest): s. Pest*.
Bubonulus m: kleine, gelegentlich aufbrechende Abszesse am Penis*, Vorkommen bei Ulcus molle*.
Bucca f: Backe, Wange.
Büffelnacken: Nackenverdickung bei der Cushing-Erkrankung*.
bulbär: auf das verlängerte Mark* bezogen.
Bulbärparalyse: Lähmung jener motorischen Hirnnerven, deren Keime im verlängerten Mark* liegen.
Bulbourethraldrüsen: zitronenkerngroße Drüsen, beidseits der männlichen Harnröhre, sondern einen schwach alkalischen Schleim ab.
Bulbus m: zwiebelförmige Organteile oder Organe, z. B. B. aortae, B. duodeni, aber auch B. oculi.

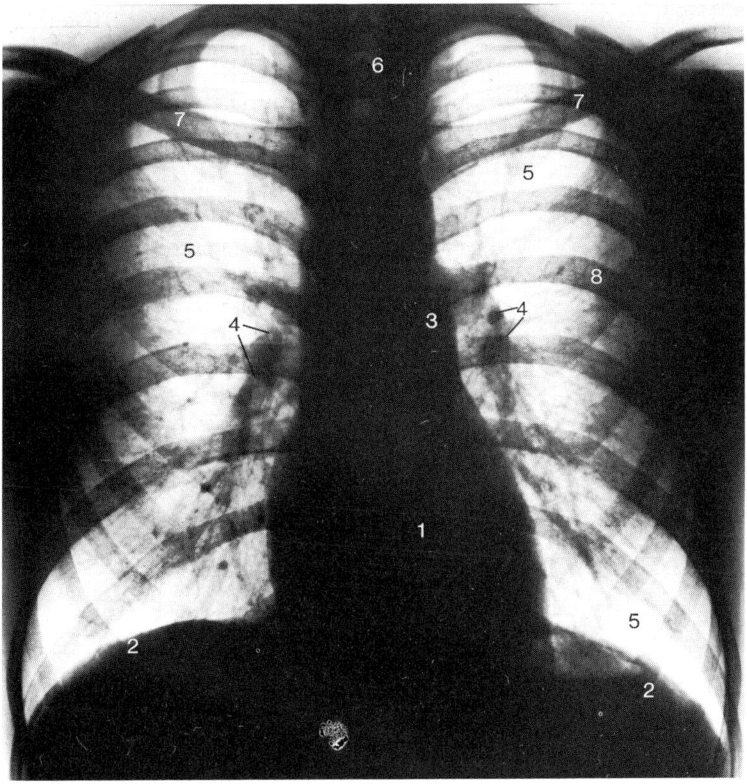

Thoraxübersicht – Röntgenaufnahme eines gesunden Jugendlichen.
Die Organe sind noch normal in Form, Lager und Projektion. Mit zunehmendem Alter wird das Herz (1) vergrößert und sitzt dann breitbasig auf dem Zwerchfell (2) auf. Der Aortenknopf (3) springt dann deutlich vor, das im Querschnitt projizierte Gefäß- und Luftröhrenband (4) erscheint dann durch Erweiterungen und Einlagerungen wesentlich vergrößert und verdichtet. Die Lunge (5) des Erwachsenen weist häufig aufhellende Verschattungen als Zeichen überstandener Infekte, Erkrankungen oder Umweltschädigungen auf. Gut sind auf dieser Aufnahme Wirbelsäule (6), Schlüsselbein (7) und Rippen (8) dargestellt.

Bulimie: Heißhunger.
Bulla: die Blase; bezieht sich auf Auftreibungen der Haut durch Füllung mit Blut, Eiter oder Gewebeflüssigkeit.
Bundesgesundheitsamt: auch **BGA**, selbständige Bundesbehörde des Ministeriums für Jugend, Familie, Frauen und Gesundheit. B. überwacht alle medizinischen Aufgabenbereiche (z. B. Forschung, Medikamentenentwicklung und -überwachung, Seuchengesetze usw.).

Bundesseuchengesetz: zur Bekämpfung und Verhütung von übertragbaren Krankheiten (18.7.1961); s. Seuchenbekämpfung*.

Bundessozialhilfegesetz: regelt Ansprüche Bedürftiger auf Hilfe, auch Gesundheitshilfe, durch die dafür vorgesehenen staatlichen Leistungsträger (Sozialamt usw.).

Burkitt-Lymphom (auch »epidemisches Lymphom«): fast ausschließlich bei Kindern und Jugendlichen vorkommender, sehr bösartiger Lymphknotenkrebs, zuerst im Gesicht und am Hals auftretend, dann auch innere Organe und Knochenmark befallend; rapider, oft rezidivierender* und tödlicher Verlauf. Durch das Virus werden B-Lymphozyten zu praktisch unbegrenztem Wachstum angeregt. Beziehung zu Nasen-Mund-Rachen-Karzinomen in Endemiegebieten wahrscheinlich. **Erreger:** Epstein-Barr-Virus* (s. Viren). **Übertragung:** Speichel, direkter Kontakt, wobei in durchseuchten Gebieten 90 % der Erwachsenen Träger des Virus sind, jedoch über Antikörper verfügen, die den Ausbruch der Krankheit verhindern. **Vorkommen:** Afrika und Asien.

Bursa: Beutel, Tasche.

Bursitis f: meist durch stumpfe Verletzungen hervorgerufene Schleimbeutelentzündung.

Bursolith: Ablagerungskörper, der durch chronische Entzündungen im Schleimbeutel gebildet wird.

Bursotomie f: operative Eröffnung des Schleimbeutels.

Buschfleckfieber: endemisch* vorkommende Abart des Fleckfiebers* in Südostasien = Milbenfleckfieber = Tsutsugamushi-Fieber.

by-pass: Überbrückung verstopfter Gefäßabschnitte durch Einpflanzung von Kunstgefäß-Zwischenstücken.

Bypass-Operation: Gefäßumgehungs-Operation; z. B. wird durch die Entnahme von Beinvenen und die Übertragung (Transplantation*) auf das geschädigte Herzkranzgefäß eine Wiederherstellung der Blutversorgung des Herzens nach Herzinfarkt* gesichert.

C

C: Abkürzung für Grad Celsius, Symbol für Kohlenstoff (Carbonicum).

Ca:

1. Abkürzung von Karzinom (Krebs);
2. chemisches Zeichen für Kalzium.

Caecum n: s. Coecum*.

Caisson-Krankheit: Dekompressionskrankheit bei Tauchern, die zu schnell aus größeren Tiefen auftauchen, Berufskrankheit.

Calcaneus m: Fersenbein, s. Abb. Seite 178.

Calculus m: Steinchen.

Callositas f: harte Hautverdickung infolge Vermehrung der Hornzellen, Schwiele*, Clavus*.

Calor m: Hitze, eines der Hauptsymptome von Entzündungen*.

Calvaria f: das knöcherne Schädeldach.

Calvus m: der Kahlkopf.

Calx m: Kalk f.: die Ferse.

Calymmatobacterium granulomatis: Kapselbakterium, Erreger der tropischen Geschlechtskrankheit Granuloma venerum inquinale*.

Camera f: Kammer, z. B. C. oculi = Augenkammer.

Campylobacter: s. Bakterien*.

Canabis indica: indischer Hanf; aus ihm wird Haschisch* (Marihuana), ein Rauschgift, gewonnen. S. Drogenmißbrauch*.

Canaliculus m: kleiner Kanal, anatomischer Begriff.

Canalis: Kanal, Röhre, anatomischer Begriff.

Cancer: Krebs, bösartiger Tumor*.

Cancer en cuirasse (franz.): die unbehandelte Endform des Brustkrebses (Mammacarcinom*), auch »Panzerkrebs«, meist auf beide Brüste übergreifend.

Candida albicans: Sproßpilz, der wichtigster Erreger der Candidamykose*.

Candidamykose = Soor: übertragbare Pilzerkrankung durch Candidahefen. Meist örtlich beschränkte Infekte, z. B. Soorerkrankung des Mund-Rachen-Raumes, können bei schwacher Abwehrlage des Körpers aber auch zu Organ- und Systemmykosen* ausarten. Besondere Gefährdung bei hochdosierter und/oder lange dauernder Antibiotikatherapie.

Caninus: der Eck- oder Augenzahn.

Capillus m: Kopfhaar.

Capitulum: das Köpfchen, anatomischer Begriff.

Capsula f: die Kapsel, anatomischer Begriff.

Caput m: der Kopf, speziell für den Gelenkkopf gebräuchlich.

Caput obstipum: Schiefhals; andauernde Seitenneigung des Kopfes; Krankengymnastik, Operation.

1. bei Schädigung des Kopfnickermuskels (meist angeboren);
2. durch erworbene narbige Verziehungen im Hautgebiet des Halses;
3. durch Verletzungen der Halswirbelsäule.

Carcinoma in situ: Vorstufe des Karzinoms*, auch als Frühkarzinom beschrieben. Es erfüllt die Kriterien der Zellveränderungen eines Karzinoms*, überschreitet aber noch nicht die Grenzen des Zellverbandes, von dem es ausgeht. Die Dauer bis zur echten Krebserkrankung kann unterschiedlich lang sein. Erst beim Überschreiten der Zellverbandsgrenzen und Einwuchern in umliegende Strukturen spricht man von Krebs.

Carcinosis f: Ausschwemmung von Krebs-Metastasen* in den gesamten Organismus.

Cardia f: Herz, im anatomischen Sprachgebrauch Mündungsstelle der Speiseröhre in den Magen.

cardialis: kardial, zum Herzen gehörend.

Carpus m: Handwurzel.

Cartilago f: Knorpel.

Cartilago articularis: Gelenkknorpel.

Caruncula f: Fleischwarzen aus Gefäßen und Bindegewebe.

Casus m: der Fall, medizinisch der Krankheitsfall.

Cataracta f: s. Katarakt*.

Catgut n: Katgut, aus Hammeldarm gewonnenes chirurgisches Nähmaterial, das sich während der Wundheilung auflöst und resorbiert* wird.

Cauda f: Schwanz.

caudalis: schwanzwärts, anatomische Orientierung nach dem Steiß zu.

Causa f: Ursache.

Cave: (lat.) = Vorsicht! – Beachte!

Caverna: Hohlraum, auch Kaverne.

cavernosus: hohlräumig.

Cavum n: Höhle, Hohlraum.

cavus: hohl.

Cella f: Zelle, Kammer.

Centrosom n: s. Zentralkörperchen*, Zentriol.

Cephalaea f, **Cephalagia** f: Kopfschmerz.

cephalicus: zum Kopf gehörig.

Cerebellum n: Kleinhirn*.

cerebrospinalis: zu Gehirn und Rückenmark gehörig.

Cerebrum n: Gehirn, speziell das Großhirn.

Ceredi m: Arzneimittelstäbchen zum Einführen in Fisteln oder Harnröhre.

Cerumen n (Zerumen): Ohrenschmalz.

Cervicitis f: Schleimhautentzündung im Muttermundkanal.

Cervix f: Hals, Nacken.

Cervix uteri: Gebärmutterhals.

Cestodes m: Klasse der Bandwürmer.

Chalasie f: Erbrechen ab den ersten Lebenswochen, das durch aufrechte Haltung oder Schräglage zu beheben ist und dessen Ursache ein nichtschließender Magenpförtner ist.

Chalazion n: Hagelkorn. Eine mit Sekretstauung vergesellschaftete Entzündung der Meibom-Drüsen* am Augenlid. Zurückbildung kommt vor, ist aber selten. Normalerweise ist die operative Entfernung notwendig.

Chalodermie f: Faltenhaut; Ausbildung von sehr großen Hautfalten als Folge von Verlust elastischer Fasern in den unteren Hautschichten.

Chaoul-Nahbestrahlung: Spezialform der Röntgenbestrahlung, wobei die Anode so nahe wie möglich an den zu behandelnden Herd herangeführt wird. Durch raschen Abbau der wirksamen Dosis mit zunehmender Eindringtiefe wird eine ähnliche Wirkung erzielt wie bei der Radium-Kontaktbestrahlung, was eine weitgehende Schonung des gesunden Gewebes bedeutet. Diese Strahlentherapieform wird hauptsächlich in der Laryngologie*, Gynäkologie* und Dermatologie* angewandt.

Charakter: Wesensart, Persönlichkeitsmerkmale.

Cheilitis f: Entzündung der Lippen bei Herpes* labialis, Ekzemen*, Skrofulose*, aber auch bei syphilitischem Primäreffekt*.

Cheiloplastik: Lippenplastik, chirurgischer Eingriff zum Verschluß von Lippendefekten.

Cheiloschisis f: Lippenspalte*, Hasenscharte.

Chemorezeptoren: spezielle Gewebszellen oder Nervenendzellen, die auf Veränderungen im sie umgebenden chemischen Milieu reagieren können. Als Beispiele seien angeführt:

1. die den Geschmack auf der Zunge wahrnehmenden;
2. den Geruch in der Nase und im Gaumen wahrnehmenden;
3. die das Blutgefäßsystem entsprechend dem Sauerstoff- und Kohlensäuregehalt des Blutes beeinflussenden C.

Chemosis: Schwellung der Konjunctiva* des Augapfels durch Vermehrung der Gewebsflüssigkeit.

Chemotherapie: von Paul Ehrlich geprägter Begriff, unter dem man heute spezifische Behandlungsmöglichkeiten versteht, durch welche im menschlichen und tierischen Organismus die Abtötung oder Hemmung von Infektionserregern, Parasiten und Tumorzellen möglich ist, ohne dabei die körpereigenen Zellen gefährlich oder nachhaltig zu schädigen. Chemotherapeutische Arzneimittel sind Antibiotica*, Antimycotica*, Sulfonamide* und Zytostatica*. Kennzeichnend für chemotherapeutische Substanzen ist, daß sie über das Blut direkt zur Wirkung kommen. Neben den angeführten C.-Methoden sind noch zu erwähnen: chemische Mittel, die gegen Wurm- und Protozoen*-Infektionen wirksam sind, chemische Substanzen, welche die Abwehrkräfte des Körpers mobilisieren (z. B. Wismut- und Antimonpräparate).

Cheyne-Stoke-Atmung: flache Atmung, die periodisch nach etwa 20 Atemzügen bis zu 1 1/2 Minuten aussetzt und dann mit tiefem, stoßartigem Atmen wieder einsetzt. Der Vorgang wiederholt sich periodisch. Zeichen für schwere Schädigung des Atemzentrums im Endstadium verschiedener Gehirn-, Herz- und Nierenerkrankungen.

Chiasma fasciculorum opticorum: die Sehnervenkreuzung.

Chiragra n: Gicht* des Handgelenks.

Chiromegalie: Tatzenhand.

Chiropraxis: Wiedereinrichtung von verschobenen Wirbelgelenken durch spezielle Handgriffe.

Chirotherapie: die Weiterentwicklung chiropraktischer Behandlungsmethoden zur Mobilisierung erkrankter Gelenke.

Chirurgie f: abgeleitet von »mit der Hand arbeiten«, die operative Disziplin der medizinischen Wissenschaft.

Chirurgie, ästhetische (früher auch kosmetische C. genannt): operative Korrektur von Gestalt und Aussehen entstellender Gewebe.

Chirurgie, plastische: operative Wiederherstellung der Funktion bei Unfallverletzungen, angeborenen oder erworbenen Körperschäden.

Chlamydia: s. Bakterien*.

Chlamydia oculogenitale: Erreger der Einschlußblennorrhoe* (Paratrachom*-Virus).

Chlamydia trachomatis: Trachomvirus, Erreger des Trachoms*.

Chloasma n: Melasma; braune Hautflecken, z. B. Ch. cachecticorum, bei Kräfteverfall infolge schwerer Erkrankungen auftretende braune Hautflecken, Ch. hepaticum, bei chronischen Lebererkrankungen auftretende braune Flecken an den Wangen und in der Augenumgebung, Ch. uterinum, braune Flecken im Gesicht schwangerer Frauen bei bestehender Nebenniereninsuffizienz.

Chlor: Gas. Halogen*.

Chloroleukämie f: rasch zum Tod führende Form der akuten myeloischen Leukämie*.

Chlorom n: besonders bösartige Geschwulstbildungen an Knochen, die in Vergesellschaftung mit akuten Leukämien* im Kindesalter auftreten.

Chlorophyll n: der grüne Farbstoff in den Blättern von Pflanzen. Er ist verwandt mit dem Eisenkomplexsalz des Blut-Hämoglobin*s und der Atemenzyme.

Chlorose f: veraltete Begriffsdefinition = Bleichsucht. Nach heutigen Begriffen handelt es sich dabei um eine Eisenmangelanämie*.

Choanen f: die Öffnungen der Nasenhöhlen gegen den Rachenraum.

Cholämie f: Übertritt von Gallenfarbstoffen, Gallensäure und Stoffwechselendprodukten aus der Leber in das Blut.

Cholangioenterostomie f: Operation zur Verbindung von Gallengängen und Darm, wird durchgeführt bei Abflußbehinderungen am Eingang des Gallengangs in den Zwölffingerdarm.

Cholangiographie f: röntgenologische Darstellung der Gallenwege mit Hilfe von Jodkontrastmitteln.

Cholangiom: gutartige Gallengangsgeschwulst.

Cholangiozystographie f: röntgenologische Darstellung der Gallenwege und der Gallenblase durch intravenöse Injektion von Kontrastmitteln. Grundsätzlich sollte vor einer C. eine Cholangiographie durch orale* Einnahme eines Kontrastmittels erfolgen, weil so die doch risikobehaftete intravenöse Injektion in den meisten Fällen nicht notwendig ist.

Cholangitis f: vom Darm oder von der Gallenblase her aufsteigende Entzündung der Gallenwege.

Cholaskos m: Gallenansammlung in der freien Bauchhöhle, meistens vergesellschaftet mit Aszites*.

Choledochoduodenostomie f: Operation zur Verbindung von Gallenausführungsgang und Zwölffingerdarm.

Choledochoskopie f: Spiegelung des Gallengangs mit einem speziellen Endoskop*.

Choledochotomie: Gallengangseröffnung.

choledochus: mit Galle zusammenhängend; Ductus ch. = Gallengang.

Choleenteroanastomose f: Verbindung von Gallenblase und hochgelegener Dünndarmschlinge.

Cholegraphie: bezeichnet verschiedene Röntgenverfahren zur Darstellung der Gallenblase und der Gallenwege.

Cholelithiasis f: Gallensteinleiden. Ein hoher Prozentsatz der Bevölkerung hat Gallensteine, ohne daran zu erkranken. Gallensteine führen nur dann zu Krankheitsbildern, wenn sie eine Entzündung der Gallenblase verursachen oder Gallengänge verlegen (Verschlußikterus*). Die Annahme, daß Gallensteine grundsätzlich als Auslösungsursache für einen Gallenblasenkrebs angesehen werden müssen, ist inzwischen als nicht zutreffend erkannt.

Cholelitholyse: Auflösen von meist cholesterin*-haltigen Gallensteinen mittels Medikament; z. B. Ursodeoxycholsäure.

Cholelithotripsie: Gallensteinzertrümmerung mit Ultraschallstoßwellen.

Cholera f: Gallenbrechruhr. Man unterscheidet die Ch. asiatica, die hauptsächlich durch Kot, Schmutz und Schmierinfektionen meist über Lebensmittel übertragen wird. Erreger sind Choleravibrionen*. Nach 12 bis 72 Stunden kommt es zu einer fieberhaften Darmentzündung mit »Reiswasserstühlen« und durch rasche Wasserverarmung zum Kreislaufversagen. Die Todesquote ist noch immer verhältnismäßig hoch. Vorbeugend helfen eine aktive Schutzimpfung mit Choleravakzinen sowie peinliche Trinkwasser-, Lebensmittel- und allgemeine Hygiene. Die Ch. nostras ist der bei uns heimische Brechdurchfall, eine Gastroenteritis*, welche zu choleraähnlichen Erscheinungen führt und durch Salmonellen* hervorgerufen wird. Die Ch. sicca ist eine Sonderform der asiatischen Ch., welche ohne Durchfälle zu Darmlähmungen führt und meist tödlich verläuft.

Choleratyphoid: in verschiedenen Fällen kommt es bei der Cholera zu einem typhusähnlichen Krankheitsverlauf.

Choleravakzine: durch Hitze getötete und mit Phenolzusätzen aufgeschwemmte Choleravibrionen* für Schutzimpfungen.

Choleravibrionen m: Erreger der Cholera, gramnegative Stäbchen in Form eines Kommas, die eine Geißel tragen und zur Familie der Spirillaceae gehören. Man unterscheidet das Vibriocomma, das Vibrio El Tor, das Vibrio proteus und das Vibrio metschnikowii.

Cholerese f: Gallenabsonderung, Bildungsstätte der Galle ist die Leber. Die Gallenblase dient zur Vorratshaltung von eingedickter Galle.

Cholestase f: Stauung von Gallenflüssigkeit in der Leber.

Cholesteatom n: Perlgeschwulst; ein Tumor, der von versprengter embryonaler* Haut abstammt. Bildet breigefüllte Zysten meist an der Hirnbasis, in den Hirnkammern, im Rückenmark und in den Schädelknochen.

Cholesterin n: ein Lipid*, ein ungesättigter, einwertiger Kohlenwasserstoff mit der Formel $C_{27}H_{46}O$. Das wichtigste tierische Fett, das im Blut und in allen Zellen, in der Galle und der Lymphe ungebunden oder als Fettsäureester vorkommt. Besonders stark cholesterinhaltig sind Gehirn, Rückenmark, Nerven, Bauchspeicheldrüse, Milz, Lunge und Nebenniere. Der Normalgehalt des menschlichen Blutes beträgt altersabhängig zwischen 160 und 230 mg % Gesamtcholesterin. Wird der Normalgehalt des Blutes deutlich überschritten, so spricht man von Hypercholesterinämie*. Dabei ist noch nicht restlos geklärt, ob Hypercholesterinämie durch zuviel mit der Nahrung aufgenommenes Ch. oder allein als Folge von

Stoffwechselstörungen entsteht. Sicher ist, daß bei Herz-Kreislauf-Erkrankungen und einer Anzahl sonstiger Erkrankungen eine Hypercholesterinämie einen Risikofaktor darstellt. Bisher bekannte Funktionen des Ch. sind Mitwirkung beim Fett-Transport, Schutz der Erythrozyten gegen auflösende Mittel und Veränderung der Durchlässigkeit an den Zellgrenzen. Ablagerungen von Ch. in der Gallenblase führen zu Cholesteringallensteinen, die fast ausschließlich aus Ch. bestehen.

Cholesterinämie: s. Hypercholesterinämie*, s. auch Cholesterin*.

Cholesterinspeicherkrankheit: s. Lipokalzinogranulomatose*.

Cholesterinsteine: Ablagerungen in der Gallenblase, die sich aus dem Cholesterin der Galle gebildet haben.

Cholezystektomie f: operative Entfernung der Gallenblase.

Cholezystitis f: Gallenblasenentzündung; die Erreger können aus der Leber, vom Darm oder über den Blutweg in die Gallenblase gelangen.

Cholezystoduodenostomie f: operativ hergestellte Verbindung zwischen der Gallenblase und Zwölffingerdarm (z. B. bei Verschluß des unteren Gallenausführungsgangs).

Cholezystogastroanastomose f: Verbindung zwischen Gallenblase und Magenabschnitt.

Cholezystographie f: röntgenphotographische Darstellung der Gallenblase unter Verwendung eines jodhaltigen Kontrastmittels, s. auch Cholangiozystographie*.

Cholezystopathie f: Gallenblasenleiden, im engeren Sinne Gallensteine und Gallenblasenentzündung.

Cholin: chemische Substanz, die für den Leberfettstoffwechsel unentbehrlich ist.

cholinergisch: funktioneller Begriff für die Wirkungsweise:

1. des parasympathischen Nervensystems,
2. der vor dem Ganglion* verlaufenden Fasern des Sympathikus*,
3. der markhaltigen motorischen Nervenfasern; bei allen ch. Anteilen des Nervensystems erfolgt die Übertragung von Reiz und Erregung durch Acetylcholin*.

cholopathisch: durch Gallenstauung hervorgerufene Zustände.

Cholurie f: Auftreten von Gallenfarbstoff im Harn.

Chondritis f: Knorpelentzündung.

Chondroblasten m: spezifische Zellen, welche den Knorpel bilden.

Chondrodystrophie f: Achondroplasie. Angeborene Krankheit mit Störungen der Verknöcherung des Skelettsystems. Die Folge ist ein Zwergwuchs mit normalem Kopf und Rumpf und sehr kurzen Extremitäten*.

Chondroklasten: Zellen, welche den Knorpel auffressen (phagozytieren*).

Chondrom n: gutartige Geschwülste aus Knorpelzellen. Sie neigen zu fettiger und schleimiger Degeneration mit Zysten*-Bildung; krebsige Entartung kommt vor.

Chondrosarkom n: eine Krebsgeschwulst, die sich aus embryonalem* oder reifem Knorpelgewebe entwikkelt.

Chorangiom n: gutartige Blutgefäßgeschwulst aus dem Zottenstroma des Mutterkuchens (Plazenta*).

Chorda f: die Saite, Darmsaite; aber auch der Strang.

Chorda dorsalis: Achsenorgan, das im frühembryonalen Stadium der Wirbeltiere zwischen Entoderm* und Medulla* angelegt wird; im Laufe der weiteren Entwicklung entsteht hieraus die Wirbelsäule.

Chordata n: Tierstamm, bei dem in der embryonalen Entwicklung eine Ch. dorsalis* angelegt wird. Hierher gehören vor allem die Wirbeltiere (Vertebrata).

Chorditis f: Entzündung der Stimmbänder, wird auch nicht ganz korrekt als Laryngitis (Kehlkopfentzündung) bezeichnet.

Chordom n: kleine, gelegentlich bösartige Geschwulst, aus Chordagewebe hervorgehend. Sitz ist meistens die Schädelbasis.

Chordotomie f: bei unerträglichen, medikamentös nicht beeinflußbaren Schmerzen wird die Vorderseite der Saitenstrangbahn* des Rückenmarks durchtrennt.

Chorea f: Veitstanz.

1. Chorea minor, infektiöse Nervenerkrankung, bei der es unter allgemeiner Muskelerschlaffung zu willkürlich nicht beeinflußbaren Zuckungen der Gliedmaßen und zum Grimassenschneiden kommt; oft begleitet von psychischen Veränderungen wie mangelnder Konzentrationsfähigkeit, depressiver Stimmungslage, allgemeiner Unlust, leichter Reizbarkeit. Die Krankheit dauert in der Regel 8 bis 12 Wochen, die Aussichten für eine Heilung sind günstig.
2. Chorea major (= Ch. chronica progressiva hereditaria), erblicher Veitstanz, der meist zwischen dem 30. und 40. Lebensjahr beginnt, chronisch verläuft und in der Schwere seiner Erscheinungen laufend zunimmt. Dabei kommt es zum allmählichen körperlichen Verfall und schließlich zu schweren Veränderungen der psychischen Persönlichkeitsstruktur (Demenz*).

Chorioidea f: Aderhaut, die mittlere Augenhaut, die sehr pigment*- und gefäßreich ist.

Chorioidalsklerose f: Sklerosierung der Aderhaut, deren Folgen schwere Sehstörungen sein können. Meist Alterserscheinungen, aber auch mit schweren allgemeinen Gefäßerkrankungen vergesellschaftet.

Chorioiditis f: Entzündung der Aderhaut.

Choriomeningitis f: Entzündung der Aderhirnhaut, hervorgerufen durch ein Virus, das bei Mäusen vorkommt und gelegentlich auf Menschen übertragen wird.

Chorion: die mittlere Eihaut, aus Mesoderm* und Trophoblast* der Eizelle entstanden, aus der sich die Chorionzotten* entwickeln. Aus den Ch. entwickelt sich im Laufe einer Schwangerschaft die Plazenta* (s. Abb. Seite 108).

Chorionepitheliom n: überschießende Bildung von Chorionzellen, die in die Gebärmuttermuskulatur wuchern und sehr häufig metastasieren*. In den meisten Fällen verläuft diese Erkrankung tödlich; spontan ausheilende Metastasen kommen vor, sind aber sehr selten.

Choriongonadotropin n: vom Chorionepithel gebildetes Hormon, welches die Funktion des Corpus luteum* übernimmt.

Chorionzotte: Eine voll ausgebildete Chorionzotte besteht aus einem bindegewebigen Zentrum, dem sog. Stroma (S), das von Haargefäßen (H) durchzogen und versorgt wird. Dieses Stroma wird von einer zweischichtigen Zellwand überzogen, und zwar außen von Synzytiotrophoblasten (SZ) und innen von der sog. Langhans-Schicht (L; Zytotrophoblasten). Die Synzytiotrophoblasten kleiden alle Hohlräume aus, in denen sich mütterliches Blut befindet, während in den Haargefäßen des Zottenstromas fetales* Blut fließt.

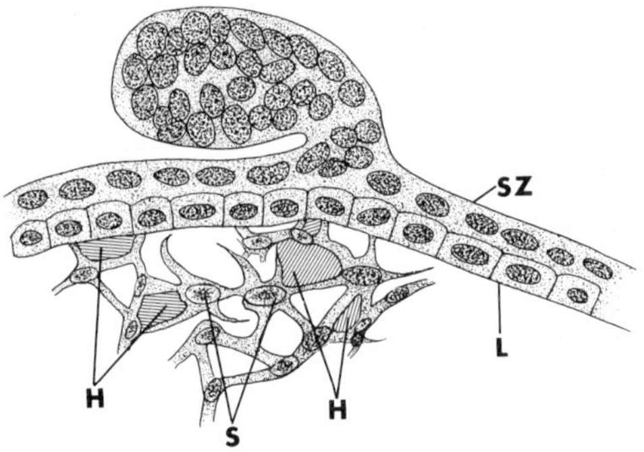

Chorionzotte: s. Abb. oben.
Chromatin: Zellkernsubstanz, die sich verschieden anfärben läßt.
chromatophil: leicht färbbar.
Chromatosis f: ungewöhnlich starke Pigmentierung* der Haut.
Chromhidrosis f: Absonderung von gefärbtem Schweiß (durch Ausscheidung chemischer Substanzen, z. B. Kupfer, Indigo, Eisen).
Chromoproteinniere f: eine akute Nephrose* als Folge einer plötzlichen Anhäufung großer Mengen von Blut- oder Muskelfarbstoff in den Nierenglomeruli*. Dabei kommt es zu Durchblutungsstörungen der Niere und als Folge zu akutem Nierenversagen mit Oligurie* und Anurie* und schließlich zum Nierenschock. Häufigste Ursachen sind Bluttransfusionen falscher Blutgruppen, Einwirkung blutzersetzender Giftstoffe, umfangreiche Zertrümmerungen von Muskulatur und schwere Infektionen.
Chromosomen: strukturelle Bestandteile des Zellkerns, die während der Zellteilung ausgebildet werden. In Zahl und Form sind sie für die verschiedenen Tierarten charakteristisch. Der Hauptbestandteil ist Desoxyribonukleinsäure (DNS)*; auf den Ch. sind die Erbanlagen (Gene) linear angeordnet. Sie sind Träger der genetischen* Informationen und des Schablonenvorbilds für die Reproduktion der Zellen. Sie sind in allen Körperzellen und in der befruchteten Eizelle doppelt als sogenannter diploider Chromosomensatz vorhanden, während sie sich (mit Ausnahme der geschlechtsbestimmenden X- und Y-Ch.) in den Keimzellen (Ei und Samenfaden) nach der Reifungsteilung* nur einfach als haploider Chromosomensatz finden (s. auch Proteinsynthese*).
Chromosomenaberration f: darunter wird eine durch Viren hervorgerufene Veränderung der Struktur von Ch. verstanden. Kann Ursache für Chromosomenmutation* sein.
Chromosomenmutation f: Sie kann durch Einwirkung von Zellteilungsgiften, bestimmten Viren, Röntgenstrahlen usw. hervorgerufen werden

und führt zur Änderung der Struktur von Ch. und kann so zur Ursache für anlage- und erbbedingte Krankheiten werden.

Chrysosis: Goldausschlag, graue bis violette Verfärbung der Haut nach zu hoch dosierter Injektion von goldhaltigen Medikamenten.

Chylangiektasie f: s. Lymphangiektase*.

Chylozele f: Hodenwasserbruch* mit fetthaltigem, trübem Inhalt bei Elephantiasis*.

Chylus m: Inhalt der Darmlymphgefäße; enthält die im Darm aufgenommenen Nahrungsstoffe und ist durch den Fettgehalt milchig-trüb.

Chymus m: der mit Magensaft vermischte Speisebrei.

Cicatrix f: Narbe.

Ciliata n: mit Wimpern ausgestattete, meist freilebende einzellige Lebewesen (Protozoen*), die häufig parasitieren*.

Cilium n: Augenwimper.

circinatus: kreisförmig.

Circulus: Kreis.

Cirrhosis f: s. Zirrhose*.

Cisterna: Wasserbehälter, Hohlräume des Hirns (z. B. Cisterna cerebri), die Hirnwasser (Liquor cerebrospinalis*) speichern.

Claudicatio m: Hinken.

Claudicatio intermittens: s. Hinken, intermittierendes*.

Claustrophilia f: krankhafter Zwang, sich einzuschließen.

Claustrophobia: krankhafte Furcht vor geschlossenen Räumen.

Clavicula f: Schlüsselbein.

Clavus m: das Hühnerauge; entsteht durch Wucherung der Hornzellen der Haut.

Clearance f: wörtliche Bedeutung »Reinigung«. Begriffsbestimmung für das Ausscheiden bestimmter Substanzen aus dem Blut. Z. B. renale oder Nieren-C. ist die Feststellung der Ausscheidung von Substanzen durch die Niere durch Messung der Harnkonzentration. Der C-Wert gibt jene Plasmamenge in ml an, welche von der zu untersuchenden Substanz pro Minute durch die Nierentätigkeit gereinigt wird.

Clostridium: s. Bakterien*.

Cochlea f: Schnecke, ein Teil des Innenohrs, s. Abb. Seite 424.

coeliacus: zur Bauchhöhle gehörend.

Coitus m: Beischlaf.

Coitus interruptus: Unterbrechung des Geschlechtsverkehrs vor dem Samenerguß.

Colitis: s. Kolitis*.

Collum n: Hals.

Colon: s. Kolon*.

Columna f: Säule, in Gebrauch für verschiedene anatomische Bezeichnungen, z. B. C. vertebralis = Wirbelsäule.

Coma: s. Koma*.

Combustio f: Verbrennung. Man unterscheidet vier Grade:

1. Rötung,
2. Bildung von Blasen,
3. absterbendes Gewebe (Nekrose*),
4. Verkohlung.

Commotio f: die Wirkung von Erschütterungen auf Organe, die zu zeitweiliger Funktionsstörung führen kann. S. Contusio*, Compressio*.

Commotio cerebri: Gehirnerschütterung. Typische Zeichen sind Bewußtseinsstörungen, Brechreiz bis Erbrechen, Kopfschmerz, retrograde Amnesie*.

Compliance: Bereitschaft, Einwilligung. a) Mitarbeitsbereitschaft des Patienten, vor allem bei therapeutischen Maßnahmen, b) **C.** der Lunge; Gradmesser ihrer Dehnbarkeit oder Elastizität.

Compressio f: starker Druck oder Quetschung von Geweben.

Compressio cerebri: Schädigung des Gehirns durch unmittelbaren Druck innerhalb des knöchernen Schädels. Hauptursachen sind:

1. Blutungen innerhalb der Schädelkapsel, z. B. nach Unfällen und bei Gefäßkrankheiten,
2. raumfordernde Tumoren,
3. Entzündungsprozesse,
4. übermäßige Ansammlung von Wasser (Hydrocephalus*).

Computer: elektronische Datenverarbeitungsanlage.

Computertomographie: abgekürzt **CT**; ist ein Computer*-gestütztes Verfahren in der Röntgendiagnostik, welches Schichtaufnahmen der zu untersuchenden Organstrukturen, z. B. des Bauchraumes, anfertigt. Sehr aussagekräftiges Diagnoseverfahren, welches außerdem kleine anatomische Strukturveränderungen erkennen läßt.

Computertomographie, cranielle: auch **CCT**, Schichtaufnahmen des Gehirns zum Ausschluß von Tumoren, Blutungen oder anderer Schädigungen.

con-: als Vorsilbe in der Bedeutung von »mit«, »bei«.

Concretio f: Verwachsung.

Concubitus m: Beischlaf.

Concussio: Erschütterung.

Condylomata acuminata: Feig- oder Feuchtwarzen, gutartige Epithel*-Tumoren viraler Ursache; die Übertragung erfolgt meist beim Geschlechtsverkehr.

Condylus m: Gelenkkopf, Gelenkfortsatz.

Confusio mentalis f: Verwirrtheitszustand.

congenitalis: angeboren, in der Gebärmutter durch Vererbung erworben.

Congressus m: Beischlaf.

conjugalis: ehelich.

Conjunctiva: s. Konjunktiva*.

Conjunctivitis: s. Konjunktivitis*.

connatalis: angeboren, während des Lebens in der Gebärmutter erworben.

Connectivitis: entzündliche Erkrankungen der quergestreiften Muskulatur, speziell auf rheumatischer Basis.

Constrictor: Schließmuskel an Körperöffnungen oder an Übergängen von Hohlräumen im Körperinnern, z. B. Speiseröhre-Magen-Darm.

Contagium n: Ansteckung, abgeleitet »kontagiös«.

Contusio f: die Quetschung (von Geweben), z. B. *Contusio cerebri* = Hirnprellung (ohne Durchbrechung der Dura Mater* = harte Hirnhaut*), *Contusio bulbi* = Augapfelprellung.

Conus m: Kegel.

Convulsio: Konvulsion, Erschütterung, Krampfanfall*.

Cor n: s. Herz.

Cornea: Kornea*.

Corona f: Kranz, Krone.

coronarius: zum Kranz gehörend, speziell die Herzkranzgefäße betreffend.

Cor pulmonale: Drucksteigerung des Lungenkreislaufs (Blutkreislauf*) durch Erkrankung der Lunge (z. B. Lungenfibrose*); dabei kommt es zu einer vermehrten Arbeit des rechten Herzanteils. Dies kann entweder akut* oder chronisch* auftreten. Solange die Herzfunktion den großen und kleinen Kreislauf noch ausreichend versorgt, spricht man von kompensiertem C. p.

Corpus n: pl. Corpora = Körper; vielfach auch gebraucht für anatomische Bezeichnungen.

Corpus luteum: Gelbkörper. Wird nach dem Eisprung aus dem geplatzten Follikel gebildet und produziert das Corpus-luteum-Hormon (Progesteron) und Östrogene*. Bei bestehender Schwangerschaft verhindert es die Kontraktion* des Uterus* und damit die Ausstoßung der Frucht und beeinflußt die Stoffwechselaktivität der Gebärmutter positiv. Kommt es nach dem Eisprung zu keiner Befruchtung, so bildet sich der Gelbkörper wieder zurück, und es kommt infolge von Gelbkörperhormonmangel zur Menstruation*. Das Gelbkörperhormon wird auch in der Plazenta*, den Hoden* und den Nebennierenrinden* gebildet. Es wirkt auf den Natriumhaushalt und den Aminosäurestoffwechsel.

Corrugator supercilii m: Runzelmuskel der Augenbraue.

Cortex m: Schale oder Rinde, hauptsächlich gebraucht für anatomische Begriffe.

corticalis: rindenwärts (im Gehirn) liegend.

Coryza f: Schnupfen.

Costa f: Rippe.

Coulomb: elektrische Maßeinheit = eine Ampère-Sekunde.

Coxa f: Hüfte.

Coxa plana: Mißverhältnis zwischen Hüftkopf und Gelenkpfanne.

Coxa valga: Vergrößerung des Schenkelhalsschaftswinkels über 125° (siehe Abb. unten).

Coxa vara: Verringerung des Schenkelhalsschaftswinkels unter 125° (s Abb. unten).

Coxiella: Rickettsien*; sternchenartige Bakterien, Erreger des Q-Fiebers.

Coxsackie-Viren: Erreger der aseptischen Virusmeningitis*, der Sommergrippe (3-Tage-Fieber), der Myalgia epidemica*, der Pleurodynie* und der

Coxa valga (Abb. c): Der Schenkelhals-Schaftwinkel ist größer als 125°. Kann angeboren (dann doppelseitig) oder Folge von Rachitis*, Poliomyelitis*, Muskelentzündungen oder Muskellähmungen sein.
Coxa vara (Abb. b): Der Schenkelhals ist verbogen, so daß ein Winkel geringer als 125° resultiert. Kann angeboren oder die Folge von Rachitis*, Epiphysenlösung* am Oberschenkelkopf oder von Defekten des Hüftkopfes sowie nach Schenkelhalsbrüchen sein..
Abb. a zeigt den normalen Winkel des Schenkelhalses beim Erwachsenen.

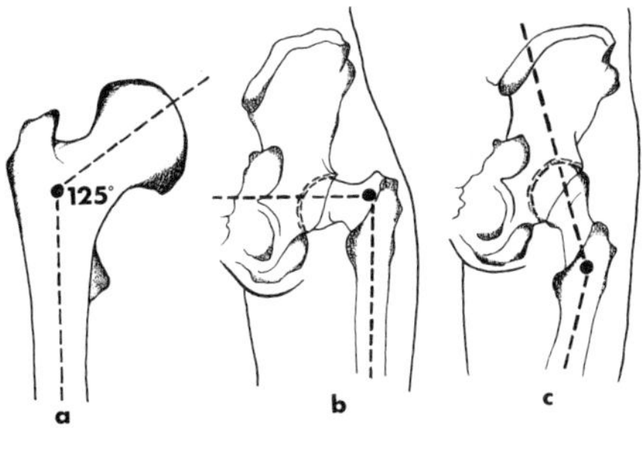

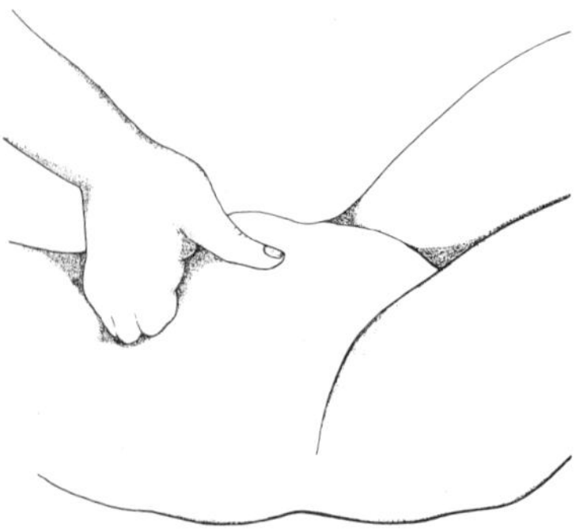

Credé-Handgriff: geburtshilfliche Maßnahme, wenn sich die Plazenta* eine Stunde nach der Geburt oder länger trotz medikamentöser oder mechanischer Wehenanregung nicht gelöst hat. Vor Ausführung des Handgriffes reibt man die Gebärmutter kräftig an, umfaßt dann den fühlbaren Körper der Gebärmutter mit der vollen Hand, den Daumen scheidenwärts gerichtet, die übrigen Finger die Gebärmutterkuppel umschließend, stellt, wenn nötig, in die Mittellage ein und drängt während der nächsten Wehe kräftig in das kleine Becken hinein. Dadurch gelingt es meist, den Mutterkuchen zu lösen, der dann in der Vulva* erscheint. Mehrfaches Wiederholen ist nicht zweckmäßig, da es dann in der Regel nicht mehr zum Erfolg führt.

herdförmigen Myokarditis* Neugeborener.

Cranium n: Schädel.

Credé-Handgriff: s. Abb. oben.

Cremaster m: Aufhänger; Musculus cremaster = der Hodenheber, ein Muskel, welcher mit dem Samenstrang zum Hoden zieht. Bei Reizung entsteht der Cr.-Reflex = Anziehen des Hodens.

crepitativ: Knistern beim Aneinanderreiben von rauhen Flächen. Diagnostischer Hinweis, durch Abhören feststellbar, z. B. bei Frakturen (Knochenbrüchen) oder Knisterrasseln bei Lungenentzündung.

Crinis m: Haar.

Crista f: Leiste, Kamm; in Verbindung mit anatomischen Bezeichnungen.

Croup m: s. Krupp*.

cruciformis: kreuzförmig.

Crus n: Schenkel, findet bei anatomischen Begriffen Verwendung.

Crura valga: s. Genu valgum*.

Crura vara: s. Genu varum*.

Crusta f: Borke, Kruste; entsteht durch Eintrocknen von Blut, Exsudaten* usw.

Crux f: Kreuz, im erweiterten Sinn »Plage«.

Crux mortis: Kreuzung von abfallender Fieber- und ansteigender Pulskurve; schlechtes Zeichen, z. B. bei Sepsis.

Cubitus: Ellbogen.

Cunnilingus m: Lecken des weiblichen Geschlechtsteils zum Zwecke der sexuellen Erregung bzw. Befriedigung.

Cunnus: Scheide und äußeres weibliches Genitale, s. Vulva*.

Curatio f: Heilung.

Cushing-Krankheit: hervorgerufen durch Überproduktion von Glukokortikoid. Ursachen:

1. vermehrte ACTH*-Bildung bei Geschwülsten des Hypophysenvorderlappens*,
2. doppelseitige Nebennierenrinden*-Hyperplasie*,
3. hormonproduzierende Nebennierenrindentumoren. Erscheinungsbild: Vollmondgesicht und Fettsucht des Körpers bei gleichzeitig schlanken Gliedmaßen.

Echter Morbus Cushing ist eine recht seltene Krankheit. Dagegen treten seit Einführung der Kortisonbehandlung häufig mehr oder weniger ausgeprägte cushingoide Bilder auf, die schon frühzeitig zu den charakteristischen Gesichtsveränderungen führen. Voll ausgeprägtes Cushingsyndrom wie auf der Abb. ist bei richtiger Kortisondosierung selten.

Cuspis f: Herzklappenzipfel, z. B. Mitralklappenzipfel (vorderer und hinterer) und Tricuspidalklappenzipfel (vorderer, mittlerer und hinterer). Die sog. Cushingschwelle liegt bei der Tagesdosis von 7,5 mg Kortison*.

cutaneus: auf die Haut bezogen.

Cuticula f: Häutchen.

Cutis f: Haut. Sie besteht aus der epithelialen Oberhaut (Epidermis*), der bindegewebigen Lederhaut (Korium*) und der nicht scharf begrenzten, unter der Lederhaut liegenden Subcutis* (s. Abb. Seite 233).

Cutor m: elektrisches Operationsmesser.

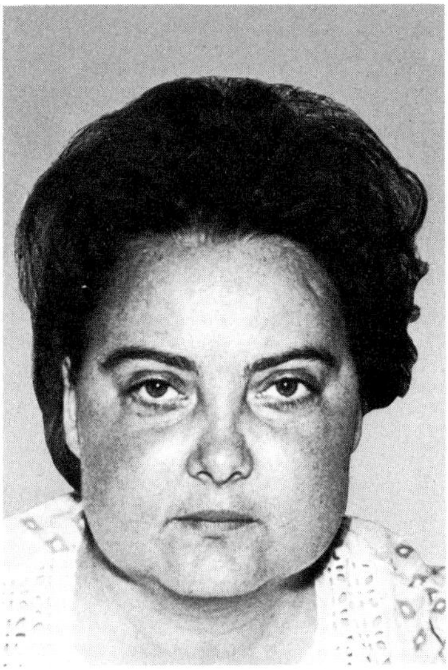

Cushing-Krankheit (aus: »diamed-serie«, Bayer AG Leverkusen).

Cystis f: Blase, Harnblase.

Cystitis: s. Zystitis*.

D

D:
1. chemisches Zeichen für schweren Wasserstoff (Deuterium);
2. für Dezimalpotenz in der Homöopathie*;
3. Abkürzung für Dioptrie*;
4. auf Rezepten Abkürzung für da bzw. detur, d. h. gib, oder für divide, d. h. teile;
5. Symbol für Rhesus-positiv (Blutgruppensystem*).

DAB: Abkürzung für Deutsches Arzneibuch.

Dakryoadenitis f: Tränendrüsenentzündung.

Dakryops m: Zyste der Tränendrüse, die durch Verstopfung der Ausführungsgänge entsteht.

Dakryozystitis f: Entzündung des Tränensackes.

Daktylogramm n: Fingerabdruck. Die Tatsache, daß jeder Mensch ein nur ihm eigenes Fingerbeerenmuster hat, das sich während des Lebens nicht mehr verändert, ist ein wichtiger Identitätsnachweis in der Kriminalistik.

Daktylogryposis f: Verkrümmung von Zehen und Fingern.

Dämmerungssehen: Durch Regeneration des Sehpurpurs wird mit Hilfe der Netzhautstäbchen auch bei schwachen Helligkeitswerten Sehen ermöglicht.

Dämmerzustand: zwischen Stunden bis Tage anhaltende Bewußtseinstrübung, mit Ausfall der willkürlichen Steuerung und mangelhafter Verarbeitung der Außenreize vergesellschaftet. Ursachen können Hirnschädigungen, Epilepsie*, Alkoholeinwirkung und schwere Hysterie* sein. Die Folgen können von Veränderung der persönlichen Stimmungslage bis zu sexuellen und kriminellen Delikthandlungen führen.

Dämpfung: Verkürzung des Klopfschalls über luftleeren Körperteilen, z. B. über Herz, Leber, aber auch über krankhaften Infiltrationen* der Lunge.

Damm, Perineum: aus Muskulatur und Haut bestehendes Überbrükkungsgewebe zwischen After und äußerem Genitale.

Dammriß: Einriß des Dammgewebes während des Geburtsvorganges, immer von einem Scheidenriß ausgehend.

Dammschutz: geburtshilfliche Maßnahme zur Verhütung von Dammrissen*.

Dandy Fever: s. Denguefieber*.

Darm: Intestinum, Enteron. Reicht vom Magenpförtner bis zum After und setzt sich aus dem Zwölffingerdarm (Duodenum), dem Dünndarm (Jejunum, Ileum), dem Dickdarm (Intestinum crassum) mit dem Blinddarm (Ceocum), dem Wurmfortsatz (Appendix) und dem aufsteigenden, querliegenden und absteigenden Grimmdarm (Intestinum colon), dem S-förmigen Sigmoid und dem Mastdarm zusammen. S. Abb. Seite 136.

Darmamöben: s. Dientamoeba grafilis, Entamoeba coli*, Endolimax nana, Pseudolimax bütschilii. S. auch Abb. Seite 611.

Darmatresie: angeborener Verschluß des Darmhohlraums, tritt an verschiedenen Abschnitten, am häufigsten jedoch im Zwölffinger- und im Mastdarm auf.

Darmausschaltung: operative Ausschaltung von Abschnitten des Darms, meist kombiniert mit Darmverbindungen (Enteroanastomosen*).

Darmbad, subaquales: Unterwasserausspülung zur Reinigung des Dickdarms in einem Warmwasserbad.

Darmbakterien: s. Bakterienflora*.

Darmbein: Os ilium.

Darmbrand: Enteritis neoroticans. Bei Unterbrechung des Blutkreislaufes der Darmwand kommt es zur Fäulnis und zum Absterben des Darmwandgewebes. Ursachen sind unter anderem Einklemmung von Brüchen, Abschnürung bei Verwachsungen, Gefäßverschlüsse durch Thromben*.

Darmdrüsen: finden sich als einfache Tubendrüsen im gesamten Darmbereich und als muköse* Drüsen im Zwölffingerdarm.

Darmeinklemmung: Abschnürung von Darmschlingen, die in einen Bruchsack hineingerutscht sind.

Darmeinlauf: s. Klistier*.

Darmentzündung: s. Enteritis*, Colitis*.

Darmfistel: Verbindung des Darms zur Körperoberfläche oder zu einem anderen Hohlorgan im Inneren des Körpers durch einen Fistelgang.

Darmflora: alle im Magen- und Darmkanal normalerweise lebenden Mikroorganismen. Sie bestreiten ihren Stoffwechsel zu über 90 % anaerob*. Beim gesunden Säugling ist es ausschließlich Lactobacillus bifidus*, bei Kindern und Erwachsenen finden sich außerdem aerob gedeihende Kolibakterien*, Enterokokken* und Laktobazillen*. In sehr geringer Menge kommen noch Hefen, Proteusbakterien* und aerobe Sporenbildner* vor. Bei verschiedenen Erkrankungen des Magens und Darms verringert sich der Bifidus-Anteil, während die aerob wachsenden Bakterien stark zunehmen.

Darmgärung: erfolgt durch Zersetzung von Kohlenhydraten* durch die Darmbakterien*.

Darmgrippe: Sonderform der Influenza* mit vorwiegender Auswirkung auf den Magen-Darm-Trakt.

Darminfusion: Einführen von Flüssigkeiten in den Mastdarm (Einläufe), z. B. Nährflüssigkeit, Abführmittel (Klistier), Narkosemittel.

Darmkatarrh: s. Enteritis*.

Darmkolik: s. Kolik*.

Darmkrebs: überwiegend am Mastdarm (über 50 %), weiter am Sigmoid*, am Blinddarm (Coecum) und am Dickdarm, Dünndarmkrebs ist selten.

Darmlähmung: paralytischer Ileus*. Aufhören der Darmbewegungen (Peristaltik) durch Gifteinwirkung, wobei es zum Rückstau von Darminhalt und schließlich zu Kotbrechen (Miserere) kommen kann.

Darmmilzbrand: durch Milzbrandbazillen* hervorgerufene, akute Infektion des Darms mit schwerstem Allgemeinkrankheitsbild.

Darmparasiten: z. B. Band-*, Spul-*, Maden*- und Hakenwurm*, verschiedene Protozoen*.

Darmpolyp: gutartiger Tumor aus Bindegewebe, der von der Darmschleimhaut ausgeht und hauptsächlich im Dickdarm, aber auch in anderen Darmabschnitten vorkommt. Kann krebsig entarten.

Darmprolaps: Vorfall des Mastdarms und Afters.

Darmresektion: operative Entfernung von krankhaft veränderten Darmabschnitten zur Entfernung des Krankheitsherdes.

Darmresorption: die Aufnahme von Nährstoffen, Wasser und anorganischen Salzen in der Darmschleimhaut. Dabei diffundieren* Nährstoffe und Salze durch das Epithel* in die Blutkapillaren* oder in die Lymphgefäße*. Die Nährstoffe müssen vorher im Darm bzw. im Magen enzymatisch* gespalten werden. Die Verdauungsenzyme werden in spezifischen Drüsenzellen des Magens und Dünndarms sowie in der Bauchspeicheldrüse* produziert. Die Galle wirkt durch ihren Anteil an Gallensäure* und Cholesterin* an der Fettspaltung mit.

Darmsaft: Absonderung der Dünndarmdrüsen, die eine Anzahl von Enzymen enthält, welche für die Verdauung wichtig sind.

Darmsteifung: schmerzhafte, kolikartige Darmkrämpfe, die sicht- und tastbar sind, kann Zeichen für mechanischen Ileus* sein.

Darmstenose: Verengung der lichten Weite des Darms.

Darmtuberkulose: in allen Darmbereichen vorkommende Infektion mit Tuberkelbazillen.

Darmverschlingung: laienhafte Bezeichnung für Darmverschluß.

Darmverschluß: s. Ileus*.

Darmwand: besteht aus der Schleimhaut (Mukosa[M]), welche sich aus einem einschichtigen, hochzylindrischen

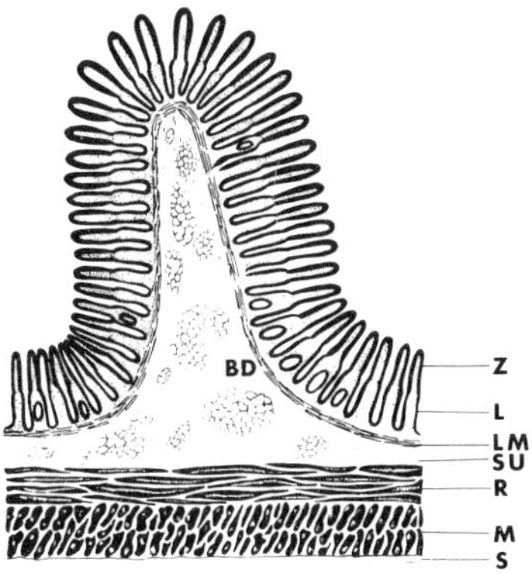

Darmwand

Saumepithel, einer zellreichen Bindegewebslamelle (L) und einer dünnen Schicht aus glatter Muskulatur (LM) zusammensetzt. Sie bildet die Darmzotten (Z) aus. Die Drüsen des Darmtraktes liegen in der Schleimhaut selbst, nur in der Speiseröhre und im Zwölffingerdarm liegen sie im Unterhautgewebe und werden dort Brunner-Drüsen (BD) genannt. Das Unterhautgewebe (Submukosa [SU]) besteht aus lockerem Bindegewebe und beinhaltet die Blut- und Lymphgefäße sowie die Nerven, Ganglien* und Geflechte des sympathischen Nervensystems*. Die Darmmuskulatur besteht aus einer inneren Ring- (R) und äußeren Längsmuskelschicht (M). Nach außen wird die Darmwand von einem einschichtigen Plattenepithel und einer dünnen Bindegewebeschicht, der sog. Serosa (S), abgeschlossen.

Darmwandbruch: s. Littré-Hernie*.

Darmzotten: Villi intestinales. S. Abb. Seite oben.

Darwinismus: Lehre von der Umwandlung der Arten durch natürliche

Zuchtwahl (Selektion). Durch Eingliederung neuerer wissenschaftlicher Erkenntnisse (z. B. Genetik* nach Mendel und Mutation* nach de Vries) entstand der moderne D., aus dem die Theorie der Evolution* hervorging.

Dasselbeule: durch die Larve der Dasselfliegen und Bremsen hervorgerufene entzündliche Beulen.

Datenschutz: im Grundgesetz verankertes Recht, daß sämtliche Daten einer Person geschützt sind, also nicht weitergegeben werden dürfen. Das Arbeiten mit Daten ist durch die sog. Datenschutzgesetze festgelegt. Verstöße werden strafrechtlich verfolgt. Dies gilt insbesondere für Patientendaten.

Dattelgeschwür: s. Orientbeule*.

Dauerausscheider: Personen, die Erreger übertragbarer Krankheiten in Stuhl, Harn und Atemluft ausscheiden. Sie erscheinen klinisch gesund, beherbergen aber die Keime noch in verschiedenen Organen. Dauerausscheidung kommt hauptsächlich bei Ruhr*, Typhus*, Paratyphus*, verschiedenen Salmonellen*-Erkrankungen und bei Diphtherie* vor. Es besteht gesetzliche Anzeigepflicht zur laufenden Überwachung durch Gesundheitsbehörden.

Dauererektion: s. Priapismus*.

Dauerkatheter: Verweilkatheter. Harnröhren-K., die meist durch einen aufblasbaren Ballon in der Harnröhre von selbst halten (s. Abb. Seite 291). Sie sorgen für einen andauernden Abfluß des Urins und die Möglichkeit des Auffangens in einer Peldte*, vorwiegend bei Inkontinenz* des Harnröhren- bzw. Blasenschließmuskels.

Dauerschlaf: therapeutischer, künstlich verlängerter Schlaf zu Heilzwecken, der beispielsweise durch Hypnose, gleichtönige Dauerreize oder Medikamente herbeigeführt werden kann.

Dauertropfeinlauf: tropfenweise Einbringung von Nährflüssigkeiten in den Mastdarm zur künstlichen Ernährung.

Dauertropfinfusion: tropfenweise Einbringung von Blut oder Blutersatzflüssigkeiten in die Venen. S. auch Transfusion*.

DD: Abkürzung für Differential-Diagnose*.

Deafferentierung: Durchtrennung der hinteren (afferenten*) Nervenwurzeln zur Schmerzausschaltung, ggf. auch zur Herabsetzung der Spastik*.

Debilitas f: Debilität; geringgradiger Schwachsinn (Oligophrenie*). Debile sind im allgemeinen für ihre Ausbildung auf den Besuch von Sonderschulen angewiesen und können nur zu einfachen Arbeiten herangezogen werden.

Deckknochen: Belegknochen. Darunter versteht man die Knochen, die sich im Bindegewebe und nicht auf der Basis einer knorpeligen Vorbildung entwickeln. Dazu gehören u. a. die Scheitelbeine, Tränenbeine, Nasenbeine, der Ober- und Unterkiefer und das Schlüsselbein.

Deckzellen: sind an die Oberfläche von Schleimhäuten* eingewanderte Makrophagen*.

Decollement: Hautabscherung.

Defäkation f: Stuhlentleerung.

Defekt: Fehler oder Verlust, z. B. von Organen.

Defeminatio: Verlust der weiblichen Geschlechtsempfindung.

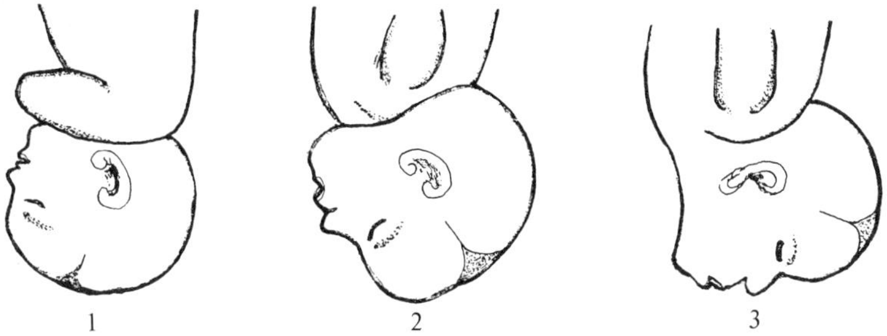

Deflexionslagen: Normal ist während der Geburt der Kopf des Kindes so gebeugt, daß das Kinn auf der Brust liegt und die kleine Fontanelle* in Richtung Geburtsweg voransteht. Infolge besonderer Formen des kindlichen Kopfes, aber auch des Beckens der Gebärenden kann es zu einer anderen Beugehaltung des Kopfes (Deflexion = Ablenkung) kommen. Man unterscheidet dann die Vorhauptslage (1), die sehr seltene Stirnlage (2) und die Gesichtslage (3), bekannt jeweils nach dem vorangehenden Teil des kindlichen Kopfes.

deferens: hinabführend, bei anatomischen Begriffen verwandt.

Deferentitis: Entzündung des abführenden Samenleiters.

Deferveszenz f: Entfieberung.

Defibrillator m: Gerät, welches durch kurzdauernde Stromstöße bis zu 400 Wattsekunden elektrische Schocks auslöst und dadurch Herzkammerflimmern* beseitigen kann. Diese Geräte sind meist mit einem elektrischen Schrittmacher* kombiniert.

Deflexion: Ablenkung.

Deflexionslagen: Lagen des kindlichen Kopfes in der Gebärmutter, benannt nach dem führenden kindlichen Kopfteil, s. Abb. oben.

Defloration: Entjungferung durch Zerstörung des Jungfernhäutchens (Hymen*).

Defluvium capillorum n: Haarausfall.

deformans: deformierend, verunstaltend, entstellend, insbesondere Gelenke betreffend (s. Arthrosis deformans*).

Deformation: Formveränderungen von Organen und Körperteilen.

Defrontalisation: s. Leukotomie*.

Defurfuratio f: s. Desquamation*.

Degeneration f: Entartung. Vollwertiges wird durch Minderwertiges ersetzt oder in Minderwertiges überführt. Speziell gebraucht für Veränderung von Zellen und Geweben, bei denen es zur Herabsetzung spezifischer Stoffwechselleistungen funktioneller Leistungen und häufig auch zu einem Wechsel von Form und Gestalt kommt.

degenerativ, degeneriert: auf Degeneration* bezogen.

Deglutition f: Schluckakt.

dehydrieren:

1. Abspaltung von Wasserstoff aus chemischen Verbindungen (Oxydation durch Wasserstoffentzug),
2. Entzug von Wasser aus Gewebe (Entwässerung) mittels Medikamenten.

Déjá-vu-Erlebnis: Täuschung der Erinnerung, wobei die Überzeugung besteht, ein bestimmtes augenblickliches Erlebnis früher schon einmal in gleicher Weise gehabt zu haben; kommt insbesondere bei Schizophrenie*, Psychopathie*, Epilepsie* vor. Selten bei übermüdeten Gesunden.

Dejektion: Kotentleerung.

Dekadenz: Verfall.

Dekapitation: Abtrennung des Kopfes vom Rumpf. Wird in der Geburtshilfe bei verschleppter Querlage* durchgeführt.

Dekapsulation f: Spaltung der Nierenkapsel, um durch Verringerung des Kapseldruckes eine bessere Durchblutung zu erzielen.

Dekompensation: die nachweisbare Verminderung einer Organfunktion; die mehr funktionierende Kompensation*, insbesondere im Zusammenhang mit der Herzinsuffizienz*, gebräuchlich.

Dekompression: Druckentlastung.

Dekontamination: Entseuchung radioaktiv verunreinigter Gewässer oder auch Gegenstände, Räume.

Dekorporation: Ausbringen radioaktiver Substanzen aus dem Körper.

Dekortikation: chirurgische Entfernung von Pleuraschwarten*.

Dekubitus: Druckgeschwür durch Wundliegen von Kranken, besonders an Stellen, an denen die Haut unmittelbar über Knochen liegt (z. B. Kreuz- und Steißbein, Darmbeinkamm, Fersen).

deletär: verderblich, schädlich.

Delhigeschwür: s. Orientbeule*.

delirant, delirös: von Delirium* kommend.

Delirium n: krankhaft veränderter Zustand des Bewußtseins mit Verwirrungszuständen, Wahnvorstellungen, Halluzinationen*, mit trugbildhafter Wahrnehmung der Umgebung, Angst- und Unruhezuständen bei gleichzeitig bestehenden körperlichen Störungen wie Schweißausbrüchen, Fieber, Zittern, Kreislaufversagen. Vorkommen bei schweren Infektionen, nach Verletzungen, Vergiftungen.

Delirium tremens: Erscheinungsbild wie Delirium* mit zusätzlichem unbeeinflußbaren Zittern bei Alkoholismus*, entweder durch Überdosis (toxisch) oder bei Entzug als sogenanntes Entzugs-D.

Dellwarze: Molluscum contagiosum*.

Deltawellen: s. Elektroenzephalogramm*.

deltoideus: deltaförmig, z. B. der Deltamuskel = M. deltoideus.

Demand-Schrittmacher: s. Herzschrittmacher*.

Demarkation f: Abgrenzung, Abtrennung abgestorbenen Gewebes durch Entzündungsvorgänge.

Dementia, Demenz: erworbene Verblödung. Durch organische Hirnprozesse, deren Ursache Alkoholmißbrauch, Arteriosklerose, Verletzungen, verschiedene Geisteskrankheiten usw. sein können, gehen nacheinander Intelligenz, Merkfähigkeit, Gedächtnis und weitere geistige Fähigkeiten verloren. Schließlich kommt es zu einem geistigen Verfall der gesamten Persönlichkeit.

Demineralisation: Mineralien-Verarmung des Organismus: z. B. an Kalzium und Phosphat bei Rachitis, an Eisen bei Anämieformen und Blutverlust, an Kochsalz bei Erbrechen oder starkem Schwitzen usw.

Demyelinisation: Entmarkung von Nerven*-Scheiden, z. B. bei syphilitischer Rückenmarksschwindsucht, Multipler Sklerose*.

Dendrit m: Verästelungen (Zytoplasmafortsätze) von Nervenzellen.

Dengue-Fieber: 7-Tage-Fieber. Durch Aedes-Mücken übertragene Infektionskrankheit, hervorgerufen durch Dengue-Viren. Führt zu Hautausschlägen, Lymphknotenschwellungen, Muskel- und Kopfschmerzen unter hohem Fieberanstieg.

Denken, autistisches: selbstbezogenes Denken, wobei eigene Gefühle derart im Vordergrund stehen, daß keine überlegte Wahrnehmung oder sachliche Beziehung zur Umweltrealität aufgebaut werden kann; s. auch Autismus*.

Dens: Zahn, s. Abb. Seite 652.

dental: mit den Zähnen zusammenhängend.

Dentin n: Zahnbein, Elfenbein, Substantia eburnea; die Zahnkronen sind von Schmelz, die Zahnwurzeln von Zement umgeben; s. Abb. Seite 652.

Dentition f: Zahnung, Zahndurchbruch; bei den Milchzähnen zwischen dem 6. Monat und 3. Lebensjahr, bei bleibenden Zähnen zwischen dem 6. und 14. Lebensjahr, bei Weisheitszähnen zwischen dem 16. bis 25. Jahr, gelegentlich auch später.

Depersonalisation f: Störungen des Persönlichkeitsempfindens und des Ich-Erlebens. Dabei werden die seelischen Funktionen und die Gedanken nicht mehr als die eigenen empfunden, sondern als von außerhalb kommend, von anderen gemacht, eingegeben, beeinflußt. Es herrscht das Empfinden vor, daß der eigene Wille ausgeschaltet ist. Vorkommen bei schweren Depressionen, Schizophrenie*, organischen Hirnerkrankungen.

Depigmentierung: Pigment*-Schwund.

Depilation: Enthaarung.

Depot n: Lager, Vorrat, Ablagerung.

Depotfett: Vorrats-, Speicherfett.

Depotwirkung: Länger anhaltender, unveränderter Blutspiegel von einmalig verabreichten Medikamenten; dies wird durch die schrittweise Freisetzung des Medikamentes im Körper erreicht.

Depression f: Störung der Psyche*, krankhaftes Traurigsein, gedrückte Stimmung; meist mit Appetitlosigkeit, Schlafstörungen, Unruhe, Angstzuständen und Gehemmtsein vergesellschaftet. Häufig im Klimakterium* der Frau vorkommend. Bei Depressiven liegt Selbsttötungsgefahr vor. S. Abb. Seite 122.

depressiv: von Depression* kommend.

Derivate n: Abkömmlinge chemischer Verbindungen.

Derma: Haut.

Dermalgie f: Hautnervenschmerz.

Dermatitis f: Hautentzündung.

Dermatochalasis f: Erschlaffung der Haut, die in Falten herabhängt.

Dermatofibrom n: Fibroma simplex. Gutartige Bindegewebsgeschwulst des Koriums*.

Dermatologie f: Lehre von den Hautkrankheiten.

Dermaton n:

1. Geschwulst der Haut;
2. von einem bestimmten Spinalnerven* versorgter Hautbezirk;
3. Gerät zur Abhebung größerer Hautlappen für Hauttransplantationen*.

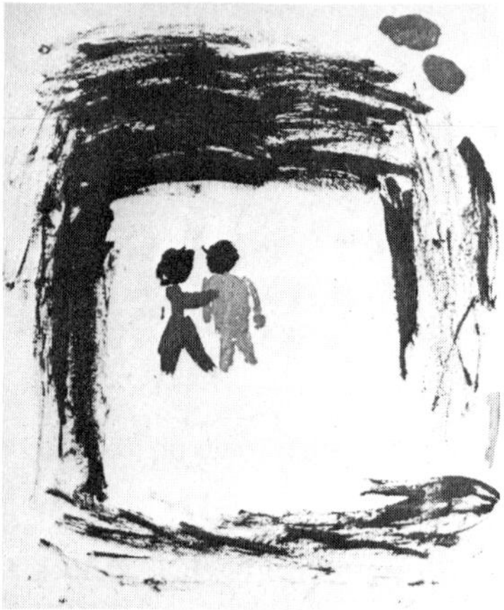 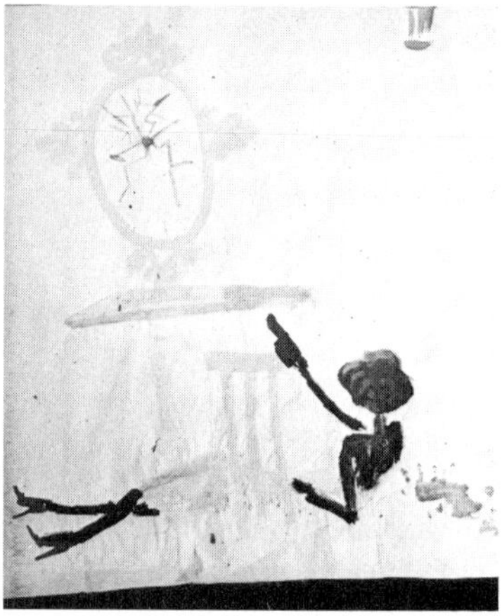

Depression: linkes Bild: Patienten, die an einer endogenen Depression leiden, bevorzugen im allgemeinen schwarze Farben oder dunkle Töne. Ihre Bilder sind meist arm an Form und Inhalt. Dieses Bild malte eine 24jährige depressive Studentin nach vierwöchiger medikamentös-psychotherapeutischer Behandlung. Im Vergleich zu den Zeichnungen aus der Anfangsphase ihrer Erkrankung, in der nur schwarze Striche und Kreise produziert wurden, läßt sich bereits eine beginnende Besserung erkennen: Das Bild enthält jetzt nicht nur schwarze Farbe, es finden sich geordnete Strukturen, und in der Haltung der dargestellten Figuren ist menschliche Zuwendung zu spüren. Die Gestalten sind allerdings noch von einem schwarzen »Rahmen« umgeben, der anzeigt, daß die depressive Phase noch nicht überwunden ist.
Auf diese Weise können Malereien psychisch Kranker Krankheitsverläufe anschaulich machen und Einblick in die sonst nur schwer erkennbare Welt geistiger Störungen vermitteln.
Das rechte Bild läßt die differentialdiagnostischen Schwierigkeiten, die eine 20jährige depressive Oberschülerin klinisch bereitete, erkennen.
Die Patientin stellte dar, wie sie sich nach einem Suizid*-Versuch noch einmal erhebt, um auch ihr Spiegelbild zu erschießen. Derartig symbolträchtige Zeichnungen können dem psychotherapeutisch tätigen Arzt Anhaltspunkte für den – oft unbewußten – Konfliktstoff des Patienten bieten. Besonders auffallend sind hier aber die leuchtend hellen Farben und die flüchtig-elegante Malweise, die eher zu einer Manie als zu einer endogenen Depression passen würde. Auch klinisch ließ sich die Diagnose bis heute nicht mit letzter Sicherheit klären. Sie wurde zuletzt formuliert als »schwerste Depression, höchstwahrscheinlich endogener* Natur, bei neurotischer Entwicklungsstörung« (aus: »diamed-serie«, Bayer AG Leverkusen).

Dermatomykosen f: übertragbare Hautpilzerkrankungen; werden verursacht durch verschiedene Haut- und Haarpilze (Dermatophyten).

Dermatomyome n: gutartige Muskelgeschwülste in der Haut.

Dermatomyositis f: Myositis* in Vergesellschaftung mit chronischen Hautentzündungen; schwere Allgemeinkrankheit, die in 50 % tödlich verläuft. Derzeit gibt es neue erfolgversprechende Therapieansätze. Nach

Schwellung und Rötung der Haut kommt es zu ausgedehnten Muskelschmerzen und anschließender Atrophie* der Muskulatur mit vermehrter Ausscheidung von Keratin.

Dermatopolyneuritis f: Feer-Krankheit; vegetative Neurose* beim Kleinkind. Nase, Zehen und Finger sind blau-rot verfärbt und schuppen sich. Gleichzeitig ist das Allgemeinbefinden gestört, es besteht Appetitlosigkeit, Schlaflosigkeit und Blutdruckerhöhung.

Dermatose f: Allgemeinbegriff für Hautkrankheiten.

Dermatozoon n: Hautschmarotzer.

Dermatographismus: Nach kräftigem Streichen der Haut mit harten Gegenständen, z. B. Fingernagel, errötet der zunächst weiße Streifen von den Rändern her nach innen bei vasomotorischer* Übererregbarkeit.

Dermoid n: aus embryonalen* Epithel*-Versprengungen entstehende Zysten, die mit Plattenepithel* ausgekleidet sind und äußere Haut, Haare und Zähne enthalten können.

Desault-Verband: Achsel-Schulter-Ellbogen-Verband zur Ruhigstellung des Armes bei Schulter- und Armverletzungen.

descendens: absteigend.

Descensus m: Senkung.

desensibilisieren: unempfindlich machen, z. B. gegenüber allergischen Reaktionen durch Verabreichung eines Allergens* in kleinsten Portionen.

Desinfektion f: Entseuchung. Abtötung von Infektionserregern (Bakterien, Viren usw.) durch chemische (Desinfektions-)Mittel oder physikalische Verfahren.

Desmitis: Sehnen- oder Bandentzündung.

Desmoid n: verhärtende Geschwulst des Bindegewebes.

desodorieren: Beseitigung unangenehmer Gerüche, z. B. Schweiß, Körperausscheidungen, durch chemische Mittel.

desolat: trostlos.

desorientiert: in der Zurechtfindungsfähigkeit gestört, verwirrt. Man unterscheidet zeitliche, örtliche und räumliche Desorientierung.

Desoxiribonukleinsäure: (DNS, allgemein gebräuchlich jedoch **DNA**, vom engl. **d**esoxiribo**n**ucleid **a**cid abgeleitet); chemische und räumlich strukturierte polymere* Verbindungen (unterschiedliche Molekül*-Größe bei gleichem atomaren Verhältnis), die hauptsächlich Basen* bilden (Purin- und Pyrimidinbasen). Der genetische* Code wird durch die Reihenfolge dieser Basen bestimmt und kennzeichnet die Information für das genetische Material (Erbanlagen), das DNA für fast alle Lebewesen bildet. DNA ist ein Bestandteil der Chromosomen* des Zellkerns* und Träger der genetischen Information (siehe auch Immun…*).

Desquamation f: Abschuppung der obersten Hornhautschicht.

Desquamativkatarrh m: normale Abstoßung von Scheidenepithel bei Neugeborenen, das unter dem Einfluß des mütterlichen Follikelhormons gebildet wurde.

Destillation f: Verdampfen von Flüssigkeiten und Kondensieren des entstandenen Dampfes durch Abkühlen; auf diese Weise ist die Trennung zwischen höher- und tiefersiedenden

Flüssigkeiten oder die Trennung von festen Stoffen sowie die Reinigung von Flüssigkeiten von verschiedenen Beimengungen, z. B. Salzen, möglich.

destilliertes Wasser: Aqua destillata. Durch Destillation gereinigtes Wasser.

destruktiv: zerstörend, angewandt als Kennzeichnung für die Gewebszerstörung beim Wachstum bösartiger Geschwülste (Krebs).

Deszendenz: Verwandtschaftsreihe der absteigenden Linie; Gegensatz ist Aszendenz.

Detritus m: breiiges Gewebe- und Zell-Zerfallsmaterial.

Deviation f: Abweichung vom normalen Verlauf.

Dextrogramm n: angiokardiographische Darstellung der rechten Herzhälfte.

Dextrokardie f: Verziehung des Herzens nach der rechten Seite infolge verdrängender Prozesse in den Lungen oder im Brustfell; nicht zu verwechseln mit der echten Rechtslage des Herzens = Situs inversus.

Dextrose f: Traubenzucker, Glukose, im menschlichen Blut als Blutzucker.

Dezibel: objektives Maß für den Schallintensitätsspiegel.

Dezidua f: Nach Eintritt einer Schwangerschaft bildet sich unter dem Einfluß des Corpus-luteum*-Hormons* das Endometrium* so aus, daß die Ernährung des befruchteten Eies sichergestellt ist, bis der Embryo Anschluß an den mütterlichen Kreislauf findet. Das geschieht vor allem durch eine Gewebsauflockerung und eine wesentlich stärkere Blutversorgung.

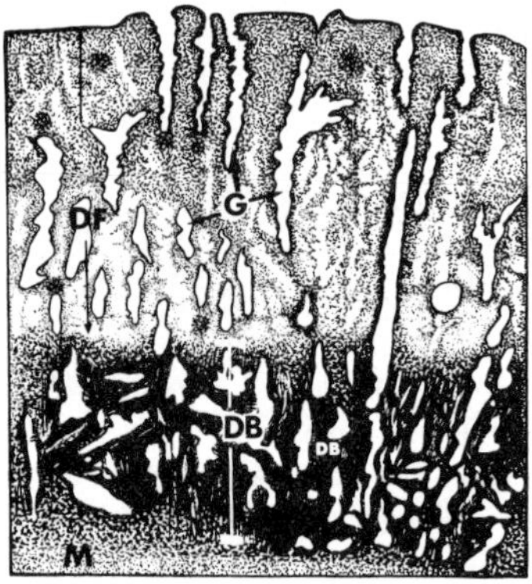

Dezidua: Die Schleimhaut der Gebärmutter wird als Endometrium* bezeichnet. Sie ist gegen den Innenraum zu mit einem einschichtigen, zylindrischen, zeitweise flimmerhärchentragenden Epithel (E) abgegrenzt. Von diesem Epithel gehen Drüsen (G) aus, die das gesamte Endometrium bis zur Uterusmuskulatur (M) durchziehen. Das Endometrium verändert sich im Rahmen des Menstruations*-Zyklus* und wird dadurch auf die Einnistung eines befruchteten Eies vorbereitet. Zu diesem Zweck wird das Endometrium stark aufgelockert und mit zahlreichen Blutgefäßen durchsetzt. Das dabei entstehende Gewebe nennt man Dezidua. Bleibt eine Befruchtung aus, so wird der besonders gelockerte Teil, der als *Decidua functionalis* (DF) bezeichnet wird, abgestoßen. Zurück bleibt die *Decidua basalis* (DB), die mit knäuelförmigen Drüsen fest mit der Uterusmuskulatur verbunden ist. Aus dem Epithel* dieser Drüsen wird die durch die Abstoßung entstandene Wundfläche rasch wieder geschlossen.

Diabetes m: Durchfluß, Harnruhr.

Diabetes insipidus m: Wasserharnruhr. Es werden große Mengen von hellfarbigem Harn mit niedrigem spezifischen Gewicht, jedoch ohne krankhafte Beimengungen ausgeschieden. Die Folgen sind Wasserverarmung und ständiges Durstgefühl.

Diabetes mellitus m: Zuckerkrankheit, Zuckerharnruhr; durch Störung des Langerhans-Inselapparates* in der Bauchspeicheldrüse kommt es zum teilweisen bis vollkommenen Insulinmangel. Gegenspieler (Antagonisten) des Insulins mindern zusätzlich die Wirkung der ohnehin reduzierten Insulinmenge. Auf diese Weise kommt es zu einer unzureichenden Verwertung der Glukose* und im Gefolge davon zu weiteren Störungen des intermediären* Fett- und Eiweißstoffwechsels. Augenfällige Symptome der Erkrankung sind Durstgefühl, häufig Juckreiz, körperliche und geistige Leistungsschwäche, Gewichtsverluste, Erhöhung der Blutzuckerwerte, Ausscheidung von Zucker im Harn, Hyperlipidämie*, Hyperketonämie* und allgemeine Störungen im Mineralhaushalt. Die Behandlung besteht in einer Kohlenhydrat*-reduzierten Diät, bei der meist auch die Fettzufuhr eingeschränkt werden muß, sowie in der Verabreichung von oralen* Antidiabetika* oder in Sonderfällen in der laufenden Injektion von Insulin*. Früherkennung und gute Einstellung der Blutzuckerwerte sind entscheidend für die Langzeitprognose.

Diabetes renalis: Nierendiabetes, D. innocens. Bei dieser Erkrankung wird im Harn Zucker ausgeschieden, der Blutzuckerspiegel ist jedoch nicht erhöht, er kann sogar erniedrigt sein. Die Ursache ist eine verminderte Resorption* von Glukose in den Nierentubuli*. Die Erkrankung verläuft meist beschwerdefrei.

Diabetes salinus renalis: renales Salzverlustsyndrom. Bei chronischen Nierenerkrankungen, Verwendung von wasserausscheidenden Arzneimitteln (Salidiuretica) oder verminderter Produktion von Mineral-Kortikoiden* kommt es zur Schädigung des Nierentubulus*-Epithels, die zu einer Rückresorptionsstörung* von Kochsalz führt.

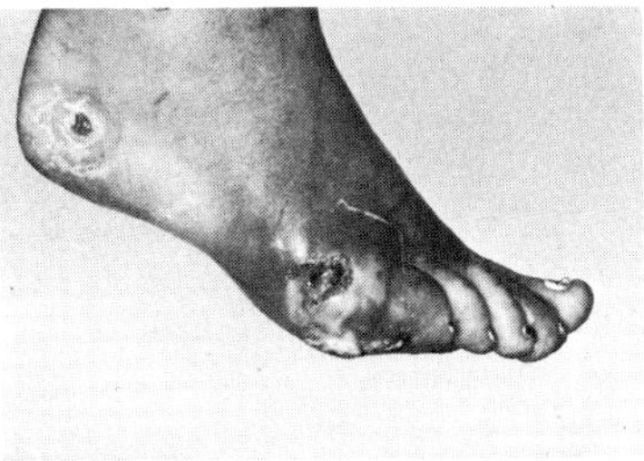

Diabetische Gangrän:* beginnt mit heftigen Schmerzen an den Unterschenkeln, vor allem aber an den Zehen. Ernährungsstörungen im Gewebe führen dann zum brandigen Gewebetod. Verwechslung mit Geschwür (aus: »diamed-serie«, Farbwerke Bayer Leverkusen).

Diabetikerzucker: nicht zu verwechseln mit chemischen Süßstoffen; es handelt sich um organische Zucker oder zuckerähnliche Verbindungen wie Sorbid, Fruktose, Xylose, Xylit, die den Diabetiker weit weniger belasten als Glukose*. Sie können deshalb in entsprechender Dosierung zum Süßen verwendet werden.

Diät f: Schonkost für Kranke im engeren Sinne. D. h., die Zusammensetzung der Nahrung ist durch Reduzierung oder Weglassen bestimmter Nährstoffe, Salze, Gewürze usw. gegenüber der Normalkost so verändert, daß eine funktionelle Entlastung des erkrankten Organs gewährleistet erscheint. Sonderformen sind z. B. Magen-, Darm-, Bauchspeicheldrüsen-, Leber-, Gallenschonkost usw. Ein weites, wichtiges, hinsichtlich verschiedener Methoden jedoch noch teilweise umstrittenes Feld nimmt die D. bei Übergewicht ein.

Diätsalze: dienen als Ersatz von Kochsalz (Natriumchlorid) bei verschiedenen Erkrankungen wie Bluthochdruck, Nierenkrankheiten, Ödemen* usw., die von Kochsalzzufuhr negativ beeinflußt werden. Bei D. ist das Natrium- durch Kalium- oder Magnesiumchlorid ersetzt, oder es kommen die Ammoniumsalze der Bernstein- und Fumarsäure oder Zitronen-, Wein-, Milch- und Glutaminsäure zur Anwendung.

Diagnose, diagnosis f: Erkennung von Krankheiten durch gezielte Untersuchungen. Die D. ist Voraussetzung für eine erfolgreiche Behandlung. Die Differentialdiagnose* (DD) ist die Unterscheidung von einander ähnlichen Erkrankungen.

diaktin: durchlässig für Röntgenstrahlen.

Dialyse f: Mittels teilweise durchlässiger (semipermeabler) Scheidewände (Diaphragma), die beispielsweise aus Zellophan, Pergament oder tierischen Eingeweidehäuten hergestellt werden können, besteht die Möglichkeit, Kolloide von echt gelösten Stoffen zu trennen. Die echt gelösten Stoffe passieren die Membrane, während kolloide Stoffe zurückgehalten werden. Nach diesem Prinzip arbeitet unter anderem die künstliche Niere*, aber auch die Peritonealdialyse*.

Dialyse, extrakorporale: s. künstliche Niere*.

Diameter m: Durchmesser.

Diamorphin: s. Heroin*.

Diaphanoskopie: Durchleuchtung eines Körperteils mit einer Lichtquelle, z. B. des Hodensacks beim sog. »Wasserbruch«.

Diaphorese f: Schweißabsonderung, Schwitzen.

Diaphragma n: Scheidewand,

1. anatomische Bezeichnung für das Zwerchfell, die muskulöse Trennwand zwischen Brust- und Bauchhöhle:
2. im chemisch-physikalischen Sinne eine halbdurchlässige Scheidewand (s. Dialyse*).

Diaphragmatozele f: Zwerchfellbruch, s. Hernia diaphragmatica*.

Diaphyse f: das mittlere Stück von Röhrenknochen. Die Endstücke heißen Epiphysen*.

Diarrhoe f: Durchfall, vermehrte Entleerung von dünnflüssigem Stuhl. Ursachen sind verstärkte Darmbewegungen durch toxische*, bakterielle und entzündliche Einflüsse, Störungen innersekretorischer Drüsen*, Urämie*, Fehlen der Magensäure, Stauungen im Pfortaderkreislauf, Darmtuberkulose usw.

Diarthrose f: das echte Gelenk.

Diaskopie f: Bei Hauttuberkulose wird mit einem Glasspatel die entzündliche Rötung weggedrückt, so daß das tuberkulöse Infiltrat in seiner eigentlichen Farbe sichtbar wird.

Diastema n: mittelständige Zahnlücke zwischen den oberen Schneidezähnen, erblich.

Diastole f: Erschlaffungsphase der Herztätigkeit; erfolgt im Anschluß an die Austreibungsphase (Systole*). Während der D. ist der Puls nicht fühlbar (Herzpause); beim Beginn der D.

ist der linke Herzton bei der Auskultation* hörbar.

Diathermie f: Mittels hochfrequenter Wechselströme findet eine erwärmende Durchflutung des Körpers oder von Körperteilen zu therapeutischen Zwecken statt.

Diathese f: außergewöhnliche Bereitschaft des Körpers, auf bestimmte Vorgänge oder Einflüsse krankhaft zu reagieren. Man unterscheidet:

1. allergische D. (s. Allergie*),
2. angiospastische D., Bereitschaft zu Spasmen* des Gefäßsystems, zu Stenokardien*, Migräneanfällen*, Ohnmacht, Blutdruckschwankungen,
3. adeoide D., chronische rezidivierende* Vergrößerung des lymphatischen Rachenrings*,
4. hämorrhagische D., ungewöhnliche Blutungsbereitschaft, hervorgerufen entweder durch Blutgerinnungsstörungen, Erkrankungen der Thrombozyten oder Erkrankungen am Gefäßapparat. Genaugenommen besagt die Begriffsdefinition »Diathese« nur, daß sich der Organismus in einer bestimmten Anfälligkeits-Disposition* befindet, die man aufgrund derzeitiger wissenschaftlicher Erkenntnisse jedoch wesentlich genauer definieren kann.

Dibothriocephalus latus m: Fischbandwurm, Grubenkopfbandwurm. Lebt im Dünndarm, kann bis zu 15 m lang werden und verursacht durch seine Ausscheidungen die perniziöse* Bandwurmanämie* (s. auch Bandwurm*).

Dichoriate n: Zwillinge mit zweifach angelegtem Chorium* und zweifach angelegtem Amnion*; kommt auch bei eineiigen Zwillingen vor.

Dichte: Verhältnis zwischen Rauminhalt und Masse eines Körpers, ausgedrückt in g/cm^3. Die D. entspricht außerdem dem sogenannten »spezifischen Gewicht« eines Körpers (heute nicht mehr gebräuchlich).

Dickdarm: Intestinum crassum. Wird aus dem Blinddarm (Caecum) mit Wurmfortsatz (Appendix vermiformis), dem Grimmdarm (Colon) und dem Mastdarm (Rectum) gebildet.

Dickdarmkrebs: eine bösartige Geschwulst, die aus dem Epithel* hervorgeht und histologisch* ein Karzinom* (Adenokarzinom*, Gallertkrebs*, selten Szirrhus*) darstellt.

Didymalgie f: Hodenschmerz.

Didymitis f: Entzündung des Hodens*.

Didymus m: Hoden* (Testis).

Dienzephalon n: Zwischenhirn.

Differentialblutbild: Hämogramm.

Differentialdiagnose: s. Diagnose*.

differenziert: Begriffsdefinition für Tumoren, die in Funktion und Struktur ihrem Ursprungsgewebe angeglichen sind bzw. ähnlich bleiben, sogenannte »reife, ausdifferenzierte« Tumoren.

Diffraktion: Beugung.

diffus: ausgebreitet, ohne genaue Grenzen verteilt.

Diffusion f: von selbst stattfindende Vermischung von Flüssigkeiten und/oder Gasen, die miteinander in unmittelbarer Berührung stehen. Sind in Flüssigkeiten Stoffe gelöst, so treten sie bis zum annähernden Ausgleich von einer Lösung in die andere über (s. auch Osmose*). Der Übertritt von Luft-Sauerstoff in das Blut, das die Lungenkapillaren durchströmt, ist beispielsweise ein Diffusionsvorgang.

Digestion f: Verdauung. Im engeren Sinne die Aufbereitung der Nahrung im Verdauungstrakt zu resorbierbaren* Substanzen.

digital: mit den Fingern ausgeführt.

Digitalis: Gift des Fingerhuts, Medikament zur Herzinsuffizienz*-Behandlung.

Digiti m: die Finger.

Dignität: Wertigkeit, z. B. von Tumoren, ob gutartig oder bösartig.

Dikrotie f: zweigipfeliger Puls, Vorkommen bei Kollapsgefahr*, hohem Fieber.

Dilatation f: Erweiterung. Auch gebräuchlich bei Erweiterung eines Hohlorgans, z. B. des Herzens (D. cordis).

Dilatator m:

1. Instrument zur Dehnung von Kanälen, wird vor allem in der Urologie* und in der Geburts- und Frauenheilkunde verwendet;
2. anatomische Bezeichnung für Muskeln, die Erweiterung bewirken (z. B. Pupillen-D.).

dilatieren: sich erweitern oder auch erweitert werden, erweitern mit Instrumenten.

Dioptrie f: Einheit der Brechkraft von Linsen = umgekehrter Weg der Brennweite einer Linse in m gemessen = D. = 1 m^{-1}.

Diphallus m: doppelter Penis*, angeboren.

Diphtherie: endemisch*, gelegentlich auch epidemisch* auftretende Infektionskrankheit (Corynebacterium diphtheriae), die primär im Rachenraum und an den Mandeln lokalisiert ist, durch die Bakterientoxine* jedoch häufig zu Schädigungen am Herz-Kreislauf-System (Kreislaufkollaps, Myokarditis) und am Nervensystem (Früh- und Spätlähmungsfolgen) führen kann. Besondere Gefahren sind Herz-Kreislauf-Versagen und Erstikkungstod. Rechtzeitige Behandlung mit D.-Heilserum und Antibiotika mindern die Todesrate entscheidend. Am sichersten wirkt die dreifache aktive Schutzimpfung* im Säuglings- und Kindesalter.

Diphtherieheilserum: Diphtherieimmunserum, Diphtherieantitoxin. Wird durch aktive Immunisierung* aus Pferd-, Rinder- oder Hammelblut gewonnen und enthält die gegen Bakterien und Toxine wirksamen Schutz- und Immunkörper. Anwendung bei bereits Erkrankten.

Diphtherieimpfstoff: Diphtherie-Toxide, welche an Aluminiumhydroxid adsorbiert sind und zur aktiven Schutzimpfung verwendet werden (s. auch Dreifachimpfung*).

Di-: als Vorsilbe in der Bedeutung von »doppelt«, »zweifach«.

Diplacusis f: Doppelhören.

Diplegia f: doppelseitige Zentral-Lähmung im Gegensatz zur Hemiplegia*.

Diplobazillus: Bakterien, die meist paarweise in Ketten hintereinanderliegen und die chronische Bindehautentzündung* verursachen.

Diplogenesis f: übergeordneter Begriff für sämtliche Doppelmißbildungen und Doppelanlagen.

diploid: In allen Zellen und in der befruchteten Eizelle sind die Chromosomen paarig (doppelt) angelegt; im Unterschied dazu die haploide* Anlage während der Zellteilung.

Diplokokken m: paarweise nebeneinanderliegende Kokken, z. B. Pneumokokken*, Neisseria*.

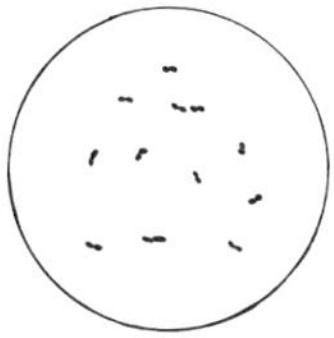

Diplokokken

Diplopie f: Doppelsehen.
Diprosopus: s. Abb. unten.
Dipsomanie f: periodisch wiederkehrende Trunksucht. Kommt bei Psychopathen*, Epileptikern* und Manisch-Depressiven vor (s. Quartalsäufer*).
Dipygus: s. Abb. unten.
Disaccharide: aus zwei gleichen oder verschiedenen Einzelzuckern (Monosacchariden) zusammengesetzte Zukker, z. B. Rüben-, Milch-, Malzzukker.
Discus m: Scheibe. Z. B. D. articularis = Gelenkscheibe, D. intervertebralis = Zwischenwirbelscheibe (Bandscheibe).
Disgerminom n: Geschwulst der Eierstöcke, wahrscheinlich aus nichtdifferenziertem Keimgewebe entstanden, teils gutartig, teils bösartig.
Diskektomie f: operative Entfernung eines Bandscheibenvorfalls*.
diskontinuierlich: unzusammenhängend, im Zusammenhang unterbrochen.
Diskordanz: nicht übereinstimmend (Gegenteil Konkordanz*).
Diskrimination: Unterscheidungs- und Erkennungsfähigkeit mehrerer verschiedener Punkte, z. B. Auflösungsfähigkeit.
Diskusbruch: Bandscheibenvorfall*, Nucleus-pulposus-Hernie.
Dislocatio f: Dislokation. Verschiebung von Knochenteilen bei Knochenbrüchen. S. Abb. Seite 130.

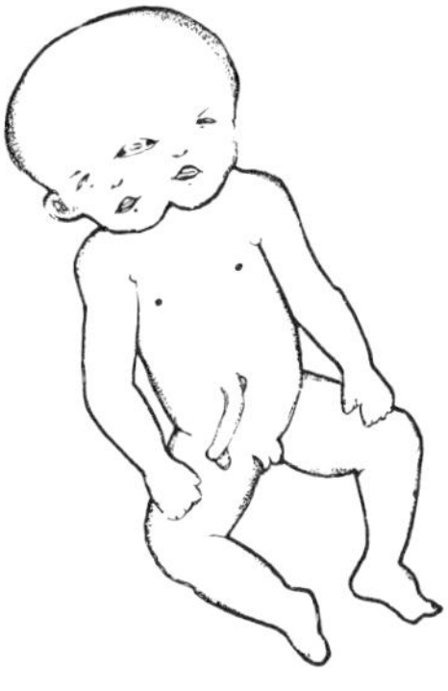

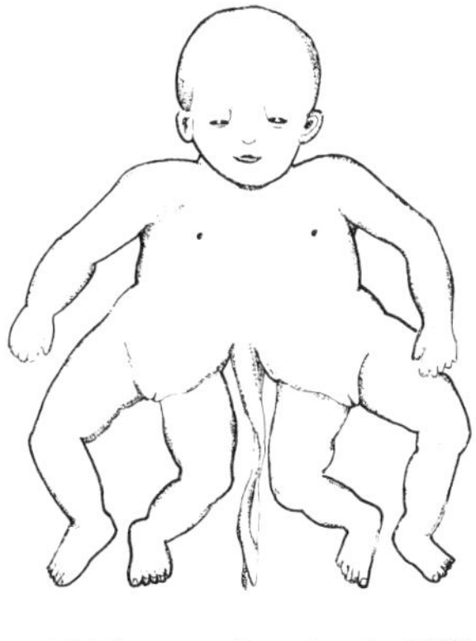

Diprosopus: teilweise Doppelbildung des Gesichtsschädels, sog. »Januskopf«, Mißbildung.
Dipygus: doppelte Anlage der unteren Körperhälfte, Mißbildung.

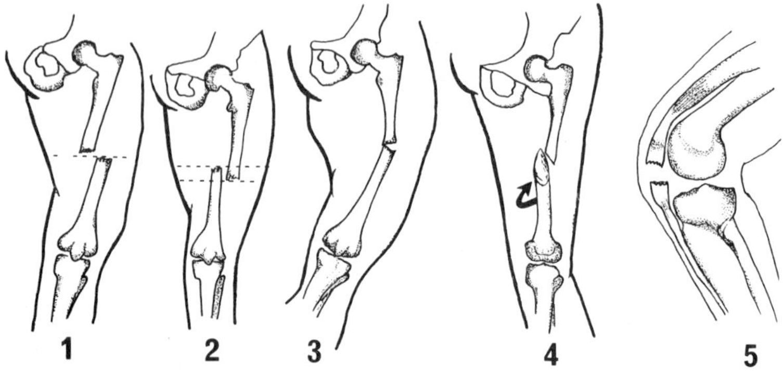

Dislocatio: (1) seitliche Verschiebung (D. ad latus), (2) Längsverschiebung mit Verkürzung (D. ad longitudinem cum contractione), (3) winkelige V. (D. ad axium), (4) Drehverschiebung um die Achse (D. ad peripheriam), (5) Längsverschiebung mit Verlängerung (D. ad longitudinem cum distractione)

Disposition f: Man versteht darunter, daß der Organismus in eine Lage kommt oder, erblich bedingt bzw. im Mutterleib erworben, bereits in eine Lage versetzt ist, in der die Wahrscheinlichkeit zunimmt, daß äußere Einflüsse oder Einwirkungen häufiger und/oder schneller zu Erkrankungen führen, als dies normal der Fall ist; man kann den Begriff auch mit »Krankheitsbereitschaft« umschreiben. Willkürliche Beispiele für D. in diesem Sinne sind Unterernährung, allgemeine Schwächezustände, psychische Faktoren wie Angst, aber auch bereits bestehende, vor allem chronische oder endokrine Erkrankungen, Altersschwäche, Rekonvaleszenz* nach überstandener Krankheit, Geburt usw.

Dissecans: Definition für einen unvollständigen Riß der Köperschlagader-Gefäßwand (Aneurysma dissecans).

Dissemination f: allgemeine Ausschwemmung von Erregern oder Geschwulstzellen in den gesamten Organismus.

Dissertation f: wissenschaftliche Abhandlung, teilweise mit experimentellen Arbeiten verbunden, zur Erlangung der akademischen Doktorwürde.

Dissimilation f: Verbrennung von über den Verdauungstrakt aufgenommenen oder im Organismus gespeicherten Nahrungsstoffen mit Hilfe von Sauerstoff (zur Umwandlung in Energie/Wärme/Bewegung).

Dissimulation f: Versuch, Krankheitssymptome zu verheimlichen.

Dissolution f: Zersetzung, Auflösung.

Dissolventia: auflösende Mittel.

Dissoziation: Aufspaltung.

Dissoziation, atrioventrikuläre f: bei Störungen der Erregungsüberleitung* im Herzen am His-Bündel schlagen die Vorhöfe und Kammern unabhängig voneinander und mit deutlich unterschiedlicher Schlagfolge.

Dissoziation der Augenbewegungen: Störung im normalen Zusammenspiel beider Augen. Vorkommen bei Gehirnschädigungen, z. B. Gehirnerschütterung, Enzephalitis*.

distal: anatomisch orientierender Begriff für »alles, was vom Rumpf entfernt liegt« (Gegenteil: proximal*).

Distantia f: Distanz, Abstand.

Distensionsluxation f: Verrenkung von Gelenken, die sich nach größeren Ergüssen durch die damit verbundene Überdehnung von Kapsel und Bändern entwickelt.

Distorsion f: Verstauchung eines Gelenkes mit Zerrung, gelegentlich auch Rissen in den Gelenkbändern.

Distraktion f: Zug- und Gegenzugbehandlung durch Streckverbände bei Knochenbrüchen und Luxationen*.

Doiurese f: Ausscheidung von Harn.

Divergenz: das Auseinanderweichen, -gehen von Linien und Strahlen.

Divertikel n: Ausstülpung der Wandungen von Hohlorganen, z. B. Darm, Speiseröhre, Harnblase, Harnröhre usw.

Divertikulitis f: Entzündungen von Divertikeln.

Divertikulose f: gehäuftes Auftreten kleinerer Divertikel, besonders im Dickdarm vorkommend.

Dizephalus m: Mißgeburt mit zwei Köpfen.

Dl: Abkürzung für Dosis letalis = tödliche Menge eines Giftes.

Dolichokolie f: beträchtliche Überschreitung der Normallänge des Dickdarms.

Dolor m: Schmerz.

Dominanz f (dominieren): Ein oder mehrere Merkmale eines Partners treten bei Nachfahren besonders deutlich hervor und überdecken die des anderen (rezessiven) Partners.

Doping n: meist nur kurzzeitige Steigerung der Leistung durch Verabreichung bestimmter, überwiegend aufputschender Medikamente wie Ephidrin, Cocain, Pervitin, Strychnin usw. Regelwidrig bei sportlichen Wettkämpfen angewandt. Gefahr von schwerwiegenden Gesundheitsschäden.

Doppelbefruchtung: s. Superfetatio*.

Doppelbildung: teilweise oder komplette doppelte Anlage der Skelettachse. Unterscheidung: normale, getrennte D. = eineiige Zwillinge (Gemini); zusammenhängende D. wie Siamesische Zwillinge (Xiphopagen); asymmetrische, anhängende D. (Parasiten*).

Doppelsehen: Man unterscheidet:

1. D. auf beiden Augen; hierbei bildet sich ein Objekt auf zwei nicht miteinander korrespondierenden Stellen der Netzhaut ab und wird so zweimal gesehen;
2. auf ein Auge beschränktes D., wenn beispielsweise durch stärkere Verschiebung der Linse in einem Auge zwei Netzhautbilder desselben Objektes an verschiedenen Stellen entstehen.

Dornfortsatz: der an der Rückseite des Wirbelkörpers vorragende Fortsatz (s. Wirbelsäule*).

Doromanie f: krankhafter Trieb, alles herzuschenken.

dorsal, dorsalis: am Rücken liegend, zum Rücken gehörend.

Dorsalflexion f: Bewegungen hand- oder fußrückenwärts.

dorsoanterior: mit dem Rücken nach vorne liegend, Kindsquerlage (s. Abb. Seite 499).

dorsoposterior: Der Rücken des Kindes liegt zum Rücken der Mutter.

dorsoventral: Richtung vom Rücken zum Bauch.

Dorsum n: Rücken.

Dosimetrie: quantitative Messung ionisierender* Strahlungen, z. B. Röntgen-, Alpha-, Beta-, Gamma-Strahlung usw.

Dosis f: folgende Bedeutungen:

1. Mengenangaben von Arzneimitteln in der Therapie (s. auch Dl*);
2. Strahlen-D. bei Röntgen- und Gamma-Bestrahlung (s. Dosimetrie*).

Dottersack: Nabelbläschen, kommt beim Menschen nur noch als rudimentäres* Vorratsorgan vor, das am größten während des 2. bis 3. Schwangerschaftsmonats ist.

Douglas-Abszeß: Abszeß*-Bildung im Douglas-Raum*.

Douglas-Punktion: Ablassen von Eiter etc., z. B. bei D.-Abszeß (s. nebenstehende Abb.).

Douglas-Raum: eine Bauchfellfalte, die zwischen Gebärmutter und Mastdarm liegt (s. Abb. oben).

Dränage f: Schaffung einer Entleerungsmöglichkeit von Flüssigkeiten aus Wundgebieten oder von Ergüssen in Körperhöhlen durch Gummi- oder Glasröhrchen, Gazestreifen oder Gummilaschen, sogenannte Drains (s. auch Abb. oben).

Dragees f: runde bis ovale Tabletten, die mit medikamentös neutralen Substanzen, z. B. Zuckerguß, ummantelt sind. Durch diesen Überzug wird beispielsweise ein unangenehmer Geschmack verdeckt, die Auflösung des Medikamentes erst im Dünndarm (Magensaft-resistenter Überzug) erreicht oder eine zeitlich abgestufte Auflösung und damit Wirkung des beinhaltenden Medikamentes gewährleistet, sogenannte Schichtdragees.

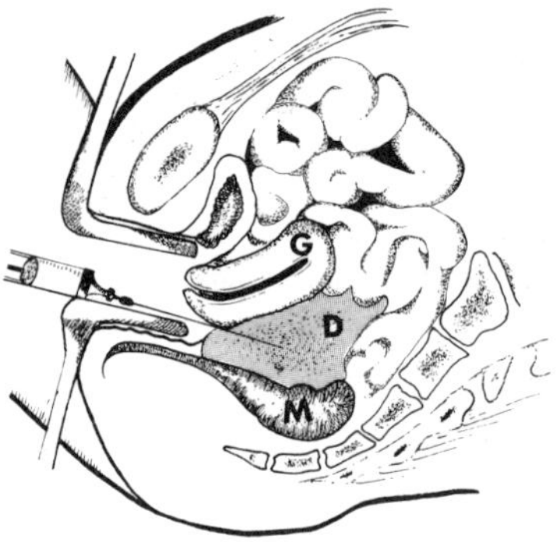

Douglas-Punktion: Bei Ansammlung von Eiter oder seriösen Flüssigkeiten wird der Douglas-Raum von der Scheide aus angestochen und der Inhalt abgesaugt. Die Abb. zeigt die anatomischen Verhältnisse. Die Scheide ist mit dem Scheidenspiegel auseinandergespreizt, so daß der zwischen Gebärmutter (G) und Mastdarm (M) liegende Douglas-Raum (D) sichtbar und zugängig wird.

Drahtextension: Behandlung von Knochenbrüchen, bei der mittels Gewichten über einen durch den Knochen gebohrten Draht ein direkter Zug auf den Knochen ausgeübt wird.

Drang: ein praktisch immer außerhalb der psychischen Kontrollmöglichkeit ausgelöster Zwang zu organischen Energieentladungen. Dieser

Zwang ist noch nicht zielgebunden. Erst mit der Koppelung an ein festes Ziel entsteht der Trieb*.

Drehnystagmus m: Mit Hilfe eines Drehstuhls wird künstlich ein Nystagmus* erzeugt, der sich entgegengesetzt der Drehrichtung ausbildet. Anwendung zu klinischen Untersuchungen des Kleinhirns und des Nervus vestibularis.

Drehschwindel: Kommt eine Drehbewegung zum plötzlichen Stillstand, so hat man unter Schwindelgefühl den Eindruck, daß die Drehbewegung in entgegengesetzter Richtung weitergeführt wird.

Dreifachimpfung: Schutzimpfung gegen Diphtherie, Keuchhusten und Wundstarrkrampf in einem Impfgang (DPT-Impfung) bzw. gegen Masern, Mumps und Röteln (MMR-Impfung). Andere Mehrfachimpfpräparate sind in Entwicklung.

Dreitagefieber: darunter fallen:

1. das Pappatacifieber*;
2. das Exanthema subitum, die sogenannte 6. Krankheit, ein harmloses masernähnliches Exanthem* bei kleinen Kindern;
3. das Drittetagsfieber*.

Drepanozyten m: sichelförmige Erythrozyten, Sichelzellen genannt (s. Sichelzellanämie*).

Drittetagsfieber: s. Malaria tertiana*.

Droge f: im engeren Sinne getrocknete Pflanzen, die zum Herstellen von Arzneimitteln dienen. Im allgemeinen Sprachgebrauch aber auch Arzneimittel, Arzneimittelgrundsubstanzen und Rauschgifte*.

Drogenabhängigkeit: Sammelbegriff, der von der Weltgesundheits-Organisation (WHO) anstelle von Drogen*-Sucht oder Rauschgift*-Sucht vorgeschlagen wird. Der Begriff »Sucht« wird in einer Anzahl anderer Zusammenhänge gebraucht und kann deshalb zu Verwechslungen führen. Beispiel Gelbsucht, Bleichsucht. Unter D. versteht man körperliche und psychische Abhängigkeit von Substanzen (Drogen), welche auf das Zentralnervensystem (Gehirn/Rückenmark) einwirken. Die Definition der WHO lautet: »Ein unbezwingbares, gieriges seelisches Verlangen, mit der Einnahme von Drogen fortzufahren, und das Bedürfnis, sich Drogen um jeden Preis zu beschaffen.« Man unterscheidet folgende Typen von D.: Morphin-, Kokain-, Cannabis-(Marihuana/Haschisch-), Azetamin-, Halluzinogen- und Barbiturat-Typ. S. auch Sucht*.

Folgende Tabelle (s. Seite 134) gibt eine Übersicht über Symptome bei akuter Giftwirkung der gebräuchlichsten Rauschdrogen (Abhängigkeit der Intensität von Wirkstoffgehalt oder Mischung verschiedener Drogen, Körperzustand, Dosis, Anwendungsart und Gebrauchsdauer führt u. U. zu erheblichen Änderungen).

Drogenmißbrauch: s. Drogenabhängigkeit*.

Druckdifferenzverfahren: die von Sauerbruch eingeführten Methoden zur Verhinderung von Lungenkollaps, Atem- und Kreislaufstörungen bei Eröffnung des Pleura*-Raumes. Man unterscheidet: Unterdruckverfahren in einer luftdicht abgeschlossenen Operationskammer, z. B. eiserne Lunge, und Überdruckverfahren, wobei durch luftdichten Verschluß von

Symptom-lokalisation	Halluzi-nogene	Marihuana	Narkotika	Weck-amine	Beruhigungs-Schlafmittel
Haut	Hitze, Schweiß, Gänsehaut	–	Hitze, Nadelein-stiche	Hitze, Nadelein-stiche	–
Pupillen	erweitert	normal	starr	erweitert	normal
Mund	–	riecht nach trockenen Blättern	Gähnen	trocken	Gähnen
Atmung	beschleu-nigt	–	langsam	schnell	langsam
Puls	schnell	schnell	langsam	schnell	–
Stimmung	Ekstase bis Panik	Euphorie	Euphorie (schläfrig)	heiter	erregt schläfrig bewußtlos
Bewußtsein	oft klar	–	getrübt	klar bis verwirrt	verwirrt
Sinnes-wahr-nehmung	verzerrt	verzerrt	–	–	–
Gedächt-nis	–	geringe Störung	–	–	gestört
Halluzina-tionen	aller Art	ver-schieden	–	–	–
Wahn-ideen	ver-schieden	ver-schieden	–	–	–
Labor-befund	–	–	Droge im Urin	–	Droge im Urin

(nach H.E. Elkins)

Nasen- und Mundöffnung mittels Maske unter Überdruck narkotisiert wird (Intubationsnarkose*).

Druckpuls: verlangsamter, voll gespannter Puls bei Hirndrucksteigerung, z. B. infolge von Gehirnerschütterung, Gehirnblutung oder Hirntumor.

Drüsen: Glanduae. Organe, deren epithelialer* Gewebeanteil Säfte (Exkrete*, Sekrete*, Hormone*) produzieren, die dann über Schleimhäute in Körperhohlorgane, z. B. Verdauungstrakt, abgesondert werden (Drüsen mit äußerer Sekretion*) oder deren Wirkstoffe direkt in die Blut- oder Lymphbahn weitergeleitet werden (Drüsen mit innerer Sekretion*, Hormone*).

Drüsenexstirpation f: irreführender Begriff, denn man versteht darunter die chirurgische Entfernung vergrößerter Lymphknoten für histologische Untersuchungen.

Drüsenfieber: Pfeiffer-Krankheit, s. Mononukleose*.

Drüsenkrebs: Carcinoma adenomatosum, Krebsgeschwulst mit drüsenähnlicher Struktur.

Drüsenpest: Beulen- oder Bubonen-Pest; s. Pest* (Abb. Seite 461).

Drüsenpolyp: gutartiger Tumor, der aus drüsigen Bestandteilen zusammengesetzt ist.

Drüsentuberkulose: irreführend, da im eigentlichen Sinne Tuberkulose der Lymphknoten.

Drusen f: körnchenförmige Anhäufung von strahlenförmig angeordneten Pilzfäden bei der Strahlenpilzerkrankung (Aktinomykose*), s. auch Abb. Seite 426.

Dschungelgelbfieber: s. Gelbfieber*.

dubiosus: dubios, unsicher, zweifelhaft.

Ductulus m: kleiner Gang, Plural Ductuli, anatomischer Begriff.

Ductus m: Gang. anat. Begriff.

Dünndarm: Intestinum tenue. Besteht aus dem Zwölffingerdarm (Duodenum), in welchen der Gallen- und Bauchspeicheldrüsen-Ausführungsgang einmündet (Papilla vateri*), dem Leerdarm (Jejunum) und dem Krummdarm (Ileum), der in den Blinddarm mündet.

Duftdrüsen: die großen Haut-Schweiß-Drüsen in der Achselhöhle, deren Absonderung einen bestimmten, an die Person gebundenen Geruch hat.

Dunkelfelduntersuchung: Mikroskopisches Spezialverfahren, bei dem durch Abblendung des Licht-Zentralstrahls und unter Verwendung eines Kondensors das Licht so auf das zu betrachtende Objekt gelenkt wird, daß dessen Ränder hell aufleuchten. Dient unter anderem zur mikroskopischen Betrachtung der Syphilis-Erreger ohne besondere Färbeverfahren.

duodenal, duodenalis: den Zwölffingerdarm (Duodenum) betreffend.

Duodenalgeschwür: s. Ulcus duodeni*.

Duodenalsaft: Magensaft, dem noch Galle und Sekret aus Bauchspeicheldrüse und dem Zwölffingerdarm beigemischt ist.

Duodenalsonde: dünner Schlauch mit Metallolive, der geschluckt wird, um Saft aus dem Zwölffingerdarm abzusaugen.

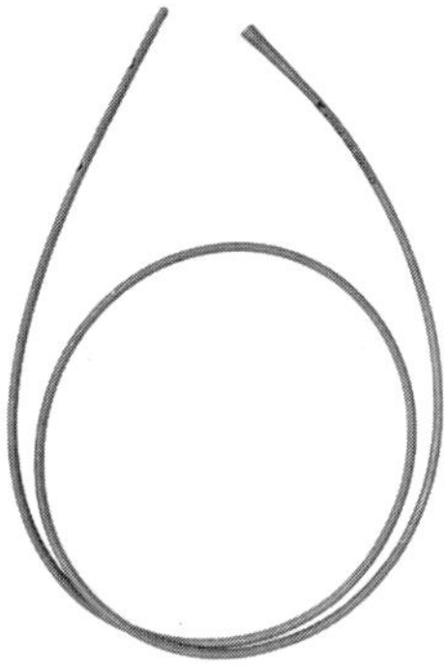

Duodenalsonde

Duodenitis f: Entzündung der Schleimhaut des Zwölffingerdarms.

Duodenum n: Zwölffingerdarm, hat ungefähr die Form eines nach links offenen Hufeisens, beginnt am Magenpförtner und bildet den ersten Abschnitt des Dünndarms. An der Papilla vateri* münden gemeinsam der Ausführungsgang der Gallenblase und der Bauchspeicheldrüse. Der Zwölffingerdarm stellt einen lebenswichtigen Darmabschnitt dar. S. Abb. Seite 136.

Duplikatur f: Verdoppelung, von duplex = doppelt.

Duplizitätstheorie des Sehens: Es wird angenommen, daß sich das Tages- und Farbensehen mit Hilfe der in der Fovea centralis* befindlichen Zapfen*, das Dämmerungssehen hingegen mit Hilfe der randständig liegenden Stäbchen* abspielt. (S. auch Auge*, Abb. Seite 54.)

Dupuytren-Kontraktur: Zusammenziehen der Finger in Beugestellung infolge verhärtender Zusammenschrumpfung der Palmaraponeurose* unter gleichzeitiger Ausbildung

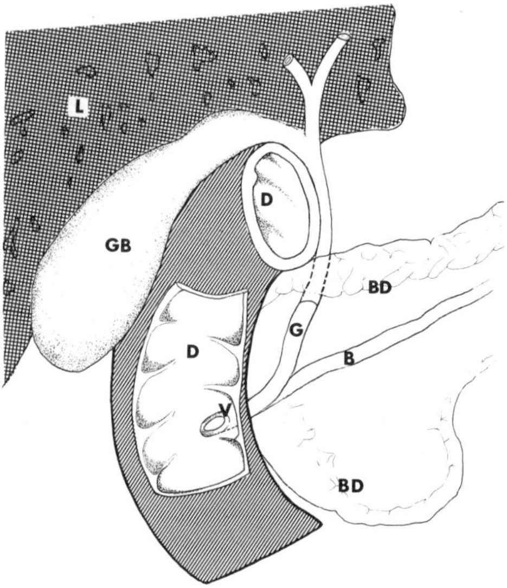

Duodenum: Die Abb. zeigt den Teil des Duodenums (D), in den der Gallenausführungsgang (G) und der Ausführungsgang der Bauchspeicheldrüse (B) gemeinsam in der sog. Vaterpapille (V) münden. Zum besseren Verständnis der anatomischen Lage ist ein Teil der Leber (L), die Gallenblase (GB) und die Bauchspeicheldrüse (BD) dargestellt.

von harten Knoten und Strängen. Wahrscheinlich ist eine, zum Teil auch erbliche, Erkrankung des Bindegewebes die Ursache.

Dura mater: harte Hirnhaut*.

Durchblutungsstörungen: mangelhafte Gewebsdurchblutung, die durch organische oder funktionelle Erkrankung des versorgenden Gefäßsystems ausgelöst wird. Dadurch kommt es zu zunehmenden Störungen und Funktionsbehinderungen der betroffenen Organe. Häufiges Vorkommen an den Beinen (Raucherbein*, Claudicatio intermittens*), aber auch am Herzen (Koronarinsuffizienz*), Gehirn (zerebrale D.*), allgemein in den »Außenbezirken« (periphere D.*) usw. S. Abb. Seite 137.

Durchfall: s. Diarrhoe*.

Durchgangsarzt: Facharzt, der von den Berufsgenossenschaften mit der Begutachtung und ggf. Behandlung von Unfallverletzungen beauftragt ist. Bei jedem Betriebsunfall besteht die Pflicht, einen D. aufzusuchen.

Durchliegen: s. Decubitus*.

Durstfieber: tritt bei Säuglingen als Folge von Flüssigkeitsmangel und Kochsalzstauung auf. Um den Nachweis des Diabetes insipidus* führen zu können, muß ein ADH*-Mangel ausgeschlossen werden. Nachdem ein ADH*-Mangel Durstfieber mit Anstieg des Kochsalzgehalts hervorruft, wird zur Erzeugung von Durstfieber der sog. Durstversuch vorgenommen (die Kinder bekommen so lange nichts zu trinken, bis Durstfieber eintritt). Ein infolge von Diabetes insipidus vorhandener ADH-Mangel läßt sich dann im Stadium des Durstfiebers nachweisen.

dynamisch: auf die Kraft bezogen.

Dys-: als Vorsilbe, wenn eine Störung des anhängenden Begriffes ausgedrückt werden soll.

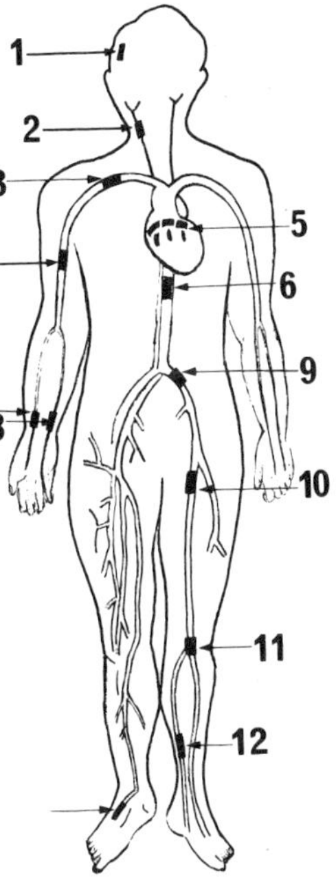

a)

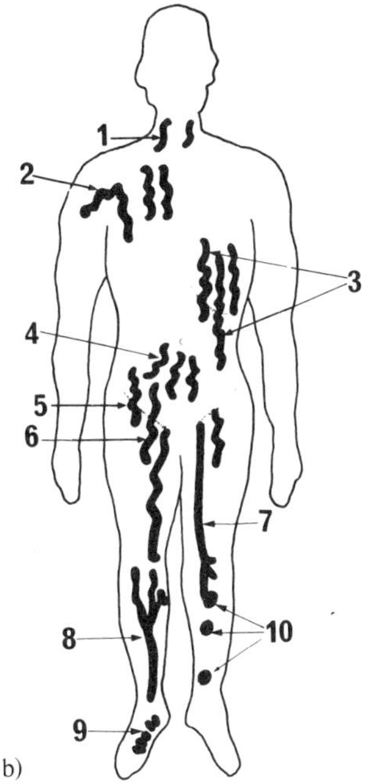

b)

Abb. a) zeigt die Stellen, an denen die häufigsten *arteriellen Durchblutungsstörungen* vorkommen: (1) Schläfenschlagader (A. temporalis), (2) Halsschlagader (A. carotis), (3) Schlüsselbeinschlagader (A.subclavia), (4) Oberarmschlagader (A. brachialis), (5) Herzkranzgefäße (Coronararterien), (6) große Körperschlagader (Aorta), (7) Speichenschlagader (A. radialis), (8) Ellenschlagader (A. ulnaris), (9) Bauchschlagader (A. abdominalis), (10) Beinschlagader (A. femoralis), (11) Kniekehlenschlagader (A. poplitea), (12) Schienbeinschlagader (A. tibialis post), (13) Fußrückenschlagader (A. dorsalis pedis). Durchblutungsstörungen der Arterien 1 mit 3 können zur Cerebralsklerose*, der A. 5 zur Koronarsklerose*, der A. 6 und 9 zur Aortensklerose*, der A. 10 mit 12 zur Claudicatio intermittens* führen. Abb. b) zeigt die wichtigsten *venösen Durchblutungsstörungen:* (1) Drosselvene (V. jugularis), (2) Schlüsselbeinvene (V. subclavia), (3) obere und untere Hohlvene (V. cava superior und inferior), (4) Caput medusae (tritt auf bei Pfortaderstauung*), (5) Beckenvenen, (6) Becken-Schenkel-Venen (V. iliofemoralis), (7) Oberschenkelvene (V. saphena magna), (8) Unterschenkelvene (V. saphena parva), (9) Fußvenen, von denen häufig Thrombosen* ausgehen, (10) sog. Meyer-Druckpunkte, die bei Empfindlichkeit Hinweis auf venöse Durchblutungsstörungen sind. Venöse Durchblutungsstörungen führen oft zu Thrombosen* und Embolie*.

Dysarthrie f: sämtliche Sprachstörungen, die durch Lähmungen im Bereich des Nervensystems verursacht werden.

Dysarthrose f: fehlerhaftes Gelenk.

Dysbakterie f: krankhafte Verschiebung in der Zusammensetzung der natürlichen Darmflora*. Führt zu Ver-

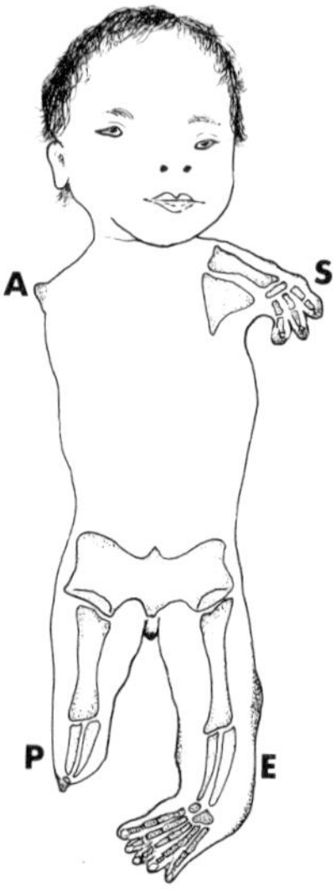

Dysmelie f: Störung in der Entwicklung der Gliedmaßen, die zwischen dem 29. und 46. Schwangerschaftstag angelegt werden. Durch Einwirkung von Schadstoffen wie Arzneimittel, Nikotin, Alkohol, aber auch durch Sauerstoffmangel kann es dann zu diesen Mißbildungen kommen. Fehlt eine Extremität ganz, so spricht man von Amelie (A). Fehlen einzelne oder mehrere Röhrenknochen einer Extremität, so wird das als Phokomelie (P) bezeichnet. Ektromelie (E) liegt vor, wenn durch Unterentwicklung und mangelhafte Ausbildung von Röhrenknochen Fehlstellungen und Verkümmerungen von Gliedmaßen resultieren. Ist zwischen Handwurzel und Schultergelenk nur ein sog. Schaltknochen ausgebildet, so nennt man das Peroselie (S).

dauungsstörungen, Fäulnis- und Gärungsprozessen im Darm.

Dysbasie f: Gehstörungen, z. B. zeitweiliges Hinken (Claudicatio intermittens*), hervorgerufen durch Sklerosen* des Gefäßsystems (Dysbasia angiosclerotica) oder durch Gefäß-Spasmus* (Dysbasia angiospastica) und die damit zusammenhängenden Durchblutungsstörungen.

Dyscholie f: krankhafte Veränderungen in der Zusammensetzung des Gallensaftes.

Dyschromie f: Verfärbungen der Haut durch zuviel oder zuwenig Pigment.

Dyschylie f: Absonderungsstörungen (Sekretionsstörungen) der die verschiedenen Sekrete* produzierenden Drüsen.

Dysenterie f:
1. Bakterienruhr*, hervorgerufen durch Shigella*;
2. Amöbenruhr* (anzeigepflichtige Erkrankungen).

Dysenteriebakterien: s. Shigella*.

Dysfunktion: Störung der Funktion.

Dyshidrosis f:
1. ungewöhnliche Schweißabsonderung;
2. Auftreten von Sagokorn-ähnlichen Bläschen an Händen und Füßen als Folge von Pilzerkrankungen oder von Ekzemen.

Dyskeratose f: Störung der normalen Verhornungsvorgänge der Haut.

Dyskinesie f: funktionelle Störungen in den Bewegungsabläufen, z. B. der Gallenblase und Gallengänge, ohne daß organische Ursachen vorliegen, schmerzhaft bis kolikartig.

Dysmelie f: Störung in der Entwicklung der Gliedmaßen, z. B. Amelie* usw. (s. Abb. links).

Dysmenorrhoe f: Schmerzen während der Monatsblutung (Periode). Die Ursachen können Entzündungen oder Tumoren der Geschlechtsorgane, Abnormitäten der Gebärmutter, Hormonstörungen, nervöse Einflüsse usw. sein. Kommt aber auch ohne erkennbare Ursache vor. Eine Sonderform ist die Dysmenorrhoea membranacea, bei der unter Schmerzen Gebärmutterschleimhaut abgestoßen wird.

Dysmetrie f: Fehleinschätzung von Bewegungen, so daß diese zu groß oder zu klein ausgeführt werden.

Dysontogenie f: Störung in der Entwicklung des Individuums.

Dysophresie f: Störung des Geruchsinns.

Dysorexie f: fehlgesteuerter Appetit (»Heißhunger«).

Dysosmie f: Störung des Geruchsinns.

Dysostose f: unzureichende Verknöcherung. Dadurch kann es zu Störungen des Längenwachstums von Knochen und, daraus resultierend, Mißbildungen kommen.

Dyspareunie f: im erweiterten Sinne fehlende körperliche und/oder seelische Harmonie der Partner in der Ehe.

Dyspepsie f: leichte Form einer Verdauungsstörung bei Säuglingen mit akuten Ernährungsstörungen. Führt über Appetitlosigkeit zu Durchfall und Erbrechen. Bei zunehmender Störung kann es zu Wasserverlusten und Störungen im Mineralhaushalt kommen. Die Ursachen können sowohl Darm- als auch Allgemeininfektionen sein.

Dysphagie f: meist schmerzhafte Störungen beim Schluckakt als Folge von Entzündungen, Tumoren, Divertikeln*, Krampfadern in der Speiseröhre, bei Lähmungen im Speiseröhrenbereich oder bei Krämpfen, welche durch Tollwut*, Hysterie*, Wundstarrkrampf* usw. hervorgerufen werden können.

Dysphonie f: Stimmbildungs-Störung (Heiserkeit, belegte Stimme). Hinweis auf Kehlkopferkrankung.

Dysphorie f: Verstimmungszustand, meist verbunden mit Angst, Gereiztsein, Zwangsdenken. Gegenteil: Euphorie*.

Dysplasie f: Mißgestalt, die vom normalen Körperbau deutlich abweicht.

Dysplasie, ektodermale: eine vom Ektoderm* (entwicklungsgeschichtlich angelegte Hautbezirke) ausgehende Geschwulst (Tumor), die geschlechtsgebunden an das X-Chromosom vererbbar ist.

Dyspnoe f: Atemnot, Kurzatmigkeit. Ursachen sind unter anderem Störungen des Sauerstoff-Kohlensäure-Gehaltes im Blut, Herz- und Lungenerkrankungen, Gehirnerkrankungen, insbesondere wenn das Atemzentrum betroffen ist, Verletzungen, Vergiftungen.

Dysproteinämie f: Verschiebungen in der Zusammensetzung der Proteine* des Plasmas mit Verminderung der Albumine* und Vermehrung der Globuline*. Ursachen sind u. a. Unterernährung, Entzündungen, Krebs, angeborene Störungen im Proteinhaushalt und Plasmozytom (Myelom*).

Dysplenie f: Störungen der Funktion und der zellulären Struktur der Milz*.

Dystelektase f: schlecht beatmete Lungenabschnitte, Anfangsstadium der Atelektase*.

Dystokie f: Störungen während der Entbindung, die durch unzureichend abgestimmte Wehentätigkeit entstehen.

Dystonia, Dystonie f: fehlerhafte Reaktionen von Muskeln und Gefäßen auf Belastungen oder Reize S. auch vegetative* D.

Dystopie f: Lage eines Organs am falschen Ort.

Dystrophie f: chronische Ernährungsstörung im Säuglingsalter, bedingt durch falsche Ernährung, Störungen in der Verwertung der Nahrung oder Unterernährung. Sie führt über Gewichtsstillstand zur Abnahme oder Abmagerung und zu vermehrter Infekt-Bereitschaft. Mit fortschreitender Erkrankung entwickelt sich eine Atrophie*. – Eine Sonderform ist die Hunger-D., die alle Altersgruppen betreffen kann. Im Vordergrund steht die Eiweiß-Unterernährung = ausgeprägter Hungerzustand.

Dystrophia adipositogenitalis: Fröhlich-Krankheit, Fettsucht, insbesondere im Bereich von Hüften und Oberschenkeln, ganz oder teilweise fehlende Entwicklung sexueller Merkmale, meist verbunden mit Verminderung des körperlichen Größenwachstums. Die Ursachen können Tumoren, Funktionsstörungen der Hirnanhangsdrüse oder Schäden am Hypothalamus* sein.

Dystrophia musculorum progessiva: chronische Degeneration* der quergestreiften Muskulatur. Ursache ist wahrscheinlich eine erbliche Störung der Enzymfunktionen.

Dystrophia myotonica: s. Myotonia atrophicans*.

Dystrophia osteogenitalis: Hypophysenhormonstörung*, die zu Knochenveränderungen, Unterfunktion der Geschlechtsorgane und Akrozyanose* führt.

Dysurie f: Blasenentleerungsstörung. Kann sich in allgemeinen Schwierigkeiten beim Harnlassen, aber auch durch zu geringen Druck, tröpfchenweises Wasserlassen und nächtlichen Harndrang äußern. D. kann ein Hinweis auf Erkrankungen der Blase und/oder der ableitenden Harnwege, aber auch der Nieren sein.

E

E: Abkürzung:
1. physikalisch für Energie;
2. in der Augenheilkunde für Emmetropie*;
3. in der Serologie für Erythrozytenfaktor*.

Ebrietas f: Trunkenheit.

Eburnifikation f: auch Eburnisierung. Lokal begrenzte Neubildungen am Knochen von elfenbeinartigem Aussehen.

Ecchondrosis f: gutartige Knorpelwucherungen.

Echinococcus m: Blasenwurm; E. granulosus = Hundebandwurm, im Dünndarm von Hunden, Katzen und Raubtieren vorkommend. Wird ca. 5 mm lang und besteht aus 3 bis 4 Gliedern. Eier finden sich bei befallenen Tieren über den ganzen Körper verteilt. Gelangen sie in den Verdauungstrakt des Menschen, dann durchbohrt die Larve den Darm und kommt auf dem Blutweg in die Leber und in das Hirn. Dort wächst sie innerhalb der sogenannten Echinococcusblase zur Finne aus. Aus dieser sogenannten Mutterblase können sich weitere Tochterblasen entwikkeln, die dann in die verschiedenen Organe, vorzugsweise Leber, Niere, Lunge, Milz und Muskulatur, ausgestreut werden.

Echinokokkose: Krankheit, die durch die Finnen des Hundebandwurms hervorgerufen werden.

Echoenzephalographie f: Durch Ultraschallecho-Aufzeichnungen können raumverdrängende Prozesse (z. B. Tumoren) im Innern des Schädels festgestellt und sichtbar gemacht werden.

Echo-Viren: *E*nteric *C*ytopathogenic *H*uman *O*rphan. Erreger der nichtbakteriellen Meningitis (Virusmeningitis*) und des Virusschnupfens*.

Ecthyma n: Ekthyma, eitrige, großknotige Pustel auf der Haut, meist durch Strepto- oder Staphylokokken hervorgerufen. S. Abb. Seite 568.

Ectopia f: Ektopie. Verlagerung von Organen an anatomisch nicht normale Stellen.

EDV: Abkürzung für *e*lektronische *D*aten*v*erarbeitung.

EEG: Abkürzung für *E*lektro*e*nzephalo*g*ramm*.

efferent: herausführend, absteigend; anatomischer Begriff.

Efflation f: Aufstoßen, Aufkoppen.

Effloreszenz f: »Hautblüte«, krankhafte Hautveränderungen. Man unterscheidet:
1. *primäre E.* (unmittelbar durch die Krankheit hervorgerufen): Macula (Fleck); Papula (Knötchen); Tuber (oberflächl. Knoten); Nodes (tieferer Knoten); Phyma (Knollen, Tumor); Urtica (Quaddel); Vesicula (Bläschen); Bulla (Blase); Pustula (Eiterbläschen); Cystis (Zyste);
2. *sekundäre E.* (entwickeln sich im Anschluß an 1.: Squama (Schuppe); Crusta (Kruste); Erosio (Erosion); Excoriatio (Abschürfung); Rhagade, Fissura (Schrunde); Ulcus (Geschwür); Cicatrix (Narbe); Atrophia (Hautschwund).

Effluvium n: Erguß (z. B. E. seminis = Samenerguß).
Egel: Hirudinea. Saugwürmer (Trematoden); bekannt ist z. B. der Blutegel. E. sind auch Erreger tropischer Krankheiten, z. B. der Bilharziosis*, der ostasiatischen Leberegelkrankheit, der Lungenegelkrankheit usw.
Ei: im engeren medizinischen Sinn die weibliche Keimzelle (Eizelle, Ovulum). S. Graaf-Follikel*.
Eichel: s. Glans penis* (Abb. Seite 454).
Eicheltripper: s. Balanitis*.
Eierstock: Ovarium. Die weiblichen Keimdrüsen, die beidseits neben der Gebärmutter an den Tuben* hängen.
Eifersuchtswahn: krankhafte, bis zum Wahn gesteigerte Eifersucht, die bei chronischem Alkoholismus, Schizophrenie*, organischen Hirnerkrankungen, Gehirnarterienverkalkung, progressiver Paralyse* usw. vorkommen kann.
Eihaut: die Frucht (Embryo*, Fetus*) und Fruchtwasser umschließende Haut, die aus der Schafshaut (Amnion*), der Zottenhaut (Chorion*) und der mütterlichen Siebhaut (Dezidua*) besteht.
Eileiter: Tubae uterinae. Schlauchartige Gebilde, die von den Eierstöcken, mit denen sie durch den Fimbrientrichter verbunden sind, zum Fundus der Gebärmutter führen. Sie sind mit einem sogenannten Flimmerepithel* ausgekleidet und dienen zur Beförderung des gesprungenen Eies in die Gebärmutter. S. Abb. b) Seite 210.
Eileiterschwangerschaft: s. Tubargravidität*.
Einflußstauung: venöse Rückflußstörung als Folge von Herzinsuffizienz oder mechanischer Behinderung im Venensystem.
Einklemmung: s. Inkarzeration*.
Einlauf: s. Klistier*.
einnässen: s. Enuresis*.
Einschießen der Milch: Nach der Geburt setzt die Drüsentätigkeit der weiblichen Brüste ein, und die Frauenmilch sammelt sich in den Drüsenschläuchen.
Einschlußblennorrhoe f: Paratrachom*.
einschneiden: geburtshilflicher Begriff für das Sichtbarwerden des Kindskopfes in der Scheide während einer Wehe.
Einschuß: Schußverletzung.
Einwärtsschielen: s. Strabismus*.
Eisen (Ferrum/Fe): lebenswichtiges Spurenelement*, zwei- und dreiwertiges Schwermetall, im Blut (Hämoglobin) und Muskel (Myoglobin) enthalten, dient es dem Transport und der Speicherung von Sauerstoff. Menschliches Blut enthält bei Männern 52 mg %, bei Frauen 46 mg % Eisen als Durchschnittswert.
Eisenbedarf: Mit der Nahrung sollten täglich 15 bis 20 mg Gesamteisen zugeführt werden, wobei Frauen rund 50 % mehr als Männer benötigen (Blutverlust während der Menstruation*). Diese Menge ist notwendig, um den unter 1 mg liegenden echten Bedarf zu decken, da das in der Nahrung enthaltene Eisen nur zu einem geringen Prozentsatz resorbiert werden kann.
Eisenmangelanämie: s. Anämie.*.
Eiserne Lunge: Gerät, in das der Körper von Atemgelähmten eingeschlossen wird, der dann durch künstlich erzeugten, rhythmischen Wechsel

von Über- und Unterdruck beatmet werden kann.

Eiter, Pus m: Setzt sich aus den Resten untergegangener Zellen, neutrophilen Leukozyten* und Serum* zusammen. Entsteht bei Entzündungsvorgängen, die zur Gewebseinschmelzung führen.

Eitererreger: vorwiegend Bakterien, die zur Eiterbildung anregen.

Eiweiß: Protein*. Hochmolekulare Verbindungen, die aus Aminosäuren* zusammengesetzt sind. Enthalten diese Moleküle noch andere Substanzen, wie Kohlenhydrate oder Farbstoffe, dann spricht man von Proteiden. E. ist der Grundbaustein für das Gewebe lebender Organismen. Man unterscheidet tierisches und pflanzliches E.; E. ist eines der Grundnahrungsmittel.

Eiweiß-Spektrum: Aufgliederung der Eiweißstoffe des Blutes in ihre einzelnen Proteinkomplexe. Normalwerte: Albumin ca. 62 %, Alpha-1-Globulin ca. 4,2 %, Alpha-2-Globulin ca. 7,6 %, Beta-Globulin ca. 10,3 %, Gamma-Globulin ca. 16,1 %, Fibrinogen ca. 0,34 g/100 ml Plasma.

Eiweiß-Synthese: biologischer Aufbau von körpereigenem Eiweiß aus Aminosäuren. Er spielt sich an den Ribosomen* des Zytoplasmas* ab. Der menschliche Körper bildet täglich 90 bis 100 g Eiweiß neu.

Eizelle: Oozyte, Ovum. (S. auch Abb. Seite 210.) Weibliche Keimzelle in der Rindenschicht der Eierstöcke. Von rund 400 000 dieser Eizellen reifen während des Lebens rund 380 vom Primärfollikel über den Sekundärfollikel zum tertiären Graaf-Follikel*; der am weitesten entwickelte und der Eierstockoberfläche am nächsten liegende Graaf-Follikel enthält dann die befruchtungsreife Eizelle. Er platzt in Abhängigkeit vom hormonellen Zyklus* (Eisprung, Ovulation) und gibt das Ei frei. Dieses gelangt über den Fimbrientrichter* in die Eileiter und wird durch die Bewegungen des Flimmerepithels* in Richtung Gebärmutter transportiert. Noch in der Tube* wird das Ei befruchtet und teilt sich dort auch. Unabhängig von einer erfolgten Befruchtung nistet sich dann das Ei in der Gebärmutterschleimhaut ein. Wurde das Ei nicht befruchtet, so wird es im Durchschnitt 15 Tage nach dem Eisprung mit Teilen der Gebärmutterschleimhaut abgestoßen (Regelblutung, Menstruation*); anderenfalls entwickelt sich der Embryo (Frucht), und es entsteht Schwangerschaft.

Ejaculatio: herausschleudern; Samenerguß.

Ejaculatio praecox: vorzeitiger Samenerguß vor Einführen des Gliedes in die Scheide. Häufigste Ursache ist Versagensfurcht.

Ejakulat: Samenflüssigkeit aus dem Sekret von Hoden*, Nebenhoden*, Vorsteherdrüse* (Prostata), Samenbläschen* und paraurethralen Drüsen*; Normalmenge 2 bis 6 ml. (S. auch Geschlechtsorgane, männl.*).

Ekchondrom n: Knorpelgeschwulst, die außen an den Epiphysen* wächst.

Ekchymose f: flächenartiger Bluterguß in der Haut.

EKG: Abkürzung für *E*lektro*k*ardio*g*ramm*.

Eklampsie f: ausgeprägte Form der Spätgestose*, die meist unmittelbar vor oder während der Geburt beginnt. Der Name kommt vom blitzartigen

Abb. a) *Ekzem, akutes:* In den seltensten Fällen ist ein Ekzem tatsächlich nur durch einen morphologischen* Gesichtspunkt (entsprechend Ekzema rubrum, papulosum, vesiculosum, madidans, crustosum, squamosum) charakterisiert. In der Abb. im wesentlichen ein diffuses Ekzema rubrum (rot). Ursache ebenfalls meist zunächst allergisch. Bei flächenhafter Ausdehnung häufig über den ursprünglichen Kontaktbereich hinausgreifend, mit der Tendenz, sich auch in die weitere Umgebung auszubreiten. Hier einzelne vorgeschobene Papeln in der gesunden Haut der Herdnachbarschaft. Diese aufgelockerte Begrenzung ist für den ekzematösen Prozeß in seiner akuten und subakuten Phase charakteristisch.

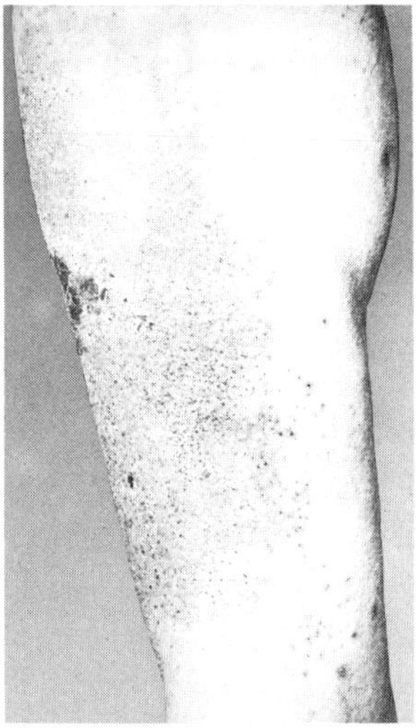

a)

Auftreten von tonisch-klonischen Krampfzuständen, welchen meist Bewußtlosigkeit und komaähnliche Schlafzustände folgen. Es besteht akute Lebensgefahr für Mutter und Kind sowie die Gefahr schwerwiegender Folgeschäden an Gehirn, Leber und Niere. Wichtigste Vorbeugungsmaßnahme ist eine laufende Schwangerschaftsberatung mit Blutdruckmessung, Harneiweiß-Bestimmung und Gewichtskontrolle. Die Beratung soll alle 4 Wochen, in den letzten Schwangerschaftsmonaten alle 2 Wochen durchgeführt werden.

Ekstase f: Verzückung, glücklichmachender Dämmerzustand, bei dem vorwiegend religiöse oder sexuell bestimmte Vorstellungen empfunden werden. Das Glücksgefühl wird häufig durch Tanz, Gesang und Gestik offen zum Ausdruck gebracht. Zur E. neigen stark erregbare Personen, religiös Fanatisierte, Epileptiker, Schizophrene.

Ektasie f: Erweiterung von Hohlorganen.

Ektoderm, Ektoblast: äußeres Keimblatt, welches bei der Gastrulation* entsteht (inneres Keimblatt = Entoderm*). Aus dem Ektoderm entwickelt sich die äußere Haut* mit ihren Anhangorganen, das periphere und zentrale Nervensystem mit den Sinnesorganen, das Amnion- und Chorionepithel des Embryos*.

Ektokardie f: freiliegendes Herz bei Mißbildung der Brustwand.

Ektomie f: herausschneiden. Chirurgische Entfernung von Organen, z. B. Gastrektomie*, Zystektomie*.

Ektoskopie f: äußere Betrachtung.

Ektotoxine n: Giftstoffe, die von Bakterien in das Gewebe ausgeschieden werden, s. auch Endotoxine*, Toxin*.

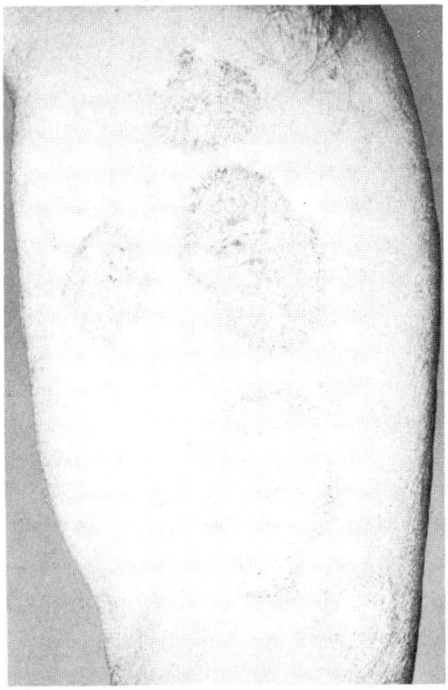

b)

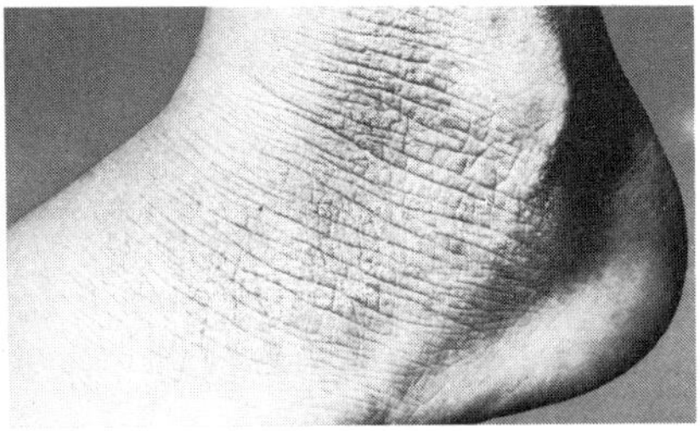

c)

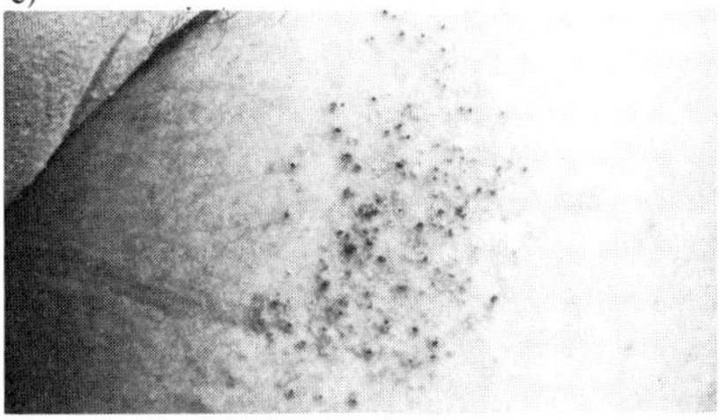

d)

Abb. b) *Ekzem, seborrhoisches:* hier die bei weniger ausgedehntem Prozeß oft deutliche Neigung zu schärfer begrenzten, scheiben- und münzförmigen Herden. Herde sind nur durch eine »vergilbte« Rötung und Schuppung charakterisiert. Gelegentlich stärkere exsudative* Note des seborrhoischen Ekzems, welche die umschriebene Herdform durchbricht (»akutes seborrhoisches Ekzem«). Dem seborrhoischen Ekzem ist eine große Rezidivneigung, oft ohne faßbare Ursache, eigen.

Abb. c) *Ekzem, chronisches lichenifiziertes:* Der mehr chronisch schwelende Prozeß unterscheidet sich vom akut aufflackernden im Aussehen. Es fehlt die serös-exsudative Note. Statt dessen ist er wesentlich von entzündlicher zelliger Infiltration* und Epidermisverdickung (»Akanthose«*) geprägt, die insgesamt zur Hautverdickung (»Lichenifikation«) führen. Die weit in die Umgebung vorgeschobenen Einzeleffloreszenzen der akuten Ekzemnote fehlen. Dadurch wird die Begrenzung deutlicher.

Abb. d) *Kontaktekzem:* Die Lokalisation entspricht der Kontaktstelle mit einer Strumpfhalterschnalle (Nickel-Kontaktallergie). Herdentwicklung durch dichtes Zusammentreffen zahlreicher stecknadelkopfgroßer Effloreszenzen*. Anfangs makroskopisch* noch papulös, mikroskopisch jedoch schon kleine Bläschen (»Spongiose«). Auf der Höhe der Entwicklung mit klinisch deutlichen Bläschen (Papulovesikel). Nach Platzen der Bläschen Sekretaustritt und punktförmige Krustenbildung.

Ektropium n: Auswärtskehrung, Umstülpung, z. B. des Gebärmutterhalses oder des Augenlides.

ektropionieren: Nach-außen-Klappen der Augenlider, zum Teil mit Hilfe eines speziellen Halters, zum Entfernen von Fremdkörpern.

Ekzem, Ekzema n: Juckflechte; verbreitetste Erkrankung der Haut*. Tritt flächenhaft und schubweise auf, befällt die Schleimhäute nicht und heilt in der Regel ohne Narbenbildung ab. Die Ursachen sind fast ausschließlich allergische Vorgänge, eine bestimmte Disposition* ist Voraussetzung für die Erkrankung. Man unterscheidet akutes, subakutes und chronisches E. Im akuten Stadium herrschen Rötung, Knötchen- und Bläschenbildung und Juckreiz vor, im subakuten Stadium schwächen sich die Krankheitszeichen ab, und beim chronischen E. verschwinden Entzündungsmerkmale weitgehend. An ihrer Stelle kommt es zu Vorwölbungen und Verdickungen der Haut und erneuter Zunahme des Juckreizes.

Ekzem, akutes: s. Abb. a) Seite 144.

Ekzem, chronisches lichenifiziertes: s. Abb. c) Seite 145. **Kontaktekzem:** s. Abb. d) Seite 145.

Ekzem, seborrhoisches: s. Abb. b) Seite 145.

Elastin: Gerüsteiweißkörper, Hauptbaustein des Bindegewebes.

Elektrochirurgie: elektrischer Schmelzschnitt mittels hochgespannter Hochfrequenzströme. Das Gewebe wird dabei unmittelbar verschorft, was auch zur sofortigen Schließung kleiner Gefäße und der Kapillaren führt. Dadurch Vermeidung flächenhafter Blutungen bei chirurgischen Eingriffen.

Elektrodiagnostik: Reizung von Muskeln und Nerven durch faradische und galvanische Ströme zu diagnostischen Zwecken.

Elektroenzephalogramm, -graphie: EEG. Kurvenaufzeichnung der bioelektrischen Aktionsströme des Gehirns durch Ableitungen von der Schädeldecke mittels Verstärker. Dadurch werden die Potentialschwankungen bei Krampfzuständen, zur Epilepsiediagnostik, bei Herdzeichen, Tumoren, Hirnblutungen, Abszessen, Hirnerschütterungensfolgen usw. sichtbar gemacht und registrierfähig. Je nach Frequenz dieser Potentiale unterscheidet man die Wellentypen Alpha, Beta, Delta und sogenannte Zwischenwellen (Theta). Neben Verschiebungen der Anteile der einzelnen Wellentypen geben auch noch deren Form, Höhe und Lokalisation Hinweise auf krankhafte Hirnbefunde, z. B. Herdsymptome, Krampfpotentiale. Das EEG ändert sich jedoch auch entsprechend den psychologischen Zuständen wie Aufmerksamkeit, Erregung, Schlaf.

Elektrokardiogramm: EKG. Kurvenmäßige Aufzeichnung der durch die Herztätigkeit entstehenden Aktionsspannungen und Aktionsströme (s. Abb. Seite 148 f.).

Elektrokoagulation: elektrisches Verschorfen, Verkochen von Gewebe mittels Hochfrequenzstrom, s. auch Elektrochirurgie*.

Elektrolunge: künstliche Beatmung durch elektrische Reizung der Atemmuskulatur.

Elektrolyte: chemische Verbindungen wie Säuren, Basen oder Salze in wäßriger Lösung, die den elektrischen

Strom leiten, wobei die positiv geladenen Kationen an die Kathode (Minus-Pol) und die negativ geladenen Anionen an die Anode (Plus-Pol) wandern und dort entladen werden.

Elektrolythaushalt: Das Vorhandensein von Elektrolyten* ist für die Lebensvorgänge unabdingbar. Im Blut herrscht Elektroneutralität, d. h., die Summe der Kationen* und der Anionen* ist gleich groß. Bei Änderungen der Elektrolyt-Zusammensetzung bleiben die Gesamt-Kationen- und die Gesamt-Anionen-Konzentration durch Verschiebung anderer Elektrolyte gleich. So wird z. B. eine Veränderung der Konzentration organischer Säuren durch Verschiebung des Bicarbonatgehaltes kompensiert. Dabei entstehende Änderungen des pH-Wertes* werden durch die sogenannten Puffersysteme* des Blutes ausgeglichen. Überschreitungen dieses Puffersystems führen zur Alkalose*, Unterschreitungen zur Azidose*. Das normale Elektrolytgleichgewicht des Blutes ergibt einen pH-Wert von 7,41. Im Serumspiegel sind die wichtigsten Elektrolyte normalerweise wie folgt verteilt: Anionen: Chlorid 103 mval/l, Bicarbonat 27 mval/l, Proteine 16 mval/l, anorganisches Phosphat 2 mval/l, Sulfate 0,7 mval/l. Kationen: Natrium 142 mval/l, Kalium 5 mval/l, Kalzium 5 mval/l, Magnesium 1,7 mval/l. Verlust von Elektrolyten muß durch Elektrolytersatz-Therapie ausgeglichen werden.

Elektromyographie f: Darstellung der Aktionsströme der Muskeln zur Diagnostik von Krankheiten der Muskulatur und der sie erregenden Nerven.

Elektronen: sind stabile Elementarteilchen mit negativer Ladung, die die Elektronenhüllen von Atomen* bilden.

Elektronenbeschleuniger: s. Linearbeschleuniger*, Betatron*, Zyklotron*.

Elektronenmikroskop: Gerät zur mikroskopischen Vergrößerung mit Hilfe von Elektronenstrahlung. Damit wird eine direkte (lineare) Vergrößerung bis 60 000fach, eine photographische Vergrößerung bis 150 000-fach, in Sonderfällen bis zu 500 000-fach erreicht.

Elektronenschleuder: s. Betatron*.

Elektronensterilisation: Kaltsterilisation. Keimfreimachung von Gegenständen mittels schnell bewegter Elektronen (Korpuskularstrahlung aus dem Betatron*). Hierbei tritt höchstens eine Erwärmung um 10°C auf, so daß Hitzeschäden am Sterilisationsgut vermieden werden. Das Sterilisationsgut kann auch nach der Verpackung sterilisiert werden, da die Elektronen das Verpackungsmaterial voll durchdringen.

Elektrotherapie: Bestrahlungstherapie mit schnellen Elektronen, die hauptsächlich mit dem Betatron* erzeugt werden.

Elektrophorese: Verfahren zur Trennung von Substanzgemischen im elektrischen Gleichstromfeld. Durch die verschiedene Wanderungsfähigkeit der Anteile von Serumeiweißkörpern läßt sich Serum fraktioniert in seine Protein*-Bestandteile (Albumine, Globuline) trennen und teilen. Auf diese Weise lassen sich krankhafte Verschiebungen in der Zusammensetzung der Serumproteine feststellen.

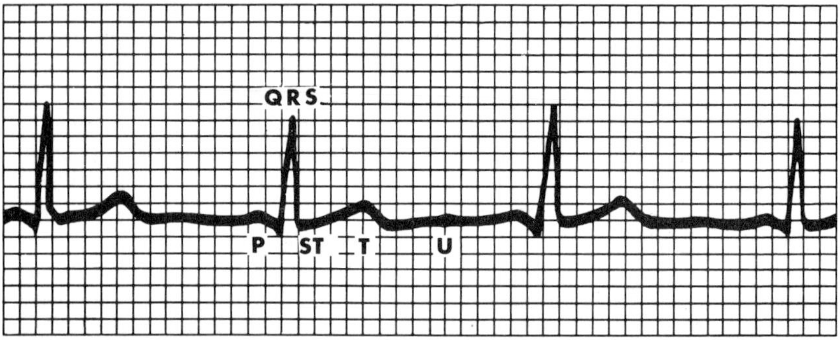
QRS
P
ST
T
U

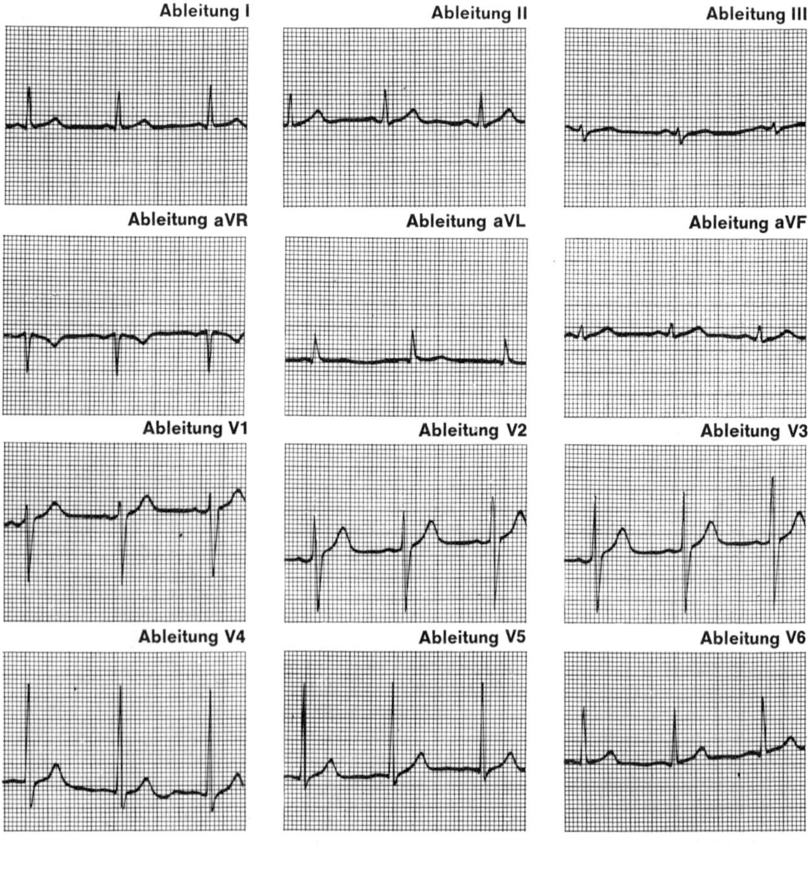
Ableitung I
Ableitung II
Ableitung III
Ableitung aVR
Ableitung aVL
Ableitung aVF
Ableitung V1
Ableitung V2
Ableitung V3
Ableitung V4
Ableitung V5
Ableitung V6

Eine Sonderform ist die Immuno-E., mit deren Hilfe Rückschlüsse auf Antigen-Antikörper-Reaktionen gezogen werden können.

Elektroschock: Elektrokrampftherapie. Nur noch selten angewandte Behandlungsmethode bei Depressionen* und Schizophrenie*.

Elektrotherapie: Reizstrombehandlung mit galvanischem und/oder faradischem Strom bei Nervenlähmungen und Muskelschwäche.

Elephantiasis f: Dickhäutigkeit. Starke Anschwellung von Körperteilen, insbesondere von Gliedmaßen. Ursache sind Lymphstauungen, die zu einer Vermehrung des Unterhautbindegewebes und einer Verdickung der gesamten Haut führen.

Elevation f: Erhebung.

Elimination f: Ausscheiden, Ausmerzen.

ELISA: ist die Abkürzung für **En**zyme-**L**inked-**I**mmuno-**S**orbant-**A**ssay, eine spezielle immunologische* Meßmethode zur photometrischen Bestimmung von Enzym*-Aktivitäten.

Elle: Ulna. Der kleinfingerwärts liegende Unterarmknochen.

Ellenbogen: Cubitus.

Ellenbogengelenk: Articulatio cubiti. Dreiteiliges Scharniergelenk, bestehend aus dem Oberarmellengelenk (Pars humeroulnaris), dem Oberarmspeichengelenk (Pars humeroradialis) und dem oberen Speichenellengelenk (Pars radioulnaris).

Elongatio f: Verlängerung.

El-Tor-Vibrionen: Vibrio cholerae var. haemolytica. Cholera-Vibrionen, die die epidemische Cholera* verursachen und zusätzlich zerstörend auf rote Blutkörperchen wirken.

Emaskulation f: Entmannung; chirurgische Entfernung von Penis* und Hoden* bei Peniskrebs.

Embolektomie f: Entfernung eines Embolus* aus einer Schlagader.

Embolie f: Verschluß eines Gefäßes durch einen Embolus*.

Embolie*-Prophylaxe*: Bei längerdauernder Bettlägerigkeit, nach operativen Eingriffen, Venenentzündungen etc. besteht die erhöhte Gefahr einer Embolie. Durch frühzeitige aktive oder passive Bewegung, straffes Wickeln der Beine, Tragen von Stützstrümpfen, tägliche Gaben von nied-

Elektrokardiogramm: Die verschiedenen Kurven bzw. Ausschläge und die dazwischenliegenden Strecken werden mit Buchstaben bezeichnet. Die **P**- oder **V**orhofzacke entspricht zusammen mit der **PQ**-Strecke der sog. Überleitungszeit, in die die Kontraktions*-Phase der Vorhöfe fällt. Die **QRS**-Gruppe signalisiert die Kontraktion der Kammern und stellt zusammen mit der **ST**-Strecke und der durch die **T**-Welle ausgedrückten Endschwankung den Gesamtkomplex der Kammertätigkeit dar. Die **U**-Welle ist eine Nachschwankung. Verdrängungen des Kurvenbildes und der einzelnen Schwankungen bzw. Strecken geben typische Hinweise auf verschiedene Herzerkrankungen. Die Abb. zeigt die Aufnahme eines normalen **EKG** bei einem organisch gesunden Menschen in Ruhestellung. Die Ableitungen werden nach der Art bezeichnet, wie die Elektroden angelegt werden. **I** mit **III** sind sog. bipolare Extremitäten*-Ableitungen nach Einthoven, a**VR**, a**VL** und a**VF** sind verstärkte unipolare Extremitätenableitungen (nach Goldberger), die besonders wertvolle Hinweise beim Hinterwandinfarkt geben, V1 mit V6 sind unipolare Brustwandableitungen* nach Wilson, mit deren Hilfe man durch Anlegen der Elektroden über dem unmittelbaren Herzgebiet auch noch geringgradigere Störungen erfassen kann.

rig dosiertem Heparin* wird einer Embolie vorgebeugt. Bei rezidivierenden* Embolien besteht die Möglichkeit, Filter in die große Hohlvene (V. cava) zum Abfangen des Embolus* einzulegen und somit die Gefahr einer Lungenembolie zu beseitigen.

Embolus m: ein im Blutplasma nicht auflösbarer Körper, der sich in einem Gefäßabschnitt verklemmt; dabei kann es sich um einen Thrombus*, um eine Anhäufung losgelöster normaler Körper- oder auch Krebszellen, um Mutterkuchenteile, um Knochenmarks- oder Fettgewebe oder auch um große Luftblasen handeln.

Embryo m: Die im Mutterleib wachsende Frucht wird bis zum 3. Schwangerschaftsmonat als E., hernach als Fetus bezeichnet.

Embryoid: Teratoid, s. Teratom*.

Embryokardie f:
1. angeborener Herzfehler, der durch einen Entwicklungsstillstand während der embryonal-fetalen Phase verursacht wird;
2. Begriffsbestimmung für einen Herzschlagrhythmus, der dem des Fetus gleichkommt (Herztöne und Herzpausen sind von gleicher Dauer).

embryonal: mit dem Embryo zusammenhängend.

Embryonalknoten: frühester Embryonalzustand, vor der Entwicklung der Keimblätter*.

Embryopathie f: Begriff für Krankheiten und Schädigungen der Leibesfrucht während des 1. bis 3. Schwangerschaftmonats, welche zu Mißbildungen führen. Hierher gehört die Einwirkung von Strahlen, Virusinfektionen, Ernährungsschädigungen, Erkrankungen der Mutter, insbesondere der mütterlichen endogenen Drüsen*.

Embryotomie f: chirurgische Zertrennung toter Kinder bei verschleppter Querlage.

Emesis f: Vomitus, Erbrechen.

Emesma n: Erbrochenes.

Emetika: Brechmittel.

Eminentia f: anatomischer Begriff für Erhöhung, Vorsprung.

Emission f: im engeren Sinne die Aussendung von Strahlen, aber auch von Gasen oder die Entleerung von Sekreten.

Emmetropie f: optischer Brechungszustand normaler Augen, gewährleistet das scharfe Sehen entfernter Gegenstände.

Emotion f: Gemütsbewegung, die ihren Ausdruck in Affekt*-gesteuerten Reaktionen wie Schreien, Weinen, Umsichschlagen, Aufbrausen findet. Es bestehen einige Zusammenhänge mit der Motivation*.

Emotions-Stupor: völlige Bewegungs- und Willenlosigkeit trotz ängstlicher Erregung, ausgelöst durch Schreck, Angst, seelische Erschütterung. Wahrscheinlich ist eine bestimmte Disposition* Voraussetzung für derartige Reaktionen.

Emperipolesis f: Fähigkeit von Lymphozyten, in andere Zellen einzudringen oder sie zu durchwandern.

Empfängnis: Konzeption. E.-Verhütung: s. Konzeptionsverhütung*; E.-Zeit, gesetzlich: Nach BGB, 1591, 1592, 1593 wird festgelegt, daß der Zeitpunkt des Beischlafes, der zur Empfängnis führte, zwischen dem 181. und dem 302. Tag vor der Geburt des Kindes gelegen haben muß, wenn

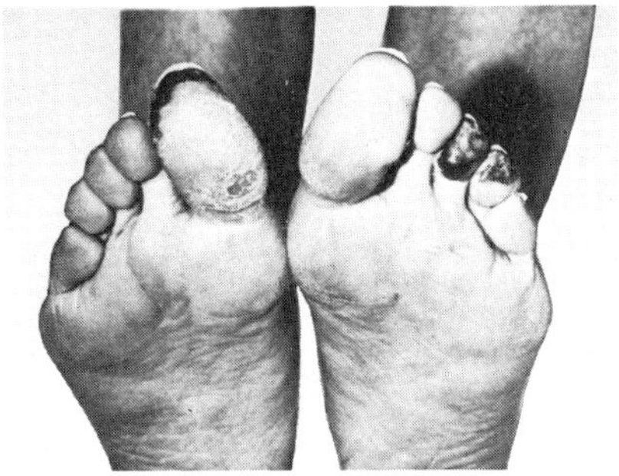

Endangiitis obliterans: Gangrän* (aus: »diamed-serie«, Bayer AG Leverkusen).

ein Anspruch auf Vaterschaft geltend gemacht werden kann.

Empfindung: Sensibilität*. Sinnesempfindungen, die nicht vom Gesichts-, Gehörs-, Geschmacks- oder Geruchssinn abhängen. Man unterscheidet Oberflächensensibilität, von der Haut ausgehende Tast-, Berührungs-, Schmerz- und Temperaturempfindung. Tiefensensibilität: Empfindung in Knochen, Gelenken, Muskeln, Sehnen usw., die uns über Lage und Stellung, beispielsweise der Gliedmaßen, oder über die Art ausgeführter Bewegungen und deren Kraft einen Eindruck vermitteln.

Empfindungsstörung, dissoziierte: Verminderung bis Aufhebung einer spezifischen Empfindungsform, während die übrigen Empfindungsarten erhalten bleiben; Hinweis auf Rükkenmarksschädigungen.

Emphysem n: Aufblähung, z. B. der Lunge bei Asthma*.

Empirie f: Erfahrung; Wissen, das auf langjährigen Beobachtungen und den daraus abgeleiteten Erfahrungen basiert.

Emplastrum n: Pflaster.

Empyem n: Ansammlung von Eiter in vorgeformten Höhlen, z. B. in Nebenhöhlen, Gelenken, Gallenblase, Brusthöhle.

Emulsion f: feinste, gleichmäßige Verteilung einer Flüssigkeit in einer anderen, in der sie nicht löslich ist, häufig unter Zuhilfenahme von Emulgatoren; wichtige biologische E. sind beispielsweise Milch, der Speisebrei im Darm usw.

Enanthem n: Schleimhauterkrankung, die dem Exanthem* der äußeren Haut entspricht.

Enarthron m: Fremdkörper in Gelenken.

Enchondrom n: Knorpelgeschwulst im Bereich des Knochenmarks.

Endangiitis f: Entzündung der Innenhaut von Gefäßen, s. auch Endarteritis*, Endophlebitis*.

Endangiitis obliterans: Entzündung der Innenwände der Bein-Arterien, die durch bindegewebige Einschmelzungen veröden (obliterieren), was zu Ernährungsstörungen des Gewebes, starken Schmerzen und schließlich Gangrän* führt. Ursachen sind unter anderem Nikotinabusus (Raucherbein), periphere Durchblutungsstörungen, Kälteeinwirkung. S. Abb. oben.

Endaortitis f: Entzündung der Innenhaut der Aorta*, hervorgerufen durch Rheumatismus*-Erreger, Syphilis*.

Endemie f: Seuchen, die über längere Zeit auftreten, jedoch auf bestimmte Gebiete beschränkt bleiben, s. auch Epidemie*.

endemisch: von Endemie* kommend.

endogen: »von innen herauskommend«, z. B. Stoffe, die der Körper selbst aufbauen kann, s. auch exogen*, essentiell*.

Endokard n: glatte, dünne, feuchte Haut in den Herzhöhlen.

Endokarditis: Entzündung der Innenhaut der Herzhöhlen (Endokard*) durch Erreger, Toxine* oder Pilze.

Endokarditis lenta: eine besondere Art der Endokarditis*, die durch den Streptococcus salivarius bewirkt wird. Häufig sind Herzklappenfehler die Folge einer überstandenen E. lenta.

Endokranium n: Knochenhautauskleidung der Schädelhöhle.

Endokrinologie f: Lehre von der Funktion der Hormondrüsen (endokrine Drüsen*).

endokrin: innersekretorisch, d. h., das Sekret* einer Drüse* wird direkt an die Blutbahn oder an das Gewebe abgegeben.

Endometriose f: Uterusschleimhaut, die sich außerhalb ihrer normalen anatomischen Gebiete ansiedelt (z. B. im Eileiter, freien Bauchraum, in der Blase) und auch dort funktionell dem Menstruationszyklus* unterworfen bleibt.

Endometritis f: Entzündung der Gebärmutterschleimhaut.

Endometrium n: Schleimhaut, die den Innenraum der Gebärmutter auskleidet.

Endorgan: Begriff aus der Neurologie*. Endorgan
1. motorischer Nerven ist die motorische Endplatte;
2. sensibler Hautnerven ist der Empfänger (Rezeptor) und in Wirklichkeit der Beginn eines Nervs;
3. sensibler Muskelnerven ist der im Muskel liegende Rezeptor, auch Muskelspindel genannt.

Endorphine: sind von der Hirnanhangsdrüse und von dem Hirn bei Schmerzzuständen selbst produzierte Morphin*-Analoge*. Die E. haben eine ähnliche schmerzstillende Wirkung wie Morphin.

Endosalpingitis f: Tubenschleimhaut-Entzündung.

Endoskop n: Gerät zum Ausspiegeln von Körperhohlräumen, z. B. das Bronchoskop, Zystoskop, Gastroskop usw.

Endoskopie f: Ausspiegelung unter gleichzeitiger Beleuchtung zur Betrachtung von Körper- oder Organhohlräumen.

Endost n: dünne Haut, die Innenräume von Knochen auskleidet.

Endothel n: einschichtiges Platten-Epithel*, welches sämtliche Gefäße, auch Kapillaren, und seröse* Höhlen* auskleidet.

Endotheliose f: s. Retikulo-Endotheliose.

Endotherm: chemischer Begriff für Reaktionen, bei denen Energie verbraucht wird.

Endotoxine n: von gramnegativen* Bakterien ausgehende Giftstoffe, die durch Autolyse* in das umgebende Gewebe eindringen; sie wirken antigen*, pyrogen* und können nicht in eine Toxid*-Form übergeführt werden; vgl. Ektotoxin*, Toxin*.

Endozyten m: Kupfer-Sternzellen der Leber*.

Endplatte: s. Endorgan*.

Endwirt: In ihm werden Parasiten* mit dem Wirtswechsel geschlechtsreif; s. auch Zwischenwirt*.

Enema n: Klistier.

Energie f: Auf den Organismus bezogen versteht man unter E. dessen Fähigkeit, Arbeit zu leisten; dabei kann nicht Wärme, sondern nur chemische Energie verwertet werden. Man unterscheidet Ruhe-E. (potentielle), Bewegungs-E. (kinetische), magnetische E., elektrische E., Wärme-E., Licht-E., chemische E. u. a.

Energiequotient: Während 24 Stunden mit der Nahrung zugeführte Kalorien-(Joule-)Menge, bezogen auf das kg-Körpergewicht.

Energieumsatz: Umwandlung von oxydierbaren Nahrungsstoffen (Kohlenhydrate, Fette, Eiweiß) in Energie. Seine Größe ist abhängig von der jeweiligen Arbeitsleistung, s. auch Grundumsatz*.

Enervierung: s. Denervierung*.

Engastrius m: Doppelmißbildung, bei der ein verkümmerter Fetus* in der Bauchhöhle des anderen liegt.

englische Krankheit: s. Rachitis*.

Engramm: zurückbleibende Spur geistiger Eindrücke. Informationsspeicherung im Gehirn, Grundlage von Gedächtnis und Merkfähigkeit.

Enkopresis f: unkontrolliertes Kotlassen bei Kindern jenseits des Säuglingsalters.

Enophthalmus m: tief in der Augenhöhle liegender Augapfel.

Enostose f: gutartige, vom Knocheninneren ausgehende Geschwulst. s. Osteom*.

Entamoeba f: Wechseltierchen; Gattungsbegriff für Protozoen*, die ihre Gestalt wechseln und sich mit Scheinfüßchen fortbewegen. Im Freien bilden sie Zysten* (Abb. 3) und damit eine überlebensfähige Dauerform. Von medizinischer Bedeutung sind:

1. die E. histolytica, die in der Magnaform (Abb. 1; große) Erreger der Bakterienruhr* ist;
2. die E. coli (Abb. 4), die sich im Dickdarm findet, jedoch nicht pathogen* ist und nie rote Blutkörperchen frißt;
3. die E. dispar, die Minutaform (Abb. 3; kleine) der E. histolytica, die ebenfalls im Darm vorkommt und nicht pathogen ist;
4. die E. hartmanni, die einer verkleinerten Minutaform entspricht, im Darmtrakt vorkommt und nicht pathogen ist;
5. die E. gingivalis, die in der Mundhöhle vorkommt und sich besonders bei schlechter Mundpflege stark vermehrt;
6. die E. coli bildet große, reife Zysten mit dicker Membran und 8 Kernen, die ebenfalls im Stuhl nachweisbar sind (Abb. 5).

Entartung: s. Degeneration*.

Entartungsreaktion: Bei organischen Schädigungen peripher-motorischer Nerven kommt es zu Veränderungen der normalen elektrischen Erregbarkeit von Nerven und Muskeln.

Entbindung: Geburt eines lebenden (d. h. mit den Lungen atmenden) oder eines toten (in diesem Falle wenigstens 35 cm langen) Kindes.

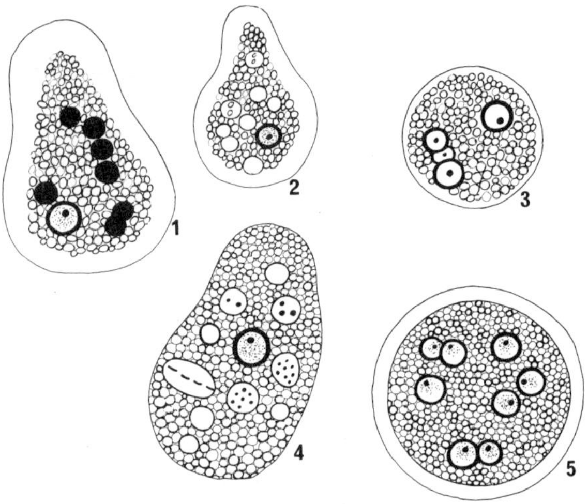

Entamoeba

Entbindungslähmung, mütterliche: zu Lähmungen führende Schädigungen des Nervus ischiadicus bzw. des Nervus fibularis als Folge von Druckeinwirkungen des kindlichen Kopfes oder der Geburtszange. Im Gegensatz hierzu Geburtslähmungen* des Kindes.

Entdifferenzierung: Begriff für die strukturelle und funktionelle Abweichung eines Tumorgewebes von seinem Ausgangsgewebe.

Entenform des Herzens: so genannt, weil das Röntgenbild eines links vergrößerten Herzens (bei Aortenklappeninsuffizienz* und bei Hypertrophie* der linken Kammer) oder bei Hochstand des Zwerchfells* (z. B. bei Fettsucht, Blähungen, Aszites*) an die Form einer »Bettente« (Urinflasche für Männer) erinnert.

Entengang: Watschelgang, der durch doppelseitige Fehlfunktion der seitlichen Gefäßmuskeln zustande kommt.

enteral: Darm und Eingeweide betreffend.

Enteritis f: Darmentzündung, speziell Dünndarmentzündung.

Enteritis-Katarrh: Hauptmerkmal ist der Durchfall. Akut bei Grippe, Paratyphus, Typhus, Bazillen- und Amoebenruhr, Cholera. Die chronische Form entwickelt sich aus der nicht ausgeheilten akuten, kann aber auch von Anfang an bereits chronisch verlaufen, z. B. bei Störungen in der Enzym*-Produktion von Magen, Bauchspeicheldrüse und Leber, ebenso bei krankhafter Veränderung der Darmflora*, bei Vergiftung, Leberzirrhose*, Darmkrebs und verschiedenen Allergie*-Formen.

Enteroanastomose f: operative Verbindung von zwei Darmschlingen entweder nach Entfernung (Resektion) eines erkrankten Abschnittes oder zur Umgehung einer Darmschlinge.

Enterobius vermicularis: Madenwurm*, veralterter Name ist »Oxyuris vermicularis«.

Enterokokken m: im Darm vorkommende, nichtpathogene Streptokokken*, die außerhalb des Darms, z. B. im Bauchraum (Peritonitis*), in der Gallenblase (Cholezystitis*) usw., Entzündungen verursachen.

Enterokolitis: gleichzeitige Entzündung von Dünn- und Dickdarm.

Enteron n: Eingeweide, Darm.

Enteroneurose: nervöse Darmstörungen bei Neurasthenikern*.

Enteroptose f: Darmsenkung infolge Überdehnung der Aufhängebänder.

Enterostomie f: operative Herstellung einer äußeren Darmfistel.

Enterotomie f: chirurgische Eröffnung des Darmes, z. B. zum Anlegen eines künstlichen Afters.

Enteroviren: Viren, die die Magen-Darm-Passage überleben können und deshalb im Stuhl ausgeschieden werden, u. a. Poliomyelitis*, und Coxsackie*-Viren*.

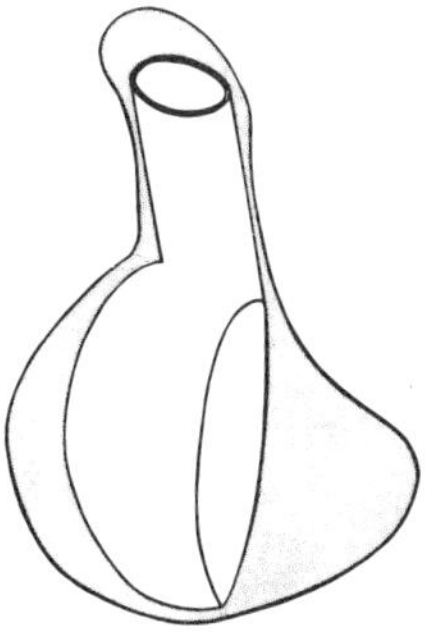

Entenform des Herzens

Enterozele: Eingeweidebruch, s. Hernie*.

Enterozystom n: Enterozyste. Aus Magen- und Darmteilen in der Bauchhöhle entstandene Zysten*, die mit Schleimhaut ausgekleidet sind.

Entfremdungserlebnis: Schizophrene* erleben ihre Umwelt verändert, fremd, besonders groß und klein, bis hin zum Nicht-mehr-Bestehen; gestörtes Wirklichkeitsbewußtsein.

Enthemmung: Das normalerweise von Willen und Intellekt kontrollierte Trieb- und Affektleben wird ohne innere Hemmung frei dargeboten. Es kommt zu Primitivreaktionen; Vorkommen bei progressiver Paralyse*, seniler Demenz*, organischen Hirnkrankheiten, Vergiftungen, Alkoholismus.

Entjungferung: s. Defloration*.

Entlausung: Vernichtung von Läusen* und deren Brut durch chemische Insektenmittel (DDT) und Hitzebehandlung der Kleidung (Desinfektionsanstalt), die insbesondere bei von Läusen übertragenem Fleck- und Rückfallfieber notwendig ist.

Entmannung: s. Emaskulation*.

Entoderm: Entoblast. Inneres Keimblatt, aus dem sich das Epithel* des Magen-Darm-Kanals, der Leber, der Bauchspeicheldrüse, der Lungenalveolen*, der Luftröhre, des Kehlkopfes, der Harnblase, der Harnröhre, des Dottersackes* und der Allantois* entwickeln; s. auch Ektoderm*, Mesoderm*.

entoptisch: im Augeninneren.

entotisch: im Inneren des Ohres.

Entropium n: Einwärtsstülpung der Lidränder, entsteht häufig durch Kratzen an den Wimpern und ist meist mit schmerzenden Entzündungen verbunden.

Entrundung der Pupille: häufig bei Syphilis* des zentralen Nervensytems (Tabes, progressive Paralyse), sonst bei Lokalerkrankungen des Auges, z. B. Iritis*.

Entseuchung: s. Desinfektion*.

Entwicklungsgeschichte: Ontogenie. Beschreibung der Vorgänge beim Heranreifen eines Lebewesens aus dem Keim, unter anderem die Zellteilung, die Gewebs- und Organdifferenzierung, die Bildung der Keimblätter und die daraus hervorgehenden Grundgestalten des Körpers; s. auch Metamorphose*, Genetik*, Phylogenese*.

Entwöhnung: hat zum Ziel, bei Abhängigkeit* bzw. Sucht*-Verhalten den Patienten durch medizinische, psychologische und soziale Maßnahmen davon zu befreien. Auch der langsame Übergang bei Langzeitbeatmungspatienten zur Eigenatmung, herbeigeführt durch spezielle Maßnahmen, wird als E. bezeichnet.

Entzündung: Inflammatio, f. Die im Altertum schon bekannten Leitsymptome der Entzündung sind Rötung (Rubor), Schwellung (Tumor), Hitze (Calor), Schmerz (Dolor). Sie entsteht durch die Infektion mit Bakterien, deren Toxinen, tierische Parasiten, ferner durch bestimmte chemische Substanzen, durch Hitze-, Kälte- und Strahlenschädigungen, als Folge von Verletzungen (auch stumpfen Verletzungen), Schädigungen durch elektrischen Strom usw. Als Folge der Entzündung kommt es zu Störungen der Gewebsdurchblutung und des Gewebsstoffwechsels, zu Gewebsschädigungen, häufig verbunden mit Austritt von Flüssigkeit aus Zellen und Gefäßen, sowie zu Wachstums-,Resorptions*- und phagozytären* Prozessen im betroffenen Gewebe.

Es gibt eine Anzahl von Unterscheidungsmerkmalen der Entzündungsformen. Zum besseren Verständnis seien angeführt:

1. die exsudative E., die serös* sein kann, d. h., in serösen Höhlen, z. B. Pleura*, Perikard*, Peritoneum* oder freien Hohlräumen wie Lungenalveolen*, Gelenkhöhlen* usw. sammelt sich eine klare oder auch schwach getrübte Flüssigkeit (seröses Exsudat*). In anderen Fällen kommt es zur Absonderung von Flüssigkeit aus der entzündlich veränderten Schleimhaut, z. B. bei Schnupfen, Luftröhrenkatarrh, oder auch zur Bildung übermäßiger Flüssigkeitsansammlung in Geweben, zu sogenannten Ödemen*. Enthält das Exsudat Fibrin*, das dank seiner Gerinnungsfähigkeit zur Bildung von lockeren Membranen* führt, spricht man von fibrinös-exsudativer E. Beteiligen sich große Mengen von phagozytierenden* Leukozyten* am Prozeß, so kommt es zur eitrigen Entzündung, deren klinische Erscheinungsbilder unter anderem Abszeß*, Phlegmone* und Empyem* sind. Enthält das Exsudat viele Erythrozyten*, so daß es bereits sichtbar rötlich gefärbt ist, so spricht man von hämorrhagischer Entzündung;
2. produktive E.: Darunter versteht man Entzündungsvorgänge, die zur Neubildung von Geweben,

meist mit Wucherungen verbunden, führen. Diese Gewebsneubildungen sind weitgehend mit dem bei der Wundheilung auftretenden Granulationsgewebe* verwandt;
3. spezifische Entzündungen: Darunter versteht man typische E., die auf bestimmte Infektionserreger mit der Bildung von entzündlichem Granulationsgewebe* reagieren, so z. B. bei Syphilis*, rheumatischen Erkrankungen, Tuberkulose*, Morbus Hodgkin* usw.

Enurese, Enuresis f: Bettnässen. Man unterscheidet E. diurna = Einnässen auch am Tage; E. nocturna = nächtliches Einnässen; E. spuria = Begleiterscheinung anderer Krankheiten, z. B. bei Schrumpfnieren, Diabetes; E. ureterica = dauerndes Harnträufeln infolge organischer Defekte.

Enzephalitis f: Hirnentzündung; die Ursache ist entweder eine direkte Infektion durch Erreger oder die Gifteinwirkung von Bakterientoxinen*. Entsprechend vielgestaltig sind die Formen und Erscheinungsbilder dieses Krankheitskomplexes. Die fälschlich als »Gehirn«- oder Kopfgrippe bezeichnete E., auch »europäische Schlafkrankheit« genannt, ist eine Viruserkrankung des Gehirns, die durch die verschiedenen E.-Viren* hervorgerufen wird. Anzeigepflichtig. Im akuten Stadium ist das vorherrschende Symptom eine unüberwindliche Schlafsucht. Ferner äußert sich die E. in

1. Lähmungen der Hirnnerven, die zu Doppelsehen, Augenmuskellähmungen, Veitstanz*-ähnlichen Bewegungen, Kopf- und Nackenschmerzen führen,
2. Grippeerscheinungen, die sich mit Fieber, Erbrechen und Stuhlverhaltung auf den ganzen Körper ausbreiten,
3. psychischen Erscheinungen wie Depression*, Apathie*, Delirium*, Wahnvorstellungen,
4. Meningitis*-Zeichen.

Eine vollkommene Ausheilung dieser Erkrankung ist selten (nur etwa 10 %). Rund $^1/_4$ der Patienten sterben, bei einem Großteil kommt es, häufig erst nach mehreren Jahren, zum Übergang in Parkinsonismus*. Weitere Folgekrankheiten sind sogenannte Hirnnarbensymptome, die sich in Hirnnervenlähmungen, insbesondere der Augenmuskeln, Paresen* der Gliedmaßen, Diabetes insipidus*, Hydrozephalus internus* usw. äußern können. Enzephalitis kann als Begleiterkrankung bei Masern, Mumps, Pilzinfektionen, bei Poliomyelitis nach Impfungen, Röteln, Windpocken, Zoster, Protozoeninfektion usw. auftreten.

Enzephalitis herpes simplex: tödlich verlaufende Enzephalitis im Gefolge einer allgemeinen Sepsis* durch Herpes-Virus.

Enzephalitis listeriosa: meningoenzephalitische* Mischform einer Listeriose*.

Enzephalitis-Viren: Erreger von epidemisch auftretenden Zoonosen*, die großenteils durch Insekten (=Arthropoden) übertragen werden. Hierher gehören u. a. die amerikanischen, australischen, japanischen, sibirischen und Ost-Enzephalitis-Viren; alle verursachen Krankheiten mit einer sehr hohen Sterberate; ferner als Springseuche-Virus und andere.

Enzephaloarteriographie: s. Hirnarteriographie*.

Enzephalomalazie f: Hirnerweichung. Bei Ausfall der arteriellen Versorgung infolge Embolie* oder sonstiger Gefäßkrankheiten, meist tödlich verlaufend, sonst Ausbildung sogenannter enzephalomalazischer Zysten*.

Enzephalomeningozele: Hirn- und Hirnhautbruch, Austreten von Hirnhäuten* mit Hirnsubstanz aus Schädeldefekten bei Verletzungen, aber auch angeboren.

Enzephalomyelitis f: Entzündung von Hirn und Rückenmark; Zustandsbilder entsprechen der Enzephalitis*.

Enzephalomyokarditis f: gleichzeitige Hirn- und Herzmuskelinfektion durch Viren, z. B. bei Poliomyelitis, infektiöser Leberentzündung, Mumps, Rheumatismus usw.

Enzephalon n: s. Hirn*.

Enzephalopathie f: Allgemeinbegriff für organische Hirnerkrankungen.

Enzephalozele f: Hirnbruch. Austritt von Hirnsubstanz durch Defekte des knöchernen Schädels als Folge von Verletzungen oder angeboren.

Enzyme f: biologisch hochwirksame Eiweißsubstanzen, die die Funktion von Katalysatoren* haben. Bei biochemischen Prozessen bestimmen sie die Geschwindigkeit der Reaktion und die Richtung der Reaktionsfolge. Ihr Wirkungsmechanismus wird von Hormonen* gesteuert. Die E. werden im allgemeinen durch die Endung »ase« gekennzeichnet.

Enzymdiagnostik f: Bei Zellschädigung verschiedener Organgewebe ändert sich durch Ausschwemmung der zellspezifischen Enzyme auch die zugehörige Enzym-Serum-Aktivität. Durch vergleichende Bestimmung der Serumaktivität, insbesondere aber der Plasmaaktivität, mehrerer Enzyme lassen sich wertvolle Hinweise für die Diagnose bzw. Differentialdiagnose oder die ergänzende Diagnose verschiedener Krankheiten ableiten. Die hierfür hauptsächlich in Betracht kommenden Enzyme sind: LDH (Laktatdehydrogenase), GOT (Glutamatoxalacetattransaminase), GPT (Glutamatpyruvattransaminase), MHD (Malatdehydrogenase), CPK (Kreatininphosphokinase), LAP (Leukinaminopeptidase), SDH (Sorbitdehydrogenase). Die Verschiebung der einzelnen Werte gegeneinander ist von diagnostischer Bedeutung.

Enzymopathie f: Krankheiten, die durch fehlerhafte Funktionen einzelner Enzyme oder ganzer Enzymsysteme primär entstehen. Es fallen also nicht die bei Enzymdiagnostik aufgeführten Enzym-Wert-Veränderungen unter diesen Begriff. Vielmehr gehören hierher die angeborenen Stoffwechselkrankheiten*, die durch Fehlfunktion des entsprechenden Gens* ausgelöst werden, und Enzym-System-Störungen, die nicht angeboren sind, sondern u. a. durch Hormon-, Gift- und Strahleneinflüsse ausgelöst werden können.

Eosinopenie f: Verminderung der eosinophilen* weißen Blutkörperchen.

eosinophil: den roten Teerfarbstoff »Eosin« besonders annehmend (damit färbbar).

Eosinophilie f (eosinophile Morgenröte): Vermehrung eosinophiler* weißer Blutkörperchen, meist bei Allergien, Wurmkrankheiten, Asthma usw. beobachtet; Zeichen für klinisch günstigen Verlauf.

Ephase f: s. Synapse*.

Ephelides f: Sommersprossen. Kleine Pigmentflecken, die sich besonders im Gesicht häufen können, aber auch an allen anderen Körperteilen vorkommen und nach Sonneneinwirkung verstärkt hervortreten.

epi-: Vorsilbe für auf, bei, neben.

Epidemie f: gehäuftes, seuchenartiges Auftreten von Infektionskrankheiten, die auf bestimmte Gebiete begrenzt bleiben und zeitlich beschränkt sind.

epidemisch: auf Epidemie* bezogen.

Epidermis f: Oberhaut, die äußersten Zellschichten der Haut*, gefäßlos, epithelial, vom Ektoderm* abstammend (s. Abb. Seite 233).

Epidermistransplantation: s. Hautplastik*.

Epidermodysplasia verruciformis: massenhaft auftretende, gelbe bis braune warzenähnliche Papeln mit Schuppenauflage an Händen, Armen, Rumpf und Kopf. Erbliche Hauterkrankung, welche wahrscheinlich in Zusammenhang mit Nävus*-Bildung steht.

Epidermoid n: angeborene Zysten, die mit einem der Epidermis* ähnlichen Plattenepithel* ausgekleidet sind.

Epidermolysis f: Hautablösung bei gleichzeitiger Blasenbildung; kommt auch bei Schleimhäuten vor. Man unterscheidet die E. acuta toxica, die hauptsächlich auf Arzneimittelallergien zurückzuführen und eine schwere Erkrankung ist, und die E. bullosa hereditaria (Pemphigus traumaticus, Stoßblasensucht), bei der bereits aus geringfügigen Anlässen Blasen entstehen, die dann zur Hautablösung führen. Die Krankheit entsteht durch erbliche Veranlagung.

Epidermophytia f: Pilzerkrankungen der Haut, die besonders durch Feuchtigkeit begünstigt werden.

Epidermophyton n: Gattungsbegriff für Pilze, die die Haut des Menschen befallen.

Epididymektomie f: chirurgische Entfernung der Nebenhoden*, z. B. bei Nebenhodentuberkulose.

Epididymis f: Nebenhoden, ein dem Hoden anliegendes, ableitendes Samengangsystem.

Epididymitis f: Entzündung der Nebenhoden. Ursachen können verschiedene Infekte oder auch Verletzungen sein.

Epiduralanästhesie f: Durch die Einspritzung von lokalanästhetisch wirkenden Mitteln in den Epiduralraum* werden die aus den Wirbelkanälen austretenden Spinalnerven* örtlich betäubt.

Epiduralraum: der zwischen der harten Rückenmarkshaut (Dura mater*) und dem Wirbelkanal liegende, mit Bindegewebe, Gefäßen und Lymphspalten ausgefüllte Raum.

Epiduritis f: Entzündung des die Dura mater* umgebenden Gewebes.

Epigastrium n: anatomische Bezeichnung für die Magengegend zwischen Rippenbogen und Nabel.

Epiglottis f: Kehldeckel, bewirkt Kehlkopfverschluß beim Schlucken.

Epiglottitis: Entzündung und starke Anschwellung der Epiglottis* (Kehlkopfzäpfchen); wegen akuter Erstickungsgefahr eine gefürchtete Krankheit im Kleinkind- und Schulkindalter. Klinische Behandlung ist dringend anzuraten.

Epikanthus m: embryonale Entwicklungsstörung, deren Folge eine ausgeprägte Hautfalte am nasenwärts liegenden Winkel des Oberlides ist, sogenannte Mongolenfalte.

Epikard n: dem Herzen direkt anliegendes Blatt des Herzbeutels, eine seröse* Haut.

Epikondylitis f: wechselnd starke Schmerzen an der Ellenbogenspitze, auch Tennisellenbogen genannt. Als Ursache werden eine chronische Reizung der Sehnenansatzzellen am Knochen, aber auch Bandscheibenschäden der Halswirbel angenommen.

Epikondylus m: der dem Gelenkkopf aufliegende Fortsatz.

Epikrise f: Abschlußbericht über einen Krankheitsfall.

Epilation f: Haarentfernung als therapeutische oder kosmetische Maßnahme mittels elektrischen Stroms, chemischer Präparate oder durch Auszupfen.

Epilepsie f: Fallsucht, Morbus sacer, hirnorganisch bedingtes Leiden ein mit dem Leitsymptom anfallartiger Krämpfe (Konvulsionen*). Die E. tritt in verschiedenen Formen auf: großer und kleiner epileptischer Anfall, Jackson-E., psychomotorische Anfälle, Status epilepticus, Fieberkrämpfe und Blitz-Nick-Salaam-Krämpfe (BND). Alle Epilepsieformen haben gemeinsam, daß sie mit heftigem, krampfhaftem Zusammenziehen der gesamten Skelettmuskulatur oder auch nur der einzelnen Körperteile beginnen. Beim großen Anfall gehen Anzeichen (Aura) in Form von Magenverstimmung, unangenehmem Geruch oder Geschmack, ruckartigen Kopf- oder Augenbewegungen voraus. Kurz darauf stürzt der Kranke mit einem Schrei zu Boden, die Krampfzustände setzen ein und verstärken sich rasch. Schaum tritt vor den Mund, das Bewußtsein schwindet, Blase und Darm werden entleert, die Pupillen sind extrem geweitet. Der kleine Anfall unterscheidet sich von diesem großen dadurch, daß es nur zu kurzen Bewußtseinsstörungen ohne Hinfallen und nicht zu Krämpfen des ganzen Körpers kommt. Kleine Anfälle, die vom Patienten und seiner Umgebung nicht selten übersehen werden, sind vor allem durch das plötzliche Leer- und Abwesendwerden des Gesichtsausdrucks gekennzeichnet. Die Jackson-E. verläuft meist ohne Bewußtseinsverlust und ist Ausdruck einer lokal begrenzten Schädigung der Hirnrinde, z. B. durch Verletzung, Tumor oder Blutung. Die psychomotorischen Anfälle sind gekennzeichnet durch schablonenhafte, automatische und nur scheinbar sinnvolle Bewegungen, unzusammenhängendes Sprechen, Kopf- und Augendrehungen und Bewußtseinstrübung. Beim Status epilepticus wiederholen sich die großen Anfälle in nur kurzen Abständen, so daß der Patient häufig völlig erschöpft in ein Koma* übergeht und stirbt. Die BNS-Krämpfe betreffen hauptsächlich Kinder; es handelt sich dabei um einen besonderen Typ, dessen Erscheinungsform durch die Wortbegriffe (»blitzartiges Nicken des Kopfes und Verbeugung wie beim Gruß der Mohammedaner«) bereits gekennzeichnet ist. Zu unterscheiden sind von der E. die hysterischen Anfälle*, die nicht zur Bewußtlosigkeit führen, ohne Harn- und Stuhlentleerung und ohne Zungenbiß verlaufen, ferner die Ohnmachten, bei denen die Muskeln in der Regel schlaff sind und keine Krämpfe auftreten. Beim großen Anfall ist es wichtig, den Patienten so zu lagern, daß bei den Krampfbewegungen keine Verletzungen entstehen können und daß durch einen zwischen die Zähne geschobenen Keil oder nötigenfalls einen anderen Gegenstand der gefährliche Zungenbiß vermieden wird. Ist nur ein kleiner Hirnbezirk betroffen, so äußert sich das durch lokales Krampfgeschehen, z. B. durch Zuckungen nur eines Arms, ständiges Blinzeln oder sonstige auffällige Verhaltensweisen. Diagnosehilfen sind hauptsächlich EEG* und Computertomographie*.

Es gibt medikamentöse, operative sowie krankengymnastische Therapieverfahren.

epileptiform: mit einem epileptischen Anfall zusammenhängend.

Epinephrektomie f: s. Adrenalektomie*.

Epinephritis f: Entzündung des Nierenkapsel-Fettgewebes. Man unterscheidet Perinephritis* und Paranephritis*.

Epinephron n: Nebenniere* (Glandula suprarenalis).

Epineurium n: das gefäß- und fetthaltige Bindegewebe, welches die Nerven umgibt.

Epiorchium n: der Bauchfellüberzug von Hoden und Nebenhoden.

Epipharynx f: Nasen-Rachen-Raum.

Epiphora f: Tränenträufeln (Dakryorrhoe). Entsteht entweder durch Abflußbehinderungen der Tränenkanälchen oder durch übermäßige Tränensekretion, beispielsweise durch Fremdkörper, chemische oder Lichtreize, Entzündungen oder durch psychische Einflüsse (Weinen).

Epiphyse f:
1. Zirbeldrüse*;
2. das Gelenkende von langen Röhrenknochen*.

Epiphysenlösung: Unterbrechung des kontinuierlichen Übergangs von Knorpel und Knochen an der Wachstumslinie, z. B. durch Verletzung oder Knochenerkrankungen.

Episiotomie f: geburtshilflicher Eingriff, bei dem durch einen Schnitt von der Scheide zum Damm (Scheidendammschnitt) der Geburtsweg erweitert wird, z. B. wenn der Kindskopf im Beckenausgang steckenbleibt und dadurch Gefahr einer Geburtsschädigung oder ein Dammriß droht oder wenn das Kind operativ (Zange, Extraktion usw.) entwickelt werden muß.

Episklera f: Bindegewebe zwischen Leder- und Bindehaut.

Episkleritis f: Entzündung der Episklera*, z. B. durch Infektion, aber auch als Folge von Rheumatismus.

Epistaxis f: Nasenbluten, entweder lokal ausgelöst durch Verletzungen oder Geschwülste oder als Begleiterscheinung bei verschiedenen Infektionserkrankungen, Hochdruck, Arteriosklerose* oder hämorrhagischen Diathesen*.

Epistropheus m: zweiter Halswirbel, der mit dem Atlas* das Schädelhalsgelenk bildet. Auch als Axis bezeichnet.

Epithel n: s. Abb. Seite 162.

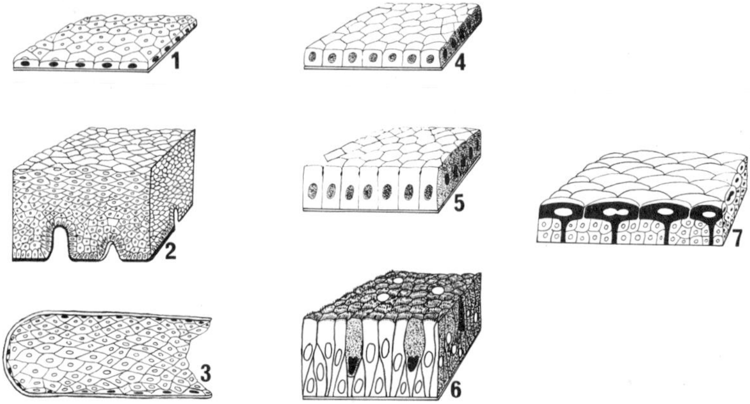

Epithel: Epithelgewebe. Deckhaut der äußeren Körperoberfläche und der Hohlräume innerer Organe. Sie ist ein- bis mehrschichtig, die Zellen sind nur durch wenig Kittsubstanz miteinander verbunden. Man unterscheidet:
1. Platten-E. aus niedrigen Prismen, das ein- (Abb. 1) und mehrschichtig (Abb. 2) vorkommt (einschichtig z. B. Endothel* [Abb. 3], Peritoneum*, mehrschichtig Epidermis*, Schleimhäute);
2. kubisches E. (Abb. 4; z. B. Pigmentschicht der Außen-Netzhaut*, der Chorioidea* usw.);
3. prismaförmiges Zylinder-E. (einschichtig [Abb. 5] z. B. im Magen-Darm-Trakt, in der Gallenblase und in den Drüsenausführungsgängen; mehrreihig [Abb. 6] z. B. in den Atemwegen);
4. das sog. Übergangs-E. (Abb. 7), ein mehrschichtiges Plattenepithel, welches die harnableitenden Wege ausgleicht.

Epitheliom n: Geschwülste, die aus Epithelzellen bestehen, im engeren Sinne die Hautkarzinome.

Epithelisation f: die Bildung von Epithel nach Defekten oder Wunden, das Nachwachsen des Epithels vom Wundrand her auf der Unterlage der Wundgranulation*.

Epithelkörperchen: zwei jeweils paarweise ausgebildete erbsengroße Drüsen mit innerer Sekretion* (endokrin*), am Rand der Nebenschilddrüse liegend, deshalb auch als Nebenschilddrüsen (Glandula parathyreoidea) bezeichnet. Sie produzieren das lebenswichtige Parathormon*, welches den Phosphat- und Kalziumstoffwechsel reguliert. Funktionsstörungen führen zur Tetanie* und zur Ostitis fibrosa generalisata (Recklingshausen-Krankheit*).

Epitympanum n: »Kuppelraum«, der obere Teil der Paukenhöhle* mit dem Amboßkörper und dem Hammerkopf und -hals.

Epizoen: Hautschmarotzer.

Epstein-Barr-Virus (s. Viren, s. auch Burkitt-Lymphom*): gilt neben der Auslösung des Burkitt-Lymphoms* auch als Erreger der Mononucleosis infectiosa* (Pfeiffersches Drüsenfieber) und ist wahrscheinlich am Zustandekommen der Haar-Leukoplakie* von AIDS-Kranken beteiligt.

Epulis f: unspezifisches Granulations*-Gewebe, das zu Geschwülsten im Zahnfleisch führt, die in der Regel gutartig sind und keine Metastasen* bilden, jedoch durch zerstörendes Wachstum problematisch sind. Krebsartige Entartung kommt selten vor.

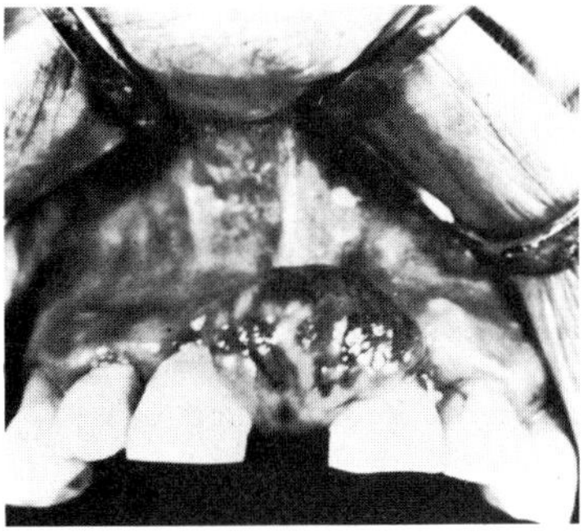

Epulis

Erbanlagen: in bestimmten Zellabschnitten (z. B. Chromosomen*) festgelegte vererbbare Merkmale, die als Informationsträger für die Entwicklung von Organismen wirksam sind und von den Eltern auf die Nachkommen übertragen werden. Man bezeichnet sie als Gene*; bei Lokalisation im Kern nennt man sie Genom, im Plasma Plasmon.

Erb-Charcot-Krankheit: spastische Spinalparalyse*.

Erb-Goldflam-Krankheit: Myastenia gravis pseudoparalytica*.

Erb-Krankheit: Myastenie*.

Erb'sche Lähmung: Lähmung des oberen Armnervengeflechts, relativ häufig bei Neugeborenen vorkommend.

Erbrechen: Emesis f, Vomitus m. Begleiterscheinung bei verschiedenen Erkrankungen des Magen-Darm-Trakts, bei komplettem Darmverschluß (Kotbrechen*), bei Magen-Darm-Blutungen (Blutbrechen), bei Urämie*, bei Störungen und Krankheiten des Zentral-Nervensystems, bei schweren Infekten (z. B. Gelbfieber = schwarzes Erbrechen), bei Säuglingen und Kleinkindern aus verschiedenen Ursachen, gelegentlich bei Hysterikern und Psychopathen ohne organische Ursachen, bei starkem Ekel, hervorgerufen durch Geruch oder Anblick, bei Alkoholabusus u. a., ohne krankhafte Bedeutung in den ersten Schwangerschaftsmonaten.

Erdstrahlen: als Ausstrahlungen durch Zerfall radioaktiver Stoffe entstehend und an der Erdoberfläche als γ-Strahlen meßbar, jedoch biologisch wirkungslos und wegen äußerst geringer Strahlendosis unschädlich. Die angebliche Notwendigkeit, sich vor Erdstrahlen schützen zu müssen, ist wissenschaftlich nicht zu halten und wird meist von Scharlatanen und Betrügern zu geschäftlichen Zwecken genutzt.

Erektion f: das Aufrichten bestimmter Organe oder Organteile wie männliches Glied, Kitzler, Brustwarzen, aber auch Haare, was entweder durch pralle Blutfüllung oder durch spezielle Zugmuskeln erfolgt.

Erfrierung: Congelatio. Man unterscheidet 4 Grade:

1. Schädigung der äußeren Haut mit Blässe, dann Rötung, jedoch ohne Blasen,
2. wie 1., jedoch mit Blasenbildung,

3. Schäden auch tieferer Hautschichten mit Bildung von Nekrosen*,
4. wie 3. mit Gangrän* verbunden.

erg, Erg, n: Maßeinheit der Arbeit (Energie). 1 erg = 10^{-7} Joule = 1 dyn/cm = Arbeit, die nötig ist, um $^{1}/_{981}$ Gramm 1 cm weiterzubefördern.

Ergometer: Geräte, mit denen eine genau meßbare und registrierbare körperliche Belastung erzeugt werden kann, z. B. das Fahrrad-E.; mit dessen Hilfe wird eine reproduzierbare Belastung erzeugt, unter der dann beispielsweise Atem- und Pulsfrequenz, Blutdruck, EKG* usw. geprüft werden. Auf diese Weise erhält man Anhaltspunkte für das Herz-, Kreislauf-, Atemverhalten usw. unter arbeitsmäßiger Belastung, die für spätere Vergleiche wieder genau reproduzierbar sind (Ergometrie).

Ergotherapie: wird angewandt bei motorischen Störungen, Behinderung der geistigen und psychischen Fähigkeiten und Ausfall der Sinnesorgane. Dies erreicht man durch gezielte Beschäftigungs- und Arbeitstherapiemaßnahmen. Dabei sollen tägliche Verrichtungen (Körperpflege, Anziehen, Aufräumen, Waschen, Kochen usw.) wie auch Arbeitsvorgänge (geistige Verarbeitung, Ausdauer, Kommunikation usw.) der Behinderten gezielt trainiert werden.

Erguß: Flüssigkeitsansammlung in Körperhöhlen als Folge entzündlicher Prozesse oder Schädigungen im Blutgefäßsystem; s. auch Exsudat*, Transsudat*, Ödem*.

Erinnerung: Bewußtwerden früher gemachter Erfahrungen oder gesammelter Wahrnehmungen; s. Engramm*.

Erinnerungslücken: Fehlen des Gedächtnisses für bestimmte Zeiträume (Amnesie*).

Erkältungskrankheiten: allgemeiner Begriff für katarrhalische Erkrankungen der oberen Luftwege, überwiegend durch Virus-Infekte bedingt. Die eigentliche Abkühlung wirkt sich nur disponierend für die E.-Krankheiten aus.

Erlebnisreaktion, abnorme: Reaktionen, z. B. Depressionen*, auf ein Ereignis oder Erlebnis, die in keinem Verhältnis zur auslösenden Ursache stehen oder ungewöhnlich lange Zeit über das auslösende Ereignis hinaus anhalten.

Ermüdung: die durch Anhäufung von Stoffwechselendprodukten im Gewebe entstehende Leistungsminderung von Zellen; führt zu einer Verringerung der Arbeitsleistung der betroffenen Organe (z. B. der Muskulatur, des Gehirns usw.) und damit zu den bekannten Ermüdungserscheinungen.

Ernährung: normalerweise Zufuhr von Nähr-* und Wirkstoffen* über den Verdauungstrakt. Die Nahrung wird durch den Stoffwechsel in körpereigene Substanzen umgesetzt und gewährleistet auf diese Weise die Deckung des Energiebedarfs und die Aufrechterhaltung der Zellerneuerung, der Funktionstüchtigkeit des Organismus und der Fortpflanzungsfähigkeit.

Ernährung, künstliche: Zufuhr der lebensnotwendigen und -erhaltenden Nähr- und Wirkstoffe unter Umgehung des normalen Eß- und Trinkvorgangs, z. B. durch intravenöse oder subkutane Infusionen*, Nährklistiere* oder Sonderernährung*. In der Kinderheilkunde bezeichnet man die Ernährung von Säuglingen ohne Muttermilch als künstliche E.

Ernährung, parenterale: intravenöse Infusion* von Zucker-, Fett-, Mineralsalz- und Aminosäurengemischen.

Ernährungsschäden: bei generellem oder teilweisem Mangel an Grundnahrungsstoffen (z. B. bei Unterernährung, Eiweißhungerzuständen usw.) oder an Vitaminen (Avitaminosen*), Mineralstoffen usw. nach längerer Zeit auftretende Störungen, Ausfallerscheinungen, Krankheiten.

Ernährungsstörungen der Säuglinge: Störungen z. B. der Nahrungsverwertung und Nahrungsaufnahme oder Stoffwechselstörungen, die zu krankhaften Veränderungen von Wachstum und Gewichtszunahme führen. Als Ursache kommen Unterernährung, aber auch Überfütterung, Infektionen des Magen-Darm-Traktes und konstitutionelle* Gegebenheiten in Betracht. Bei der akuten Verlaufsform unterscheidet man die leichte Dyspepsie* und die schwere Toxikose*, bei der chronischen Verlaufsform die leichte Dystrophie* und die schwere Atrophie*.

Erntefieber: s. Feldfieber*.

Eröffnungsperiode: Zeit zwischen dem Einsetzen der Wehen bis zur vollständigen Eröffnung des Muttermundes.

erogene Zonen: umschriebene Stellen des Körpers, deren Reizung (z. B. durch Streicheln, Belecken usw.) sexuelle Erregung hervorruft. Am bekanntesten sind Kitzler, kleine Schamlippen, Brustwarzenhof, Eichel und Rücken des Penis, Dammregion, Hals, Innenseiten von Oberschenkel und Oberarm.

Erosion f: oberflächliche Haut- oder Schleimhautdefekte, die mit einem Gewebeverlust verbunden sind, jedoch ohne Narbenbildung ausheilen, z. B. Portio*-E., Zahn-E.

Erotik f: Liebesleben, Geschlechtsleben.

Erregung: Steigerung der Funktionsbereitschaft sowie der aktiven Funktion von Organen und Organsystemen durch äußere oder innere Reize.

Erregungsleitung: die sowohl vom Gehirn und Rückenmark zu den Erfolgsorganen verlaufende, sogenannte zentrifugale, meist motorische Reizfortpflanzung als auch die von der Peripherie und den Organen in Richtung Rückenmark und Hirn weitergeleitete, sogenannte zentripetale, meist sensible Reizleitung.

Erregungsleitungssystem des Herzens: veraltet als Leitungssystem bezeichnet. Es setzt sich zusammen:

1. aus dem Keith-Flack-Sinusknoten zwischen den Venae cavae im rechten Vorhof;
2. aus dem Aschoff-Tawara-Atrioventrikularknoten an der Vorhofkammergrenze;
3. aus dem His-Bündel der kammerwärts gerichteten Fortsetzung des Aschoff-Tawara-Knotens, der mit den sogenannten Purkinje-Fasern direkt in der Herzmuskulatur endet. Durch das E. werden autonome Reize gebildet, die als physiologischer Schrittmacher für die Herzkontraktionen wirksam sind. Zusätzlich wird diese selbständige Regulationsfunktion des Herzens

jedoch durch zum Herzen gehende Äste des Nervus vagus* (Parasympathicus) und des Nervus sympathicus gesteuert und damit Veränderungen des Organismus (z. B. durch Hormonverschiebungen, erhöhten Kreislauf- und Stoffwechselbedarf) akuten Umwelteinflüssen usw. angepaßt.

Ersatzblase: aus körpereigenem Gewebe, z. B. Darmschlinge, gebildeter Ersatz für eine wegen Krankheit chirurgisch entfernte Blase.

Ersatzknochen: alle Knochen, die in der Entwicklungszeit in Form von Knorpel bereits vorgebildet waren. Ausnahmen: die Deckknochen des Schädels* und das Schlüsselbein.

Erste Hilfe: vorläufige Maßnahmen durch Laien oder medizinisch geschulte Personen bei medizinischen Notfällen* (Unfall, Schock, Vergiftung etc.) Zur »Ersten-Hilfe-Leistung« ist jeder Bürger im Rahmen seiner Möglichkeiten verpflichtet.

Erstickung: erfolgt durch Unterbindung der Luft- und damit Sauerstoffzufuhr. Man unterscheidet die äußere E. durch Verschluß der Atemwege oder Hemmung/Lähmung der Atembewegung und die innere E. durch Blockierung der Sauerstoffaufnahme im Gewebe.

Ertrinken: Sobald es zu einer Sauerstoffmangelversorgung, insbesondere des Hirns, durch Eindringen von Wasser in die Lunge kommt, spricht man von E. Durch das Wasser in den Lungen ist der Gasaustausch behindert. Die Notfallmaßnahmen sind bei Süß- bzw. Salzwasser unterschiedlich. Es gibt auch ein sog. trockenes Ertrinken; dabei dringt Wasser in den Nasen-Rachen-Raum ein und führt zur reflektorischen* Atemlähmung.

Eructatio f: aufstoßen.

E-Ruhr: s. Bakterienruhr*.

Eruption f: Hautausschlag.

Erweichungsherd: herdförmige Nekrosen* im Gehirn, z. B. durch Verschluß einer Gehirnarterie, mangelnde Durchblutung bei Arteriosklerose* oder durch bakterielle Umwandlung von Thromben*.

Erwerbsfähigkeit: die Fähigkeit, sich »durch Arbeitsleistung zumindest den Lebensunterhalt laufend erwerben, sichern zu können«.

Erwerbsminderung: durch Unfall, Krankheit, Versehrtheit bedingte Einschränkung der Erwerbsfähigkeit, gekennzeichnet durch eingeschränkte Nutzungsmöglichkeit beruflicher Kenntnisse, Fähigkeiten und Erfahrungen.

Erwerbsunfähigkeit: liegt im Sinne der gesetzlichen Rentenversicherung vor, wenn infolge von Krankheit, Gebrechen oder Schwäche körperliche und geistige Kräfte auf unabsehbare Zeit nicht mehr zu regelmäßiger Erwerbstätigkeit eingesetzt werden können oder nur noch geringfügige Einkünfte durch stark verminderte Erwerbstätigkeit erzielt werden (§ 1247 Abs. 2 Reichsversicherungsordnung).

Erysipel n: Wundrose, Gürtelrose; eine Streptokokken*-Infektion (Streptococcus pyogenes), die sich auf dem Lymphwege ausbreitet, scharf begrenzt und schmerzhaft ist und unter Rötung und Schwellung die Haut und das Unterhautzellgewebe in Mitleidenschaft zieht. Hohes Fieber (über 40°C) und Weiterwandern (Rotlauf) sind charakteristisch. Lebensbedrohliche Formen bei Ausdehnung auf innere Organe. S. Abb. rechts.

Erysipeloid n: Rotlauf, durch Erysipelothrix insidiosa als Erreger übertragene Erysipel*-ähnliche Entzündung der Haut ohne Störung des Allgemeinbefindens und ohne Fieber. Allgemein gutartiger Verlauf.

Erythem n: umschriebene oder ausgebreitete Rötung der Haut, die auf Fingerdruck vorübergehend verschwindet und durch Hyperämie* hervorgerufen wird. Auslösende Ursache ist eine Entzündung.

Erythematodes m: veraltete Bezeichnung Lupus erythematodes. Scheibenrose, Zehrrose, Schmetterlingsflechte. Akuter E.: oft tödliche Erkrankung, fast ausschließlich bei geschlechtsreifen Frauen mit Erosionen* der Lippen- und Mundschleimhaut, masern- bis scharlachförmigen Exanthemen*, meist im Gesicht, fieberhaftem, septischem Verlauf mit Muskel- und Gelenkschmerzen, Nieren-, Pleura- und Perikardentzündungen. Chronischer E.: discoides. Betrifft nur die Haut, scharfrandig begrenzte, bis markstückgroße, rote, schmerzhafte Infiltrate, die schuppen. Im weiteren Verlauf kommt es vom Zentrum her zu Narbenbildungen und sowohl zu Pigmentverfärbungen als auch zu Abblassungen sowie zu punktförmigen Blutungen an den Rändern. Besonders betroffen ist das Gesicht, in dem der E. häufig über Nasenrücken und beiden Wangen eine schmetterlingsförmige Zeichnung verursacht. S. Abb. Seite 534.

Erythrasma n: infektiöse (Erreger Nocardia minutissima), chronische Hautkrankheit, die zu rotbraunen,

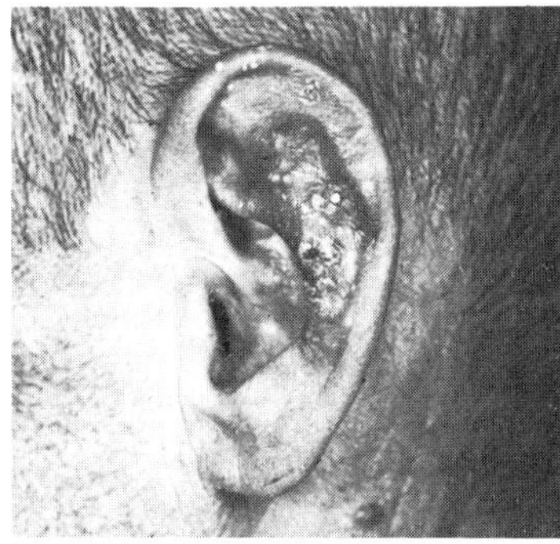

Erysipel im Gesicht: Als Komplikation aufgetretene Rötung breitet sich von der Eintrittsstelle der Erreger am Ohr flächenhaft und mit scharfer, oft »gezackter« Begrenzung aus. Hier die typische scharfe Begrenzung besonders deutlich im Schläfenbereich. Ödematöse Schwellung kann sich vornehmlich in lockerem Bindegewebe entwickeln. Fieber und Krankheitsgefühl können, müssen aber nicht vorhanden sein (aus: »diamed-serie«, Bayer AG Leverkusen).

schuppenden Flecken an der Innenseite der Oberschenkel, in den Achselhöhlen oder Brustfalten führt, nur bei Männern, bei Frauen nur im Klimakterium*, vorkommt.

Erythrismus: Rothaarigkeit.

Erythroblasten m: Vorstufen in der Entwicklung roter Blutkörperchen, die bei Erythroblastose*, Osteomyelosklerose* und Osteomyelofibrose* in Leber und Milz auftreten und dann in das Blut ausgeschwemmt werden. Physiologisch* kommen E. nur unmittelbar nach der Geburt im Knochenmark vor.

Erythroblastose: Im Blut finden sich sehr viele unreife Vorstufen der roten Blutkörperchen. Beim Fetus = Morbus haemolyticus neonatorum*, beim

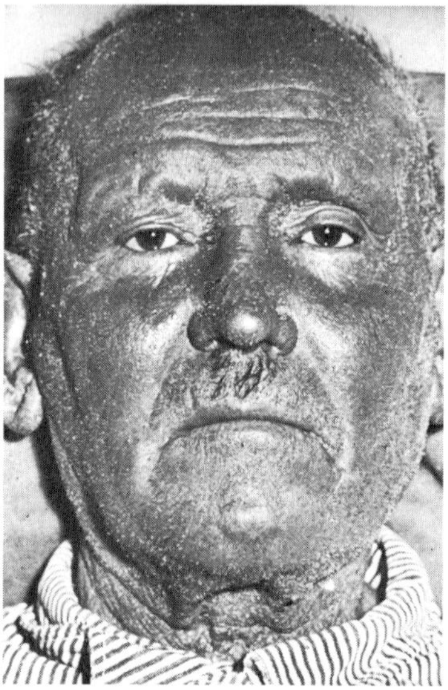

Erythrodermie: eine universelle, mit Schuppen einhergehende Hautrötung. Hier »rotes Gesicht« bei lymphatischer Leukämie*. Die Erythrodermie ist ein vieldeutiges, keineswegs immer ein leukämisches Symptom. Sie ist meistens ein rein dermatologisches* Leiden, häufig sekundär, z. B. aus seborrhoischem Ekzem entstanden und als sog. Alterserythrodermie von ziemlich düsterem Farbton besonders hartnäckig. Dieser Typ läßt durch vorhandene reaktive Lymphknotenvergrößerung namentlich an Leukämie, Retikulosen und Lymphogranulomatose denken, die alle die gleiche Art universeller Hautrötung hervorrufen können. Bei jedem Kranken mit Erythrodermie müssen die erwähnten Systemerkrankungen ausgeschlossen werden (aus: »diamed-serie«, Bayer AG Leverkusen).

Kind = Thalassämie* und beim Erwachsenen = eine Art Blutkrebs (ähnlich der Leukämie) der roten Blutkörperchen.

Erythrocyanosis crurum puellarum: bläuliche, weiche Schwellungen mit vereinzelten roten Flecken, gelegentlich auch Vorhornungen in den Unterschenkeln junger Mädchen, die besonders bei Kälte auftreten.

Erythrodermie f: Entzündung größerer Hautflächen mit intensiver Rotfärbung, Schuppenbildung und starkem Juckreiz. Wahrscheinlich besteht Zusammenhang mit Retikulose* oder Retikulozytose*; es ist jedoch auch eine sekundäre Erscheinungsform nach Ekzemen*, Schuppenflechten usw. möglich. Sonderformen sind die E. congenita symmetrica progressiva, eine vererbbare Krankheit, die bereits im Säuglingsalter beginnt und während der Pubertät* ihren Höhepunkt erreicht, um dann bis ins hohe Alter anzuhalten, und die E. desquamativa, die Säuglinge in den ersten drei Monaten befällt, sich über den ganzen Körper erstreckt und zu schweren Allgemeinstörungen mit bisweilen tödlichem Ausgang führt.

Erythropoese f: Bildung von roten Blutkörperchen im Knochenmark. S. auch Erythrozytenentwicklung*.

Erythrozyten: rote Blutkörperchen. Sie enthalten den roten Blutfarbstoff Hämoglobin*. Beim Menschen beidseits zentral eingedellte Scheibchen mit einem Durchmesser von 7,5 µm und einer Dicke von 2 µm; die durchschnittliche Normzahl im menschlichen Blut beträgt 4,5 bis 5 Mio./µl, wobei Männer im Durchschnitt etwas weniger als Frauen haben. Sie transportieren den Sauerstoff (O_2) und das Kohlendioxyd (CO_2). Bei verschiedenen Erkrankungen, insbesondere

Blutkrankheiten, kommt es zur Verminderung (Anämie*) oder Vermehrung (Polyglobulie*) der Zahl, zu Veränderungen der Größe (Anisozytose*) oder der Form (Poikilozytose*) oder der Farbe (Polychromasie*).

Erythrozytenagglutination f: Darunter versteht man das Zusammenballen von Erythrozyten*, beispielsweise durch Isoagglutinine*, Autoantikörper* oder spontan bei Agglomeration*.

Erythrozytenentwicklung: s. Abb. unten.

Escherichia coli: im Darm vorkommende Kolibakterien (früher Bacterium coli commune).

essentiell: unentbehrlich, selbständig, wesentlich; Begriffe:

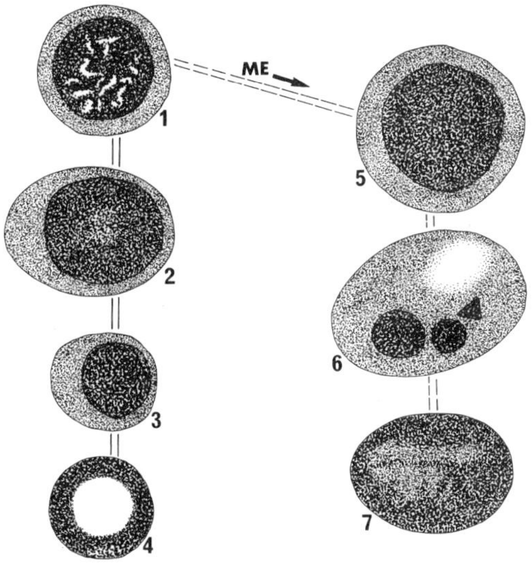

Erythrozytenentwicklung: Die Entwicklung der Erythrozyten* beginnt gegen Ende des 2. Lebensmonats des Fetus. Aus den embryonalen* Proerythroblasten (1) bilden sich normalerweise ab Beginn der Ausbildung der Leber Makroblasten (2), die noch einen großen Zellkern erhalten. Aus ihnen gehen die Normoblasten (3) hervor, bei denen der Kern bereits geschrumpft ist und sich zur Entkernung randständig lagert. Der Vorgang der Entkernung (Ausstoßung oder Auflösung) ist noch strittig; durch sie entsteht dann der endgültige kernlose Erythrozyt = Normozyt (4). Kommt es zu einer Störung dieser Entwicklung (ME), so entstehen aus den Proerythroblasten Megaloblasten (5), aus denen sich große, mehrfach färbbare, sog. polychromatische Megaloblasten entwickeln, aus denen dann als Endstufe sehr große, hyperchrome, ovale Erythrozyten, die sog. Megalozyten (6), hervorgehen. Folgekrankheiten der megaloblastischen Fehlentwicklung (ME) sind u. a. Anaemia perniciosa* und Erythroblastose*. Die Erythropoese spielt sich zunächst im RES*, der Leber, Milz und den Lymphknoten ab, geht vom 6.–7. Fetalmonat auf das gesamte Knochenmark über und wird nach der Geburt ausschließlich im Mark der kleinen und platten Knochen abgewickelt.

1. Krankheitsbezeichnung für selbständige Leiden, die keine erkennbare Ursache haben, z. B. Hypertonie;
2. Nahrungsgrundstoffe, die der Körper nicht selbst produzieren kann, beispielsweise e. Fettsäuren*, e. Aminosäuren*, die Vitamine*, Mineralstoffe* usw.

Ester: chem. Verbindung aus Säure und Alkohol; am bekanntesten die Fette*.

ethmoidalis: das Siebbein betreffend.

Ethmoiditis f: Entzündung des Siebbeins.

Eu-: als Vorsilbe in der Bedeutung »normal«, »regelmäßig«, »gut«.

Eubiotik f: Allgemeinbegriff für »mit Genuß und doch gesund leben können«.

Eugenik f: Maßnahmen zur Vermeidung erbschädigender Faktoren und zur Eindämmung von Erbkrankheiten. Die im Dritten Reich hierfür angewandten Methoden waren verbrecherisch und sind medizinisch und menschlich nicht vertretbar.

Eumenorrhoe f: die normale, schmerzlose und zeitgerechte Monatsblutung.

Eunuchoidismus m: Folge mangelhafter oder fehlender Keimdrüsenfunktion, die entweder durch abnormes Größenwachstum oder durch Fettsucht unter gleichzeitigem Fehlen sekundärer Geschlechtsmerkmale zum Ausdruck kommt.

Eupareunie f: bei Mann und Frau gemeinsam erfolgender Orgasmus*.

Euphorie f: trotz relativ schwerer Erkrankung bestehender fröhlicher, sorgenfreier Gemütszustand, häufig charakteristisch bei seniler Demenz*, Alkoholismus*, Tuberkulose*, Multipler Sklerose*, Gehirntumoren usw.

Eupnoe f: normale Atmung.

Eurhythmie f: regelmäßige Folge von Herzschlägen.

Eustachische Tube: Ohrtrompete*.

Euthanasie f: zum schmerzlosen Tod verhelfen, künstliche Sterbehilfe. Soll bei unheilbaren Erkrankungen die Zeit des Leidens und der Qual durch Verabreichung eines zum schmerzlosen Tod führenden Medikamentes verkürzen (aktive E.); muß jedoch aus grundsätzlichen Erwägungen, jenseits von Religion und Recht, so lange abgelehnt werden, wie die Menschheit noch in einem Dschungel von Korruption, Haß, Neid, Habgier, Rachsucht, Profitdenken, Machtgier und Kriminalität verstrickt ist; denn die Legalisierung der E. würde ungeahnte Möglichkeiten für legale Morde erschließen. Andererseits ist das oft sinnlose künstliche Verlängern todgeweihten Lebens genausowenig zu verantworten. Die Unterlassung derartiger Maßnahmen (passive E.) kann jedoch nicht als E. im engeren Sinne bezeichnet werden.

euthyreot: normale Schilddrüsenfunktion, die eine Ausgeglichenheit des von ihr abhängigen Stoffwechsels garantiert.

Eutrophie f: guter Ernährungszustand von Säuglingen, der normale Entwicklung garantiert.

evakuieren: Luftverdünnen bzw. Luftleermachen von Apparaten und Gefäßen mit einer Vakuumpumpe.

Evaporation f: die Wasserabscheidung (Verdunstung) über die Haut oder/und Atemwege. Die Funktion der Schweißdrüsen ist vor allem für die Wärmeregulation von größter Bedeutung, da durch das Verdunsten von Wasser an der Hautoberfläche große Wärmeeinheiten entzogen werden. Bei großen Schweißausscheidungen kann es durch Kochsalzverlust zu Hitzekrämpfen* kommen.

evaporieren: Herstellen von kondensierter (eingedickter) Milch durch Abdampfen im Vakuum.

Eversio f: Wenden, Umdrehen.

Evolution f: Entwicklung vorhandener Anlagen durch Umformen einfacher in höher differenzierte Organismusformen.

Ewing-Sarkom: sehr bösartige Geschwulst des Knochenmarks, die aus jugendlichen Sarkom*-Zellen besteht.

Exaltation f: Bei einer euphorischen* Grundstimmung kommt es unter Enthemmung zur Steigerung des Selbstbewußtseins und Maßlosigkeit der Ansprüche; Vorkommen bei Manie* und verschiedenen psychischen Erkrankungen.

Exanthem n: Hautausschläge, die in bestimmten Zeitabständen (Beginn–Höhepunkt–Ende) ablaufen, als einzelne Effloreszenzen* oder großflächig in Erscheinung treten und dabei als Flecken, Bläschen, Pusteln, Quaddeln usw. auftreten können. Entsprechend werden E. auch in makulöse, vaskuläre und papulöse E. eingeteilt. Man unterscheidet akute E., die symptomatisch für bestimmte Infektionskrankheiten wie Röteln, Masern, Scharlach, Windpocken, Pocken, Syphilis, Typhus usw. sind, und toxische E., die durch Noxen* wie Arzneimittel, Giftstoffe, allergisierende Substanzen usw. hervorgerufen werden. Das E. allergicum neonatorum, eine Urtikaria*, tritt in den ersten 3 Lebenstagen auf und ist eine allergische Reaktion unbekannter Ursache. Das E. subitum ist das Dreitagefieber-E.*.

Exhalation f: Ausatmung.

Exhaustio f: Erschöpfung.

Exhibitionismus m: Zurschaustellung der Genitalien zur sexuellen Befriedigung.

exhumieren: Ausgraben einer Leiche zur Untersuchung.

Exitus m: Tod, Ausgang.

Exitus letalis: tödlicher Ausgang (von Erkrankungen, Verletzungen).

exjuvantibus: nachträgliche Erstellung einer Diagnose aufgrund eines therapeutischen Erfolges.

Exklusion f: Ausschaltung.

Exkoriation f: Hautabschürfung bis auf die Lederhaut*.

Exkrement(e) n: Ausscheidungen (Kot, Harn).

Exkret(e) n: Drüsenprodukte, die im Körper nicht mehr verwendet und ausgeschieden werden (Exkretion), wie Schweiß, Harn usw.

exogen: von außen kommend, von außen her dem Körper zugeführt; Gegenteil endogen*.

Exophorie f: Auswärtsschielen.

Exophthalmus m: vorquellender und dadurch extrem vergrößert erscheinender Augapfel, je nach Größe auch in der Beweglichkeit eingeschränkt. Die Ursachen sind vielgestaltig und meist nicht leicht auszumachen, z. B. Störungen endokriner* Drüsen, insbesondere der Schilddrüse, Entzündungen des Auges und der Augenhöhle, Tumoren, Verletzungen von Schädel und Augenhöhle, Stauungen im regionalen Blutkreislauf, Schädelmißbildungen sowie Ausbildung von Krampfadergeflechten in der Augenhöhle usw.

Exostose f: Knochenwucherung, von der Oberfläche ausgehend, entweder als echte Geschwulst oder als entzündliche Reaktion (Periostitis ossificans).

exotherm: Freiwerden von Wärmeenergie, z. B. Reaktionswärme, abgehende.

expansiv: verdrängend, ausdehnend; z. B. »e. wachsende Tumoren«, meist gutartige Typen. Gegenteil: infiltrativ* wachsend.

Expektoration f: Auswurf (Sputum*).

Explantation f: Aussiedelung von Zellen, Organteilen oder Gewebe und Übertragung in Nährflüssigkeit oder andere Organismen.

Exploration f: befragen, um die Anamnese* zu erstellen, aber auch allgemein für »Untersuchung«.

Explosiv-Epidemie: Epidemie*, die durch eine ungewöhnlich rasche Zunahme von Krankheitsfällen gekennzeichnet ist. Kommt besonders bei Virusgrippe, Masern, Typhus, Paratyphus, Ruhr, Cholera usw. vor.

Exposition: Krankheitserregern oder krankheitsbegünstigenden Umweltfaktoren in besonderem Maße ausgesetzt.

Expression f: Herauspressen.

Expulsion f: Austreibung.

Exsikkose f: Austrocknung der Gewebe beispielsweise bei anhaltendem Erbrechen oder Durchfall; Folgen sind Eindickung des Blutes, Herzmangelleistung, Runzeln und Falten der Haut, Nierenschäden. Kinder sind mehr gefährdet als Jugendliche oder Erwachsene.

Exspiration f: Ausatmung.

Exspirationsluft: die ausgeatmete Luft, die relativ mehr CO_2 und weniger O_2 enthält als die eingeatmete Luft.

Exstirpation f: chirurgische Entfernung von Organen oder Geschwülsten.

Exsuccatio f: Absaugen von Sekreten und Blut aus dem Operationsfeld.

Exsudat n: eiweißreiche Flüssigkeit, die bei Entzündungsvorgängen aus Blut und Lymphgefäßen aus- und in Gewebe oder freie Körperhöhlen übertritt (Exsudation). Vgl. Transsudat*.

Extension f: kräftiger Zug in der Längsachse von Gliedmaßen zur Einrichtung von Knochenbrüchen, Verrenkungen oder zur Entlastung von Gelenken.

Extensionsverband: s. Streckverband*.

Extensor m: Strecker, anatomisch Streckmuskel.

Extinktion f: Messung der Abschwächung von Lichtstrahlen beim Durchgang durch absorbierende* Substanzen. Bezogen auf bekannte oder feststellbare Stoffkonstanten (Faktor) ist sie die Grundlage kolorimetrischer* Bestimmungen im medizinisch-chemischen Laboratorium.

extra: außerhalb. Bestandteil vieler zusammengesetzter medizinischer Definitionen, wie beispielsweise extraartikulär (außerhalb von Gelenken), extrakorporal (außerhalb des Körpers, z. B. Herz-Lungen-Maschine = e. Kreislauf), extraperitoneal (im Bauch, jedoch außerhalb des Bauchfelles), extrazellulär (außerhalb einer Zelle) usw.

Extractum n: Extrakt. Nachträglich eingedickte wäßrige, alkoholische oder ätherische Auszüge von Drogen*.

Extraktion f:
1. operatives Herausziehen, z. B. von Zähnen;
2. Herausziehen des Kindes, z. B. am Steiß oder am Kopf in der Geburtshilfe;
3. Gewinnen von Extrakten*.

extrapyramidales System: Teile des Zentral-Nervensystems im Zwischen- und Mittelhirn, sogenannte basale Stammganglien*. Bildet das Steuerzentrum, welches im Zusammenwirken mit dem Kleinhirn die außerhalb des kontrollierten Bewußtseins ablaufenden Bewegungen wie Gang, allgemeine Körperhaltung, Gleichgewichtsvorgänge, Mitbewegung von Gliedern bei Körperbewegung, Muskeltonus usw. reguliert. Typische Erkrankungen des Systems sind beispielsweise Parkinsonismus*, Chorea* und die extrapyramidalen Symptomenkomplexe, die allgemein zu Störungen im Bewegungsablauf führen (z. B. hyperkinetisch-hypotonisches Syndrom*, hypokinetisch-hypertonisches Syndrom*).

Extrasystole f: Als Folge von Störungen der autonomen* Reizbildung des Herzens kommt es neben der regulären Herzschlagfolge zu zusätzlichen, vorzeitig ausgelösten Kontraktionen* der Herzkammer; es fehlt also zwischen zwei normalen Herzschlägen die Pause nach dem zusätzlichen Herzschlag.

Extrauteringravidiät f: Bauchhöhlenschwangerschaft, Einnistung des Eies außerhalb der Gebärmutter, am häufigsten im Eileiter (Tubargravidität) mit Gefahr des Zerreißens (Tubenruptur), seltener in den Eierstökken oder der freien Bauchhöhle. Hauptgefahr sind die oft lebensgefährlichen Blutungen. Operative Behandlung ist unumgänglich.

extravertiert: weltoffen, sich nach außen wendend, vgl. introvertiert*.

extrem: äußerst.

Extremitäten f: Gliedmaßen. Arme = obere, Beine = untere E.

Exulzeration f: Geschwürbildung mit Gewebszerfall.

exzidieren, Exzision: ausschneiden.

Exzitation f: Erregung.

Exzitationsstadium: Erregungsstadium während der Narkose beim Eintritt von Bewußtlosigkeit, gekennzeichnet durch motorische Unruhe und unregelmäßige Atmung.

EZ: Ernährungszustand.

F

F: chem. Zeichen für Fluor*.

facialis: zum Gesicht gehörig, z. B. Nervus f.

Facies f:

1. Der Gesichtsausdruck, das Aussehen, gewinnt besondere Bedeutung bei verschiedenen Krankheitszuständen, z. B. Schmerzzuständen, Geisteskrankheiten; für einige Krankheiten ist ein bestimmter Gesichtsausdruck charakteristisch: z. B. Facies abdominalis bei Bauchfellentzündung, F. antonina bzw. leonina bei Lepra* (s. Abb. Seite 331), F. hippocratica, beim Endstadium schwerer Infektionskrankheiten, F. nephritica bei Nierenleiden, F. gastrica bei Magenleiden usw.
2. anatomischer Begriff, z. B. für die äußere Fläche von Organen (F. articularis = Gelenkfläche).

Faeces f: Kot.

Fädchenkeratitis: Keratitis filiformis: Beim Versiegen der Tränensekretion kommt es durch Austrocknen des Hornhautepithels zur fadenförmigen Ablösung, deren Folge schmerzhafter Lidschlag, Lichtscheu und Entzündungen sind.

Fäkalien f: Ausscheidungen des Enddarms, bestehend aus unverdaulichen und nicht voll verdauten Nahrungssubstanzen mit Beimengung von Bakterien.

Fahrradergometer: s. Ergometer*.

Fallot-Tetralogie: angeborener vierfacher Herzfehler, zusammengesetzt aus Pulmonalstenose*, Ventrikelseptumdefekt*, Rechtsposition der Aorta und Hypertrophie* des rechten Herzens. Vorherrschendes Symptom ist die Dyspnoe*.

Fallout: radioaktive Niederschläge nach Explosion von Atomwaffen.

Fallsucht: laienhafte Bezeichnung für Epilepsie*.

Falsett: Fistelstimme*.

Familienkrankheiten: Krankheiten, die sich innerhalb einer Familie über längere Zeiträume hinweg vererben.

Famulus m: Medizinstudent, der eine praktische Ausbildung absorviert.

Fango m: ein mineralischer Heilschlamm, getrocknet und pulverisiert, angefeuchtet und dann kalt oder warm zu Packungen und Bädern verwendet.

Faradisation f: Behandlung mit faradischen Strömen.

faradische Ströme: niederfrequente, durch Induktionsapparate erzeugte Wechselströme.

Färbeindex: Verhältnis der Erythrozytenzahl zur Menge des Blutfarbstoffes Hämoglobin; gibt Auskunft über den Hämoglobingehalt des einzelnen roten Blutkörperchens.

Farbenblindheit: Besteht überhaupt keine Wahrnehmungsmöglichkeit von Farben, sondern nur das Unterscheidungsvermögen von Schwarz-Weiß-Helligkeitswerten, so spricht man von totaler F. = Achromatopsie. Ursachen sind Netzhauterkrankungen, Schädigungen der optischen Bahnen zum Hirn oder Erkrankungen der Hirnrinde. Liegt nur eine teilweise Störung des normalen Farbensehens vor, so spricht man besser von Farbenfehlsichtigkeit. Man unterscheidet erworbene und angeborene Farbenfehlsichtigkeit. Fehlt die Fähigkeit, die Komplementärfarben Rot-Grün oder Blau-Gelb zu unterscheiden, so spricht man von Dichromasie, wobei man Rot-Grün- und Blau-Blindheit unterscheidet. Liegt nur eine Farbenschwäche durch Unterempfindlichkeit für bestimmte Farben bei sonst funktionstüchtigem dreifachen Empfängersystem vor, so spricht man von Trichromasie, wobei es vor allem zum Auftreten sogenannter Verwechslungsfarben kommt. Die Prüfung der Farbenfehlsichtigkeit wird mit sogenannten pseudoisochromatischen Tafeln durchgeführt. Bei diesen sind auf einem aus unregelmäßig angeordneten, verschiedenfarbigen Punkten bestehenden Untergrund Zahlen eingeschrieben, die ebenfalls aus Punkten bestehen und dem Hauptfarbton gleichen.

Farbenschwäche: Farbenasthenopie.

Farbensehen: findet in den sogenannten Zapfen der Netzhaut statt. Es bestehen verschiedene Theorien über die Funktion des Farbsinnes, die jedoch sämtlich die Vorgänge nicht zufriedenstellend erklären können.

Farbstoffmangel: Pigmentmangel*, Albinismus*, Vitiligo*.

Fascia f: Faszie, die Muskelbinde, sehnige Umhüllung von Muskeln und deren Übergang in Sehnen.

Fasciola f:

1. Leberegel*;
2. Bändchen; anatomischer Begriff.

Fasciolose f: Leberegelkrankheit, Leberdistomatrose. Bei Infektion mit dem Leberegel (Fasciola hepatica) kommt es zunächst zur Anämie* infolge blutiger Durchfälle und wiederholten Nasenblutens, im weiteren Verlauf zu Gallenwegsentzündungen und Vergiftungserscheinungen der Leber mit Ikterus* und Aszites*, in schweren Fällen zum Tod durch Kachexie*. Der ausgewachsene Egel (Abb. 1) ist ein Blutsauger, der in den Gallengängen von Schafen, Ziegen, Rindern und Schweinen, gelegentlich auch von Menschen, schmarotzt. Die Parasiten können auch auf dem Blutwege in die Haut, die Muskulatur, die Augen und sonstige Organe gelangen. Die Infektion erfolgt über die Nahrung (rohes Gemüse, Salat, Grashalme), an der die mit einer Zystenhülle umgebenen Zerkarien (Abb. 2) haften. Diese Zerkarien durchbohren den

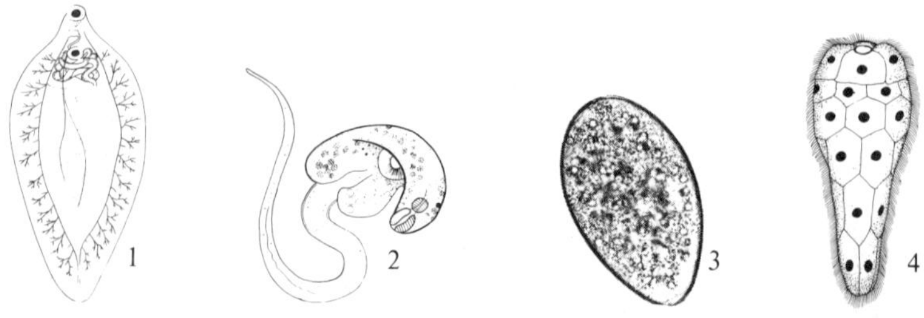

Fasciolose

Darm, wandern in die Leber und entwickeln sich dort zum fortpflanzungsfähigen Egel (Abb. 1), der etwa die Gestalt eines Kürbiskerns hat, 25 bis 30 mm lang und ca. 13 mm breit ist. Er sondert etwa 45 000 Eier (Abb. 3, mikroskopisches Bild) mit dem Kot ab. Aus ihnen entwickeln sich auf feuchtem Boden, vornehmlich auf Weiden, die Wimpernlarven (Abb. 4), die sich in Wasserschnecken einbohren und dort über ein Larvenstadium (Redien) wieder zu Zerkarien auswachsen.

Fasern: mikroskopisch sichtbare Bestandteile

1. der Interzellularsubstanz* des Bindegewebes*, wobei man kollagene, d. h. durch Kochen zu Leim werdende F., argyrophile, d. h. mit Silberfärbe-Methoden sichtbar zu machende F. und elastische F. unterscheidet;
2. Faser des Muskel-* und Nervengewebes*.

Fastigium n: Gipfel, Giebel; im engeren Sinne der Höhepunkt, Gipfel einer Krankheit oder des Fiebers.

Faulbrand: s. Gangrän*.

Faulecke: Angulus infectiosus oris, s. Perléche*.

Fäulnis: Putreszens. Anaerobe Verdauung von stickstoffhaltigen Substanzen, insbesondere von Eiweiß, durch Bakterien. Dabei entstehen verschiedene Gase wie Schwefelwasserstoff, Kohlendioxyd, Ammoniak usw., die den meist typischen F.-Geruch ausmachen. Die F.-Prozesse im Dickdarm sind physiologisch*.

Fauna f: die gesamte Tierwelt. Gegensatz Flora = Pflanzenwelt.

Favus m: Erbgrind. Eine ansteckende Pilzerkrankung der Kopfhaut und -haare. Erreger ist das Trichophyton schoenleinii. Charakteristisch sind dünne, gelbliche, plättchenförmige, verkrustende Hautbeläge mit einem typischen Schimmelgeruch.

Fazialis m: Kurzbezeichnung für Nervus fascialis*, 5. Hirnnerv, versorgt das Gesicht motorisch.

Fazialislähmung: Fazialisparese. Dabei unterscheidet man eine vom Nervenkern im Hirn ausgehende, z. B. durch Gehirnschlag, Gehirntumor, Gehirnblutung usw. bedingte zentrale F.-Lähmung und eine z. B. durch Verletzungen, Schädelbruch, Erkältungen, Entzündungen oder Rheumatismus hervorgerufene periphere Lähmung. Symptome: Ausfallerscheinungen der mimischen Muskulatur, Herabhängen des Mundwinkels und Verhinderung des Lidschlusses (dies jedoch nur bei der peripheren Lähmung).

FCKW: siehe Ozon*.

Fe (Ferrum): chem. Zeichen für Eisen.

Febricula: s. Herpes simplex*.

Febris f: Fieber. Man unterscheidet: u. a. Febris continua = von gleichbleibender Höhe; F. intermittens = hohes F., wechselt mit Normaltemperatur. F.-Typen mit Bezug auf die auslösende Krankheit: F. biliosa = Schwarzwasserfieber, F. comitata = Malariaf., F. gastrica = Typhus-F., F. mediterranea = Maltafieber, F. puerperalis = Wochenbettfieber, F. recurrens = Rückfallfieber.

Fecundatio f: Befruchtung.

Fehlgeburt: s. Abortus*.

Feldfieber: Wasser-, Schlamm-, Erntefieber. Eine Leptospirose*. Erreger ist Leptospira grippotyphosa. Krankheitszeichen sind Gliederschmerzen, Schwellungen von Milz, Leber und Lymphdrüsen. Am 4. Tag tritt ein masernähnlicher Hautausschlag auf, es kommt zu Fieber und Schüttelfrost. Die Krankheit verläuft im allgemeinen leicht. Betroffen werden überwiegend Feldarbeiter und Personen, die in überschwemmten Gebieten arbeiten. Verbreitet wird die Krankheit durch Mäuse und Ratten, die die Erreger im Urin ausscheiden.

Fellatio: Geschlechtsverkehr durch Einführen des Penis in den Mund, auch als Vorspiel zur Stimulation* üblich.

Felsenbein: Pars petrosa ossis temporalis.

Feminierung: Verweiblichung.

feminin: weiblich.

Feminisierung, testikuläre: meist eine familiär auftretende Krankheit. Die Hoden bleiben in der Bauchhöhle oder in Leistenbrüchen liegen, das Individuum, obwohl von der Anlage her Mann, entwickelt sich erscheinungsbildlich zur Frau, die oft durch besondere Schönheit auffällt. Die Scham- und Achselbehaarung fehlt; da bereits Hoden, die verkümmern, angelegt wurden, fehlen auch Eierstöcke. Obwohl das Geschlechts-Chromosom* männlich ist, wird zuwenig männliches Sexualhormon Androgen* gebildet.

femoral: den Oberschenkel betreffend.

Femoralispuls: Ist der Pulsschlag der großen Oberschenkelarterie nicht zu tasten, so kann das ein Hinweis auf eine Stenose* der Aorta* sein.

Femur m: Oberschenkelknochen.

Ferment n: s. Enzym*.

Ferrum n: s. Eisen*.

Fersenbein: Calcaneus.

Fersenbeinsporn: eine Abnutzungserscheinung, die durch einen Knochenauswuchs am Fersenbein (→) gekennzeichnet ist. Führt zu schmerzhaften, oft unerträglichen Druckbeschwerden im Fersen- und hinteren Fußsohlenbereich.

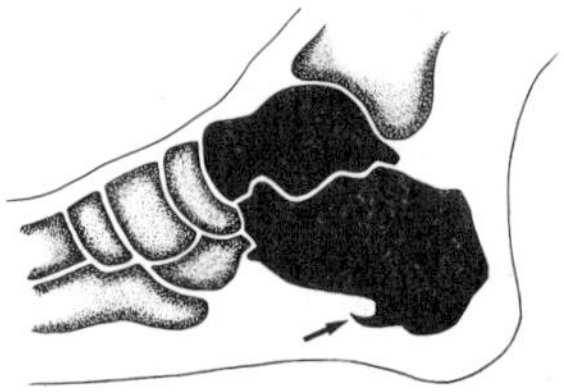

Fersenbeinsporn

Fersenschmerz: tritt entweder fußsohlenwärts, z. B. bei einem Knochensporn des Fersenbeins, oder in der Gegend des Ansatzes der Achillessehne, z. B. bei einer Sehnenscheidenentzündung, auf.

Fertilität f: Fruchtbarkeit.

fetal: auf den Fetus bezogen.

Fetischismus m: Perversion* geschlechtlicher Empfindungen; sexuelle Erregung und ggf. auch Befriedigung werden durch Berühren von Körperteilen (Haare, Füße, Hände usw.) oder Sichaneignen von Gegenständen (Kleidung, Unterwäsche) des anderen Geschlechts ausgelöst. Dabei müssen diese Körperteile nicht im Bereich der sogenannten sekundären Geschlechtsmerkmale liegen.

Fetopathie f: Hierunter versteht man krankhafte Entwicklung des Fetus* im Mutterleib durch Einwirkungen, die über den mütterlichen Kreislauf an die Frucht gelangen, z. B. Viruserkrankungen wie Windpocken*, Toxoplasmose*, Poliomyelitis*, Röteln* usw., bakterielle Infekte, insbesondere Syphilis*, aber auch Unverträglichkeit der mütterlichen und kindlichen Blutgruppe gegeneinander (Morbus haemolyticus neonatorum*).

Fette: sind chemische Verbindungen des 3wertigen Alkohols Glyzerin mit Fettsäuren, z. B. Buttersäure, Capronsäure, Palmitin-, Öl-Stearinsäure usw. Man unterscheidet gesättigte und ungesättigte Fettsäuren*. Im Organismus werden F. in sogenannten F.-Depots eingelagert und haben dort eine Wärmeschutzfunktion für das darunterliegende Gewebe; außerdem stellen F. den kalorienreichsten Nahrungsgrundstoff dar. Bei Hungerzuständen wird Depotfett aufgebraucht und dem Energiestoffwechsel zugeführt. Im Körper werden F. als sogenannte Triglyzeride* durch Fermente in freie Fettsäuren und Glyzerin gespalten und sind so resorbierbar*. Die resorbierten Bausteine werden dann wieder zu körpereigenen F.en mit Glyzerin verestert.

Fettembolie f: meist bei Knochenbrüchen oder großen, stumpfen Bauchverletzungen durch Übertritt von Fettpfropfen aus dem Knochenmark in die Blutbahn auftretend; durch Pfropfenverschluß von Arterien kommt es dann zur Embolie*.

Fettgeschwulst: s. Lipom*.

Fettgewebe: spezielles Bindegewebe aus verhältnismäßig großen Retikulum*-Zellen, die durch Einlagerung von Fettpfropfen zu sogenannten Fettzellen geworden sind. F. dient als Fettdepot und spielt eine Rolle beim Wärme- und Wasserhaushalt des Organismus.

Fettherz: übermäßige Fettspeicherung um den Herzmuskel, insbesondere bei Fettleibigkeit.

Fettleber: direkte Fetteinlagerung in den Leberzellen und damit verbundene funktionelle, später auch strukturelle Degeneration* der Leberzellen. Hauptursachen sind Alkoholismus, Sauerstoffmangel bei Anämie, Stoffwechselstörungen wie Diabetes* oder Ernährungsstörungen, wie sie beispielsweise bei Fettsucht, jedoch auch bei Unterernährung vorkommen. Hauptsymptom ist die vergrößerte pralle bis derbe Leber; die endgültige Diagnose kann nur durch Laparoskopie* und/oder Biopsie* gestellt werden. Man unterscheidet F. 1. bis 3. Grades; bei hochgradiger F. Übergang in Zirrhose*.

Fettleibigkeit: Adipositas, Steatosis. Krankhafte Fettdepots des Körpers, die zu einer Gewichtszunahme über die Norm hinaus führen. In über 90 % der Fälle ist die Ursache eine übermäßige Zufuhr von Nahrungsmitteln und kalorienhaltigen Getränken (alimentäre F.). Der Rest der Fälle ist durch Störungen der Keimdrüsen* (genitale Fettsucht) oder der Schilddrüse* (thyreogene Fettsucht) bedingt.

Fettsäuren: Grundstoffe der Fette und Öle, auch als Lipoide* bezeichnet, die durch Veresterung mit Glyzerin zu Fett bzw. Öl werden. Man unterscheidet die gesättigten Fettsäuren, die eine niedrige Kohlenstoffatomzahl haben, z. B. die Ameisen-, Butter-, Essig-, Palmitin- und Stearinsäure, und die ungesättigten Fettsäuren, bei denen der Rest-R (z. B. R-COOH) nicht gesättigt ist, d. h., er hat die Konfiguration der cis-Isomeren. Die bekanntesten ungesättigten F. sind die Ölsäure, Linolensäure und Arachidonsäure. Einige ungesättigte F., die mehrere chemische Doppelbindungen haben (sogenannte Polyensäuren), spielen für den Organismus eine lebenswichtige Rolle und müssen unbedingt mit der Nahrung aufgenommen werden, da sie im Körper nicht oder zumindest nicht schnell genug synthetisiert werden können. Man bezeichnet sie deshalb als essentielle* F. Die beiden wichtigsten essentiellen F. sind die Linol- und Arachidonsäure. Sie spielen eine entscheidende Rolle als sogenannte Prostaglandine, die aus langkettigen F. zusammengesetzt sind; diese Prostaglandine entfalten eine sehr hohe physiologische Aktivität wie Blutdrucksenkung, Anregung der glatten Muskulatur, beispielsweise des Darms und der Gebärmutter, Hemmung der Fettsäureabgabe aus Fettgeweben usw.

Fettstoffwechsel: Die mit der Nahrung aufgenommenen Fette und Öle werden im Darm durch Fermente der Bauchspeicheldrüse und des Darms hydrolisiert*, nachdem sie zuvor durch die Gallensäure verseift wurden. Dabei entstehen Fettsäuren und Glyzerin, die von der Darmschleimhaut resorbiert* und dann wieder zu Triglyzeriden verbunden werden. $^2/_3$ des so neu gebildeten Fettes gelangen mit der Lymphe in den venösen Kreislauf und werden dann in verschiedenen Fettdepots gespeichert. $^1/_3$ wird dem Leberstoffwechsel zugeführt und unterliegt dort dem oxydativen* Fettabbau (sog. β-Oxydation), wobei vor allen Dingen Enzymsysteme wirksam sind. Diese Art von Fettabbau kann als energieliefernde Reaktion bezeichnet werden. Die Depotfette weisen eine typische Triglyzeridzusammensetzung auf. Eine sehr einseitige Nahrungsfettaufnahme kann jedoch Veränderungen in den Depotfettzusammensetzungen herbeiführen. Hauptdepot für das Körperfett sind das Unterhautgewebe, die Umgebung von Hohlorganen wie Niere, Herz, Eierstöcke, Mesenterium* usw. Die Hauptfunktion der Fettdepots ist die Speicherung von rasch verwendbarer Energie. Dabei geht in den Fettdepots ein ununterbrochener Wandel vor sich, indem angelagertes Fett laufend abgebaut und durch neues ersetzt wird. Im Blutkreislauf werden die Fette in Form kleinster Tröpfchen transportiert (sog. Chylomikronen). Der Fett-Lipid-Spiegel des Blutes wird von der Schilddrüse gesteuert. Überschreitet der Fettstoffgehalt des Blutes dauernd die Normalwerte, so spricht man von Hyperlipämie*. In der Leber kann Fett in Kohlenhydrate umgewandelt und umgekehrt aus Kohlenhydraten und Eiweiß wieder Fett synthetisiert werden. Wichtigstes Enzym hierbei ist das sog. Coenzym A. die »aktive Essigsäure«.

Fettstuhl: im Stuhl nachweisbares, nicht verdautes oder verseiftes Fett, insbesondere bei Gelbsucht und Erkrankungen der Bauchspeicheldrüse.

Fettsucht: krankhafte Neigung zu übermäßigen Ansammlungen von Fettdepots. Führt zur sog. Fettleibigkeit, fast immer durch übertrieben hohe Nahrungszufuhr ausgelöst, selten durch Störungen innersekretorischer

Drüsen* (z. B. genitale F., die sich bei Beendigung der Keimdrüsenfunktion einstellt, und thyrogene F. als Folge mangelhafter Schilddrüsenfunktion). Die sog. hypophysäre F. konnte wissenschaftlich bisher nicht nachgewiesen werden.

Fettzellen: s. Fettgewebe*.

Fettzirrhose: Leberzirrhose, die durch eine vorangegangene Fettleber* entstanden ist.

Fetus: s. Fötus*.

Fetus in fetu: Doppelmißbildung mit einem weitgehend entwickelten Wirtskörper, dem Autositen, der den verkümmerten zweiten Fetus, den Parasiten, enthält.

Fetus papyraceus: »Papierfrucht«, verkümmerter, mumifizierter F., der sich gemeinsam mit einem meist normal entwickelten Zwillingsgeschwister in der Eihaut befindet.

Feuersteinleber: graubraune, verhärtete Leber von Säuglingen bei angeborener Hepatitis* infolge angeborener Syphilis*.

fibrillär: aus Faserchen zusammengesetzt.

Fibrille: s. Faser*.

Fibrin n: Eiweißkörper der Globulingruppe, der bei der Blutgerinnung aus dem Fibrinogen* des Blutplasmas durch die Wirkung von Thrombin entsteht, s. Blutgerinnung*.

Fibrinogen n: im retikuloendothelialen* System der Leber* gebildeter und im Blut vorhandener Eiweißkörper, der während der Blutgerinnung durch Thrombin in Fibrin* umgewandelt wird.

Fibrinolyse f; **Fibrinolysin:** Auflösung von Fibringerinnseln durch das eiweißlösende Enzym* Fibrinolysin (=Plasmin). Spielt eine wesentliche Rolle bei der Auflösung von Thromben*, Blutergüssen und fibrinhaltigen Exsudaten*.

fibrinös: Bezeichnung für Körperausscheidungen, z. B. Sputum, Exsudat etc., die durch ihren Gehalt an Blutfibrin gerinnen können.

Fibrinurie f: Ausscheidung von fibrinhaltigem Urin, z. B. bei Entzündungen der Blase und Harnröhre.

Fibroadenie f: Milzverdickung durch fibrinöse Umwandlung des Milz-Retikulums* bei Pfortaderstauung*, Leberzirrhose*.

Fibroadenom n: gutartiger Drüsengewebstumor, bei dem die bindegewebige Struktur überwiegt. Besonders in der weiblichen Brust vorkommend.

Fibroblasten n: Entwicklungsstufe der Fibrozyten*.

Fibroblastom n: s. Fibrom*.

Fibroepitheliom: s. Papillom*, Polyp*.

fibrös: derbes, faserreiches Bindegewebe.

Fibrolipom n: gutartiger Mischtumor aus fibrillärem* Binde- und Fettgewebe.

Fibrom n: gutartige Bindegewebsgeschwulst.

Fibromatose f: Vermehrung des Bindegewebes* einzelner Organe unter gleichzeitiger Schrumpfung des Parenchyms*.

Fibromyom n: gutartiger Mischtumor aus Muskel- und Bindegewebe.

Fibroplasie, retrolentale: degenerativ-entzündliche Gefäßerkrankung der Netzhaut* (Retiva*) bei Frühgeburten, die im Inkubator* zu lange und/oder mit zuviel Sauerstoff beatmet wurden. Nach neueren Erkenntnissen ist dies wohl nicht die alleinige Ursache, da viele Frühgeborene mit Langzeitbeatmung *keine r. F. entwickeln.* Alle Ursachen sind derzeit noch nicht endgültig abgeklärt. Falsche Sauerstoffzufuhr und ausgeprägte Unreife des Neugeborenen werden als hauptsächlich angesehen. Zeichen der r. F. sind Gefäßhautwucherungen am Rande der Netzhaut, Blutungen im Glaskörper* und schließlich Netzhautablösung.

Fibrosarkom n: eine aus fibrillärem Bindegewebe entstandene Krebsgeschwulst.

Fibrose f: allgemeine Vermehrung von Bindegewebe.

Fibrozyten: spindelförmige Zellen im Bindegewebe mit ovalen Kernen und langen Fortsätzen, die teilweise miteinander verbunden sind.

Fibula f: Wadenbein. Der äußere Knochen des Unterschenkels.

Fibularislähmung: s. Peronaeuslähmung*.

Fieber: unspezifisches Allgemeinsymptom bei vielen Erkrankungen. Die Körpertemperatur soll im After, nötigenfalls im Mund gemessen werden (Meßdauer 3 bis 4 Minuten) und beträgt normalerweise 37°C mit einer Schwankung von ± 0,5°C. Die wichtigsten Ursachen für F. sind Infektionen, rheumatische Erkrankungen, Blutkrankheiten, Herz-Kreislauf-Erkrankungen, bösartige Tumoren, Krankheiten des zentralen Nervensystems oder der Hormondrüsen, Verletzungen, Vergiftungen, Allergien und Serumkrankheiten, Hitzschlag, Verbrennungen, Strahlenkrankheiten und psychogene Erkrankungen. Wichtig ist, die Ursache zu finden, weil diese primär behandelt werden muß. Fiebersenkende Maßnahmen (vermehrte Flüssigkeitszufuhr, kalte Packungen an Unterschenkeln und Armen, Alkoholumschläge, Eisbeutel auf die Stirn, lauwarme Bäder) sind nur dann angezeigt, wenn die Temperatur 40°C übersteigt und längere Zeit hoch bleibt. Besondere Vorsicht bei fiebersenkenden Mitteln oder Antibiotika und Sulfonamiden, wenn diese nicht vom Arzt verordnet sind. Diese Mittel können das Krankheitsbild verschleiern und damit Diagnose und Therapie ernsthaft gefährden. Klinisch spricht man von F. bei Körpertemperaturen über 38°C, während Erhöhungen zwischen 37 und 38°C als subfebrile (erhöhte) Temperaturen bezeichnet werden.

Fieberbehandlung: Heilfieber. Zu Heilzwecken künstlich erzeugtes Fieber, z. B. durch Einimpfung von Malariabakterien oder von Eiweißkörpern, was heute noch in Verbindung mit Penicillin zur Behandlung der syphilitischen Paralysis progressiva* und Tabes dorsalis* praktiziert wird.

Fieberkrämpfe: bei Säuglingen und Kleinkindern während eines plötzlichen Fieberanstieges auftretende tonisch-klonische* Krämpfe, selten Übergang in Krampfleiden, ab dem 5.-6. Lebensjahr normal nicht mehr auftretend. Es empfiehlt sich, die Therapie so früh wie möglich einzuleiten.

Fieberpsychosen: delirium*-artige Zustände bei hohem Fieber.

Fiktion f: Erdichtung, aber auch Annahme.

Filia n: Faden, Faser.

Filarien f: Fadenwürmer, die vorwiegend im Unterhautgewebe schmarotzen (z. B. die Wuchereria bancrofti) und u. a. eine Sonderform der Elephantiasis* und die westafrikanische Augenwurmkrankheit hervorrufen.

filiformis: fadenförmig.

Filum n: Faden, Faser.

Filzlaus (Phthirus pubis): befallen nie den behaarten Kopf, sondern überwiegend die Schamhaare, gelegentlich auch Achselhaare und Augenbrauen, sind 1 bis 1,5 mm groß, platt gedrückt und bewegen sich nur sehr langsam. Ihre Nissen kitten sie an den Haaren fest. Ihr Biß führt zu sehr stark juckenden, bläulichen Hautverletzungen, die sich durch Kratzen zu infizierten Geschwüren entwickeln können. Die Übertragung erfolgt praktisch nur beim Geschlechtsverkehr.

Fimbria f: Fanse, der Fransen- (Fimbrien-) Trichter als Verbindung zwischen dem Ende des Eileiters und des Eierstocks. S. Abb. b) Seite 210.

Finger: Digitus.

Finne: s. Bandwurm*.

Finnenausschlag: s. Akne*.

Fischbandwurm: s. Dibothriocephalus latus*.

Fischschuppenkrankheit: s. Ichthyosis*.

Fischvergiftung: Lebensmittelvergiftung* durch von Bakterien verdorbenen Fisch oder die von Fischen selbst entwickelten Gifte.

Fissur f: Spalte, Furche, Einriß, Schrunde, Rhagade*.

Fistel f: schlauchförmige Verbindung zwischen Körperhöhlen oder Körperhohlorganen und der Haut zwischen Körperhöhlen und Hohlorganen oder zwischen Hohlorganen untereinander. Entsteht meist nach Gewebezerfall mit anschließender Granulationsgewebe*-Bildung. Künstlich werden F. operativ angelegt, beispielsweise bei gestörten Hohlorganfunktionen: Darm-F. (künstlicher Darmausgang), Magen-F. zur Ernährung, Gallen-F., Harn-F.

Fistelstimme: Falsett*, Kopfstimme. Besonders hohe Stimmlage, wobei der Anschein erweckt wird, sie würde im Kopf gebildet werden. Vorkommen bei Stimmwechselstörungen und Kastraten.

Fixation, Fixierung:

1. chirurgische Befestigung, beispielsweise von Organen;
2. strukturerhaltende Präparation von Gewebe bei gleichzeitiger Verhinderung von Zersetzungsvorgängen, damit das Gewebe allgemein und histologisch untersucht werden kann. Gebräuchliche F.-Flüssigkeiten sind u. a. Formalin, konzentrierter Alkohol, Sublimatlösung.

Flagellaten m: Geißeltierchen, Protozoen*, die sich mit Hilfe von zu Geißeln (Flagellen) ausgebildeten Plasmafäden fortbewegen. Zu ihnen gehört eine Vielzahl von Darm- und Blutparasiten, wie Trypanosomen*, Chiromastiks, Trichomonas* usw. (s. Abb. Seite 611).

Flagellation f: sexuelle Abartigkeit, bei der Auspeitschen zur sexuellen Erregung und Befriedigung dient, s. auch Sadismus*, Masochismus*.

Flammenphotometer: ein Gerät zur Messung der Konzentration von elementarem Natrium, Kalium, Kalzium usw. in Körperflüssigkeiten. Die Flüssigkeit wird zerstäubt und in die Flamme eingeführt. Die dabei von den Elementen emittierte Strahlung wird in dem ihr eigenen Linienspektrum gemessen.

Flatulenz f: Bildung von Darmgasen, Winden, Blähungen.

Flatus m: abgehender Darmwind.

Flechten: volkstümliche Bezeichnung für Hautpilzerkrankungen, s. Dermatomykosen*.

Fleck, blinder: Am Sehnerveneintritt fehlen auf der Netzhaut Sinneszellen, so daß Licht an dieser Stelle keinen Sinnesreiz auslöst.

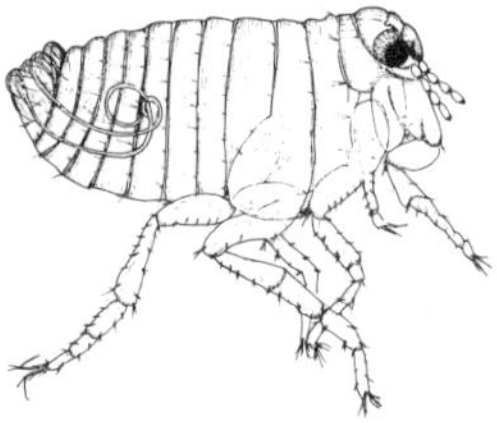

Floh

Fleckfieber: Flecktyphus, Typhus exanthematicus, Hungertyphus. Eine schwere, anzeigepflichtige, meist epidemisch* auftretende Infektionskrankheit, die durch Kleiderläuse vom Menschen auf Menschen übertragen wird. Die Erreger sind die F.-Rickettsien*. Nach einer Inkubation* von 1–3 Wochen kommt es zu hochfieberhaften Exanthemen* und zu einer schweren Enzephalitis*. Seltene Abarten von F. sind das in warmen Ländern endemisch* vorkommende Felsengebirgsfieber, das Tunesische Fieber und das Japanische Flußfieber; Überträger sind hier Insekten wie Zecken oder Milben.

Fleischvergiftung: s. Lebensmittelvergiftung*.

Flexio f: Beugung.

Flexor m: Beuger, speziell Beugemuskel.

Flexur f: Biegung.

Fliegenpilz: Amanita muscaria, allgemein bekannter Giftpilz.

Flimmerepithel n: zylindrisches Epithel, ein- oder mehrschichtig, mit Flimmerhärchen an der Oberfläche, z. B. im Eileiter, im Uterus und in den Atemwegen.

Flöhe: Siphonaptera. Flügellose und blutsaugende Insekten mit kräftigen Sprungbeinen. Der Menschenfloh (Pulex irritans) ist ca. 3 mm lang, seine Stiche führen zu meist vorübergehenden, kurzzeitigen, juckenden Hautveränderungen. Von besonderer pathologischer Bedeutung sind der Rattenfloh als Überträger der Pest* und der Sandfloh, dessen Weibchen sich in die Fußhaut, aber auch in andere Hautregionen einbohren und dort ihre Eier zum Reifen ablegen. Das kann zu Phlegmonen*, Nekrosen*, Tetanus* und Gasbrand* führen. Der Sandfloh kommt im tropischen Amerika, in Afrika, Indien und China vor.

Flora f: die gesamte Pflanzenwelt.

florid: blühend, stark entwickelt, ausgeprägt. Bezeichnung für aktives Krankheitsstadium (z. B. floride Hepatitis f, Tuberkulose).

Fluchtreflex: Als Zeichen einer Pyramidenbahn*-Schädigung beim Erwachsenen wird beim Bestreichen der Fußsohle das Bein angezogen; beim Säugling ist das normal und hat keine Bedeutung.

Flugangst: ist die Angst vor dem Fliegen. Dabei kann es angefangen mit leichter Nervosität bis hin zu panischen Reaktionen (z. B. Erbrechen) kommen. Siehe auch Phobie*.

Fluktuation f: Nachweis von Flüssigkeiten in Körperhöhlen oder Tumoren (z. B. bei Abszessen, Aszites), durch Antippen mit der Fingerspitze auf einer Seite und Fühlen des fortgeleiteten Schwappens der Flüssigkeit auf der anderen Seite.

Fluor n: Element, gehört in die Gruppe der Salzbildner (Hologene). Ein lebensnotwendiger Bestandteil aller lebenden Gewebe. Verringert unter anderem nachweislich die Karies*-Anfälligkeit von Kindern.

Fluor albus: weißer Ausfluß aus der Scheide.

Fluor genitalis: Ausfluß aus der weiblichen Scheide, der seinen Ursprung in der Scheide, im Gebärmutterhals und -körper haben kann. Häufige Ursache ist eine Infektion, beispielsweise mit Trichomonaden*, Pilzen*, Tripper*; aber auch Fremdkörper, Polypen*, Diabetes mellitus* und Geschwülste können auslösende Ursachen sein. Vorsicht bei blutigem F., der immer als Hinweis auf einen Gebärmutterkrebs betrachtet werden muß.

Fluor neonatorum: schleimiger Ausfluß bei Neugeborenen, ein katarrhähnlicher Zustand, durch mütterliche Hormone hervorgerufen, welcher sich auch ohne Behandlung zurückbildet.

Fluxion: Blutandrang, Wallung.

Fluxus m: Fließen, übermäßige Absonderungen.

Föhn: Bezeichnung für warme, trockene Fallwinde. Sie kommen dadurch zustande, daß zunächst auf einer Seite von Gebirgsmassiven Luftmassen angestaut werden. Bei gemäßigtem Klima kommt es dann zu Bewölkung und Niederschlägen. Durch das Ausregnen wird die angestaute Luft zunehmend trocken und steigt auf, bis sie schließlich das Gebirgsmassiv überschreitet. Durch die bei der Kondensation des Wasserdampfs zu Regen frei werdende Wärme ist die Luft wärmer geworden. Gleitet sie nun auf der entgegengesetzten Gebirgsseite ab, dann erwärmt sie sich weiter (1°C je 100 m Höhendifferenz) und wird dabei sehr warm bis heiß und absolut trocken. Dadurch kommt die gute Fernsicht zustande.

Föhnkrankheit: äußert sich in übermäßiger Reizbarkeit, Übelkeit, Kopfschmerz, rascher Ermüdbarkeit, Unlust, Depressionen und deshalb erhöhter Suizid*-Gefahr. Ursache sind die Druckunterschiede der Luftfronten (Hoch–Tief). Betroffen werden speziell disponierte* Personenkreise.

fötid, fötidus: übelriechend.

Fötor m: Übelgeruch, Gestank, z. B. F. ex ore = übler Mundgeruch. Die Ursache können verschiedenartige Erkrankungen wie Infektionen, Tumoren usw. im Mund-Rachen–Bereich, im Gebiß, aber auch im Magen-Darm-Trakt, im Nasen-Rachen-Raum, in den Atemwegen und im Kehlkopf, Blutkrankheiten, Stoffwechselerkrankungen, Nierenkrankheiten, psychische Erregungen usw. sein. Die Therapie besteht in Erkennung und Behandlung der auslösenden Krankheit.

Fötus m: Fetus. Leibesfrucht nach Beendigung der Embryonalentwicklung (ab dem 4. Schwangerschaftsmonat).

Fokalinfektion f: Infektion, die von einem lokalisierten Herd ausgeht und durch schubweise oder andauernde Aussaat von Bakterien oder deren Toxinen* zu Entzündungsprozessen, Allergien*, degenerativen Vorgängen, nervösen Fehlsteuerungen, Durchblutungsstörungen usw. an vom Streuherd entfernten Stellen führt. Bekannte Streuherde für F. sind Entzündungsvorgänge im Zahn- und Mundbereich, Mandeln, Mittelohr und Nebenhöhlen, aber auch Harnblase usw. Bekannte F.-Krankheiten sind Rheumatismus*, Osteomyelitis*, Perikarditis*, Myokarditis*, Endokarditis*, Glomerulonephritis* usw. Die wichtigste therapeutische Maßnahme ist die Auffindung und Sanierung des Streuherdes (Focus).

Folium n, pl. **Folia:** Blatt, Blätter.

follicularis: im Zusammenhang mit dem Follikel* stehend.

Folliculitis: Entzündung durch Staphylokokken am Haarfollikel mit Beteiligung von Haarbalg und Talgdrüsen.

Follikel m: Bläschen; für verschiedene Begriffe verwendet:

1. Haarbalg, s. auch Folliculitis;
2. Lymphknötchen, beispielsweise in der Darmwand;
3. F. im Eierstock, S. Graaf-F.*;
4. sekrethaltige F. des Hypophysenmittellappens*;
5. kolloidhaltige F. der Schilddrüse und Nebenschilddrüsen.

Follikelhormone: Östrogene*, die im reifenden Graaf-Follikel* des Eierstocks, in der Plazenta* und im Corpus luteum* gebildet werden; sind auch im männlichen Organismus nachweisbar.

Follikelpersistenz f: ein reifer Eifollikel überdauert den Zeitpunkt des Eisprungs. Die Menstruation* bleibt dadurch aus, und am Endometrium* der Gebärmutter kommt es zu Wucherungen mit Zystenbildung. Unter zunehmendem, relativem Östrogenmangel kommt es dann zu einer dysfunktionellen* Blutung.

Fontanelle f: Knochenlücken am Schädel von Neugeborenen und Kindern, die sich im Laufe der ersten drei Lebensjahre nacheinander schließen. Man unterscheidet die große, viereckige F. zwischen Stirn und Scheitelbein und Hinterhauptsbein, die hintere Seiten-F. (F. mastoideus) zwischen Schläfen-, Scheitel- und Hinterhauptbein und die vordere Seiten-F. (F. sphenoidalis) zwischen Stirn- und Scheitelbein und großem Keilbeinflügel. Verschluß der F. wird bei Rachitis verzögert.

Foramen n: Loch, anatomische Bezeichnung für Lücken, Öffnungen.

Foramen-secundum-Defekt: hoher Vorhofseptumsdefekt. Es besteht eine Öffnung im oberen Teil der Vorhofscheidewand des Herzens.

Forceps: chirurgische Zange, Geburtszange, dient zum Fassen und Herausziehen des Kopfes bei der Geburt.

forensisch: gerichtlich.

Fornix: Gewölbebogen.

Fossa f: Grube, Vertiefung, Graben; anatomischer Begriff.

Fossula f: Grübchen.

foudroyant: Bezeichnung für Krankheitsverlauf, bedeutet blitzartig, gefährlich, unerwartet.

Fovea f: Grube.

Fovea centralis retinae: eingedellte Stelle im Zentrum der Macula lutea*.

Fraktur: Nach der Art des Bruchs unterscheidet man den Biegungsbruch (Abb. 1), den Scherungsbruch (Abb. 2), den Kompressionsbruch (Abb. 3), den Torsions- oder Drehbruch (Abb. 4), den Abriß- und den Zertrümmerungsbruch.

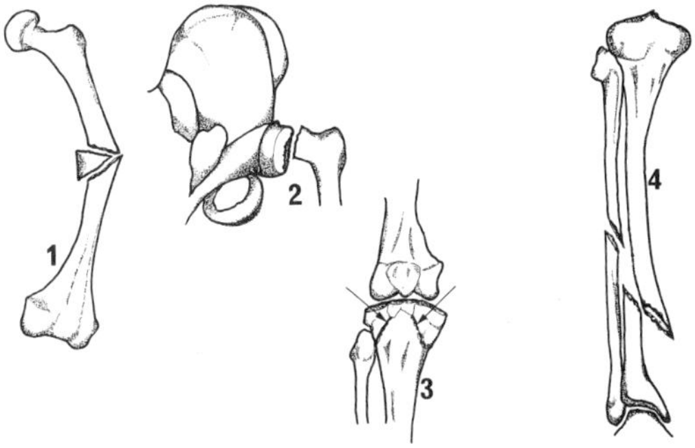

Stelle des schärfsten Sehens, Mittelpunkt der optischen Achse des Auges*.

Fractura f: s. Fraktur*.

Fragment n: Bruchstück.

Fragmentation f: Zerfall von Zellen.

Fraisen: volkstümlicher Ausdruck für verschiedene Arten von Krampfanfällen bei Kindern.

fraktioniert: unterteilt, aufgeteilt.

Fraktionierung f: Unterteilung, Aufteilung von Substanzgemischen in einzelne Bestandteile mittels physikalischer oder chemischer Methoden, z. B. durch Destillation, Filtration, Dialyse, Zentrifugieren usw.

Fraktur f: Knochenbruch. Vollständige Durchtrennung eines Knochens durch Gewalteinwirkung oder ohne äußere Ursache bei der sog. Spontan-F. bei verschiedenen Knochenerkrankungen wie Osteomalazie*, Osteoporose*, Knochenkrebs und Krebsmetastasen oder durch andauernde Überbeanspruchung (sog. Ermüdungsbruch). Man unterscheidet die geschlossene F., bei der die Haut intakt bleibt, und die offene oder komplizierte F., bei der gebrochene Knochen die Haut durchdringen (Infektionsgefahr). S. Abb. oben.

Frambösie f: tropische, der Syphilis sehr ähnelnde Infektionskrankheit. Wahrscheinlich handelt es sich tatsächlich um eine tropische Syphilis*, die endemisch* auftritt, jedoch selten durch Geschlechtsverkehr übertragen wird.

Frauenmilch: Brustmilch, Lac mulierum. Die nach der Geburt von den weiblichen Brüsten (Mammae) abgesonderte Milch. In den ersten Wochenbett-Tagen wird Kolostrum* abgesondert; nach einer Übergangsperiode mit Produktion von Übergangsmilch kommt es zwischen dem 10. und 15. Tag zur Bildung von reifer F. Die Milchsekretion bleibt in der Regel so lange erhalten, wie der physiologische Reiz des Saugens und die weitgehende Entleerung der Brustdrüse anhalten. Die F. setzt sich entsprechend den Werten der Tabelle Seite 188 ff. zusammen (Durchschnittswerte pro 100 ml).

Vorteile der F.-Ernährung gegenüber Kuhmilchnahrung sind die gute Verträglichkeit und die spezifischen Substanzen, die genau den Bedürfnissen des Säuglings angepaßt sind.

Frenulum: Bändchen.

frequent: beschleunigt, häufig.

Frequenz:
1. Anzahl von Schwingungen in der Sekunde, gemessen in Hertz; 1 Hertz ist 1 Schwingung/sec.;
2. allgemein eine bestimmte Anzahl sich wiederholender Vorgänge in einer bestimmten Zeiteinheit.

Friedländer Bakterien: s. Klebsiella pneumoniae*.

Frigidität f: geschlechtliche Gefühlskälte, fehlende sexuelle Erregbarkeit der Frau, Unfähigkeit zum Orgasmus; psychische Ursachen sind wesentlich häufiger als organische.

Zusammensetzung der Milch	**Reife Milch** (15 Tage bis 15 Monate post partum)	**Transitorische Milch** (6.-10. Tag post partum)	**Kolostrum** (erste 5 Tage post partum)	**Kuhmilch**
	Mittelwert			
Kalorien				
(kcal/l)	747	735	671	701
(MJ/l)	3,127	3,076	2,808	2,934
Spezifisches Gewicht	1,031	1,035	1,034	1,031
pH*	7,01	–	–	6,6
Feste Stoffe, total (g/l)	129	133	128	124
Asche, total (g/l)	2,02	2,67	3,08	7,15
Mineralien				
a) Elektropositive Elemente (mval/l)	41	55	68	149
Natrium (g/l)	0,172	0,294	0,501	0,768
	0,189	0,536	0,956	–
Kalium (g/l)	0,512	0,636	0,745	1,43
	0,553	0,692	0,581	–
Kalzium (g/l)	0,344	0,464	0,481	1,37
	0,271	0,320	0,261	–
Magnesium (g/l)	0,035	0,035	0,042	0,13
b) Elektronegative Elemente (mval/l)	28	37	40	108
Phosphor (g/l)	0,141	0,198	0,157	0,91
Schwefel (g/l)	0,14	0,20	0,23	0,30
Chlor (g/l)	0,375	0,457	0,586	1,08
c) Überschuß an elektropositiven Elementen (mval/l)	13	18	28	41
d) Spurenelemente				
Cobalt (μg/l)	Spur	–	–	0,6
Eisen (mg/l)	0,50	0,59	1,0	0,45
Kupfer (mg/l)	0,51	1,04	1,34	0,102
Mangan (mg/l)	Spur	Spur	Spur	0,02
Zink (mg/l)	1,18	3,82	5,59	3,9
Fluor (mg/l)	0,107	–	0,131	–
Jod (mg/l)	0,061	–	–	0,116
Selen (mg/l)	0,021	–	–	0,04

Zusammensetzung der Milch	Reife Milch (15 Tage bis 15 Monate post partum)	Transitorische Milch (6.-10. Tag post partum)	Kolostrum (erste 5 Tage post partum)	Kuhmilch
	Mittelwert			
Protein*				
Total (g/l)	10,6	15,9	22,9	32,46
	–	–	55	–
Casein (g/l)	3,7	5,1	21	24,9
Molkenprotein (g/l)	7	–	–	7
»Lactalbumin« (g/l)	3,6	7,8	–	2,4
»Lactoglobulin« (g/l)	–	5,0	35	1,7
Blutserumalbumin (g/l)	0,32	0,37	2,5	0,4
Blutserumimmunglobulin (g/l)	0,09	0,36	1,0	0,8
Amonisäuren*				
Total (g/l)	12,8	9,4	12,0	33,0
Alanin (g/l)	–	–	–	0,75
Arginin (g/l)	0,43	0,63	0,74	1,4
Asparaginsäure (g/l)	–	–	–	1,7
Cystin (g/l)	–	–	–	–
Glutaminsäure (g/l)	–	–	–	6,8
Glycin (g/l)	–	–	–	0,11
Histidin (g/l)	0,24	0,38	0,41	1,2
Isoleucin (g/l)	0,61	0,97	1,01	2,5
Leucin (g/l)	0,97	1,51	1,66	3,6
Lysin (g/l)	0,70	1,13	1,18	2,6
Methionin (g/l)	0,12	0,24	0,25	0,8
Phenylalanin (g/l)	0,40	0,62	0,70	1,8
Prolin (g/l)	–	–	–	2,5
Serin (g/l)	–	–	–	1,6
Threonin (g/l)	0,52	0,78	0,85	1,7
Tyrosin (g/l)	–	–	–	–
Thryptophan (g/l)	0,19	0,28	0,32	0,6
Valin (g/l)	0,73	1,05	1,17	2,6
Reststickstoff				
Total (mg/l)	324	479	910	252
Harnstoff-N (mg/l)	180	111	–	132,7
Harnsäure-N (mg/l)	22	–	–	24,1
Creatinin-N (mg/l)	11	–	–	7,05
Creatin-N (mg/l)	11	–	–	40,35
Aminosäuren-N (mg/l)	50	44	–	6,8
Cholin-N (mg/l)	10,3	–	–	12
Enzyme*				
Lysozym (mg/l)	390	–	460	0,13
Kohlenhydrate				
Lactose				
Direkt bestimmt (g/l)	71	64	57	47
Als Differenz (g/l)	68	64	–	–
Fucose (g/l)	1,3	–	–	–
Glucosamin (g/l)	–	–	–	0
Galactosamin (g/l)	–	–	–	0
Inosit (g/l)	0,45	–	–	0,08
Citronensäure (g/l)	–	–	–	2,54

Zusammensetzung der Milch	Reife Milch (15 Tage bis 15 Monate post partum)	Transitorische Milch (6.-10. Tag post partum)	Kolostrum (erste 5 Tage post partum)	Kuhmilch
	Mittelwert			
Fette, total (g/l)	45,4	35,2	29,5	38,0
Cholesterin (mg/l)	139	241	280	110
Freies Cholesterin (Prozent des Cholesterins)	76,1	76,5	79,5	–
Lipoidphosphor (mg/l)	10,5	15,5	12	–
Vitamine				
Vitamin A (mg/l)	0,61	0,88	1,61	0,27
Carotine (mg/l)	0,25	0,38	1,37	0,37
Vitamin D (IE/l)	–	–	–	–
Tocopherol (mg/l)	2,4	8,9	14,8	0,6
Thiamin (mg/l)	0,142	0,059	0,019	0,43
Riboflavin (mg/l)	0,373	0,369	0,302	1,56
Vitamin B_6 (mg/l)	0,18	–	–	0,51
Nicotinsäure (mg/l)	1,83	1,75	0,75	0,74
Vitamin B_{12} (μg/l)	–	0,36	0,45	6,6
Folsäure[x] (μg/l)				
(a)	1,4	0,2	0,5	1,3
(b)	24,0	–	–	37,7
(c)	7,3	–	–	12,6
Biotin (μg/l)	2	–	–	22
Pantothensäure (mg/l)	2,46	2,88	1,83	3,4
Ascorbinsäure[xx] (mg/l)	52	71	72	11

Friktion f: Einreibung, allgemein Reibung.

Frischzelltherapie: s. Niehans-Frischzellentherapie*.

Frons f: Stirn.

frontal: stirnseitig, stirnwärts.

Frostballen: kälteempfindliche, durch Druck der Schuhe ausgelöste Schwellungen an den Zehenballen.

Frostgangrän f: Gewebe-Brand (Gangrän) bei Erfrierungen.

Frucht: im medizinischen Sinne für Fetus* oder Embryo*, Leibesfrucht.

Fruchtbarkeit: Fertilität. Die Fähigkeit

1. der Frau, ein befruchtetes Ei in der Gebärmutter zum geburtsfähigen Kind ausreifen zu lassen,
2. des Mannes, befruchtungsfähigen Samen zu erzeugen.

Fruchtblase: die Eihäute mit dem Fruchtwasser und der Frucht.

Fruchtwasser: Liquor amnii. Flüssigkeit in den Eihäuten, die vom Amnion* und teilweise auch vom Fetus abgesondert wird und worin der Fetus (Embryo) schwimmt. Enthält u. a. Eiweißsubstanzen, Traubenzucker und Elektrolyte*. Der Fetus trinkt laufend F. Die Normalmenge am Ende der Schwangerschaft beträgt 200 bis 1000 ml. Verminderung unter 100 ml wird als Oligohydramnie, Vermehrung über 2 l als Hydramnion bezeichnet. Gefahren, die für den Fetus vom F. ausgehen können, werden durch die Amnioskopie* erkannt.

Fruchtwasserembolie: lebensgefährdender Zustand bei geburtshilflichen Operationen durch Übergang von Fruchtwasser in die Blutbahn der Mutter. Anzeichen sind schwerer Schockzustand und Blutgerinnungsstörungen.

Fruchtwasserinfektion: Ansiedlung von pathogenen Keimen im Fruchtwasser, meist bei vorzeitigem Blasensprung. Infektionen von Mutter und Kind sind möglich.

Frühgeborenes: nach Definition der Weltgesundheitsorganisation ein lebendes Neugeborenes, dessen Gewicht weniger als 2500 g beträgt oder das bei unbekanntem Geburtsgewicht weniger als 37 Wochen ausgetragen wurde. Da die Körperlänge größeren Schwankungen unterliegt, kann sie als Bezugsgröße nicht verwendet werden. Man unterscheidet weiter prämature (unterreife, Gewicht 1250–2500 g) und immature (unreife, Gewicht 1250 g und weniger) Neugeborene. Frühgeburten machen durchschnittlich 7 % aller Lebendgeburten aus. Ursachen können familiäre Anlagen, Erkrankungen, schwere körperliche Arbeit, Unfälle, psychische, seelische Belastung der Mutter, Zwillings- und Mehrlingsgeburten, aber auch schwere Erkrankungen des Fetus* sein.

Frühgeburt: Partus praematurus; die Geburt von Frühgeborenen.

Frühgestosen f: Erkrankungen im ersten Drittel bis zur Hälfte der Schwangerschaft, z. B. Hyperemesis*.

Frühjahrshemeralopie f: durch Vitaminmangel im Frühjahr auftretende Nachtblindheit (insbesondere fehlendes Vitamin A).

Frühjahrsmüdigkeit: wahrscheinlich als Folge von Vitamin-C-Mangel im Frühjahr auftretende allgemeine Beschwerden mit Verminderung der körperlichen und geistigen Leistungsfähigkeit.

frühkindliche Reflexe: bei Säuglingen und Kleinkindern in den ersten Lebenswochen bis -monaten physiologisch* auslösbare Reflexe, die mit zunehmender Ausreifung stammesgeschichtlich neuerer Anteile des zentralen Nervensystems* allmählich verschwinden und beim Erwachsenen meist als pathologisch* angesehen werden müssen. Die Prüfung dieser Reflexe gibt wichtige Aufschlüsse über die Entwicklung des Zentralnervensystems bzw. evtl. Entwicklungsstörungen beim Kind (Vorsorgeuntersuchungen für Kleinkinder).

Fruktose f: Fruchtzucker, Lävulose; wird von Zuckerkranken besser vertragen als andere im Haushalt übliche Zucker.

Frustration f: emotionale Enttäuschung (von frustra = vergeblich). Im Frühkindesalter häufig zur Ausbildung von Neurosen* führend. Emotionales Geborgenheitsgefühl ist entscheidend für späteres Sozialverhalten. Bei ausgeprägter F. kommt es oft zu abnormen seelischen Entwicklungen, Neurosen und zur Verwahrlosung.

FSME: Abk. **F**rüh**s**ommer**m**eningo**e**nzephalitis (auch **CEE** = **C**entral **E**uropean **E**nzephalitis); nach 7-10 Tagen Inkubationszeit* treten grippeähnli-

che Symptome mit Fieber auf; dann folgt meist ein fieberfreies Intervall von 4–6 Tagen; im Anschluß kommt es zu erneutem Fieberanstieg mit Auftreten von Meningitis*-Symptomen. Man unterscheidet Meningoenzephalitis*- und Myelomeningitis*-Infektion. Bei der Meningoenzephalitis* ist der Verlauf weniger problematisch, und die Prognose* ist günstig; bei der Myelomeningitis* kommt es zu Paresen (Lähmungen), wobei die Sterblichkeit bei 1–1,5 % liegt.
Erreger ist der FSME-Virus* (Flavivirus der Togaviridae, siehe Viren).
Überträger sind Zecken* (siehe Gliederfüßler), hauptsächlich Ixodes persulcatus (in Bäumen und Sträuchern hausend) und Ixodes ricinus (Hundezecke).
Vorbeugung: FSME-Schutzimpfung (siehe Impftabelle).
Therapie: nach einem Zeckenbiß bei nicht geimpften Personen umgehend (innerhalb 24 Stunden!) FSME-Globuline injizieren.

Fuligo f: dunkelbrauner bis schwarzer Belag in der Mundhöhle bei hoch Fiebernden.

fulminant: s. foudroyant*, aber auch für großartig.

Functio f: Funktion = Leistung, Arbeitsweise.

Fundu f: Schleuderverband für Kinn und Nase.

Fundus m: Boden, Grund; anatomischer Begriff.

Fünftagefieber: Febris quintana, Wolhynisches Fieber. Anzeigepflichtige, durch Kleiderläuse übertragene Infektionskrankheit. Erreger ist die Rickettsia* quintana; wellenförmig verlaufende Fieberschübe mit starken Kopf- und Gliederschmerzen.

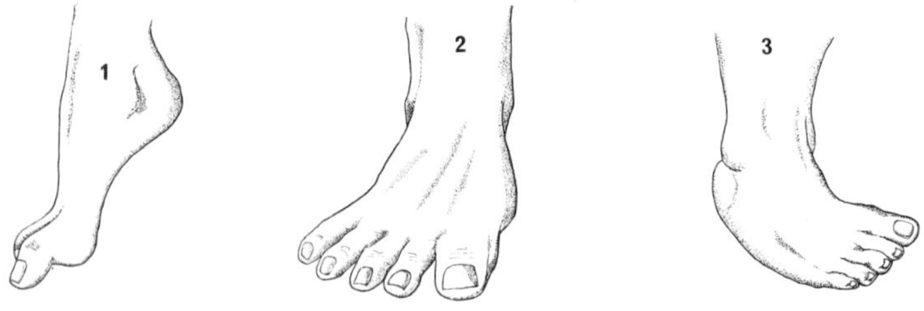

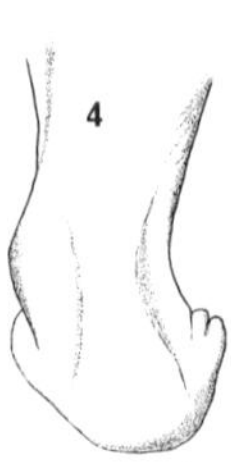

Fußstellungen, anomale: Sinkt durch zu hohe Belastung das Quergewölbe ab, so entsteht der Spitzfuß (1); bei gleichzeitiger Verbreiterung des Vorfußes und Absinken des ersten Mittelfußknochens entsteht der Spreizfuß (2), der meist mit einem Hallux valgus* vergesellschaftet ist; der Klumpfuß (3) kann angeboren oder die Folge von Rückenmarkkrankheiten oder Nervenlähmungen sein; der Knickfuß (4), meist kombiniert mit Plattfuß*, ist eine Fehlstellung und häufig die Folge von Rachitis*, Osteomyelitis*, Knocheninfektionen, Verletzungen, Lähmungen oder auch anlagebedingter Fehlentwicklung.

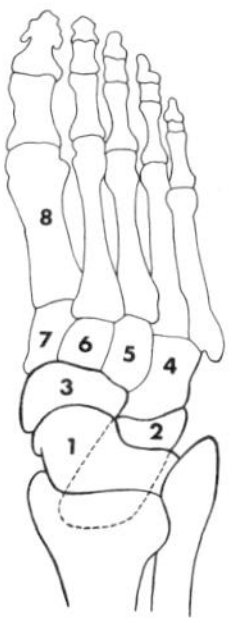

Fußskelett

Fünfte Krankheit: = Erythema infectiosum, Großfleckenkrankheit, Ringelröte, vorwiegend im Gesicht und an den Gliedmaßen auftretend und durch ein Virus hervorgerufen, im allgemeinen harmloser Verlauf.

Fungi m: Allgemeinbezeichnung für Pilze.

fungiformis: pilzförmig.

fungistatisch: das Pilzwachstum hemmend.

fungizid: Pilze tötend.

Fungizide: Antimykotika. Hindern Wachstum und Vermehrung von Pilzen oder töten sie ab.

Funikulitis: Entzündung der Samenstränge*, Hauptursache: Tripper*.

Funktionalisschicht: Teil des Endometriums* der Gebärmutter, der auf die Hormone der Eierstöcke unmittelbar reagiert und in dem das befruchtete Ei eingenistet wird.

Furor m: rasende Wut.

Furunkel n: tiefgehende Entzündung eines Haarfollikels, der unter Eiterbildung vom Zentrum her nekrotisch wird*. Heilt unter Narbenbildung ab. Verursacht durch Staphylokokken*-Infektion. Treten mehrere F. untereinander in Zusammenhang, so spricht man von Karbunkel*.

Furunkulose f: mehrere gleichzeitig auftretende Furunkel, die häufig rezidivieren*.

Fusion f:

1. Verschmelzung von Zellen oder Organen, wobei sich die berührenden Membran*- oder Organhüllenanteile auflösen;
2. Sehvorgang mit beiden Augen.

Fußlage: Sonderform der Beckenendlage*.

Fußschweiß: Hyperhydrosis.

Fußskelett: (1) Talus, Sprungbein; (2) Calcaneus, Fersenbein; (3) Naviculare, Kahnbein; (4) Cuboid, Würfelbein; (5–7) Cuneiformia I–III, Keilbeine; (8) Metatarsalia, Mittelfußknochen.

Fußstellungen, anomale: s. Abb. Seite 192.

Fußwarze: Verruca plantaris. An den Fußsohlen, insbesondere auf der Ferse und den Zehenballen auftretend, sehr tief in das Gewebe reichend, nicht mit Hühneraugen zu verwechseln. S. auch Warze*.

G

G: = Gauß, Einheit der magnetischen Kraftflußdichte.

g:

1. für Gewichtsmaß Gramm;
2. Abkürzung für Fallbeschleunigung (Erdbeschleunigung) = g = 980,916 cm/sec^{-2}.

Gabelmücke: s. Anopheles*.

Gähnkrampf: sich ständig wiederholendes Gähnen in der Vorstufe (Aura) eines epileptischen* Anfalls, ggf. auch Hinweis auf Gehirntumor oder Enzephalitis.

Gärung: anaerobe* Stoffwechselprozesse durch Mikroorganismen, die verschiedene Zucker für ihren Energiestoffwechsel umsetzen. Wichtigste Art der G. ist die alkoholische nach der Gleichung $C_6H_{12}O_6 = 2C_2H_5OH + 2CO_2$ + Energie. Die einzige in tierischen Geweben vorkommende G. ist die Milchsäuregärung, bei der ein Molekül Glukose* in zwei Moleküle Milchsäure* nach der Gleichung $C_6H_{12}O_6 = 2C_3H_6O_3$ gespalten wird. Die durch G. gelieferte Energie stellt nur Bruchteile gegenüber der Energie dar, die durch Oxydation* von Zucker freigesetzt wird. Um die gleiche Energie wie bei der Zuckeroxydation durch G. zu erhalten, muß rund die 15fache Menge Zucker abgebaut werden. In den meisten Geweben höherer Organismen kann die G. beim Fehlen von Sauerstoff von den Zellen als Form des Energiestoffwechsels praktiziert werden. Wahrscheinlich spielt die Umstellung einer normalerweise durch Sauerstoffoxydation Energie gewinnenden Zelle auf Gärungsstoffwechsel eine entscheidende Rolle für das Entstehen einer Anzahl von Krebsgeschwülsten (eigene Anmerkung des Verfassers).

Gärungsdyspepsie f: Bei Störungen der Kohlenhydratverdauung werden in den unteren Darmabschnitten die unverdauten Kohlehydrate durch Darmbakterien vergoren. Es kommt zu schäumenden »Gärungsdurchfällen«, die einen auffallend scharfen, säuerlichen Geruch haben.

Galaktorrhoe f: Milchfluß, Milchabsonderung, während des Wochenbettes auch in Stillpausen. In geringem Ausmaß bei Wöchnerinnen physiologisch*, außerhalb des Wochenbettes Hinweis auf Erkrankungen des Rükkenmarks.

Galaktosämie f: Störung der Galaktoseverwertung, vererbliche Erkrankung des Enzym*-Systems. Die Galaktose* im Blut überschreitet die Normwerte und wird mit dem Urin ausgeschieden. Unmittelbar nach der Geburt kommt es zu häufigen Erbrechen, Nahrungsverweigung, allgemeiner Unruhe, Anämie, Gelbsucht und Eiweißausscheidung im Urin. Beim Übergang in die chronische Form bilden sich Leberzirrhose*, Schwachsinn und Katarakt* aus. Durch galaktosefreie Ernährung der Neugeborenen ist jedoch eine normale Entwicklung gewährleistet.

G(+)-Galaktose f: Einfachzucker (Aldohexose), ist im Organismus in gebundener Form weit verbreitet; bildet z. B. in Verbindung mit Glukose* den Zweifachzucker Milchzucker und ist Baustein wichtiger Verbindungen, vor allem im zentralen Nervensystem.

Galaktosestar: schichtweise Trübung der Linse bei Galaktosämie*.

Galaktostase f: Milchstauung.

Galaktozele f:

1. Zyste* der weiblichen Brust, die bei stillenden Frauen durch Verstopfung eines Milchganges entsteht;
2. Hydrozele* mit milchähnlicher Flüssigkeit.

Galea f: Helm, Haube. Speziell die sehnige Haube des Schädels (G.aponeurotica), die zusammen mit der Kopfhaut die Kopfschwarte (Skalp) bildet.

Galle f: Fel, bilis. Von der Leber andauernd produziertes und abgeschiedenes Sekret/Exkret, das in der Gallenblase durch Wasserentzug eingedickt und von dort in das Duodenum* weitergeleitet wird. Man unterscheidet die Leber- und die Blasen-G. Die Bestandteile der Blasengalle sind folgende:

1. Gallensäuren*,
2. Gallenfarbstoffe*,
3. Choleinsäuren,
4. Fettsäuren, Cholesterin, Lezithin,
5. anorganische Salze,
6. Schleim,
7. Stoffwechselprodukte.

Die Leber produziert normal 700 bis 1200 ml täglich.

Gallenblase: Vesica fellea. Birnenförmiges Hohlorgan, aus Schleimhaut und glatter Muskulatur bestehend, Fassungsvermögen ca. 50 ml. Funktion: Eindickung und Vorratshaltung der Lebergalle. Der Gallenblasengang (Ductus cysticus) vereinigt sich mit dem von der Leber kommenden Ductus hepaticus communis zum Ductus choledochus, der in der großen Papille (Vateri) des Zwölffingerdarms mündet.

Gallenblasenempyem n: eitrige Gallenblasenentzündung.

Gallenblasenentzündung: Cholezystitis. Es gibt eine akute und eine chronische Form. Ursache ist meist eine vom Darm aufsteigende Infektion, oft mit einem Gallenstein*-Leiden verbunden.

Gallenblasenkarzinom: Krebsgeschwulst der Gallenblase. Der Zusammenhang mit Steinen als auslösendes Moment ist fraglich.

Gallenfarbstoffe: Abbauprodukte des roten Blutfarbstoffes (Hämoglobin*) über die Zwischenstufen Verdoglobin, Biliverdin zum eigentlichen G. Bilirubin*.

Gallengänge: haargefäßähnliche Gebilde, in die die Leber ihr Sekret abgibt, das dort weitergeleitet wird. S. Abb. Seite 325.

Gallengangsabszeß: entsteht bei eitriger Cholangitis* in den Wänden der Gallengänge.

Gallengangsadenom: gutartige Geschwulst in der Leber, bestehend aus verzweigten Gallengängen.

Gallengangskarzinom: Krebsgeschwulst der Gallenwege.

Gallengrieß: grießkorngroße Gallensteinchen*.

Gallenkolik f: krampfartige Schmerzen, die durch starke Zusammenziehung der Gallenblase entstehen, besonders bei Gallensteinleiden.

Gallensäure: In Leberzellen aus Cholesterin* gebildet, dienen sie im

Darm zur Verseifung schwer wasserlöslicher oder wasserunlöslicher Stoffe wie Fette*, fettlösliche Vitamine* usw. Die G. kommen nicht frei vor, sondern sind an die Aminosäure* Glykokoll als Glykocholsäure oder den Aminosäureabkömmling Taurin als Taurocholsäure gebunden. Über den enterohepatischen Kreislauf* erfolgt eine teilweise Rückgewinnung der G.

Gallensteine: Cholelithen. Gallenstauung. Um einen sog. Kristallisationskern können sich sowohl in den verschiedenen Gallengängen als auch in der Gallenblase Gallensteine bilden. Sie bestehen aus Cholesterin, Bilirubin, Eiweiß oder Kalziumkarbonat, meistens sind sie jedoch aus einer Mischung dieser Substanzen zusammengesetzt. Am häufigsten kommt der Cholesterin-Pigment-Kalkstein vor. G. verursachen die Cholelithiasis* und können durch Verstopfung ableitender Gallenwege zum Verschlußikterus* führen. Nach neuen Erkenntnissen verursachen sie nur in weniger als 1 % Krebs der Gallenblase und der Gallenwege.

Gallenwege: Begriff für alle Kapillaren* der Leber, Gallengänge, Lebergänge, Gallenblasengänge und Gallenblase. S. auch Abb. Seite 325.

Gallertbauch: Ansammlung gallertartiger Substanzen in der freien Bauchhöhle, z. B. beim Gallertkarzinom des Peritoneums*.

Gallertkern: Nucleus pulposus* der Bandscheibe*.

Gallertkrebs: von Drüsenepithelien* ausgehende Karzinome*, die übermäßig Schleim bilden.

Gallestauung: Cholestase. Behinderung des Galleflusses in den Gallenwegen durch Steine oder Tumoren.

Galopprhythmus: Dreifachrhythmus, der durch Verdoppelung des ersten oder zweiten Herztones entsteht. Bei einseitiger Vorhofsvergrößerung kommt es zur Verdoppelung des ersten Herztones, man spricht dann vom prä-(vor-)systolischen* Galopp; bei Verdoppelung des zweiten Herztons, beispielsweise infolge von Mitralstenosen* oder bei Insuffizienz des rechten Ventrikels*, kommt es zum sog. proto(vor)-diastolischen* Galopp.

Galvanisation: therapeutische und diagnostische Maßnahmen mit Hilfe des elektrischen Gleichstroms (galvanischer Strom).

Gamasidiosis f: Vogelmilbenkrätze, auch beim Menschen vorkommend.

Gameten m: die männlichen und weiblichen Geschlechtszellen, die sich bei der Befruchtung zur Zygote* vereinigen.

Gamma-Globulin: s. Globulin*.

Gamma-Globulin-Prophylaxe: Durch Einspritzung von Gamma-Globulin(= Immunglobulin-)Präparaten wird die Widerstandsfähigkeit des Organismus gegen Infekte, insbesondere gegen Virusinfekte, heraufgesetzt; passive Immunisierung*.

Gammastrahlen: ultrakurzwellige elektromagnetische Strahlung, die von radioaktiven Stoffen ausgeht. Wird zur Bestrahlung von Krebsgeschwülsten und Blutkrebs verwendet.

Ganglienblockade, Ganglienblokker: Hemmung bis Blockierung der Reizleitung in den Synapsen* des vegetativen Nervensystems* durch Medikamente (Ganglienblocker), welche die elektrische Aktivität der Ganglien über längere Zeit verhindern oder ihre Membrandurchlässigkeit festigen und so die Blockade bewirken.

Ganglienzellen: Neurozyten. Nervenzellen. Sie besitzten Fortsätze, die als Neuriten (pro Zelle einer) und Dendriten (mehrere) bezeichnet werden (s. Abb. Seite 410).

Ganglion, Ganglien:

1. Nervenknoten, welche nicht im Gehirn oder im Rückenmark liegen, aus einer Zusammenballung von Ganglienzellen* bestehen und bindegewebig umhüllt sind. Sie stellen die Reizleitungsverbindung zwischen aufeinanderfolgenden Neuronen* her. Dabei wirkt das Acetylcholin* als überleitender Wirkstoff; s. Abb. Seite 410.
2. im chirurgischen Sinne das Überbein*; Geschwulst an Gelenkkapseln oder an Gleitgewebe von Sehnen*. Es handelt sich um Zysten*, die mit Gallerte gefüllt sind und durch schleimige Degeneration* von Bindegewebe* entstehen.

Ganglioneurom: Gangliozytom. Hauptsächlich gutartige Geschwulst aus reifen Ganglienzellen und Nervenfasern im Groß- und Kleinhirn, der Medulla oblongata* und im peripheren Nervensystem*.

Ganglionitis f: Entzündung eines Spinalganglions* bei Zoster*.

Gangrän f: Brand. Entsteht, wenn nekrotisch* gewordenes Gewebe durch Selbstauflösung zerfällt. Die tiefbraune Farbe des brandigen Gewebes wird durch die Umwandlung von Hämoglobin* in grünbraunes Verdiglobin hervorgerufen. Findet keine bakterielle Fäulnis statt, so entsteht der sog. trockene Brand (Mumifikation) durch Schrumpfung des nekrotischen Gewebes. Durch zusätzliche bakterielle Fäulnis kommt es zum feuchten Brand. Das betroffene Gewebe wird dabei in eine teigige, übelriechende Masse umgewandelt. G. tritt hauptsächlich an den Gliedmaßen, im Darm, in der Lunge und in der Mundhöhle auf. Eine Sonderform ist der Gasbrand*. S. Abb. oben.

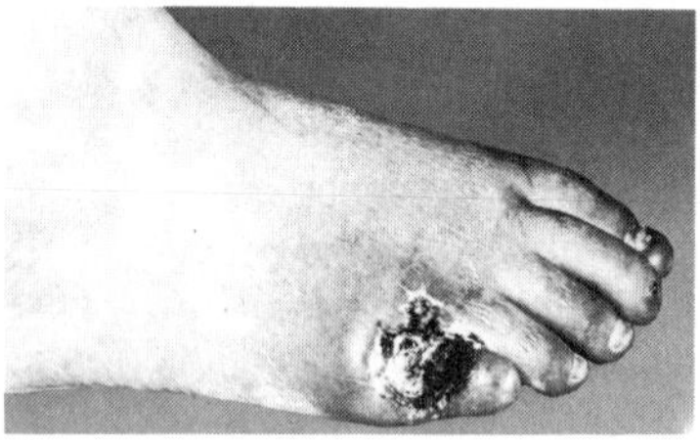

a)

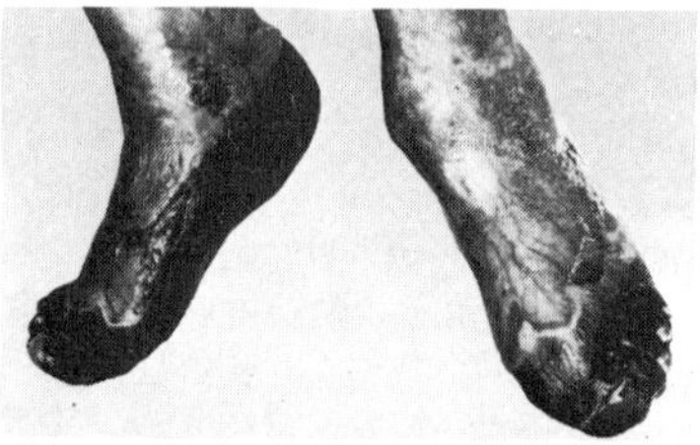

b)

Gangrän: a) Anfangsstadium b) fortgeschrittener Zustand (aus: »diamed-serie«, Bayer AG Leverkusen).

Gasabszeß: Gasbildung in Abszessen durch anaerobe* Bakterien; nicht zu verwechseln mit Gasbrand*.

Gasbrand: s. Gasödem*.

Gasbranderreger: Gasödemklostridien*.

Gasbrandserum: wird als antitoxisches Serum vom Pferd gewonnen.

Gasembolie: s. Luftembolie*.

Gasödem: Gasbrand, Gasphlegmone. Durch Clostridium perfringens, novyi, septicum und/oder histolyticum hervorgerufene, nicht anstekkende, schwere Infektion von Wunden. Kann epidemisch auftreten. Nach einer Inkubationszeit* von 8 bis 48 Stunden kommt es zu einer Sepsis* mit Ausschwemmung der Bazillen und ihrer Toxine in die Blutbahn, zu starken Schmerzen im Wundgebiet und tachykarden* Kreislaufstörungen. Die Todesrate ist sehr hoch.

Gasödemklostridien: anaerobe*, sporenbildende* Erreger, der Häufigkeit nach: Clostridium perfringens, C. novyi (Erreger des malignen Ödems), C. septicum (Erreger des malignen Ödems und Pararauschbrands) und das relativ seltene C. histolyticum, welches als starker Eiweißauflöser den gefährlichsten Keim darstellt. Die überwiegende Mehrzahl von Gasödemen ist eine Mischinfektion mit verschiedenen Klostridien.

Gasphlegmone f: s. Gasödem*.

Gasstoffwechsel: Im lebenden Gewebe wird Sauerstoff aufgenommen und durch Oxydationsvorgänge verbraucht, dabei entsteht Kohlendioxyd.

Gaster: Stomachus ventriculus. Magen, anatomisch eingeteilt in Fudus, Corpus, Pars pylorica, Cardia, Pylorus, Curvatur minor und Curvatur major (s. Abb. Seite 351). Die Magenwand ist ca. 3 mm dick und besteht aus vier Schichten: (von innen) Schleimhaut, Submucosa, Muscularis und Serosa. Im Magen finden sich drei verschiedene Drüsenarten, die Fundus-Drüsen mit Haupt-, Neben- und Belegzellen, die Pylorus-Drüsen und die Cardia-Drüsen mit schleimbildenden Zellen. Das Fassungsvolumen des Erwachsenenmagens liegt zwischen 1,5 und 2,5 Litern.

Gastralgie f: Magenschmerzen, Magenkrämpfe.

Gastrektomie f: chirurgische Entfernung des Magens.

gastricus: auf den Magen bezogen.

gastrische Krisen: s. Krisen, gastrische*.

Gastritis f: Entzündung oder Katarrh der Magenschleimhaut. Tritt akut oder chronisch auf. Anzeichen sind verminderter Appetit, Völlegefühl, Brechreiz bis Erbrechen, Druckschmerz im Oberbauch, meist Durchfälle, aber auch Verstopfung.

Gastroanastomose: operativer Zusammenschluß von Magenrestteilen nach Herausnahme erkrankter Abschnitte.

Gastroduodenitis f: gleichzeitige Entzündung von Magen und Zwölffingerdarm.

Gastroduodenostomie f: chirurgische Verbindung eines operativ teilentfernten Magens mit dem Zwölffingerdarm.

Gastroenteritis: Entzündung (bakteriell/viral) von Magen und Darm. Durchfallerkrankungen sind oft die Folge.

Gastroenteritis acuta: Lebensmittelvergiftung durch Bakterien.

Gastroenteritis infectiosa: Salmonelleninfektion* des Magen-Darm-Traktes.

Gastroenterocholitis f: gleichzeitige Entzündung der Schleimhaut von Magen, Dünn- und Dickdarm.

Gastroenterostomose: die operative Vereinigung des erhaltengebliebenen Magens (M) mit einer Dünndarmschlinge (D). Die kürzeste Jejunum*-

Schlinge wird mit dem tiefsten Punkt des Magens verbunden, um dadurch zu verhindern, daß der Mageninhalt in den zuführenden Darmschenkel und damit wieder zurück in den Magen fließt (Circulus vitiosus). Als weitere Sicherheit werden zusätzlich zwei Darmschlingen miteinander verbunden (s. Braun-Anastomose*).

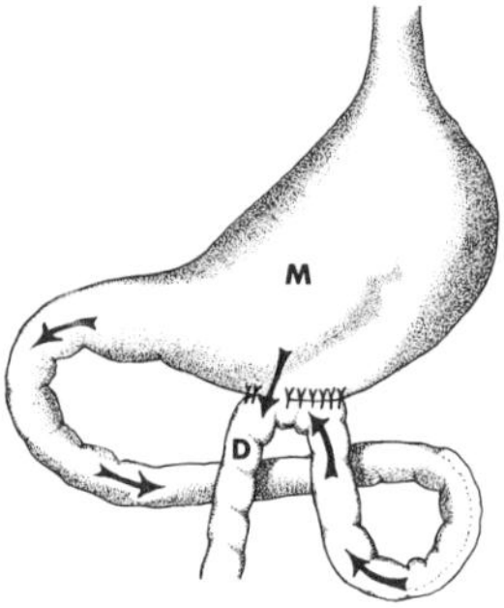

Gastroenterostomose

gastrogen: vom Magen kommend, mit dem Magen zusammenhängend.
gastrointestinal: Magen und Darm gleichzeitig betreffend.
gastrokardialer/Roemheld-Symptomenkomplex: Bei starken Blähungen des Magens und/oder des gesamten Leibes (Meteorismus*) kommt es durch Hochstand des Zwerchfelles zu Herzschmerzen, Extrasystolie* und Angina-pectoris-ähnlichen Anfällen, gelegentlich zur echten Angina pectoris*.
Gastropathie f: Magenleiden.
Gastroptose f: Senkmagen. Tritt bei Erschlaffung der Aufhängebänder auf.
Gastrorrhagie f: Magenblutung.
Gastroskopie f: Sondenausleuchtung des Magens zur direkten Betrachtung der Schleimhaut und zu photographischen Aufnahmen.
Gastrospasmus: krampfhafte Zusammenziehung der Magenmuskulatur.
Gastrostomie f: Anlegen einer künstlichen Fistel von der Bauchdecke in den Magen zur künstlichen Ernährung.
Gastrotomie f: Eröffnung des Magens durch chirurgischen Schnitt.
Gastrulation f: Durch Einstülpung der Morula* entsteht ein mehrblättriger Keim mit Entoderm* und Ektoderm*, s. auch Keimblatt*.
Gattung: Genus. Biologischer Begriff aus der Zoologie, Botanik und Mikrobiologie; man versteht darunter die Zusammenfassung nahverwandter Arten von Lebewesen zu einer einheitlichen Gruppierung.
Gaucher-Krankheit: eine Lipidspeicherkrankheit* des Kindesalters, bei der es zur Vergrößerung von Milz und Leber und gelegentlich zur Herdbildung in Knochenmark und Haut durch Kerasinspeicherung kommt.
Gaumen: Palatum*.
Gaumenmandel: Tonsilla palatina. Lymphatische Organe zwischen hinterem und vorderem Gaumenbogen.
Gaumensegellähmung: bei Schädigungen des Nervus vagus* und des Nervus glossopharingeus* kommt es zu Lähmungen des weichen Gaumens. Beim Schlucken und Sprechen wird der Nasen-Rachen-Raum nicht ausreichend von der Mund-Schlund-Höhle getrennt. Dadurch kommt es zu einer nasalen Sprachstörung und zum Austritt geschluckter Flüssigkeiten aus der Nase.
Gaumenspalte: Palatoschisis, Uranoschisis. Teilweise oder vollkomme-

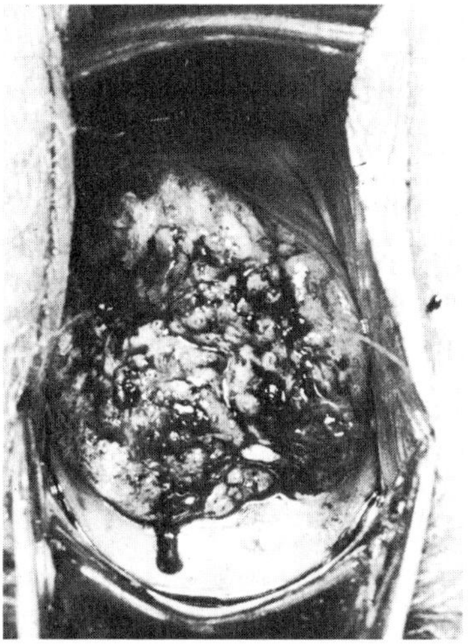

Gebärmutterkrebs: Klinisch erkennbares Karzinom. Die ganze Oberfläche der Portio* ist, wie bereits die Spekulum*-Einstellung zeigt, von Karzinomgewebe bedeckt, das zunächst in flachen Granulationen* wächst. Der Muttermund ist durch die Karzinomwucherung verdeckt. Das Gewebe sieht gelblich-glasig aus und blutet bei Berührung. Der Befund ist bereits mit bloßem Auge so deutlich, daß an der Diagnose eines Karzinoms kaum noch Zweifel bestehen. Eine Probeexzision* zur histologischen Sicherung der Diagnose ergab ein Plattenepithelkarzinom (aus: »dia-med-serie«, Bayer AG Leverkusen).

ne Spaltung des harten und des weichen Gaumens; häufig besteht gleichzeitig eine Lippen-Kiefer-Spalte* (Wolfsrachen*). Angeborene Mißbildung.

Gaze f: grobmaschiges Verbandsmaterial aus Baumwolle.

Gebärmutter: Uterus. Besteht aus dem Körper (Corpus uteri), der Höhle (Cavum uteri), dem Hals (Cervix uteri) mit dem Zervikalkanal (Canalis cervicis) und dem in die Scheide ragenden Muttermund (Portio). S. Abb. Seite 210.

Gebärmutterkrebs: Carcinoma uteri. Man unterscheidet (der Häufigkeit nach geordnet) Portio-, Zervix- und Korpus-Karzinom. Die beiden ersteren, auch Kollum-Karzinome genannt, wuchern relativ früh in die Umgebung und bilden Lymphknoten- und Fern-Metastasen*, während das Korpus-Karzinom, welches vor allem im höheren Lebensalter vorkommt, weniger bösartig ist und erst später metastasiert. S. Abb. links.

Gebärmutter, Lagevarianten: siehe Abb. unten.

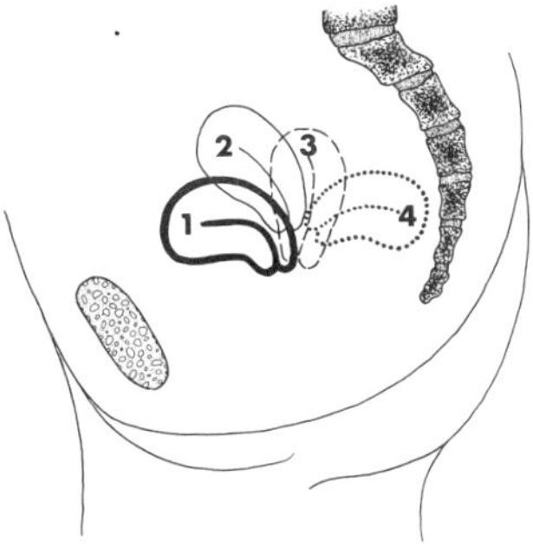

Gebärmutter, Lagevarianten: Normal ist der Uterus am Übergang vom Hals zum Körper nach vorne abgeknickt, die Achse Scheide–Uterus ist nach vorne gekrümmt, der Körper liegt auf der Harnblase. Durch kräftige Haltebänder und entsprechende Muskulatur ist der Uterus sehr beweglich und in verschiedenen Lagen (Positio) »einstellbar«. Füllen sich der Mastdarm und die Blase gleichzeitig, so hebt sich der Uterus nur leicht an (2), während er sich fast senkrecht aufrichtet (3), wenn nur die Harnblase gefüllt ist. Eine Lageveränderung (Neigung oder Abknicken) nach hinten (4) wird als Rektroflexio oder Retroversio uteri bezeichnet und ist eine krankhafte Lageanomalie.

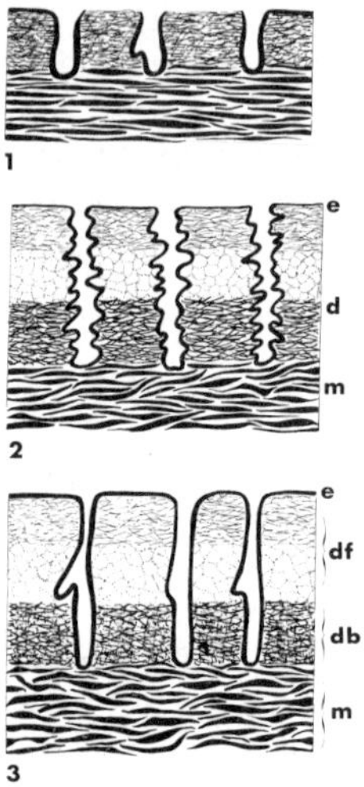

Gebärmutterschleimhaut: wird als Endometrium bezeichnet. Gegen die Uterushöhle zu grenzt ein einschichtiges, zeitweise Flimmerhärchen tragendes Zylinderepithel (e) ab. Von diesem bilden sich schlauchförmige Drüsen (d) aus, die bis zur Muskulatur (m) reichen. Das Bindegewebe zwischen Muskulatur und Epithel ist besonders zellenreich und mit ungewöhnlich vielen Blutgefäßen durchzogen. Die G. unterliegt typischen Veränderungen des Menstruations*-Zyklus*, die die Schleimhaut auf die Einnistung eines befruchteten Eies vorbereiten. Nach der Abstoßung eines unbefruchteten Eies mitsamt der aufgelockerten Gewebeschicht, der sog. Decidua* functionalis (df), folgt auf diese Desquamationsphase (1) unter dem Einfluß von Follikelhormonen* (Östrogene) die Proliferationsphase (3) mit Regeneration von Drüsen und bindegewebigem Anteil der Schleimhaut. Nach dem Follikelsprung (Ovulation*) lockert sich unter dem Einfluß des Hormons Progesteron die Schleimhaut weiter auf, die Drüsen (d) vergrößern sich und buchten sich aus und beginnen Sekret* abzusondern = Sekretionsphase (2), während gleichzeitig die Bindegewebszellen sehr viel Muskelzukker (Glykogen*) und Fettstoffe einlagern, um so für die Einnistung des Eies gerüstet zu sein. Die Decidua basalis (db) wird von diesen Vorgängen nur wenig berührt; ihre Funktion ist hauptsächlich die Bereitstellung neuen Zellmaterials für die Proliferations- und Sekretionsphase.

Gebärmutterschleimhaut: s. Abb. oben.

Gebärmuttervorfall: Prolapsus uteri. Durch Absinken der Gebärmutter infolge Erschlaffung der Halterungsbänder tritt der Muttermund in die äußeren Abschnitte der Scheide ein und kommt im weiteren Verlauf in der Vulva* zu liegen. Bei Vernachlässigung des Zustandes kommt es zum sog. Total-Prolaps mit Vorfall der gesamten Gebärmutter, häufig mit Anhangsgebilden, vor die Volva und zu gleichzeitiger Umstülpung der Scheide.

Geburt: Partus. Entbindung des Kindes aus dem Mutterleib. Beginn mit regelmäßig wiederkehrenden Zusammenziehungen der Gebärmutter (Wehen). Man unterscheidet drei Phasen:

1. die Eröffnungsperiode mit Eintritt des Fetus* in die Scheide nach vollständiger Eröffnung des Muttermundes durch Vorwölbung der Fruchtblase;
2. Austreibungsperiode beginnt mit Blasensprung und ist gekennzeichnet durch die sog. Preßwehen. Durch die reflektorische Bauchpresse wird jede Preßwehe unterstützt. Dabei dehnt der vorangehende Teil des Kindes den Geburtsweg und verläßt ihn schließlich in Höhe des Damms; der

nachfolgende Körperabschnitt wird mit einer der nächsten Wehen geboren;
3. Nachgeburtsperiode; sie ist gekennzeichnet durch die Ausstoßung der Plazenta*.

Geburtsgeschwulst: eine Wasseransammlung im Gewebe des vorangehenden Kindsteiles.

Geburtslähmung des Kindes: Durch Schädigung der Wurzel des 5. und 6. Halswirbel-Nerven werden die Arme des Neugeborenen gelähmt; übermäßiger Druck mit der Geburtszange verursacht Fazialislähmung*. Die Abb. zeigt die Folgen einer Lähmung des Nervus facialis*. Geht die Lähmung von peripheren* Ästen des Nervs aus, so bildet sie sich in der Regel von selbst wieder zurück. Das Zustandsbild kann aber auch Hinweis auf Hirnverletzungen bzw. -blutungen sein. Nicht zu verwechseln mit Entbindungslähmung* der Mutter.

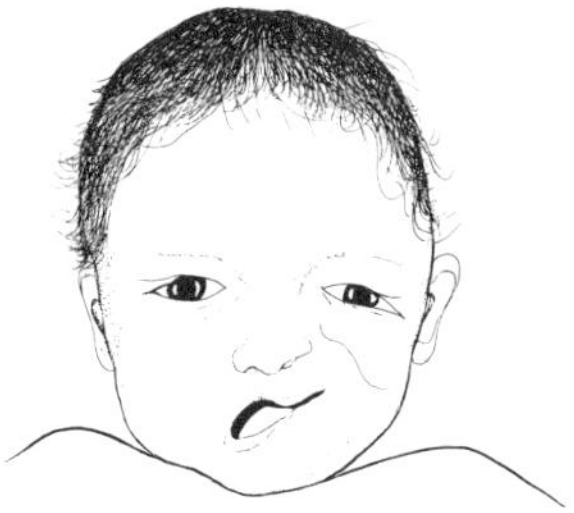

Geburtslähmung

Geburtslage: s. Kindslage*.

Geburtstermin: s. Schwangerschaftsdauer*.

Geburtstraumen, fetale: innere und äußere Verletzungen des Kindes, die während der Geburt entstehen.

Geburtszange: s. Forceps*.

Gedächtnis: Wahrnehmungen, Erfahrungen und Informationen werden im Gehirn gespeichert und können später bei gleichen oder ähnlich gelagerten Situationen wieder abgerufen und verwendet werden. S. auch Engramm*.

Gedächtnisstörungen: können sowohl die Merk- wie auch die Erinnerungsfähigkeit beeinträchtigen.

Gefäßektasie f: Gefäßerweiterung.

Gefäßgeräusch:
1. wird hörbar beim Zusammenpressen von Artieren mit der Blutdruckmanschette beim Blutdruckmessen*;
2. hörbar als Rauschen über Aneurysmen* oder Gefäßgeschwülsten.

Gefäßgeschwulst: s. Angiom*.

Gefäßkrisen: zerebrale* Angiospasmen*. Krämpfe der Hirngefäße, die zu zeitweiligen Ausfallerscheinungen, Sehstörungen, migräneartigen Kopfschmerzen, Schwindel und Erbrechen führen können.

Gefäßsystem: Der Blutkreislauf führt vom Herzen über die Arterien* zu den Kapillarnetzen in der Peripherie und von dort über die Venen* wieder zurück zum Herzen. Die Kapillaren verbinden den arteriellen und venösen Schenkel des Kreislaufs miteinander. Neben dem eigentlichen Blutkreislauf ist noch ein weiterer Kreislauf durch die Lymphgefäße ausgebildet und über die venösen Schenkel in den Kreislauf eingegliedert. Über die Lymphgefäße gelangen Eiweiß- und andere Nähr- und Zellularsubstanzen wieder zurück in den Blutkreislauf. Die Abb. zeigt den Wandaufbau der drei Gefäßtypen. Bei den *Arterien* be-

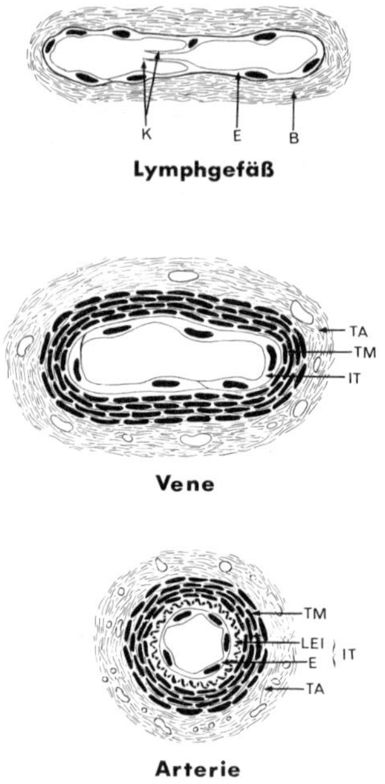

Gefäßsystem

steht die Innenschicht, die sog. Intima (IT), aus dem dünnen Endothel* (E) und einer elastischen Gewebeschicht, der sog. Lamina elastica interna (LEI). Daran anschließend baut sich aus Zellen glatter Muskulatur die sog. Tunica media (TM) mit dazwischenliegenden elastischen Fasern auf. Den Wandabschluß nach außen bildet eine Bindegewebshülle, die Tunica adventitia (TA). Die Wand der *Venen* besteht ebenfalls aus Intima (IT), Media (TM) und Adventitia (TA), die jedoch insgesamt schwächer ausgebildet sind als bei den Arterien; die Lamina elastica interna fehlt bei den Venen. Bei den *Lymphgefäßen* ist die Wand sehr dünn und besteht nur aus Endothel, das häufig Klappen (K) bildet und von einer dünnen Bindegewebsschicht (B) umgeben ist.

Gefäßverschluß: vollständiges Verschließen von Arterien* und Venen* mit Ausfall der Organstrukturen, z. B. Herzkranzgefäßverschluß bei Herzinfarkt.

Geflecht: Plexus*.

Gefühlsverkehrung: Parathymie*. Gefühle auslösende Impulse führen zu Empfindungsreaktionen, die den normal zu erwartenden entgegengesetzt sind; Gefühlsspaltung bei Schizophrenie*.

Gehirn: s. Hirn*.

Gehirnarteriosklerose: Zerebralsklerose. Mit zunehmendem Lebensalter kommt es durch eine Sklerose* der Hirngefäße zur Mangeldurchblutung des Hirns. Die Folgen sind Konzentrations- und Merkschwäche, allgemeiner Leistungsabfall und Kopfschmerz, gelegentlich Schwindel. In fortgeschrittenen Stadien kann es zu Gehirnerweichungen mit Untergang von Hirngewebe und bei gleichzeitigem Hochdruck zu Hirnblutungen (Apoplexie*) und zur Demenz* kommen.

Gehirnblutung: Apoplexie*.

Gehirnentzündung: Enzephalitis*.

Gehirnerschütterung: Commotio cerebri*.

Gehirnerweichung: Enzephalomalazie*.

Gehirngrippe: falsche, volkstümliche Bezeichnung für Enzephalitis epidemica*.

Gehirnhaut: Menings; s. auch Hirnhäute*.

Gehirnhautentzündung: s. Meningitis*.

Gehirnkompression: s. Compressio cerebri*.
Gehirnkontusion: s. Contusio* cerebri.
Gehirnödem: s. Hirnödem*.
Gehirnschlag: s. Apoplexie*.
Gehör: Funktion des Hörorgans mit der Fähigkeit, Schallschwingungen im Frequenzbereich von 18 bis zu 22 000 Schwingungen pro Sekunde zu registrieren und dem Gehirn zur Wahrnehmung weiterzuleiten.
Gehörknöchelchen: Hammer (Malleus), Amboß (Incus) und Steigbügel (Stapes) leiten die Schallwellen vom Trommelfell weiter zum Labyrinth*. S. auch Abb. Seite 424.
Gehörprüfung: Aus einer Entfernung von 5 bis 8 m wird unter Verschluß eines Ohres das andere durch Flüstersprache oder durch Überlagerung des normalen Sprechens mit Geräuschen aus einer Lärmtrommel geprüft. Eine verfeinerte Methode, insbesondere zur Feststellung des Grades von Schwerhörigkeit, benutzt das elektrische Hörprüfgerät Audiometer.
Geißeln: zelluläre Fortsätze aus Eiweiß, die zur Fortbewegung und Nahrungsaufnahme der Protozoen* und Stäbchenbakterien* dienen.
Geißeltierchen: s. Flagellaten*.
Geisteskrankheiten: sind im Sinne des Gesetzes ausgeprägte, schwere Grade psychischer Störungen (Psychosen*) oder Erkrankungen und bilden die Voraussetzung zur Entmündigung.
Geistesschwäche: ist im Sinne des Gesetzes ein leichter Grad psychischer Störungen oder Krankheiten und kann ebenfalls zur Entmündigung führen, wobei jedoch der Entmündigte beschränkt geschäftsfähig und Minderjährigen gleichgestellt bleibt.
Gekröse: s. Mesenterium*.
Gelasma: Lachkrampf*.
Gelbfieber: Febris biliosa, schwarzes Erbrechen. Die G.-Viren werden durch Mücken übertragen. Nach 3 bis 6 Tagen kommt es unter Bluterbrechen, Blutstühlen und Blutungen unter der Haut zur Gelbsucht, die von hohen Fieberschüben begleitet ist. Die Todesrate liegt bei über 50 %. Die Krankheit, die in den Tropen Mittel- und Südamerikas sowie Westafrikas vorkommt, ist anzeigepflichtig. Vorbeugende Impfung mit G.-Vakzinen bringt weitgehenden Schutz.
Gelbkörper: s. Corpus luteum*.
Gelbkreuz: Dichlordiäthylsulfid. Kampfgiftgas mit stark ätzender Wirkung auf Haut und Schleimhäute.
Gelbsucht: s. Ikterus*.
Gelbsucht, epidemische: s. Virushepatitis*.
Gelenk: Articulatio. Bewegliche Verbindung von zwei oder mehreren Knochen. Die G.-Flächen werden von geschmeidigem, das Gleiten und Reiben erleichterndem hyalinen* Knorpel gebildet. Die G. sind von der G.-Kapsel umschlossen, deren Innenhaut die G.-Flüssigkeit (Synovia) bildet. Zusammenhalt, Verstärkung und Pufferung von Gelenken erfolgen durch G.-Bänder und Zwischenscheiben (z. B. Gelenkscheibe*, Meniscus*, Bandscheiben* usw.).
Gelenke, künstliche: Die großen Gelenke der Hüfte, des Knies, der Schulter und des Ellenbogens werden bei zerstörenden Prozessen oder Verletzungen, die zu schweren Schmerzzuständen und Bewegungseinschrän-

kungen führen, in zunehmendem Maße durch *Kunstgelenke* ersetzt. Bisher bestehen entweder Gelenkpfanne und Gelenkkopf aus Metall (z. B. rostfreier Stahl oder Kobalt-Chrom-Legierungen) oder die Pfanne aus Kunststoff (z. B. Polyäthylen) und der Gelenkkopf aus Metall, das an den Oberflächen bereits mit feinen Kunststoffgleitlagern versehen wird. Die Schmierung erfolgt durch frei werdende, die Gelenkflächen benetzende Gewebsflüssigkeit. Neue Wege eröffnen sich durch gesinterte, hochwertige technische *Keramikprodukte*, z. B. Aluminiumoxyd- und Siliziumnitrid-Keramik. Diese Materialien sind wesentlich gewebefreundlicher und leichter als die bisherigen, oxydations- und korrosionssicheren, haben zumindest dieselbe Härte und Verarbeitungsgenauigkeit wie hochwertiger Stahl bei besserer Gleitfähigkeit und geringerer Abnutzung. Es bleibt zu erwarten, daß durch dieses Material die Resultate der Implantation künstlicher Gelenke noch erheblich verbessert werden können.
Die Abb. rechts zeigt das Modell eines künstlichen Ellenbogengelenks. (Mit freundlicher Genehmigung von Prof. Dr. Viernstein, Orthopädische Klinik, Universität München.)

Gelenkempyem n: eitrige Entzündung der Gelenkhöhle.

Gelenkentzündung: s. Arthritis*.

Gelenkfungus n: Gelenkschwamm. Unter dem Reiz von Tuberkulose-Bakterien* im Gelenk entstandenes schwammiges Granulationsgewebe*.

Gelenkgicht: Arthritis urica. Ablagerung von harnsauren Salzen im Gelenkknorpel und in der Gelenkkapsel bei Gicht*-Erkrankung. Äußerst schmerzhafte entzündliche Reaktion im betroffenen Gelenk.

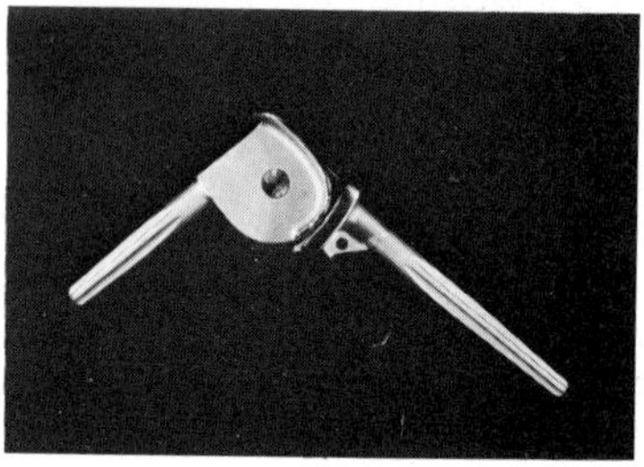

künstliches Ellenbogengelenk

Gelenkkörper, Gelenkmaus: vorwiegend im Gelenk abgestoßene Knorpelstücke, die zu Gelenkergüssen und Einklemmungsreaktionen führen.

Gelenkscheibe: gleicht größere Gelenklücken elastisch aus und besteht aus Faserknorpel, z. B. Meniscus articularis, halbring-keilförmiges Plättchen in den seitlichen Kniegelenkflächen.

Gelenktuberkulose: Infektion von Gelenken mit Tuberkulosebazillen*.

Gelolepsie f: Bei starken affektiven Erregungs- oder Schreckzuständen, besonders aber auch bei extremem Lachen kommt es durch plötzlichen Verlust des Tonus* der Haltungsmuskulatur zu einem schlagartigen Hinfallen oder Insichzusammensinken (Lachschlag, kataplektischer Anfall).

Gelose f: knotenförmige Verhärtung von Muskeln.

Gemelli m: Zwillinge*.

Gemini m: Zwillinge*, aber auch gepaarte Chromosomen* unmittelbar vor der Reduktionsteilung*.

Gemmae f: Caliculi gustatorii, s. Geschmacksknospe*.
Gemüt: menschliche Ausdrucksform als Umsetzung von Empfindungen, die durch die zwischenmenschlichen Beziehungen und durch längerwirkende Umwelteinflüsse entstehen.
Gemütsarmut: entweder Zurückdrängung oder Mangel an Gefühlsäußerungen auf Vorgänge und Reize in der Umwelt, die normalerweise mit Gemütsbewegungen beantwortet werden. Nicht zu verwechseln mit verstandesmäßiger Beherrschung von Gefühlsäußerungen. Echte G. ist ein psychischer Defekt, der bei Psychopathen*, Schizophrenen*, aber auch bei Hirnkrankheiten (z. B. Hirnsyphilis, Enzephalitis) vorkommt.
Gemütserkrankung: s. manisch-depressive Erkrankung*.
Gen n: Erbmerkmal, Erbfaktor. In der Genetik* Einheit des biologischen Erbgutes, festgelegt in den Chromosomen*. Das Gen hat eine spezifische Wirkung auf die Ausbildung vererbbarer Merkmale, die jedoch veränderbar (Mutation*) sind.
Gena f: Wange.
Generalisierung: Ausdehnung, Ausbreitung auf den ganzen Körper oder auf ein ganzes Organsystem.
Generatio: Zeugung.
Generationspsychosen: psychische Krankheiten bei Frauen während der Schwangerschaft, der Geburt, im Wochenbett, während der Menstruation oder in den Wechseljahren. Hauptsächlich handelt es sich dabei um depressive* und hypochondrische* Zustände; in den Wechseljahren erinnern die Veränderungen gelegentlich an die Paranoia*.
Genese f: Entwicklung, Entstehung.
Genetik f: Vererbungslehre; wissenschaftliche Erforschung der Weitervererbung spezifischer Merkmale der Arten und Rassen, aber auch von bestimmten Erkrankungen bei der Fortpflanzung. Erkundung der Gesetzmäßigkeiten von Vererbungsvorgängen und erblichen Veränderungen (Mutation*) ursprünglicher Erbanlagen.
Genickbruch: Brüche der Halswirbelkörper, die meist zu Querschnittslähmung* mit häufiger Todesfolge führen.
Genickstarre, epidemische: s. Meningokokkenmeningitis*.
Geniospasmus: Krampf der Kinnmuskulatur.
Genitalien n: s. Geschlechtsorgane*.
Genitaltuberkulose: tuberkulöse Infektion der Genitalorgane, beim Mann speziell Hoden, Nebenhoden, Vorsteherdrüse und Harnorgane, bei der Frau Eileiter, Eierstöcke und Gebärmutter betreffend.
Genom: Gesamtheit der Gene* in den Chromosomen* eines Gameten*.
Gen*-Technologie: *genetische Manipulation*; nachdem erkannt war, daß die **DNA*** (= Desoxiribonukleinsäure, Träger der Erbanlagen) aller Organismen sich aus identischen Bausteinen zusammensetzt, werden (*sind*) technische Verfahren entwickelt, um *genetische Informationen** von einem Organismus auf einen anderen zu übertragen (*Gentransfer*). Die zum Transfer ausgewählten Zellen müssen zunächst isoliert werden. Mit Hilfe von Enzymen* (Transkriptase) werden DNA-Sequenzen mit bekanntem genetischen Code isoliert (Transkription) und dann durch Protein*-Bio-

synthese (Peptidknüpfung von Aminosäuren*) übertragungsfähig präpariert (Translation). Damit sind für die Enzyme der Wirtszelle die Voraussetzungen zum Ablesen der von anderen Organismen übermittelten DNA-Sequenzen geschaffen. Zum Gentransfer eignen sich u. a. Bakteriophagen* (besonders E. coli als Wirtsbakterium), Viren*, Plasmide* (z. B. Resistenz*-Faktoren); sie werden mit den isolierten DNA-Teilen vorher »in vitro«* kombiniert (Rekombination). Diese rekombinierten DNA werden in geeignete Wirtszellen eingeschleust (Transformation), und mittels DNA-Klonierung* (eine genmanipulierte Zelle wird durch Aufzucht in Kulturen* vermehrt) gewinnt man dann eine Vielzahl von Organismen mit identischen DNA-Eigenschaften.

Die G. eröffnet für die Medizin eine Vielzahl wichtiger, hochinteressanter, aber ebenso brisant-risikoreicher Anwendungsmöglichkeiten. Bislang findet eine *industrielle Nutzung* der G. bei der Herstellung von *Arzneisubstanzen* statt. (Zellverbände, die aus einer Zelle gezüchtet wurden, welche mit den Insulin*-produktionsteuernden menschlichen [»human«] DNA-Fragmenten genetisch manipuliert wurde, erzeugen menschenidentisches *Humaninsulin,* das wesentlich besser verträglich ist als die ursprünglich aus Tierorganen [Bauchspeicheldrüsen von Schwein, Rind] gewonnenen Insuline. Humangenetische Impfstoffe [Hepatitis*-B-Vakzine], Interferkone*, Hormone* und Enzyme* werden bereits durch großtechnische Genmanipulation hergestellt.) *Erbkrankheiten*, deren Ursache das Fehlen eines funktionstüchtigen Gens ist, können durch Einschleusen entsprechender funktionsfähiger Gene in die Zellen des Kranken (Knochenmark, lymphatische* Organe, erste erfolgversprechende Manipulationen sind bei Kindern mit angeborener Immunschwäche* bereits durchgeführt worden) behandelt werden. Die *Analyse* der DNA-Feinstruktur* kann bereits vor der Geburt (pränatal) zur diagnostischen* Klärung und genetischen Beratung von zu erwartenden Erbkrankheiten (familiäre erbliche Belastung [bereits anwendbar bei der Sichelzellanämie*], zu alten Eltern, Auffälligkeiten im Fruchtwasser usw.) eingesetzt werden.

Die gentechnologischen Verfahrensanwendungen bei Tieren und Pflanzen sind neben beschränkt vertretbaren Verbesserungsmöglichkeiten, z. B. der Resistenz* gegen Seuchen und Parasiten*, leider primär auf finanzielle Aspekte wie schnelleres und vergrößertes Wachstum ausgerichtet. Neben der damit meistens verbundenen Qualitätseinbuße steht für verantwortungsbewußte Forscher vor allem die noch nicht überschaubare Wirkung in der Ernährungskette im Vordergrund. *Nachdem die G. direkte Manipulationen an der Erbmasse des Menschen und aller Lebewesen mit der Möglichkeit weitreichender, unter Umständen in ihren Folgen nicht voraussehbarer Mutationen** (weitervererbbare Veränderungen der geistigen und körperlichen Anlagen) *erlaubt, sind eine konkrete Eingrenzung und strenge Überwachung von Forschung und Anwendung sämtlicher gentechnologischer Verfahren ein zwingen-*

Genu valgum, X-Beine (Abb. 1), kann angeboren, durch Rachitis* oder durch ausgeprägten Knick-Senk-Fuß oder durch langzeitige falsche Belastung erworben sein.
Genu varum, O-Bein (Abb. 2), kann ebenfalls angeboren oder die Folge von Rachitis, Knochenbrüchen oder Fehlbelastungen (Reiterbein) sein.
Genu recurvatum (Abb. 3) entsteht durch übermäßige Streckfähigkeit des Unterschenkels im Kniegelenk infolge von Erschlaffung der Gelenkbänder.

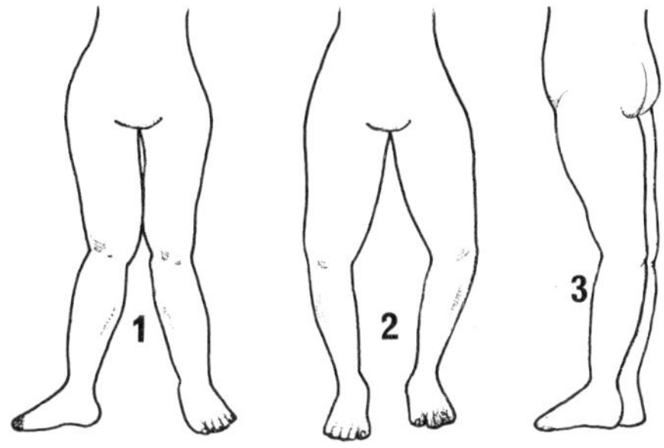

des Gebot für die Erhaltung der normalen Art von Mensch, Tier und Pflanzen und damit unserer Lebensbedingungen schlechthin. Deshalb bestehen in allen Kulturstaaten mehr oder minder strenge Sicherheitsvorschriften für gentechnologische Versuche und Verfahren. In der BRD nimmt die *Zentrale Kommission für die biologische Sicherheit* die Überwachungsfunktion der G. wahr.

Genu n: Knie.

Genu recurvatum: s. Abb. 3 oben.

Genu valgum: s. Abb. 1 oben.

Genu varum: s. Abb. 2 oben.

genuin: angeboren, selbständig, ursprünglich, eigentlich, echt.

Genus n: Geschlecht, Gattung, Stamm.

Geriatrie f: Lehre von den spezifischen Krankheiten des höheren Lebensalters und deren Behandlung bzw. Verhinderung.

germinativ: den Keim betreffend.

Gerontologie f: Erforschung der Alterungsvorgänge, die bereits mit der Geburt beginnen.

Geschlechtsdrüsen: Hoden*, Eierstöcke*.

Geruchssinn: Wahrnehmung von Gerüchen, Aromen usw. an entsprechenden Rezeptoren* in der Nase, dem hinteren Gaumen und Zungenabschnitt; werden über den Nervus olfactorius zum Riechhirn weitergeleitet.

Geschlechtshormone: werden in den Geschlechtsdrüsen gebildet und führen zur vollständigen Entwicklung der Geschlechtsorgane, zur Ausbildung der sekundären Geschlechtsmerkmale (Schambehaarung, weibliche bzw. männliche Stimme, Brüste der Frau, Bartwuchs des Mannes, Körperform usw.). Bei der Frau werden die Follikelhormone (Östrogene*) und die Gelbkörperhormone (Gestagene*), beim Mann die Androgene* gebildet. Es finden sich aber normalerweise sowohl beim Mann weibliche als bei der Frau auch männliche Sexualhormone in geringer Menge. Spezielle Steuerungshormone (gonadotrope Hormone) des Hypophysenvorderlappens regulieren Produktion, Ausschüttung und Zusammenspiel der Sexualhormone. Die weiblichen Sexualhormone bestimmen bei der Frau den Menstruationszyklus, Verlauf der Schwangerschaft sowie Beginn der Geburt und der Muttermilchproduktion.

Geschlechtskrankheiten: Infektionskrankheiten, die fast ausschließlich durch Geschlechtsverkehr und damit zusammenhängende Sexualpraktiken übertragen werden. Sie sind behandlungspflichtig und müssen vom Arzt, jedoch ohne Namensnennung, zahlenmäßig an die Gesundheitsämter gemeldet werden. Wer weiß oder annehmen muß, daß er an einer G. leidet und sich nicht umgehend von einem Arzt behandeln läßt und sich auch den notwendigen Nachuntersuchungen entzieht, wird strafrechtlich verfolgt. G. im Sinne dieses Gesetzes sind die Syphilis* (Lues), der Tripper* (Gonorrhoe), das Ulcus molle* und das Lymphogranuloma inguinale (auch Lymphopathia venerea*).

Geschlechtsmerkmale: sind für das weibliche und männliche Geschlecht spezifisch und typisch. Man unterscheidet primäre G., das sind die Geschlechtsorgane*, und sekundäre G., das sind bei der Frau Brustdrüsen, hohe Stimme, beim Mann Bart, Körperbehaarung, tiefe Stimme usw.

Geschlechtsorgane: männlich, s. unten Abb. a).

Geschlechtsorgane: weiblich, s. unten Abb. b).

Geschlechtstriebstörungen: s. Impotenz*, Frigidität*, Perversion*.

Geschmacksknospen: Caliculi gustatorii. Anhäufung von langgestreckten Sinneszellen mit Geschmacksstiftchen und Stützgewebe im Bereich der Zunge, des Gaumens

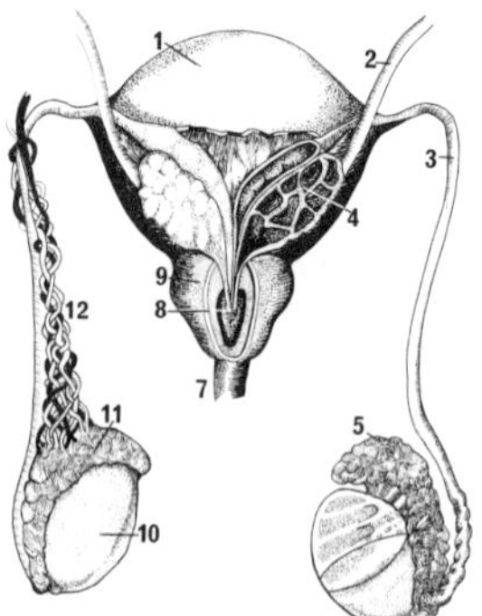

a)

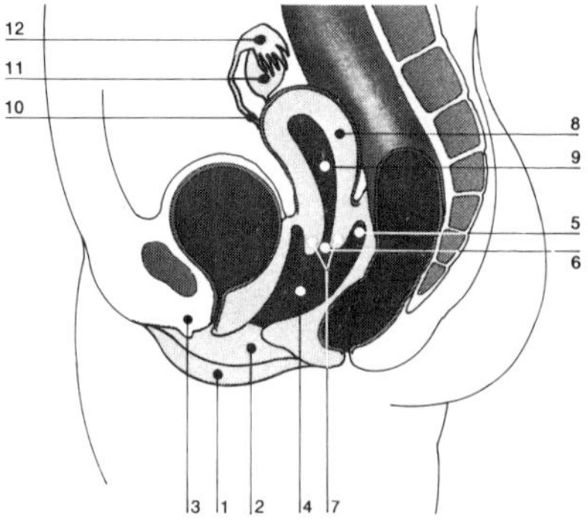

b)

Geschlechtsorgane, männliche (*a;* s. auch Penis*): (1) Harnblase, (2) Harnleiter, (3) Samenstrang, (4) Samenblase, (5) Nebenhodenkopf, (6) Nebenhodenschwanz, (7) Harnröhre, (8) Samenhügel, (9) Prostata, (10) Hoden, (11) Nebenhoden, (12) Gefäßversorgung.
Geschlechtsorgane, weiblich (b): (1) große Schamlippen, (2) kleine Schamlippen, (3) Kitzler, (4) Scheide mit (5) Douglas-Raum, (6) Gebärmuttermund, (7) Gebärmutterhals, (8) Gebärmutterkörper, (9) Hohlraum, (10) Eileiter mit den auf den (11) Eierstöcken aufliegenden (12) Fransen (Fimbrien), welche die Follikel beim Eisprung aufnehmen und über die Eileiter zur Gebärmutter durch Schleimhautbewegungen weiterbefördern.

und des Zäpfchens, die die Geschmacksempfindungen (süß, sauer, salzig und bitter) vermitteln; die Wahrnehmung des Aromas, oft fälschlich auch als Geschmack bezeichnet, erfolgt über den Geruchssinn*.

Geschmacksnerven: Nervus glossopharyngeus*, Zungennerv und Chorda tympani des Nervus vagus*.

Geschwür: s. Ulcus*.

Geschwulst: Tumor, Gewebsneubildung durch Zellwucherungen. Das neugebildete Gewebe gleicht häufig dem Muttergewebe und dem Gewebe der Umgebung, kann aber auch völlig davon abweichen und z. B. in primitive Zellformen übergehen. Man unterscheidet bösartige (Krebs-) und gutartige Geschwülste. Die Feststellung erfolgt vorwiegend mittels mikroskopisch-histologischer Untersuchungsmethoden.

Gesicht: Facies. Vorderteil des Schädels vom Unterkiefer bis zur Haargrenze, auch Gesichtsschädel genannt.

Gesichtsfeld: räumliche Begrenzung der Wahrnehmungsfähigkeit von Objekten bei ruhendem Auge.

Gesichtsfeldmessung: augenärztliche Untersuchung, die Gesichtsfeld*-Ausfälle feststellen kann und diagnostische Hinweise für Augen- und Hirnerkrankungen gibt.

Gesichtsrose: s. Erysipel*.

Gesichtsspalten (der Häufigkeit nach): seitliche Lippenspalte (Hasenscharte), mittlere Lippenspalte, schräge und quere Gesichtsspalte (Meloschisis).

Gesichtsstarre: Risus sardonicus, grimassenartiges Dauerlächeln durch Kaumuskelstarre bei Wundstarrkrampf (Tetanus*).

Gestagen n: vom Gelbkörper (Corpus luteum) in den Eierstöcken gebildetes Sexualhormon, welches die Sekretionsphase der Gebärmutterschleimhaut einleitet und ein Zusammenziehen (Kontraktion) der Gebärmuttermuskulatur verhindert; s. auch Ovulationshemmer*.

Gestose, Gestationstoxikose f: Krankheitsbilder, die während der Schwangerschaft durch mangelnde Fähigkeit, sich auf den (vor allem hormonell) veränderten Zustand umzustellen, bedingt sind. S. Präeklampsie*, Hepatosen* und Schwangerschaftspsychosen*.

Gesundheitsamt: staatliche bzw. kommunale Behörden zur öffentlichen Wahrnehmung der Gesundheitsfürsorge (z. B. Seuchenbekämpfung, Lebensmittelüberwachung, Hygiene, Gewerbeaufsicht, Strahlenschutz, Verhütung und Bekämpfung von übertragbaren Infektionskrankheiten, Mütterberatung, Gesundheitsüberwachung von Schülern, Fachaufsicht über medizinische Berufe, Krankenanstalten, Apotheken), von einem Amtsarzt geleitet.

Gewebe: Zusammenschluß der für spezielle Funktionen gebildeten Zellen mit den dazwischenliegenden Binde- und Stützgewebssubstanzen zu einer funktionellen Einheit. Unterschieden werden Epithel-, Binde- bzw. Stütz-, Muskel- und Nerven-G.; das Blut wird als flüssiges G. bezeichnet.

Gewebe, interstitielles: Gewebe zwischen dem Parenchym* (z. B. Bindegewebe in Drüsen).

Gewebebank: Vorratshaltung von

übertragungsfähigem (Transplantations*-) Gewebe, das durch Tiefgefrierverfahren oder Gefriertrocknung usw. konserviert wird. Spezialformen sind Knochenbank, Hautbank, Gefäßbank, Blutbank usw.

Gewebsatmung: innere Atmung. S. Atmung*.

Gewebshormone: Im Gegensatz zu den in endokrinen Drüsen* gebildeten glandulären Hormonen entstehen sie in vielerlei Geweben. Ihre Wirkung beschränkt sich meist auf das umgebende Gewebe, weshalb sie auch als lokale Hormone bezeichnet werden. Sie beeinflussen Gefäße, Drüsen und die glatte Muskulatur verschiedener Organe, aber auch das Nervengewebe.

Gibbus m: entsteht durch Zerstörung von Wirbelkörpern, meist infolge einer Tuberkulose, und führt zur Bildung eines spitzen Buckels der Wirbelsäule, s. auch Wirbelsäulenverkrümmung*.

Gicht: eine Stoffwechselkrankheit, bei der die Harnsäureausscheidung gestört ist, so daß es zur Hyperurikämie* kommt. Die Folge ist eine schmerzhafte Entzündung zunächst der kleineren, später auch der größeren Gelenke mit Einlagerung von Harnsäureverbindungen in die knorpeligen Gelenkflächen und in die Gelenkkapsel. Typisch für die Krankheit sind die sog. Gichtknoten (Tophie*).

Giemen n: scharfes, pfeifendes Atemgeräusch bei Asthma* bronchiale und schwerer Bronchitis*.

Gierke-Krankheit: s. Thesaurismosen*.

Gießkannenschimmel: Bezeichnung von Laien für den Schimmelpilz Aspergillus; kann wahrscheinlich als krebsbildende Substanz angesehen werden und ist deshalb auf Nahrungsmitteln besonders gefährlich.

Gifte: führen in bestimmten Konzentrationen und von bestimmten Mengen ab zu Störungen, Schädigungen und in schweren Fällen zur Zerstörung von Zellen, Geweben, Organen bzw. des gesamten Organismus.

Gigantismus m: Riesenwuchs, der durch eine Geschwulst des Hypophysen*-Vorderlappens und eine damit zusammenhängende übermäßige Produktion des Wachstumshormons entsteht. Von Riesenwuchs spricht man bei Körpergrößen über 1,90 m.

Gingiva f: Zahnfleisch.

Gingivitis f: Zahnfleischentzündung, tritt häufig auf bei schlechter Mundpflege, Zahnstein und verschiedenen Infektionen des Mund-Rachen-Raumes.

Glandula f: Drüse.

Glandula parathyreoidea: Nebenschilddrüse, s. Epithelkörperchen*.

Glandula parotis: Ohrspeicheldrüse*.

Glandula pinealis: Zirbeldrüse*.

Glandula pituitaria: Hypophyse*.

Glandula suprarenalis: Nebenniere*.

Glandula thyreoidea: Schilddrüse*.

Glans f: Eichel; das eichelförmige Ende des männlichen Gliedes oder des weiblichen Kitzlers.

Glaskörper: Corpus vitreum. Gallertartiger Körper im Inneren des Augapfels, elastisch, durchsichtig.

Glaskörpertrübungen: Sie entstehen durch Einlagerungen und behindern die Durchsichtigkeit.

Glatze: s. Alopecia*.

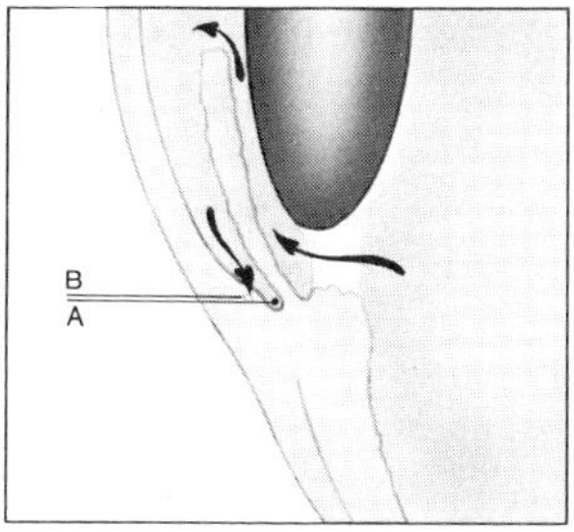

1

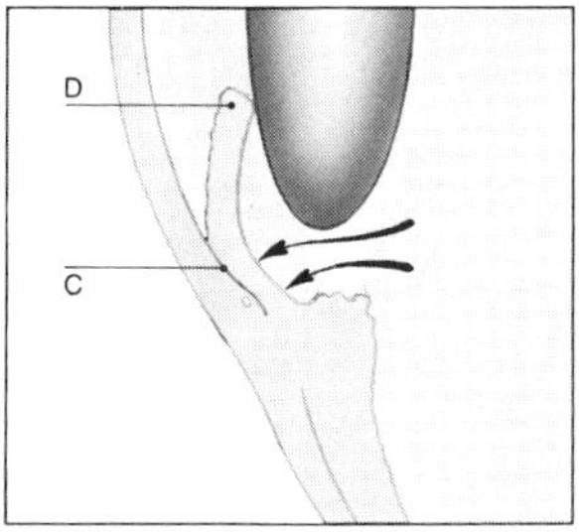

2

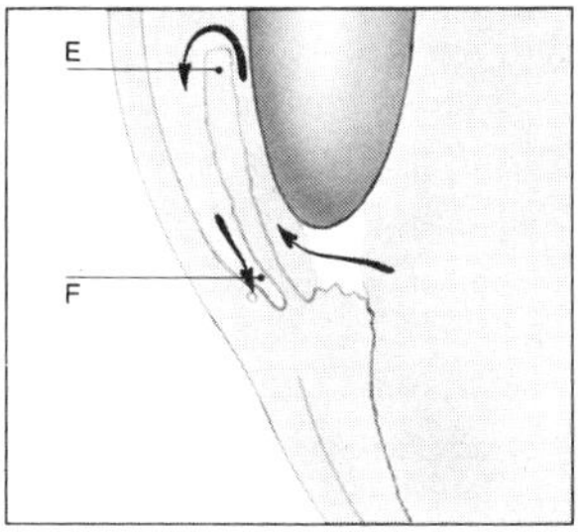

3

Akutes Winkelblock-Glaukom: 1. Durch einen zu engen Winkel (A) ist bereits eine Veranlagung (Disposition) für die Krankheit gegeben, so daß für das Kammerwasser, das über den Schlemm-Kanal (B) abfließt, der Abflußwiderstand erhöht ist.
2. Im akuten Anfall wird der Winkel zusammengepreßt (C), der Schlemm-Kanal und damit der Abfluß endgültig verlegt, der intraokulare Druck (im Augapfel) steigt stark an, die Pupille (D) erweitert sich.
3. Kann der Anfall kupiert werden, z. B. durch medikamentöse Verengung der Pupille (E), so öffnet sich der Winkelzugang (F), und das Kammerwasser kann wieder abfließen.

Glaukom: grüner Star, nur volkstümliche Bezeichnung, hat mit grüner Farbe nichts zu tun. Jede krankhafte Steigerung des Augapfelinnendrucks wird als G. bezeichnet. Sammelbegriff für klinische Befunde, die sehr verschiedene Ursachen haben können. Vorzeichen eines G.-Anfalles sind beispielsweise das Sehen von Regenbogenfarben, Nebel vor den Augen und träge Pupillenreaktion auf Licht. Das akute Winkelblock-G. beginnt dann anfallartig mit sehr starken Schmerzen und verschleitertem Sehen. Es gehört umgehend in augenärztliche Behandlung, da sonst nach 2 bis 5 Tagen völlige, nicht mehr behebbare Erblindung eintritt. Durch die rechtzeitige Operation (Starschnitt) innerhalb der ersten 36 Stunden erfolgt völlige Heilung. Das chronische Weitwinkel-G. hat nur sehr geringe Anfangssymptome und führt dann langsam zu einer Einschränkung des äußeren Gesichtsfeldes*. Wichtigstes Merkmal ist die Erhöhung des intraokularen Druckes (über 22 mm/Hg). Da das G. eine häufig nicht oder zu spät erkannte Erkrankung ist, sollte jeder Mensch nach dem 40. Lebensjahr vorsorglich den Augendruck messen lassen, insbesondere dann, wenn eine entsprechende Erkrankung in der Familie bekannt ist. – Die Drucksteigerung im Augapfel kommt durch eine Abflußbehinderung des Kammerwassers und zunehmenden Abflußwiderstand zustande (s. Abb. oben). Das Weitwinkel-G. kann in der Regel zufriedenstellend medikamentös durch

Infektionskrankheiten, durch blutsaugende Arthropoden übertragen

Ordnung	Tierart	Krankheit	Vorkommen
Steckmücken*	Malariamücken (Anopheles)	Malaria*	im tropischen und subtropischen Äquatorgürtel Afrikas, Asiens, und der ostasiatischen Inselgruppe
	Gelbfiebermücke (Aedes ägypti)	Gelbfieber*	
	Gelbfiebermücke	Siebentagefieber*	
	Sandfliegen (Phlebotomen)	Kala-Azar*	
	Sandfliegen	Dreitagefieber	
Bremsen*	Steckmücken, Bremsen	Filariosen*	
Stechfliegen*	Tsetsefliegen	Schlafkrankheit*	
Flöhe*	Rattenflöhe (Xenopsylla cheopis)	Pest*, Fleckfieber	
	Sandfloh (Sarcopsylla penetrans)	Entzündung*, Nekrose*	
Zecken*	Lederzecke (Ornithodorus)	Rückfallfieber*	
	Schildzecken (Oxodinae)	Fleckfieberarten*	
	Holzbock (Ixodes)	FSME*	auch Europa,
	Holzbock (Ixodes)	Virus-Enzephalitis*	Ostasien
Wanzen*	Raubwanzen (Triatomide)	Chagaskrankheit*	nur Süd- und Mittelamerika
Läuse*	Kleider- und Kopfläuse	Fleck-/Rückfallfieber	in den Tropen

Augentropfen, die jedoch in jedem Falle vom Facharzt auszuwählen sind, behandelt werden.

Gleichgewicht: die über das Gehirn, speziell Kleinhirn, kontrollierte Körperlage im Verhältnis zum Raum und zur Schwerkraft.

Gleichgewichtsapparat: s. Vestibularapparat*.

Gleichgewichtsstörung: mangelhafte bis fehlende, bewußtwerdende Kontrollfähigkeit über die Körperlage mit Störung des Gleichgewichtsempfindens. Vorkommen bei Kleinhirnkrankheiten, bei Erkrankungen des Innenohrs und Vestibularapparates* und verschiedenen Hirnerkrankungen (z. B. Tumoren, Hirnerschütterung, Hirndrucksteigerung, Hirnblutungen usw.).

Gleitbruch: Wenn das Gekröse* eines Darmabschnittes einen Teil des Bruchsackes von Bauchwandbrüchen darstellt, spricht man von G.

Glia: s. Neuroglia*.

Gliederfüßler (Arthropoden): Gliedmaßen mit Gelenken; der formenreichste Tierstamm wird eingeteilt in 3 Klassen: *Crustaca* (Krebstiere = Krabben, Krebse, Hüpferlinge, als Zwischenwirte* Krankheitsüberträger), *Arachnoidea* (Spinnentiere, giftige Spinnen und Skorpione, parasitäre* Zecken und Milben), *Tracheata* (durch Luftschlitze = Tracheen atmend; wichtig sind die *Insekten* [Hexapoden = 6 Beine am Brustteil] mit den Ordnungen Wanzen, Läuse, Flöhe, Mücken, Fliegen). In allen 3 Klassen finden sich Überträger von Infektionskrankheiten, die für den Menschen bedeutend und gefährlich sind. Besonders in tropischen und subtropischen Gebieten nehmen die blutsaugenden *Gliederfüßler* eine gefahrenträchtige Stellung ein. Keineswegs ist jede Stechmücke eine Malariamücke, und ebensowenig überträgt jeder Stich einer Anopheles die Malaria oder der Stich einer Tsetsefliege die Schlafkrankheit. Vielmehr muß das Insekt vorher infiziertes Blut gesaugt haben. Allerdings bleibt ein infiziertes Insekt dann in der Regel sein

Leben lang Krankheitsüberträger. Nicht nur menschliches, sondern auch tierisches Blut kann Krankheitskeime enthalten, die für den Menschen ansteckend sind, was umgekehrt genauso gilt. Wegen der schwerwiegenden, oft tödlich verlaufenden der oben angeführten Erkrankungen sind alle erdenklichen Vorsichts- und Vorbeugemaßnahmen strengstens zu beachten und konsequent durchzuführen. Bereits der Verdacht einer erfolgten Infektion soll zur sofortigen ärztlichen Betreuung und einer entsprechenden Therapie führen. Besonders zu berücksichtigen ist, daß Menschen ohne erkennbare Anzeichen trotzdem Infektionsträger sind. Man spricht von »gefeit sein«, was insbesondere für Einheimische häufig zutrifft. Die daraus gefolgerte Annahme, man befinde sich unter Gesunden, somit bestehe keine Ansteckungsgefahr, ist fast immer ein verhängnisvoller Irrtum.

Die wichtigsten *Maßnahmen zum Schutz* vor den o. a. Infektionen sind: *Impfungen** vor Reisen in Gefahrengebiete. *Insektizide** zur Unschädlichmachung der Infektionsträger. *Körperschutz* durch Moskitonetze und volldeckende Kleidung aus kräftigen Geweben wie Leinen, Leder; nicht barfuß oder in Sandalen gehen. *Gefahrenträchtige Gebiete* wie Eingeborenenunterkünfte, Tümpel, Sumpfregionen, stark verschmutzte Flüsse meiden.

Urwald nur nach entsprechender Vorbereitung (Impfungen, Ausrüstung) und mit kundigem Führer betreten. *Hygiene*-Maßnahmen* grundlegend befolgen.

Die spezifischen Vorbeugungs- und Schutzmaßnahmen, Krankheitssymptome und Therapiemaßnahmen sind bei den einzelnen Krankheiten angeführt.

Die Tabelle auf Seite 214 soll helfen, die wichtigsten Arten der Gliederfüßler zu erkennen und zu unterscheiden.

Gliom n: von der Stützsubstanz des Gehirns (Neuroglia) ausgehende, an sich gutartige Geschwulst, z. B. Oligogliom*, Spongioblastom*, die jedoch durch Raumverdrängung zu gefährlichen Tumoren werden und häufig nicht operiert werden können.

Gliomatose f: Glioblastose, wuchernde Geschwülste der Glia*, z. B. Syringomyelie* und tuberöse Sklerose* des Hirns.

Gliose f: durch starke Zellvermehrungen der Glia* auftretende Wucherungen, z. B. nach Entzündungen oder Verletzungen des Gehirns und am Rande von Geschwülsten.

Gliosia spinalis f: Zellwucherungen der Glia* des Rückenmarks im Gebiet des Zentralkanals mit Bildung von Hohlräumen durch zellulären Zerfall bei Syringomyelie*.

Globine: einfach aufgebaute Eiweißkörper, z. B. als Bestandteil von Hämoglobin* und Myoglobin*.

Globuline n: Bestandteile des Eiweißanteils (zusammen mit den Albuminen) von tierischen und pflanzlichen Zellen. Chemisch gesehen sind es Glykoproteide, d. h. Eiweißkörper mit hohem Kohlenhydratgehalt. Im Gegensatz zu den Albuminen* haben die G. in der Regel höhere Molekulargewichte und sind in Wasser schwer oder nicht löslich. Am bekanntesten sind die im Plasma* vorkommenden

G., eingeteilt in Alpha-G., zu denen die Enzyme* im Plasma gehören, Beta-G., deren wichtigster Vertreter das Transferin* ist, und Gamma-G., zu denen das Fibrinogen* und die meisten Antikörper gehören.

Glomerulitis f: Sonderform der Glomerulonephritis. Sie beschränkt sich ausschließlich auf die Kapillaren der Gefäßknäuel der Niere, zieht praktisch alle Glomeruli* in Mitleidenschaft und führt damit durch völliges Versagen der Nierenausscheidung meist in 1 bis 3 Tagen zum Tode.

Glomerulonephritis f: Entzündung der Nieren, die sich überwiegend an den Glomeruli* abspielt, häufig auch nur Nephritis* genannt.

Glomerulosklerose f: entsteht bei länger andauerndem Diabetes mellitus* durch Einlagerung von Hyalin* in die Haargefäße der Glomeruli*.

glomerulosus: viele Gefäßknäuel enthaltend.

Glomerulus m: der kleine Knäuel, meist aus Gefäßen gebildet, aber auch auf Zellanhäufungen bezogen.

Glomerulus der Niere: s. Malpighi-Körperchen*.

Glomus n: der Knäuel.

Glossa f: Zunge.

Glossina f: Tsetsefliege (Glossina palpalis); sie überträgt den Erreger der Schlafkrankheit* (Trypanosoma* gambiense), während die G. morsitans das Trypanosoma* brucei, den Erreger der Rinderseuche (Nagana), überträgt.

Glossitis f: Zungenentzündung.

glossopharyngeus: das anatomische Gebiet von Zunge und Schlund betreffend, z. B. Nervus g. = IX. Hirnnerv, Zungen-Schlund-Nerv, motorisch.

Glossoptosis f: das gefährliche, häufig zum Erstickungstod führende Abgleiten der Zunge in den Rachenraum bei Bewußtlosigkeit nach Unfällen und während der Narkose. Ursache ist eine Erschlaffung der gesamten Kiefermuskulatur; wichtige Maßnahmen sind Seitenlage, Vorziehen des Unterkiefers und künstliche Beatmung*.

Glossospasmus m: Zungenkrampf, meistens eine Teilerscheinung von Krämpfen der gesamten Gesichtsmuskulatur bei Veitstanz*, Hysterie* und Epilepsie*.

Glottis f: Allgemeinbezeichnung für das Stimmorgan, bestehend aus Stimmlappen und Stimmritze.

Glottisödem: vom anatomischen Standpunkt her falsche Bezeichnung für Kehlkopfödem*. Tritt auf bei Kehlkopfverletzungen, Infektionen im Kehlkopfgebiet und allergischen Schwellzuständen (Quincke-Ödem*). Die Folge ist eine lebensgefährdende Atemnot.

Glotzauge: s. Exophthalmus*.

Glukose: $COH \cdot (CHOH)_4 \cdot CH_2OH$, wichtigster Einfachzucker (Traubenzucker, Dextrose) des menschlichen Körpers.

Glutaeus m: Gesäßbacke; Musculus glutaeus.

Glykämie f: vermehrter Blutzucker.

Glykocholie f: vermehrter Zuckergehalt in der Gallenflüssigkeit.

Glykogen n: ein Mehrfachzucker (Polysaccharid), der vom Organismus als Speicherzucker aufgebaut wird und insbesondere in der Leber abgelagert ist. Das im Muskel deponierte Muskel-G. kann sofort und unmittelbar zum Stoffwechsel* bei der Muskeltätigkeit herangezogen werden.

Glykogenspeicherkrankheit: Gierke-Krankheit. Es kommt zu ungewöhnlich hohen Einlagerungen von Glykogen* in der Leber, der Skelett- und Herzmuskulatur. Mit dem Eintritt in das Kleinkindesalter zeigen sich ein zunehmender Leistungsabfall, Leberschwellung, Verminderung des Blutzuckers und Krampfzustände, die zum Schock führen können. Rechtzeitige Spezialbehandlung bringt meist gute Erfolge.

Glykoside: Es handelt sich um chemische Verbindungen von Einfach-Zucker-Molekülen mit Molekülen von Nichtzucker-Substanzen, sog. Aglykonen; die bekanntesten G. sind herzwirksame Arzneimittel, die aus dem Fingerhut gewonnenen Digitalis-G. und das Strophantin.

Glykosurie f: Auftreten von freiem Zucker im Urin als Zeichen einer Erhöhung der Blutzucker-Konzentration, z. B. beim Diabetes mellitus*, bei starker körperlicher Anstrengung und bei Störungen der Nierenfiltration (Diabetes innocens*).

Gnathoschisis f: Kieferspalte*.

Gneiss m: veraltete Laienbezeichnung für verkrustende Schuppenbildung bei Kindern.

Go.: Abkürzung für Gonorrhoe*.

Goldberger-Ableitungen: s. EKG*.

Golgi-Apparat: Strukturen der Zelle in der Umgebung des Kerns. S. Zelle*.

Golgi-Körperchen: Rezeptoren* für die Druckempfindlichkeit der Haut.

Gonaden f: Geschlechtsdrüsen*.

gonadotrop: Fähigkeit bestimmter Hormone, die Tätigkeit der Geschlechtsdrüsen zu beeinflussen; vor allem durch Hormone der Hypophyse.

Gonarthritis, Gonitis Gonarthritis, Gonitis f: fast immer über den Blutweg entstandene Entzündung des Kniegelenks durch Tuberkulose*-, Syphilis*- und Tripper*-Erreger, aber auch Folgezustand einer Polyarthritis rheumatica*.

Gonoblennorrhoe f: Entzündung der Bindehaut des Auges, hervorgerufen durch die Trippererreger, die Gonokokken. Die früher häufig zu Erblindung der Neugeborenen führende Erkrankung bekam man durch die vorbeugende, von Credé eingeführte Einträufelung von Silbernitrattropfen weitgehend in den Griff und kann sie jetzt durch örtliche Penicillinbehandlung absolut beherrschen, so daß Erblindungen praktisch nicht mehr vorkommen.

Gonokokken m: Neisseria gonorrhoeae. Gramnegative* Diplokokken*, die im mikroskopischen Bild kaffeebohnenähnlich aussehen und mit Methylenblau färbbar sind. Sie verursachen den Tripper*.

Gonokokkensepsis f: Allgemeininfektion durch Aussaat von Gonokokken in die Blutbahn. Die häufigste Folge ist eine Arthritis*, die meist nur ein Gelenk betrifft, gelegentlich auch eine Entzündung des Endokards*.

Gonorrhoe f: Tripper, sie ist die häufigste und wahrscheinlich auch älteste Geschlechtskrankheit. Die Übertragung erfolgt fast ausschließlich durch den Geschlechtsverkehr und damit zusammenhängende, sexuelle Praktiken. Es kommt zu eitrigem Ausfluß aus der Harnröhre, Reizung und Brennen beim Wasserlassen. Frauen entdecken die Infektion wegen geringer oder verschleierter Symptome oft relativ spät. Bei fortschreitender Krankheit werden zunächst weitere Teile des Genitaltraktes (Prostata, Vagina, Uterus, Eileiter) befallen. Später ist die Aussaat der Erreger in Gelenke, Muskeln, Rippenfell, Herzbeutel und Hirnhäute mit entsprechenden Krankheitsfolgen möglich. Bei Frauen kann die gonorrhoische Eileiterentzündung zum Verschluß der Eileiter und damit zur Sterilität* (Einkindsterilität) führen. Neben Penicillin und anderen Antibiotika* sind auch Sulfonamide* voll wirksam. Säuglinge können bei der Geburt durch kranke Mütter infiziert werden.

GOT: Abkürzung für Glutamat-Oxalat-Transaminase*.

GPT: Abkürzung für Glutamat-Pyruvat-Transaminase*.

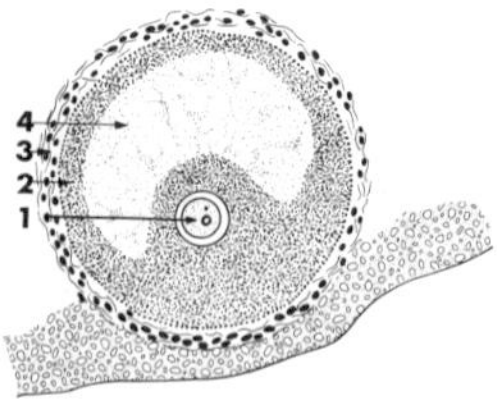

Graaf-Follikel

Graaf-Follikel: ein etwa erbsengroßes, kugeliges Gebilde, das die reife Eizelle (1) enthält, die von mehrschichtigem Follilkelepithel (2) umhüllt ist. Nach außen wird der G. von Bindegewebe (3) abgegrenzt, das sich während der Follikelreifung zur sog. Theca folliculi differenziert, deren innere Schicht unter der Wirkung des im Hypophysenvorderlappen* gebildeten luteinisierenden Hormons die weiblichen Geschlechtshormone (Follikelhormone, Östrogene) produziert. Diese sammeln sich in dem eigentlichen flüssigkeitsgefüllten Bläschenfollikel (4). Die Entwicklung dieses sprungreifen, bei der Ovulation* aus dem Eierstock austretenden G. erfolgt über zwei Vorstufen, den sog. Primär- und Sekundärfollikel.
Von den im Eierstock angelegten ca. 400 000 Ureizellen reifen im Laufe des Lebens rund 380 zu ovulationsfähigen Follikeln aus, die ein befruchtbares Ei enthalten.

Grabmilbe: Krätz- und Räudemilbe, s. Sarcoptes*.

Gräfenberg-Zone: auch G-Spot oder G-Zone in der Scheidenvorderwand, die anatomisch nicht klar definiert ist und durch Stimulation* zum Orgasmus* führen soll.

Gramfärbung: Mikroben*-Ausstriche werden auf einem Objektträgerglas nacheinander mit Karbolgentianaviolettlösung, Lugol-Lösung und Karbolfuchsin gefärbt.

gramnegativ: Eigenschaft von Mikroben*, sich bei Gramfärbung* rot zu färben.

grampositiv: Eigenschaft von Mikroben*, sich bei Gramfärbung* blau zu färben.

Grand mal n: großer Anfall bei Epilepsie*.

Granula n: Körnchen.

granulär: körnig.

Granularatrophie f: Nierenschrumpfung bei Arteriosklerose oder bei chronischer Nephritis. Sie verleiht der Niere ein körniges Aussehen, das durch

Gewebseinschnürungen infolge narbiger Schrumpfung entsteht.

Granulation f: Körnung.

Granulationsgewebe: junges Bindegewebe, das durch Aussprossung aus verletztem Gewebe entsteht, sehr gefäßreich ist und Wunddefekte ausfüllt. Endzustand dieses Regenerationsvorganges ist die Narbenbildung.

Granulom n: abgekapselte, entzündliche Ostitis* an den Zahnwurzeln, eine der weitestverbreiteten Fokalinfektionen*. Beseitigung zur Verhinderung von Herdstreuung erforderlich.

Granulosazellen: spezielle Zellen im Graaf-Follikel*.

Granulosazelltumor: Geschwulst in den Eierstöcken, die aus Granulosazellen des Follikelepithels hervorgeht. Diese Tumoren bilden selbständig Follikelhormon*. Rund 30 % entarten krebsig.

Granulozyten m: die großen, weißen Blutkörperchen aus der Knochenmarksreihe, die mehrfach abgeteilte Kerne besitzen. Nach ihrer Färbbarkeit unterscheidet man neutrophile, eosinophile* und basophile* G. Sie haben eine ausgeprägte, den Amöben* ähnliche Eigenbeweglichkeit, können die Blutbahn verlassen und außerhalb derselben im Gewebe durch Phagozytose* Bakterien, Zellteile und Mikro-Fremdkörper aufnehmen und unschädlich machen. S. Abb. Seite 85.

Granulum n: Körnchen, Bestandteil des Zytoplasmas* der Zellen*.

Graphologie f: wissenschaftliche Methode, die aus der Handschrift auf charakterliche und intellektuelle Fähigkeiten des Schreibers schließt.

Grenzstrang: Truncus sympathicus. Beidseits der Wirbelsäule strickleiterartig verlaufendes Nervengebilde, das aus untereinander verbundenen Zusammenballungen von Nervenzellen, sog. Ganglien*, besteht und mit den autonomen* Zentren des Rückenmarks in direkter Verbindung steht. Bildet zusammen mit dem Parasympathicus* das autonome Nervensystem. S. auch Abb. Seite 404.

Grimassen: absonderlich anmutende Ausdrucksformen der Gesichtsmimik. Sofern sie unbeabsichtigt zustande kommen, können sie Hinweise auf neurologische Erkrankungen, z. B. Schizophrenie*, sein.

Grimmdarm: Dickdarm, Kolon*.

Grind: Hautausschlag mit Krustenbildung, vor allem auf dem behaarten Kopf.

grippaler Infekt: Die Bezeichnung wird meist für einen Katarrh der oberen Luftwege gebraucht, ist jedoch nicht der echten Grippe (Influenza*) gleichzusetzen.

Grippe: Influenza, Virusgrippe. Sie wird durch die Influenza-Viren (Mixovirus influenzae) hervorgerufen, hauptsächlich auf dem Luftwege übertragen und tritt sowohl endemisch* als auch epidemisch* und panendemisch auf*. Die Inkubationszeit beträgt im allgemeinen 1 bis 3 Tage. Fieber, Schüttelfrost, Husten, Schnupfen und Kopf- sowie Muskelschmerzen sind die Allgemeinsymptome. Voraus geht meist ein Katarrh mit verstopfter Nase, als Begleiterkrankung tritt häufig eine Angina tonsillaris* auf. Die gefürchtete Lungenentzündung (Pneumonie*) ist fast immer durch eine zusätzliche Infektion mit Bakterien hervorgerufen. Bei der reinen G. ohne Mischinfektion mit Bakterien ist die Behandlung mit Antibiotika* wirkungslos. Bei normalem Verlauf, der 3 bis 7 Tage dauert, genügen die üblichen Schmerz-Fieber-Mittel und beruhigende Hustensäfte.

Grippe, asiatische: trat erstmals 1957 in China panendemisch* auf, wird durch den Influenza-A2/Singapore-Virus hervorgerufen.

Grippeimpfung: Durch Injektion von inaktivierten Grippevirus-Vakzinen* erreicht man eine teilweise bis weitgehende Immunität*.

Grippepneumonie f: gefürchtete und häufige Komplikation der Virusgrippe*, hervorgerufen durch eine Mischinfektion mit Bakterien. Führt zu einer oft eitrigen und blutzersetzenden Lungenentzündung.

Größenwahn: Überbewertung und Überschätzung der eigenen geistigen und körperlichen Fähigkeiten. Vorkommen bei Alkoholabusus, manischen Erkrankungen*, progressiver Paralyse* und Schizophrenie*.

Grossesse nerveuse f: Scheinschwangerschaft. Die Frau bildet sich ein, schwanger zu sein, und kann dabei echte Schwangerschaftszeichen, wie beträchtliche Auftreibung des Leibes, Ausbleiben der Regelblutung, Vergrößerung der Brüste, Schwangerschaftserbrechen usw., produzieren.

Großhirn: der aus zwei halbkugelförmigen Gebilden (Hemisphären) bestehende, massenmäßig größte Teil des Gehirns (Cerebrum), der dem Stammhirn* aufsitzt. Die Großhirnrinde, deren Oberfläche aus der sog. grauen Substanz besteht, ist der eigentliche Sitz unserer intelligenzmäßigen Leistungen und intellektuellen Fähigkeiten. Die graue Substanz besteht aus rund 16,5 Milliarden leistungsfähigen Nervenzellen, die, untereinander verbunden, charakteristische Schichten bilden. Den Grundtyp stellt dabei die sog. 6-Schichten-Folge dar. Nur das stammesgeschichtlich ältere, sog. Riechhirn ist nicht nach dem 6-Schichten-Typus aufgebaut.

Grubenwurm: Ancylostoma duodenale*.

Grünblindheit: s. Farbsehen*.

Grünholzbruch: Knochenbruch*, bei dem die Bruchstellen nicht gegeneinander verschoben sind, durch den Periost*-Schlauch zusammengehalten werden und deshalb rasch und glatt wieder verheilen können. Tritt meist im Kindesalter auf.

Grützbeutel: s. Atherom*.

Grundumsatz: der beim wachen Nüchternen bei körperlicher Ruhe und bei einer wohlig empfundenen Raumtemperatur gemessene Energiestoffwechsel. Die Durchschnittswerte betragen beispielsweise zwischen dem 20. und 30. Lebensjahr bei Männern 40 kcal pro Quadratmeter Körperoberfläche in der Stunde, bei Frauen 36 $kcal/m^2/h$. Die Werte sind abhängig von Körperoberfläche, Alter und Geschlecht. Die Sollwerte findet man in Tabellen. Abweichungen über 10 % +/– sind in $^2/_3$ der Fälle, Abweichungen um 20 % +/– sind zu 100 % Hinweise auf krankhafte Vorgänge, z. B. Hypo- und Hyperthyreosen*, Addison-Krankheit* usw.

Gruppen-Psychotherapie: ist eine spezielle Form der Psychotherapie*, die sich der Dynamik einer Gruppe bedient. Die Gruppe beschäftigt sich mit den Gruppenbildungsformen und den Entstehungsursachen der zu behandelnden Krankheit. Des weiteren werden die Interaktionen in der Gruppe untersucht. Man unterscheidet *geschlossene G.* m. ständigen u. *offene G.* m. wechselnden Teilnehmern.

Gruppenresistenz: s. Kreuzresistenz*.

Gürtelrose: s. Zoster*.

Gürtelschmerz: Gefühl eines einschnürenden, Schmerz verursachenden Gürtels, hervorgerufen durch Störungen der Rückenmarkswurzeln bei Tabes dorsalis*.

Gumma n: Knotenbildungen von gummiähnlicher Beschaffenheit, werden kirschkern- bis pflaumengroß, bei tertiärer Syphilis* in Leber, Herz, Hoden und Muskeln gebildet.

gummös: mit Gumma* zusammenhängend.

Gutta: Tropfen, Abk.: gtt.

guttural: die Kehle betreffend.

Gynäkologie f: Frauenheilkunde.

Gynäkomastie f: Entwicklung weiblicher Brüste bei Männern. Man unterscheidet die falsche, durch Fettablagerungen hervorgerufene, und die echte, durch Zunahme von Brustdrüsengewebe charakterisierte G. Sie kann ein Hinweis auf hormonale Erkrankungen, aber auch auf Leberkrankheiten sein.

Gynäkophobie f: Angstempfinden vor dem weiblichen Geschlecht.

gynäkotrop: Krankheiten, die vorzugsweise Frauen betreffen.

Gyrus m: Windung, speziell gebraucht für die Hirnwindung.

H

H: chemisches Zeichen für Wasserstoff* (Hydrogenium).

h: Zeichen für Stunde (hora) und Vorsatzbuchstabe für hekto = 100, z. B. Hektoliter = 100 l.

Haar: Pilus. Hornsubstanz, die in der Oberhaut (Epidermis) gebildet wird. Das H. setzt sich aus der H.-Wurzel mit der Wurzelscheide und dem H.-Schaft mit der H.-Spitze zusammen (s. Abb. Seite 233).

Haargefäße: Kapillaren*,

Haarkopf: s. Trichuris trichiura*.

Haarleukoplakie: am Rand oder der Oberseite der Zunge bildet sich eine haarförmige Leukoplakie* aus. H. wird insbesondere bei immun*-geschwächten Patienten, vor allem bei AIDS beobachtet.

habituell: gewohnheitsmäßig, wiederholt auftretend.

Habitus m: äußere Erscheinungsform. Beschaffenheit und Haltung des Körpers.

Hackenfuß: s. Pes* calcaneus.

Hadernkrankheit: Milzbrand*-Infektion der Lunge, führt fast immer zum Tod.

Häm, Hämine: Metall-Porphyrin-Verbindungen. Am bekanntesten die zweiwertige Eisenverbindung Häm, Bestandteil des Hämoglobins*, während die dreiwertige Eisenverbindung Hämin Bestandteil des Methämoglobins* ist.

Hämagglutination f: Zusammenklumpung der roten Blutkörperchen.

Hämangioendotheliom n.: bösartige Blutgefäßgeschwulst.

Hämangiom n: gutartige Blutgefäßgeschwulst; häufig im Kindesalter.

Hämarthrose m: Bluterguß in Gelenken.

Hämatemesis f: Bluterbrechen bei Magenblutungen und Blutungen aus Krampfadern der Speiseröhre; zu unterscheiden von Hämoptoe*.

Hämatoblasten: Stammzellen der Blutkörperchen.

hämatogen: mit dem Blutweg zusammenhängend, aus dem Blut stammend.

Hämatokolpos m: in der Scheide angesammeltes Menstruationsblut.

Hämatokrit: Meßmethode, um das Verhältnis der Erythrozyten zum Plasmavolumen zu bestimmen. Man zentrifugiert hierfür gerinnungsgehemmtes Blut.

Hämatologie f: Lehre vom Blut und seinen normalen und krankhaften Eigenschaften.

Hämatom n: Bluterguß, Blutansammlung in Geweben.

Hämatometra f: Ansammlung von Menstruationsblut in der Gebärmutter.

Hämatomyelie f: Blutungen in das Rückenmark, hauptsächlich als Verletzungsfolge, aber auch bei Gefäßerkrankungen.

Hämatopoese f: Blutbildung.

Hämatorrhoe f: Blutsturz, starke Blutungen.

Hämatosalpinx f: Blutansammlung im Eileiter, z. B. bei einer Bauchhöhlenschwangerschaft.

Hämatothorax m: Bluterguß zwischen den beiden Blättern der Pleura*.

Hämatozele: Gebilde aus geronnenem Blut in der Bauchhöhle, z. B. bei Bauchhöhlenschwangerschaft oder Gefäßzerreißungen im Bauchraum.

Hämatozephalus m: Blutungen in die Hirnkammern* oder den Subarachnoidalraum.

Hämatozoen n: Parasiten*, die im Blut leben, z. B. Malariaplasmodien*, Leishmanien*. Trypanosomen*, Spirochaeten*.

Hämaturie f: Ausscheiden von roten Blutkörperchen im Harn bei Nieren- und Harnwegblutungen.

Hämoblastosen f: Sammelbegriff für verschiedene Leukämieformen und Erkrankungen des retikulo-endothelialen Systems* (Lymphogranulomatose*, Retikulose, Plasmozytom*, Retothelsarkomatose*).

Hämochromatose f: krankhafte Eisenablagerungen, im fortgeschrittenen Stadium gekennzeichnet durch Bronzefärbung der Haut, bei gleichzeitigem Diabetes mellitus* und fortschreitender Leberzirrhose*.

Hämodialyse: s. Niere*, künstliche.

Hämodynamik f: Lehre von den physikalischen Voraussetzungen für die Blutströmung.

hämogen: aus dem Blut stammend.

Hämogenase: s. Intrinsic factor*.

Hämoglobin n: Abkürzung Hb, der rote Blutfarbstoff der Erythrozyten, bestehend aus Eiweißkörpern und Häm*. Das H. nimmt in der Lunge Sauerstoff auf, gibt Kohlendioxyd ab und gibt umgekehrt im Gewebe Sauerstoff ab und nimmt Kohlendioxyd auf.

Hämogramm n: die internationale Standardformel für die Auswertung von Blutbildern (Leukozyten-Differential-Blutbild).

Hämolyse f: Austritt von Hämoglobin* aus den roten Blutkörperchen bei Zerstörung der Zellmembran, führt schließlich zum Zerfall der Blutkörperchen. Vorkommen bei chemischer und serologischer* Einwirkung und bei krankhafter Steigerung der hämolytischen Wirkungen von Milz und Retikulum* (s. Ikterus haemolyticus*).

Hämolysine n: Antikörper, die zur Auflösung und zum Zerfall roter Blutkörperchen führen.

Hämomyelogramm n: Untersuchung der Zusammensetzung der Zellen des Knochenmarks, in dem die überwiegende Zahl der roten und weißen Blutkörperchen gebildet wird. Wichtige Untersuchungsmethode für die Differentialdiagnose* verschiedener Blutkrankheiten.

Hämophilie f: Bluterkrankheit; durch erblichen Mangel des Faktors VIII (Hämophilie A) oder des Faktors IX (Hämophilie B) des antihämophilen Globulins* kommt es infolge mangelhafter bis fehlender Blutgerinnung* auch bei geringsten Verletzungen zu lebensbedrohlichen Blutungen. Die Krankheit tritt nur bei Männern auf, während Frauen lediglich die Anlage weitervererben.

Hämophthalmus m: Füllung von Glaskörperraum und/oder Augenkammern mit Blut nach Verletzung, gelegentlich auch bei Kreislaufkrankheiten.

Hämoptoe, Hämoptysis f: Aushusten bzw. -spucken von bluthaltigem Speichel oder Sputum*. Das Blut stammt aus der Lunge oder den oberen Atemwegen.

Hämorrhagie f: Übertritt von Blut aus den Gefäßen in das Gewebe.

Hämorrhoiden f:

1. anatomischer Begriff für den inneren und äußeren Venenring bzw. Venengeflechtsplexus am After;
2. allgemeiner Begriff für krankhafte Erweiterung, meist mit entzündlicher Begleiterscheinung an diesen Venengeflechten. Man unterscheidet innere und äußere H. Häufigste Kennzeichen für das Hämorrhoidalleiden sind zeitweilige Blutungen, allgemeines Unbehagen, Kreuzschmerzen usw. Gefährlichste Komplikation ist die Proktitis*, während die Entstehung von Mastdarmkrebs aus H. äußerst selten ist.

Hämosiderose f: Im Gewebe wird Hämosiderin, eine eisenreiche Substanz, abgelagert, die besonders in Leber und Milz gebildet wird (sog. Eisenspeicherungskrankheit). Ursachen sind unter anderem die perniziöse Anämie*, schwere Leukämie*formen und häufige Bluttransfusionen.

Hämospermie f: Blutbeimischungen im Samenerguß. Ursache: Entzündungen, Tuberkulose und Tumoren der Samenblase.

Hämostase f:

1. Vorgänge bei der selbsttätigen Blutstillung des Organismus durch Blutgerinnung und Krampfverschluß von Gefäßen;
2. Hemmung der Blutzirkulation in Entzündungsgebieten oder Tumoren.

Hämotoxikose f: Vergiftungen, die speziell das Blutgewebe betreffen.

Hämozyten m: Sammelbegriff für Blutzellen.

Hängebauch: bei engem Becken häufig. Die Abb. zeigt Erstgebärende, Ende der Zeit, verengtes Becken, ausgesprochener Hängebauch mit deutlicher Anteflexionsstellung des Uterus und über dem Beckeneingang beweglich stehendem Kopf.

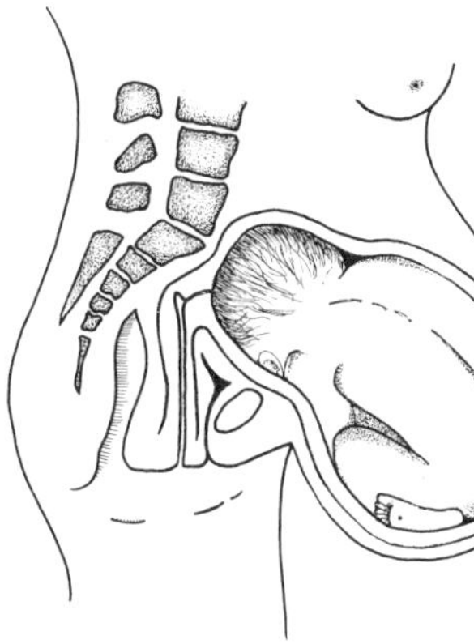

Hängebauch

Haftgläser: Kontaktlinsen, die direkt auf der Hornhaut frei schwimmen und anstelle von Brillen zur Korrektur von Fehlsichtigkeit Verwendung finden.

Haftpsychose: psychische Störungen, die bei Inhaftierung auftreten und weitgehend den echten Psychosen* entsprechen.

Hagelgeschwulst: s. Hordeolum*.

Hagelkorn: s. Chalazion*.

Hakenwürmer: Die wichtigsten sind Ancylostoma duodenale und A. brasiliensis sowie Necator americanus. Die im Kot befindlichen Eier entwickeln sich im Wasser zu Larven und dringen durch die Haut ein. Von dort gelangen sie über die Blutbahn in die Lungen, werden hochgehustet und kommen so in den Darm zurück, wo sie ausreifen und dann im Zwölffingerdarm und im oberen Dünndarm leben. Sie zerstören die Darmwand und führen durch ihre Giftstoffe zu schweren Anämien*.

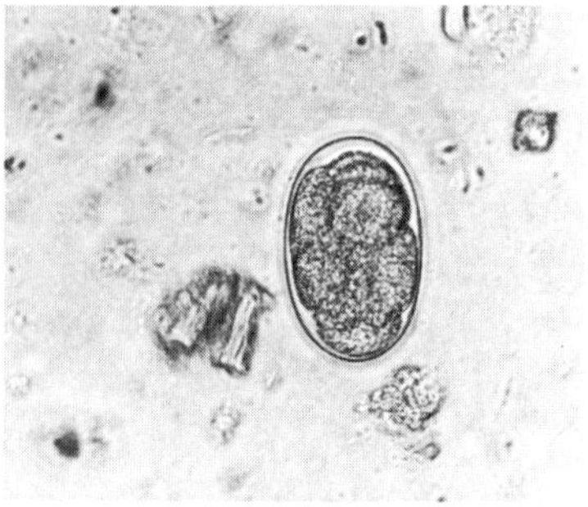

Hakenwurm: Ei im Stuhl

Halbantigene: s. Haptene*.
Halbmilch: Verdünnung von Kuhmilch mit Wasser zu gleichen Teilen unter Zusatz von Kohlenhydraten* zum Angleich an die Zusammensetzung der Muttermilch*.
Halbseitenlähmung: s. Hemiplegie*.
Halbwertszeit: Zeit, in der die Aktivität einer radioaktiven Substanz auf die Hälfte des Ausgangswertes absinkt.
Halitosis f: s. Fötor ex ore*.
Hallux m: Großzehe.
Hallux valgus: X-Stellung der Großzehe im Grundgelenk bei Knick-Spreiz-Fuß, zusätzlich Ballenbildung. Abb. rechts.
Hallux varus: Abspreizstellung der Großzehe zur Körpermittellinie.

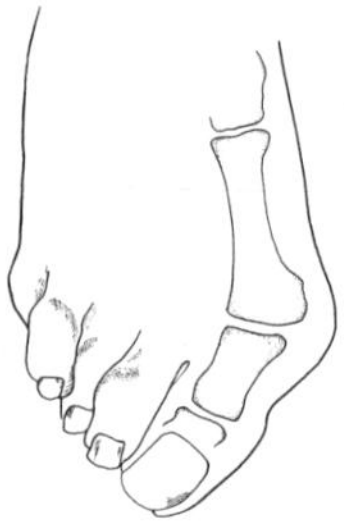

Hallux valgus

Halluzination f: schwere, krankhafte Sinnestäuschung. Dabei werden ohne äußere Ursachen echte Wahrnehmungen erlebt und als tatsächlich und absolut richtig empfunden. Man unterscheidet akustische (Gehör), optische (Sehen), Geruchs-, Geschmacks- und Empfindungs-H. Sie sind häufig bei Schizophrenie*, organischen Hirnerkrankungen, Epilepsie*, Vergiftungen und Alkoholmißbrauch. Physiologisch* können sie beim Einschlafen, im Halbschlaf oder bei Schlafstörungen vorkommen.
Halogene n: die Salzbildner Fluor, Chlor, Brom und Jod, die mit Metallen Salze bilden.
Halsdrüsen: Lymphknoten der Halsregion.
Halsmuskelkrampf: s. Torticullis spasticus*.
Halsrippen: Anomalie. Rippen, die vom 7. Halswirbel als zusätzliche Rippen ausgehen.
Halszysten: aus embryonalen* Kiementaschenresten entstanden.
Haltungsanomalien: s. Abb. Seite 227.
Hammer: Malleus, Gehörknöchelchen*, s. Abb. Seite 424.

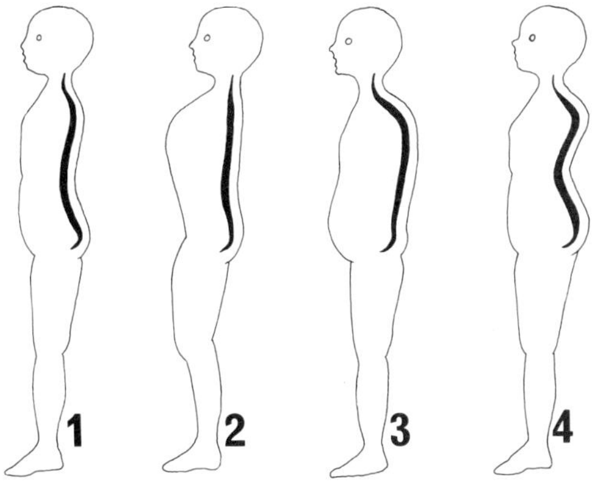

Haltungsanomalien: Normal ist eine aufrechte Körperhaltung mit physiologisch* gekrümmter Wirbelsäule (1). Durch Veränderungen der Wirbelsäule entstehen hiervon abweichende Körperhaltungen: (2) flacher, (3) runder, (4) hohlrunder Rücken. S. auch Wirbelsäulenverkrümmungen*.

Hammerzehe: Überstreckung im Grundgelenk bei gleichzeitiger Beugung im Mittelgelenk.

Hand: Manus. Zum hochdifferenzierten Universal- und Spezialwerkzeug ausgebildetes Organ des Menschen, welches erst die eingreifende und weitgehend verändernde Beeinflussung der Umwelt ermöglichte. Mit Sicherheit ist der vielgestaltige und freie Gebrauch der Hände Hauptanlaß für die Weiterentwicklung des menschlichen Großhirns und der damit verbundenen Intelligenzleistungen gewesen. Bei einer Vielzahl von Erkrankungen kommt es zu hierfür typischen Fehlhaltungen bzw. Fehlstellungen der H. Die wichtigsten sind in den Abb. Seite 228 unten dargestellt und erläutert.

Hand, anomale Stellungen: s. Abb. Seite 228 unten.

Handknochen: s. Abb. Seite 228 oben.

Handwurzel: Carpus.

haploid: einfach. Begriff wird speziell für den halbierten = einfachen Chromosomen*-Satz nach der Zellteilung (Reduktionsteilung) von Gameten* gebraucht. Gegensatz ist diploid.

Haplonten: Zellen* mit einfachem Chromosomen*-Satz.

Haptene n: halbe, nicht vollständige Antigene. Sie gehen zwar mit passenden Antikörpern* Bindungen ein, können aber deren Bildung nicht anregen.

Harn: Urin. Die flüssige Ausscheidung der Nieren, täglich 1000 bis 2000 ml. Normale Farbe hellgelb bis schwach braun, chemische Reaktion schwach sauer bis leicht alkalisch, mittlere Dichte (spez. Gewicht) 1020, enthält verschiedene Substanzen, darunter Harnstoff, Metallionen wie Natrium, Kalzium, Kalium und Magnesium, Harnsäure, Aminosäuren*, Milchsäure, Zitronensäure, verschiedene Hormone* und Enzyme*. Läßt man Harn längere Zeit stehen oder zentrifugiert ihn, so setzt sich das sog. *Harnsediment* (s. Abb. Seite 229) ab. In diesem Bodensatz finden sich:

1. Zellbestandteile aus den Schleimhäuten der Harnwege, sog. Epithelien, die aus den Nierenkanälchen*, Nierenkelchen, Nierenbecken, Harnleitern, Harnblase, Harnröhre und den äußeren Ge-

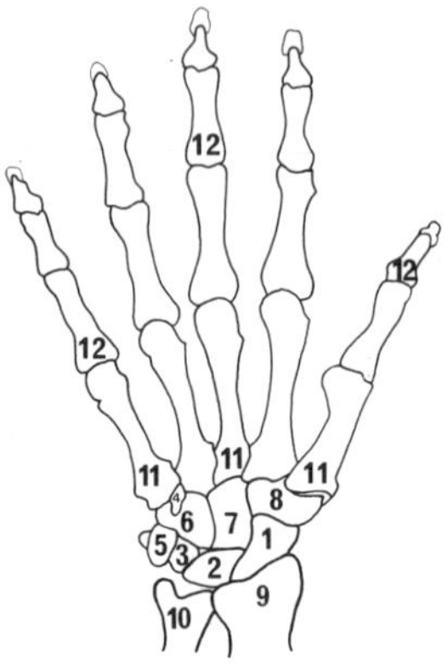

Handknochen: (1) Kahnbein, Os scaphoideum; (2) Mondbein, Os lunatum; (3) Dreiecksbein, Os triquetrum; (4) Erbsenbein, Os pisiforme; (5) Hakenbein, Os hamamatum; (6) Kopfbein, Os capitatum; (7) kleines Vieleckbein, Os trapezium; (8) großes Vieleckbein, Os trapezoideum; (9) Speiche, Radius; (10) Elle, Ulna; (11) Mittelhandknochen, Ossa metacarpalie (fünf); (12) Fingerknochen, Ossa digitorum manus (fünf), jeder Fingerknochen besteht aus drei Gliedern, Phalangen, der Daumen nur aus zwei.

schlechtsorganen* stammen. Aus dem Vorhandensein, der Anzahl und dem Aussehen dieser Epithelien lassen sich wichtige Rückschlüsse auf Erkrankungen des Harnsystems ableiten;

2. rote und weiße Blutkörperchen im H. geben ebenfalls Hinweise auf krankhafte Störungen;
3. sogenannte Zylindereiweißsubstanzen, die ihrer Form wegen so benannt sind. Sie weisen auf bestimmte Krankheiten des Urogenitalsystems hin;
4. bei Infekten können sich verschiedene Bakterien im Harn befinden;
5. nichtorganische Bestandteile wie Salze, die zum Teil kristallisieren

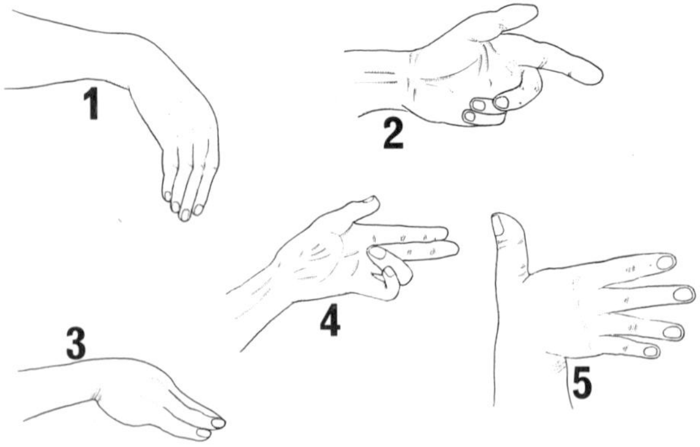

Hand, anomale Stellungen: (1) Fall- oder Hängehand, entsteht durch Lähmung des Nervus radialis, wodurch die Streckmuskeln schlaff werden und die Hand nicht mehr strecken können; (2) Affenhand, entsteht durch Lähmung der Daumenmuskeln z. B. bei Syringomyelie*, Lateralsklerose*, Medianuslähmung; (3) Flossenhand bei Syringomyelie*; (4) Geburtshelferstellung bei Tetanie*; (5) Flaggenhand bei spinaler Kinderlähmung*.

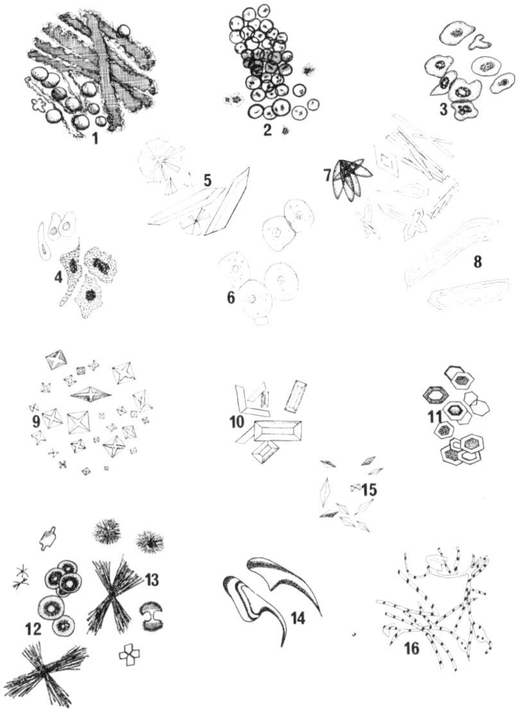

Harnsedimente: (1) Erythrozyten* und Fibrin*-Gerinnsel; (2) Leukozyten*, bei Entzündungen der Harnorgane; (3) Epithel* -Zellen aus der Niere; (4) Epithel aus Nierenbecken und Harnleiter*; (5) Kristalle aus Kalziumphosphat, Hinweis auf chronischen Harnweginfekt und Urinstauung; (6) Deckepithel aus der Harnblase; (7) Kristalle aus Harnsäure; (8) hyaline Zylinder; (9) Kristalle aus Kalziumoxalat, 75 % aller Kristalle; (10) Tripelphosphat, sog. Sargdeckelkristalle; (11) Cystinkristalle bei familiärer Cystinurie; (12) Leucin- und Tyrosinkristalle bei Leberschaden; (13) Rosetten und Prismen aus Harnsäure bei sauerem Harn; (14) Echinokokkus* -Häkchen; (15) Kristalle aus Indigo, Beispiel für die Ausscheidung körperfremder, von außen her aufgenommener Stoffe; (16) Fadenpilzgeflecht bei Harnweg-Mykose*.

oder auch in amorpher Form vorliegen, haben für diagnostische Zwecke weniger Bedeutung.

Harnblase: s. Vesica urinaria*.

Harnblasendivertikel: Ausbuchtungen der Harnblasenwand, s. auch Divertikel*.

Harnblasenendometriose f: Einnistung von Endometrium*-Gewebe aus Gebärmutter, welches als Folge von Gebärmutterdurchbrüchen bei gynäkologischen Operationen in die Harnblase implantiert wurde. Die Implantate* unterliegen dem Menstruationszyklus*, so daß es gleichzeitig mit der Regelblutung auch zu Blutungen aus der Harnblase kommt.

Harnblasenentzündung: s. Zystitis*.

Harnblasenkarzinom: eine Krebsgeschwulst, von der Blasenschleimhaut ausgehend. Sehr schwerwiegende Erkrankung, die häufig spät erkannt wird, d. h. erst nach ihrer Ausbreitung und Metastasierung*.

Harnblasenstich: Punktion. Künstliche Entleerung der Harnblase bei Verschluß der ableitenden Harnwege, erfolgt entweder mit einer Kanüle* oder einem Trokar*, mit dessen Hilfe dann ein Dauerkatheter* eingelegt werden kann.

Harnblasentuberkulose: meist mit Nieren- oder Genital-Tuberkulose vergesellschaftete spezifische Infektion.

Harngrieß: sehr kleine sandförmige Konkremente*, die in ihrer Zusammensetzung Harnsteinen entsprechen.

Harninfiltration: Durchsetzung von Gewebe, z. B. Niere, Blase, ableitende Harnwege, mit Urin, meist als Verletzungsfolge. Führt fast immer zur Phlegmone* und häufig zur lebensgefährdenden Urinvergiftung.

Harninkontinenz: der willkürlichen Beeinflussung nicht unterworfener, unkontrollierter Abgang von Urin. Er kann entweder durch eine Lähmung oder Behinderung der Schließmuskulatur verursacht oder eine Folge von Störungen und Schädigungen der entsprechenden Zentren im Rückenmark sein.

Harnkanälchen: s. Tubuli renalis der Niere*.

Harnkonkremente n: krankhafte Bildung von Harnsteinen bzw. Harngrieß durch Ausfällung der im Harn gelösten Salze und Zusammenballung um einen sog. Kern. S. auch Nierensteine*.

Harnleiter: s. Ureter*.

Harnleiteratonie f: Durch Hemmung bzw. Fortfall der wellenartigen Zusammenzieh-Bewegungen des Harnleiters (Peristaltik) und einer damit meist verbundenen schlaffen Erweiterung kommt es zur Verlangsamung des Harnflusses, was bei anhaltender Störung zu Hydronephrose* und/oder Hydroureter* führt. Ursachen für die H. sind:

1. Infektionen oder Einwirkung von Toxinen*;
2. nervös bedingte Lähmung von Nierenbecken und unteren Harnleiterabschnitten;
3. hormonelle Störungen während der Schwangerschaft.

Harnleiterpapillom n: gutartige Geschwulst, häufig mit einem bis zu 15 cm langem Stiel, die in weiteren Abschnitten des Harnleiters und in der Blase, jedoch nicht in anderen Organen Metastasen* setzen kann.

Harnleiterstenose: Verengung des Harnleiters, beispielsweise nach Operationen, Bestrahlungen, Verletzungen durch Steine, bei Tumoren, Infektionen, Gefäßerkrankungen, aber auch angeboren. Führt häufig zum Rückstau des Harns in die oberen Harnwege und Nieren und zu den damit verbundenen Erkrankungen (s. Harnstauungsniere*).

Harnorgane: Nieren, Nierenbecken, Harnleiter, Harnröhre und Blase (s. Abb. 231).

Harnröhre: s. Urethra*.

Harnröhrenatresie f: angeborener Harnröhrenverschluß, der unmittelbar nach der Geburt operiert werden muß, da das Kind sonst stirbt.

Harnröhrendivertikel: Blindsackbildung (s. auch Divertikel*); meist infolge einer Harnröhrenverengung.

Harnröhrenkarbunkel: schwammiger, bläulich-roter, gutartiger Tumor an der Harnröhrenmündung bei Frauen.

Harnsack, embryonaler: s. Allantois*.

Harnsäure: Acidum urivum. Ausscheidungsfähiges Stoffwechselendprodukt der Purine, das sind Nucleinsäuren aus den Zellkernen. Die H. bildet mit Metallen Salze, die sog. Urate. Ablagerung von harnsauren Salzen, vor allem in Gelenken, führt zur Gicht*. Vermehrung der Harnsäure im Serum über durchschnittlich 7 mg/100 ml bezeichnet man als Hyperurikämie*.

Harnsediment: Bodensatz aus den festen Bestandteilen des Urins, durch Zentrifugieren gewonnen. Die einzelnen Bestandteile kommen zum Teil normal im Harn Gesunder vor, zum Teil sind sie wichtiger Hinweis auf Erkrankungen der Harnorgane*. S. Abb. Seite 229 und Harn*.

Harnsepsis: s. Urosepsis*.

Harnsperre, Harnverhaltung: entsteht durch mechanische Abflußbehinderung und ist nicht mit Anurie* zu verwechseln.

Harnstarre: s. Isosthenurie*.

Harnstauung: wird durch Entleerungsstörungen der ableitenden Harnwege hervorgerufen, deren Ursachen meist mechanisch wirkende Hindernisse sind: (1) Verengung des Nieren-

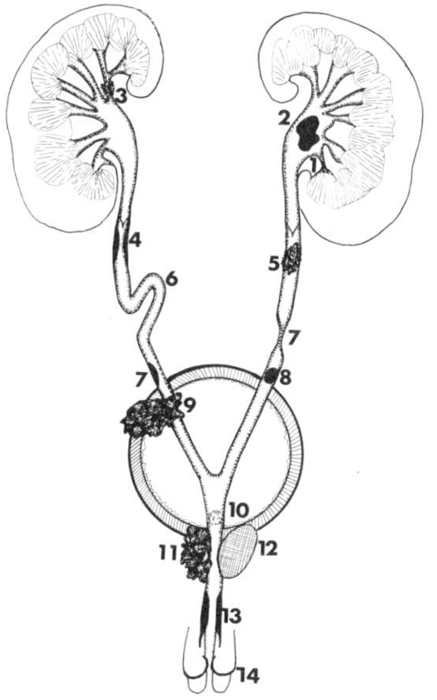

Harnstauung

kelchhalses; (2) Stein im Nierenbekken; (3) Tumoren in Nierenbecken und Harnleiter; (4) angeborene Verengung; (5) entzündliche Verengung; (6) Schleifenbildung; (7) Verengungen durch Außendruck (z. B. Tumoren); (8) Steine; (9) Blasenkrebs; (10) Verengung des Schließmuskels; (11) Prostatakrebs; (12) Prostatahypertrophie*; (13) Harnleiterverengung; (14) Phimose*.

Harnstauungsniere: entsteht durch Rückstauung von Harn durch Abflußbehinderung in den ableitenden Harnwegen. In den Anfangsstadien noch rückbildungsfähig, später in Hydronephrose* übergehend. S. auch Harnleiterstenose*.

Harnsteine, Nierensteine, Nephrolithiasis: Bis jetzt weiß man, daß

Fehlernährung (z. B. eiweiß- und fettreiche Nahrung), hormonelle Störungen des Kalkstoffwechsels und Störungen des Harnsäurestoffwechsels zusammen mit einem bisher nicht geklärten, von der Niere ausgehenden Faktor die Ursachen für Steinbildung in den Harnorganen sind. Aber auch chronische Harnweginfekte, Nierentuberkulose, übermäßige Ausscheidung schwerlöslicher Harnbestandteile wie Kalziumoxalat, Änderungen in der Konzentration der Harnbestandteile und zur Umlagerung anregendes Material, wie Bakterienmassen, Blutgerinnsel oder abgestoßenes Gewebe, regen zur Nierensteinbildung an. Ein Großteil der Steine verursacht keine Beschwerden. Treten Beschwerden auf, sind diese typisch: anhaltende Nierenschmerzen oder Koliken, Bluturin, Übelkeit und oft Blähungen. Die Röntgenuntersuchung sichert die Diagnose. Die wichtigsten Behandlungsmaßnahmen betreffen die auslösenden Ursachen. Kleine Steine gehen meist spontan ab, größere müssen chirurgisch entfernt werden, da die Gefahr eines Harnwegverschlusses oder einer Störung der Nierenfunktion gegeben ist. Das chronische Steinleiden macht über längere Zeit meist keine Beschwerden, zumal die Steine eine Größe erreichen, die ihren Eintritt in ableitende Harnwege unmöglich macht. Die Steingröße bei chronischen Steinleiden nimmt oft beträchtliche Ausmaße (sog. Ausgußsteine) an.

Harnstoff: Urea. Doppelte Amidverbindung der Kohlensäure. Der H. ist ein wesentliches Endabbauprodukt im Eiweißstoffwechsel. Die Bildung erfolgt in der Leber, die Ausscheidung in der Niere durch Filtration; ein Teil des H. wird dabei wieder rückresorbiert.

Harnstottern: Dysuria psychica. Unfähigkeit, in Gegenwart anderer zu urinieren.

Harnvergiftung: entsteht durch ungenügende Ausscheidung harnpflichtiger Stoffe; s. Urämie*.

Harnverhaltung:

1. akut, durch mechanische Behinderung, z. B. verklemmten Blasenstein, Verletzungen oder Tumoren usw., verhinderte Harnentleerung;
2. chronisch, nicht vollständige Entleerungsmöglichkeit der Blase, z. B. bei fortgeschrittenen Prostataerkrankungen, bei Störungen des Schließmuskels der Harnröhre und bei verschiedenen Querschnittslähmungen* des Rückenmarks.

Harnzucker: Ausscheidung von Zucker (hauptsächlich Glukose) im Harn bei Diabetes mellitus* und bei Diabetes renalis*.

Haschisch n: Marihuana, Charas, Bhang, aus den weiblichen Blüten des indischen Hanfes (Cannabis indica) gewonnenes Rauschgift; wird fast ausschließlich, zum sog. Joint geformt, geraucht. Die Wirkung ist sehr unterschiedlich und hängt vom Wirkstoffgehalt, der Persönlichkeitsstruktur des Benutzers und auch von der Situation, in der Marihuana genommen wird, ab. Obwohl H. zu ähnlichen Effekten führen kann wie Haluzinogene und narkotische Drogen, kann es weder der einen noch der anderen Gruppe zugesprochen werden. Es hat weder eine aufputschende noch eine beruhigende Wirkung. Der Effekt einzelner Marihuanazigaretten bei »Probierern« dürfte vorwiegend eingebildet sein und aus einer Mischung von Neugierde, Angeberei, Beeinflussung und Hoffnung auf Gefühlsumkehr zustande kommen. Erst nach längerer Einwirkung höherer Dosen beobachtet man Verhaltensveränderungen, die mit Albernheit und grundlosem Kichern beginnen, dann zu Dämmerzuständen, Beglükkungsgefühlen, sexuellen Erregungen, Unruhe, Unrast sowie zu Sinnestäuschungen (Halluzinationen) führen. Im weiteren Verlauf kann es zu Wesensveränderungen kommen, die schizophrenieähnliche Zustände hervorrufen. H.-Abhängigkeit führt bei Konsumunterbrechung nicht zu körperlichen Entzugserscheinungen. Der Anteil an Gelegenheitsprobierern, an der Gesamtheit der Rauschgiftabhängigen gemessen, nimmt ständig ab, während sich der harte Kern jugendlicher Drogenabhängiger konstant hält. Innerhalb der Gruppe nimmt jedoch der Anteil von Opiat*- und besonders von Heroin*-Abhängigkeit laufend zu. S. auch Übersichtstabelle Seite 134.

Hasenpest: Tularämie*.

Hasenscharte: Lippenspalte. Angeborene seitliche Oberlippenspalte, Cheiloschisis*.

Hauptschlagader: Aorta*.

Hauptzellen:

1. nichtgranulierte Zellen im Hypophysen*-Vorderlappen, die dort einen Teil der Hormone* bilden;
2. in der Magenschleimhaut kleiden sie die Magendrüsen aus und bilden die inaktive Vorstufe des Enzyms Pepsin*.

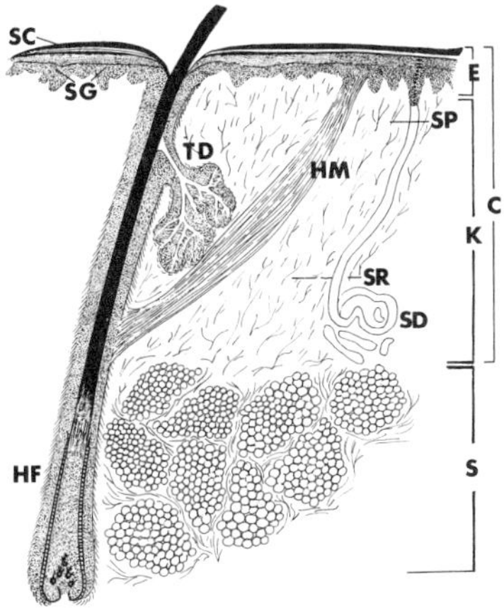

Haut

Haut: Kutis*; besteht aus zwei Schichten, der Epidermis (E) und dem Korium (K), beide zusammen bezeichnet man als Kutis (C). Darunter liegt aufgelockertes, fetthaltiges Bindegewebe, die Subkutis (S). Die Epidermis besteht aus mehrschichtigem Platten-Epithel*, das nach außen verhornt (Stratum corneum, SC). Die untere Epithelschicht (Stratum germinativum, SG) sorgt durch Zellteilung für Nachschub der sich stetig abschilfernden Hautoberfläche. Aus der Epidermis entwickeln sich die *Hautanhangsgebilde* Haare, Nägel, Talg- (TD) und Schweißdrüsen (SD). Der Haarfollikel (HF) besteht aus der Wurzelscheide, die den Haarschaft umgibt, und einer Bindegewebshülle. Die Talgdrüsen münden direkt in die Haarfollikel. Jeder Haarfollikel ist durch die Haaraufrichtemuskeln (HM) mit der Hautoberfläche verbunden. Das Korium (Lederhaut, K) besteht aus Bindegewebslamellen und enthält Nervenendigungen: die Tastkörperchen für die Tast- und Druckempfindung und die Lamellenkörperchen für Druck- und Vibrationsempfindung. Außerdem verlaufen in der Lederhaut, bei der man eine papilläre (SP) und eine retikuläre (SR) Schicht unterscheidet, Blut- und Lymphgefäße.

Hautatmung: bewerkstelligt etwa 3 % des Gasaustausches durch Abgabe von CO_2 und Aufnahme von Sauerstoff.

Hautdrüsen: s. Schweiß*- und Talg-Drüsen*.

Hautjucken: s. Pruritus*.

Hautkarzinom: Krebsgeschwulst, die sich aus dem ektodermalen* Teil der Haut ableitet. Nach ihrer Schichtzugehörigkeit unterscheidet man Basaliome* und Spinaliome*.

Hautkrankheiten: Dermatosen. S. Abb. unten.

Hautödem, akutes: Quincke-Ödem*.

Hautpilzerkrankungen: Dermatomykosen*.

Hautplastik: operative Methoden zur Behandlung von Hautdefekten, entweder durch Überpflanzung aus anderen Hautgebieten unter Aufrechterhaltung eines Versorgungsstiels zum Anwachsen im Defektgebiet oder durch freie Gewebsübertragung von einer anderen Körperstelle, z. B. nach den Methoden von Thiersch, Reverdin und Wolf und Krause.

Hauttalg: Produkt der Talgdrüsen, bestehend aus Fetten, Wachs, Cholesterin und Fettsäuren.

Hauttuberkulose: Infektion der Haut mit Tuberkelbazillen, s. Tuberkulose*.

Hautturgor m: der physiologische Spannungszustand, der durch den Flüssigkeitsgehalt des Hautgewebes entsteht. Abnahme des normalen Turgors, insbesondere im jugendlichen

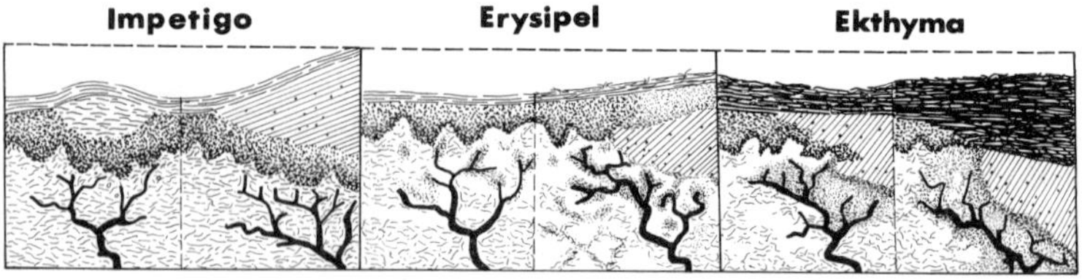

Hautkrankheiten, infektiöse: Pyodermien. Werden durch verschiedene Bakterien ausgelöst, überwiegend Staphylo-, aber auch Streptokokken*. Die Abb. zeigt drei der wichtigsten Formen, die nicht an Hautanhangsgebilde gebunden sind: Impetigo, mit seröser Flüssigkeit gefüllte Blasen bildend (links), die dann von Leukozyten* in Eiterbläschen zersetzt werden; Erysipel, zunächst Entzündung im Korium* (links), dann Blasenbildung und Abhebung der Epidermis*; Ekthyma, zunächst die Bildung eines Eiterbläschens unter der Epidermis (links), später Nekrosen* und Eiter in der Subkutis und darüber verhornende Epidermisschichten.

Alter, ist fast immer ein Hinweis auf Krankheitszustände.

Hb: Abkürzung für Hämoglobin*.

HCL: chemische Formel für Salzsäure*.

Head-Zonen: Bestimmte Hautgebiete (sog. Dermatome) werden aus denselben Rückenmarkssegmenten* mit sensiblen (Empfindungs-) Nerven versorgt, wie auch bestimmte innere Organe (z. B. Darm, Leber, Herz, Magen, Gallenblase usw.) aus diesen Segmenten vegetativ innerviert werden, so daß bei Erkrankungen dieser inneren Organe schmerzhafte Reize auf die zugehörigen H. Z. übertragen werden. Umgekehrt benutzt man z. B. bei der Segmenttherapie* oder bei der Akupunktur* eine Beeinflussung der sensiblen Fasern der H. Z., um eine Wirkung auf zugehörige innere Organe ausüben zu können.

Hebephrenie f: meist im Pubertätsalter beginnende Form der Schizophrenie*, auch als Dementia praecox oder Jugendirresein bezeichnet.

Hedrozele f: Hernia perinealis, Beckenbodenbruch.

Hefe: Saccharomyces. Einzellige, durch Sprossung sich vermehrende Pilze, die sehr eiweiß- und vitaminreich sind und als medizinische H., Bier-, Wein-, Bäcker-, Nähr-, Futter-, Backhefe usw. weitgehend Verwendung finden.

Heilanästhesie f: lokale Schmerzbehandlung beispielsweise bei Neuralgien*, Rheumatismus usw. durch Einspritzung von Novocain, Impletol und ähnlichen Präparaten in oder unter die Haut der betroffenen Gebiete oder in Neuralsegmente usw.

Heilanstalten: veralterte Bezeichnung für Krankenanstalten zur Unterbringung Geisteskranker.

Heilpraktiker: üben laienhaft medizinische Handlungen aus, sind staatlich nicht approbiert, dürfen z. B. keine Geschlechts- und keine meldepflichtigen Infektionskrankheiten behandeln, keine Pockenschutzimpfungen durchführen, keine Betäubungsmittel und stark wirkenden Arzneimittel verschreiben und keinen Leichenschein ausstellen.

Heilverfahren: s. Kur*.

Heiserkeit: Raucedo, Rausitas. Rauhe Stimme mit Verminderung des Klanges bei Kehlkopferkrankungen und Stimmbandlähmungen.

Helferzellen: T_4-Lymphozyten, eine Unterklasse der T-Lymphozyten; diese Sonderform von Lymphozyten* aktiviert bei Kontakten mit Zellen, die Antigene* enthalten, die Killerzellen* und Makrophagen*, fördert die Vermehrung von B-Lymphozyten und deren Reifung zu Plasmazellen*; außerdem regt sie die Bildung spezifischer Antikörper* an. Die Anregung der o. a. Effekte, die vor allem für die Auslösung der Immunantwort* wichtig sind, erfolgt neben dem direkten Zellkontakt auch durch die Ausschüttung humoral*-wirksamer Substanzen (Lymphokine und Interferone*).

helkogen: aus Geschwüren entstanden.

Helkologie f: Lehre von den Geschwüren.

Hellosis f: Sonnenstich*.

Helminthen f: Eingeweidewürmer.

Helminthasis f: Eingeweide-Wurmkrankheiten.

Helodes n, **Helopyra** f: Sumpffieber, Malaria*.

Hemeralopie f: Nachtblindheit als Folge einer Störung des Stäbchenapparates in der Netzhaut. Kann Folge eines Vitamin-A-Mangels sein, aber auch eine ererbte Funktionsstörung oder eine degenerative Erkrankung des inneren Auges als Ursache haben.

hemi: die halbe Seite betreffend. Häufig gebrauchte Vorsilbe, z. B. Hemiparese = Halbseitenlähmung.

Hemiplegie f: Halbseitenlähmung, motorische Lähmung einer Körperhälfte.

Hemisphäre f: Halbkugel. Begriff vor allem im Zusammenhang mit dem Hirn gebraucht, z. B. Großhirn-H.

Hemmstoffe: biologische* Substanzen, die Wachstum und/oder Zellteilung von Keimen oder deren Sporen hemmen oder verhindern, s. auch Inhibitoren*, Zytostatika*.

Hemmung:

1. physiologisch: Dämpfung eines Erregungsvorganges durch Aufeinandertreffen von entgegengesetzt wirkenden Reizen in derselben Nervenbahn;
2. die inhibitorische Wirkung von Hemmstoffen* auf Virusinfektionen;
3. psychisch: Verlangsamung von Denkvorgängen, Einschränkung der Vorstellungskraft, der Auffassungs- und Entschlußfähigkeit und Herabsetzung von Bewegungs- und Betätigungsantrieben. Vgl. auch Depressionen*, Stupor*, Manie*.

Hemmungsreaktion: serologische* Reaktion, bei der vorrangige Antigen-Antikörper-Reaktion* den Ablauf zweitrangiger Reaktionen hemmt. Man kann damit unbekannte Antigene und in besonderen Fällen auch unbekannte Antikörper nachweisen. Auf diesen Erkenntnissen beruht z. B. der Nachweis von Blutgruppenfaktoren zur Blutgruppenbestimmung* oder die Komplementbindungsreaktion*, wie sie z. B. bei der Wassermann-Reaktion* angewandt wird.

Hepar n: Leber*.

Heparin: Substanz, die die Blutgerinnung durch Wirkung auf das Thrombin hemmt, indem Fibrinogen nicht mehr in Fibrin* und Prothrombin nicht mehr in Thrombin umgewandelt werden kann. S. Blutgerinnung*.

hepaticus: die Leber betreffend.

Hepatitis f: Leberentzündung. Bei den akuten Formen ist die Virus-Hepatitis (s. Hepatitisvirus*) von H.-Formen anderer Ursache, wie Weil-Krankheit (Infektion durch den Erreger Leptospira icterohaemorrhagicae), Gelbfieber- und Vergiftungs-H., abzugrenzen. Die hervorstechenden Symptome sind Ikterus* (Gelbsucht) mit rotfleckigem Ausschlag im Gesicht und ein Vorstadium, das sich meist als grippeähnlicher Infekt mit hohem Fieber, rheumatischen Beschwerden und Durchfällen darstellt. Zuverlässige Laborbefunde sind Erhöhung der Gamma-GT, GOT und GPT sowie des Bilirubins. Gefürchtete Folgezustände sind Übergang in chronische H. und Zirrhose. Bei der chronischen H. sind die Symptome oft gering ausgeprägt. Durch den fehlenden Ikterus gibt es häufig Fehldeutungen. Leitsymptome sind eine vergrößerte und verhärtete Leber, eine meist tastbare Milz und fahlgelb-braune Haut mit Sternchenzeichnung. Hinweise aus Laborbefunden fehlen zu einem hohen Prozentsatz, die Erkrankung verläuft häufig funktionell stumm. Die Diagnosesicherung ist nur über Laparoskopie* und Leberpunktion möglich. S. auch Tabelle Leberkrankheiten Seite 328.

Hepatitisvirus: die Erreger der infektiösen (Virus A) und der serogenen (Virus B) Hepatitis. Virus A kann sowohl über den Verdauungsweg als auch parenteral*, Virus B nur parenteral über das Blutserum (deshalb serogen) übertragen werden.

hepatogen: in der Leber entstanden.

Hepatom: alle Arten primärer (= dort zuerst auftretender) Lebertumoren.

Hepatomegalie f: Lebervergrößerung.

Hepatopathie f: allgemeine Bezeichnung für Erkrankungen der Leber.

Hepatophlebitis f: Entzündung von Lebervenen.

Hepatoptose f: Lebersenkung.

Hepatose: allgemeine Definition für Schädigungen des Parenchyms* der Leber durch Giftstoffe von Bakterien, chemische Substanzen und Stoffwechselprodukte. Der klinische Begriff ist die cholestatische H., die durch eine Giftstoffschädigung der eigentlichen Leberzellen entsteht und als deren Folge eine Störung der Ausscheidung des Gallenfarbstoffes Bilirubin aus der Leberzelle resultiert. Der Vorgang ist nicht entzündlich, führt jedoch zu einer gefährlichen intrazellulären Selbstvergiftung des Lebergewebes. Auslösende Substanzen sind vor allem Medikamente. Leitsymptome sind Ikterus*, Hautjucken und eine stark vergrößerte, weiche Leber.

Herd: Focus. Lokalisierter, begrenzter Krankheitsherd bzw. Entzündungsherd; s. Fokalinfektion.

Herediät f: Vererbung elterlicher Merkmale auf die Nachkommen (abgeleitet: hereditär = erblich).

Hermaphroditismus m: abgeleitet von den Götternamen Aphrodite und Hermes; medizinische Bezeichnung für Zwitter*. Ein echter H., bei dem gleichzeitig männliche und weibliche Keimdrüsen nachweisbar sind, ist überaus selten. In der Regel finden sich gleichzeitig nur die Keimdrüsen eines Geschlechtes und entgegengesetzte sekundäre Geschlechtsmerkmale; man spricht dann vom Pseudo-H. In der Regel wird auf diese Weise das anlagemäßig nicht vorhandene Geschlecht vorgetäuscht, d. h., bei einem Individuum können, meist zum Teil verkümmert, männliche Geschlechtsmerkmale, wie Penis, männliche Stimme, männliche Behaarung usw. ausgebildet sein, die weiblichen Brüste fehlen, während die Keimdrüsen Ovarien sind. Die betroffene Person fühlt sich psychisch mit zunehmendem Alter immer mehr als Frau und kommt so in schwierige seelische Konflikte. Durch Behandlung mit höheren Dosen weiblichen Sexualhormons und zusätzliche operative Eingriffe kann eine begrenzte »Geschlechtsumwandlung« durchgeführt werden. Hermaphroditen sind in der Regel jedoch nicht zeugungsfähig. Schwierig ist die Abgrenzung des H. von einer Vielzahl anderer geschlechtlicher Anomalien, die in der Hauptsache die Ausbildung scheinbar entgegengesetzter sekundärer Geschlechtsmerkmale betreffen.

Hernia f: Bruch, Hernie. Durch sog.

Bruchpforten, das sind Bauchwandlücken, treten Darm- und Netzteile in eine Bauchfellausstülpung, den sog. Bruchsack, zwischen Bauchfell und Muskulatur unter die Haut aus. Eine besondere Gefahr ist die Abklemmung von Darmabschnitten mit nachfolgender Gangrän*, der sog. eingeklemmte Bruch. Der Begriff H. wird aber auch noch für verschiedene andere pathologisch-anatomische Abnormitäten gebraucht, so z. B. H. zerebri = Hirnvorfall (Enzephalozele*); H. diaphragmatica = Zwerchfellbruch; H. inguinalis = Leistenbruch, die häufigste Hernienform; H. labialis = Leistenbruch der Frau, der in die großen Schamlippen übergeht; H. scrotalis = Hodensackbruch; H. umbilicalis = Nabelbruch.

Heroin: Diacetylmorphin. Sehr starkes, überaus gefährliches, meist bereits nach der ersten Injektion zur Sucht führendes Rauschgift. Die Verwendung ist auch für medizinische Zwecke streng verboten. Heute stellt sich H. als das Hauptproblem der Drogenabhängigkeit* bei Jugendlichen dar. Es wird unter die Haut, in die Muskeln und vor allem in die Venen gespritzt. Um Einstichstellen zu verschleiern, wird die Injektion nicht selten an ungewöhnlichen Stellen, wie Fußsohle, Zunge oder Penis, vorgenommen. Die Wirkung des H. gleicht der des Morphins, ist jedoch sechsmal stärker. Entsprechend hoch ist damit auch die Suchtgefahr. In akuten Stadien kommt es zu Erröten, Starre und Engwerden der Pupillen, Verlangsamung und Verflachung der Atmung. Mit zunehmendem Mißbrauch kommt es zu schlaffer Haltung, Appetitlosigkeit, Abmagerung, fahler Gesichtsfarbe, Schlaflosigkeit und chronischer Verstopfung. Die Urteils- und Willenskraft und die geistigen Fähigkeiten bilden sich auffällig und meist rasch zurück, bis es zuletzt zu einem völligen körperlichen und geistigen Verfall kommt. Es folgt soziale Verwahrlosung, die nicht selten mit kriminellen Verhaltensweisen, vor allem Eigentums- und Aggressionsdelikten, verbunden ist. Charakterisiert ist diese asoziale Verwahrlosung durch Arbeitsscheu, planloses Vagabundieren, unwirklich-phantastische Zukunftsbilder, Verlust erlernter Handfertigkeiten. Sehr bald schon kommt es zu einem völligen Abbruch menschlicher Kontakte und der Beziehungen zu Angehörigen und Freunden, die nicht drogenabhängig sind. Der Süchtige sucht und findet seinen Umgang und seinen neuen Lebensbereich nur noch unter seinesgleichen in der sog. Drogenszene. In diesem Milieu kommt es zur Verwahrlosung der Unterkunft, Kleidung und Hygiene und durch mangelhafte Ernährung zusätzlich zu Erkrankungen wie Leberentzündungen, Tuberkulose, Herz- und Lungenkrankheiten sowie zu den verschiedensten Infektionen. Potenz und Libido nehmen rasch ab und verschwinden gänzlich. Nicht selten ist die Überdosierung Todesursache; sie kommt meist dadurch zustande, daß entgegen der üblichen Gepflogenheit nicht verdünntes, sondern zwischendurch normales, konzentriertes Gift auf den Markt kommt. Die Symptome sind zunächst dieselben, wie die unter den akuten Stadien beschriebenen. In schneller Reihenfolge kommen jedoch ein Schwachwerden von Herztätigkeit und Puls, zunehmende Atemstörung mit Blauverfärbung und tiefer Schlaf, der in ein Koma übergeht, hinzu. Der Tod tritt durch Atemlähmung ein.

Herpes m: Sammelbegriff für Hautkrankheiten, die durch eine Anzahl meist zusammenhängender, schmerzender Bläschen mit flüssigem Inhalt gekennzeichnet sind. Am bekanntesten sind H. labialis; eine Viruserkrankung im Bereich der Lippen, H. zoster, veraltete Bezeichnung für Zoster*, und H. simplex, die fieberhafte Reizbläschenkrankheit.

Herpesviren: die am weitesten verbreitete Virengruppe, deren wichtigste Vertreter Herpes-Simplex- und Zytomegalie-Virus sind.

Hertz: Schwingungszahl pro Sekunde.

Herz, Cor, Cardia: Muskelhohlorgan, welches nach dem physikalisch-mechanischen Prinzip einer ventilbestückten Druck-Saug-Pumpe arbeitet. Die Muskelfasern ziehen sich im Wechsel zusammen (Kontraktion = Systole) und erschlaffen dann wieder (Diastole). Dadurch wird unaufhörlich das Blut durch die Gefäße gepumpt und der Kreislauf in Gang gehalten. S. Abb. Seite 87.

Herzakzeleration f: Bei Fieber wird pro Grad Celsius Temperaturerhöhung die Herzschlagfolge um rund 8 Schläge in der Minute gesteigert.

Herzaneurysma n: eine sackförmige Ausbuchtung der Herzwand, meist nach Herzinfarkt*.

Herzbeutel: Perikard. Besteht aus zwei Blättern, wobei das innere (Epicard) dem Herzen direkt aufliegt. Stellt einen allgemeinen Abschirmschutz dar und verhindert durch seine Elastizität eine Überdehnung des Herzens während der Arbeit.

Herzdämpfung: Bei der Perkussion* entsteht innerhalb der Herzgrenzen ein Schall, der dumpfer ist als über den Lungen, so daß Herzgröße und -lage durch die Perkussion ungefähr bestimmt werden können.

Herzflimmern: von den autonomen Reizleitungssystemen* des Herzens nicht mehr beherrschte, unregelmäßige, meist stark beschleunigte Aktionen der Herzkammern. Tritt auf bei Herzmuskelinfarkt, Starkstrom- und Giftschädigungen des Herzmuskels, Herzklappenfehlern, Muskeldegeneration des Herzens, Lungenembolie usw. Wird nicht umgehend behandelt (Defibrillation*), so führt H. rasch zum Tod.

Herzformen: Röntgenologisch stellen sich bei Thoraxaufnahmen verschiedene Herzformen dar.

Herzfrequenz: Zahl der Herzschläge pro Minute. Sie ist abhängig von Lebensalter, Körpertemperatur, Kreislaufverhältnissen, Geschlecht, atmosphärischem Druck sowie klimatischen Verhältnissen, körperlicher und seelischer Belastung usw. Als normaler Durchschnittswert wird beim ruhenden erwachsenen Mann 70, bei der Frau 75, beim Kleinkind 130 angenommen. Im höheren Lebensalter steigt die Frequenz normalerweise auf 80 bis 90. Bei enormer körperlicher Belastung, z. B. extremen sportlichen Anstrengungen, kann sie bis auf 250/min. ansteigen. Andauernde Beschleunigung (über 130 bis 140/min. = Tachykardie) oder Verlangsamung (unter 60/min. = Bradykardie) muß als krankhaft angesehen werden.

Herzgeräusche:
1. normale Herztöne überlagernde Geräusche bei Herzklappenfehlern;
2. Strömungsgeräusche hört man bei höherem Fieber und bei Basedow*-Kranken.

Herzglykoside: pflanzliche Arzneimittel, die die Zusammenziehungskraft (Kontraktionsfähigkeit) des Herzens steigern und dadurch eine wirtschaftlichere energetische Leistung des insuffizienten* Herzens bewirken. Die beiden wichtigsten Arten sind die Digitalis- und Strophantus-Glykoside*.

Herzhypertrophie f: Dickenwachstum der Herzmuskelfasern und damit Größenzunahme des gesamten Herzens. Meist bei Herzklappenfehlern oder Widerständen im Kreislaufsystem, z. B. bei Arteriosklerose. Häufig führt die H. zu einer bleibenden Erweiterung der Herzhöhlen.

Herzinfarkt: Wird der Blutstrom in den Herzkranzgefäßen (Coronarien), z. B. durch Verschluß infolge von Thrombose* oder Embolie* oder durch Verengung bei Sklerose*, behindert und weitgehend eingeschränkt, so kommt es im Versorgungsgebiet der betroffenen Gefäße zu einer Störung der Versorgung des Herzmuskels mit Nährstoffen und Sauerstoff. Die Folge ist eine Nekrose*, die als Infarkt bezeichnet wird. Überlebt der Patient, so entsteht im nekrotischen Gebiet eine Narbe, die wiederum die Gefahr der Aneurysmen*bildung in sich birgt. Der akute H. ist häufig charakterisiert durch plötzliches Auftreten starker Schmerzen im Brustbereich, durch Anstieg des Blutdruckes und durch ein Vernichtungsgefühl, das oft mit einem Schock verbunden ist. Schmerzloser Verlauf ist selten. Typische EKG-Veränderungen, Erhöhung der Transaminasen* CPK, GOT und LDH, Vermehrung der weißen Blutkörperchen und Erhöhung der Blutkörperchensenkungsgeschwindigkeit sowie meist Fieber erhärten die Diagnose. Wichtigste Sofortmaßnahmen sind Bekämpfung der Angst, geistige und körperliche Ruhigstellung, ausreichende Sauerstoffzufuhr. Für sofortige Hilfe durch Notarzt ist zu sorgen. Günstigste Behandlungsergebnisse in spezialisierten Intensivstationen. Die Prognose* hängt von Komplikationserkrankungen und der Intensität des Begleitschocks ab. Lungenembolie, Zwerchfellbruch, akute Bauchspeicheldrüsen- oder Gallenblasenentzündungen und Angina pectoris* können einen Infarkt vortäuschen. Neuere Therapieansätze bestehen in einer raschen Thrombose*-Auflösung durch entsprechende Medikamente.

Herzinsuffizienz: unzureichende Leistung des Herzens, vorwiegend bei Klappenfehlern.

Herzjagen: s. Tachykardie*.

Herzkatheterismus: Einbringen eines dünnen Katheters* unter Röntgenkontrolle durch die Ellbeugenvene in die Herzhöhlen. Zweck sind die direkte Druckmessung in den Herzhöhlen, die Bestimmung der Durchflußverhältnisse bei verengten Klappen, die direkte Blutentnahme aus dem Herz für analytische Untersuchungen, ein von der Herzinnenwand abgeleitetes EKG und die röntgenologische Darstellung von Herz- und Lungenabschnitten durch direkte Einspritzung von Kontrastmitteln. Diese Untersuchungsmethoden geben genaue Aufschlüsse über Herzklappenfehler, tatsächliche Funktions- und Leistungsverhältnisse im Herzen und über normalerweise nicht erkennbare Krankheiten und Anomalien.

Herzklappen: üben eine Ventilfunktion aus, indem sie sich während der Erschlaffung (Diastole) öffnen und das Blut aus den Vorhöfen in die Kammern strömen lassen und sich während der Kontraktion (Systole) schließen, damit das Blut aus den Kammern nicht in die Vorhöfe zurückfließen kann. Man unterscheidet die Atrioventrikularklappen, nämlich die zweizipfelige Mitralklappe zwischen linkem Vorhof und linker Kammer sowie die dreizipfelige Trikuspidalklappe zwischen rechtem Vorhof und rechter Kammer und die Semilunarklappen (halbmondförmige), die dreizipfelig sind und unmittelbar am Anfangsteil der großen Gefäße Aorta* und Pulmonalarterie liegen. Die Klappen können verengt (Stenose) oder erweitert (Insuffizienz) sein, was dann zu Störungen der Funktion führt.

Herzklappen, künstliche: s. Herzklappenprothese*.

Herzklappenfehler: Vitium cordis, Herzvitium. Die hauptsächlichsten Fehler sind die Verengung = Stenose und die Erweiterung = Insuffizienz. Je nach der betroffenen Klappe unterscheidet man z. B. Aortenstenose, Mitralinsuffizienz, Trikuspidalstenose usw. Kombination von Stenose und gleichzeitiger Insuffizienz kommt vor. H. können erworben werden oder angeboren sein.

Herzklappenprothese: Herzklappenfehler versucht man zunächst unter Erhaltung der Klappen durch plastische Operationen mit körpereigenem Gewebe zu beheben. Gelingt das nicht, so kann man durch eine H. die kranke Klappe ersetzen. Die Prothese besteht z. B. aus einem Silikonbällchen, das von einem Metallkäfig gehalten wird, den man in den ausgeschnittenen Klappenring implantiert (sog. Starr-Edwards-Klappe); neben verschiedenen anderen Formen findet diese heute noch am häufigsten Verwendung. Die Resultate sind zufriedenstellend, jedoch hofft man, mit neuentwickeltem Material und andersartigen Mechanismen, z. B. modifizierten Kunststoffschläuchen, die Komplikationen nach Herzklappenersatz wie Thrombosen*, Blutströmungsstörungen, Zerstörung von Blutkörperchen, Infektionen und mechanisches Versagen noch entscheidend vermindern zu können. Vorerst kann in den meisten Fällen durch den Klappenersatz zwar das Leben wesentlich verlängert, nicht jedoch eine völlige Heilung erzielt werden. Bisher wird nämlich durch die Klappenprothese ein schwerer Klappenfehler lediglich in einen leichten umgewandelt. Es ist zu erwarten, daß künftige Kunstklappen sogar widerstandsfähiger und funktionstüchtiger sind als das natürliche Vorbild.

Herzkranzgefäße: s. Coronararterien.

Herzkrisen: Angina-pectoris*-ähnliche Anfälle bei Tabes dorsalis*.

Herz-Lungen-Maschine: ermöglicht

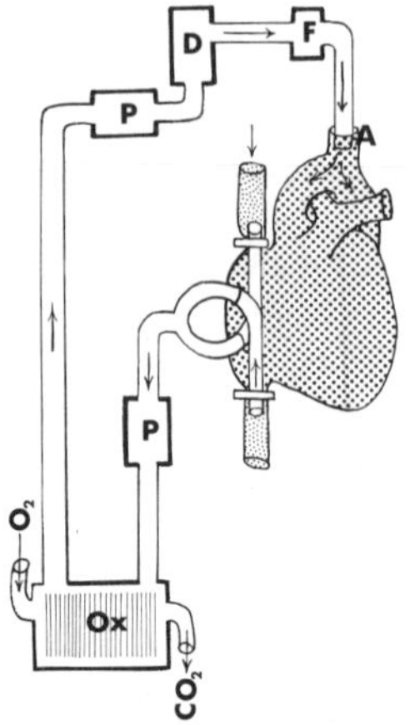

Herz-Lungen-Maschine

zeitweilige Ersatzfunktion der Lunge und des Herzens und deren Ausschaltung aus dem Kreislauf bei operativen Eingriffen an Herz und/oder Lunge. Das Gerät besteht aus einer Pumpe (P_1), die weitgehend den Funktionen des Herzens gerecht wird (künstliches Herz), einem sog. Oxygenator (Ox), in dem der Gas- und Wärmeaustausch stattfindet, und einer Blut-Entschäumungsvorrichtung (F). Das venöse Blut wird aus dem rechten Vorhof oder einer großen Hohlvene entnommen und in den Oxygenator gepumpt. Dort wird das Blut mit Sauerstoff gesättigt, die Kohlensäure entzogen und je nach Bedarf ein Narkosegemisch zugeführt. Der Gasaustausch erfolgt entweder durch Berieselung filmartiger Flächen mit dem Blut (Filmoxygenator), durch quirlendes Durchpressen von Sauerstoff (Dispensionsoxygenator) oder durch Plastikmembranen hindurch (Membranoxygenator). Das im Oxygenator arterialisierte Blut wird durch eine weitere Pumpe (P_2) und einen Durchströmungsmesser (D) wieder in die Beinarterie des Patienten zurückgeleitet, gleichzeitig wird das Blut durch Antikoagulantien* ungerinnbar gemacht. Die Anwendung der H. kann ohne Schädigung bis zu 6 Stunden erfolgen. Dadurch werden Operationen am geöffneten, blutleeren Herzen möglich.

Herzmassage: wichtige Erste-Hilfe-Leistung zur Wiederbelebung bei Herzstillstand, Kreislaufversagen und schwacher Herzaktion. Erfolgt entweder durch kräftiges rhythmisches Drücken (ca. 60mal pro Minute) mit beiden Händen des Helfers auf das Brustbein in Richtung Wirbelsäule oder durch gleichartige rhythmische Druckbewegungen von der Magengrube gegen die Brusthöhle hin mit der Faust oder auf chirurgischem Wege nach Eröffnung des Brustkorbes durch direkte Handmassage am Herzen. Mit der H. muß sofort nach Erkennen eines Kreislauf- oder Herzstillstandes begonnen werden, da sonst bereits nach wenigen Minuten nicht mehr gutzumachende Schädigungen des Hirns eintreten.

Herzmuskelentartung: Myodegeneratio cordis. Während die eigentlichen Herzmuskelzellen einer allgemeinen Schrumpfung und Rückbildung unterliegen, vermehrt sich meistens das funktionsuntüchtige Bindegewebe. Ursachen sind chronisch entzündliche Allgemeinerkrankungen, krankhafte Abmagerung (Dystrophie) und fortgeschrittenes Greisenalter.

Herzneurose: vom Nervensystem ausgehende Störungen der Herztätigkeit.

Herzohren: Auricula cordis. Ausstülpungen der Vorhöfe, in der Form an Ohren erinnernd.

Herzperiode: setzt sich zusammen aus Anspannungs- und Austreibungszeit (Systole) und Erschlaffungs- und Füllungszeit (Diastole/Ruhepause).

Herzruptur f: Durchbruch, Riß der Herzwandung an Stellen, die durch Nekrosen nach einem Herzinfarkt dem in den Herzinnenräumen herrschenden Druck nicht mehr standhalten können. Die praktisch immer tödliche Blutung führt auch häufig zum sog. Sekundenherztod.

Herzschädigung, rheumatische: Bei rheumatischem Fieber wird sehr oft das Herz in Mitleidenschaft gezogen. Vor allem entstehen dann sehr bald unheilbare Herzklappenfehler. Frühzeitige Erkennung und Behandlung sind bei dem relativ häufigen Leiden deshalb von ausschlaggebender Bedeutung.

Herztod: volkstümliche Bezeichnung für Sekundentod, plötzlichen Herzstillstand*, in erweitertem Sinne auch für Herzinfarkt*.

Herzschrittmacher: Gerät zur Übernahme der Funktion der im Herzen eingebauten Nervenknoten, welche mit Miniaturgehirnen verglichen werden können und deren Aufgabe die Einhaltung und Regulierung der rhythmischen Herzschlagfolge ist. Mehrere Kleinstbatterien betreiben das Gerät, das aus einem Impulsgeber in Form eines Schalltransistors, einem Zeitgeber zur Einhaltung der Frequenz, einer Synchronisationsschaltung und den Elektroden, die den Strom in das Herz leiten, besteht. Während früher diese Frequenz fest eingestellt und von außen nicht korrigierbar war, gibt es jetzt bereits von außen programmierbare Schrittmacher, bei denen ohne operativen Eingriff die automatische Frequenz und der Ausgangsstrom des implantierten Schrittmachers den wechselnden Erfordernissen des Patienten entsprechend geändert werden können. Diese Änderungen können durch ein Programmiergerät erfolgen, welches elektromagnetische Codeimpulse zum Schrittmacher sendet. Als Energiequelle werden zur Zeit überwiegend Quecksilberoxydbatterien, die eine Lebensdauer von 2 bis 3 Jahren haben, verwendet. Nach dieser Zeit muß der Schrittmacher operativ ausgewechselt werden. Es findet jedoch inzwischen auch spaltbares Material, Plutonium 238, beim sog. atomaren Herzschrittmacher Verwendung. Der Atomschrittmacher hat eine Betriebszeit von etwa 15 Jahren, die aber wegen der kürzeren Funktionstüchtigkeit der implantierten Elektroden (ca. 8 Jahre) nicht voll genutzt werden kann. Außerdem ist seine Verwendung mit teilweise umständlichen behördlichen Aufla-

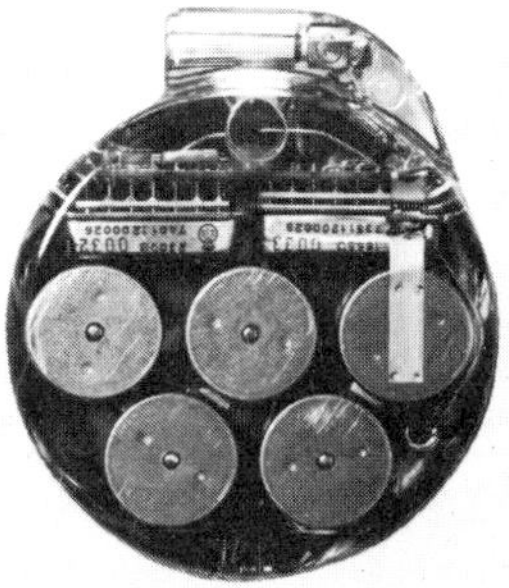

Herzschrittmacher

gen verbunden. Der Anschaffungspreis ist sehr hoch. Mit den neuentwickelten Lithiumzellen steht ein H. zur Verfügung, der die günstige Betriebsdauer von 8 Jahren hat, mit 130 g nur wenig schwerer als der Atomschrittmacher (90g) ist und im Gegensatz zu diesem bei allen Schrittmacherindikationen angewandt werden kann und nicht mit der Problematik atomarer Energiequellen behaftet ist.

Herzstillstand: völliges Aussetzen der Herztätigkeit. In der Regel gleichbedeutend mit klinischem Tod, kann jedoch durch spezielle Behandlungsmethoden, z. B. Herzmassage*, Defibrillation*, Herzschrittmacher*, Injektionen von Herz-Kreislauf-Mitteln (ggf. direkt in das Herz), in einer Anzahl von Fällen wieder behoben werden.

Herzstolpern: unregelmäßige Herzschlagfolge bei Extrasystole*.

Herztransplantation f: Verpflanzung eines Herzens aus einem anderen Organismus. Die operative Technik ist heute ausgereift, weitgehende Schwierigkeiten bieten jedoch nach wie vor die immunbiologischen Verhältnisse, d. h., der Organismus des Empfängers wehrt sich gegen die ihm »fremden« Eiweißstoffe des Spenderherzens. Es kommt zu immunbiologischen Abstoßungsreaktionen, die nur mit sehr hohen Dosen sog. immunsuppressiver* Medikamente und neuerdings mit Antilymphozytenglobulin in einem Teil der Fälle über einen brauchbaren Zeitraum beherrscht werden können. Aus diesen Gründen hat man in letzter Zeit immer mehr Abstand von der Durchführung von H. genommen. Neuerdings wird die Zuschaltung eines Spenderherzens unter Belassung des eigenen erkrankten Herzens mit angeblich besseren Erfolgen praktiziert. Ziel dieser Methode ist es, dem erkrankten Herzen durch Zuschaltung eines Spenderherzens die Möglichkeit einer Erholungspause und damit die Chance zur Ausheilung zu geben.

heterogen: verschiedenartig, aus Verschiedenartigem zusammengesetzt.

Heterosexualität: gegengeschlechtliche Sexualbeziehung.

Heterotonie f: Blutdruckschwankungen zwischen Normal- und Hochdruckwert.

Heufieber, -schnupfen: allergische* Erkrankung der oberen Luftwege, der Augenschleimhäute sowie der gesamten Haut durch den Blütenstaub bestimmter Gräser.

Hexenmilch: Absonderung von milchigem, kolostrumähnlichem Sekret* aus den Brustwarzen von Neugeborenen als Folge der Nachwirkung mütterlicher Hormone. Harmlos, verschwindet von selbst, nicht ausdrükken wegen Infektionsgefahr.

Hexenschuß: Lumbago. Rücken- bzw. Kreuzschmerzen, die plötzlich auftreten und durch Einklemmung (Kompression) der aus dem Rückenmark durch die Wirbelsäulenkanäle abgehenden Spinalnerven* entstehen. Ursache ist entweder eine Bandscheibenverklemmung, die auf den Nerv drückt, oder die Blockade eines kleinen Wirbelgelenkes.

Hg: chemisches Symbol für Quecksilber (Hydrargyrum).

HHL: Abkürzung für *H*ypophysen*-*H*inter*l*appen.

Hiatus m: Spalte, Öffnung. Hauptsächlich für anatomische Begriffe gebraucht.

Hibernation f: Winterschlaf. Bei großen operativen Eingriffen wird der Stoffwechsel von Gehirn und Herz so weit gesenkt, daß die Strukturerhaltungszeit dieser Organe und damit die Wiederbelebungsfähigkeits-Zeit verlängert wird. Zu diesem Zweck wird der Patient unter gleichzeitiger Ausschaltung der körpereigenen Temperaturregulierung durch Narkotika* unterkühlt.

Hidradenitis f: Schweißdrüsenentzündung. Hauptsächlich durch Staphylokokken* hervorgerufene Infektion, die häufig zu sog. Schweißdrüsenabszessen führt.

Hidradenom n: papillenförmige Wucherung von Schweißdrüsengewebe.

Hilus m: Ein- bzw. Austrittspforte von Gefäßen an Organen; anatomischer Begriff.

Hilustuberkulose: tuberkulöse Infektion der Bronchiallymphknoten.

Himbeerzunge: himbeerfarbene Verfärbung der Zunge bei Scharlach vom 3. Erkrankungstag an.

Hinken, intermittierendes: von Pausen unterbrochenes Hinken bei entzündlichen Gefäßverengungen (Endangiitis obliterans*) oder Arteriosklerose (Claudicatio intermittens*). Es kommt ohne eigentliche Erkrankung auch bei längerem Gehen als Überanstrengungsfolge vor.

Hinterhauptslage: günstigste und häufigste Kindslage bei der Geburt; der eiförmige Schädel tritt mit seinem schlanken Teil, dem Hinterhaupt, in das Becken ein und bietet dadurch günstige Voraussetzungen für die Erweiterung des Geburtskanals. Man unterscheidet vordere H. mit Vorwärtsrotation des Nackens am Beckenboden und hintere H. mit Rotation nach hinten, was gegenüber der vorderen H. geburtsverlängernd wirkt (siehe Abbildung auf Seite 119).

Hinterhirn: Metenzephalon, bestehend aus Kleinhirn und Brücke*.

Hinterhörner des Rückenmarks: die dem Bauch abgewandten Teile der grauen Rückenmarkssubstanz, in welche die hinteren Wurzeln mit den sensiblen Nerven münden.

Hinterstrang: Foniculus posterior. Der neben dem Hinterhorn liegende Teil der weißen Substanz des Rückenmarks besteht unter anderem aus den Fasern der eintretenden Nerven.

H-Ionenkonzentration: Wasserstoff-Ionenkonzentration*.

Hippokampus m: Ammonshorn. Bestandteil des limbischen Systems*. In ihm finden sich Steuerzentren für Verhaltens- und Aufmerksamkeitsreaktionen und für die Ausbildung bedingter Reflexe; außerdem ist er Speicherorgan für sog. »neue« Informationen.

Hippokrates: griechischer Arzt, 460 bis 377 v. Chr., der als einer der ersten erfolgreich die bis dahin rein empirische Heilkunde durch wissenschaftliche und naturphilosophische Forschung auf eine sachliche Grundlage zu stellen versuchte.

Hippus m: »springende Pupillen«. Plötzliche Veränderungen des Pupillendurchmessers um 2 bis 5 mm, unabhängig von Lichteinfall, äußeren Reizen usw. Begleiterscheinung bei verschiedenen Nervenkrankheiten,

z. B. Syphilis*, des zentralen Nervensystems, Epilepsie*, Myasthenia gravis*, Veitstanz*, Meningitis* usw.

Hirci m: die Haare in der Ohrmuschel.

Hirn: Hirn, Enzyphalon, Cerebrum, der in der Schädelhöhle liegende Teil des Zentralnervensystems. Es besteht aus dem Großhirn (Cerebrum), dem Hirnstamm (Truncus cerebri) und dem Kleinhirn (Cerebellum). Entwicklungsgeschichtlich unterscheidet man die Abschnitte Endhirn (Telenzephalon), Zwischenhirn (Dienzephalon), Mittelhirn (Mesenzephalon), Hinterhirn (Metenzephalon) und Nachhirn (Myelenzephalon). An der Schädelbasis sind die Durchtrittsstellen der Hirnnerven*, deren Kerne im Hirn liegen. Das Durchschnittsgewicht beträgt beim Mann 1375 g, bei der Frau 1250 g. Maßgebend für die intellektuellen Leistungen des Großhirns dürfte jedoch nicht das Gewicht, sondern die Tiefe der Gehirnwindungen sein. Das G. ist das Zentralorgan

1. für Wahrnehmung und Speicherung von Informationen aus der Umgebung;
2. für die gedankliche (intelligenzmäßige) Verarbeitung dieser Informationen und die daraus abzuleitenden Reaktionen, um so den gesamten Organismus auf die wechselnden Gegebenheiten der Umwelt ausrichten zu können.
3. Im G. sind ferner die Struktur unserer psychischen (seelischen) Persönlichkeit, unser Denkvermögen und unser Bewußtsein festgelegt.
4. Über das limbische System*, die Hypophyse*, die einzelnen Regulationszentren (z. B. Atemzentrum, Wärmeregulationszentrum usw.) und mit Hilfe der endokrinen Drüsen greift es auch weitgehend in die gesamten unwillkürlich verlaufenden Lebensvorgänge ein. S. auch Abb. Seite 335.

Hirnabszeß: Eiterung im Hirn als Verletzungsfolge oder als fortgeleitete Infektion beispielsweise des Mittel- oder Innenohrs, der Nebenhöhlen oder durch Verschleppung von Eitererregern auf dem Blutwege. Unter Fieber kommt es rasch zu einer allgemeinen Schwäche und zu Hirnsymptomen wie Schwindel, Nackensteifigkeit, starken Kopfschmerzen usw.

Hirnanhang: s. Hypophyse*.

Hirnatrophie f: Schrumpfung der Hirnmasse aufgrund verschiedener Ursachen, z. B. bei zunehmendem Greisenalter, aber auch infolge von Durchblutungsstörungen des Hirns, durch Zelluntergang infolge von Infekten und Gifteinwirkungen.

Hirnblutungen: s. Apoplexie*.

Hirnbruch: s. Enzephalozele*.

Hirndrucksteigerung: Compressio cerebri. Entstehung durch raumverdrängende Prozesse im Schädelinneren, z. B. durch Tumoren, Blutungen oder Abflußstauungen des Hirnliquors.

Hirnentzündung: s. Virusenzephalitis*.

Hirnhaut: Hirn und Rückenmark sind von je zwei Hautgebilden, den sog. Meningen*, umhüllt. Sie setzen sich wie folgt zusammen:

1. harte Hirnhaut (Dura mater), entspricht dem Periost* des knöchernen Schädels;
2. weiche Hirnhaut (Leptomeninx) aus Bindegewebe, ist für die Er-

nährung und Liquor*-Versorgung zuständig. Sie besteht wiederum aus der inneren Haut (Pia mater) und der Spinnwebenhaut (Arachnoidea). Die Pia mater funktioniert als Stoffwechselmembran, und die Arachnoidea stellt die Abschlußhaut der Liquorräume dar.

Hirnhautbruch: Meningozele.

Hirnhautentzündung: s. Meningitis*.

Hirnhautentzündung, übertragbare: s. Virusmeningitis*, Meningokokkenmeningits*.

Hirnkammer: Ventriculus cerebri, Hohlräume im Inneren des Hirns, die mit dem Zentralkanal des Rückenmarks in Verbindung stehen und ebenfalls Liquor cerebrospinalis* enthalten. Zwei Seitenventrikel befinden sich in den Endhirnhemisphären. Sie sind durch das Foramen interventricularae mit dem Ventrikel des Zwischenhirns verbunden, der wiederum durch den Aquaeductus cerebri Anschluß an den 4. Ventrikel des Rautenhirns hat. S. auch Liquorraum*.

Hirnliquor: s. Liquor cerebrospinalis*.

Hirnnerven: Nervi craniales cerebrales. Sie gehen direkt von den sog. »Hirnnervenkernen« ab bzw. führen in diese zurück.

Hirnnervenkerne: Zusammenballung von Nervenzellen, hauptsächlich im Mittel- und Rautenhirn, in welche die zu- bzw. abführenden Fasern der Hirnnerven* münden.

Hirnödem: Flüssigkeitsansammlung in den Astrozytenfortsätzen der Hirnrindenzellen bzw. außerhalb der Zellen im Mark des Hirns. Vorkommen bei entzündlichen Prozessen, Intoxikationen*, Blutungen, Tumoren usw. Die Folge ist Hirndrucksteigerung*.

Hirnstamm: Truncus cerebri, der entwicklungsgeschichtlich ältere Anteil des Großhirns ohne Hemisphären, bestehend aus Linsen, Schweifkern, Sehhügelregion, Hirnschenkel/Vier-Hügel-Region, Brücke und Medulla oblongata*.

Hirntumor: verschiedene Arten von Geschwülsten im Gehirn, z. B. Gliome*, Medulloblastome*, Meningiome* der Dura mater*, echte Sarkome*, Hypophysen*-Tumoren und Angiome*. Sie bilden sog. raumfordernde oder raumverdrängende Prozesse, die zu einem chronischen Anstieg des Hirndrucks*, Kopfschmerzen, Ermüd- und Reizbarkeit, Einengung des Bewußtseins, Schwindelzuständen, epileptischen* Anfällen, Funktionsstörungen der Hirnnerven* und schließlich zu lebensbedrohlichen Zuständen wie Atemlähmung, Herzversagen usw. führen.

Hirnventrikel: s. Hirnkammer*.

Hirsutismus: männliche Behaarung bei Frauen. Starke Entwicklung kann ein Hinweis auf Nebennierenrinden- oder Ovarialtumoren sein.

Hirudin n: Gerinnungsverzögerungssubstanz des medizinischen Blutegels.

Histamin: Stoffwechselprodukt. Entsteht durch enzymatische Abspaltung von Kohlendioxyd aus Histidin, erweitert die Blutkapillaren, bedingt die Zusammenziehung glatter Muskulatur, fördert die Sekretion des Magensaftes und spielt eine Rolle als Bestandteil von Insekten- und Schlangengiften.

Histiozyten: aus dem Gewebe von

Gefäßen und dem Stützgewebe blutbildender Organe stammende Blutzellen*.

Histogenese f: Entstehung von Geweben.

Histologie f: Lehre von den Geweben und Zellen.

Histolyse f: Gewebeauflösung durch Enzyme*.

Histopathologie f: Lehre von krankhaften Veränderungen der Gewebe.

Histoplasmose f: Pilzinfektion der Atemwege, die in tropischen Gebieten durch Inhalation der hefeähnlichen Erreger übertragen wird. S. auch Systemmykose*.

Histozytom n: Gewächs aus wuchernden Fibro- und Histozyten*.

Hitzekollaps: Zusammenbruch des Kreislaufs bei lange andauernder Hitzeeinwirkung.

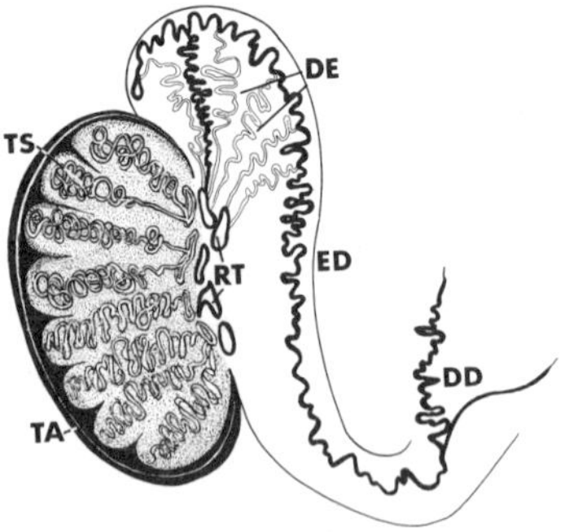

Hoden: In den gewundenen Samenkanälchen, Tubuli seminiferi (TS), entstehen die Samenzellen (Spermien)*. Die Samenkanälchen münden in ein Samennetz, Rete testis (RT), von dem die ableitenden Samenwege mit den Ductuli efferentes ihren Ausgang nehmen. Sie leiten die Spermien in den Nebenhoden weiter. Dieser besteht aus einem knäuelförmig gewundenen Gang, Ductus epididymidis (ED), der im Samenleiter, Ductus deferens (DD) mündet. S. auch Hodenkanälchen*.

Hitzekrämpfe: bei starken Schweißabsonderungen durch damit verbundenen Kochsalzmangel auftretende tetanische* Krämpfe, die meist mit Herz- und Kreislaufstörungen verbunden sind.

Hitzschlag: durch extrem hohe Wärmeeinwirkung auftretende Schädigung des Gewebes und insbesondere des Gehirns und Rückenmarks, was von Benommenheit über Delirium bis zu schweren Hirnschädigungen mit Hirnblutungen führen kann.

HIV-Virus: Human **i**mmunedeficiency **V**irus (**HI** = menschliche Immunabwehr), Erreger von AIDS*.

HIV-Embryopathie: eine in der frühen Schwangerschaft von der Mutter auf das Embryo* übertragene HIV*-Infektion mit Fehlbildungs-Syndromen* wie: Wachstumsverzögerung, Mikrozephalie (zu kleiner Kopf) und Mißbildungen des Gesichtsschädels (z. B. flache Nasenwurzel, Lidachsenverschiebung).

HIV-Enzephalopathie: ein während der HIV*-Infektion auftretendes Störungsbild mit geistigen, sensorischen und motorischen Leistungsveränderungen durch Schädigung des Zentralnervensystems*. Das Krankheitsbild kann sich bis zur Demenz* entwickeln.

HIV-Kachexie*: Im Gefolge der HIV*-Infektion auftretende chronische Durchfälle sowie Schwäche- und Fieberattacken mit einer Dauer von mehr als 30 Tagen führen zu Gewichtsverlusten von mehr als 10 % und schließlich zum Zusammenbruch des Allgemein- und Kräftezustandes.

Hochdruck: s. Hypertonie*.

Hochfrequenzstrom: Wechselstrom, welcher z. B. in der Kurzwellenbestrahlung Anwendung findet und dessen Periodenzahl bis zu mehreren Mio./sec betragen kann.

Hochwuchs: Gigantismus, hypophysärer Hochwuchs. Durch mangelhafte Funktion der Hypophyse* und/oder der Geschlechtsdrüsen* bedingtes abnormes Längenwachstum der Beine mit X-Stellung, häufig verbunden mit Marmorierung der Haut.

Hoden m: Testis, Orchis. Männliche Geschlechtsdrüsen. S. Abb. Seite 248.

Hodenentzündung: s. Orchitis*.

Hodenhochstand: s. Kryptorchismus*.

Hodenkanälchen: Tubuli seminiferi contorti testis, Samenkanälchen. Ihre Lichtung wird von einer vielschichtigen Wand gebildet, in der die Spermien* entstehen. Nach außen werden sie durch eine Glashaut gegen das umgebende Bindegewebe, in dem sich die hormonbildenden Zellen befinden, abgetrennt. Die Wand der Kanälchen wird von zwei Zellarten aufgebaut: Die sog. Sertoli-Zellen (Fußzellen) bilden mit ihren verzweigten Ausläufern ein schützendes und gleichzeitig ernährendes Gitterwerk, in dessen Maschen die Spermien (Samenzellen, Spermium*) heranreifen (Spermogenese*). Im Bindegewebe, das zwischen den Kanälchen liegt, befinden sich die großen, plattförmigen »Leydig«-Zellen, die die männlichen Geschlechtshormone (Androgen = Testosteron) und wahrscheinlich auch geringe Mengen des weiblichen Hormons Östrogen bilden. Die Leydig-Zellen werden durch Hormone der Hypophyse* stimuliert.

Hodenkarzinom: Krebsgeschwulst des Hodens, am häufigsten das Seminom, welches aus dem Samenepithel entsteht.

Hodensack: s. Skrotum*.

Hodenteratom: angeborene Mischgeschwulst, hauptsächlich aus embryonalem* Gewebe, in der Regel ein bösartiger Tumor (s. Teratom*).

Hodenatrophie: Eine Rückbildung (Schwund) des Hodengewebes mit Fertilitäts*-Störungen bis hin zur Unfruchtbarkeit, häufig als Folge von Mumps*.

Hodentuberkulose: entsteht fast ausschließlich durch primäre Tuberkulose des Nebenhodens.

Hodentumoren: Jede Anschwellung des Hodens ist sofort der ärztlichen Untersuchung zuzuführen, da sie fast immer Hinweis auf eine bösartige Krebsgeschwulst ist (Seminom, Karzinom, Teratom). Die gutartigen H. (Fibrome, Lymphangiome, Myome) sind sehr selten. Die besondere Gefahr der bösartigen H. liegt darin, daß sie am Anfang schmerz- und symptomlos sind, deshalb zu spät erkannt werden und bereits sehr früh Metastasen* setzen.

Hodgkin-Krankheit: s. Lymphogranulomatose*.

Höhenklima: die für Kur*-Zwecke nutzbaren klimatischen Verhältnisse in Berghöhenlagen zwischen 1200 bis 2000 m. Wirkfaktoren sind die verhältnismäßig trockene und dünne Luft und die verstärkte Sonnenstrahlung.

Höhenkrankheit: Bei zunehmender Höhe sinkt durch Luftverdünnung der partielle Gehalt des Sauerstoffes der Luft ab. In der Regel stellen sich in Höhen über 3000 bis 4000 m spürbarer Sauerstoffmangel und, damit einhergehend, allgemeine körperliche Schwäche, Konzentrationsmangel und eine zunächst euphorische* Stimmungslage ein. Sehr rasch geht dieser Zustand dann in Verlangsamung bis Unfähigkeit der Bewegung und in tiefen Schlaf über, um schließlich zu nicht mehr korrigierbaren Schädigungen des zentralen Nervensystems und/oder zum Tod zu führen.

Höhensonne, künstliche: Durch Quarzlampen werden ultraviolette Strahlen erzeugt, meist wird zusätzlich infrarotes Wärmelicht beigemischt. Dieses künstlich erzeugte Strahlengemisch entspricht nicht dem Sonnenlicht, ist aber therapeutisch bei Rachitis, verschiedenen Haut- und Blut- sowie Knochenkrankheiten ähnlich wirksam.

Hörstummheit: Unvermögen zu sprechen, obwohl Gesprochenes verstanden und gehört wird, meist angeboren, kann bei Kleinkindern noch normal sein.

Hörsturz: plötzlich einsetzende Ertaubung, tritt meist einseitig auf und ist durch Störung der Mikrozirkulation (Durchblutung) der kleinen Innenohrgefäße bedingt. Anzeichen sind neben dem Hörverlust das Geräuschehören und ein Druckgefühl im Ohr. Frühzeitige Diagnose und Therapie beeinflussen die Prognose günstig.

Hörzentrum: liegt im Schläfenlappen des Endhirns. Es wird ein Wahrnehmungs- und ein Erinnerungsfeld unterschieden, wobei Zerstörung der Wahrnehmungsregion zur Rindentaubheit, der Erinnerungsregion zur Seelentaubheit führt.

Hohlfuß: Pes exavatus. Ausgeprägtes Fußgewölbe mit hohem Rist, wird z. B. nach spinaler Kinderlähmung beobachtet.

Hohlsonde: röhrenförmige Sonde.

Hohlvene: Vena cava superior bzw. inferior, die obere und untere Hohlvene, die das gesamte venöse Blut des großen Kreislaufes in den rechten Vorhof des Herzens leiten.

Holzbock: Ixodes ricinus. Zeckenart, die in den Wäldern vorkommt, sich in die Haut einbohrt und dann mit Blut vollsaugt.

Holzgeist: der giftige Methylalkohol.

homo: ähnlich, gleichartig.

Homöopathie f: ein Naturheilverfahren, dessen Grundsätze von Samuel Hahnemann (1755–1843) aufgestellt wurden. Dabei werden Krankheiten durch solche Medikamente in sehr niedrigen Dosierungen (Verdünnungen immer in 10er Potenzen, also $D_1 = 1:10$, $D_2 = 1:100$ usw.) behandelt, die in höherer Dosis ein ähnliches Wirkungsbild hervorrufen wie die zu behandelnde Krankheit. Die Lehre Hahnemanns ging von der Beobachtung der gegensätzlichen Wirkungen des Chinins aus: Niedrige Dosierung senkt, hohe erzeugt Fieber. Diese Tatsache wurde, verallgemeinert und falsch ausgelegt, für alle Behandlungsmöglichkeiten angewandt. Das heute für die H. gültige Leitmotiv ist das Prinzip der hohen Verdünnung von Wirkstoffen, da »schwache Reize anfachen, mittlere fördern und starke hemmend auf die Lebenstätigkeit einwirken, während die stärksten sie aufheben«. Wissenschaftlich fundierte H. wird nur von Ärzten ausgeübt.

homogen: gleichartig beschaffen, aber auch gleichmäßig verteilt.

homolog: zusammengehörend, übereinstimmend.

Homosexualität f: sexuelle Kontakte unter gleichgeschlechtlichen Partnern, bei Frauen als lesbische Liebe (s. Ovariomanie*) bezeichnet. Nachdem H. in der Bundesrepublik nicht mehr strafbar ist, dürfen für Betroffene daraus auch keine gesellschaftlichen und wirtschaftlichen Nachteile mehr entstehen.

Hordeolum n: Gerstenkorn, Lidrandabszeß, der entweder von den Meibom- oder von den Moll-Drüsen ausgeht.

Hormon n: körpereigener Wirkstoff, der in Drüsen oder auch in Geweben mit innerer Sekretion* produziert und direkt an die Blutbahn abgegeben wird. Die H.e führen zu den für sie typischen physiologischen* Wirkungen, vor allen Dingen bei den Stoffwechselprozessen und bei Fortpflanzung und Wachstum. Sie regulieren, allein oder mit Hilfe nervöser Steuerungen, die Tätigkeit der verschiedenen Organsysteme.

Hormon, adrenocorticotropes: ACTH. Im Hypophysenvorderlappen gebildet, steuert es die Tätigkeit der Nebennierenrinde und regt sie insbesondere zur Bildung der Kortikoide* an. S. auch Seite 15.

Hormon, antidiuretisches: ebenfalls in der Hypophyse* gebildet, reduziert es bei gleichzeitiger Erhöhung der Salzausscheidung die Wasserausscheidung.

Hormon, follikulotropes: FSH, veraltet Prolan A. Regt die Follikel*-Bildung an.

Hormon, gonadotropes: generell auf Keimdrüsen wirkende Hormone, z. B. FSH (*F*ollikel-*s*timulierendes *H*ormon), LH (*l*uteinisierendes *H*ormon) = IZFH, veraltet Prolan B, ein die Gelbkörper-Hormon*-Bildung anregendes Hormon. S. auch Seite 218.

Hormon, luteotropes: LTH = Prolaktin. Im Hypophysenvorderlappen gebildet, wirkt es auf die Gelbkörperzellen und regt die Bildung des Progesterons (Gelbkörperhormons) an. Außerdem bewirkt es eine Wachstumszunahme der spezifischen Drüsengewebe in den weiblichen Milchdrüsen und die Produktion von Milch. Schließlich bewirkt es zusammen mit den Follikelhormonen den Menstruations*-Zyklus.

Hormonrezeptoren: in Zellabschnitten (Membran* oder Zytoplasma*) lokalisierte Reaktions-Empfänger, die spezifisch auf bestimmte Hormone durch vorübergehende Bindungen mit diesen im Blut vorhandenen Hormonen* reagieren. Diese Fähigkeit von Zellen mit Hormonrezeptoren kann insbesondere bei hormonempfindlichen Krebsformen, vor allem beim Mammakarzinom* (Brustkrebs), aber auch beim Prostata*-Karzinom und deren Metastasen* therapeutisch genutzt werden. Zur Hemmung der krebswachstumsfördernden Sexualhormone werden gegengeschlechtliche Sexualhormone gegeben (z. B. beim Mammakarzinom gegen das Östrogen* werden Androgene*, beim Prostatakarzinom gegen die Androgene Östrogene gegeben). Die bisherige Annahme, daß eine Hormontherapie nur bei positiven Hormonrezeptoren erfolgreich sei, muß insbesondere bezüglich des Mammakarzinoms dahingehend berichtigt werden, daß auch hormonrezeptorennegative Patienten immerhin mit > 15 % auf eine antihormonelle Therapie, z. B. mit Nolvadex (Tamoxifen), günstig ansprechen.

Hormon, somatotropes: STH, das im Hypophysenvorderlappen gebildete Wachstumshormon, das direkt den enzymatischen Eiweiß-, Kohlenhydrat- und Fettstoffwechsel beeinflußt. Mangelhafte Produktion führt zu hypophysärem Zwergwuchs*.

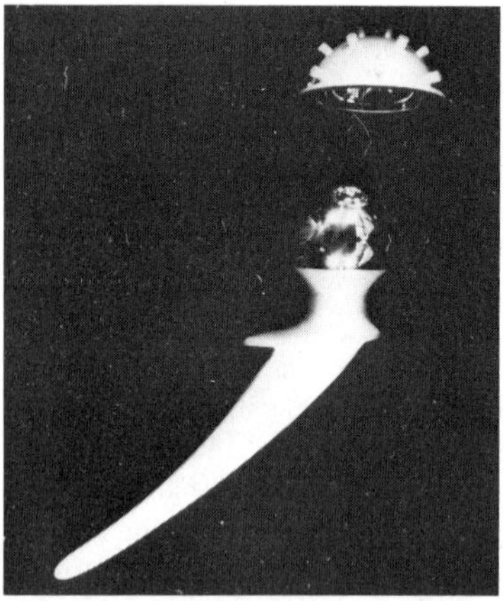

Hüftgelenk, künstliches: Hüftgelenksarthrosen* und eine Anzahl sonstiger Gelenkerkrankungen bedeuteten früher schwere Bewegungseinschränkung bis hin zur Unbeweglichkeit und unerträgliche Schmerzen. Durch die Implantation von Kunstgelenken kann die normale Funktion wieder erreicht und Schmerzen können beseitigt werden. Die Abb. zeigt die Gelenkkugel, die mit ihren Stacheln Halt in den Beckenknochen findet, während der Gelenkkopf mit seinem Schaft in den Oberschenkelknochen eingepflanzt wird. Die Kunstgelenksteile sind aus widerstandsfähigem, gewebefreundlichem Material und werden mit einem Spezialzement fest mit den Knochen verbunden.

Hormon, thyreotropes: TTH = TSH (Thyreoidea-stimulierendes Hormon). Im Hypophysenvorderlappen gebildet, stimuliert es die Funktion der Schilddrüse*. S. auch Seite 510.

Hornhaut: s. Kornea*.

Hornhautentzündung: s. Keratitis*.

Hornschicht: die oberste Schicht der Epidermis*.

Hospitalismus: Darunter versteht man entweder die in Krankenanstalten gehäuft auftretenden Infektionen durch speziell dort angesiedelte und meist gegen eine Anzahl von Antibiotika* und/oder Sulfonamide* resistente* Keime oder die körperlichen und seelischen Veränderungen von Kindern nach längerem Aufenthalt in Kliniken oder Heimen.

Hüftankylose f: Versteifung der Hüfte nach Entzündung oder Verletzung.

Hüfte, schnappende, schnellende: ruckartige Bewegungen bei Beugung und Streckung im Hüftgelenk.

Hüftgelenk: Articulus coxae.

Hüftgelenksentzündung: Koxitis*.

Hüftgelenksluxation f: Hüftgelenksverrenkung durch Austritt des Gelenkkopfes aus der Pfanne.

1. angeboren, bei belasteten Familien häufiger vorkommend als sonst; Ursache nicht bekannt. Leitsymptome sind die Asymmetrie der Beinanziehmuskeln, die Außendrehungsstellung der Beine bei gleichzeitiger Abspreizbehinderung, eine relative Beinverkürzung und insbesondere der typische, watschelnde Entengang;
2. erworben, z. B. durch Verletzungen oder Entzündungen, wobei

man eine hintere und vordere H. unterscheidet.

Hüftnerv: Nervus ischiadicus*, Ischiasnerv.

Hühnerauge: s. Clavus*.

Hühnerbrust: Pectus gallinaceum. Kielförmig vorgewölbter, meist verschmälerter Brustkorb, der an den Seiten eingedellt ist; Ursache: Rachitis.

humanus, human: auf den Menschen bezogen, menschlich.

Humerus m: Oberarmknochen.

Humor n: Flüssigkeit, Feuchtigkeit.

humoral: auf dem Blutweg, meist durch Hormone übertragen.

Hundebandwurm: Echinococcus granulosus*.

Hunger, krankhafter: s. Hyperorexie*.

Hungeratrophie f: Gewebsrückbildung bei chronischen Hungerzuständen.

Hungerödem: Durch Verringerung der Eiweißstoffe im Blutplasma ist die Resorption* der normalerweise ständig aus den Blutgefäßen in die Gewebe übertretenden Flüssigkeiten zurück ins Plasma gestört, so daß es zu vermehrter Ansammlung von Gewebsflüssigkeit kommt.

Hungertyphus: Fleckfieber*.

Husten: stoßweises Ausatmen der Luft, kann willensmäßig gesteuert erfolgen oder wird reflektorisch (s. Reflex*) ausgelöst. Zunächst wird beim Hustenvorgang die Stimmritze geschlossen, dann dieser Verschluß durch konzentrierte Ausatmungs-Anstrengung schlagartig gesprengt, wobei durch den beschleunigten Luftstrom Schleim und Fremdteilchen aus den Atemwegen mitgerissen werden (Sputum*, Auswurf).

HVL: Abkürzung für *H*ypophysen*-*V*order*l*appen.

HWI: Abkürzung für *H*arn*w*egs*in*fekt.

HWS: Abkürzung für *H*als*w*irbel*s*äule.

Hy: klinische Abkürzung für Hysterie*.

Hyaline: verschiedene Eiweißkörper, die sich histologisch durch homogene* Zusammensetzung, Anfärbbarkeit mit sauren Farben und ein starkes Lichtbrechungsvermögen gleichen.

Hybride: Bastard.

Hydarthrose: Gelenkerguß durch Ansammlung seröser* Flüssigkeiten in den Gelenkhöhlen bei Entzündungen oder Verletzungen.

Hydatide f: Finne des Hundebandwurms* oder auch rückgebildeter Anhang des Hodens* in Form eines ungestielten Bläschens.

Hydrämie f: Vermehrung des Wasseranteils im Blut über den Normwert von 80 bis 83 % hinaus, z. B. bei Herz- und Nierenerkrankungen, Anämien, Hungerzuständen und Kachexie*.

Hydrolyse: Spaltung von organischen Verbindungen in ihre einfachen Bausteine unter Aufnahme von Wasser, z. B. Spaltung von Eiweiß in Aminosäuren*, Glykogen* in einfache Zukker usw. Bei der Hydrolyse wirken bestimmte Enzyme*, Säuren* und z. T. auch Basen* als Katalysatoren*.

hydrolisieren: eine Hydrolyse* durchführen.

Hydromeningozele f: flüssigkeitsgefüllte Bruchvorstülpung weicher Hirnhaut durch Lücken des knöchernden Schädeldachs.

Hydrometra f: Flüssigkeitsansammlung im Gebärmutterkörper bei Verschluß des Gebärmutterhals-Kanals.

Hydromyelie f: flüssigkeitsgefüllte Erweiterung des Zentralkanals des Rückenmarks, angeborene Mißbildung.

Hydronephrose: Wassersackniere. Kommt hauptsächlich durch gestörten Harnfluß in den ableitenden Harnwegen zustande, was zur schlaffen Erweiterung von Nierenbecken und Nierenkelchen führt.

hydrophil: wasserfreundlich, wasseranziehend.

hydrophob: wasserabstoßend.

Hydrophobie f: Wasserscheu; speziell jedoch Furcht vor Schluckkrämpfen beim Trinken von Flüssigkeiten, insbesondere bei der Tollwut*.

Hydrophthalmus m: Buphthalmus, Wasserauge. Man unterscheidet H. congenitus (primäres kindliches Glaukom) und H. acquisitus (bei sekundärem Glaukom* vorkommend). Der H. congenitus entsteht als Folge einer angeborenen Mißbildung des Schlemm-Kanals, die zur Drucksteigerung im Augapfel und zu seiner Vergrößerung führt, da die kindlichen Augapfelhüllen noch nachgiebig sind und sich dadurch der Augapfel nach allen Richtungen vergrößern kann.

Hydrops m: Wassersucht; krankhafte Vermehrung der Gewebsflüssigkeit (Ödem), aber auch Ansammlung von Flüssigkeiten in Gelenken, Körperhöhlen, in der Bauchhöhle (Aszites*) und anderen Organen aufgrund von Herz-, Nieren- und Lebererkrankungen.

Hydrorrhachis f: Flüssigkeitsansammlungen im Rückenmark.

Hydrosalpinx f: Flüssigkeitsansammlung im Eileiter.

Hydrotherapie: Anwendung von Wasser in Form von Bädern, Güssen, Wickeln, Dämpfen usw. zur Behandlung verschiedener Leiden, insbesondere des Kreislaufs, des Nervensystems, der Haut und des Stoffwechsels.

Hydrothorax m: Flüssigkeitsansammlung zwischen den beiden Blättern des Brustfells (Rippenfells).

Hydroureter m: Ausweitung des Harnleiters durch Abflußbehinderung, beispielsweise bei Nierensteinen, Tumoren usw.

Hydrozele f: Wasserbruch. Flüssigkeitsansammlung zwischen den Hüllen des Hodens und/oder des Samenstrangs, z. B. bei Entzündungen, Verletzungen, aber auch aus zum Teil noch unbekannten Ursachen.

Hydrozephalus m: Durch Verlust an Hirnsubstanz vergrößern sich die Liquorräume*. Man unterscheidet den durch eine Erweiterung des Ventrikelsystems* entstehenden H. internus und den durch krankhafte Erweiterungen des Spaltes zwischen Arachnoidea* und Hirn entstehenden H. externus. Ursachen sind hauptsächlich raumfordernde (Tumoren) und entzündliche Prozesse (z. B. Meningitis) sowie auch eine übermäßige Bildung von Liquor cerebrospinalis*.

Hygiene f: abgeleitet von Hygieia, griechische Göttin der Gesundheit. Man versteht darunter die allgemeine Gesundheitslehre unter Einbeziehung medizinischer Maßnahmen zur Vorbeugung gegen Gesundheitsschäden und Erkrankungen. Sie umfaßt das gesamte Gebiet der Wechselwirkungen unserer Lebensbedingungen, Umwelteinflüsse, Lebensgepflogenheiten, Ernährung, Behausung usw. auf unseren Gesundheitszustand.

Hygrom n: Wassergeschwulst. Entsteht durch Flüssigkeitsansammlung in Sehnenscheiden und Schleimbeuteln bei chronischen Entzündungen.

hygrophil: s. hydrophil*.

hygroskopisch: Feuchtigkeit anziehend.

Hymen n: Jungfernhäutchen. Meist unvollständiger Verschluß des Scheideneinganges durch eine Schleimhautmembran, die in verschiedenen Formen ausgebildet ist.

Hypakusis f: nervös bedingte Einschränkung der Gehörwahrnehmung, nervöse Schwerhörigkeit.

Hypalgesie f: Verminderung der Schmerzempfindung.

Hypästhesie f: Verminderung der Empfindlichkeit für Berührungsreize.

Hypazidität: s. Subazidität*.

hyper-: gleichbedeutend mit darüberliegend, mehr, verstärkt. Bei zusammengesetzten Wörtern begriffsbestimmend.

Hyperämie f: übermäßige Blutfüllung der Haut oder Organe. Kann durch vermehrten arteriellen Blutfluß, aber auch durch venöse Stauung bzw. Abflußbehinderung zustande kommen.

Hyperästhesie f: übersteigerte Empfindlichkeit für Berührungsreize.

Hyperakusis f: nervöse Feinhörigkeit infolge übermäßiger Erregbarkeit der Hörnerven. Vorkommen z. B. bei Neurasthenie*, Hysterie*, psychischen Erregungszuständen, raumfordernden Prozessen im Gehirn.

Hyperalgesie f: gesteigerte Schmerzempfindlichkeit.

hyperalgetische Zonen: s. Head-Zonen*.

Hyperauxesis f: ungewöhnlich starkes Wachstum eines Körperteils.

Hyperazidität f: s. Superazidität*.

Hyperchlorhydrie f: s. Superazidität*.

Hypercholesterinämie f: Erhöhung des Cholesteringehaltes im Serum (Normwerte altersabhängig zwischen 220 bis 250 mg %).

Hypercholie f: krankhafte Vermehrung der Gallebildung.

Hyperchromatose f: Vermehrung des Hämoglobingehaltes roter Blutkörperchen bei hyperchromer Anämie*.

Hyperemesis f: starkes Erbrechen.

Hyperemesis gravidarum: unstillbares Erbrechen während der Schwangerschaft als Zeichen einer Toxikose*, welche nicht mit dem normalen harmlosen Schwangerschaftserbrechen zu verwechseln ist.

Hypererosie f: krankhaft gesteigertes Liebes- bzw. Zärtlichkeitsbedürfnis.

Hyperextension f: Überstreckung von Gelenken über die normale Beweglichkeit.

Hypergalaktie f: gesteigerte Bildung von Muttermilch.

Hypergenitalismus m: über das normale Maß hinausgehende Größenentwicklung der Geschlechtsteile.

Hyperglykämie f: Blutzuckervermehrung über 120 mg %. S. Diabetes mellitus*.

Hyperhidrose f: Vermehrung der Schweißabsonderung.

Hyperinsulinismus m: Als Folge von Bauchspeicheldrüsen-Geschwülsten oder zellulären Wucherungen der Langerhans-Inseln* kommt es zu einer vermehrten Insulinproduktion, deren Folgezustand Hypoglykämie* (Gegenteil von Diabetes mellitus*) ist.

Hyperkaliämie f: Als Folge von Nieren- oder Nebennierenrindeninsuffizienz und bei überhöhter Zufuhr von therapeutisch verabreichtem Kalium kommt es zu einer Erhöhung des Kaliumgehaltes im Serum. Damit verbunden sind Verwirrtheitszustände. Apathie*, verlangsamte Herzschlagfolge, Kreislaufschwäche, tetanische* Zustandsbilder.

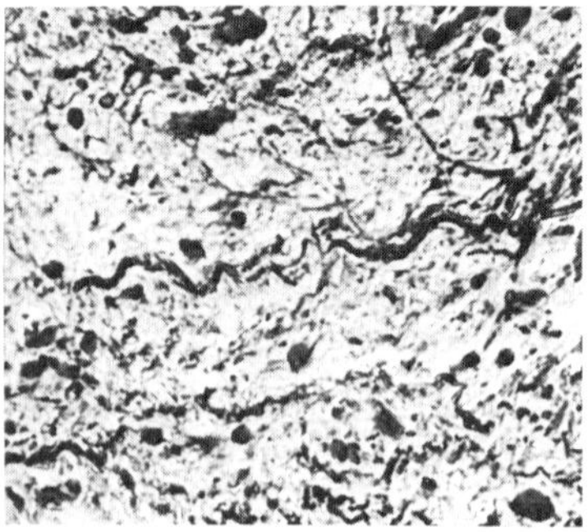

Hyperlipämie: Man sieht Fettpartikel (Lipide*), die tief in die Wandungen eines Gefäßes eingedrungen sind und die elastischen Fasern zerstören. Dadurch gehen die Elastizität und die Anpassungsfähigkeit an die Blutdruckänderungen verloren.

Hyperkalzämie f: Bei chronischen Nierenkrankheiten und bei Geschwülsten der Nebenschilddrüsen* kommt es zu einer Erhöhung des Blutkalkspiegels.

Hyperkeratose f: außergewöhnlich starke Verhornung der Haut mit Bildung von Schwielen, Hühneraugen, Warzen usw. Kann Vorstufe von Hautkrebs sein.

Hyperkinese f: Bewegungsunruhe, übermäßig gesteigerter Bewegungsdrang.

Hyperleukozytose f: im Gegensatz zur Leukämie* gutartige Vermehrung weißer Blutkörperchen zur Infektionsabwehr.

Hyperlip(id)ämie: Hyperlipoproteinämie.

1. essentielle*H., vererbbar, Stoffwechselkrankheit mit Vermehrung des Fettgehalts des Cholesterins* (Hypercholesterinämie) und der Triglyzeride*. Einteilung erfolgt allgemein nach 5 Typen;
2. symptomatische* H., erworben, als Folge von Diabetes mellitus*, Gicht*, Nephrose*, Hypothyreose*, Adipositas* usw. Die H. ist ein wesentlicher Risikofaktor für die Entstehung eines Herzinfarkts*, einer Arteriosklerose* und einer Fettleber.

Hypermastie f: übermäßige Größe der weiblichen Brust.

Hypermenorrhoe f: zu starke Regelblutung.

Hypernephritis f: Nebennieren-Entzündung.

Hypernephrom n: Tumor der Nebenniere, meist bösartig.

Hyperopie: Weitsichtigkeit. Der Augapfel ist in der Sehachse zu kurz, oder die Brechkraft der Linse ist zu schwach, so daß die einfallenden Lichtstrahlen erst hinter der Netzhaut vereinigt werden würden. Der Betroffene kann anfangs noch durch willkürliche Anstrengung beim Sehen ausgleichen, später sind Konvexbrillen notwendig.

Hyperorexie f: krankhafter Heißhunger. Kommt vor bei Erkrankungen der

Hypophyse*, des Hypothalamus* und des Stirnhirns.

Hyperosmie f: übertriebene Geruchsempfindlichkeit, z. B. im Vorstadium (Aura) des epileptischen* Anfalles, bei Hysterikern* und Neurasthenikern* sowie ohne krankhaften Befund während der Schwangerschaft.

Hyperostose f: anomal gesteigertes Knorpelwachstum.

Hyperparasitismus: Ein Parasit* schmarotzt bei einem anderen Parasiten.

Hyperparathyreoidismus m: Überproduktion des Epithelkörperchen*-Hormons (Parathormon) durch Tumor oder Zellwucherung der Epithelkörperchen*. Folge: Ostitis fibrosa generalisata*.

Hyperpituitarismus m: Überfunktion der Hypophyse. Folgen können Akromegalie*, Gigantismus* und Cushing-Krankheit* sein.

Hyperplasie f: Organvergrößerung durch Zellvermehrung.

Hyperpyrexie, hyperpyretisch f: außergewöhnlich hohes Fieber.

Hypersegmentierung f: Bei der perniziösen Anämie* bilden sich in den neutrophilen Leukozyten* sechs und mehr Kerne aus.

Hypersekretion: Vermehrte Sekretabsonderung der Schleimhäute.

Hypersiderinämie f: Erhöhung des Eisenspiegels im Blut, beim Mann über 120 μg %, bei der Frau über 90 μg %.

Hyperspermie f: vermehrte Bildung von Samen.

Hypersplenie f: Überfunktion der Milz, als deren Folge es zur vermehrten Zerstörung von Erythrozyten* und zur vermehrten Bildung von Lymphozyten* kommt.

Hypertension f: Sammelbegriff für Blutdrucksteigerung, wobei der kurzfristige Hypertonus von der langfristigen Hypertonie* unterschieden wird.

Hyperthelie f: gleichzeitige Bildung von mehreren Brustwarzen.

Hyperthermie f: Wärmestauung, Überwärmung durch übermäßige Zufuhr von Wärme:

1. ungesteuerte Hyperthermie: Durch übermäßige Sonneneinstrahlung kann es zu Störungen des Temperaturregulationsmechanismus im Körper kommen. Gefahren sind Sonnenstich, Hitzschlag und -kollaps, Hitzekrämpfe und -tod.
2. gesteuerte Hyperthermie von Körperteilen oder des gesamten Körpers; wird zu therapeutischen Zwecken eingesetzt (z. B. in der Krebstherapie).

Hyperthymie f: gesteigerte Betriebsamkeit und Aktivität bei gleichzeitig heiterer Grundstimmung, bei Psychopathen* vorkommend.

Hyperthyreoidismus m, **Hyperthyreose** f: Überfunktion der Schilddrüse mit Steigerung der Stoffwechselvorgänge. S. Thyreotoxikose* und Basedow-Krankheit*.

Hypertonie f: Hochdruckkrankheit. Steigerung des systolischen* und diastolischen Oberarmblutdrucks über die Normwerte. Da hier auch in Fachkreisen noch sehr unterschiedliche Vorstellungen bestehen, sei auf die folgende gültige Normentabelle neuesten Datums Seite 258 verwiesen.

Bei der Blutdruckmessung unterscheidet man den dauernd im Gefäßsystem vorhandenen diastolischen

Systolischer und diastolischer Blutdruck (Normalbereich und Hypertoniegrenzen)
(Werte nach A. M. Master et al.)

	Normalbereich systolisch		Untere Hypertonie-grenze			Normalbereich diastolisch		Untere Hypertonie-grenze	
Alter	Männer	Frauen	Männer	Frauen	Alter	Männer	Frauen	Männer	Frauen
16	105–135	100–130	145	140	16	60– 86	60– 85	90	90
17	105–135	100–130	145	140	17	60– 86	60– 85	90	90
18	105–135	100–130	145	140	18	60– 86	60– 85	90	90
19	105–140	100–130	150	140	19	60– 88	60– 85	95	90
20–24	105–140	100–130	150	140	20–24	62– 88	60– 85	95	90
25–29	108–140	102–130	150	140	25–29	65– 90	60– 86	96	92
30–34	110–145	102–135	155	145	30–34	68– 92	60– 88	98	95
35–39	110–145	105–140	160	150	35–39	68– 92	65– 90	100	98
40–44	110–150	105–150	165	165	40–44	70– 94	65– 92	100	100
45–49	110–155	105–155	170	175	45–49	70– 96	65– 96	104	105
50–54	115–160	110–165	175	180	50–54	70– 98	70–100	106	108
55–59	115–165	110–170	180	185	55–59	70– 98	70–100	108	108
60–64	115–170	115–175	190	190	60–64	70–100	70–100	110	110

Druck (unterer Wert) und den bei der Auspumpaktion der linken Herzkammer entstehenden systolischen Druck (höherer Wert). Die Blutdruckwerte steigen mit zunehmendem Lebensalter und sind bei Frauen etwas höher als bei Männern. Wie die Tabelle zeigt, gilt die allgemeine Regel, systolischer Druck = 100 + Lebensalter, nur als ungefährer Anhalt. In ca. 85 % aller Fälle sind keine unmittelbaren Ursachen für die H. erkennbar. Man spricht deshalb von essentieller oder primärer H. Ist eine Nieren-, Nebennieren-Erkrankung, Aortenbogenstenose oder Schwangerschaftstoxikose Ursache des Bluthochdruckes, so spricht man von sekundärer H. Jede Hochdruckform kann unvermittelt in die gefährliche maligne (bösartige) H. übergehen. Der diastolische (untere) Wert liegt über 130 und führt zur Vernichtung der Haargefäße der Nieren und damit zu ihrem Gewebsuntergang. Die Symptome der H. reichen von Kopfschmerzen, allgemeiner Benommenheit, Schwindelgefühl, Ermüdbarkeit, Herzklopfen bis zu Angina-pectoris-Anfällen, Sehstörungen, Krampfzuständen, Verwirrtheit und Impotenz; mit dem Eintreten von Nierenschädigungen kommt es häufig zum nächtlichen Urinieren und zu wiederkehrenden Blutbeimengungen im Urin. Mit den heute verfügbaren Anti-Hypertonie-Arzneien ist es weitgehend möglich, eine normale Lebenserwartung zu erreichen.

Hypertonus: s. Hypertension*.

Hypertrichosis f: Hirsutismus, Polytrichia, Dasytes, Haarmensch. Nebennierenrindentumoren, die zur Vermännlichung führen, und Thymustumoren lösen eine vermehrte Behaarung insbesondere bei weiblichen Personen aus.

Hypertrophie f: Vergrößerung von Geweben oder Zellen ohne Vermehrung der Bestandteile, z. B. als Folge von erhöhter Leistung, Training oder kompensatorisch bei Überanstrengung nur des einen von paarig angelegten Organen.

Hyperurikämie: Vermehrung der

Harnsäure im Blut; Folge ist häufig Gicht*.

Hyperventilation: wesentlich verstärkte Atmung bei Sauerstoffmangel mit gleichzeitig vermehrter Abgabe von Kohlendioxyd. Die damit verbundene Senkung des CO_2-Partialdrucks führt zur Zunahme des pH-Wertes und damit zur Alkalose*.

Hypervitaminosen: Zu hohe Vitaminzufuhr führt zu organischen Störungen. Z. B. kann eine Überdosierung mit Vit. D zu beträchtlicher Vermehrung des Kalziums und damit verbunden zu Gefäßverkalkung und Kalkablagerung in verschiedenen Organen und außerdem zur Entkalkung der Knochen führen. Bei Überdosierungen mit Vit. A kommt es zu Hautschädigungen, und in Extremfällen können Vergiftungserscheinungen auftreten.

Hypnose f: Teilschlaf; Hilfsmittel der Psychotherapie bei verschiedenen seelischen Erkrankungen. Durch Erweckung der Vorstellung von Ruhe und Schlaf tritt eine veränderte Bewußtseinslage ein, bei der trotz eines schlafähnlichen Zustandes die Aufnahmefähigkeit für den Willen des Hypnotiseurs erhalten bleibt. Die dabei künstlich geschaffenen Vorstellungen sind so tiefgreifend, daß der Arzt während und nach der H. gezielt Gedanken und Handlungen veranlassen kann bzw. krankhafte körperliche und vor allem seelische Zustände beeinflußt werden können. Wegen der einschneidenden Wirkungen, die eine H. hat und die bis zu Ich-Störungen, Depersonalisation und Willensaufgabe führen können, muß die Ausübung zu Heilzwecken ausschließlich Ärzten vorbehalten bleiben. Vor jeder Anwendung durch andere Personen ist eindringlich zu warnen.

Hypnosie f: s. Schlafkrankheit*.

Hypnotikum n: Schlafmittel.

Hypo-: gleichbedeutend mit darunterliegend, weniger, vermindert. Als Vorsilbe bei zusammengesetzten Wörtern begriffsbestimmend.

Hypoazidität: s. Subazidität*.

Hypochlorämie f: Mangel an Chlorid durch wiederholtes Erbrechen, bei längerdauernden Durchfällen, starkem Schwitzen oder chloridarmer Nahrung. Führt u. a. zu verminderter Salzsäurebildung im Magen und den damit verbundenen Krankheitszuständen.

Hypochlorhydrie f: verminderte Salzsäurebildung im Magen.

Hypocholesterinämie f: Absinken des Cholesteringehaltes im Blut unter 100 mg% bei Hunger, Anämien, Schock usw.

Hypochonder: abnorm ängstliche, übertrieben sich selbst und ihren Gesundheitszustand beobachtende Personen, die meist ohne objektive Befunde in der Überzeugung leben, krank zu sein. Oft depressiv, häufig Übergang in Neurosen* und Psychopathie*.

Hypochondrie f: Überzeugung, krank zu sein, ohne daß ein objektiver krankhafter Befund vorliegt.

Hypochondrium n: unter den Rippenknorpeln liegende Oberbauchregion.

Hypochromie f: verminderter Hämoglobingehalt der roten Blutkörperchen bei hypochromer Anämie*.

Hypochylie f: verringerte Magensaftbildung.

Hypodermitis f: Entzündung des Fettgewebes der Subkutis*.

Hypofermentie f: Enzyminsuffizienz, verminderte Produktion von Enzymen*, welche den Stoffwechsel* regulieren.

Hypofunktion f: Verminderung von Funktionen.

Hypogalaktie f: unzureichende Bildung von Muttermilch. Meist Folge der Trinkfaulheit von Säuglingen, gelegentlich auch von Entzündungsprozessen der Mammae*.

Hypogastrium n: Unterbauchregion.

Hypogenitalismus: zu klein entwikkelte Geschlechtsorgane, fast immer mit Unterentwicklung der sekundären Geschlechtsmerkmale verbunden.

Hypoglossus m: Kurzbezeichnung für den 12. Hirnnerven*, N. hypoglossus.

Hypoglykämie f: Absinken des Blutzuckerspiegels unter den durchschnittlichen Normwert von 80 mg %; Vorkommen u. a. bei extremer körperlicher Belastung, im Hungerzustand, bei Störungen innersekretorischer Drüsen, insbesondere der Hypophyse, der Nebennierenrinde und der Inselzellen der Bauchspeicheldrüse, bei Lebererkrankungen und zu hoher Dosierung mit Insulin. Schwäche, Hungergefühl, Schweißausbrüche, Zittern, Krämpfe und Lähmungserscheinungen sind Hauptmerkmale. Akute H. kann rasch zum Schock führen und erfordert ärztliche Notfallbehandlung, falls durch Einnahme von Würfel- oder Traubenzucker nicht eine schnelle Besserung herbeigeführt werden kann.

Hypogonadismus m: s. Hypogenitalismus*.

Hypohidrosis f: verminderte Schweißabsonderung, z. B. bei Myxödem*, Diabetes mellitus*, Altershaut.

Hypokaliämie f: Kaliummangel im Blut als Folge von Durchfällen, bei Nebennierenrindenüberfunktion, bei Langzeitbehandlung mit Herzalkaloiden und Cortisonpräparaten, führt zu allgemeiner Schwäche, Muskelerschlaffung, Brechreiz, Herzinsuffizienz und allgemeinen Herztätigkeits-Störungen.

Hypokalzämie f: Verminderung des normalen Kalkgehaltes im Blut bei Unterfunktion der Epithelkörperchen. Führt zu Rachitis, Tetanie* und Nierenerkrankungen.

Hypokinese f: verminderte Bewegungsaktivität, z. B. bei Parkinsonismus*, Schizophrenie*, Depressionen*.

Hypomenorrhoe f: zu schwache Regelblutung.

Hypopharynx m: Teil des Rachens zwischen Kehlkopfeingang und Speiseröhre.

Hypophyse f: Hirnanhangsdrüse mit innerer Sekretion. Man unterscheidet den Vorder- (HVL), Mittel- (HML) und Hinterlappen (HHL). Die Hormone des HVL wirken auf die anderen Drüsen mit innerer Sekretion und stimmen deren Funktionen aufeinander ab. Die Hormone des HHL regulieren die Nierenausscheidung, die Gebärmutterkonstruktion, die Muttermilchproduktion und verschiedene Osmose*- und Wasserhaushaltsfunktionen. Unterfunktion der H. und Mangel an Hypophysenhormonen führen zu verschiedensten Störungen. Am bekanntesten sind u. a. hypophysärer Zwergwuchs*, die Auslösung des Diabetes insipidus* usw., während die Überfunktion zu hypophysärem Riesenwuchs (Gigantismus*) und Akromegalie* führt. S. auch Nervensystem*, vegetatives.

Hypophysektomie f: operative Entfernung oder funktionelle Ausschaltung der Hypophyse durch Bestrahlung, um bei hormonabhängigen Krankheiten die Wirkung der Hypophysenhormone aufzuheben.

Hypopituitarismus m: Mangelfunktion der Hypophyse. Führt zu rascher Ermüdung, Kälteüberempfindlichkeit und in schweren Fällen zu hypophysärem Zwergwuchs*.

Hypoplasie f: Unterentwicklung von Organen.

Hypoproteinämie f: Verminderung von Eiweißkörpern im Serum und Plasma des strömenden Blutes. Vorkommen bei größeren Blutverlusten, Nierenerkrankungen, chronischen Infekten, Kachexie*, Unterernährung und aus unbekannten Ursachen.

Hypoprothrombinämie f: Verminderung des Blut-Prothrombingehaltes. Führt zur Verminderung der Gerinnungsfähigkeit des Blutes und bringt somit die Gefahr von stärkeren Blutungsneigungen mit sich. Ursache ist in der Regel Vitamin*-K-Mangel, vor allem bei chronischen Darm- und Lebererkrankungen, bei länger anhaltenden Durchfällen und bei Gallensteinleiden.

Hypotension f: übergeordnete Begriffsbestimmung für Hypotonus* und Hypotonie*.

Hypothalamus m: Gehirnregion. Ist am Boden des Zwischenhirns unter dem Thalamus* lokalisiert. Er bildet die zentrale Region für die Steuerung der Funktionen des vegetativen Nervensystems*. Durch seine direkte Verbindung zur Hypophyse* stellt er außerdem die übergeordnete Steuerungszentrale für das endokrine und das Blutgefäßsystem dar und koordiniert beide. Er gliedert sich in den vorderen markarmen und den hinteren markreichen Abschnitt. Während im markarmen Teil wichtige Nervenkerne sowie die Sehnervenkreuzung (Chiasma) mit Anteilen der Sehbahnen liegen, wird der markreiche Anteil von ein- und ausgehenden Nervenfaserbahnen gebildet. S. auch Abb. Seite 404.

Hypothermie f: passive Unterkühlung, Unterschreitung der unteren Temperaturregulationsgrenze durch große Wärmeabgabe. Durch Unterkühlung kommt es zunächst zu Erhöhung der Blutviskosität, einer Verringerung der Herzleistung und Erniedrigung des Blutdrucks, später gesellen sich Nachlassen des Gedächtnisses und der geistigen Aktivität, allgemeine Schwäche und Schläfrigkeit hinzu, was schließlich mit dem Kältetod endet. Künstlich wird H. herbeigeführt, um den Stoffwechsel einzudämmen, die Nervenreflexe zu dämpfen und die Blutzirkulation zu reduzieren, um so Eingriffe an lebenswichtigen Organen ungefährlicher durchführen zu können (z. B. Herz- und Gehirnoperationen). Siehe auch Hibernation*.

Hypothyreoidismus m: Hypothyreose, Unterfunktion der Schilddrüse mit den hierdurch ausgelösten Krankheiten Myxödem* und Kretinismus*.

Hypotonie f: verminderter Druck, verminderte Spannung; allgemein gebraucht für Absinken des systolischen und/oder diastolischen Blutdruckes* unter die altersabhängigen Normgrenzen (s. Tabelle Seite 258). Kurzfristig bei Fieber, Kollaps* oder Schock*, dann folgerichtig als Hypotonus bezeichnet; anhaltend bei essentieller* Hypotonie oder bei verschiedenen Erkrankungen des hormonalen Systems und nach schwereren Erkrankungen. Daneben wird der Begriff H. auch gebraucht, wenn die Spannung der quergestreiften Muskeln herabgesetzt ist.

Hypotonus: vorübergehend, kurzfristig unter die Norm absinkender Blutdruck.

Hypotrichosis f: verringerter Haarwuchs, mangelnde Behaarung. Ursächlich kommen Erkrankungen des Stoffwechsel- und hormonalen Systems, Wirkung verschiedener Medikamente und Veranlagung in Frage.

Hypotrophie f: Unterernährung.

Hypoventilation f: verringerte Atmung.

Hypovitaminosen f: Vitamin-Mangelkrankheiten, nicht zu verwechseln mit Avitaminosen* bei völligem Fehlen von Vitaminen. Bekannteste H. ist die sog. »Frühjahrsmüdigkeit« infolge mangelhafter Zufuhr von natürlichem Vitamin C im Frühjahr.

Hypoxämie f: Abnahme des Sauerstoffgehaltes im Blut als Folge von Atem- und Kreislaufstörungen.

Hypoxie f: Sauerstoffmangel in Körpergeweben. Ursachen können sein:

1. zu geringer Sauerstoffgehalt der Atemluft oder Störung des Gasaustausches in der Lunge;
2. mangelhafter Sauerstofftransport bei Schädigungen der roten Blutkörperchen und/oder des Hämoglobins;
3. Störungen der eigentlichen Zellatmung, beispielsweise durch Vergiftungen oder durch Blockade des Zellatemferments;
4. Störung der Blutzirkulation, z. B. bei Kreislaufkollaps oder Schock.

Hysterektomie f: operative Entfernung der Gebärmutter, entweder von der Scheide her oder nach Eröffnung der Bauchhöhle.

Hysterie f: ist eine echte, jedoch keine eigenständige Erkrankung. Sie ist Ausdruck des Zusammenwirkens abnormer Reaktions- und Verhaltensweisen. Entgegen der allgemeinen Meinung sind Männer zumindest genauso häufig betroffen wie Frauen. H. kommt besonders bei unreifen Personen in Zeiten akuter Gefahr oder allgemeiner Belastung zum Ausdruck. Besonders auffällig ist, daß dem Patienten sein krankhaftes Verhalten oder beispielsweise der Funktionsverlust eines kranken Körperteils recht gleichgültig ist. Der Hysteriker erscheint seiner Umgebung theatralisch, impulsiv und beeinflußbar. Hysterische Symptome wie Lähmung, Unfähigkeit zu sprechen, Schmerzen zu empfinden, oder Blindheit sind nicht bewußt simuliert, sondern werden als echt empfunden wiedergegeben. Hysterische Anfälle äußeren sich in Wein- und Schreikrämpfen oder auch in Anfällen, die eine Epilepsie* vortäuschen können. Häufig bestehen gleichzeitig sexuelle Schwierigkeiten und spezielle Angstkomplexe. Anfälle können durch autoritäre Beeinflussung oder Isolierung beendet werden. Eine dauerhafte Therapie der hysterischen Persönlichkeitsstruktur ist bisher nicht möglich. Ist die hysterische Reaktion aus einer tatsächlich bedrohlichen Situation entstanden, so verschwinden die Symptome, wenn die Situation beendet ist. In extremen Fällen steigern sich hysterische Verhaltensweisen zu regulären hysterischen Anfällen.

Hysterotomie f: operative Eröffnung der Gebärmutter bei Schwangerschaft, Schnittentbindung*. Erfolgt entweder von der Scheide her oder durch Eröffnung der Bauchhöhle.

Hysterozele: Bauchbruch.

I

Iatrik f: Heilkunst.
iatrogen: durch ärztliche Behandlung entstanden.
Ich: psychoanalytischer Begriff. Erkennen und Werteinschätzung der eigenen Persönlichkeit und deren Struktur. Störungen des I.-Begriffs und I.-Erlebens bei organischen Hirnerkrankungen, insbesondere des Thalamus*, bei Schizophrenie*, Enzephalitis* und in pathologischer Ekstase*. Siehe auch Depersonalisation*.
Ichthyosis: Fischschuppenkrankheit. Beginnt häufig schon in früher Kindheit und ist durch eine übermäßig starke Schuppung bei trockener, talg- und schweißarmer Haut gekennzeichnet. Säuglinge, die mit I. zur Welt kommen, überleben nur selten.
ICR: Abkürzung für *I*nter*c*ostal*r*aum = Zwischenrippenraum.
Ictus m: Stoß, Schlag, schlagartig, schlagartig auftretend. Z. B. I. apoplecticus = Gehirnschlag, I. solis = Sonnenstich.
Ideen: in der psychischen Erlebniswelt sich widerspiegelnde Nachempfindung der Wirklichkeit.
Ideenassoziation f: Gedankenverbindung ohne Inanspruchnahme der Konzentration des »zweiten Signalsystems«*. Beispiel: systemlose Aneinanderreihung von Gedanken bei Ermüdung.
Ideenflucht: beschleunigt und konzentrationslos aneinandergereihte Gedanken, Vielzahl von Einfällen bei gleichzeitig stetig wechselnden Denkzielen. Vorkommen bei Geisteskrankheiten, z. B. Manie*.
Identifizierung: im medizinischen Sinn der (meist krankhafte) Versuch, sich geistig, ausdrucksmäßig und auch körperlich mit bekannten oder in der Vorstellung vorhandenen Personen gleichzusetzen und sie nachzuahmen. Kann oft zu verblüffender Angleichung von Haltungs-, Handlungs- und Denkgepflogenheiten führen. Häufig Befriedigung von nicht bewußt gewordenen Liebesbedürfnissen.
Identität f: Gleichheit von zwei Personen, Gegenständen oder Vorstellungen. Gegenteil: Isomorphie.
idiopathisch: Definition von Krankheiten, die selbständig, von sich aus und nicht in Abhängigkeit von anderen Erkrankungen auftreten.
Idioplasma n: Erbsubstanz, welche die erblichen Anlagen enthält.
Idiosom: Chromosom*, Träger der Erbanlagen.
Idiosynkrasie f: erworbene Überempfindlichkeit gegen allergisierende* Substanzen, insbesondere gegen Eiweiß. Folgen sind u.a. Asthma*, Urtikaria*, Heufieber* und Allergie schlechthin.
Idiotie f: angeborene oder im Kindesalter erworbene hochgradige Oligophrenie*. Die Möglichkeit zu einer echten Bildung fehlt; es besteht ständige Pflegebedürftigkeit; Verständigung durch Sprache ist kaum möglich oder fehlt vollkommen; häufig finden sich auch verschiedenartige körperli-

che Anomalien. Zwei Grundtypen werden unterschieden: die torpide Form mit allgemeiner Antriebsschwäche und die erethische Form mit ausgeprägtem Bewegungsdrang und Aggressionen.

Ig.-Klassen: Immunglobolin*-Klassen des Menschen (IgG, IgM, IgA, IgD, IgE), s. Tab. Immunglobuline des Menschen*.

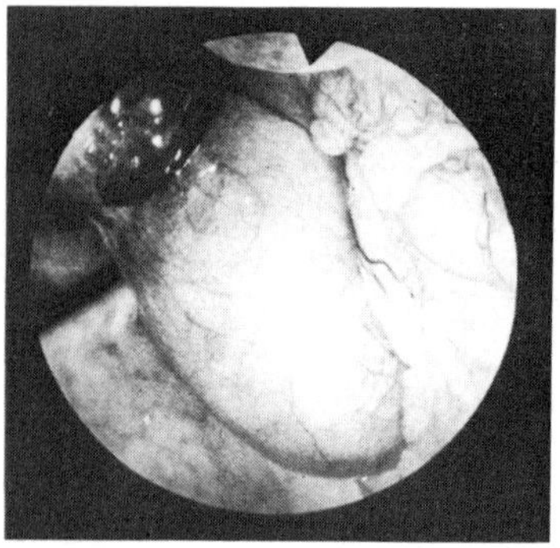

Ikterus: Die Abb. zeigt eine stark vergrößerte, gänseeigroße Gallenblase im laparoskopischen* Bild. Ursache ist ein Krebs der Bauchspeicheldrüse, der den Gallenausführungsgang zusammenschnürt. Es entsteht der typische Verschlußikterus. Im Gegensatz hierzu ist bei anderen Ikterusformen die Gallenblase schlaff und oft leer.

Ikterus m: Gelbsucht, Gelbverfärbung der Haut und Bindehäute durch Vermehrung von Bilirubin im Blut. Ist keine Krankheit, sondern nur ein Symptom, z. B. für Leberentzündung oder toxische Leberschädigung durch Gifte und Infekte, Stauung des Gallenflusses bei Steinleiden, entzündlichem oder tumoralem Verschluß oder bei starkem Zerfall der roten Blutkörperchen. S. Abb. oben und 85.

Ikterus haemolyticus: Gelbsucht bei hämolytischer Anämie. D. h., bei Zerfall roter Blutkörperchen wird Hämoglobin freigesetzt und im retikulo-endothelialen System* zu Bilirubin abgebaut, das dann in die freie Blutbahn übertritt und zur Gelbsucht führt.

Ikterus infectiosus: Weil-Krankheit, s. Leptospirose*.

Ikterus neonatorum: nicht krankhafte, physiologisch bedingte Gelbverfärbung Neugeborener als Folge von Blutzerfall bei der Umstellung von embryonalem auf normalen Kreislauf.

Ile n: Weiche Unterleibsregion von den unteren Rippen bis zum Schambein. In anatomischen Begriffen verwendet.

Ileostomie f: chirurgische Herstellung einer Dünndarmfistel (Kotfistel*).

Ileotransversostomie f: chirurgisch hergestellte Verbindung zwischen dem Ileum* und dem Colon transversum* nach operativer Entfernung des aufsteigenden Kolons.

Ileozökalgegend: der rechte Unterbauch, in dem der Übergang des Dünndarms (Ileum) zum Blinddarm (Coecum) liegt. Dort befindet sich auch der Wurmfortsatz (Appendix*).

Ileozökalklappe: Valva ileocoecalis (Bauhini-Klappe) schließt den Dünndarm (Ileum) am Eintritt in den Blinddarm (Zökum) gegen Rückfluß des Darminhaltes ab.

Ileum n: Intestinum ileum, Krummdarm. Unterer Abschnitt des Dünndarms.

Ileus m: Darmverschluß. Kann mechanisch durch Einstülpung, Brüche (Hernien), Verwachsungen und Tumoren bedingt sein. Kolikartige Bauchschmerzen, Verstopfung, Stuhlerbrechen, aufgeblähter Leib und gesteigerte Darmgeräusche sind spezifische Diagnosemerkmale. Röntgenologisch zeigen sich Luft- und Flüssigkeitsspiegel in den Darmschlingen. Eine spezifische Gefahr besteht in der Gangrän* und dem Durchbruch der betroffenen Darmabschnitte. Bei Einklemmungen oder kompletten Einstülpungen ist die Operation zur Ursachenbeseitigung und Entfernung gangränöser* Darmabschnitte die einzig mögliche Behandlungsmethode. Aber auch die konservative* Behandlung kann nur ärztlich, meist klinisch, durchgeführt werden. Der paralytische I. wird durch eine motorische Lähmung der Nerven hervorgerufen, welche die Darmperistaltik regulieren. Im Gegensatz zum mechanischen I. sind die Merkmale mäßige, jedoch andauernde Bauchschmerzen, spärliche oder fehlende Darmgeräusche und geringere Druckempfindlichkeit. Der paralytische I. spricht auf konservative Maßnahmen wesentlich besser an als der mechanische. Sonst gilt das dort Gesagte.

iliacus: anatomischer Begriff. Zur »Weiche«, zum Darmbein gehörend.

iliosakral: anatomischer Begriff. Kreuz-Darmbein-Region.

Illusion f: Täuschung durch falsche Auslegung von Sinneseindrücken.

i.m.: Abkürzung für intramuskulär.

Imagination f: Phantasie, Einbildung.

Imbezillität f: Oligophrenie*, »Schwachsinn« mittleren Grades, der angeboren oder im Kindesalter erworben ist. Die Intelligenz, weniger ausgebildet als bei Debilen*, jedoch besser als bei Idioten*, reicht nicht aus, um beispielsweise richtig lesen und schreiben oder rechnen zu lernen. Ohne Anstaltsaufenthalt bedarf es einer ständigen Betreuung der Imbezillen, die günstigenfalls zu einfachen Arbeiten herangezogen werden können.

Imbibition f: Durchtränkung, z. B. von Körpergeweben mit Blut, Serum* etc.

Imitation f: Nachahmung.

imminens: drohend (z. B. Abortus imminens).

Immobilisierung f: Ruhigstellung, z. B. durch Gipsverband.

immun: unempfänglich gegen ansteckende Infektionen (Bakterien, Viren), s. a. Immunisierung*; gegensätzlich = präformiert*.

Immunantwort: Reaktionen des Körpers nach Kontakt mit Antigenen*; diese Reaktionen bestehen in der Bildung spezifischer Antikörper*, der Aktivierung von T-Lymphozyten (s. Helferzellen*) und /oder der Ausbildung einer Immuntoleranz* gegen spezifische Antigene.

Immundefekte:

1. *primäre* I., angeborene Störung der Differenzierung und Entwicklung von Zellen (v. a. B- und T-Lymphozyten*), die für Immunität* zuständig sind, was eine Prädisposition* für virale*, z. T. auch für bakterielle Infektionen sowie reduzierte immunologische Kontrolle von Krebszellen zur Folge hat;
2. *sekundäre* I., erworbene Defekte, die bei bestimmten Erkrankungen wie Leukämie*, Virus*-Infektio-

nen (AIDS*), schweren Verbrennungen, Nephrose*, Lymphogranulomatose* etc. auftreten können; gewollt werden sekundäre I. durch Immunsuppression* herbeigeführt.

Immunglobuline: aus dem Serum gewonnene Eiweißkörper, die ein für sie spezifisches Antigen* binden können. S. Antikörper*.

Immunisierung f:

1. Durch Impfen mit abgeschwächten oder toten Erregern und/oder deren Giften wird eine aktive I. erreicht;
2. durch Injektion von Heilserum werden Abwehrstoffe (z. B. Antitoxine) verabfolgt und so eine passive I. erzielt.

Immunität f: Es gibt eine Anzahl von Krankheiten, insbesondere Viruskrankheiten*, nach deren Überstehen der Organismus ganz oder teilweise, auf Zeit oder dauernd »gefeit«, d. h. nicht mehr empfänglich für diese Krankheit ist. Derselbe Effekt, der durch das Überstehen derartiger Krankheiten hervorgerufen wird, kann auch künstlich durch die

IMMUNGLOBULIN-KETTEN DES MENSCHEN

Kennzeichen	Vorkommen (in Klassen)	Molekular-gewicht	isotypische Varianten	allotypische Varianten	Untergruppen variabler Regionen
leichte Ketten					
K	alle Klassen	22 000	keine	InV 1–3	V_{KI}–V_{KIII}l
λ		22 000	Oz^+, Oz^-, Ke^+, Ke^-	–	$V2_I$–V_{2V}
schwere Ketten					
λ	IgG	50 000	1–4	Gm 1–23	V_{HI}–V_{HIII}
α	IgA	50 000	1–2	Am 1–2	V_{HI}–V_{HIII}
μ	IgM	58 000	1–2	–	V_{HI}–V_{HIII}
δ	IgD	56 000	–	–	V_{HI}–V_{HIII}
ε	IgE	61 000	–	–	V_{HI}–V_{HIII}

IMMUNGLOBULINE DES MENSCHEN, GEORDNET NACH SCHWEREN KETTEN

Klassen o. Untergruppen	IgB	IgM	IgA	IgD	IgE
Schwere Ketten	γ	μ	α	δ	ε
Molekulargewicht	150 000	970 000	160 000 und 385 000	175 000	190 000
Elektrophorese-Fraktion	γ_2–γ_1	γ_1	γ_1–β	γ_1	γ_1
enthalten in	Serum	Serum	Serum, Sekreten	Serum*	Serum**
enthalten in	Muttermilch				
g/l im Normalserum	8,0–18,0	0,6–2,8	0,9–4,5	0,04	0,0003
Funktion	Antikörper der sekundär. Immunantwort	Antikörper der primär Immunantwort	immunolog. Schleimhautsperre	Antigen-differenzierung der B-Lymphozyten	Akutallergie, immunolog. Parasiten-Abwehr

Lokalisation in den Zellmembranen * der B-Lymphozyten, ** der Basophilen und Mastzellen

sog. Schutzimpfung (s. Immunisierung*) erzeugt werden. Bekannte Erkrankungen, die zur I. führen bzw. bei denen eine künstliche Immunisierung üblich ist, sind u. a. spinale Kinderlähmung*, Pocken*, Masern*, Scharlach*, Diphtherie*, Typhus*, Fleckfieber*, Gelbfieber*, Mumps*, Keuchhusten* usw. Verschiedene Menschen sind auch von Natur aus gegen bestimmte Erkrankungen bereits immun. Man spricht dann von Resistenz*.

Immunserum: Serum, von Menschen oder Tieren gewonnen, welches die Antikörper (Immunstoffe) gegen die hierzu spezifischen Krankheitserreger bzw. deren Gifte enthält.

Immunsuppression: Unterdrückung der Immunantwort*. Sie wird entweder *künstlich* durch Immunsuppressiva* oder durch bestimmte Viren* ausgelöst. Die Gefahr einer Immunsuppression besteht vor allem in der Schwächung der Abwehrfunktionen des Körpers (vor allem durch Schädigung der weißen Blutkörperchen) bis hin zum tödlich verlaufenden Zusammenbruch des Immunsystems. Man unterscheidet *operative* (Entfernung der Thymus*-Drüse), *strahlenbiologische* (durch radioaktive Strahlen [Röntgenstrahlen, Elektronenbeschleunigung etc.] ausgelöst), *medikamentöse* (s. Immunsuppressiva*), *immunologische* (Antilymphozytensera*) sowie die *biologische* (durch Viren* ausgelöste) *Immunsuppression.*

Immunsuppressiva: lösen die Unterdrückung der Immunantwort* des Körpers aus. Sie werden vor allem zur Unterdrückung der Abstoßungsreaktionen* des Körpers bei Transplantationen* (sind damit grundlegende Voraussetzung für erfolgreiche Transplantationen) und zur Behandlung von Autoimmunkrankheiten* (= Autoaggressionskrankheiten*) eingesetzt.

Immuntoleranz: Bei normal funktionierendem Immunsystem kann der Organismus auch mit dem Ausbleiben einer Immunantwort* gegen vorhandene Antigene* reagieren, wenn z. B. in der Embryonalphase durch Kontakte mit Antigenen eine *natürliche Immunität* oder wenn beim Erwachsenen eine *erworbene Immunität* entsteht: entweder durch Aufnahme hoher Antigenmengen (z. B. Diphtherietoxid) sog. »Highzone-Toleranz« oder durch Aufnahme geringer Antigenmengen sog. »Lowzone-Toleranz«.

impermeabel: undurchgängig, undurchlässig.

imperzeptibel: nicht wahrnehmbar.

Impetigo f: zum Teil übertragene Hauterkrankung, die unter vereiternder Blasen- und Pustelbildung verkrustet, durch Juckreiz zum Kratzen verleitet und dann großflächig weiterübertragen wird. Befällt vorwiegend Kinder. S. auch Hautkrankheiten*.

Impfenzephalitis, Encephalitis postvaccinalis: schwere Hirnentzündung im Gefolge von Schutzimpfungen, insbesondere nach Pocken-Erstimpfung (in der Bundesrepublik Deutschland ist die Pockenimpfung nicht mehr Pflicht), die mit Fieber beginnt, zu schweren Krampfzuständen und Lähmungen sowie zu einer ausgeprägten Schlafsucht führt. Die Todesrate liegt bei über 30 %.

Impfkalender: s. Tabelle Seite 270.

Impfmetastase f: im engeren Sinne

Übertragung von Krebsgewebe in ursprünglich gesundes Gewebe während Operationen, z. B. durch am Operationsmesser anhaftende Krebszellen. Im weiteren Sinne auch Übertragung von einem Körperteil auf den anderen (z. B. von der Unter- auf die Oberlippe oder durch Weiterleitung von Krebsgewebe aus höhergelegenen Organabschnitten auf tiefliegende, Darm-, Harnwege).

Impfstoffe: Vakzine. Sie werden aus abgeschwächten lebenden oder aber aus toten Erregern oder deren Giften hergestellt und bewirken aktive Immunisierung*.

Impfung: Impfstoffe werden entweder injiziert in bzw. unter die Haut, den Muskel, durch Drüsen der Impfpistole in die Haut gepreßt, über den Darm aufgenommen (sog. Schluckimpfung) oder inhaliert. Durch die I. erzeugt der Organismus spezifische Abwehrkräfte gegen die entsprechenden Krankheitserreger und deren Gifte.

Implantation f: Einpflanzung. Der Begriff wird verwendet:

1. für die I. von kristallinen Hormonen unter die Haut;
2. für die I. von lebendem Gewebe (s. I.-Metastasen) oder von Organen,

IMPFKALENDER:

Zeichenerklärung: * a. K. = alle Kinder, g. S. = gefährdete Säuglinge, a. M. = alle Mädchen, GI = Grundimmunisierung, A–I = Auffrischimpfung, WI = Wiederimpfung, II = Indikations*impfung

Alter	wer*	Art der Impfung	Empfehlungen
ab 3. Mon.	a. K.	GI Diphtherie, Tetanus (DT)	2. Impfung nach 4–8 Wochen. 3. Impfung im 1. Lebensjahr als Abschluß der Grundimmunisierung
	a. K.	oder wahlweise GI Diphtherie, Tetanus, Pertussis (DTP)	2. Impfung nach 4 Wochen. 3. Impfung im 2. Lj, Abschluß GI
	g. S.	Vorsicht! Nicht nach vollendetem 1. Lebensjahr mit GI beginnen	
	a. K.	Poliomyelitis	2 x Schluckimpfung »trivalent« im Abstand von mindestens 6 Wochen kann mit 1. und 2. DT- oder 1. und DTP-Impfung erfolgen
ab 2. Lj.	a. K.	Masern, Mumps, Röteln	können kombiniert gegeben werden; ist vorzeitige Masernimpfung nötig, kann diese *allein* bereits ab 15. Monat erfolgen
	a. K.	Poliomyelitis	3. Schluckimpfung »trivalent«
7. Lj.	a. K.	AI Diphtherie, Tetanus	Impfstoff für Personen über 7 Jahre verwenden (nicht für Kleinkinder!)
10. Lj.	a. K.	WI Poliomyelitis	1 x Schluckimpfung »trivalent«
15./16. Lj.	a. K.	AI Diphtherie, Tetanus	
	a. M.	WI Röteln	besteht wegen durchgemachter Röteln ausreichende Immunität (Titer > 1:64), kann WI entfallen
ab 1. Wo. jedes Alter	a. K.	II Tuberkulose	nur bei ansteckungsgefährdeten, tuberkulinnegativen Kindern 1 x BCG-Vakzine

dann besser als Transplantation* bezeichnet;
3. für die I. des Eies (s. Nidation*).

Implantationsmetastasen f: entstehen durch Einwachsen von anderenorts losgelösten Krebszellen, z. B. in der Bauchhöhle.

Impotenz f: Zeugungsunvermögen im engeren Sinn, jedoch wesentlich weiter gefaßter Begriff.

Sexuelle Probleme in Form vorübergehender Impotenz des Mannes und Frigidität der Frau sind häufig und müssen keineswegs immer mit seelischen und körperlichen Erkrankungen zusammenhängen. Angst- und Spannungszustände, zeitweilige leichtere Depressionen, Arbeitsüberlastung, Ermüdung, Anhäufung von Alltagsproblemen und Leistungszwang sind die häufigsten Ursachen. Dagegen hat jede länger dauernde, chronische Impotenz oder Frigidität* organische (10 %) oder seelische (90 %) Gründe. Es ist zu prüfen, ob organische Ursachen wie Alkoholismus, Gebrauch und Abusus (Mißbrauch) von Medikamenten, Diabetes*, Krankheiten des zentralen Nervensystems* usw. vorliegen. Die wichtigsten Gründe einer psychisch bedingten Impotenz oder Frigidität sind Angst- und/oder Schuldgefühle dem Partner oder dem Geschlechtsakt gegenüber, Abneigungskundgebungen, Vorwürfe durch den Partner und eine unbewußte, noch nicht manifest gewordene Homosexualität*.

Beim Mann unterscheidet man ein Zeugungsunvermögen, d. h. die Unfähigkeit, den Beischlaf zu vollziehen (Impotentia coeundi), und eine Zeugungsunfähigkeit (Impotentia generandi), bei der zwar der Beischlaf ausgeführt werden kann, jedoch der Samenerguß verhindert oder aber der Samen selbst zeugungsunfähig ist.

Bei der Frau muß streng zwischen Frigidität und Orgasmusschwierigkeiten unterschieden werden. Durch unsachliche Publikationen wurde die Bedeutung des Orgasmus derart überbewertet, daß schwerwiegende Irrtümer die Folge sind. Unter Frigidität ist ausschließlich die andauernde und vollkommene innere Abwendung von erotischen Kontakten mit dem Manne zu verstehen. Die Ursache kann der fehlende Wille oder die Unfähigkeit zur Ausübung sexueller Funktionen sein (Kinsey). Eine frigide Frau kann den Geschlechtsakt dulden, bleibt dabei aber gefühlskalt. Eine Frau hingegen, die ein Verlangen nach sexuellem Kontakt hat (Libido*), kann auch ohne Orgasmus ein vollkommenes Sexualerlebnis mit anschließender Entspannung und Wohlgefühl haben. Wesentliche Ursachen für Orgasmusschwierigkeiten können in fehlender Ungestörtheit, unpassender Umgebung, irritierenden Geräuschen und sehr oft in der Eile und Hast beim Vollzug des Aktes begründet sein. Untersuchungen amerikanischer Wissenschaftler haben ergeben, daß die Orgasmusfähigkeit nicht nur vom technischen Können des Partners abhängt, sondern das Gefühl des Geborgenseins und der Harmonie den entscheidenden positiven Einfluß hat, daß ältere Frauen ebenso orgasmusfähig sind wie junge und daß die Angst, vom Partner verlassen zu werden, häufig zu Orgasmusschwäche führt. In vielen Fällen wird man sich durch diese Erkenntnisse selbst und besonders auch im Zusammenspiel mit dem Partner über Schwierigkeiten hinweghelfen können. Wo dies nicht gelingt, muß der Arzt und ggf. der Psychotherapeut zu Rate gezogen werden. Bei echter Frigidität und Impotenz ist ärztliche Behandlung ohnedies die einzige Chance, Besserung oder Heilung zu erzielen.

Imprägnation f: Durchtränkung, aber auch Schwängerung, Befruchtung.

Impression f: Eindellung (hineingedrückt). Anatomische Begriffsbezeichnung, aber auch im Zusammenhang mit Knochenbrüchen, sog. I.-Fraktur, verwendet.

Impulshandlungen: werden, ohne zu überlegen, meist triebhaft ausgeführt (Kurzschlußhandlung).

Imputabilität f: Unzurechnungsfähigkeit.

inadäquat: nicht zusammen-, dazupassend. Z. B. Reize, die auf ein bestimmtes Sinnesorgan keine Wirkung haben können.

Inaktivierung:
1. Erreger werden ihrer Vermehrungsfähigkeit beraubt oder abgetötet, damit sie als Impfstoffe Verwendung finden können;
2. Serum wird für 30 Minuten auf 56 ° erhitzt und dadurch das Komplement* zerstört.

Inaktivitätsatrophie f: Muskelschwund bei mangelndem Gebrauch, längerer Ruhigstellung oder bei Lähmungen der betreffenden Muskeln.

Inanition f: Auszehrung, Entkräftung.

Inappetenz f: Appetitlosigkeit.

incarnatus: in das Fleisch eingewachsen.

Incisura f: Einschnitt, Einsenkung, Einbuchtung, anatomischer Begriff.

incompletus: unvollständig, geburtshilflicher Begriff, wenn bei der Geburt oder dem Abortus* die Frucht und/oder der Mutterkuchen nicht vollständig aus der Gebärmutter ausgestoßen werden.

Incrustatio f: Kalksalzablagerung in Nekrosen*.

Incubus m: Alpdrücken.

Incus m: Gehörknöchelchen, Amboß. S. Abb. Seite 424.

Index m: Anzeige, Verhältniszahl, das Verhältnis von zwei Größen zueinander.

Indikation f: Heilanzeige. Man unterscheidet:
1. die kausale I., bei der mit Medikamenten oder sonstigen Behandlungsmethoden die Ursache der Krankheit beseitigt oder beeinflußt werden soll;
2. die symptomatische I., bei der auf die Krankheitserscheinungen (z. B. Schmerzen) eingewirkt wird;
3. die vitale I., bei der die Beseitigung lebensbedrohlicher Zustände im Vordergrund steht.

indolent: schmerzunempfindlich; im erweiterten Sinne auch gebräuchlich für »gleichgültig gegen seelische Belastungen«.

Induktion f: Hervorrufung, Einwirkung, Verursachung.

Induration f: Verhärtung, z. B. bei Organen durch Vermehrung des Bindegewebes.

Induratio penis plastica: Meist um das 50. Lebensjahr beginnende, bindegewebige bis verknorpelnde oder sogar verknöchernde Verhärtung zwischen der Haut und dem Schwellkör-

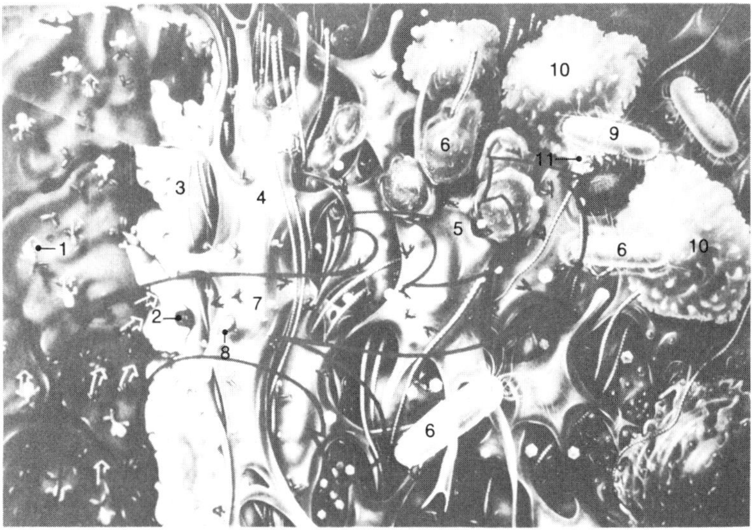

Infektion: Das Bild ist aus elektronenmikroskopischen Einzelbildern zusammengesetzt und vermittelt einen Einblick in die Welt zellulärer Vorgänge bei einem Infekt mit Bakterien und Viren. Medikamentös angewandtes, menschliches Gammaglobulin (I. durch weiße Pfeile gekennzeichnet) wird enzymatisch gespalten. Die kleinmolekularen, hochaktiven Spaltprodukte (2) durchdringen die Wand (3) einer Blutkapillare (Haargefäß). Vor dem Hintergrund der Kapillarinnenwand mit Endothel (4) und retikulärem (= netzförmigem) Gewebeverband (5) sieht man Bakterien (6) und Viren (7), die bereits teilweise an Gammaglobulin gebunden sind (8). In ein Bakterium ist ein Gammaglobulin eingedrungen und hat es gespalten (9) und dadurch so verändert, daß es von den Lymphozyten (= weißen Blutkörperchen) (10) leichter und beschleunigt aufgenommen werden kann. Die austretenden Bakterientoxine (11) werden ebenfalls von den Gammaglobulinen gebunden und neutralisiert. Rechts unten ist eine weitere Sonderform weißer Blutkörperchen, eine sog. Mastzelle. Außerdem sieht man verschiedene Salzkristalle.

per des männlichen Gliedes, die zwar schmerzlos ist, aber bei Erregung zu starken Krümmungen und sogar Abknickungen führt, was letztlich den Beischlaf unmöglich macht.

induriert: verhärtet.

Infans, Infantes: Kind, Kinder.

Infantilismus m: Stehenbleiben auf einer Entwicklungsstufe, die körperlich und/oder geistig der von Kindern entspricht. Kann angeboren oder durch verschiedene Krankheiten, insbesondere des zentralen Nervensystems, der Leber und Niere sowie der endokrinen Drüsen*, im frühen Lebensalter erworben sein.

Infarkt m: generell Begriff für die Nekrose* (d. h. Gewebetod) von Organabschnitten, seltener eines ganzen Organs durch länger andauernde, unzureichende oder gänzlich fehlende Blutversorgung infolge eines Verschlusses einer größeren Arterie bei gleichzeitigem Fehlen ausreichender Umgehungsverbindungen durch andere Arterien. Die häufigsten I. kommen vor am Herzen durch Verschluß einer Koronararterie, in der Lunge, Niere, Milz, Darm und im Gehirn (hier die Bezeichnung Apoplexie*).

infaust: unheilbringend. Bezeichnung für einen Krankheitsverlauf (Prognose), der hoffnungslos ist.

Infekt m: Abkürzung für Infektion.

Infektion f: Ansteckung mit Krankheitserregern, welche den Schutz von Haut und/oder Schleimhaut durchbrechen und sich dann im Organismus vermehren und meist typische Krankheiten auslösen. S. Abb. Seite 273.

Infektionskrankheiten: werden bei fehlender Immunität* und/oder Resistenz* durch Infektion* mit Krankheitserregern nach deren Eindringen und Vermehrung im Organismus ausgelöst.

Infektkette: bezeichnet die Übertragungsmöglichkeiten von Krankheitserregern bei Infektionskrankheiten: z. B. von *Mensch zu Mensch* durch Tröpfcheninfektion oder Kontaktinfektion (Schmierinfektion), von *Tier zu Mensch* auf verschiedenen Infektionswegen, Tollwut* durch Biß und/oder Kontakt, Milzbrand* durch Kontakt etc., von *Insekt zu Mensch*, in den meisten Fällen durch Stich oder Biß (Malaria* durch Mückenstich, FSME* durch Zeckenbiß etc.).

Infektpsychosen: Psychose*-Zustände, die im Verlaufe einer Infektion oder nach deren Überstehen dadurch zustande kommen, daß entweder das Gehirn miterkrankt oder auf Stoffwechselprodukte, Toxine der Bakterien auf körpereigene Reaktionssubstanzen entsprechend reagiert. Auch das mit verschiedenen Infektionskrankheiten verbundene hohe Fieber kann Ursache für eine I. sein.

inferior: nach unten hin liegend, der Untere: anatomischer Begriff.

infertil: unfruchtbar, steril.

Infiltration, Infiltrat: überwiegend lokal abgegrenzte Entzündungsvorgänge, aber auch das Hineinwuchern von Tumorgewebe in die unmittelbare Umgebung.

infiltrativ: eindringend, z. B. eindringendes Wachstum von Tumoren in umgebendes Gewebe.

Inflammatio f: Entzündung.

Influenza f: Grippe*.

Influenzabakterien: Haemophilus influenzae; gramnegative*, unbewegliche, sehr kleine Stäbchen, die bei der klassischen Grippe vorkommen und fast immer mit anderen Erregern vergesellschaftet sind.

Influenzaviren: Erreger der Virusgrippe (echte Influenza), die nach serologischen Gesichtspunkten in die Typen A, B und C eingeteilt werden. Gegen alle drei Typen gibt es wirksamen Grippeimpfstoff.

Infraktion f: nicht vollständiger Knochenbruch, »angebrochener Knochen«.

infrarot: Wärmebestrahlung. Liegt im Spektrum jenseits des roten Lichtes (Beginn bei ca. 760 nm), kann verhältnismäßig tief eindringen und wird zu Wärmebehandlungen verwendet.

infundieren: Einbringen von Substanzen und Medikamenten mittels Infusion*.

Infusion f: Einbringung größerer Flüssigkeitsmengen, z. B. Salz-, Eiweiß- oder Elektrolytlösungen mittels Infusionsgerät in die Vene, unter die Haut oder in den Mastdarm.

Ingestion f: Nahrungsaufnahme.

Ingredienz f: Bestandteil, z. B. von Arzneimitteln.

Inguen n: Leistenregion, inguinalis: zur Leistenregion gehörig.

Inhalation f: Einatmung von Dampf, Gas oder sog. Aerosolen, das sind feinzerstäubte Flüssigkeiten.

Inhalationskrankheiten: Die Erreger werden durch Einatmen übertragen, bzw. Gift- oder Schadstoffe werden eingeatmet und führen so zur Erkrankung.

Inhalationsnarkose: wird durch Einatmen gasförmiger Narkosemittel erzeugt.

Inhibition f: Hemmung.

Inhibitoren m: Hemmkörper, Hemmstoffe. Substanzen, die andere inaktivieren*.

inhomogen: für Körper, die nicht durchgehend von gleicher Beschaffenheit sind.

initial: am Anfang, am Beginn stehend.

Initiative f: innerer Antrieb, psychisch-intellektuelle Leistung.

Injektion f:

1. Einspritzen von Lösungen in die Vene (i. v. = intravenös), in den Muskel (i. m. = intramuskulär), in die Haut (i. c. = intracutan), unter die Haut (s. c. = subcutan), in die Arterie (i. a. = intraarteriell), in die Gelenke (i. a. = intraartikulär), in das Herz (i. c. = intracardial) usw.;
2. Begriff aus der Augenheilkunde, bezeichnet das Sichtbarwerden von Gefäßen am Auge.

Inkarzeration f: Einklemmung von Darmschlingen in Bruchsäcke. Gefahr schwerer Gewebsschädigung, Gangrän*.

Inkohärenz f: Verworrenheit des Denkens mit Störungen des Gedankenablaufs. Vorkommen bei Psychosen* und Epilepsie*.

Inkompatibilität f: Unverträglichkeit.

inkonstant: unbeständig, wechselhaft.

Inkontinenz f: unwillkürlicher, unkontrollierter Abgang von Urin oder Stuhl. Kann vorübergehend auftreten bei akuten, entzündlichen Erkrankungen der Harnwege und des Darms, chronisch u. a. bei Gebärmuttervorfall, Schließmuskeldefekten, Lähmungen verschiedener Art, Hirn- und Rückenmarkserkrankungen, chronischen Blasenkrankheiten.

Inkorporation f: spezieller Begriff für die Einverleibung von radioaktiven Substanzen, hauptsächlich über den Magen-Darm-Trakt oder über die Luftwege.

Inkubation, Inkubationszeit: Zeitspanne zwischen der Infektion mit Erregern und dem erkennbaren Auftreten der Krankheit. Sie ist für die einzelnen Infektionskrankheiten verschieden, meist typisch, hängt jedoch zum Teil auch von der Zahl der aufgenommenen Erreger und der Widerstandsfähigkeit des Erkrankten ab.

Inkubator m: Brutschrank zur Aufzucht von Frühgeborenen. Besteht aus einem Wärmebett, das allseits von durchsichtigen Wänden umschlossen ist und in dem Sauerstoffzufuhr und Luftfeuchtigkeit sowie die Wärme konstant eingestellt und reguliert werden können.

inkurabel: unheilbar.
Innenohr: besteht aus dem Labyrinth mit Vorhof, Bogengängen, Schnekken und Aquädukten und dem Nervus statoacusticus*. S. Ohr*.
Innenohrschwerhörigkeit: Schwerhörigkeit, die durch lokale Schädigungen des Innenohrs* hervorgerufen wird.
innersekretorisch: s. endokrin*.
Innervation f: Verbindung des zentralen Nervensystems (Gehirn und Rückenmark) einerseits mit den zuleitenden (afferenten) Empfindungsnerven (sensible N.) und den ableitenden (efferenten) motorischen (effektorischen) Nerven. Steuerung der I. durch das Gehirn und die Zentren im Rükkenmark.
innocens, innocuus: unschädlich, harmlos.
inoperabel: Bezeichnung für Zustände, die entweder aus technischen Gründen nicht mehr operierbar sind oder bei denen eine Operation als sinnlos angesehen werden muß. Als i. gelten z. B. Krebsgeschwülste, die bereits Metastasen* gesetzt oder lebenswichtige, operativ nicht entfernbare Organabschnitte oder Organe befallen haben; ferner Operationen an Organen, Organteilchen oder in Gebieten, die mit großer Wahrscheinlichkeit lebensbedrohliche oder -beendende Zustände hervorrufen würden; i. ist ein Patient auch dann, wenn eine Operation wegen des schlechten Allgemeinzustandes nicht durchgeführt werden kann.
Insania f: Wahnsinn.
Inscriptio f: Einzeichnung.
Insektizide: Substanzen zur Vernichtung von Insekten. Man unterscheidet Atem-, Fraß- und Kontaktgifte. I. sind für Menschen und Tiere durch die Speicherung in pflanzlicher Nahrung gefährlich.
Insel: nicht sichtbarer Teil der Großhirnrinde.
Inselhormon: s. Insulin*.
Inselorgan: s. Langerhans-Inseln*.
Insemination f: Besamung. Als Begriff

1. für den Samenerguß in die weiblichen Genitalien;
2. für das Eindringen des Samenfadens in die Eizelle;
3. für die künstliche Befruchtung.

Insertion f: Ansatzpunkt. Anatomischer Begriff, vorwiegend für die Anwuchsstelle der Muskelsehnen am Knochen.
insipidus: nichtschmeckend; als Beispiel Diabetes i.*, die nicht nach Zucker schmeckende Zuckerharnruhr.
Insolation f: Sonnenstich.
Insomnia f: Schlaflosigkeit.
Inspiration f: Einatmung.
Inspirationsluft: die durch Einatmung aufgenommene Luft.
Instabilitätsreaktion: Blutkörperchensenkungs*-Reaktion (-geschwindigkeit).
Instillation f: Dauertropf-Infusion*.
Instinkt m: angeborene und nach einer Gesetzmäßigkeit ablaufende Reaktion des Organismus auf Reize von außen oder innen.
Insuffizienz f: mangelhafte Leistung, Funktionsschwäche von Organen, z. B. Herz-, Lungen-, Nieren-, Kreislauf-I. usw.
Insufflation f: Einblasen von Medikamenten in die Luftwege.
Insulin n: Hormon, das in den Lan-

gerhans-Inseln* der Bauchspeicheldrüse* gebildet wird und den Blutzuckerstoffwechsel reguliert: Es aktiviert die Glukoseaufnahme in alle Zellen sowie in die Leber, steigert die Glykogenspeicherung und hemmt die zelluläre Fettlösung. Absoluter oder relativer Mangel an Insulin führt zum Diabetes mellitus*; zu hohe I.-Werte im Organismus führen zur Hypoglykämie*. I. kann in kristalliner Reinform hergestellt werden und findet Verwendung zur Behandlung der Zuckerkrankheit.

Insulinismus, perniziöser: schwere Krampfanfälle, die an Epilepsie* erinnern, vergesellschaftet mit Störungen des zentralen Nervensystems und der Sinnesorgane, übergehend in Bewußtlosigkeit und Koma* bei Diabetes mellitus*, vorwiegend nachts auftretend.

Insulinschock: kann bei zu hoher Dosierung therapeutischer Insulingaben als hypoglykämischer Schock* auftreten. Wird künstlich erzeugt zur Behandlung der Schizophrenie*.

Insult m: plötzlich auftretendes Krankheitsbild; Sprachgebrauch besonders für Massenblutungen im Gehirn = apoplektischer Insult, Apoplexie*. Vorübergehende Gehirndurchblutungsstörungen werden als angiospastischer I. bezeichnet.

intakt: unverletzt, unberührt.

Integumentum: Hülle, Decke, z. B. I. commune = die Haut.

Intelligenz f, **Intellekt** m: im allgemeinen die Auffassungsgabe, die mit den Sinnen wahrgenommenen Vorgänge in unserer Umgebung und Umwelt im Gehirn zu verarbeiten, ihre Ursachen und Wirkungen zu erkennen und daraus Beurteilungen und Folgerungen abzuleiten. Der hohe Stand der menschlichen I. beruht auf der Ausbildung des zweiten Signalsystems* und ermöglicht erst die Ausbildung des Intellekts, des verstandesmäßigen Denkvermögens unter Verwendung abstrakter Denkmethoden.

Intelligenzquotient m: Ermittlung des sog. Intelligenzalters durch Stufenleiter-Teste.

Intensivmedizin: Behandlung von Patienten mit lebensbedrohlichen Erkrankungen oder nach Operationen auf sog. *Intensivstationen,* die personell, räumlich und gerätetechnisch bestmöglich ausgestattet sind und somit optimale Voraussetzungen zur Überwachung lebenswichtiger Funktionen und der Wirksamkeit der angeordneten Therapie bieten. Bei Versagen lebenswichtiger Funktionen werden diese bis zur Wiederherstellung überbrückt (z. B. Beatmung). Die Betreuung findet rund um die Uhr statt.

inter-: als Vorsilbe in der Bedeutung von »zwischen«.

interdigital: zwischen Fingern und Zehen, z. B. I.-Mykose = Pilzerkrankung zwischen Fingern und Zehen.

Interferon: spezifische Glykoproteine*, die im Zusammenhang mit einer Immunantwort* auf Infektionen durch Viren, Bakterien oder durch antigene* Stimulation gebildet werden.

Interkostalneuralgie f: Neuralgie* im Bereich von Interkostalnerven, das sind zwischen den Rippen verlaufende sensible* Nerven.

interkurrent: dazugekommen, zwischendurch oder daneben ablaufend, z. B. i. Erkrankung = zu einer bestehenden Krankheit neu hinzugekommene Erkrankung.

interlobär: zwischen den Lappen, z. B. zwischen den Lungenlappen.

Intermediärstadium: Zwischenzeit, die dem akuten Krankheitsstadium folgt.

Intermediärstoffwechsel: Zwischenstoffwechsel. Chemische Stoffwechselvorgänge in Zellen und Geweben, bei denen Zwischenprodukte für den Auf-, Ab- und Umbau körpereigener Substanzen aus den zugeführten Nahrungsstoffen entstehen.

intermedius: in der Mitte liegend.

intermenstrual, intermenstruell: zwischen zwei Monatsblutungen.

intermittierend: mit Unterbrechungen erfolgend, zeitweilig aussetzend, z. B. i. Hinken, i. Behandlung, i. Fieber.

Interpleuralraum: Hohlraum zwischen den beiden Blättern des Brustfells.

Interruption f: Unterbrechung, z. B. der Schwangerschaft (Interruptio gravitatis), auch vorzeitiger Abbruch des Beischlafs (Coitus interruptus), unzuverlässige Maßnahme zur Verhütung von Schwangerschaft.

Intersexualität f: Störung in der Ausbildung der normalen primären und sekundären Geschlechtsmerkmale*. Ausgeprägte Form ist die Geschlechtsumkehr (Hermaphroditismus*).

interstitiell: im Zwischengewebe liegend bzw. sich abspielend. Unter Zwischengewebe versteht man das zwischen dem Parenchym* (epithelial, nervös, muskulär)* liegende Bindegewebe*.

Intertrigo f: Wundsein, im Volksmund auch »Wolf«. Entsteht durch die Reibung eng beieinanderliegender Hautflächen, führt zur Rötung, Schwellung und häufig auch Entzündung, z. B. an Innenflächen der Oberschenkel.

Intervall m: Zwischenzeit, Zwischenraum.

interventrikulär: zwischen den Herzkammern liegend, insbesondere die Kammerscheidewand* (Septum interventriculare).

Intervertebralscheibe: Zwischenwirbelscheibe*.

Interzellulärsubstanz: zwischen den Zellen des Bindegewebes liegende Eiweißsubstanz, die von Bindegewebsfasern durchzogen ist. Sie bildet mit den Zellen eine enge Funktionseinheit.

intestinal: den Darm betreffend.

Intestinaldialyse f: Intestinalperfusion, Darmdialyse. Methode zur Entgiftung und Entschlackung des Blutes und Organismus bei Niereninsuffizienz*, basiert auf dem Prinzip, harnpflichtige Substanzen aus dem Blut durch ein Dialyseverfahren auszuscheiden. Darunter versteht man den Austausch kleinster gelöster Teilchen (Moleküle) durch halbdurchlässige Membrane, deren Porengröße so ist, daß Salzkristalle, Zucker, Harnstoff usw. durchtreten können, während Eiweiß, Fette, Blutzellen usw. nicht passieren. Das Bauchfell als natürliche Membran erfüllt diese Bedingungen voll. Diese Tatsache wird genutzt, indem bei der Intestinaldialyse (= Peritonealdialyse) eine Flüssigkeit in die Bauchhöhle eingebracht und mit ihr laufend das Bauchfell umspült wird. Dabei treten die Stoffwechselschlakken und Giftstoffe (z. B. Harnsäure,

Harnstoff und sonstige Giftstoffe) in die Spülflüssigkeit über. Die Menge der Spülflüssigkeit ist mit 40 bis 50 l so hoch gewählt, daß ausreichend Schlackenstoffe aus den Blutgefäßen des Bauchfells (Peritoneum) aufgrund des Konzentrationsgefälles übertreten können. S. auch Hämodialyse*, künstliche Niere*.

Intestinalkrisen: s. gastrische Krisen*.

Intestinum n: Eingeweide, Darm. Bestehend aus I. caecum: Blinddarm, I. colon: Grimmdarm, I. crassum: Dickdarm, I. duodenum: Zwölffingerdarm, I. ileum: Krummdarm, I. jejunum: Leerdarm, I. rectum: Mastdarm, I. tenue: Dünndarm. Siehe auch Darm*.

Intima f: Kurzbezeichnung für Tunica intima, innerste Schicht von Gefäßwänden, aus der die Gefäßlichtung auskleidenden Endothel*-Zellschicht und der bindegewebigen Lamina propria bestehend, die von einer Muskelschicht umgeben und nach außen durch eine elastische Schicht abgesetzt ist.

Intoleranz f: Unduldsamkeit. Im medizinischen Sprachgebrauch Unverträglichkeit, Widerstandslosigkeit.

Intoxikation f: Vergiftung.

Intoxikation, alimentäre: im allgemeinen gebraucht für Vergiftungen (bakterielle) durch Nahrungsmittel. Führt meist zu Stoffwechselstörungen und schweren Funktionsstörungen von Leber, Herz, Hirn und Kreislauf. Siehe auch Botulismus*.

Intoxikationspsychosen f: psychische Krankheitsbilder, deren Ursachen Vergiftungen, z. B. durch Schlafmittel, Opiate*, Alkohol usw., sind.

intrakraniell -(al): »innerhalb des knöchernen Hirnschädels« (gebildet vom Schädeldach und der Schädelbasis*); das Hirn ist dadurch fest und ohne Dehnungsmöglichkeit eingebettet, was bei raumfordernden Prozessen* und Hirntumoren* zur Steigerung des Hirndrucks* und zu Verlagerungen der Hirnstrukturen führt.

Intrauterinpessar m: mechanische Empfängnisverhütungsmittel, die vom Muttermund her in die Gebärmutterhöhle eingebracht werden und die Einnistung eines befruchteten Eies verhindern. S. Abb. Seite 460.

intravenös: Injektion in die Vene.

intrazellulär: im Inneren der Zelle liegend oder sich abspielend.

Intrinsic-Factor m: endogener Magenfaktor, der zusammen mit dem Extrinsic-Factor den gegen die perniziöse Anämie* wirksamen Stoff (Antiperniziosa-Stoff) bildet.

Introitis f: Entzündung am Scheideneingang.

Introitus m: Eingang, z. B. I. vaginae = Scheideneingang.

introvertiert: nach innen gewandt, sich nach außen abkapselnd. Kennzeichen bei Schizothymen*.

Intubation f: Einführung eines Tubus* in den Mund, in die Trachea* oder in die Nase zum Zweck der künstlichen Beatmung*, zur Intubationsnarkose*, zur Tracheotomie*. S. Abb. Seite 280.

Intubationsnarkose: In den tieferen Atemwegen wird ein Schlauch aus Gummi oder Plastik eingeführt, der durch einen außen aufgeklebten, aufblasbaren Ballon gegen die Atemwege abgedichtet werden kann, so daß bei gleichzeitiger künstlicher Beatmung

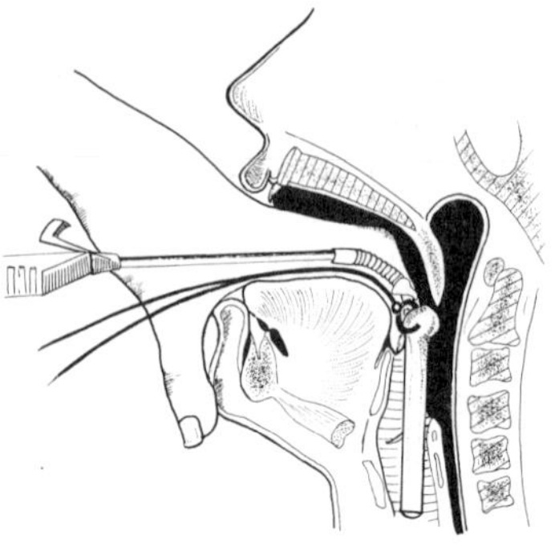

Intubation

eine Inhalationsnarkose* durchgeführt werden kann.

Intuition f: Erkennen und Erfassen von Vorgängen, ohne vorher den Verstand zu Schlußfolgerungen einzuschalten.

Intussuszeption f: s. Invagination*.

Inuktion f: Einreibung.

Invagination f:

1. Einstülpung (Einscheidung) von Darmabschnitten ineinander, was häufig zum Darmverschluß führt;
2. Einstülpung (Gastrulation*) der Morula* und damit Einleitung der Ausbildung der Keimblätter* bei der embryonalen* Entwicklung.

Invaginationsileus: Einstülpung von Darmschlingen des Dünndarmabschnittes Ileum*, die zum lebensbedrohlichen Darmverschluß (Ileus*) führt; vorwiegend durch Adeno-Vireninfektion ausgelöst (s. Virus-Infektionskrankheiten).

Invalidität f: durch die Begriffe Berufsunfähigkeit* und Erwerbsunfähigkeit ersetzt.

Invasion f: Eindringen von Erregern bei Beginn einer Infektionskrankheit.

Inversion f: Umkehrung, Umstülpung.

in vitro: lat. »im Glas«, d. h. im übertragenen Sinn »außerhalb des lebenden Organismus«.

Involution f: Rückbildung z. B. von Organen oder aber auch des gesamten Organismus.

Involutionspsychosen: meist Depressionszustände, die im fortgeschrittenen Alter, insbesondere während des Klimakteriums*, auftreten.

Inzest m: Inzucht; Geschlechtsverkehr zwischen nahen Verwandten, insbesondere zwischen Eltern und Kindern und zwischen Geschwistern, in der BRD strafbar.

Inzision f: der in der Chirurgie durchgeführte Einschnitt.

Inzisur f: Einschnitt, Einkerbung; hauptsächlich als anatomischer Begriff gebraucht.

Inzucht: s. Inzest*.

Ipsation f: Selbstbefriedigung, s. Onanie*.

Iracundia f: Jähzorn.

Iridektomie f: operative Entfernung eines Teils der Regenbogenhaut.

Iris f: Regenbogenhaut. Hat dieselbe Funktion wie beispielsweise die Blende eines Fotoapparates und reguliert dadurch den Lichteintritt in das Auge. Der von ihr für den Lichteintritt freigelassene Raum wird als Pupille bezeichnet. Bei starkem Licht verengt, bei schwachem Licht erweitert sich die Pupille. Störungen dieser Funktion sind Hinweise auf Erkrankungen des zentralen Nervensystems. Die Iris bestimmt die sog. Augenfarbe.

Iritis f: Entzündung der Regenbogenhaut.

Irradiation f: Erregungsausbreitung

im zentralen Nervensystem vom Ort der Entstehung aus.
irregulär: unregelmäßig.
irreparabel: unheilbar, nicht mehr herstellbar.
irreponibel: nicht zurückzubringen, nicht zurückzuschieben, z. B. Brüche, bei denen Bruchinhalt eingeklemmt ist.
Irresein: s. Psychose*.
Irresein, manisch-depressives: s. manisch-depressive Erkrankung*.
irreversibel: nicht umkehrbar. Wird hauptsächlich gebraucht für Reaktionen, die nur in einer Richtung ablaufen und zu keinem Gleichgewichtszustand führen.
Irrigation f: Ausspülung mit Hilfe des Irrigators, eines Gefäßes, das, mit Flüssigkeit gefüllt, hochgehängt wird und aus dem mit dem dadurch entstehenden Druck durch einen Gummischlauch Flüssigkeit in den Darm, den Magen, die Blase usw. gespült wird.
irritabel: erregbar, reizbar. Begriffsbestimmung z. B. für reizbares Gewebe.
Ischämie f: Blutleere in Organteilen oder Organen bei zeitweiliger oder andauernder Unterbrechung der arteriellen Blutzufuhr, beispielsweise durch Thrombosen*, Gefäßwandveränderungen bei Arteriosklerose*, Abpressung durch Tumoren oder Entzündungsherde usw. Je nach Ausmaß des betroffenen Bezirkes, der Dauer der I. und der Möglichkeit, in brauchbarer Zeit einen Kollateral-Kreislauf* auszubilden, besteht die Möglichkeit einer Erholung des betroffenen Gefäßes, oder es kommt zu Infarkten*, Lähmungen*, Organ- und Gewebsuntergang.
ischiadicus: mit dem Sitzbein zusammenhängend, z. B. Nervus i. = der Hüftnerv.

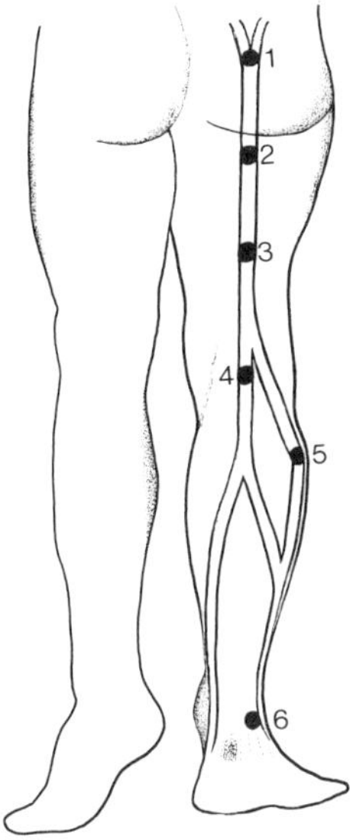

Ischias: Der Nervus ischiadicus läßt sich oder seine Aufzweigungen an sechs Stellen, den sog. *Valleix-Druckpunkten,* gegen eine feste Unterlage drücken: (1) Mitte der Gesäßmuskeln, (2) Übergangsstelle Gesäß-Oberschenkel, (3) Oberschenkelmitte, (4) Kniekehle, (5) Köpfchen des Wadenbeins, (6) kleinzehenwärtiger Rand der Achillessehne. Durch Druck an diesen Stellen läßt sich der Ischiasschmerz bei Ischialgie auslösen oder deutlich verstärken.

Ischias f, m, n: veraltet. Besser **Ischialgie** f: neuralgische Schmerzen, die vom Kreuzbein über die äußere Seite des Oberschenkels zum Fuß hinziehen. Fast überwiegend hervorgerufen durch das Zusammenpressen einer Nervenwurzel aus dem Lenden- oder Sakralwirbelbereich durch Bandscheibenvorfall, gelegentlich auch durch unmittelbare Nervenschädigung oder Gefäßkrankheiten. Der Nervus ischiadicus ist entgegen der allgemeinen Annahme nur selten unmittelbar betroffen. S. Abb. S. 281.

Ischium n: Gesäß.

Ischuria f: Harnverhaltung, Harnsperre*.

Isokorie f: Gleichheit der Pupillen, Gegenteil ist Anisokorie*.

Isokortex m: Neokortex. Der stammesgeschichtlich junge Teil der Großhirnrinde*.

Isolierung f: Quarantäne. Kranke, Krankheitsträger und Kontaktpersonen von bestimmten, seuchenartig auftretenden Infektionskrankheiten werden zum Schutz der Allgemeinheit unter besonderen Hygiene- und Vorsichtsmaßnahmen abgesondert, bis sie ausgeheilt sind. S. auch Bundesseuchengesetz*.

isometrisch: von gleichbleibender Länge.

isomorph: von gleicher Gestalt.

Isosthenurie f: Harnstarre. Die Niere kann den Harn weder konzentrieren noch verdünnen. Die Dichte (spez. Gewicht) des Harns bleibt dann unverändert 1010.

Isotonie f: Begriffsbestimmung für den gleichbleibenden osmotischen Druck des Blutplasmas.

Isotope: verschiedene Atome ein und desselben Elementes, die sich aber durch ihre Massen (Atomgewichte) voneinander unterscheiden. Sie haben in den Kernen die gleiche Protonenzahl und deshalb dieselbe Ordnungszahl und die gleiche Zahl Elektronen und deshalb gleiches chemisches Verhalten, besitzen aber eine verschiedene Anzahl von Neutronen im Kern. Ein Teil dieser I. kommt in der Natur radioaktiv vor, etwa 700 I. werden künstlich radioaktiv gemacht. Aufgrund der Strahlung, die radioaktive I. abgeben, haben sie große Bedeutung für die biologische und klinische Forschung, Diagnostik und Therapie, z. B. Szintigraphie*, Radioteste, Radio- und Nukleartherapie, Nuklearmedizin.

Isthmus m: enge, schmale Verbindung, anatomischer Begriff.

i. v.: intravenös, d. h. Injektion in eine Blutader (Vene).

Ixodes ricinus: Holzbock, s. Zekken*.

J

J:
1. Abkürzung für die physikalische Einheit Joule*;
2. chemisches Symbol für Jod*.

Jacket-Krone: künstliche Zahnkrone aus Porzellan oder Kunststoff, die auf einen Reststift ehemals defekter Zähne aufgekittet wird.

Jaktation f: Gliederzucken, -werfen.

Jejunitis f: Entzündung des Leerdarms, kommt isoliert nur bei Nekrose* des Jejunums vor.

Jejunostomie f: chirurgische Bildung einer Fistel zwischen Dünndarmschlinge und Bauchdeckenoberfläche zur künstlichen Ernährung.

Jejunum n: Leerdarm. Teil des an den Zwölffingerdarm anschließenden oberen Dünndarms.

Jochbein: Wangenknochen. Überbrückt mit dem Jochbogen die Schläfengrube und bildet zum Teil die Augenhöhle.

Jod n: Element aus der Gruppe der Salzbildner, Bestandteil des Schilddrüsen*-Hormons Thyroxin.

Jodmangel: Erkrankungen sind Kropf und Kretinismus*.

Joule: Einheit der mechanischen und elektrischen Arbeit. 1 J = 10^7 erg = 0,102 mkp = 1 Wattsekunde.

Juckreiz: wird über den Schmerzsinn als unterschwelliger, d. h. nicht schmerzhafter Reiz empfunden. Begleiterscheinung bei vielen Hautkrankheiten, aber auch Folge von Allergie*, Diabetes*, Ikterus* oder auf nervöser Grundlage bei verschiedenen Neurosen*.

Jugulum n: Drosselgrube, Hals, Kehle; anatomischer Begriff.

Jugum n: Joch, anatomischer Begriff.

Junctura f: Gelenk, Verbindung; anatomischer Begriff.

Jungfernhäutchen: s. Hymen*.

Jungfernzeugung: s. Parthenogenesis*.

juvans: heilend, helfend.

K

Kachexie f: Kräfteverfall, Abzehrung, physischer Zusammenbruch, insbesondere bei fortgeschrittenem Krebs.

Kaffernpocken: s. Alastrim*.

Kahnbein:
1. Handwurzelknochen (Os scaphoideum);
2. Fußwurzelknochen (Os naviculare), s. Abb. Seiten 192 und 228.

Kaiserschnitt: volkstümliche, vom Wortbegriff her nicht zutreffende Bezeichnung der Schnittentbindung* (Sectio caesarea).

Kakogeusie f: übler Geschmack.

Kakosmie f: unangenehme Geruchsempfindung bei Vereiterung der Kieferhöhle.

Kala-Azar: schwarze Krankheit, Splenomegalia tropica. In tropischen und subtropischen Ländern meist von Tieren übertragene Infektionskrankheit. Der Erreger, Leishmania donovani*, befällt das retikulo-endotheliale* System, und nach einer meist monatelangen Inkubation* kommt es zu Leber-Milz-Erkrankungen, Fieber, Hautverfärbung, Anämie und Kachexie mit einer sehr hohen Todesquote von über 80 %. Prophylaxe sind Vermeidung von Mückenstichen (Moskitonetze) und Kontaktmeidung mit Nagetieren und Hunden. Hauptüberträger der Leishmanien ist die Sandfliege (Phlebotomus).

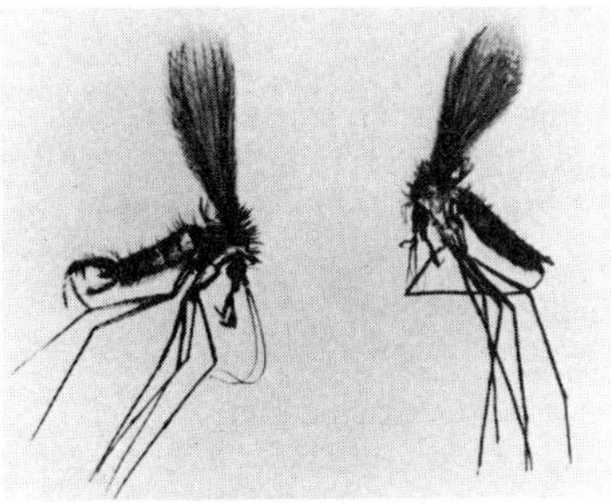

Phlebotomus (Sandfliege): Überträgerin der Kala-Azar.

Kalium n: lebenswichtiges Alkalimetall, insbesondere in den Zellen vorkommend. Bei K.-Mangel kommt es zu Herzmuskel- und Muskelschäden sowie zur Darmparalyse und Absinken des Blutdruckes, bei zu hohem K.-Spiegel zu Herzreizleitungsstörungen.

Kalk: Kalziumkarbonat. Bestandteil der Knochen und des Zahnsteins.

Kalkaneussporn: s. Fersenbeinsporn*.

kallös: schwielig, verschwielt.

Kallus m: das Keimgewebe der Knochen, das nach Brüchen den Bruchspalt ausfüllt. Zunächst knorpelig, dann durch Verkalkung fest werdend.

Kalorie f: Abkürzung cal, Wärmemengeneinheit, die benötigt wird, um 1 g destilliertes Wasser von 14,5 auf 15,5 °C zu erwärmen. 1000 cal = kcal (Kilokalorie). Begriff in der Physik und Biologie durch Joule ersetzt; 1 cal = 4,1855 Joule.

Kalotte f: Schädeldach.

Kaltblüter: Poikilothermen. Tiere, die keine konstante Körpertemperatur haben, sondern diese der Temperatur in ihrer Umgebung anpassen.

Kälteagglutinine: Kältehämagglutinine. Nichtspezifische Antikörper, die hauptsächlich bei Viruskrankheiten, einigen Blutkrankheiten, seltener bei Gesunden auftreten können und zu Anämien* führen, die erst bei Umgebungstemperaturen unter + 20 °C manifest* werden und dann zur Hämolyse* und Agglutination* im Blut führen. Typisch für die Krankheit ist die Blauverfärbung der Haut; gefürchtete Folgezustände sind schwere Hämolyse mit Embolien und Nierenschädigung, die in verschiedenen Fällen tödlich enden.

Kalzinose f: Kalkablagerung.

Kalzitonin: Hormon, das in den C-Zellen der Schilddrüse gebildet wird und als Gegenspieler des Parathormons wirkt. K. senkt den Kalzium*-Spiegel im Blut und wird auch therapeutisch bei Hyperkalzämie* eingesetzt.

Kalzium n: lebenswichtiges Erdalkalimetall mit spezifischem Stoffwechsel, der durch das Hormon der Epithelkörperchen (Parathormon) geregelt wird und in engem Zusammenhang mit Wirkung und Funktion der Sexualhormone, des Schilddrüsenhormons, des Vitamin D und dem Phosphatstoffwechsel steht. Eine wichtige Rolle spielt K. bei der Blutgerinnung und bei der Herztätigkeit, außerdem wird es als Heilmittel bei verschiedenen allergischen Zuständen angewandt.

Kalziumantagonisten: sind Medikamente, die die Wirkung von Kalzium* am Muskel hemmen oder reduzieren sollen. Damit wird z. B. der Muskeltonus der Gefäße vermindert und somit der Blutdruck gesenkt, was wiederum eine Schonung des Herzens bewirkt, nachdem weniger Pumpleistung gefordert wird.

Kalziumstoffwechsel: Man versteht darunter alle mit dem Kalzium zusammenhängenden biochemischen Vorgänge, von der Nahrungsaufnahme über die Einlagerung in verschiedenen Geweben, insbesondere in Knochen, bis zur Ausscheidung. Bei Absinken des Kalziumgehaltes im Organismus kommt es zur Tetanie*, bei Vermehrung zu verschiedenen Knochenkrankheiten wie beispielsweise Recklinghausen-Krankheit.

Kammerscheidewand: Septum ventriculorum. Muskulöse Trennwand zwischen den Herzkammern.

Kammerwasser: Inhalt der Augenkammern. Enthält, ähnlich wie Serum oder Liquor cerebrospinalis, Mineralsalze, Zucker, Eiweiß, Enzyme usw. Ist das optisch brechende Medium des Auges. Es bedingt durch seinen Füllungsdruck die prallelastische Form des Augapfels und ernährt die gefäßlose Linse.

Kanikola-Fieber: Stuttgarter Hundeseuche, Leptospirose*.

Kanüle f: Injektionsnadel, Hohlnadel für die verschiedenen Arten von Einspritzungen.

kanzerogen: krebserzeugend.

Kapillaren f: Haargefäße. Feinste Verbindungskanälchen, die den Übergang zwischen den Endarterien zu den Endvenen herstellen. Im labortechnischen Begriff auch für feinste Glasröhrchen oder Pipetten.

Kaposi-Sarkom: eine bösartige Erkrankung, die die Retikulumzellen* der Hautgefäße und der Gefäße des subkutanen Bindegewebes betrifft.

Die Haut verfärbt sich bräunlich-blaß. Meist sind die Extremitäten* betroffen. Eine Metastasierung ist selten. Das bei AIDS* als häufige Begleitkrankheit auftretende K. bietet ein aggressives Krankheitsbild; bei AIDS können am ganzen Körper und sogar in den Organen K. auftreten. Neuere Therapieverfahren sind Bestrahlung und Behandlung mit Immunstimulation (Interferon*, Interleukin, s. Helferzellen*). Die Chemotherapie bringt bisher wenig Erfolg.

Karbunkel m: Bezeichnung für mehrere Furunkel, die miteinander in Verbindung stehen bzw. ineinander übergehen.

Kardia f: Verbindungsstelle zwischen Speiseröhre und Magen. S. auch Abb. Seite 351.

kardial: mit dem Herz zusammenhängend. Das Herz betreffend.

Kardialgie f: Magenkrampf.

Kardiomegalie: Herzvergrößerung.

Kardiomyopathie: Herzmuskelkrankheiten, speziell schlaffe Herzvergrößerung mit Ausdünnung der Herzmuskulatur.

Kardioptose f: Senkung des Herzens aus der normalen anatomischen Lage.

Kardiospasmus: Krampfzustand des Mageneingangs. Kommt bei Schleimhautentzündung und Geschwüren des Magens sowie bei psychotisch* bedingten Nervenreflexen vor.

kardiovaskulär: Herz und Kreislauf gleichzeitig betreffend.

Karditis f: Herzentzündung; spezifiziert Endo*-, Peri*-, Pan*-, Myo*-K.

Karenzzeit: Wartezeit, Sperrfrist; speziell bei Neuaufnahmen in Krankenkassen, Krankenversicherungen.

Karies f: volkstümliche Bezeichnung für Knochenfraß schlechthin, früher hauptsächlich durch Tuberkulose ausgelöst. Heute jedoch praktisch nur noch gebraucht für Zahn-K. (Caries dentium). Verläuft unter dem Bild nekrotischer Zerstörungen des Dentins und des Schmelzes der Zähne, hervorgerufen durch Mikroorganismen und Gärungsprozesse, insbesondere bei unzureichender Mundhygiene, begünstigt aber auch durch verschiedene Erkrankungen und durch individuelle Anfälligkeit sowie durch begünstigende Nahrungsmittel, insbesondere Schleckereien, zuckerhaltige Süßigkeiten usw.

Karnifikation f: bindegewebige Umwandlung von Lungengewebe nach Lungenentzündungen.

Karotis f: Kopfschlagader (Arteria carotis).

Karpaltunnel-Syndrom: Druck- und Klemmschädigungen des Nervus medianus im Canalis carpi des Unterarms. Führt bei fortschreitender Krankheit zu Empfindungsstörungen der drei inneren Finger und zur Atrophie* der Daumenmuskulatur.

karzinogen: krebserzeugend.

Karzinogene: Substanzen, die vorwiegend durch chemische Reize Krebs erzeugen können. Überwiegend Destillate aus Kohle und Öl, aber auch Asbest, radioaktive Substanzen, Kohlenwasserstoffe usw. Ein Teil dieser Substanzen verursacht anerkannte Berufskrebse.

Karzinogenese f: Lehre von der Krebsentstehung.

Karzinoide n: vielfältige Begriffsdefinition:

1. für gutartige Tumoren am Wurmfortsatz;

2. für abortive Krebse;
3. für multiple Hautkrebse, die vor allem die Basalzellschicht* betreffen.

karzinolytisch: das Krebswachstum hemmend bzw. die Krebsgewebe auflösend.

Karzinologie f: Lehre von den Krebserkrankungen.

Karzinom: Carcinoma. Weitgehend für Krebs im allgemeinen Sinne angewandter Begriff; im engeren Sinne bösartige Krebsgeschwulst, die vom Epithel* ausgeht. Hierbei gibt es eine Anzahl von Unterscheidungen, z. B. nach der Zusammensetzung eines K. (Verhältnis der Zellen, die direkt vom Epithel* ausgehen, zu denen, die zum Stroma* zählen), nach dem Typ der Zellen, aus dem die Geschwulst überwiegend zusammengesetzt ist, nach der Form, in der das Gewebe wächst usw.

Zur Standarddefinition des Begriffs Krebs bzw. Karzinom gehört:

1. Die Fähigkeit zu infiltrativem* Wachstum unter Mißachtung anatomischer Grenzen, d. h., das krebsig entartete Gewebe bricht in seine Umgebung ein und befällt auch andere Organe. Diejenigen Gewebeschichten, welche die Organe voneinander abgrenzen, werden durchbrochen, was in der Regel bei gutartigen Geschwülsten nicht vorkommt.
2. Je bösartiger und je weniger differenziert* eine Krebsgeschwulst ist, um so mehr entwickelt sie einen eigenständigen Stoffwechsel, der sich meist dadurch vom Stoffwechsel normalen Gewebes unterscheidet, daß er zunehmend unabhängiger von der zellulären Sauerstoffatmung und dem Energieumsatz mittels Sauerstoff wird, indem er auf Gärungs- oder gärungsähnliche Stoffwechselprozesse umgestellt wird. Parallel dazu entwickeln Krebszellen mit zunehmender Bösartigkeit immer mehr die Fähigkeit, normales Gewebe durch Phagozytose* aufzufressen und für ihren eigenen Zellaufbau und ihre Vermehrung zu verwerten.
3. Ein weiteres spezifisches Kennzeichen für Krebsgewebe ist die Fähigkeit, einzelne Zellen und/oder Gewebeverbände von der Muttergeschwulst abzutrennen und, meist auf dem Blut- oder Lymphwege, aber auch auf verschiedene andere Weise, als sog. Tochtergeschwüre (Metastasen*) in entfernt gelegenen Gewebsbezirken oder Organen anzusiedeln.

Je bösartiger eine Geschwulst ist, um so früher und häufiger metastasiert sie. Bis heute gibt es noch keine wissenschaftlich allgemein akzeptierte Theorie über die Entstehung von Krebsgeschwülsten. Sicher ist, daß es eine Vielzahl auslösender Ursachen gibt; hierher gehört unter anderem die große Zahl krebserzeugender (karzinogener) Substanzen, von denen nur die wichtigsten aufgeführt seien: Verbrennungsrückstände von Benzin, Rohöl usw., wie sie sich in den Abgasen von Verbrennungsmotoren, Ölheizungen usw. finden; Verbrennungs- und Destillationsprodukte des Teers, wie sie sich z. B. beim Verbrennen von Tabakblättern, Papier (Rauchen!), aber auch bei einer Vielzahl sonstiger Verbrennungsvorgänge bilden; Stoffe, die sich beim Überhitzen (über 220 °C, z. B. Pfannengerichte!) von Speisefetten und -ölen entwickeln; Alkohol; radioaktive Substanzen, eine Vielzahl von (insbesondere ungesättigten) Kohlenwasserstoffen und deren Abkömmlingen sowie einige tausend bereits näher bekannte Produkte der chemischen Industrie; die verschiedensten Arten von Strahlen, so z. B. die Ultraviolett-Strahlung des Sonnenlichts, Röntgenstrahlen, Radiumstrahlen und jedwede künstlich erzeugte harte Strahlung; verschiedene Parasiten*, z. B. der Leberegel (Bilharziosis); Viren* spielen sicher ebenfalls eine Rolle bei der Entstehung *einzelner* Krebsgeschwülste, sind jedoch nicht generell als *die* Krebserzeuger oder Krebsursache anzusehen. Vorwiegend dürften sie bei der Entstehung von Blutkrebsformen (Leukämie) und der Hodgkin*-Erkrankung eine wichtige Rolle spielen. Nach Ansicht des Verfassers kann man annehmen, daß normales, gesundes Gewebe zunächst in einem lokal begrenzten Bezirk schädigenden Einwirkungen, z. B. durch karzinogene Substanzen, ausgesetzt wird. Dabei reicht die Schädigung nicht aus, um einen Zelltod oder einen lokalisierten Gewebsuntergang herbeizuführen, sondern sie zwingt die betroffenen Zellen zu Regenerations- (Zellteilungs-) Maßnahmen. Die dabei neu entstehenden Jugendformen dieser Zellen haben bereits in der Mutterzelle die höhere Differenzierung ihrer funktionellen Einordnung in den Gesamtgewebeverband, die eng mit dem Sauerstoffverbrennungs-Stoffwechselzyklus zusammenhängt, teilweise oder ganz verloren, sind aber durchaus noch überlebensfähig und bedienen sich nun der primitiveren, entwicklungsgeschichtlich nieder einzustufenden interzellulären Stoffwechselvorgänge, nämlich der Gärung oder gärungsähnlicher Formen. Damit erwerben sie gleichzeitig eines der Grundmerkmale der Krebszellen, nämlich die Fähigkeit, einen autonomen* Gewebeverband zu gründen, der vom Kreislaufanschluß an den Gesamtorganismus und von dessen hormonellen und nervösen Steuerfunktionen weitgehend unabhängig geworden ist und seinen Eiweißbedarf teilweise bis überwiegend durch Phagozytose* des normalen Gewebes in der Umgebung der Krebsgeschwulst deckt. Diese juvenilen, entarteten Zellen des Krebsgewebes haben damit, ähnlich wie auch embryonale* Zellen, zusätzlich die Fähigkeit gewonnen, sich in gesundem Gewebe einzunisten und dort erneut Geschwülste zu bilden (Metastasen).

Karzinom-Diagnostik: s. Papanicolaou-Karzinomdiagnostik*.

Karzinom*-Hinweiszeichen: s. Krebswarnzeichen*.

Karzinophobie f: krankhaft übertriebene Angst vor Krebs, meist ohne objektivierbaren Anlaß.

Karzinose f: Aussaat von Karzinommetastasen in sehr großer Anzahl, z. B. in Körperhöhlen (Brust- oder Bauchfell) oder in Organe.

Kaskadenmagen: Bezeichnung aus der Röntgenologie für einen Sanduhrmagen*, dessen große Kurvatur in treppenförmigen Absätzen verläuft. Wenngleich in der überwiegenden Zahl der Fälle organische Ursachen nicht festzustellen sind, so muß doch immer nach den u. U. schwerwiegenden auslösenden Organveränderungen gesucht werden. Die wichtigsten sind narbig veränderte und zu Einziehungen neigende Magengeschwüre, Zwerchfell-Lähmungen, Vergrößerungen der Milz, Tumoren der linken Niere und der Bauchspeicheldrüse, Auftreibungen des Dickdarms. Erst nach Ausschluß des Vorliegens derartiger Erkrankungen kann man einen K. als »ohne organische Ursache« bezeichnen.

Kastrat m, **Kastration** f: Entfernung oder Zerstörung der Keimdrüsen (Hoden, Eierstöcke) durch operativen Eingriff, Bestrahlung und/oder Hormonbehandlung; führt dazu, daß sich die sekundären Geschlechtsmerkmale* nicht entwickeln (bei Kastration im Kindesalter) oder zurückbilden. Jugendliche K. behalten ihre kindlichhohe Stimme, bleiben schlank und haben ein übermäßiges Größenwachstum.

Katabolismus m: alle Abbauprozesse des Stoffwechsels.

Katalysatoren m: Stoffe, die die Geschwindigkeit von chemischen, insbesondere biochemischen, Reaktionen verändern, hauptsächlich beschleunigen, aber auch verlangsamen. Die wichtigsten biologischen K. sind die Fermente (Enzyme*).

Katarakt f: Cataracta. Grauer Star; generell jede Form von Trübungen der Linse des Auges, vor allem in höherem Alter vorkommend (Altersstar), zum Teil aber auch erblich oder angeboren (z. B. nach Röteln-Erkrankung der Mutter während der ersten Schwangerschaftsmonate). Auch der Laie kann die Trübung der Linse schon in den Anfangsstadien mit einer Taschenlampe erkennen. Der Vorgang ist schmerzlos und zeichnet sich zunächst durch fortschreitend verschwommenes Sehen aus. Später wird die Trübung immer deutlicher sichtbar, bis schließlich die Pupille weiß erscheint. Die Behandlung der K. besteht in der Entfernung der getrübten Linse, deren Funktionsersatz durch Kontaktlinsen oder Starbrillen erfolgt.

Katarrh m: Entzündung der Schleimhäute der oberen Luftwege, die zur

Katatonie: Ein Beispiel dafür, daß Malereien Spiegelbild oder eine Art Seismograph für den jeweiligen psychischen Zustand sein können. Ein 18jähriger Oberschüler kam in höchster Gespanntheit und ohne ein Wort zu sprechen in eine Erziehungsberatungsstelle. Im Therapieraum gab er sich förmlich einer »Mal-Orgie« hin, als deren Resultat dieses Bild entstand. Danach verließ er wortlos die Beratungsstelle. Zwei Stunden später mußte er wegen eines schweren katatonen Erregungszustandes in ein Nervenkrankenhaus eingewiesen werden. Den bevorstehenden Ausbruch seiner Erregung hatte er in diesem »Vulkanausbruch« angekündigt (aus: »diamed-serie«, Bayer AG Leverkusen).

Abscheidung von dünn- bis zähflüssigem Schleim, in schwereren Stadien mit eitrigen Beimengungen, führt.

katathym: dem Wunsch, der Neigung entsprechend. Gebraucht zur Definition krankhafter Wahnvorstellungen, die durch verschiedene Gemütsverstimmungen ausgelöst werden können.

Katatonie f: Bei Schizophrenie* kann es zu hochgradigen Erregungszuständen mit stereotypen Bewegungsabläufen kommen, die dann meist in eine bedrohliche körperliche Starre (katatoner Stupor) mit Verkrampfungsanspannung der gesamten Muskulatur übergehen. S. Abb. Seite 290.

Katgut, Catgut n: in der Chirurgie verwendeter Nähfaden, der für tiefliegende, nach der Operation nicht mehr entfernbare Nähte verwendet wird und später vom Körper selbst abgebaut wird. Früher aus Katzendarm hergestellt, benutzt man jetzt die Muskelschichten von Schaf- und Rinderdarm zur Gewinnung dieses Nähmaterials.

Katheter m: Schon in der Antike wurden Metallröhrchen in die Harnblase eingeführt, um sie bei Verschluß künstlich zu entleeren oder zu spülen. Heute verwendet man hierfür in der Hauptsache elastische Instrumente aus Gummi oder Kunststoff. Aber auch zur Einführung in die Bronchien*, hier insbesondere zur Intubationsnarkose*, werden Spezial-K. verwendet. S. Abb. rechts.

Kathode f: die negative Elektrode bei der Elektrolyse.

Kathodenstrahlen: elektronische Strahlung, die bei elektrischen Entladungen im Vakuum entsteht. Prallen sie auf feste Körper auf, z. B. Metalle, so entstehen Röntgenstrahlen.

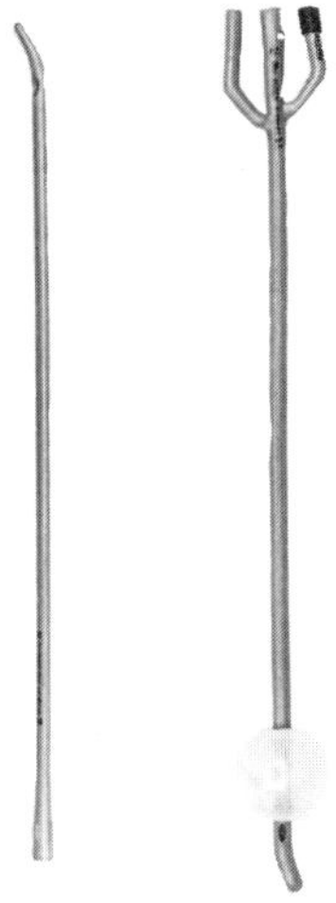

Katheter: (1) normaler Harnröhren-(Thiemann-)Katheter, (2) Tamponade-Ballonkatheter, sog. Verweilskatheter; durch Aufblasen des Ballons wird der K. in der Harnröhre festgehalten.

Kationen: positiv geladene Teilchen (Ionen), die bei der Elektrolyse an der negativen Elektrode (Kathode) abgeschieden werden.

Katochus m: Schlafen mit offenen Augen.

Katzenkratzkrankheit: maladie des griffes de caht. Viruserkrankung, die durch Katzen übertragen wird. Führt zu Schwellung der Lymphknoten, die sich entweder von selbst wieder zurückbildet oder unter Vereiterung einschmilzt und dann abheilt.

Katzenräude: Die Räude-Milbe kann auch den Menschen befallen und zu lokalen, stark juckenden Hautaffektionen führen.

kaudal, caudalis: anatomischer Orientierungsbegriff; schwanzwärts, in Richtung Steißbein, anstelle von »inferior«.

Kausaltherapie f: Behandlung der Krankheitsursache; Gegenteil symptomatische* Therapie.

Kausalgie f: starke, meist als Brennen empfundene Schmerzen nach Verletzung von peripheren* Nerven, die häufig anfallsweise auftreten und durch optische, akustische oder mechanische Reize ausgelöst und/oder verstärkt werden.

Kausalität: Zusammenhang zwischen Ursache und Wirkung.

Kautelen f: das übliche Vorgehen, die üblichen Maßnahmen, meist unter Einhaltung bestimmter Vorsichtsvorschriften bei medizinischen Handlungen, besonders bei chirurgischen Eingriffen.

Kauterisation f: Kaustik. Verschorfung mit dem elektrischen Messer (durch Hitze oder besser durch galvanische* Ströme) oder durch chemische Mittel (Verätzung).

Kaverne: Hohlgeschwür. Pathologische* Hohlräume, vorwiegend bei Tuberkulose* und in der Lunge, aber auch in anderen Organen und aus anderen Ursachen entstehend. Enthält meist verkäsendes eingeschmolzenes Gewebe, Eiter, Nekrose*-Rückstände usw.

Kavernitis f: Entzündung der Schwellkörper des männlichen Gliedes.

Kehlkopf: Larynx. Verschließt die unteren Luftwege gegen den Rachen hin und verhindert beim Erbrechen und beim Schlucken das Eindringen von Fremdstoffen in die Luftwege. Er ermöglicht außerdem das Husten und erzeugt Töne. Der K. besteht aus einem Knorpelgerüst, das durch Bänder zusammengehalten und von einer Anzahl von Muskeln bewegt und in verschiedene Stellungen gebracht wird. Das Skelett besteht aus dem Schildknorpel (3), dessen Spitze den »Adamsapfel« bildet und der nach oben hin durch den mit einem Stiel versehenen Kehldeckelknorpel abge-

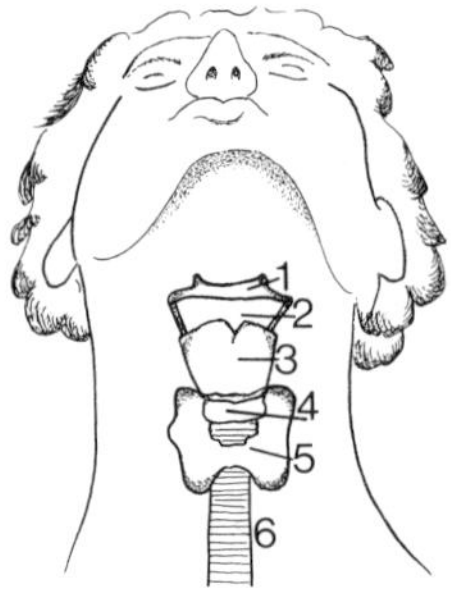

Kehlkopf

schlossen werden kann. Seitlich nach oben schließt das Zungenbein (1) an. Die beiden Stellknorpel (4) reiten auf der oberen Kante des Ringknorpels (5), der die Luftröhre (6) umschließt und den K. nach unten abgrenzt. Der K. ist nach innen mit einer Schleimhaut ausgekleidet und enthält die für die Erzeugung von Tönen nötigen Stimmbänder.

Kehlkopfdiphtherie, Kehlkopfkrupp: s. Diphtherie*.

Kehlkopfödem: starke ödematöse* Schwellung des gesamten Kehlkopfes, vor allem aber der Stimmbänder und Stimmlippen, mit Erstickungsgefahr; Folge von Entzündungsvorgängen, Allergien, Bestrahlungen, Verbrennungen, Verätzungen, aber auch von Tumoren im Hals, bei Erkrankungen von Herz, Leber, Niere und Lungen; Notmaßnahmen: Eiskrawatte, Intubation* mit künstlicher Beatmung, sonst Kehlkopfschnitt (Tracheotomie*).

Kehlkopfspiegelung: s. Laryngoskopie*.

Kehlkopftuberkulose: im Anfang meist knötchenförmige Infiltration*, später Tumoren bildende tuberkulöse Infektion, die hauptsächlich mit Lungentuberkulose vergesellschaftet wird.

Keilbein:

1. Knochen der Schädelbasis (Os sphenoidale);
2. die drei Fußwurzelknochen (Os cuneiforme I, II und III). Siehe Abb. Seite 192.

Keimblatt: Schichten aus embryonalen Zellen, die sich nach der Furchung bei der Gastrulation* ausbilden. Man unterscheidet das äußere (Ektoderm), das innere (Entoderm) und das mittlere (Mesoderm) K. Aus dem Ektoderm entstehen die Haut mit den Anhangsgebilden Haare und Nägel, die Nerven, das Gehirn und Rückenmark, das Nebennierenmark, der Hypophysenvorderlappen, der Glaskörper und die Netzhaut, die Epithelien der Sinnesorgane, der Zahnschmelz usw.; aus dem Entoderm bilden sich die überwiegenden Teile der Magen-Darm-Schleimhaut mit ihren Drüsen, die Schilddrüse und die Epithelkörperchen, das Epithel von Leber, Bauchspeicheldrüse, Kehlkopf, Luftröhre, Harnblase usw.; aus dem Mesoderm entstehen Teile der Wirbelsäule, Skelett, Bindegewebe, Muskulatur, Herz und Gefäße.

Keimdrüsen: s. Geschlechtsdrüsen*.

Keimträger: Personen, die gesund erscheinen bzw. nicht erkennbar krank sind und trotzdem Krankheitskeime ausscheiden (auch Bazillenträger genannt), sog. Dauerausscheider.

Keimzellen: s. Gameten*.

Keloid n: Wucherung von Narbengewebe bei individueller Disposition* an Operationsnarben, besonders aber an schweren Verbrennungsnarben. In großem Ausmaß, wohl auch ohne individuelle Disposition, nach Verbrennungen infolge Atomexplosionen vorkommend.

Kephalalgie f: Kopfschmerz.

Keratin n: Eiweißbausteine der Nägel, Haare, Federn usw. mit sehr hohem Gehalt an Zystin.

Keratitis f: Hornhautentzündung des Auges.

Keratodermatosen: krankhafte Verhornungen der Haut. S. Keratose*.

Keratom n: Hornhautgeschwulst der Epidermis*.

Keratose f: im allgemeinen krankhafte Verhornung der Haut, wobei man übermäßige Verhornungen (Hyperkeratosis), z. B. Schwielenbildung, Hühneraugen, schuppenartige Verhornungen (Psoriasis*), von mittelmäßigen Verhornungen, wie sie bei Sonnenbrand oder entzündlichem Ekzem vorkommen, unterscheidet.

Kern: Nucleus. Teil der Zellen, meist zentral liegend, durch eine doppelte Membran gegen das allgemeine Protoplasma* abgegrenzt; besteht aus dem Karyoplasma und dem Nukleolus (dem kleinen Kern). Der Zellkern hat wichtige genetische* und Stoffwechselfunktionen; er enthält u. a. die Chromosomen* und bildet die für die

Eiweißsynthese wichtigen Ribonukleoproteide*. Siehe auch Zelle*.

Kernikterus: Schädigung der Ganglienzellen* des Hirnstammes bei Neugeborenen und Säuglingen durch Giftstoffe, die insbesondere bei Morbus haemolyticum neonatorum* entstehen.

Kernspinresonanz (von Drall; engl. = »spin«, nuclear magnetic resonance): Die Eigenrotation (»spin«) von Atomkernen mit ungerader Ordnungszahl und das sie umgebende Magnetfeld können technologisch dahingehend genutzt werden, daß die Kerne des Wasserstoffs (Protonen), die in einem von außen angelegten Magnetfeld parallel ausgerichtet werden, spezifische elektromagnetische Wellen absorbieren. Durch die Strömung der Ausrichtung (parallel/antiparallel) der Wasserstoff-Atomkerne zum umgebenden Magnetfeld senden diese meßbare elektromagnetische Signale aus, die eine resonanzspektroskopische Analyse der Strukturen von festen, flüssigen und gasförmigen Körpern ermöglichen (Bloch und Purcell 1946).

Kernspinresonanz-Tomographie (auch **MR, M**agnetfeld-**R**esonanz-Tomographie oder in Kurzform Kernspin-Tomographie genannt): modernes diagnostisches Verfahren, das ohne Einwirkung von Röntgenstrahlen die detailgetreue Abbildung menschlicher Organe bei Darstellung selbst kleinster anatomischer Strukturen auf hohem Niveau ermöglicht (s. Abb. Seite 72). Das Verfahren beruht auf dem Prinzip der Kernspinresonanz*. Der Patient befindet sich während der Untersuchung in einem röhrenförmigen Magnetfeld. Durch empfindliche Hochfrequenz-Sender und -Empfänger können Signale im Körper erzeugt und zu Bildern mit bisher nicht bekannter Aussagekraft in schichtweise ausgewählten Abschnitten (Tomographie) verarbeitet werden. Zu diesen Vorteilen kommt hinzu, daß bei dieser Methode schädigende Strahleneinwirkungen entfallen. Nachteilig sind die bislang noch sehr hohen Kosten dieser Untersuchungsmethode; so fordern beispielsweise die Pflichtkrankenkassen vom überweisenden Arzt auf einem gesonderten Formular ausführliche Begründungen für diese Untersuchung an. Folgende Organe eignen sich besonders für MR-Untersuchungen: Schädel mit Gehirn, Wirbelsäule und Rückenmark, Gelenke, Becken mit Organen, Hals, weibliche Brust, Leber und Herz.

Kernstrahlung: die beim Zerfall von Atomen entstehende radioaktive Strahlung.

Kernteilung: Mitose*.

Kernwaffenschäden, Atombombenschäden: Man unterscheidet 3 Hauptverletzungsarten:

1. Die Druckwelle, die in Sekundenbruchteilen durch gewaltige Ausdehnung der Luft in der Umgebung des sonnenheißen Feuerballes der explodierenden Atombombe entsteht, rast mit Überschallgeschwindigkeit auf dem Boden entlang, wälzt alles nieder und wirbelt Trümmer aller Größenordnungen mit Geschoßgeschwindigkeit mit sich. Die Verletzungen sind durch Organzerreißungen und innere Blutungen sowie Atemstillstand durch die Luftstoßwelle und Splitter- und Verschüttungsverletzungen durch einstür-

zende Gebäude und umherfliegende Trümmer gekennzeichnet.

2. Von dem Feuerball, der eine Temperatur von mehr als 10 000 °C entwickelt, geht eine ungeheure Hitzewirkung aus. Sie führt zu schwersten Verbrennungsschäden, unter denen die sog. Blitzverbrennung eine Sonderstellung einnimmt. Dabei kommt es zu großflächigen Verkohlungen der obersten Hautschicht, welche im Augenblick der Verbrennung durch gleichzeitige Hitzeeinwirkung unter Dampfbildung abgehoben und durch die Druckwelle weggerissen wird.

3. Durch die Strahlenwirkung von α-,ß- und γ-Strahlen, die durch den radioaktiven Blitz und die Neutronenschauer entstehen, kommt es zur Strahlenkrankheit. Der Schweregrad ihrer Symptome ist abhängig von der wirksamen Dosis (500–700 Röntgeneinheiten sind absolut tödlich) und der Entfernung vom Explosionsherd. Die typischen Krankheitszeichen akuter Strahlenschäden sind schweres Krankheitsgefühl, Erbrechen, Übelkeit, Durchfall, hohes Fieber, Schwindelzustände, Blutungen der Haut und Schleimhäute und verschiedenartige Störungen des zentralen Nervensystems, die immer Anzeichen für einen tödlichen Ausgang sind. Beim Überleben des akuten Stadiums kommt es zu einer unauffälligen Übergangszeit von 10–14 Tagen. Dann setzt mit übermäßigem Haarausfall das zweite Stadium der Strahlenkrankheit ein, das durch Blutungen, die über die ganze Haut und Schleimhaut in Form von verschieden großen Blutpunkten verstreut sind, gekennzeichnet ist. Häufig gehen diese Blutungen in Geschwüre und in Wundbrand über. Spätfolgen atomarer Strahleneinwirkungen sind durch Schädigung der Keimanlagen gekennzeichnet, die gehäuft zu Mißbildungen der Kinder von Strahlengeschädigten führen.

Der Aufenthalt in Gebäuden bringt grundsätzlich Vorteile, insbesondere bezüglich der Schutzwirkung gegen Hitze und Strahlung, ist jedoch, auch in Kellern im unmittelbaren Wirkungskreis der Explosion, mit Verbrennungs- und Verschüttungsgefahr verbunden. In den Randgebieten kann die Zuflucht in Gebäuden und Kellerräumen nicht nur eine absolute Überlebenschance, sondern auch weitgehenden Schutz vor Strahlenkrankheiten und Strahlenspätschäden bedeuten. In Zeiten der Zunahme politischer Krisen sollte man sich rechtzeitig mit ausreichend Trinkwasser, Lebensmitteln, Verbandsstoff und Medikamentenvorräten versorgen. In festen Gebäuden oder Kellern aufbewahrte Nahrungsmittel und Trinkwasser bleiben in Randgebieten auch unmittelbar nach Atomexplosionen ohne Gefahr einer schwerwiegenden Strahlenverseuchung genießbar.

Ketone: Oxydations- bzw. Dehydrierungsprodukte der sekundären Alkohole. Das bekannteste und einfachste Keton ist Azeton*.

Ketonurie: Ausscheidung von Ketonkörpern und Azeton im Urin bei Diabetes mellitus*, schwerem Hunger, hohem Fieber, größeren Verletzungen usw.

Keuchhusten: Pertussis*.

Keuchhustenimpfstoff: wird aus inaktivierten Keuchhustenbakterien (Bordetella pertussis = gramnegative*, aerobe Stäbchen*) hergestellt und meist zusammen mit anderen Impfstoffen vorbeugend injiziert.

Kiefernhöhle: Sinus maxillaris, Nasennebenhöhle. Sie ist mit einem Zylinderepithel ausgekleidet und mündet über einen Gang im mittleren Nasengang.

Kieferluxation f: Verrenkung der Unterkiefer. Kommt überwiegend doppelseitig mit einer Verschiebung nach vorne bei starkem Gähnen, nach zu großen Bißanstrengungen oder durch Schläge auf den Unterkiefer vor.

Killerzellen, natürliche: auch *NK-Zellen*, sind Immunzellen (Lymphozyten*), die direkt ohne vorherige Stimulation durch Antigene und ohne Anwesenheit von Antikörpern fremdartige Zielzellen (z. B. Krebszellen, virusinfizierte Zellen) erkennen und zerstören können. Ihr Wachstum wird durch Helferzellen* reguliert. NK. sind wesentliche Faktoren für die Immun*-Abwehr von Infekten.

Kinäde m: Mann, der sexuell als Frau empfindet.

Kindbettfieber: Puerperalfieber*.

Kinderheilkunde: Pädiatrie. Disziplin der medizinischen Wissenschaft, die sich mit den Besonderheiten von Erkrankungen, deren Erkennung und Behandlung im Kindesalter befaßt.

Kinderkrankheiten: Hierunter versteht man die besonders im Kindesalter auftretenden typischen Infektionskrankheiten wie Masern, Mumps, Windpocken, Röteln, Diphtherie, Scharlach usw.

Kinderlähmung, zerebrale: Folgen von Hirnschädigungen, die bereits im Mutterleib oder während der Geburt entstehen. Im weitergefaßten Sinne auch solche Schädigungen, die in der frühen Kindheit, z. B. durch Infektionen von Gehirn und Hirnhäuten, zustande kommen.

Kinderlähmung, spinale: Poliomyelitis epidemica*.

Kindsbewegungen: Zunächst von der Mutter spürbare, später auch von außen fühl- und sichtbare Bewegungen des heranwachsenden Fetus, etwa vom 4. bis 5. Schwangerschaftsmonat an.

Kindslage: Verhältnis der Längsachse des Kindes zur Längsachse der Gebärmutter und zum Geburtskanal. 99 % sind gerade Längslagen, bei denen man Schädellagen mit verschiedener Einstellung (Hinterhaupts-, Vorderhaupts-, Stirn- und Gesichtslagen), Beckenendlagen (Steiß-, Steiß-Fuß-, Fuß- und Knielagen) unterscheidet, sowie Schräg- und Querlagen (1 %), die nach 1. Querlage = Kopf links und 2. Querlage = Kopf rechts unterschieden werden. (S. auch Abb. Seiten 119 und 499.)

Kindsmißhandlung: körperliche, aber auch psychische Mißhandlung von Kindern. Überwiegend von Eltern, Stief- und Pflegeeltern durch aktive Verletzungen (Schläge, Verbrühung etc.) oder durch passive Verhaltensweisen (Vernachlässigung) verursacht. Bei körperlichen Mißhandlungen von Säuglingen und Kleinkindern bis zum 3. Lebensjahr findet man häufig Blutergüsse, Knochenbrüche und Verbrühungen. Oft sind diese Kinder verängstigt, psychisch gestört, leiden unter Schlaflosigkeit und Entwicklungsverzögerungen. Ursachen für K. sind oft soziale

Probleme der Eltern (beengter Wohnraum, Alkoholismus, Überforderung). Die Dunkelziffer der *körperlichen* K. ist sehr hoch, da sie immer verschleiert wird und deshalb kaum nachzuweisen ist. Die *psychische* K. ist oft noch schlimmer einzustufen, da die resultierenden Störungen insgesamt meist schwerwiegender sind. Die Beweisführung ist sehr schwierig, die Dunkelziffer liegt vermutlich noch höher als bei der körperlichen K.

Kindspech: Mekonium*.

Kinetosen: Sammelbegriff für Krankheiten, die in bewegten Fahrzeugen auftreten, wie Seekrankheit, Flugkrankheit, Übelkeitszustände bei Autofahrten.

Kionitis f: Entzündung des Gaumenzäpfchens.

Kittniere: Mörtelniere, s. Abb. rechts.

Klappen: bindegewebige Membranen im Herzen, den Venen und den Lymphgefäßen, die durch ventilähnliche Funktion den Rückfluß gegen die allgemeine Strömungsrichtung von Blut bzw. Lymphe verhindern.

Klauenfuß: Krallenstellung der Zehen bei gleichzeitigem Hohlfuß als Folge von Kinderlähmung, Syringomyelie* usw.

Klauenhand: Fehlstellung der Hand, s. Abb. Seite 228.

Klavikula f: Schlüsselbein.

Klebsiella: Zu den Eubacteriales gehörendes, gramnegatives*, unbewegliches Stäbchenbakterium, Formen:

1. K. pneumoniae, ruft eine sehr gefährliche Form der Lungenentzündung, aber auch Mandel- und Ohrenentzündung hervor;
2. K. ozaenae, führt zu Entzündungen des Rachen-Mund-Raumes mit sehr üblem Mundgeruch;
3. K. rhinoscleromatis, Erreger des Rhinoskleroms*.

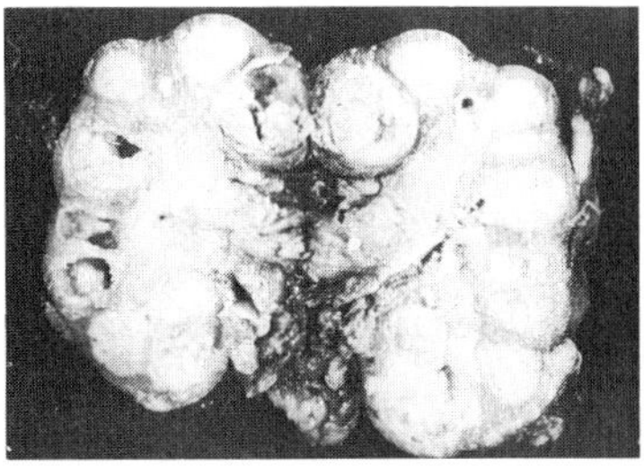

Kittniere: Die Nierentuberkulose entwikkelt sich auf hämatogenem* Wege von einem pulmonalen*, ausnahmsweise auch von einem intestinalen* Primärherd aus. Über ein Primärstadium kommt es zur klassischen ulzero-kavernösen »offenen« Nierentuberkulose und schließlich zur Pyonephrose und Kittniere. Bei völligem narbigen Verschluß des Harnleiters unterhalb der Niere ist eine Abriegelung des tuberkulösen Zerfallherdes möglich. Die Bakterien innerhalb des abgeriegelten Parenchyms* behalten ihre Virulenz* und können zur Re-Infektion führen. Therapie: Ureteronephrektomie (aus: »diamed-serie«, Farbwerke Bayer Leverkusen).

Kleiderlaus: Pediculus humanus vestimenti. Hält sich um Gegensatz zur Kopflaus in Kleidung und Wäsche auf und legt dort auch, vorwiegend in den Nähten, ihre Nissen ab. Gefährlich durch Übertragung des Erregers des Fleckfiebers*. Siehe Abb. Seite 322.

Kleinhirn: Cerebellum. Es liegt unter den Hinterhauptslappen des Großhirns in der Grube des Hinterhauptsbeines und besteht aus dem mittleren Teil (Vermis) und den beiden seitlich liegenden Hemisphären. Es übt wichtige Funktionen für die Erhaltung des Gleichgewichts und die unwillkürli-

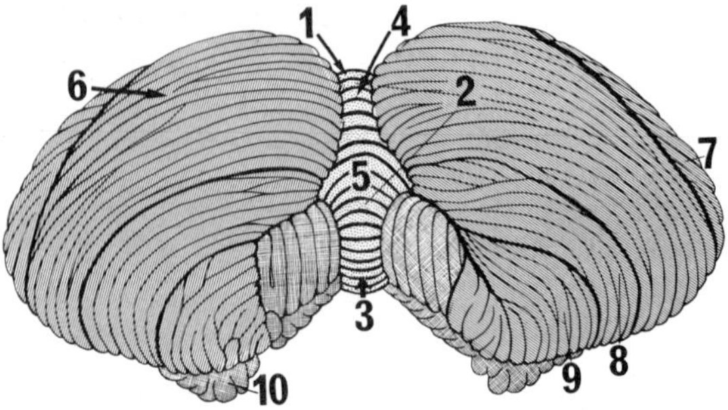

Kleinhirn: Anatomisch unterscheidet man einen Mittelteil, den Wurm (2), in dem die Leitungsbahnen* (Tractus) aus dem Rückenmark als sog. Moosfasern enden. Der Wurm enthält außerdem die Kleinhirnkerne. Am Wurm unterscheidet man die Uvula (Zäpfchen) = 3, den Tuber (Hügel) = 4 und die Pyramis (Pyramide) = 5, in denen die Leitungsbahnen vom Rückenmark enden und durch Schaltstellen direkte Verbindungen zu den Kleinhirnhemisphären, die sich an der Wurmfurche = 1 vom Wurm abgrenzen, herstellen. An den Hemisphären unterscheidet man den Lobulus semilunaris superior (oberes Halbmondläppchen) = 7, den Lobulus semilunaris inferior (unteres Halbmondläppchen) = 6, den feingliedrigen Lobulus gracilis = 8, den Lobulus biventer und den Flocculus; all diese Abschnitte stehen in direkter Verbindung mit dem Wurm und andererseits über die Kleinhirnstiele mit dem Großhirn und stellen damit wichtige Schaltzentren zwischen Rückenmark, Kleinhirn und Großhirn dar.

che Koordination der Muskelbewegungen aus, aus denen Gang, Haltung, koordinierte Bewegungsabläufe usw. resultieren, und ist weiter für die Feinabstimmung der Körperbewegungen und den Muskeltonus verantwortlich. Das K. besitzt wie das Großhirn eine Rinde, die sich aus der die eigentlichen Nervenzellen enthaltenden grauen Substanz zusammensetzt; darunter liegt das Hirnmark, das aus den ein- und austretenden Nervenfasern und dem dazwischenliegenden Bindegewebe besteht. Außerdem sind im K. spezielle Zellenhäufungen, die sog. Kleinhirnkerne, ausgebildet, die als selbständige Schaltzentren Impulse erhalten und weitergeben, welche dann in der Kleinhirnrinde durch fein abgestimmte Hemmung und Enthemmung beantwortet werden. S. Abb. oben.

Kleinhirnbrückenwinkel: Stelle, an der Kleinhirn, Brücke* und verlängertes Mark* zusammentreffen.

Kleinhirnbrückenwinkeltumoren: sind fast immer Geschwülste (Neurinome) des Nervus statoacusticus*, seltener des Nervus facialis* oder des Nervus trigeminus*. Die Folgen sind, oft in schleppendem, sich über Jahre hin ausdehnendem Verlauf, Schwerhörigkeit, später Taubheit, Lähmungen des Nervus facialis und damit der Gesichtsmuskulatur sowie Gleichgewichtsstörungen.

Kleinhirnschwindel: ist eine Folge der Gleichgewichtsstörung, die vom erkrankten Kleinhirn ausgeht. Man unterscheidet ihn als sog. Schwankschwindel vom Drehschwindel, der von Erkrankungen des Innenohrs ausgelöst wird.

Kleinhirnseitenstrangbahnen: Verbindungen zwischen Rückenmark und Kleinhirn (Flechsig- und Gowers-Bündel).

Kleisagra n: Gicht der Schlüsselbeingelenke.

Kleptomanie f: krankhafter Drang zum Stehlen, fast immer, ohne daß hierfür eine Notlage ausschlaggebend wäre. Vorkommen besonders bei triebgestörten Psychopathen*, Epileptikern*, Fetischisten*, aber auch nach kindlichen Hirnerkrankungen.

Klima: Bezeichnung für die gesamten physikalischen Bedingungen (Temperatur, Luftdruck und -feuchtigkeit, Höhenlage, Vegetation usw.) des Lebens an einem bestimmten Ort der Erde. Man unterscheidet zwischen dem *Großraumklima* (z. B. Erdteile, Länder) und dem *Mikroklima,* das den Menschen direkt umgibt (z. B. in der Wohnung).

Klimakterium n: Klimax. Wechseljahre der Frau. Sie sind physiologisch durch die Beendigung des periodischen Eisprungs bedingt. Ausgelöst wird dies, wenn die Bremswirkung des Follikelhormons auf die übergeordnete Hirnanhangsdrüse (Hypophyse) nachläßt bzw. wegfällt. Im Durchschnitt liegt das Klimaxalter zwischen 45 und 54 Jahren, selten schon bei 40 Jahren. Künstlich wird Klimakterium durch Entfernung oder Röntgenbestrahlung der Eierstöcke hervorgerufen. Die Umstellung des Organismus von den vielgestaltigen Wechselwirkungen des Sexualhormon-Zyklus auf die totale Menopause* bringt eine Anzahl von seelischen und körperlichen Störungen mit sich, die individuell verschieden stark ausgeprägt sind, in günstigen Fällen gänzlich fehlen können. Wenngleich das Klimakterium an sich ein natürlicher Vorgang ist, den man nicht als Krankheit bezeichnen kann, so sind doch in einer beachtlichen Zahl der Fälle die Begleiterscheinungen krankhafte Störungen und werden auch als solche empfunden. Meistens treten die ersten Anzeichen schon Monate bis Jahre vor dem Ausbleiben der Regelblutung auf: sog. präklimakterische Beschwerden. Diese äußern sich insbesondere durch unregelmäßige Menstruationsblutungen, wobei die präklimakterischen Dauerblutungen typisch sind. Trotzdem ist gerade in diesem Stadium bei der Zwischen- oder Dauerblutung größte Vorsicht geboten, da sie auch durch einen Gebärmutterkrebs ausgelöst werden kann. Gründliche Diagnostik durch Ausschaben und zytologische Untersuchung darf nicht unterlassen werden. Mit dem Aussetzen der Regelblutung beginnen die eigentlichen klimakterischen Beschwerden. Während der eigentlichen Menopause stehen psychische Symptome im Vordergrund, die im Präklimakterium selten sind: Reizbarkeit, Schwankungen in der psychischen Stabilität, allgemeines Kribbligsein, Angstgefühle, Vergeßlichkeit, Antriebsschwäche, Abnahme der Leistungsfähigkeit, Schlaflosigkeit und Depressionen, die in schwere Psychosen und Suizidgefahr ausarten können. Sexuelle Störungen wie Nachlassen der Liebesfähigkeit bis zur Interesselosigkeit am Beischlaf kommen vor.

Die sexuelle Aktivität wird jedoch durch das Klimakterium generell nicht eingeschränkt. Meist sind es falsche Vorstellungen und seelische Belastungen, die zu einer unterbewußt erzwungenen Sexualinaktivität führen. Die immer noch weitverbreitete Vorstellung, daß eine Frau nach den Wechseljahren zu sexuellen Empfindungen nicht mehr fähig sei, oder gar, daß dann der Geschlechtsverkehr gesundheitsgefährdend wäre, ist barer Unsinn. Sie führt nur dazu, die negativen psychischen Probleme zu verstärken und zu erhärten, und leistet zusätzlichen körperlichen Störungen, wie Schleimhautveränderungen und Verkümmerung der biologischen Flora der Scheide, Vorschub. Es ist absolut sicher, daß die Fortführung geschlechtlicher Beziehungen nach der Menopause für die Frau völlig risikolos und im Gegenteil in jeder Hinsicht nur vorteilhaft ist.

Zu den wenigen objektiven körperlichen Befunden,welche gelegentlich beobachtet werden, gehören Hitzewallung, leichter Blutdruckanstieg, Schmerzempfindlichkeit der Wirbelsäule, geringe Anzeichen männlichen Haarwuchses, Wasserverarmung der Haut, Kopfschmerzen, Blasenstörungen und schmerzhafte Spannungen der Brüste, welche häufig Anlaß zu einer unbegründeten Angst vor Krebs sind.

Sobald stärkere klimakterische Beschwerden auftreten, sollte man vom Arzt eine Behandlung mit Östrogenhormonen einleiten lassen, wobei die für Transport und Ausscheidung wasserlöslich gemachten, sogenannten konjugierten Hormone wegen besserer Verträglichkeit und geringer Nebenwirkung vorzuziehen sind.

Klimakterium virile: Die Wechseljahre des Mannes mit den Symptomen körperlicher und geistiger Leistungsabfall, Hitzewallungen, Beschleunigungen und Unregelmäßigkeiten des Pulses mit gleichzeitigem Empfinden entsprechender Herztätigkeit, Angstzuständen, besonders im Zusammenhang mit Leistungszwang, deutlicher Rückgang bzw. Verlust von Potenz und Liebesfähigkeit (Libido*) sowie Verminderung der Samenmenge unter 2 ml pro Erguß sind eine viel häufigere Erscheinung, als bis vor kurzem noch angenommen wurde. Hauptgründe für diese Fehleinschätzung sind die unzutreffende Vorstellung, daß jeder Mann bis ins hohe Lebensalter zeugungsfähig und potent bleiben würde, und die Verschleierung dieser Symptome durch die Männer selbst, die ihren Zustand noch dazu häufig durch Potenzprotzerei zu überspielen versuchen. Die Erhaltung der Potenz und Libido bis ins hohe Lebensalter soll nach derzeitigen Schätzungen bei 40–60 % der Männer gegeben sein. Demnach haben sich also rund die Hälfte mit den Problemen des Klimakterium virile auseinanderzusetzen. Medikamentöse Behandlung mit Sexualhormonen hat nur Sinn, wenn sie nach frühzeitiger Anwendung kurzfristig zum Erfolg führt. Das Mittel der Wahl ist männliches Sexualhormon, das nur dann in Kombination mit erektionsfördernden Mitteln (z. B. Yohimbim, Strichnin) gegeben werden darf, wenn keine Herz-Kreislauf-Erkrankungen vorliegen. Am besten wirken sich jedoch auch hier vorbeugende Maßnahmen aus, die in einer vernünftigen und kontinuierlichen Pflege sexueller Betätigung bestehen.

Klimatologie f: Lehre von den Witterungsverhältnissen eines bestimmten geographischen Gebietes.

Klimax f: Klimakterium*.

Klinik f, **Klinikum** n: Speziell zur stationären Unterbringung und Betreuung von bettlägerigen Kranken eingerichtete Gebäude.

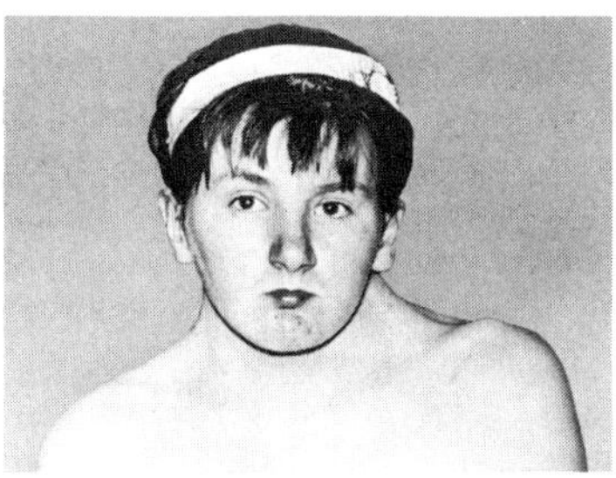

Klippel-Feil-Syndrom: angeborene Störung, nach dem hervorstechendsten Symptom auch Kurzhals genannt. Ist die Mißbildung asymmetrisch, bedingt sie den ossären Schiefhals. Hautfalten zwischen Kopf und Rumpf (Flügelfell = Pterygium colli) lassen die Halsregion verbreitert erscheinen. Im Nacken reicht die Haargrenze abnorm tief herab. Die Beweglichkeit ist stark eingeschränkt. Eine Kombination mit dem angeborenen Schulterblatt-Hochstand (Sprengel-Deformität) ist nicht selten (aus: »diamed-serie«, Bayer AG Leverkusen).

Klippel-Feil-Syndrom: siehe Abb. oben.

Klistier n: Einbringen von Flüssigkeit in den Mastdarm mittels Darmrohr, welches mit einem Behälter durch einen Schlauch verbunden ist, um bei Verstopfungen den Kot gleitbar zu machen und auszuspülen, um Nährflüssigkeiten oder Elektrolytlösungen zur künstlichen Ernährung zuzuführen oder um bestimmte Medikamente einzubringen.

Klitorisektomie f: operative Entfernung des Kitzlers bei Krebsgeschwülsten.

Klitoris f: Kitzler. Schwellkörperorgan, das besonders nerven- und gefäßreich ist und sich zwischen den kleinen Schamlippen befindet. Eines der wichtigsten Sexualerregungsorgane der weiblichen Geschlechtsteile.

Klitorismus: Übergroß entwickelter Kitzler, der beim Zwitter* oft einen Penis vortäuscht und auch fast dessen Größe erreicht.

Kloake: gemeinsame Endmündung von Darm, Harnausscheidungskanal und Geschlechtsorganen. Kommt bei Säugetieren nur als Fehlentwicklung vor.

Klon: in Kulturen* angezüchtete, durch Zellteilung sich ungeschlechtlich fortpflanzende Zellen, die aus einer einzigen (gentechnisch*) behandelten Zelle gezüchtet wurden und genetisch identisch sind.

Klonierung: Aufzucht von Zellkulturen mit identischen genetischen* Merkmalen.

klonisch: von Klonus* abgeleitet.

Klonus n: Schüttelkrampf. In bestimmtem Rhythmus auftretende krampfhafte Zusammenziehung von Muskeln, insbesondere der Knie- und der Fußregion, aber auch anfallsweise Krämpfe der gesamten Muskulatur bei sog. zentralnervösen klonischen Anfällen (Epilepsie*).

Klostridium, Klostridien n: grampositive, anaerob wachsende Stäbchenbakterien, sporenbildend, mit Geißeln sich fortbewegend (ausgenommen K. perfringens, unbeweglich). Die gefährlichsten Arten sind die Erreger von Tetanus, Gas- und Rauschbrand und das Botulismus-K. (Nahrungsmittelvergiftung*).

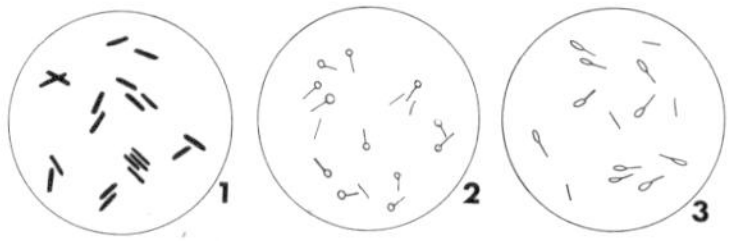

Klostridium: Abb. 1 zeigt Welch-Fraenkel-Bazillen, die häufigsten Erreger des Gasbrands*, Abb. 2 zeigt Tetanus-Bazillen, Erreger des Wundstarrkrampfes*, die begeißelt sind und durch ihre kugelförmigen Kopfsporen die Form von Trommelschlegeln haben; das Klostridium botulinum (Abb. 3) ist der Erreger der Lebensmittelvergiftung (Botulismus*). Die Spore ist ovalförmig, so daß zusammen mit der Geißel die Form eines Tennisschlägers entsteht.

Klumpfuß: Pes* varus. Siehe Abb. Seite 192.

Klumphand: daumenwärts im Handgelenk abgewinkelte Hand, meist durch Defekte am Ellenknochen hervorgerufen.

Klysma n: Klistier*.

Knabenliebe: Päderastie* f. Männliche Homosexualität, erschöpft sich normalerweise in Liebkosungen und gegenseitiger Onanie*, während Mund- und Afterverkehr erst bei Verlust der normalen ethischen Schranken vorkommen.

Knaus-Ogino-Regel: Geht von der Annahme aus, daß in Abhängigkeit von der Gelbkörperhormon-Phase der Eisprung und damit das Optimum für eine Befruchtung 15 Tage vor Beginn der nächsten Regel liegt. Unter der Annahme, daß die Eizelle ca. 12 Stunden und die Samenzelle ca. 48 Stunden befruchtungsfähig bleibt, kann man vom errechneten Tag des Eisprungs vier Tage zurück und einen Tag dazu als Befruchtungsoptimum-Zeitraum bestimmen. Je weiter man von diesem Zeitraum entfernt ist, um so unwahrscheinlicher ist eine Befruchtung. Die Anwendung dieser Methode zur Verhinderung von Schwangerschaft ist nicht ganz zuverlässig.

Kneippkur: von dem Bad Wörishofener Pfarrer Sebastian Kneipp entwickeltes Heilverfahren, das durch die Wiederherstellung normaler Wechselbeziehungen zwischen dem Menschen und seiner Umwelt wirken soll. Die Kneipp-Therapie wird vorwiegend in Kneipp-Kurorten durchgeführt und stützt sich:

1. auf Wassertherapie in Form von Waschungen, Wickeln, Packungen, Güssen, Bädern, Dämpfen, Wassertreten, Tau- und Schneelaufen;
2. auf Bewegungstherapie wie Gehen, Laufen, Schwimmen, Wandern, Gymnastik, wobei Wert auf dynamisches, nicht auf statisches Training gelegt wird;
3. auf Therapie mit pflanzlichen Medikamenten, sog. mildwirkenden Naturarzneien, die nicht mit homöopathischen Medikamenten zu verwechseln sind;
4. auf Diät unter vorzugsweiser Anwendung schwer aufschließbarer, schlackenreicher Nahrung wie Gemüse, Rohkost, Obst und Vollkornprodukte;

5. auf Ordnungstherapie durch weitgehende Angleichung an den biologischen Rhythmus des Tagesablaufes.

Knidosis f: Nesselsucht, Urtikaria*.

Kniegelenk: Articulatio genu(s). Wird vom Oberschenkelknochen (Femur), Schienbein (Tibia) und der Kniescheibe (Patella) gebildet. Mehrere Gelenkbänder, so z. B. die Kreuzbänder und eine kräftige Gelenkkapsel, halten das größte Gelenk unseres Körpers zusammen. Die seitlich des Gelenkes liegenden halbmondförmigen Platten aus Faserknorpeln (Menisci) gleichen die verschieden großen Zwischenräume der Gelenkspalte während der Bewegungen elastisch aus. Eine Anzahl Schleimbeutel verhindern trockene Reibungen der Gelenkflächen. S. Abb. rechts (Röntgenaufnahme).

Kniegelenkluxation: Verrenkung des Kniegelenkes, meist angeboren.

Kniescheibe: Patella. Platter Dreiecksknochen, der in die Sehne des vierteiligen Oberschenkelmuskels eingelagert ist und mit seiner knorpeligen Hinterfläche das Kniegelenk mitbildet.

Knochen: Os. Die Knochen bilden zusammen das Skelett und sind das Stützgerüst für den Bewegungsapparat, den sie zusammen mit Muskeln und Sehnen bilden. Außerdem wirken sie als Schutzhüllen für Gehirn, Rückenmark und die in Brusthöhle und im kleinen Becken untergebrachten Organe. Sie bestehen aus der Knochenhaut (Periost), der eigentlichen Knochensubstanz und dem Knochenmark. Die einzelnen Knochenbälkchen vereinigen sich zu einer kunstvollen, architektonischen Struktur, die im Röntgenbild gut zu erkennen ist. Siehe Abb. Seite 304.

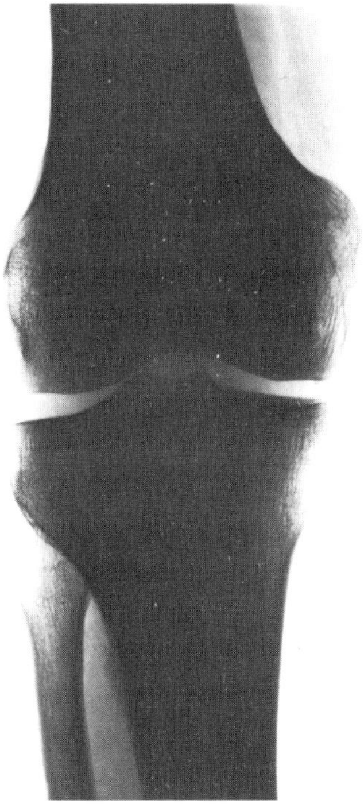

Kniegelenk

Knochenbruch: s. Fraktur*.

Knochenentzündung: Man unterscheidet Entzündungen

1. der Knochenhaut (Periostitis*);
2. der Knochenrinde (Ostitis*);
3. des Knochenmarks (Osteomyelitis*).

Knochenfraß: s. Osteomyelitis* bzw. Karies*.

Knochenhaut: s. Periost*.

Knochenmark: Medulla ossium. Füllt die sog. Markhöhle der Knochen

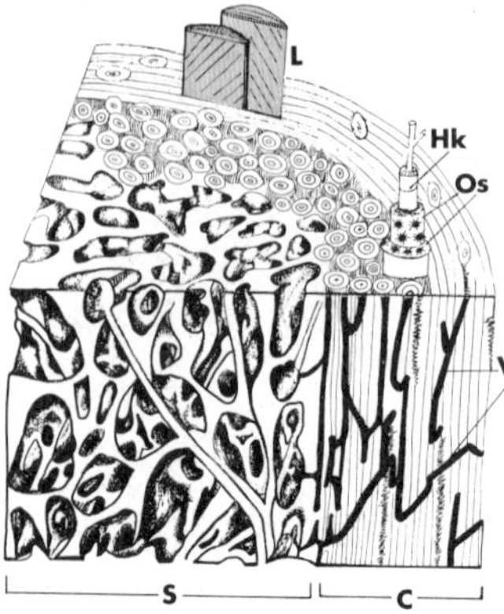

Die strukturelle Einheit der Lamellenknochen ist das Osteon- (Os) oder Havers-System. Das zylinderförmige, in Längsrichtung angeordnete Osteon beherbergt im Innern den Havers-Kanal (Hk). Dieser wird von knöchernen Lamellenschichten, die wie Jahresringe eines Baumes angeordnet sind, umgeben. In den Havers-Kanälen verlaufen die Blutgefäße des Knochens, die von den zuführenden Gefäßen ausgehen, welche wiederum in den Volkmann-Kanälchen (Vk) eingebettet sind. Im Gegensatz zu den Havers-Kanälchen durchziehen die Volkmann-Kanälchen den Knochen auch in Querrichtung. Lamellen (L) und Oseone bilden zusammen die äußere harte Schicht. Compacta (C), welche die schwammförmige, mit knochenmarkgefüllten Hohlräumen durchsetzte Spongiosa (S) umhüllt.

aus. Das bei der Geburt generell rote Knochenmark wird mit Ausnahme der Rippen, des Brustbeins, der Hand- und Fußwurzelknochen, der Wirbelkörper und der platten Schädelknochen nach und nach in gelbes Fettmark umgewandelt. Das in den vorstehenden Knochen erhalten bleibende rote Mark ist ein wesentliches Organ für die Bildung praktisch aller Blutkörperchen.

Knochenmarkpunktion: erfolgt vorwiegend aus dem Brustbein und dient zur histologischen* Untersuchung der im Knochenmark gebildeten Blutkörperchen, insbesondere bei Blutkrankheiten.

Knochentuberkulose: häufigste Form der Tuberkulose nach der Tbc-Infektion der Lungen. Die Erreger gelangen fast ausschließlich auf dem Blutweg in die Knochen. Bevorzugt werden hauptsächlich die Knochen, die rotes Knochenmark* enthalten. Eine Sonderform der K. ist die Gelenk-Tbc.

Knochenzellen: Osteozyten, siehe auch Abb. links.

Knöchelbruch: Meist ist das Umknicken des Fußes die Ursache, der äußere Knöchel bricht wesentlich öfter als der innere. S. Abb. Seite 305.

Knötchenflechte: Lichen* ruber planus.

Knorpel: Cartilago. Stellt ein Stützgewebe dar, welches aus den sehr wasserhaltigen Knorpelzellen (Chondrozyten) und der dazwischenliegenden Intrazellularsubstanz gebildet wird. Man unterscheidet Faser-K., aus dem u. a. Gelenkscheiben und Zwischenwirbelscheiben gebildet sind, hyalinen K., aus dem Luftröhre, Bronchien, Rippen-K. und zum Teil auch Gelenk-K. bestehen, und elastischen K., der Teile des Kehlkopfes, der Ohrtrompete und des äußeren Ohres bildet.

Knorpelhaut: s. Perichondrium*.

Koagulation f: Gerinnung; in Lösungen kolloidal* verteilte Stoffe gehen bei Wärmeeinwirkung aus dem Sol- in den Gel-Zustand über, d. h. aus dem flüssigen Zustand in eine gelatineartige Konsistenz.

Knöchelbruch: Es gibt Übergänge von Einrissen bis zum vollständigen Abriß des Knöchels, der vorwiegend am Innenknöchel vorkommt. Der typische Knöchelbruch entsteht durch eine Verkantung im unteren Sprunggelenk und ist meist von Bänderverletzungen begleitet. Wird ein Teil des Knöchels ohne Lageveränderung abgesprengt, so spricht man von Interposition (1), verlagert sich das Bruchstück um die Achse, so nennt man dies Verdrehung (2). Die Verschraubung (3) des abgesprengten Teiles ist die Methode der Wahl bei Knöchelbrüchen.

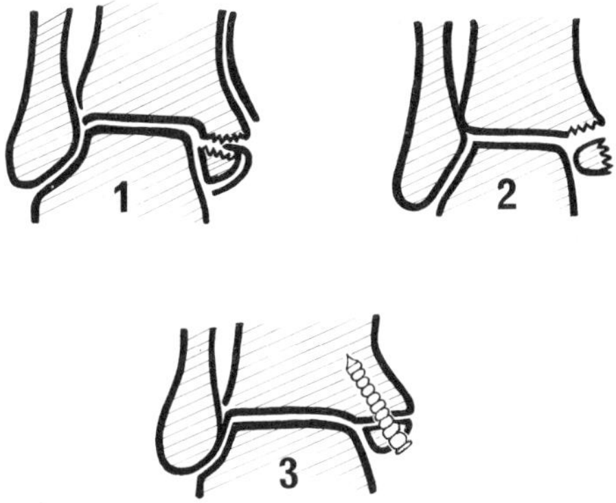

Koagulum n: Gerinnsel aus roten Blutkörperchen und aus Fibrin*.

Körpergewicht: individuell weitgehend verschiedene Größe in Abhängigkeit von Ernährungszustand, Länge, Knochenbau, Ausbildung der Muskulatur, zum Teil vererbten Veranlagungen und in geringerem Ausmaß auch von Alter und Geschlecht. Wenngleich das K. einen engen Zusammenhang mit Stoffwechselvorgängen, die durch innersekretorische Drüsen gesteuert werden, aufweist (Stoffwechselerhöhung senkt, Stoffwechselerniedrigung steigert das Gewicht), so ist doch Übergewicht praktisch ausschließlich eine Folge von Überernährung. Die Gefahren des Übergewichts sind mannigfaltig und zum Teil sehr schwerwiegend: Kreislauferkrankungen, vor allem mit Arteriosklerose* vergesellschaftet, was wiederum zu einer erhöhten Anfälligkeit für Herz-, Hirn- und Lungenembolien führt; direkte Herzerkrankungen mit Herzinsuffizienz; Nierenerkrankungen; Lebererkrankungen, vor allem Fettleber, die in Zirrhose übergeht; Begünstigung von Diabetes; allgemeine Stoffwechselstörungen, vor allem Hypercholesterinämie und Hyperlipämie*.

Körperhöhlen: Sind die mit serösen* Häuten ausgekleidete Bauchhöhle, Brusthöhle (Pleurahöhle) und Schädelhöhle.

Körpertemperatur: Die im Inneren des Körpers herrschende, sog. Körpertemperatur beträgt im Mittelwert 37°C. Sie unterliegt periodischen Tagesschwankungen von 0,7 bis 2,1 °C, wobei die niedrigsten Werte morgens, die höchsten abends liegen. Die im After gemessene mittlere Temperatur beträgt beim Mann 36,7°C, bei der Frau 37 °C und bei Säuglingen 37,5 °C. Die mittlere Temperatur der geschlechtsreifen Frau ist außerdem vom Menstruationszyklus* abhängig. K. bis zu 38 °C bezeichnet man als erhöhte Temperatur, über 38 °C als Fieber*.

Körperverletzung: Eingriff in die körperliche Integrität des lebenden Menschen. Eine K. wird strafrechtlich (226a StGB) verfolgt. Der Patient muß seine Einwilligung zur ärztlichen Behandlung geben, da jeder ärztliche Eingriff zunächst eine K. darstellt. Diese Einwilligung kann bei kleinen Eingriffen (z. B. Blutentnahme) das stillschweigende Einverständnis sein, bei größeren Eingriffen (z. B. Operationen) muß nach der Aufklärung über das Risiko eine schriftliche Einwilligung erfolgen. Lebensbedrohliche Notfallsituationen stellen eine Ausnahme dar, in der der Arzt zum Handeln ohne Einwilligung des Patienten verpflichtet ist.

Kohabitation f: s. Koitus*.

Kohlendioxyd n: Gas (CO_2), das leicht stechend riecht und sauer schmeckt, um 50 % schwerer als Luft ist, im Körper durch die Verbrennungsvorgänge des Stoffwechsels entsteht und über die Lunge ausgeschieden wird. Starke Anreicherung der Atemluft mit CO_2 führt über Benommenheit und Bewußtlosigkeit schließlich zur Lähmung des Atemzentrums und damit zum Tod. CO_2 entsteht auch bei Fäulnis-, Verwesungs- und Gärungsprozessen. Im Blut wird CO_2 reversibel* an das Hämoglobin* und an die Bicarbonate gebunden, in der Lunge wird es, von den Erythrozyten mit Hilfe des Enzyms Carbanhydrase vom Hämoglobin gelöst, rasch abgebaut und ausgeschieden.

Kohlenhydrate: Nahrungsgrundstoff. Hierher gehören der Zucker* und alle Arten von tierischer und pflanzlicher Stärke. Stärke wird bei der Verdauung in resorbierbare* Zucker gespalten. Der körpereigene Speicherzucker heißt Glykogen*. K. liefern Wärme- und Bewegungsenergie für den Organismus. Sie können auch in Fett umgewandelt und so verwendet oder gespeichert werden.

Kohlenmonoxyd: giftiges Gas (CO), das vor allem in Haushaltsgasen enthalten ist und durch unvollständiges Verbrennen von kohlenhaltigen Substanzen entsteht. Es ist geruchs- und geschmacklos und bindet Hämoglobin 300mal stärker als Sauerstoff, wodurch seine besondere Gefährlichkeit begründet ist.

Kohlenstoff: chemisches Zeichen C. Nichtmetall. Stellt das Grundelement für alle chemisch-organischen Verbindungen dar und ist damit ein wesentlicher Bestandteil der lebenden Materie. K. kann sich sowohl zu geraden oder verzweigten langen Ketten, wie Kohlenhydraten, Aminosäuren, Fettsäuren usw., oder auch zu den typischen Ringverbindungen wie Benzol, Stearin usw. verbinden. Das natürliche K.-Isotop 12 C ist für Chemie und Physik die Bezugsgröße für die Atomgewichte aller Elemente.

Koitus m: Beischlaf, Begattung. Wird im eigentlichen und auch im juristischen Sinne nur durch Einführung des Penis in die Scheide vollzogen.

Kokain: Cocainum. Es wird aus den Blättern der südamerikanischen Pflanze Erythroxylum coca als Alkaloid (Benzolsäureester des Methylekgonins) gewonnen. Es wirkt durch Hemmung der Reizleitung der sensiblen Nerven als Oberflächen-Betäubungsmittel, hat aber zugleich eine anregende Wirkung auf das gesamte Zentralnervensystem und führt dabei zu Euphorie* und sexueller Erregbarkeit. Deshalb wird es als Rauschgift* mißbraucht. K. unterliegt strengsten Vorschriften der Betäubungsmittelverordnung.

Kokken f: von Coccus m. Bakterien in Kugelform, die keine Sporen bilden und sich meist in typischer Lage zueinanderordnen. (Beispiel: Diplo*-, Strepto*-, Pneumo*-, Staphylo-K.* usw.) S. auch Abb. Seite 129.

Kokzygodynie f: Schmerz in der Steißbeingegend.

Kolibakterien: Escherichia coli. Zu den Eubacteriales gehörend, gramnegative* bewegliche Stäbchen, keine Sporen bildend, mit anaerobem Stoffwechsel; sie kommen normalerweise in der Bakterienflora des Dickdarms vor, entarten dort gelegentlich zu Krankheitserregern und führen dann zu Durchfällen und Gärungsstühlen; gelangen sie in die Gallen- oder Harnwege, so verursachen sie dort Infektionen.

Kolik f: krampfhafter Schmerzanfall, insbesondere bei Gallen- und Nierensteinleiden.

Kolitis f: Entzündung des Dickdarms, die mit schmerzhaften Durchfällen verbunden ist und häufig auch den Dünndarm mitbefällt. Kommt es zu Geschwüren, die dann zum Teil mit Blutungen und Vereiterung einhergehen, so spricht man von Kolitus ulcerosa.

Kolla: Leim.

Kollagene n: Eiweißstoffe, die vor allem in den Muskeln, Knorpeln, Bändern, Sehnen, Faszien* und in der Haut als Gerüstbausteine und Hauptsubstanz elastischen Bindegewebes vorkommen.

Kollaps m: Anfallsweise, den gesamten Organismus betreffende Schwäche als Folge einer akuten Mangeldurchblutung des Gehirns. Durch Versacken größerer Blutmengen in Speicherorganen (Leber, Milz, Darm, Splanchnicus*-Gebiet) oder durch sehr starke innere oder äußere Blutungen kommt es unter Absinken des Blutdruckes zum Versagen des peripheren* Kreislaufs mit Erblassen der Haut, kaltem Schweiß, Abflachen der Atmung, beschleunigtem Puls und Weitwerden der Pupillen. Für die Sofortmaßnahmen ist es wichtig, den Kopf tief zu lagern und für Frischluftzufuhr (ggf. Sauerstoffbeatmung), Kreislaufanregung und Blutersatzmittel zu sorgen. Es bestehen fließende Übergänge und/oder Zusammenhänge mit dem Schock*.

kollateral: benachbart, auf derselben Seite; Begriff für Nebenäste von Blutgefäßen, die untereinander in Verbindung stehen, bzw. für feine seitliche Nebenäste im Nervensystem.

Kollateralkreislauf: die Verbindung größerer Blutgefäße untereinander durch kleinere und damit Sicherstellung einer ausreichenden Blutversorgung bei Verlegung der Blutbahn in einem Hauptgefäß.

Kolliquation f: Verflüssigung, Einschmelzung von Gewebe.

Kolloide n: Substanzen, welche in Teilchen, die aus einer Vielzahl von Molekülen* bestehen, in einem Lösungsmittel verteilt sind. Kolloidale Lösungen sind z. B. das Blutplasma und die Hirn-Rückenmarks-Flüssigkeit.

Kolobom m: Lücke in der Regenbogen-Aderhaut oder dem Sehnerven, die angeboren oder durch Verletzung entstanden ist.

Kolon n: Grimmdarm. Hauptteil des Dickdarms mit dem aufsteigenden (C. ascendens), dem querliegenden (C. transversum), dem absteigenden (C. descendens) und dem S-förmigen (Sigmoiedeum, S-romanum) Abschnitt. Charakteristisch sind die drei streifenförmigen Längsmuskeln (Taenien) an der Außenseite und die halbballonförmigen Vorbuchtungen, die sog. Haustren.

Kolorimeter n: Geräte zur vergleichenden Messung der Konzentration von farbigen Lösungen. Verwendung in der klinischen Chemie (Labor) zur Bestimmung des Gehalts an bestimmten Substanzen (z. B. Eisen, Kalium, Natrium, Blutzucker, Cholesterin, aber auch von Enzymen*, Hämoglobin* usw.) im Blut, im Serum, in der Hirnflüssigkeit usw. Bei modernen Geräten werden hierfür Fotozellen verwendet, die Ablesung erfolgt im Digitalsystem automatisch, die Werte können direkt ausgedruckt werden.

Kolorit n: Hautfarbe, abhängig vom Pigment*-Gehalt.

Kolostomie f: chirurgisch angelegte Dickdarmfistel.

Kolostrum n: Absonderung der weiblichen Brust während der Schwangerschaft und in den ersten Tagen nach der Entbindung. Stark eiweiß-, vitamin- und spurenelementhaltig, ist die Ernährung mit K. für das neugeborene Kind in den ersten Lebenstagen von großer Wichtigkeit.

Kolotomie f: operative Eröffnung des Dickdarms.

Kolpitis f: Vaginitis, Entzündung der Scheide. Hauptursachen sind Trichomonadeninfekte* und Östrogenmangel*.

Kolpohysterektomie f: Entfernung der Gebärmutter von der Scheide aus.

Kolpohysterotomie f: Schnittentbindung* über die Scheide.

Kolporrhexis f: Abriß der Scheide von der Gebärmutter. Kommt vor bei der Entbindung oder beim Geschlechtsverkehr, vorwiegend bei noch nicht ausgereiften Mädchen (Kindsmißbrauch).

Kolposkopie f: Besichtigung des Muttermundes und Gebärmutterhalses mit einem optischen Spezialgerät (Kolposkop), das bis zu 32fach vergrößert und für die Früherkennung von Krebs der Portio* wichtig ist.

Koma n: Coma. Tiefe Bewußtlosigkeit als Folge geschädigten Hirnstoffwechsels durch Giftstoffe, die von außen zugeführt oder bei Krankheiten im Körper entstanden sind. Man unterscheidet K. apoplecticum bei Gehirnschlag (Apoplexie*); K. basedowicum bei Morbus Basedow*, dem Versagen der Schilddrüsenfunktion; K. diabeticum bei der Zuckerkrankheit; K. eclampticum beim eklamptischen Anfall (Eklampsie*); K. hepaticum bei schwerer Leberinsuffizienz; K. hypochloraemicum bei starkem Kochsalz- und Wasserverlust, z. B. bei Erbrechen oder Durchfall; K. parathyreotricum nach Ausfall der Epithelkörperchen (Tetanie*); K. uraemicum bei schwerer Niereninsuffizienz (Urämie*). Das K. ist in jedem Falle ein schwerer, lebensbedrohlicher Zustand und meist das Endstadium der entsprechenden Erkrankung.

Komedo m: Comedo. Mitesser. Sind keine Parasiten, sondern Talg, der sich durch Verstopfung der Ausführungsgänge in den Talgdrüsen angesammelt hat. Die Ausführungsgänge werden meist durch Verhornung des Epithels an den Haartrichtern verschlossen. Die Mitesser lassen sich leicht mit einem Komedonen-Quetscher, der im Fachgeschäft erhältlich ist, ausdrücken und sollen nicht mit den Fingernägeln ausgequetscht werden.

Kommotion f: s. Commotio*.

Kommunikation f: Austausch von Informationen.

Kompensation f: Ausgleichen der verminderten oder gestörten Funktion eines Organs.

Komplement: System von Faktoren, die mit Antigenen* und Antikörpern* biochemisch reagieren können.

komplementär: ergänzend.

Komplementbindungsreaktion: Antigen-Antikörper-Reaktion, wobei Komplement* gebunden und verbraucht wird, wichtig für Nachweis bakterieller Infektionen.

Komplikation f: unvorhergesehene Verschlimmerung einer Krankheit oder Verletzung durch ungünstige Einflüsse, z. B. durch das Hinzukommen einer weiteren Erkrankung oder einer Infektion; aber auch unvorhergesehene Zwischenfälle bei Operationen, Entbindungen oder bei der Durchführung therapeutischer Maßnahmen.

Kompresse: in mehreren Schichten zusammengelegtes Leinentuch oder Verbandsmull, findet entweder heiß (heißes Wasser, Dampf) oder kalt (kaltes Wasser bzw. Eiswasser) bei Kopfschmerzen, Herzbeschwerden, Krämpfen in der Nieren-, Magen- oder Gallengegend sowie bei verschiedenen Hauterkrankungen Anwendung.

Kompression f: Zusammendrücken, -pressen von Geweben, Organen, Körperhöhlen.

Kondition f: jeweils gegenwärtiger Verfassungs- und Reaktionszustand des Organismus, wobei die körperliche und die psychische K. in unmittelbarem Zusammenhang stehen.

Kondom: s. Präservativ*.

Kondylom(a) (Feigwarzen): gutartige blumenkohl- oder hahnenkammartige, zerklüftete Wucherungen der Haut und Schleimhäute, besonders an feuchten Stellen (Genitalien, After) auftretend, Papova-Virus*-Infektion.

Konfabulation f: Erinnerungslücken werden durch frei erfundene Phantasien, die teilweise jedoch auch richtige, den Tatsachen entsprechende Aussagen enthalten können, ersetzt. Vorkommen nach Hirnerschütterung, toxischen Hirnschäden, Hirnverkalkung, seniler Demenz*, Alkoholismus oder allgemeinem Gedächtnisschwund.

Konfiguration f: die Gestalt der Form.

Konfliktreaktion: psychische Reaktion auf das Erlebnis gegensätzlicher Faktoren. Am bekanntesten Haßliebe zu einer Person.

kongenital: angeboren. Definition von Schädigungen, Krankheiten oder Mißbildungen, die bei der Geburt festzustellen sind. Dabei wird nicht berücksichtigt, ob sie genetisch* oder erst während der Schwangerschaft entstanden sind.

Kongestion f: Blutanstauung, besonders im Zusammenhang mit Entzündungsvorgängen.
Kongressus m: s. Koitus*.
Koniose f: Staubkrankheit, z. B. Anthrakose*, Silikose*.
Konisation f: Entnahme eines konusförmigen Gewebestückes aus dem Gebärmutterhals bzw. dem Muttermund zur histologischen Untersuchung (Konusbiopsie).
konjugal: ehelich.
Konjugation f:
1. die Verschmelzung der weiblichen Ei- mit der männlichen Samenzelle;
2. verschiedene Begriffsbestimmungen chemischer und biochemischer Art.

Konjunktiva f: Tunica conjunctiva, Augenbindehaut. Eine Schleimhaut, die den Augapfel vom Hornhautrand bis zu seiner Vorderfläche bedeckt und von dort auf die Innenfläche der Augenlider übergeht. Sie ist durch Falten an den Übergangsstellen sehr elastisch, hat Schleimzellen, die Augenflüssigkeit produzieren, und wird zusätzlich durch die Tränendrüse befeuchtet.
Konjunktivitis f: Augenbindehautentzündung. Ursachen sind:
1. Infektionen mit Bakterien, Viren oder Pilzen;
2. chemische Substanzen, die zur Reizung oder zur Verätzung der Schleimhaut führen;
3. physikalische Einwirkungen, wie Ultraviolett-Strahlen, Rauch, Staub oder auch Verletzungen;
4. allergisierende* Substanzen oder allergische Erkrankungen;
5. Entzündungsvorgänge der Nachbarorgane, die auf die Schleimhaut übergreifen.

Konkordanz: Übereinstimmung von Merkmalen, insbesondere bei Zwillingen.
Konkrement n: die »Steine« in Niere, Gallen- und Harnblase, Luftröhre, Drüsen usw., die aus ausgefüllten, vorher gelösten Salzen entstehen und sich meist um einen organischen Kern schichten. S. auch Harnsteine*.
konnatal: eigentliche Wortbedeutung »während der Geburt erworben«. Im allgemeinen jedoch für angeborene Krankheiten gebraucht. S. kongenital*.
Konsanguinität f: Blutsverwandtschaft.
konsensuell: im gleichen Sinne wirksam.
konservativ: erhaltend; alle Behandlungsmethoden, die nicht mit operativen Eingriffen verbunden sind.
Konservierung: Haltbarmachen von durch Mikroben zerstör- bzw. zersetzbaren organischen Substanzen. Dies erfolgt durch Abtötung oder Vermehrungshemmung der Mikroben. Bekannteste Methoden sind die Sterilisation durch Hitze; die Pasteurisierung bei 65 ° bzw. 84 °C; die Kühlung bzw. Tiefkühlung; die Austrocknung durch Erwärmung bzw. die Gefriertrocknung im Vakuum; der Wasserentzug durch Zucker, Salze oder Säuren; das Einlegen in Öle oder Alkohole; die Keimfreimachung durch Strahlen, insbesondere durch Gamma-Strahlen; die Behandlung mit chemischen Substanzen.
Konsiliarius: beratender Arzt, der vom behandelnden Arzt hinzugezogen wird.

Konsilium n: Beratung mehrerer Ärzte untereinander zur Klärung der Diagnose und zur Bestimmung einer geeigneten Therapie bei schwierigen Krankheitszuständen.

Konsistenz f: Festigkeitsgrad von Stoffen. Begriffsbestimmungen sind u. a. hart, weich, fest, zähflüssig, dünnflüssig, elastisch usw.

konsolidieren: festigen, beständig werden. Vor allem im Zusammenhang mit vollkommener Ausheilung gebraucht.

konstant: beständig, unveränderlich.

Konstipation f: siehe auch Obstipation*.

Konstitution f: Zusammenfassung der anatomischen und physiologischen* Eigenschaften des Körpers. Man unterscheidet verschiedene K.-Typen: Astheniker bzw. Leptosomen, Athletiker und Pykniker. Es bestehen jedoch fließende Übergänge. Eng verbunden mit dem K.-Typ ist auch der Begriff des »Habitus«*.

Konsultation f: Beratung, Besuch des Patienten beim Arzt bzw. auch des Arztes beim Patienten.

Kontagium n: kontagiös: Ansteckung, ansteckungsfähig, ansteckend.

Kontamination: bezeichnet die Verunreinigung, Verseuchung und Verschmutzung von Personen, Gegenständen, Räumen und Umwelt mit chemischen, bakteriellen oder physikalischen (z. B. radioaktive Substanzen) Schadstoffen*. Es gibt gesetzliche Vorschriften im Arbeitsschutz, um K. zu vermeiden. Bei stattgefundener K. gibt es Verhaltensregeln zur *Dekontamination,* z. B. Reinigung mit Neutralisationssubstanzen, bakterienabtötenden Lösungen, Aufenthalt in Isolierstationen etc. Die angeordneten Maßnahmen müssen befolgt werden.

Kontorsion: Verdrehung von Gliedern, die bei verstärkter Krafteinwirkung in die Verrenkung* übergeht.

Kontraindikation: Gegenanzeige. Z. B. können es bestehende Krankheiten, Überempfindlichkeit, die Lage von Tumoren usw. unmöglich machen, ein bestimmtes Medikament zu geben, eine bestimmte Behandlungsmaßnahme durchzuführen oder Operationen durchzuführen, da ansonsten schlimmere Folgen in Kauf genommen werden müßten, als sie der zu behebende Zustand darstellt.

Kontraktion: Zusammenziehung von Muskelfasern. Auf diese Weise kommt auch die Arbeitsleistung des Muskels zustande.

Kontraktur f: anhaltende Verkürzung von Weichstellen, vorwiegend als Folge abgeheilter Entzündungen durch narbige Schrumpfungen.

Kontrast: Gegensatz, Unterschied.

Kontrazeption f: Schwangerschafts-Verhütungsmaßnahmen.

Kontusion f: Quetschung, Verletzung durch stumpfe Gewalteinwirkung.

Konus m: Kegel.

konvex: nach außen gewölbt. Gegensatz: konkav.

Konvolut n: untereinander verwachsene Krampfadern oder Darmschlingen.

Konvulsionen f: Schüttelkrämpfe, Krampfzuckungen von Gliedmaßen oder des ganzen Körpers.

Konzeption: Geschlechtsverkehr, der zur Befruchtung führt.

Konzeptionsoptimum: günstigster

Zeitpunkt im Zyklus zur Befruchtung eines Eies. S. Knaus-Ogino-Regel*.

Konzeptionsverhütung: Verhütung einer Schwangerschaft durch chemische Substanzen (Ovulationshemmer*), durch mechanische Mittel (Intrauterinpessare*, Spiralen) oder durch zeitliche Begrenzung der Konzeption (z. B. Knaus-Ogino-Regel, Temperaturmessung usw.).

Koordination f: geordnetes, aufeinander abgestimmtes Zusammenwirken, z. B. von Organsystemen, Organteilen, Organen. Dadurch wird eine normale Funktion erreicht.

Kopf: Caput.

Kopfgrind: s. Favus*.

Kopfgrippe: Encephalitis epidemica*.

Kopflaus: Pediculus humanus capitis. Führt zur Verlausung des Kopfhaares, legt dort auch die Eier (Nissen) ab. Als Krankheitsüberträger ohne Bedeutung, führt jedoch zu starker Verfilzung der Haare und durch Kratzen zu infektiösen Kopfhautverletzungen. Siehe auch Läuse*.

Kopfschmerzen: Cephalgia. Eine Begleiterscheinung vieler Krankheiten und deshalb in der Regel nur als Symptom zu werten, nach dessen Ursachen geforscht werden muß. Es ist deswegen unsinnig und u. U. auch gefährlich, Kopfschmerzen einfach durch Einnahme von Schmerzmitteln zu bekämpfen.

Kophosis f: Taubheit.

kopiös: massenhaft.

Koprämie f: Eigenvergiftung durch lange dauernde Verstopfung. Führt zur Appetitlosigkeit, Kopfschmerz und Schwindel.

Kopremesis: s. Koterbrechen*.

Koprolagnie f: geschlechtliche Erregung durch ekelerregende Geschehnisse.

Koprolith: Kotstein. Entsteht durch Austrocknung von Kot infolge anhaltender Verstopfung.

Koprom: Kotgeschwulst. Ansammlungen von Kot im Darm, die eine Geschwulst vortäuschen.

Koprophagie f: Essen von Kot. Hochgradige Perversion bei Idioten und schwergradig Schizophrenen.

Koprostase f: Verstopfung.

Kopulation f: Verschmelzung von zwei Geschlechtszellen.

Korium n: Lederhaut. Gefäß- und nervenhaltige Bindegewebsschicht der Haut, die unter der Epidermis* liegt. Sie besteht aus dem Stratum papillare, welches Kapillaren*, Nervenkörperchen und elastische Fasern enthält, und dem Stratum reticulare, welches sich aus elastischen und kollagenen Fasern*, aus Schweißdrüsen, Haarfollikeln und größeren Nerven und Gefäßen zusammensetzt. Durch Gerbung des K. entsteht Leder. S. Abb. Seite 233.

Kornea f: Hornhaut des Auges. Der vordere Abschnitt ist durchsichtig (äußere Augenhaut), und er geht nach hinten in die weiße Augenhaut (Sklera) über. S. Abb. Seite 54.

Kornealreflex: Bei mechanischer, chemischer oder Wärmereizung der Hornhaut erfolgt sofort ein reflektorischer Schluß des Augenlids.

Koronararterien: Arteriae coronariae, Herzkranzgefäße. Die zur Versorgung des Herzens notwendigen Gefäße entspringen direkt der Aorta*-Wurzel und verlaufen in der sog. Kranzfurche des Herzens an der Vorhofkammergrenze. Sie versorgen mit ihren Verästelungen das Herz mit Blut.

Koronarinsuffizienz: Verminderung der Durchblutungsleistung der Herzkranzgefäße. Sie führt zunächst zu kleinen, mehrfach auftretenden Nekrosen* im Herzmuskel mit anschließender Vernarbung. Bei plötzlichem Verschluß eines größeren Kranzgefäßes kommt es zum Herzinfarkt*.

Koronarsklerose: Arteriosklerose* der Herzkranzgefäße. Führt zur Koronarinsuffizienz mit ihren Folgen.

Korrelation f: Beeinflussung bzw. Beziehungen zwischen einzelnen Organen und Organteilen untereinander, die über die Nervenbahnen und Blutgefäße erfolgen.

korrodieren: anfressen, annagen.

Korrosion: Zerstörung von Geweben, z. B. durch Krebsgeschwülste, Verätzungen, Entzündungen, Vereiterungen.

Korsakow-Psychose: beginnt meist mit Delirium tremens* bei fortgeschrittenem Alkoholismus, äußert sich in Erinnerungstrübung, Störungen in der Orientierungs- und Anpassungsfähigkeit, Trägheit der Auffassung, Arbeitsunlust und allgemeiner Leistungsschwäche.

Kortex, Cortex m: s. Großhirnrinde*.

Kortikoide n: Aus Cholesterin* in der Nebennierenrinde* gebildete Steroidhormone mit den wichtigen Vertretern Östrogene*, Gestagene*, Androgene*, Glukokortikoide (Kortison*) und Mineralkortikoide (Aldosteron*). An den Zielorganen wirken sie über Hormon*-Rezeptoren*. K. werden in der Leber in wasserlösliche Formen übergeführt (Konjugation*). Über die Nieren werden 30-60 %, über den Darm 10 % ausgeschieden; der Rest wird im Leberkreislauf rückresorbiert*.

Kortisol (Hydrocortison): wichtigstes Glukokortikoid, dessen Abkömmlinge (Derivate*) als Kortikoide* wichtige Arzneimittel sind.

Kortison (Cortison): Hormon* der Nebennierenrinde*; Metabolit* des Kortisols*.

Koryza f: Rhinitis*, Schnupfen bei Virusinfektionen der Nasen-Rachen-Schleimhäute.

Kosmetik: Schönheitspflege.

Kostotomie f: teilweise oder totale Entfernung von Rippen durch chirurgischen Eingriff.

Kot: Faeces. Unverdauliche bzw. nicht verdaute Reste der aufgenommenen Nahrung, mit unterschiedlichem Wassergehalt und Beimengungen von Schleimhautabsonderungen, Darmbakterien, Zellen und Zellbestandteilen der Darmschleimhaut, Restbestandteilen der Galle, Kotfarbstoffen, die überwiegend von der Galle herrühren, und Substanzen, die durch die Darmfäulnis entstehen.

Koterbrechen: Miserere. Hinweis auf Darmverschluß und/oder Darmlähmung (Ileus*).

Kotfistel: operativ hergestellte Öffnung des Darms, die in die Bauchdecke eingenäht wird. S. After, künstlicher*, Anus praeter naturalis.

Kotgeschwulst: s. Koprom*.

Koxalgie f: Coxalgia, Schmerzen im Hüftgelenk.

Koxarthrose: Arthrose* des Hüftgelenks.

Koxitis f: Hüftgelenksentzündung, die

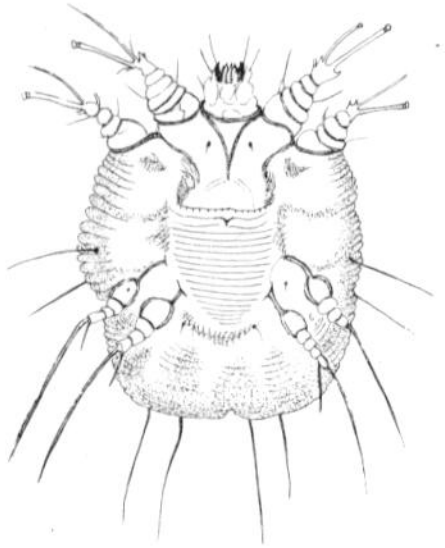

Krätzmilbe

chronisch oder akut verlaufen kann und mit Schmerzen, Einschränkung der freien Beweglichkeit, Hinken und Muskelverkrampfungen einhergeht. Akute Formen infolge von Osteomyelitis*, Tuberkulose*, Gonorrhoe*, Scharlach*, Typhus* und sonstigen Infektionskrankheiten; chronische bei Gelenkrheumatismus* und Arthrosis deformans.

Krampfanfall: elektrische Entladungsstörungen des Gehirns; s. Epilepsie*, Fieberkrampf*.

Krämpfe: dem Willen nicht unterliegende und durch ihn nicht kontrollierbare Zusammenziehungen der Muskeln. Erfolgen dabei in schneller Reihenfolge kurz andauernde Zuckungen, so bezeichnet man das als klonische Krämpfe. Dauern die Zusammenziehungen länger an und sind sie sehr stark, wie z. B. bei Wundstarrkrampf, so bezeichnet man das als tonische Krämpfe. Die Mischform tonisch-klonische Krämpfe kommt z. B. beim epileptischen Anfall vor.

Krätze: s. Skabies*.

Krätzmilbe: Sarcoptes scabiei, Erreger der Skabies*.

Kraft: das Produkt aus Masse und Beschleunigung eines bewegten Körpers.

Krallenhand: Fehlstellung der Finger durch Lähmung des Nervus ulnaris und der von ihm versorgten Muskeln. Der Name erklärt die Handstellung.

Krampfader: s. Varix*.

Krampfaderleiden: s. Varikosis*.

Krampus m: altdeutsche, gelegentlich heute noch gebrauchte Bezeichnung für schmerzhafte tonische Muskelkrämpfe, vor allem in den Waden.

kranial: kopfwärts, schädelwärts.

Kraniotabes: Bei Rachitis im Säuglingsalter kommt es zur Erweichung der Schläfenbeine.

Krankenkassen: Die gesetzlichen Krankenkassen unterteilen sich in RVO- (Reichsversicherungs-Ordnungs-)Kassen und die Ersatzkassen (EK), die wiederum im VdAK (Verband der Angestellten-Kassen) und im AEV (Arbeiter-Ersatzkassen-Verband) zusammengeschlossen sind. Die Allgemeinen Ortskrankenkassen (AOK), Landkrankenkassen(LKK), Betriebskrankenkassen (BKK) und Innungskrankenkassen (IKK) sind RVO-Kassen. Als Beispiele für den VdAK seien wahllos genannt die Barmer Ersatzkasse (BEK), die Deutsche Angestellten-Kasse (DAK), für den AEV die Schwäbisch Gmünder, die Hamburger Zimmermann-Kasse usw. Für Personen im Arbeitsverhältnis besteht, unabhängig von der Höhe des Arbeitslohnes, Pflichtmitgliedschaft in den RVO-Kassen. Angestellte, die bei einer RVO-Kasse versichert sind, scheiden aus dem Pflichtverhältnis aus, sobald das Bruttogehalt derzeit (1993) einen Höchstbetrag von DM

5400 (West) bzw. DM 3975 (Ost) überschreitet. Sie können sich dann freiwillig weiterversichern lassen, sofern sie wenigstens 6 Wochen pflichtversichert waren. Analog dazu gelten die Bestimmungen der VdAK und AEV für die Angestellten. Selbständige und freiberuflich Tätige können sich bei den RVO- oder Ersatzkassen dann freiwillig versichern lassen, wenn ihr Brutto-Einkommen derzeit DM 5400 bzw. DM 3975 nicht überschreitet oder wenn sie bereits mindestens 6 Wochen pflichtversichert waren und binnen Monatsfrist Antrag auf freiwillige Mitgliedschaft stellen.
RVO- und Ersatzkassen stellen für ihre Mitglieder Krankenscheine aus, die zur kostenlosen Inanspruchnahme aller ärztlichen Leistungen bei zugelassenen Kassenärzten, zum Bezug von Arznei-, Heil- und Kurmitteln auf Kassenrezept und zum kostenlosen Krankenhausaufenthalt, einschließlich aller dort notwendigen medizinischen Behandlungen und Verrichtungen, berechtigen. Dabei muß es sich um anerkannte Krankenanstalten oder anerkannte Spezialkliniken handeln. Die Unterbringung erfolgt in der allgemeinen Verpflegungsklasse.

Krankheit: Morbus. Das Wort ist abgeleitet aus dem althochdeutschen chrancholon = Kraftloswerden bzw. aus dem mittelhochdeutschen kranc = schwach. Nach Rössle erklärt sich K. als »Gesamtheit aufeinanderfolgender, abnorm gearteter Reaktionen eines Organismus oder seiner Teile auf einen krankmachenden Reiz«. Für die Entstehung besteht außerdem ein enger Zusammenhang mit der jeweiligen Disposition*, Exposition* und Konstitution* des Betroffenen. Wesentliche Leitsymptome einer K. untergliedern sich in Allgemeinsymptome, wie Fieber, Schmerz und in schweren Fällen Schock*, sowie in die spezifischen*, der jeweiligen Krankheit besonders eigenen Leitsymptome. Bei einer Anzahl von Erkrankungen liegen gleiche oder ähnliche Leitsymptome vor, so daß durch besondere Diagnosemaßnahmen eine Differentialdiagnose* die eigentliche Erkrankung ausfindig machen muß.

Krankheiten, meldepflichtige: Nach den internationalen Gesundheitsvorschriften (Weltgesundheitsorganisation 1971) sind folgende Krankheiten als allgemeingefährdend anzusehen, nach dem Bundesseuchenschutzgesetz meldepflichtig und können mit Quarantäne* belegt werden: Cholera, Gelbfieber, Pest, Pocken, Typhus abdominalis. Nicht mehr quarantäne-, jedoch meldepflichtig sind Fleckfieber und Rückfallfieber. Unter die Anzeigepflicht fallen außerdem die Berufserkrankungen*.

Krankheiten, venerische: Geschlechtskrankheiten*.

Kraurosis penis f: chronische Schrumpfung der Eichel und des inneren Vorhautsackes, verursacht starken Juckreiz und ist nicht selten Ausgangspunkt für einen Peniskrebs.

Kraurosis vulvae f: Schrumpfung der Vulva* mit Ausbildung von Einrissen und sehr starkem Juckreiz. Verwechslung mit Diabetes möglich; Zucker prüfen! Tritt erst im oder nach dem Klimakterium auf.

Kreatinin: Anhydrid des Stoffwechsel*-Zwischenproduktes Kreatin, das mit dem Harn ausgeschieden wird. Normalwerte sind 0,57–1,24 mg/dl bzw. in SI-Einheiten 50–6110 umol/l. Erhöhte K.-Serumwerte finden sich vor allem bei Niereninsuffizienz*, aber auch bei Leber- und anderen Organkrankheiten.

Krebs: Karzinom*; aber auch allgemeine Bezeichnung für Sarkome*, für Mischgeschwülste aus Karzinomen und Sarkomen, für embryonale bösartige Geschwülste und für bösartige Blutkrankheiten (Leukämie*, Hodgkin*).

Krebs-Diagnostik: s. Papanicolaou-Karzinomdiagnostik*.

Krebsfrüherkennungsuntersuchung: s. Vorsorgeuntersuchung*.

Krebs-Warnzeichen: Warnzeichen, die auf das Vorliegen einer Krebskrankheit hinweisen können:

1. Knoten oder Anschwellungen der weiblichen **und** der männlichen(!) Brust;
2. Veränderungen von Warzen oder Muttermalen, v. a. erhabenes Wachstum;
3. anhaltende Verdauungsbeschwerden oder Behinderungen des Schluckaktes;
4. Unregelmäßigkeiten des Stuhlgangs, vor allem anhaltender Wechsel von Verstopfung und Durchfall, Abgang von Schleim und Blut mit dem Stuhl;
5. chronischer Husten und/oder andauernde Heiserkeit;
6. andauernde Abweichungen vom gewohnten Verhalten beim Wasserlassen;
7. Blutungen außerhalb der Periode, Wiederauftreten von Blutungen nach Beendigung der Regelblutungen; farbiger (nicht weißer) Ausfluß;
8. schlechte Wundheilung.

Diese Warnzeichen können auch andere Krankheiten als Ursache haben, sollten aber in jedem Falle Anlaß zu einer gründlichen ärztlichen Untersuchung sein.

Kreislauf des Blutes: s. Blutkreislauf*.

Kreislauf, fetaler: s. Blutkreislauf, fetaler*.

Kreislauffunktionsprüfungen: Untersuchungsmethoden, die Aufschluß über die Steuerung des Kreislaufs in den Randbezirken (peripherer Kreislauf) sowie die Leistung und Funktion des Herzens geben, so daß man Funktionsstörungen dieses Systems bereits frühzeitig erkennen kann. U. a. werden die Sauerstoffaufnahmefähigkeit bei Belastung, das Sauerstoffdefizit zwischen Lunge und Herz, das Atemanhaltevermögen, die Vitalkapazität*, eventuelle Blutkreislaufstauungen in der Leber, die Wasserbilanz und die Kreislaufregulation nach Schellong* geprüft. Außerdem werden verschiedene elektrokardiographische Tests gemacht.

Kreislaufregulation: wichtiger Regulationsmechanismus des gesamten Kreislaufes ist die lichte Weite (Lumen) der Gefäße in den verschiedenen Bezirken. Sie ändert sich:

1. durch Erhöhung des Innendrucks selbsttätig;
2. durch Substanzen, die sich in der Blutbahn befinden, im Sinne einer Gefäßzusammenziehung, und durch Substanzen, die im umgebenden Gewebe gebildet werden wie Milchsäure, CO_2-Partial-

druckerhöhung usw., im Sinne einer Gefäßerweiterung;
3. durch Einwirkung des autonomen (sympathischen) Nervensystems, das von den Kreislaufzentren des zentralen Nervensystems gesteuert wird.

Kreislaufzentren: Zusammenballung von Ganglienzellen im zentralen Nervensystem, die in abgestimmtem Zusammenspiel die Tätigkeit des Herzens hemmen oder fördern, den Blutdruck erhöhen oder senken, den Sauerstoffgehalt und den Kohlendioxyd-Partialdruck sowie die Wasserstoff-Ionenkonzentration* des Blutes beeinflussen und den Gefäßtonus korrigieren.

kreißen: Wehentätigkeit, Gebären.

Kreißsaal: Entbindungsraum in Krankenhäusern. Die Leitung der Geburt übernimmt eine Hebamme, in schwierigen Fällen ein Arzt.

Kremasterreflex: Durch Bestreichen der Innenseite des Oberschenkels wird der seitengleiche Hoden automatisch hochgezogen. Störungen können Hinweise für Rückenmarkserkrankung sein.

Krepitation f: Knistern, Knarren beim Gegeneinanderreiben von Bruchenden bei Knochenbrüchen; aber auch vom Arzt mit dem Stethoskop* bei Lungenentzündung wahrnehmbar.

Kretin m: Kranker mit schwerwiegenden Störungen der geistigen und körperlichen Entwicklung bei Insuffizienz* der Schilddrüse.

Kretinismus, endemischer: Bei völligem Versagen der Schilddrüsentätigkeit kommt es zu angeborener Idiotie*, die häufig mit Wachstumsstörungen und Taubstummheit vergesellschaftet ist.

Kreuzband: Ligamentum cruciatum. Die Innenbänder des Kniegelenkes, die in Beugestellung die sog. Schubladenbewegung und damit Gelenkverrenkungen verhindern.

Kreuzbein: Os sacrum. Die fünf Wirbel des Kreuzbeins sind untereinander zu einem dreiseitigen Plattenknochen zusammengewachsen.

Kreuzotter: Vipera berus. Die einzige bei uns vorkommende Giftschlange; sie wird bis zu $^{3}/_{4}$ m lang, hat die namengebende kreuzartige Zeichnung auf dem Kopf und ein dunkelfarbiges Zickzackband auf dem Rükken. Sie gebärt lebende Junge. Ihr Biß ist giftig und führt zu schweren akuten Störungen, insbesondere des Kreislaufs, und zu lokalen Schmerzzuständen. Tödlicher Verlauf ist selten und kommt nur vor, wenn beispielsweise durch bereits bestehende Kreislauf- oder Herzschwäche Komplikationen auftreten. Es ist wichtig, den Patienten sofort ruhigzustellen, die Wunde auszusaugen, was für den Helfer ungefährlich ist, und sofort Notarzt oder Rettungsdienst zu verständigen. Dabei unbedingt mitteilen, daß es sich um Schlangenbiß handelt. Das entsprechende Schlangenserum bringt rasche Besserung des Zustandes.

Kreuzresistenz: Steigerung der Resistenz* von Bakterien* gegen ein Antibiotikum*, wenn gegen ein anderes Antibiotikum der gleichen Wirkungsgruppe bereits eine Resistenz besteht.

Kreuzschmerzen: betreffen die Lendengegend und sind typisch für allgemeine Überanstrengung, aber auch für Erkrankungen der Wirbelsäule, der Organe des kleinen Beckens (Frauenkrankheiten) sowie für Plattfüße und allgemeine Fehlhaltung. Treten ferner auch während der Schwangerschaft auf. Bei anhaltenden K. nach Ursachen forschen.

Krikotomie, Krikotracheotomie f: sog. »Kehlkopfschnitt« bei Erstikkungsgefahr durch Verlegung der Luftwege. Spaltung des Ringknorpels und der ersten beiden Trachealringe.

Krise, gastrische: bei syphilitischer Rückenmarksschwindsucht (Tabes dorsalis*) auftretende Magen- und Rückenschmerzen, die mit Erbrechen verbunden sind und häufig als Magengeschwür fehlgedeutet werden können.

Krisen, tabische: bei Tabes dorsalis auftretende, anfallsweise heftige Schmerzen des Kehlkopfes mit Krampfhusten und Erstickungsanfällen des Rachens mit Schluckkrämpfen; ferner Blasen- und Mastdarmkrämpfe und plötzliche Wollustschmerzen in der Gegend des Kitzlers (Klitoriskrisen).

Krisis f: schneller Abfall des Fiebers, häufig mit Schweißausbruch verbunden, bei Infektionskrankheiten. S. Lysis*.

Krötentest: Schnelltest zur Feststellung von Schwangerschaft mit hoher Aussagegenauigkeit. Einer männlichen Kröte wird der Testurin in den Lymphsack eingespritzt. Der Urin von Schwangeren enthält bereits kurz nach der Befruchtung Choriongonadotropin, ein Hormon, welches dazu führt, daß nach 2 bis 4 Stunden im Urin des Krötenmännchens Spermatozyten (s. Spermiogenes*) nachgewiesen werden.

Kropf: s. Struma*.

Krukenberg-Tumor: sog. »Abklatschtumor«, metastatische* Ansiedlung von Tumorgewebe, das vom schleimbildenden Magenkrebs stammt, auf den Eierstöcken.

Krummdarm: Ileum. Letzter Teil des Dünndarms, der am sog. Blinddarm (Caecum) in den Dickdarm übergeht u. dort durch eine Klappe (Ileocaecal-Klappe), die Bauhini-Klappe, gegen Rückfluß von Dickdarminhalt gesichert wird.

Krup(p): s. Croup*. Entzündliche Schwellung der Kehlkopfschleimhaut und der Stimmbänder mit festhaftenden Belägen bei Diphtherie*, aber auch bei Masern*, Grippe* usw.

Krup(p)-Husten: typischer, heiserbellender Husten bei Diphtherie*-Infektion des Kehlkopfes.

Kryochirurgie: Eine Sonde wird durch flüssigen Stickstoff vom Gefrierpunkt bis zu -196 °C beliebig einstellbar unterkühlt. Dann läßt man die vorgewählte Tieffrier-Temperatur über die Sondenspitze auf das zu behandelnde Gewebe einwirken und erreicht entsprechend den jeweils eingestellten Temperaturen schmerzbetäubende, gewebszerstörende, entzündungsauslösende oder gewebeabgrenzende Effekte. So kann man zugängliche Tumoren, aber auch anderes Gewebe zerstören oder zur Regeneration anregen. Besonders bewährt hat sich die Methode des »Anschweißens« abgelöster Netzhaut.

Kryptorchismus m: Zurückbleiben von einem oder beiden Hoden in der Bauchhöhle oder im Leistenkanal. Rechtzeitige Behandlung durch Hormonkur oder Operation ist notwendig, da es sonst zu schweren Funktionsstörungen und/oder Mißbildungen des Hodens und damit zusammenhängenden weiteren Störungen kommen kann. Nicht zu verwechseln mit harmlosen Fällen von Hodenhochstand oder sog. »Pendelhoden«.

kubital: cubital, den Ellenbogen betreffend.

Kuboid n: Os cuboideum. Der Fußwurzelknochen*, »Würfelbein«.

Kürettage f: Abrasio. Auskratzung der Gebärmutterschleimhaut zur diagnostischen Sicherheit, z. B. bei Krebsverdacht, oder zur Ausräumung von Resten bei Fehlgeburten.

Kugelbakterien: s. Kokken*.

Kuhpocken: Variola vaccina, Menschenpocken, die durch wiederholte Tierpassage abgeschwächt sind und zur Schutzimpfung Verwendung finden.

Kultur f: Züchtung von Mikroorganismen auf festen (z. B. Gelatine, Agar) oder flüssigen (Submers-Oberflächenkultur) Nährböden. Dient u. a. zur Erforschung von Bakterien und sonstigen Erregern und ihrem Verhalten gegenüber Arzneistoffen, zur Feststellung ihres Vorhandenseins in Körperflüssigkeiten, Ausscheidungen, Geweben usw.

Kumulation f: Anhäufung, Anreicherung von zugeführten Substanzen im Organismus. Kommt dadurch zustande, daß mehr zugeführt als ausgeschieden wird. Ursache kann an der Substanz selbst wegen erschwerter Ausscheidungsmöglichkeit oder auch an den ausscheidenden Organen infolge Insuffizienz* liegen. K. von Schadstoffen führt zur Vergiftung, findet aber auch therapeutisch Anwendung bei Arzneimitteln zur sog. Langzeittherapie.

Kunstfehler, medizinischer: liegt vor, wenn Behandlungen (operative, medikamentöse, physikalische usw.) im Widerspruch zu den heutigen wissenschaftlichen Erkenntnissen der Medizin durchgeführt oder auch unterlassen wurden und dadurch der Kranke nachweisbar Schaden erlitt. Strafbar sind nur nachgewiesene und schuldhafte K. (Fahrlässigkeit).

Kunstherz: ist im Gegensatz zum transplantierten Herzen ein zeitlich engbegrenzter hilfsweiser Ersatz. Es handelt sich um ein rein technisches, anorganisches Produkt, das die Herzfunktion unterstützen ober bis zur Verfügbarkeit eines Transplantats überbrücken soll. Dieses Verfahren ist derzeit noch im fortgeschrittenen Experimentierstadium.

Kupfer: Cuprum. Blutmetall, das als lebensnotwendiges Spurenelement bei der Bildung von Blutkörperchen sowie als Bestandteil einer Anzahl von Enzymen* unentbehrlich ist.

Kupfermangelanämie: Blutbildung und Eisenstoffwechsel sind nur in Anwesenheit von Kupfer möglich. K. führt zur Störungen des Eisenstoffwechsels und zur mikrozytären Anämie*.

Kupffer-Sternzellen: bilden das retikulo-endotheliale System* in der Leber und phagozytieren* krankhafte Bestandteile des Blutes. Wahrscheinlich haben sie auch entscheidende Bedeutung für die Bildung von Immunkörpern*.

kupieren: abschneiden, verkürzen, im engeren Sinne eine Krankheit zum Stillstand bringen.

Kur: hauptsächlich ärztlich geleitete Vorbeugungs- und/oder Behandlungsmaßnahme unter Anwendung von natürlichen Heilmitteln, z. B. Diät, oder physikalischen Behandlungsmethoden an bestimmten, meist klimatisch besonders geeigneten Orten zur Erhaltung, Wiederherstellung oder Besserung von Gesundheit, Arbeits- und Erwerbsfähigkeit.
Kurpfuscherei: nach medizinischen Erkenntnissen nicht zu verantwortende Behandlungsmethoden, die durch Personen ohne entsprechende Ausbildung in der Heilkunde durchgeführt werden und sich meist des Aberglaubens und des Okkultismus* bedienen.
Kurvatur f: Krümmung. Anatomischer Begriff vor allem für die große und kleine Krümmung des Magens*.
Kurzschlußhandlungen: im Affekt zustandegekommene Reaktionen, die durch kritische Überlegungen nicht mehr korrigiert werden.
Kurzsichtigkeit: s. Myopie*.
Kurzwellen: Schwingungen mit sehr kleiner Wellenlänge (1 bis 20 m) bei zu hoher Frequenz (15 bis 300 mHz), welche therapeutisch zur Erwärmung von Geweben Verwendung finden.
Kußmaulatmung: sog. »große Atmung«, die sich durch stark verlangsamte und sehr tiefe Atemzüge auszeichnet und bei schwerem Koma*, insbesondere im Endstadium des Koma hepaticum*, vorkommt. Versuch des Körpers, das Gleichgewicht Säure/Basen aufrechtzuerhalten, indem das sich vom Hämoglobin nur langsam trennende CO_2 vermehrt abgeatmet wird.
Kutis f: s. Cutis*.
Kybernetik: nach Frank: die Theorie der Funktionsmöglichkeiten informationeller Systeme unter Abstraktion von deren physikalischen, physiologischen oder psychologischen Besonderheiten; ferner Konkretisierung dieser Abstraktionstheorie auf vorgegebene physikalisch, psychologisch oder physiologisch zu kennzeichnende Systeme und schließlich planmäßige Verwirklichung zur Erfüllung vorgegebener Zwecke. Ihren Ausgang nahm die K. von den Erkenntnissen über rückgekoppelte Systeme, sog. Regelkreise der Technik.
Kynorexie f: Heißhunger, Freßsucht.
Kyphose f: Krümmung der Brustwirbelsäule nach hinten:

1. leichte Form normal (physiologische K.);
2. ausgeprägte K. führt zur Bildung von Buckeln;
3. eine Sonderform bei tuberkulöser Erkrankung der Wirbelsäule ist der Spitzbogenbuckel, sog. Gibbus, s. auch Wirbelsäulenverkrümmungen*.

Kyphoskoliose f: gleichzeitiges Vorhandensein einer Kyphose* und einer Skoliose*.
Kystom, Kystadenom: gutartige Drüsengeschwulst, die Kammern bildet, oft ein beträchtliches Größenwachstum aufweist und vor allem in den Eierstöcken, der weiblichen Brust, der Leber, den Nieren, der Lunge und den Hoden vorkommt.

L

Lab n: ein Enzym, das im Magen produziert wird und Milcheiweiß spaltet.
labil: schwankend, nicht beständig, leicht zu stören.
Labium n: Lippe, als anatomischer Begriff gebraucht. Z. B. L. majus und L. minus pudendi = große und kleine Schamlippe; L. vocale = Stimmlippe.
Laboratorium, klinisch-ärztliches: zur Untersuchung von Körperflüssigkeiten (Blut, Serum, Urin usw.) auf ihren Gehalt an chemischen Substanzen (z. B. Kalium, Natrium, Eisen, Blutzucker usw.) und Enzymen*.
Laboruntersuchungen: s. Laboratorium*, Normalwerte*.
Laborwerte: siehe Normalwerte*
Labyrinth n: Innenohr. Liegt in der Felsenbeinpyramide und besteht aus dem häutigen L., dem eigentlichen Sinnesorgan mit seiner Schutzhülle und dem knöchernen L. Das knöcherne L. besteht aus Vorhofbogengängen und Schnecke (s. Ohr*).
Labyrinthitis f: Entzündung des Labyrinths*, z. B. bei Mittelohrentzündungen, bei Meningitis und bei schweren Infektionskrankheiten. Anzeichen sind Gleichgewichtsstörungen, Schwindelzustände, Erbrechen, zunehmende Schwerhörigkeit.
Lac n: Milch; L. mulierum = Frauenmilch.
Lac neonatorum: siehe Hexenmilch*.
Lachgas: Distickstoffoxyd, N_2O. Narkosegas, geruchlos, schnelle Wirkung, mit schwachem Narkose-, jedoch gutem Schmerzbetäubungseffekt. Nicht giftig und daher relativ ungefährlich, wenn mit über 20 Vol.-% Sauerstoff vermischt.
Laceratio: Zerreißung.
Lachkrampf: unbegründetes, nicht zu unterdrückendes Lachen. Bei Idiotie* (Oligophrenie*), Enzephalitis*, Epilepsie*, Schizophrenie* usw.
Lacrima f: Träne.

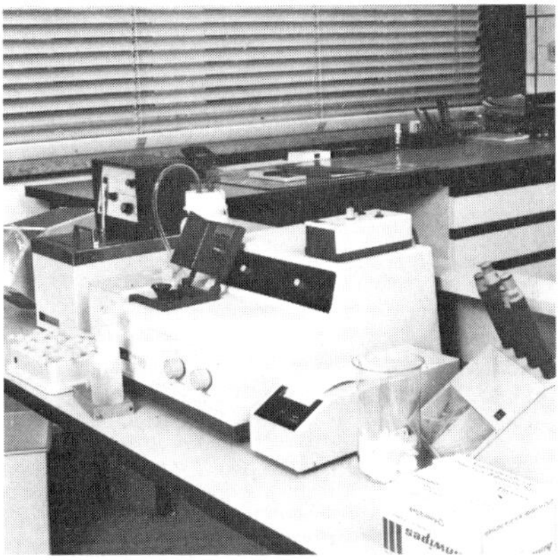

Laboratorium: Die Abb. zeigt eine moderne Laboreinrichtung mit regulierbarem Küvetten- und Reagenzien-Warmhaltethermostat, Absaugpumpe, Fotometer* mit temperierbarem Wechselküvettenhalter und digitaler Anzeige (das eigentliche Kernstück der Anlage), darauf stehend einen Kinetik-Timer, der nach den eingestellten Zeitintervallen laufende Messungen steuert, einen Thermodrucker, der die im Fotometer elektronisch ermittelten Werte nach jeder Messung ausdruckt, und einen Pipettenständer mit mechanisierten Druck-Saug-Pipetten* (von links nach rechts).

lactans: stillend, milcherzeugend (Laktation).
Lactens: Säugling, im allgemeinen Sprachgebrauch das Kind im ersten Lebensjahr.
Lactobacterium acidophilum: Milchsäurelangstäbchen. Kommt im Mund vor und beteiligt sich an der Karies* der Zähne. Findet sich außerdem im Magen bei fehlender Magensäurebildung und normalerweise in der gesunden Flora der weiblichen Scheide.

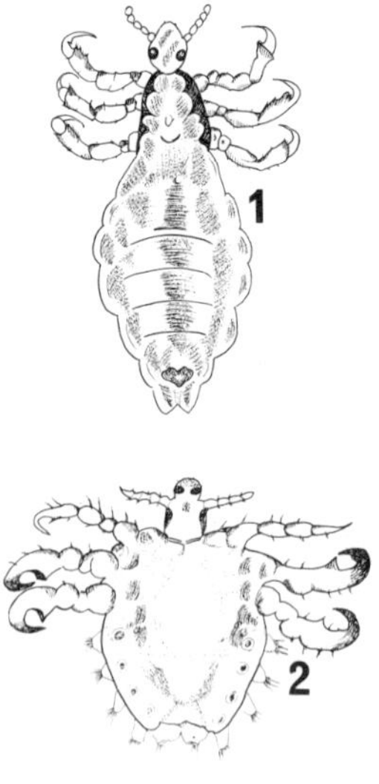

Läuse

Lactobacterium bifidum: in zwei Teile gespaltenes Milchbakterium, das in der Muttermilch, der gesunden Darmflora des Säuglings bei Muttermilchernährung und im Dünndarm des Erwachsenen vorkommt.
Lactobacterium bulgaricum, casicum, helveticum, leishmanni, thermophilum: Milchsäurebakterien, die in Sauermilch, Joghurt, Kefir, normaler Milch und Käsearten vorkommen.
lacunaris: reich an Buchten. Anatomisch-histologischer* Begriff.
Lähmung: s. Paralyse*, Parese*.
Lähmung, motorische: Einschränkung (Parese) bis vollständiger Verlust (Paralyse) der Fähigkeit, Muskeln zu bewegen. Ursachen sind Ausfall der Funktion motorischer Nerven oder der Muskelfunktion. Dementsprechend unterscheidet man auch zentrale, periphere, zerebrale*, spinale* und myogene* L.
Lähmungsschielen: s. Strabismus*.
Läsion f: umschriebene Zerstörung von Gewebe- oder Zellverbänden durch Verletzung oder Krankheitsprozesse.
Läuse: flügellose Insekten, die mit Stech-Saug-Werkzeugen bei ihren Wirten Blut saugen und sich dadurch ernähren. Die Eier (Nissen) legen sie an den Haaren bzw. Kleidern ab und befestigen sie mit einer speziellen Kittsubstanz. Man unterscheidet die Kopflaus (Pediculus humanus capitis), die Kleiderlaus (Abb. 1; Pediculus humanus vestimenti) und die Filzlaus (Abb. 2; Phthirus pubis). L. übertragen gefährliche Krankheitserreger, so z. B. das Fleckfieber, das Wolhynische Fieber, das epidemische Rückfallfieber und das Läuserückfallfieber. Bei L.-Befall ist eine fachgerechte Entlausung entscheidend. S. Abb. links.
Lagophthalmus: Unfähigkeit, das Auge zu schließen, insbesondere während des Schlafens. Ursachen

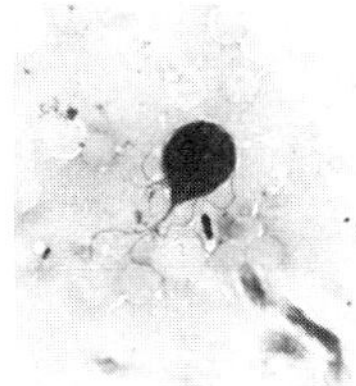
1

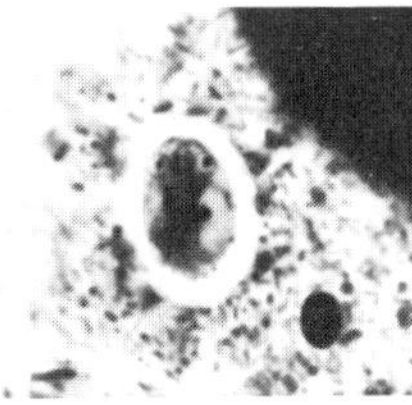
2

Lamblia intestinalis:
(1) vegetative Form
(im Stuhl)
(2) Zyste (im Gewebe).

sind Lähmungen des Nervus facialis* und Vernarbungen der Augenlider.

Laktation f: Produktion von Milch in der weiblichen Brustdrüse. Hormonelle Steuerung durch ein spezifisches, die L. in Gang setzendes Hormon (Prolactin) des Hypophysenvorderlappens*.

Laktationsamenorrhoe f: normales (physiologisches) Ausbleiben der Regelblutung während der Stillzeit.

lakunär: höhlenartig.

Lamblia intestinalis f: mit Geißeln versehener Dünndarm-Parasit, der eine birnenförmige Gestalt hat. Führt zu chronischer Darmschleimhautentzündung und wahrscheinlich auch zu einer spezifischen Gallenwegsentzündung, der sog. Lamblienchoiangitis. Vorkommen in verschmutzten Nahrungsmitteln. S. Abb. oben.

Lamella: Blättchen, Plättchen. Anatomischer Begriff, z. B. Lamellenknochen.

Lamina f: Blatt, Platte. Anatomischer Begriff.

Laminektomie f: chirurgische Entfernung der Dornfortsätze und der hinteren Wirbelbögen zur Freilegung des Rückenmarkskanals.

Landsteiner Regel: Im Blutserum des Menschen fehlt das Isoagglutinin, welches gegen die eigene Blutgruppe gerichtet ist. So findet sich bei Blutgruppe A im Serum nur Anti-B, bei Blutgruppe B nur Anti-A, während bei Blutgruppe 0 Anti-A und Anti-B vorkommen und bei Blutgruppe AB das Serum frei von Isoagglutininen ist. Grundlage für die Blutgruppenbestimmung. S. Abb. Seite 84.

Langerhans-Inseln: Insulae pancreatis. Sind in einer Anzahl von 0,5 bis 1,5 Millionen über die gesamte Bauchspeicheldrüse verstreut und bilden zusammen das sog. Inselorgan. Sie produzieren zwei gegensätzlich wirkende Hormone:

1. Das Insulin fördert die Glykogen*-Synthese* in der Leber und senkt so den Blutzuckerspiegel.
2. Das Glukagon führt zur Auflösung des Glykogens* in der Leber und erhöht damit den Blutzuckerspiegel. Unterfunktion der Insulinproduktion führt zur Zuckerkrankheit (Diabetes mellitus*), Überfunktion kommt bei Geschwülsten (Inseladenomen) vor und führt zu hypoglykämischem Schock*.

Lanugohaare: feine Härchen, beim Fetus ab 3. Lebensmonat wachsend, im 9. Monat wieder verschwindend; Fehlen = Reifezeichen.

Lanzette: doppelschneidiges Stichmesserchen zur Entnahme von Bluttropfen aus Fingerkuppe oder Ohrläppchen.

Laparoskopie f: Betrachtung der Organe der Bauchhöhle, insbesondere der Leber, Gallenblase, Gebärmutter, Eierstöcke, Magen und Netz, durch Einführung eines Betrachtungs- und Beleuchtungsgerätes (Laparoskop).

Laparotomie f: Eröffnung der Bauchhöhle.

Larva migrans: ein Sammelbegriff für das Larvenstadium bestimmter Nematoden* (Ankylostoma*- und Angiostrongylus*-Arten), in denen der Mensch als Fehlwirt fungiert. Die Larven »wandern« in der Haut oder in Organen umher und graben dabei gewundene Gänge (»Hautmaulwurf«). Die resultierenden Schäden sind mechanischer, allergischer oder entzündlicher Art und können folgenschwere Störungen bzw. Reaktionen auslösen.

laryngeal: in bezug auf den Kehlkopf.

Laryngektomie f: chirurgische Entfernung des Kehlkopfes.

Laryngitis f: Kehlkopfentzündung.

Laryngophthise f: Kehlkopftuberkulose.

Laryngoptosis f: Senkung des Kehlkopfes.

Laryngoskop n, **Laryngoskopie** f: Betrachtung des Kehlkopfes unter Zuhilfenahme des L. als direkte L. oder mit Hilfe eines Kehlkopfspiegels als indirekte L.

Laryngotomie f: operative Eröffnung des Kehlkopfes.

Laryngotyphus m: Geschwürsbildungen am Kehlkopf bei Typhus abdominalis*.

Larynx m: Kehlkopf.

Laser-Strahlen (= light amplification by the stimulated emission of radiation): Durch Bündelung verstärkte, elektromagnetische, nahezu monochromatische Lichtwellen, die im Spektrum*-Bereich mit Impulsen von riesiger Intensität Lichtblitze, in 10^{-6} Sekunden mehrere 100 Mio Volt, erzeugen. Med. Anwendung: blutstillende Gewebedurchtrennung, Spezial-Mikroskopie, »Anschweißen« abgelöster Netzhaut*, Ausbohren von Blutbestandteilen usw.

Latenz, latent: Verborgensein, Schlummern von Krankheiten oder Krankheitszeichen, die nicht sichtbar zum Ausbruch kommen.

lateral: seitlich.

Lateralsklerose, amyotrophische: Durch allmähliche Degeneration des ersten und zweiten motorischen Neuroms im Rückenmark kommt es zu einer Verhärtung des Pyramidenstranges* und zu Muskelschwund. Die Folgen sind sowohl zentrale wie auch periphere* Lähmungen, die mit fortschreitender Krankheit auch die lebenswichtigen Zentren (Bulbärparalyse) befallen.

laxieren: abführen.

Lazeration f: Zerreißung.

LD: Letaldosis. Dosis eines Medikamentes, die zum Tode führt.

Lebendgeburt: Nach dem Gesetz lebt oder lebte ein Kind, wenn nach der Trennung vom Mutterleib entweder das Herz geschlagen, die natürliche Lungenatmung eingesetzt oder die Nabelschnur sichtbar pulsiert hat.

Lebenserwartung, mittlere: Jahre, die zum Zeitpunkt der Feststellung der Lebenserwartung gemäß Statistik noch zu erwarten sind. Das durchschnittlich erreichte Alter ist die mittlere Lebensdauer, die beim Mann etwa 70, bei Frauen etwa 72 Jahre beträgt.

Lebergewebe: Die Zeichnung zeigt die Zellstruktur, wie sie im Gewebeschnitt unter dem Mikroskop sichtbar wird. An die *Leberzellen* (1) sind hauchdünne *Gallenabführungskanälchen* (2) angelagert, welche die Galle in die *Gallengänge* (3) und über diese zur Gallenblase weiterleiten. Das Lebergewebe ist von feinsten Blutgefäßen, den *Leberkapillaren* (4), durchzogen, über die ein Netz der *Kupffer-Sternzellen* (5) gespannt ist, das einen Fangapparat für krankhafte Blutbestandteile bildet. Die Leberzelle ist das eigentliche Laboratorium, in dem sich die hochkomplizierten biologischen Stoffwechsel-, Synthese-, Abbau- und Entgiftungsprozesse abspielen. Das dazwischenliegende *Bindegewebe* (6) hat Stütz- und Festigungsfunktion.

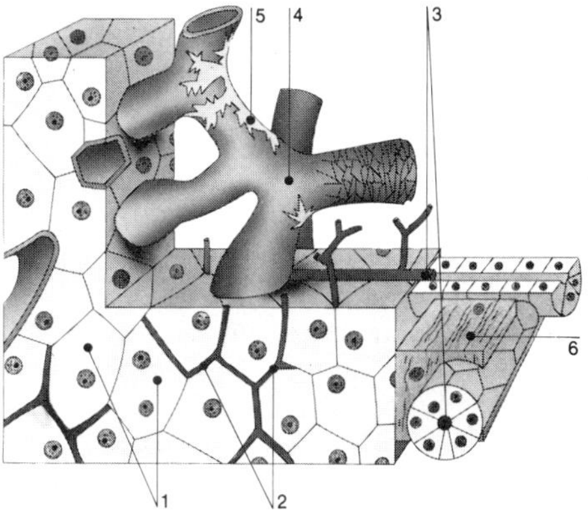

Lebensmittelinfektionen: durch Trinkwasser und/oder Nahrungsmittel zustandegekommene Infektionen, bei denen der Erreger über den Magen-Darm-Trakt aufgenommen wurde. Am bekanntesten u. a. Poliomyelitis*, Hepatitis infectiosa*, Typhus/Paratyphus*, Bakterienruhr*, Cholera*, Salmonelleninfektionen*, Tularämie*, Amöbenruhr*, Wurmkrankheiten*, Trichinose* und allgemeine Lebensmittelvergiftung*.

Lebensmittelvergiftung:

1. bakterielle, die häufigste Form der L. Sie kann durch Salmonellen, Fäulnisbakterien, aber auch durch eine Anzahl anderer Erreger (s. Lebensmittelinfektionen*) zu mehr oder minder schweren Entzündungs- und Infektionskrankheiten des Magen-Darm-Traktes führen. Besonders gefürchtet und gefährlich ist der gemeinhin als Lebensmittelvergiftung bezeichnete Botulismus*;
2. Vergiftungen durch Schad- und Giftstoffe, die nichtbakterieller Herkunft sind und in Lebensmitteln oder Trinkwasser enthalten sind, z. B. Blei, Kupfer, Pilzgifte, Obst und Gemüse, das mit Kunstdünger oder Insektenvernichtungsstoff behandelt wurde, verschiedene Farbstoffe, aber auch radioaktive Spaltprodukte.

Leber: Hepar. Drüsiges Organ, chemisches Großlabor, in dem lebenswichtige Stoffwechselvorgänge, Entgiftungsprozesse, der chemische Aufbau körpereigener Substanzen (Aminosäuren, Eiweißkörper, Fette, Neuralfette, verschiedene Zucker usw.) sowie die Synthese von Vitaminen stattfinden. In den L.-Zellen wird Glykogen* gelagert, das bei Bedarf in Traubenzucker umgewandelt wird und dann sofort zur Verfügung steht. Die Leber bildet außerdem die Galle und wandelt den Blutfarbstoff in Gallenfarbstoff um. S. Abb. S. 325.

Leberabszeß: Bildung eines Abszesses* im Lebergewebe als Folge der bakteriellen Infektion des Leberparenchymus.

Leberatrophie, gelbe, akute: kommt durch Giftstoffe zustande, welche zu einer toxischen Schädigung der Leberzellen führen und sie zerstören. Die Folge ist eine Verfettung des Leberparenchyms mit gleichzeitiger Gelbfärbung durch Gallenstoffe und Bildung von Nekrosen, die die Verkleinerung herbeiführen. Je nach Ausmaß der befallenen Bezirke verläuft die L. sehr häufig tödlich. Die Hauptursachen sind:

1. toxische Schädigungen, z. B. durch Pilzgifte oder verschiedene industrielle Gifte;
2. andauernder größerer Eiweißmangel oder Eiweißverlust;
3. schwere Formen der infektiösen Hepatitis*.

Leberbiopsie: Leberpunktion. Mit einer Spezialnadel wird durch die Bauch- oder Brustwand, meist gezielt mit Hilfe des Laparoskops, Lebergewebe zum Zweck der histologischen Untersuchung entnommen.

Leberdystrophie: siehe auch Leberatrophie*.

Leberechinokokkose f: Werden Eier des Hundebandwurms* auf den Menschen übertragen, so kommt es zur Bildung von teilweise riesigen Zysten, die einzeln, aber auch zahlreich auftreten können.

Leberegel: Fasciola hepatica. Lebt in den Gallengängen, vorwiegend von Rindern, kommt jedoch auch beim Menschen vor.

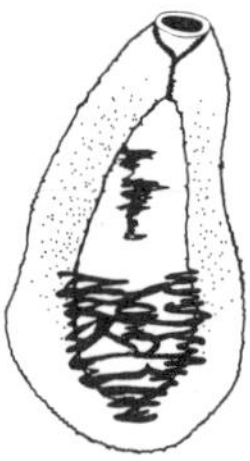

Leberegel: Die Abb. zeigt den chinesischen Leberegel, Clonorchis senensis, der die Form eines Hodens hat, ca. 4 mm dick und 20 mm lang wird und als plattförmiger, blutsaugender Parasit in den Gallen- und Pankreasgängen schmarotzt. S. auch Fasziolose*.

Leberentzündung: s. Hepatitis*.

Leberfunktionsproben: Laboruntersuchungen, Lebertests, die zur Feststellung von Störungen bzw. Krankheiten der Leber wertvolle Dienste leisten. Die wichtigsten sind aus der Tabelle Seite 328 zu ersehen.

Leberinsuffizienz: Verringerung bis Ausfall der Leberfunktion.

Leberkrankheiten: Die Tabelle auf S. 328 gibt einen Überblick über die wichtigsten Lebererkrankungen und über die Symptome und Laborbefunde.

Lebermetastasen: Krebs- und Tochtergeschwülste, die vorwiegend von Gallenblasen-, Magen-, Bauchspeicheldrüsen-, Bronchial-, Brustdrüsen-, Knochenkrebs usw. ausgehen und auf dem Blut- und Lymphweg in die Leber gelangen.

Leberpunktion: s. Leberbiopsie*.

Leberstärke: s. Glykogen*.

Leberzirrhose f: Verhärtung. Das eigentliche Leberzellgewebe wird unaufhaltsam fortschreitend in funktionsuntüchtiges, narbiges Bindegewebe umgewandelt. Bei diesem Prozeß verliert die Leber immer mehr an Arbeitsfähigkeit und vergiftet sich dabei selbst. Vordergründige Leitsymptome sind vergrößerte und verhärtete Leber, Leistungsminderung, schubweise Übelkeit und Durchfälle, Abnahme der sexuellen Potenz; mit fortschreitender Krankheit bilden sich dann Krampfadern und Hämorrhoiden und schließlich Ödeme und Wassersucht aus. Im fortgeschrittenen Stadium einer ausgeprägten, sogenannten Laennec-Zirrhose findet man die folgenden klinischen Symptome: Stern-Nävus-Bildung an Stirn und Schultergrube (1), glänzende Lacklippen (2), Entwicklung weiblicher Brüste bei Männern, Gynäkomastie (3), Ösophagusvarizen* (4), höckerige Schrumpfleber (5), vergrößerte Milz (6), gestaute Nabelnerven, sog. Caput medusae (7), Bauchwassersucht, Aszites (9), weibliche Schambehaarung (8), Rückbildung der Hoden (10), Erytheme* an den Handinnenflächen (11), brüchige Fingernägel mit Einlagerungen (12), Unterhautblutungen, sog. Petechien (13), Ödeme*, vor allen an den Unterschenkeln und in der Knöchelregion (14). S. Abb. rechts. Die angegebenen Laborbefunde sind zu Beginn der Erkrankung noch wenig ausgeprägt. Die wichtigsten Ursachen für die L. sind chronischer Alkoholmißbrauch, Folgen nicht ausgeheilter akuter oder chronischer Hepatitis und verschiedene chronisch wirksame Giftstoffe. Sobald eine Leber sich zirrhotisch verändert, besteht bis jetzt keine Heilungsmöglichkeit. Die Erkrankung führt unaufhaltsam zum Tod. Die Behandlung ist überwiegend symptomatisch und erreicht in günstigen Fällen lediglich Verzögerungen mit symptomarmen Intervallen. Einzige Rettung kann die Übertragung (Transplantation) einer Spenderleber bringen. Versuche, eine zweite, zum Teil auch tierische Leber (Schwein), an die erkrankte anzuschließen, sind im Gange und versprechen Erfolge.

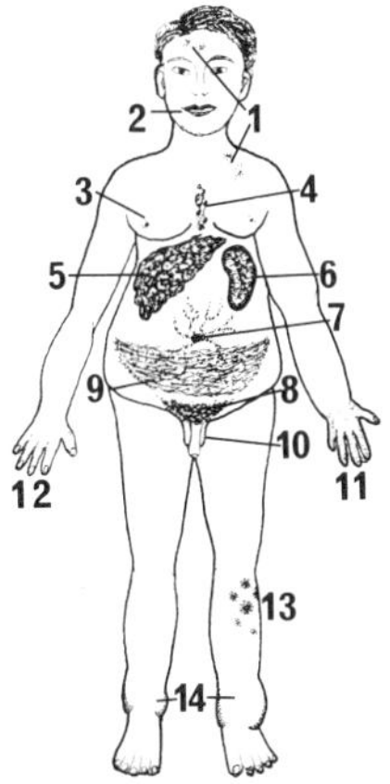

Leberzirrhose

Lederhaut: s. Korium*.
Legasthenie f: kongenitale* Wortblindheit, angeborene Schreib- und Leseschwäche. Einzelne Buchstaben können gelesen, Wörter und Sätze jedoch weder geschrieben noch gelesen werden. Ist entweder angeboren oder wird später durch Hirnschädigungen erworben. Bei Spezialbehandlung günstig zu beeinflussen.
lege artis: kunstgerecht.

Erkrankungen der Leber

Leitsymptom → Diagnose

	Akute Leberentzündung *nur Leberdruck	Chronische Leberentzündung *Milz meist tastbar	Leberkoma	Leberzirrhose	Verschlußikterus *Milz nicht tastbar	Gallenwegsentzündung	Cholestatische Hepatosen *Milz nicht tastbar	Portale Hypertension *Nur Milz tastbar	Stauungsleber *Druckschmerz	Fettleber *Milz nicht tastbar
Psychiatrische und neurotische Symptome			×							
Schmerzen	×	×	×							
Vorstadium	×									
Lebergeruch			×							
Verfärbung von Urin und Stuhl	×	×	×		×					
Blähsucht	×	×		×				×		
Fieber	×		×			×				
Subjektive Symptome	×	×	×	×						
Ascites, Oedeme, Krampfadern			×	×				×		
Hautzeichen	×	×	×		×	×	×			
Ikterus	×		×		×	×	×			
Schwellung von Leber und Milz	×*	×*	×	×	×*	×	×*	×	×*	×*
Bromthaleinprobe	●	●		●		●	●	●	●	●
Alkalische Phosphatase		●		●	●		●			
Serum-Bilirubin (gesamt und direkt)	●	●	●	●	●				●	●
Elektrophorese (-Globuline)	●	●		●						
Transaminasen (GOT, GPT, LDH)	●	●	●							●
Cholesterin und (ase)	●				●					
Serum-Eisenspiegel	●			●						
Blutkörperchensenkung						●				
Thymoltrübungsreaktion	●	●		●	●					
γ-Glutamyltranspeptidase (γGT)	●	●		●		●	●			●
Quickwert	●		●					●		

Laborbefunde → Differentialdiagnose

Das Schema zeigt, wie man über allgemeine Leitsymptome die Diagnose der wesentlichen Lebererkrankungen eingrenzen und dann mit Hilfe der Laborbefunde noch genauer differenzieren kann.
Erklärungen: »Cholestatische Hepatosen« sind Galleabflußstauungen in den Gallenkanälchen und Gallengängen innerhalb des Lebergewebes.
»Portale Hypertension« = Pfortaderstauung

Legionärskrankheit: eine durch Legionella pneumophila* (siehe Bakterien*) übertragene Infektionskrankheit, die mit Übelkeit und hohem Fieber sowie einer schweren Pneumonie einhergeht. Die hohe Sterblichkeit (15–20 %) ist oftmals durch die späte und schwierige Diagnosestellung bedingt. Die Therapie besteht in der Gabe von spezifisch wirksamen Breitspektrumantibiotika, z. B. Erythromycin.

Leibesfrucht: s. Embryo*, Fetus*.

Leichengifte: Ptomaine.

Leichenschau: dient zur Feststellung des Todes unter Festlegung von Zeitpunkt, Ursache und Art des Todes durch einen berechtigten Arzt. Normalerweise erfolgt nur eine *äußere L.* durch vollständige Untersuchung der Leiche. Erst nach dieser Untersuchung, bei der mindestens ein sicheres Todeszeichen (Leichenstarre, Leichenflecken) festgestellt werden muß, darf die *Todesbescheinigung* ausgestellt werden. Ist die Todesursache unklar oder liegen Anzeichen für einen gewaltsamen Tod (auch Unfall) vor, so ist der Arzt verpflichtet, die *innere L.* anzuordnen. Sie erfolgt durch Eröffnung der Körperhöhlen und Untersuchung der Organe (Sektion*).

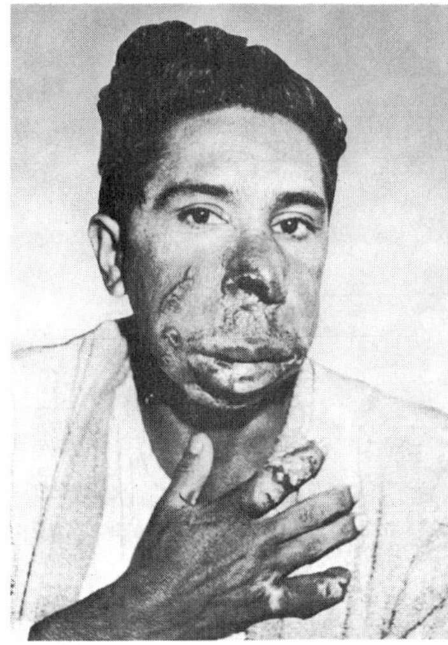

Leishmania brasiliensis

Leishmania: Trypanosomen*. Geißeltragende Protozoen*, welche u. a. die Kala-Azar-Erkrankung* und die Orientbeule* hervorrufen. Siehe Abb. oben und unten.

Leishmaniosen: Erkrankungen, die

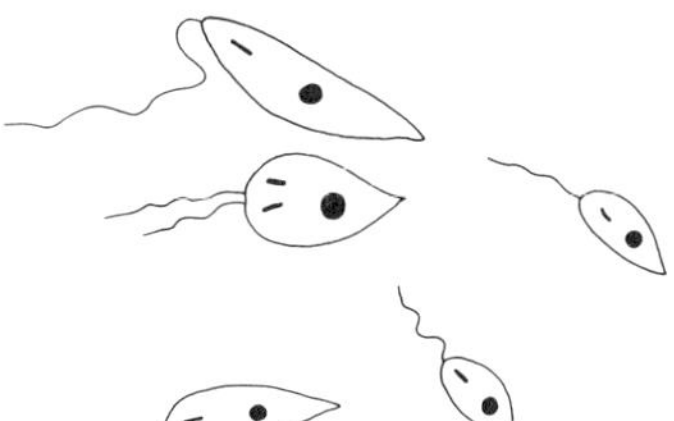

1

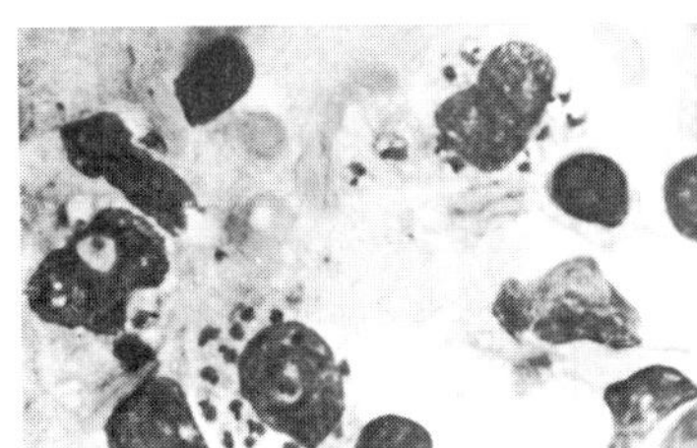

2

Leishmania donovani: (1) metazyklische Form, die die Infektion auslöst, (2) *Leishmanien* (dunkle Punkte) beim Eindringen in Körperzellen, mikroskopische Aufnahme.

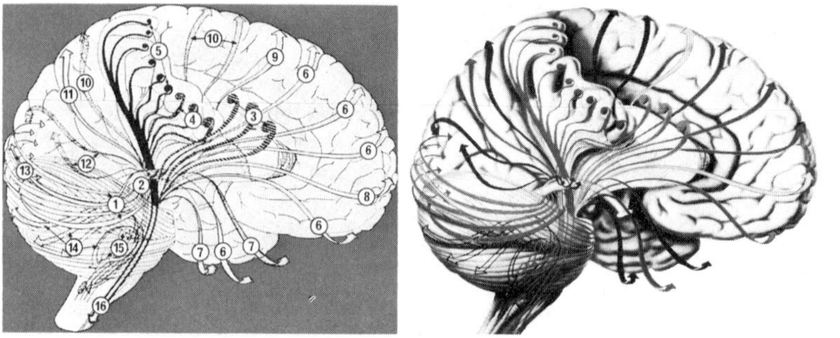

Leitungsbahnen: Die Abb. vermittelt eindrucksvoll den Verlauf einiger wichtiger Bahnen, wie sie durch umfangreiche Tierversuche ermittelt werden konnten. Sie sind verlaufsgetreu auf ein menschliches Gehirn projiziert und der Übersichtlichkeit wegen auf dem Schema bezeichnet. (1) Radiatio optica, die Sehstrahlung, die als breite Faserplatte zum Sehzentrum in der Mitte des Hinterhautlappens zieht; (2) Radiatio acustica, die Hörstrahlung, die im Putamen entspringt, im Mark des Temporallappens hochsteigt und zur vorderen Querwindung zieht. (1) und (2) sind sogenannte Projektionsbahnen. (3) Tractus corticonuclearis, zieht von der Hirnrinde zu den motorischen Hirnnervenkernen und verläuft zusammen mit (5) Tractus corticospinalis, der aufsteigende, sensible Bahnen umfaßt, innerhalb der Pyramidenbahnen. (6) Tractus corticonpontinus, verläuft von der Rinde zur Brücke und bildet mit der Pyramidenbahn zusammen den Hirnschenkel. (7) Pendunculus thalamo-parientalis, Verbindung zwischen Thalamus und Schläfenrinde. (12) Pendunculus thalamo-occipitalis, das Stielbündel vom Thalamus zur Hinterhauptsregion. (8) Tractus corticopallidalis, zieht von der Rinde zum Pallidum, dem Koordinationszentrum für Bewegungsabläufe. (16) Tractus cortiscospinalislateralis, besteht aus 70–90 % der Fasern der Pyramidenbahn nach der Kreuzung auf die Gegenseite.

durch Infektion mit Leishmanien* entstehen. Hierher gehören Kala-Azar*, hervorgerufen durch Leishmania donovani; Orientbeule*, hervorgerufen durch Leishmania tropica; und Leishmania brasiliensis, hervorgerufen durch den gleichnamigen Erreger, der durch die Sandfliege übertragen wird. Befallen werden bei der L. brasiliensis neben der Haut auch die Schleimhäute, es kommt zu verstümmelnden Geschwüren, der Verlauf ist bösartiger als bei anderen Formen, s. Abb. Seite 329.

Leistenbruch: Hernia inguinalis.

Leistenhoden: s. Kryptorchismus*.

Leitungsanästhesie: Durch die Injektion von Lokalanästhetika* an (perineural) oder in (endoneural) einen Nerven wird dessen Leitfähigkeit unterbunden.

Leitungsbahnen: Tractus. Durch Synapsen* hintereinandergeschaltete Neuronen*, die die Verbindungen zwischen Abschnitten des Gehirns und des Rückenmarks darstellen, s. Abb. oben. Man unterscheidet:

1. motorische L. (absteigende, efferente), wobei die Pyramidenbahn* die wichtigste Bahn für die willkürlichen Bewegungen bildet. Weitere wichtige motorische Bahnen sind die sog. extrapyramidalen* Bahnen, welche den unwill-

kürlichen Bewegungen und deren Zusammenspiel dienen;
2. die sensiblen, sensorischen L. (aufsteigende, afferente). Sie leiten alle Empfindungsqualitäten (Berührung, Druck, Schmerz, Temperatur) und vermitteln die Sensibilitätslokalisation.

Leitungsstörungen des Herzens: Die Überleitung der in den einzelnen, selbständigen Zentren für die Tätigkeit des Herzmuskels gebildeten Reize von den Vorhöfen zu den Kammern kann verschieden schwer gestört sein. Man unterscheidet atrioventrikuläre* L. (Verlängerung der PQ-Zeit siehe EKG*, Wenckebach-Periodik*, partieller Block*, totaler AV-Block*) und aurikuläre L. (»vom Herzohr« ausgehend), bei denen die Überleitung der Aktionspotentiale vom Sinusknoten über die Vorhofwandmuskulatur zum Aschoff-Tawara-Knoten (Atrioventrikularknoten*) gestört ist. Die Ursachen sind Herzmuskelschwächen.

Lendenwirbelsäule (LWS) f.: aus 5 Wirbeln bestehend, normal im Sinne der physiologischen Lordose* gekrümmt.

Lens f: Augenlinse. Sie ist elastisch, was die Einstellung auf Fern- und Nahsicht ermöglicht, indem die Krümmung der Linse entsprechend verändert wird. Sie besteht aus Epithel und eingelagerten Fasern, die sich mit zunehmendem Alter laufend verhärten, wodurch ihre Krümmungsfähigkeit und damit auch die Nah-Fern-Seheinstellungsfähigkeit beeinträchtigt wird. Fehlleistungen der Linse können durch künstliche Linsen (Brillen, Kontaktlinsen) weitgehend korrigiert werden.

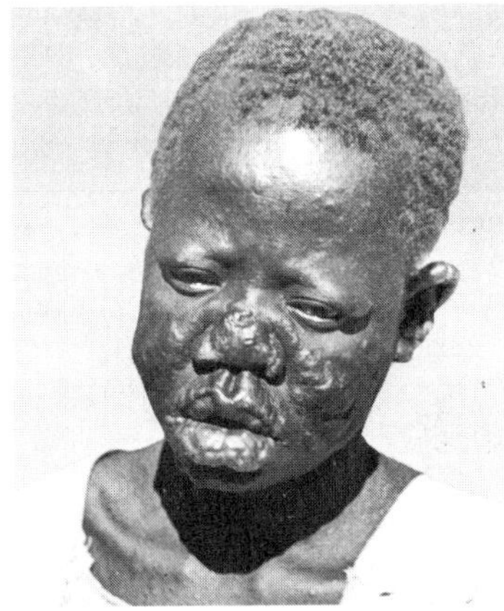

Lepra, Knotenlepra

Lens: Linse.

Lentigo f: sog. »Schönheitsfleck«, Naevus pigmentosus*, der braun ist, etwa Linsengröße erreicht und meist auf der Wange sitzt.

Lepra f: Aussatz. Eine chronische Infektionskrankheit, die durch Kontakt übertragen wird und anzeigepflichtig ist. Der Erreger ist das Leprabakterium (Mycobacterium leprae). Kommt nur noch endemisch* in einzelnen Gebieten Asiens und Zentralafrikas vor. Nach einer Inkubation* von Jahren bis Jahrzehnten kommt es zu mehr oder minder starken, in einzelnen Fällen zeitweilig auch wieder aussetzenden Reaktionen von Haut- und Nervengewebe. Bei der echten lepromatösen, offenen Form kommt es zu Fieberreaktionen und Geschwürsbildung, die zu regulären Verstümmelungen und fortschreitendem Siechtum führen.

Leprom n: harte Knoten in der Haut, die sich bei Lepra vorwiegend in der Umgebung von Gefäßen entwickeln.

Leptomeninx f: weiche Hirnhaut, die aus der Gefäßhaut (Pia mater) und der Spinnwebenhaut (Arachnoidea) besteht. Sie wird von Liquor cerebrospinalis* durchflossen.

Leptospira: gehören zur Ordnung der Spirochäten* und sind spiralförmig gewundene Mikroorganismen, deren menschenpathogene Gruppen die sog. Leptospirosen* beim Menschen verursachen.

Leptospirose: hierzu gehören u. a. die Weil-Krankheit* (Leptospirosis icterohaemorrhagica, infektiöse Gelbsucht), das Kanicolafieber und das Feldfieber (Sommergrippe). Diese Erkrankungen sind anzeigepflichtig. Unter Fieber kann es zur Hirnhautreizung (Leptospirenmeningitis) und Entzündung von Leber und Nieren kommen. Die Todesrate dieser Krankheit liegt noch relativ hoch (unzureichend behandelt: über 20 %).

Letalität: Sterblichkeit (letal = tödlich).

Lethargie f: Schlafsucht. Kann ein Hinweis auf Gehirnschädigungen durch Schlafmittel, Tumor, Entzündung usw. sein und bis zur Bewußtseinstrübung führen.

Leuchtgasvergiftung: entsteht durch den Gehalt an Kohlenmonoxyd*.

Leukämie f: Die *akute L.* ist durch eine krankhafte Vermehrung nicht ausgereifter, anomal gestalteter Leukozyten* gekennzeichnet. Die Leukozytenzahl liegt zwischen 10 000 und 100 000 pro mm^3. Bei 25 % der Fälle sind jedoch die Leukozytenzahlen normal oder sogar verringert (aleukämische Leukämie). Schwäche, Knochen- und Gelenkschmerzen, Appetitlosigkeit, Schwellungen der Lymphknoten, Vergrößerung von Leber und Milz, blasse Haut und Blutungen unter der Haut sind die häufigsten Anzeichen. Die Behandlung mit Bluttransfusionen, Zytostatika* und Kortikoiden macht die Überlebenszeit so weit erträglich, daß normaler Tätigkeit nachgegangen werden kann, und verlängert sie auf ca. 6 bis 12 Monate (unbehandelt 2 bis 6 Monate). Bei Kindern kommt es gelegentlich zu zeitweiligem Zurückgehen der Erscheinungen (Remissionen über 1 bis mehrere Jahre).

Die *chronisch-myleoische L.* ist gekennzeichnet durch eine Zunahme von unausgereiften anomalen weißen Blutzellen bis zu 500 000 pro mm^3. Eine allgemeine Leistungsschwäche, schnelle Ermüdbarkeit, leichte Fieberschübe und Bauchschmerzen durch die oft stark vergrößerte Milz sind die Symptome.

Bei der *chronisch-lymphatischen L.* fällt zuerst eine Vergrößerung der oberflächlichen Lymphknoten auf. Die Verschlechterung des Allgemeinzustandes mit blassem Aussehen beginnt schleichend. Die ebenfalls auf 100 000 bis 500 000 pro mm^3 ansteigenden Leukozyten bestehen bis zu 90 % aus Lymphozyten*. Die Behandlung besteht bei beiden Formen in Ganzkörper- und Milzbestrahlungen, wobei oft radioaktives Phosphor anstelle von Röntgenstrahlen verwendet wird, und Chemotherapie mit Zytostatika*. Die Lebenserwartung liegt im Schnitt bei 3 bis 4 Jahren mit symptomfreien, oft monatelangen Remissionen. L. werden den bösartigen Krankheiten (Blutkrebs) zugeordnet.

Leukanämie f: schwere Anämie* bei und als Folge von Leukämie*.

Leukenzephalitis f: Sammelbegriff für alle Formen akuter oder chronischer Entzündungen weißer Hirnsubstanz, die zu Gewebezerfall und nachfolgender Wucherung der Neuroglia* führen. Encephalomyletitis disseminata*, Neuromyelitis optica sowie akute, multiple, diffuse und konzentrierte Sklerose* sind chronische Formen.

Leukoderm n: Pigmentschwund bzw. -verlust bei entzündlichen Erkrankungen der Haut, was zur Bildung von runden, pigmentarmen bis -freien Flecken führt.

Leukom n: weiße Eintrübung der Hornhaut.

Leukonychie f: Einlagerung von Luftbläschen in die Finger- und Zehennägel, die dann als weiße Punkte in Erscheinung treten. Ursachen sind nicht bekannt.

Leukopenie f: Wenn bei Infektions- und Parasitenerkrankungen durch Toxine* oder chemische Substanzen eine Störung der Produktion des Knochenmarks eintritt, so kommt es zu einer Verminderung der Leukozyten (Abnahme unter 4000/mm^3).

Leukoplakie f:

1. Psoriasis* (Ichthyosis oris, Keratosis mucosae, Weißschwielenkrankheit, Schuppenflechten). Die entzündliche, gutartig verlaufende Krankheit setzt eine erhebliche Veranlagung voraus und ist weit verbreitet. Typisch sind die silbrigen Schuppenherde verschiedener Größe und Gestalt, die durch einen intensiv roten Hof scharf begrenzt sind. Beim Kratzen werden die Schuppen deutlicher, darunter erkennt man ein dünnes Häutchen, nach dessen Entfernung es zu punktförmigen Blutungen kommt. Prädestinierte Stellen sind Ellenbogen, Knie und behaarter Kopf. Die Nägel sind meist charakteristisch getüpfelt. Die Behandlung ist schwierig, da es immer wieder zu Rückfällen kommt, selbst wenn die Symptome vorübergehend ganz verschwinden.
2. L. auf den Schleimhäuten, so z. B. in der Mundschleimhaut, der Schleimhaut der Vulva* und des Penis*, in der Harnblase und im

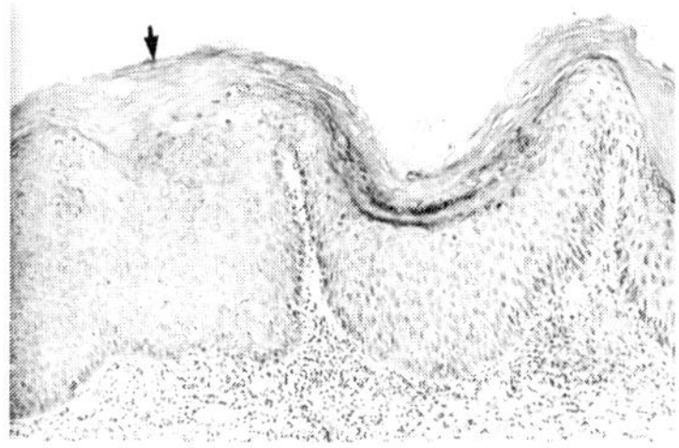

*Leukoplakie der Portio** (Carcinoma in situ): histologischer* Schnitt. An der Oberfläche der Portio ausgedehnte Bezirke eines Carcinoma in situ (gesteigert-atypisches Epithel* mit erheblicher Kerndichte). Die normale Schichtung des Epithels ist in ganzer Höhe aufgehoben. Darüber liegt die Leukoplakie mit zahlreichen Schichten eines verhornten kernlosen Plattenepithels (!). An anderen Stellen des Schnittes fehlt der Leukoplakiebelag. Hier senkt sich das gesteigert-atypische Epithel tief in die Zervixdrüsenmündungen hinein. Die Grenze zum normalen Bindegewebe ist aber überall scharf abgesetzt. Mitunter ist in ausgedehnten Bezirken eines gesteigert-atypischen Epithels nur an einer kleinen Stelle bereits ein invasives Karzinom* (aus: »diamed-serie«, Bayer AG Leverkusen).

Harnleiter als abgeblaßte, verhornende, schwielige Flecken. In diesen Fällen können L. Vorstufen von Krebserkrankungen sein und bedürfen deshalb besonderer Beobachtung und Behandlung.

Leukopoese f: Bildung weißer Blutkörperchen.

Leukose f: Sammelbegriff für Leukämie*.

Leukotomie f: operative Durchtrennung der Verbindung zwischen Stirnhirn und Thalamus zur Ausschaltung von unerträglichen Schmerzzuständen und bei schwerer Schizophrenie. Ist mit einem schwerwiegenden Abbau und Veränderungen der Persönlichkeitsstruktur verbunden und soll deshalb nur in Ausnahmefällen angewandt werden.

Leukoviren: Für den Menschen von Bedeutung sind die sog. murinen L., welche die virusbedingten Leukämien* verursachen.

Leukozyten m: weiße Blutkörperchen. Sie stammen entweder aus dem Knochenmark (myeloische L.), aus dem lymphozytären Apparat (Milz, Lymphknoten = lymphatische L.) oder aus dem Retikuloendothel* (Monozyten und großmononukleare, sog. monozytäre L.). Nach ihrer Anfärbbarkeit unterscheidet man azidophile L., die mit sauren Farbstoffen angefärbt werden können, und eosinophile L., welche mit dem roten Farbstoff Eosin färbbar sind.

Leukozytendifferentialbild: Man unterscheidet:

1. polymorphkernig-neutrophile L. (65 bis 75 %);
2. polymorphkernig-eosinophile L. (2–4 %);
3. polymorphkernig-basophile L. (Mastzellen 0,5 %);
4. Lymphozyten (20–30 %);
5. Monozyten (6–8 %).

Abweichungen von der Standardzusammensetzung sind wichtige diagnostische Hinweise auf verschiedene Erkrankungen. S. auch Hämogramm*.

Leukozytenverhalten, biologisches: Bei krankhaften Prozessen verhalten sich die Leukozyten in bezug auf ihre Zusammensetzung nach bestimmten Regeln, so daß man durch den Vergleich mehrerer Leukozyten* Differentialbildkurven erhält, die einen Rückschluß auf den Verlauf einer Krankheit zulassen.

Leukozytose f: gutartige Leukozytenvermehrung bei Infektionskrankheiten als Zeichen einer vermehrten Abwehrreaktion des Organismus.

Leukurie f: Ausscheidung von Leukozyten im Harn.

Levator m: Heber. Anatomischer Begriff, z. B. für verschiedene Muskeln.

Libido f: Geschlechtstrieb, Verlangen, Begehren nach sexueller Betätigung bzw. Befriedigung.

Lichen m: Flechte, speziell Knötchenflechte.

Lichen nitidus (nitidus = glänzend): Feinknötchenflechte; stecknadelkopfgroße, glänzende und gelbbräunliche Knötchen, besonders am Penis und an den Beugeseiten der Arme. Ursache unbekannt.

Lichen pilaris: Keratosis follicularis, stecknadelgroße, rote Knötchen an den Follikeln auf bläulicher Haut, vor allem bei Mädchen um das 20. Lebensjahr, an den Streckseiten der Oberarme, Oberschenkel und am Gesäß.

Lichen ruber planus: flache Knötchenflechte. Stecknadelkopfgroße, juckende Knötchen, rot bis blaurot, später mit weißen Punkten, Streifen und Netzen, bes. an der Beugeseite der Unterarme und der Unterschenkel, aber auch an Rumpf, Mundschleimhaut, Vulva, Penis*, Konjunktiva*; Ursache unbekannt.

Lichen sclerosus et atrophicus: bis handgroße weiße Herde mit follikulären, bräunlichen Hyperkeratosen, bes. bei Frauen um 50 Jahre, an Hals, Nacken, Schultergürtel, Handgelenk, Genitalien*.

Lichen simplex chronicus: Neurodermitis circumscripta. Bis handgroße, stark juckende, oft pigmentfreie Herde, bes. an Nacken, Streckseiten der Arme und Unterschenkel, Vulva*, Skrotum*. Als Ursachen werden Leber- und Magen-Darm-Krankheiten vermutet.

Licht, ultrarotes: s. Infrarot*.

Licht, ultraviolettes: Ultraviolett-Strahlung*.

Lichtdermatosen, Lichtkrankheiten: durch strahlendes Sonnenlicht oder künstliche Höhensonne bedingte Hautentzündung mit Rötung bis hin zur Bläschenbildung, die mit Fieber und allgemeinem Krankheitsgefühl verbunden sein kann.

Lien m: Splen, Milz.

Lienitis f: Milzentzündung (Splenitis).

Ligamentum n: Binde, Band. Verbindet die Knochen an Gelenken untereinander (sog. Gelenkbänder).

Ligatur f: Unterbindung, Abbindung, speziell von Gefäßen, z. B. mit Katgut* oder Kunststoff-Faden.

limbisches System: übergeordnete Steuerungszentrale des gesamten vegetativ-nervösen und des endokrinen Regulationssystems. Hauptbestandteil des sog. Stammhirns (Urhirn, dessen Größenverhältnis zum Großhirn in absteigender Tierreihe – Säugetiere, Vögel, Lurche, Fische – zunimmt; während beim Menschen und dem Menschenaffen das Großhirn noch ein Mehrfaches der Masse des Stammhirns ausmacht, ist es bei niederen Wirbeltieren genau umgekehrt). Dazu ge-

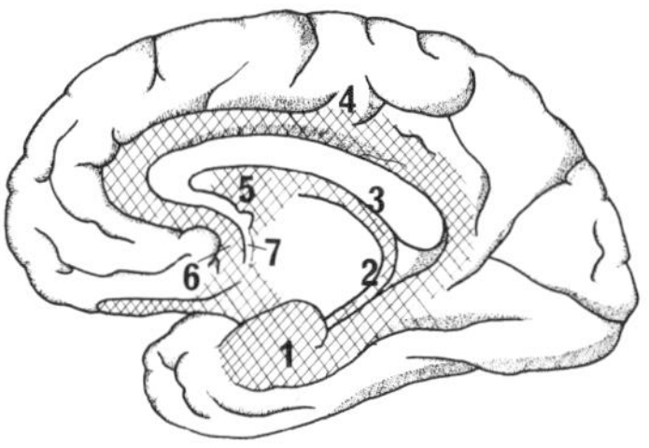

Limbisches System: besteht nicht aus einem geschlossenen Bahnensystem, sondern ist eine Verknüpfung von Kernen und Rindenbezirken. Über seine Rinde beeinflußt es Hypothalamus* und vegetatives Nervensystem* und reguliert die primitiven Lebensvorgänge. Es wird deshalb treffend auch als emotionales Hirn bezeichnet. Das System wird von einem inneren und äußeren Bogen umgrenzt. Der innere Bogen besteht aus der Hippocampus-Formation (2), dem Fornix (3), der Septumregion (5) und dem Gyrus paraterminalis (7). Der äußere Ring wird vom Gyrus parahippocampalis (1), dem Gyrus cinguli (4) und der Area subcallosa (6) gebildet. Diese anatomischen Strukturen sind hauptsächlich nach ihrer Architektonik und nur ungenau definiert. Die Hauptaufgaben des Systems sind funktionelle Koordination und Steuerung, deren Zusammenhänge mit der anatomischen Architektur bisher nicht erkannt sind.

hören auch Thalamus, Hypothalamus und Hypophyse. Im l.S. werden die aus dem Körperinneren kommenden und die von der Umwelt aufgenommenen Signale verarbeitet und mit entsprechenden Steuerungsreaktionen beantwortet. Zu diesem Zweck schüttet die Hypophyse spezifische Hormone aus, welche andere endokrine Drüsen anregen oder hemmen. S. Abb. Seite 335 und Nervensystem, vegetatives*.

Limbus m: Saum, Hornhautrand.

Linea f: anatomischer Begriff für Knochenleisten.

Linearbeschleuniger: Gerät zur Erzeugung hochenergetischer Elektronen*. Diese werden entweder direkt als Elektronenstrahlung genutzt oder auf ein Target (Treffbereich) gelenkt, wobei durch Bremsstrahlung ultraharte Röntgenstrahlen erzeugt werden. Die direkte Elektronenstrahlung wird zur Behandlung von tiefliegenden Tumoren angewandt. Diese Strahlentherapie gewährleistet vor allem bei bösartigen Tumoren (Krebs) und deren Metastasen* sowohl als selbständige Behandlungsmethode wie auch als Ergänzung von Operation (Vor- und/oder Nachbestrahlung) und Chemotherapie einen wirkungsvollen Einsatz. Durch die Möglichkeit, die Tiefendosis der Strahlung optimal an die Lage des Tumors anpassen zu können, wird eine bislang nicht erreichte Schonung des gesunden Gewebes erzielt. Das Betatron* sollte deshalb nur notfalls eingesetzt werden, wenn kein Linearbeschleuniger verfügbar ist.

Lingua f: Zunge.

Lingula f: Zünglein; als anatomischer Begriff verwendet.

Linkshypertrophie: Vergrößerung des linken Herzanteils.

Linksinsuffizienz: Leistungsminderung der Funktions- und Arbeitsfähigkeit der linken Herzkammer.

Linksschenkelblock: eine Störung der Reizleitung* des Herzens im linken Schenkel des Erregungsleitungssystems. Siehe auch Abb. Seite 507.

Linse:

1. des Auges, s. Lens*;
2. bilderzeugendes, optisches Gerät aus durchsichtigem Material mit unterschiedlicher Krümmung. Konvex ist nach außen gekrümmt, konkav nach innen gekrümmt. Mischformen sind z. B. konvex-konkav, plankonkav. Linsen zur Korrektur der Augenlinse sind Brillen und Kontaktlinsen.

Linsentrübung: s. Katarakt*.

Lipämie f: milchige Trübung des Blutplasmas. Tritt normalerweise bei der Fettverdauung oder nach Aufnahme von sehr fetter Nahrung auf. Krankhaft als »Hyperlipämie«*, bei Lipidspeicherkrankheiten*, Diabetes* usw.

Lipide, Lipoide: Fette und fettähnliche Substanzen; sie sind im Wasser kaum löslich, in organischen Lösungsmitteln wie Äther, Benzin, Azeton dagegen schon. Man unterscheidet:

1. Neutralfette (Triglyceride, Fettsäureester des Glycerins);
2. Glycerinphosphatide, die statt der Fettsäure einen Phosphorsäurerest enthalten;
3. Sphingolipide, enthalten anstelle von Glycerin den Alkohol Sphingosin und können anstelle der Fettsäure auch einen Phosphorsäurerest enthalten;

4. Steroide sind Abkömmlinge eines alicyclischen gesättigten Kohlenwasserstoffes. Sie sind u. a. wesentliche Bestandteile verschiedener Hormone;
5. die Carotinoide, die vom Isopren abstammen. Das Depotfett besteht aus Neutralfett, das Fett in den Zellen der einzelnen Organe, das sog. Organfett, setzt sich aus verschiedenen Lipiden zusammen.

Lipidnephrose f: Nierenerkrankung, die durch Störung des Lipid-Eiweißstoffwechsels zustande kommt und durch Einlagerungen von Cholesterin und Neutralfetten in das Nierenparenchym gekennzeichnet ist.

Lipidosen: s. Lipidspeicherungskrankheiten*.

Lipidspeicherungskrankheiten: krankhafte Ablagerung von Lipiden* in verschiedenen Organen. Wichtigste Formen sind die Gaucher-* und Niemann-Pick*-Krankheit.

Lipidstoffwechsel: Auf- und Abbau der Lipide im Organismus.

Lipoarthrose f: Fetteinlagerungen und damit verbundene Verdickungen des Kniegelenkes.

Lipogranulomatose f: Pannikulitis*.

Lipoide: s. Lipide*.

Lipokalzinogranulomatose: Cholesterinspeicherkrankheit. Ist gekennzeichnet durch schmerzlose Tumoren in Schleimbeuteln und Muskeln, die zu Gewebezerfall, Entwicklung von Granulationsgewebe mit anschließender Vernarbung und zur Kalkablagerung führen können.

Lipom n: gutartige Fettgewebegeschwulst.

Lipomatose f: Anhäufung von Fettgewebe.

Lipophilie f: Neigung zu Fettansätzen, meist an bestimmten Körperregionen.

Lipoplasten m: Zellen, die Fettgewebe bilden.

Liposarkom: Krebsgeschwulst des Bindegewebes, von Fettzellen ausgehend.

Lippenfurunkel: Furunkel* an Ober- oder Unterlippe. Besonders gefährlich der Oberlippen-F., da das venöse Blut über das Gehirn strömt und zu einer eitrigen Meningitis* mit tödlichem Ausgang führen kann.

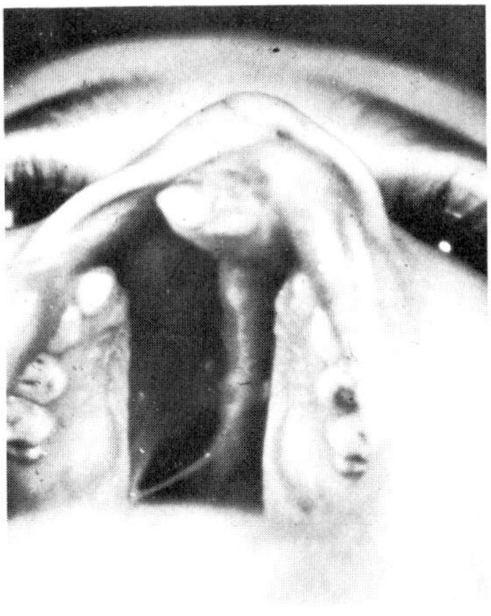

Lippen-Kiefer-Gaumen-Spalte

Lippen-Kiefer-Gaumen-Spalte: Cheilognathopalatoschisis; Palatum fissum. Angeborene Spaltbildung, die vom harten Gaumen ausgeht, nachdem die embryonale* Verschmelzung der Oberkieferfortsätze zur Gaumenplatte nicht vollzogen wurde. Die Mißbildung findet sich beim männlichen Geschlecht häufiger. Sie kann

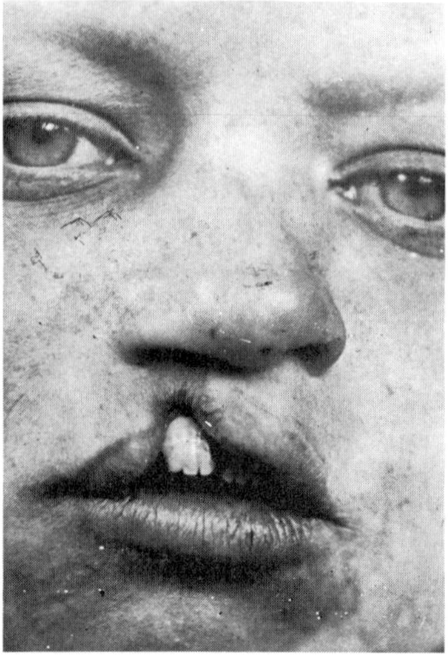

Lippenspalte, unvollständig

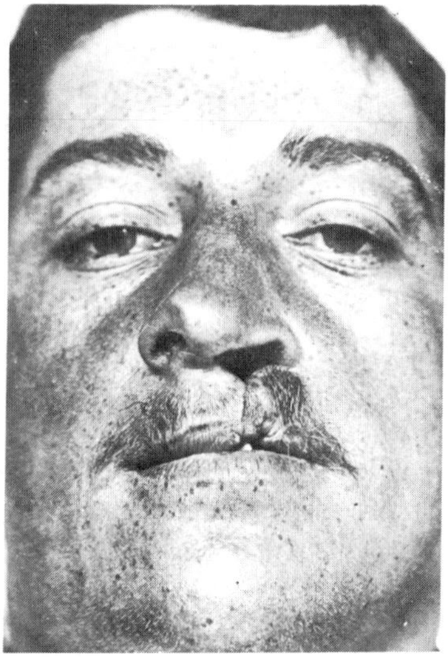

Lippenspalte, vollständig

einseitig und doppelseitig vorkommen und wird dann »Wolfsrachen« genannt, s. Abb. Seite 337.

Lippen-Kiefer-Spalte: Cheilognathoschisis; s. Gesichtsmißbildungen* und Abb. oben.

Lippenspalte: Cheiloschisis, Hasenscharte. Angeborene Mißbildung, entsteht durch ungenügende Verwachsung von Nasen- und Oberkieferwulst. Man unterscheidet eine unvollständige, nicht bis zur Nasenhöhle durchgehende (1) und eine vollständige (2) L. S. Abb. oben.

Liquor m: Flüssigkeit.

1. anatomische Bezeichnung für seröse Flüssigkeiten, z. B. Gehirn-Rückenmarks-Wasser = Liquor cerebrospinalis*;
2. in der Pharmazie* Bezeichnung für flüssige Arzneimittel.

Liquor cerebrospinalis: Hirn-Rükkenmarks-Flüssigkeit: ist normal farblos, wasserklar und füllt in einer Menge von 120 bis 180 ml das Hirnkammersystem und die Liquorräume* des Wirbelkanals sowie die subarachnoidalen* Räume aus. Es enthält 20 bis 40 mg % Eiweiß, wobei sich Albumin und Globulin im Verhältnis 3 : 1 aufteilen, 1 mg % Aminosäuren, 40 bis 80 mg % Glukose, 0,6 bis 0,7 mg % Liquorzucker (Blutzucker), die Spurenelemente Kalium, Magnesium, Kalzium und Eisen sowie Phosphatide. Bei den verschiedensten Erkrankungen des Hirns und Rückenmarks und deren Häute gibt die Veränderung der Liquorflüssigkeit wertvolle diagnostische Hinweise und ermöglicht auch, die Wirkung der Therapie zu beurteilen.

Liquorpunktion: durch Lumbalpunktion*, Subozzipitalpunktion und Ventrikelpunktion* wird Liquor cerebrospinalis* für Untersuchungszwecke entnommen.

Liquor folliculi: wird vom Follikelepithel gebildet und enthält das Follikelhormon*; s. Graaf-Follikel*.

Liquorraum: Das Gehirn liegt in einem großen, mit Liquor cerebrospinalis gefüllten Beutel, der mit den Liquorräumen im Innern des Gehirns in Verbindung steht. Der Liquor cerebrospinalis bildet nicht nur ein Druckpolster, das kleinere Druck- und Volumenschwankungen auffangen kann, sondern er koppelt die Volumenschwankungen der Arterien und Venen miteinander und überträgt alle Druckänderungen des Gehirns auf die Gefäße und umgekehrt. Durch die Messung des Liquordrucks erhalten wir daher eine gute Auskunft über intrakranielle Druckschwankungen und pathologische* Abweichungen. Der Liquor cerebrospinalis wird durch den Plexus chorioidei (Pc) der Seitenventrikel und des III. und IV. Ventrikels unter aktiver Beteiligung zellulärer Mechanismen gebildet. Der Liquor der Seitenventrikel strömt durch die Foramina interventricularia (Monroi, F.i.) in den III. Ventrikel des Zwischenhirns (III) und gelangt dann über den Aquaeductus cerebri und den IV. Ventrikel (IV) durch die Apertura mediana (A.m.) und die Aperturae laterales in den Subarachnoidalraum (schraffiert). Von hier kann der Liquor entweder über die Lymphscheiden der Hirnnerven, über die Hirnvenen oder durch die sog. Pacchionischen Granulationen (P. G.) in die Sinus durae matris (schwarz) und damit in den venösen Teil des Kreislaufes abfließen. Die Pfeile deuten die Strömungsrichtung der Liquorzirkulation an (S.s.s.). Sinus sagittalis sup. – (S.r.) Sinus rectus. S. Abb. oben, schematische Darstellung der Liquorzirkulation beim Menschen.

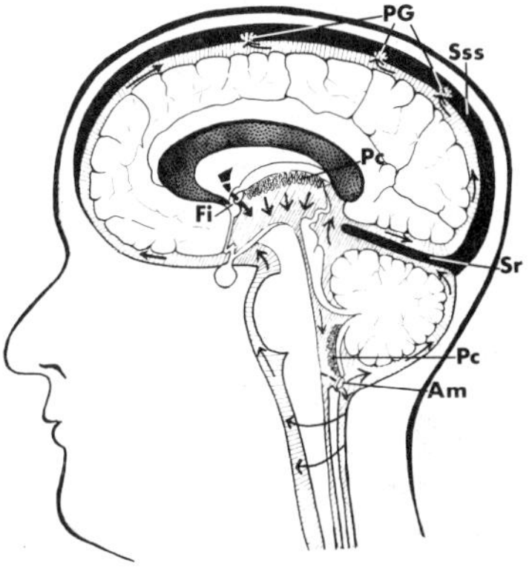

Liquorraum

Liquorzellen: Normal finden sich im Liquor cerebrospinalis Lymphozyten, bei entsprechenden Erkrankungen auch Leukozyten*, Plasmazellen*, Monozyten*, Tumorzellen, Bakterien usw.

Lispeln: Sigmatismus. Die Zischlaute s, sch, ch und z werden falsch, unklar, undeutlich ausgesprochen. Ursachen sind Hörstörungen, falsche Zungenstellung, falsche Stellung der Zähne und des Kiefers.

Listeriose: wird durch kontaktübertragbare, stäbchenförmige Bakterien (Listeria monocytogenes) übertragen und führt nach einigen Wochen Inkubationszeit zu fieberhaften Infektionen mit Schwellung der Rachenmandeln, in fortschreitendem Stadium zur Ausbildung einer Vielzahl von spezifischen Granulomen* und zur Gehirnhaut- und Gehirnentzündung*.

Lithiasis f: Steinkrankheit. Steinbildung in Niere, Harn- und Gallenblase, aber auch in anderen Organen.

Lithokelyphos: Verkalkung der Fruchthüllen.

Litholyse f: Auflösung von Harnsteinen; erfolgt hauptsächlich durch zitronensäurehaltige Substanzen entweder durch medikamentöse Einnahme oder durch direkte Umspülung der Steine mittels Katheter. Das letztere Verfahren ist noch nicht ausgereift.

Lithotomie f: operative Entfernung von Steinen durch Eröffnung der betroffenen Organe und Herausnehmen oder durch Zertrümmerung mit Spezialinstrumenten und/oder Entfernung mit speziellen Zangen oder durch Absaugung.

Lithotripsie: Steinzertrümmerung. Durch hochfrequente Ultraschall-Stoßwellen werden Steinbildungen oder -ablagerungen zertrümmert. Die L. wird bei Nieren- oder Gallensteinen angewandt.

Little-Krankheit: Sammelbegriff für zerebrale Kinderlähmung.

livid: für bläulich-fahle Verfärbungen, insbesondere der Haut und Schleimhäute, gebraucht.

Livores m: s. Totenflecke*.

Loa loa: filaria loa, Augenwurm. S. Loiasis*.

Lobektomie f: chirurgische Entfernung eines Lungenlappens, z. B. bei Lungentumoren, Lungenabszessen, Bronchiektasen*, Lungentuberkulose usw.

Lobotomie f: s. Leukotomie*.

lobulär: zum Läppchen gehörig. Z. B. lobuläre Pneumonie = nur einzelne Läppchen betreffende Lungenentzündung.

Lobulus: Läppchen. Anatomischer Begriff.

Lochgeschwür: Malum perforans pedis. Tiefreichende Geschwüre an Fersen und Zehenballen bei Diabetes mellitus*, Tabes dorsalis* und Syringomyelie*, die häufig zur gegenüberliegenden Seite durchbrechen.

Lochia f: Lochien, Wochenfluß. Weißer, schleimiger Ausfluß aus der Scheide bei Wöchnerinnen, jedoch nur bis zu 6 Wochen nach der Entbindung normal vorkommend. Blutiger Wochenfluß (L. rubra) ist bis zum 4. Tag nach der Geburt normal.

Lochiometra f: Lochienstauung, Verhaltung des Wochenflusses. Führt zu Fieber. Bei einer Infektion der Genitalien einer Wöchnerin kommt es zu einem durch Fäulnisbakterien zersetzten Wochenfluß.

Locus m: Ort.

Löffel: Hilfsmittel zum Abmessen von Arzneimitteln. Ein gestrichener Eß-L. sind ca. 15 ml Flüssigkeit oder 5 g Pulver, ein Kinder-L. 10 ml Flüssigkeit oder 3 g Pulver, ein Tee-L. 5 ml Flüssigkeit oder 1,5 g Pulver.

Lösung:
1. hypertonische, wenn sie einen höheren osmotischen* Druck hat als das Blutplasma (> 7 atm);
2. hypotonische, wenn sie einen niedrigeren osmotischen Druck als das Blutplasma hat;
3. isotonische (isoosmotische), wenn sie dem osmotischen Druck des Blutplasmas entspricht, z. B. die 0,9 %ige Kochsalzlösung.

Löwengesicht: Facies leontina. Bei Lepra*, aber auch bei Leukämie*, s. Abb. Seite 331.

Logasthenie f: Intelligenzstörungen durch Erkrankung des Sprachzentrums im Gehirn.

Logoklonie f: krampfhaftes Wiederholen von Wortendsilben, z. B. Regenbogenhaut, Vorkommen bei Enzephalitis, progressiver Paralyse*.

Logorrhoe f: Redseligkeit, Redefluß.

Loiasis: Loa loa. Durch Bremsen übertragene Wander-Filarien*, die als sog. Augenwurm schmerzhafte Bindehautentzündungen hervorrufen und zu stark juckenden, gutartigen und von selbst wieder abheilenden Hautödemen führen. Vorkommen im tropischen Afrika.

Loimologie f: Lehre von den Seuchen*.

Lokalanästhesie f: örtliche Betäubung. In einem umgrenzten Gebiet wird die Schmerzempfindung ausgeschaltet:

1. durch Einspritzung oder Auftragung von chemischen Verbindungen, sog. Lokalanästhetika*, welche die Reizleitung der betroffenen Nervenstämme oder Nervenendigungen vorübergehend lähmen;
2. durch sog. Kälteanästhesie mit Eispackungen oder durch Gewebsgefrierung mit Chloräthylspray.

Neuerdings kann man auch durch Akupunktur, insbesondere Elektroakupunktur, wirksame Anästhesie erreichen.

Lokalanästhetika: Substanzen, die die Reizleitung und die Erregbarkeit sensibler Nerven und/oder deren Endigungen vorübergehend aufheben. Hierher gehören u. a. Novocain, Lidocain, Procain usw. sowie die auf Oberflächen durch bloßes Auftragen (Schleimhaut und Wunden) wirksamen Präparate Cocain und Tetracain.

lokoregionale Therapie: neuartiges, erfolgversprechendes Verfahren, um lokale Prozesse, z. B. bösartige Tumoren, zu behandeln. Durch gezielte lokale, arterielle* Zufuhr von Zytostatika* werden diese unter gleichzeitiger Sperre des venösen* Abflusses nur in regional vorbestimmten Bezirken wirksam, ohne durch die Präparate den Gesamtorganismus erheblich zu belasten oder zu schädigen. Beispiele: Durch Einspritzung von Zytostatika in die Leberarterien werden Krebsmetastasen in der Leber zerstört; durch Einspritzen von Zytostatika in die versorgenden Arterien des Tumorgebietes eines Bronchialkrebses werden die Rückbildung des Tumors und seine Auflösung erreicht. Einschränkend muß gesagt werden, daß sich diese Methode im Anfangsstadium befindet und der Erfolg von einer Vielzahl von Faktoren wie histologische* Definition, Bösartigkeit, Ausmaß, Infiltration* und Lokalisation des Tumors, Allgemeinzustand des Patienten und seine Reaktion auf das Zytostatikum etc. weitgehend abhängt.

longitudinalis: längsgerichtet.

Lordose f: Wirbelsäulenkrümmung nach vorne (bauchwärts); normal in geringem Ausmaß bei der Hals- und der Lendenwirbelsäule ausgebildet. S. Abb. Seite 643.

Lordosierung: eine über das Normalmaß hinausgehende Lordose*.

Louping III n: Virus-Drehkrankheit

der Schafe, die gelegentlich durch Zecken auch auf Menschen übertragen wird und zu einem grippeähnlichen Krankheitszustand mit Enzephalitis* führt.

LSD: = Lysergsäurediäthylamid, halluzinogenes Rauschgift, s. Tabelle Seite 134.

Lübecker Darmbrand: Sonderform des Gasödems*.

Lückenfeld: weitmaschiges Rückenmarksgewebe, das durch Schwund von Nervenfasern bei Myelitis* entsteht.

Lügensucht: s. Pseudologia phantastica*.

Lues f: s. Syphilis*.

Lues congenita, Lues connata: angeborene Syphilis*.

luetisch, luisch: syphilitisch*.

Luft: Gasgemisch, bestehend aus 20,93 Vol.-% Sauerstoff, 78,10 Vol.-% Stickstoff und rd. 0,93 Vol.-% Edelgasen (Helium, Neon, Argon, Krypton, Xenon), 0,03 Vol.-% Kohlendioxyd und 0,01 Vol.-% Wasserstoff.

Luftdruck: Gewicht der über dem Meßort lastenden Luftsäule. Gemessen entweder durch die Länge der Quecksilbersäule, die dem L. das Gleichgewicht hält (Angabe in mm/Torr) oder direkt in Millibar gemessene L.

Luftembolie: kommt durch Luftbläschen im Blutstrom zustande, die zur Verstopfung von Kapillaren* führen. Ist erst bei größeren Luftmengen (in der Regel über 50 ml) tödlich.

Luftfeuchtigkeit: wird durch den Wasserdampf, der in der atmosphärischen Luft vorhanden ist, bestimmt.

Luftröhre: Trachea f. Reicht vom Ringknorpel des Kehlkopfes bis zur Aufzweigung (Bifurcatio) in die beiden Stammbronchien und besteht aus 16 bis 20 hufeisenförmigen Knorpelspangen, die gegen den Rücken hin durch eine aus Bindegewebe und Muskeln bestehende Membran zusammengehalten und abgeschlossen werden.

Luftröhrenschnitt: s. Tracheotomie*.

Lumbago f: Hexenschuß, Lendenweh. Im engeren Sinne ein Muskelrheumatismus der Lendenmuskeln, aber auch gleiche Erscheinungen wie bei Bandscheibenerkrankungen durch Quetschung der beiden Segmente der aus dem Rückenmark austretenden Nerven.

Lumbalanästhesie f: Einbringung eines Lokalanästhetikums* in den Liquor* des Rückenmarks durch Injektion im Bereich der Lendenwirbelsäule.

Lumbalpunktion: Anstechung des Durasackes zwischen 3. und 4. oder auch 4. und 5. Lendenwirbeldornfortsatz zur Gewinnung von Liquor cerebrospinalis*, um durch dessen Untersuchung wichtige diagnostische Aufschlüsse über Erkrankungen des zentralen Nervensystems zu erhalten. S. Abb. Seite 343. Nadelführung rechtes Bild ist falsch, gestrichelte Linien zeigen richtige Einstichrichtung.

lumbricalis: regenwurmähnlich. Anatomischer Begriff.

Lumbus m: Lende.

Lumen n: die lichte Weite von Hohlkörpern; aber auch Maßeinheit für den Lichtstrom.

Luna, lunatus: Mond, mondförmig, anatomischer Begriff.

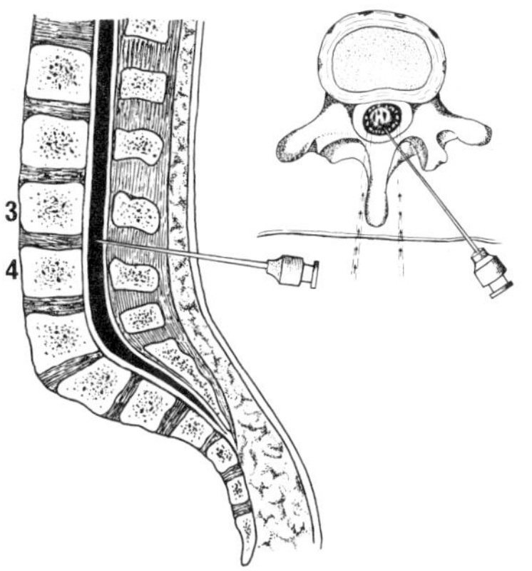

Lumbalpunktion

Lunarmonat: Zeitmaß in der Geburtshilfe. Die Schwangerschaft dauert vom 1. Tag der Regel an 10 Lunarmonate = 280 Tage.

Lunatismus: Mondsüchtigkeit, Nachtwandeln*.

Lunge: Pulmo m. Die L. sind in zwei kegelförmige seröse Säcke, die sog. Pleura, eingestülpt. Die linke L. besteht aus zwei Lappen und 8 bis 10 Segmenten, die rechte aus 3 Lappen mit 10 bis 11 Segmenten. An der dem Herzen zugewandten Fläche befinden sich die Ein- und Austrittsstellen der Gefäße, Bronchien und Nerven, die als Lungenwurzel (Hilus) bezeichnet werden. Hauptbestandteil der 'L. ist der sog. Bronchialbaum, d. h., die Bronchien zweigen sich fortlaufend auf, der Verästelung eines Baumes gleichend, und gehen in die Broncheolen, die Alveolargänge und schließlich in die Lungenbläschen über. Hier findet der Gasaustausch der äußeren Atmung* statt. S. Abb. rechts.

Lunge, eiserne: Metallkammer zur künstlichen Beatmung bei Atemlähmung. In bestimmten Zeiträumen wird ein Wechsel von Über- und Unterdruck erzeugt.

Lungenabszeß: begrenzte Vereiterung von Lungengewebe, als Folge von Lungenentzündung, Bronchiektasen*, Tuberkulose, Einatmung von Fremdkörpern usw. Bei Infektionsaufpfropfung mit Fäulniserregern kommt es zur Lungengangrän*.

Lungenadenomatose f: schleimproduzierendes Zylinderepithelkarzinom (Krebs), welches sich nach und nach auf die Alveolen* und Endbronchien* ausbreitet.

Lungenalveolen: Lungenbläschen.

Lungenblähung: s. Lungenemphysem*.

Lungenblutung: s. Haemoptoe*.

Lungenbrand: s. Lungengangrän*.

Lungenechinokokkus: Zystenbildung durch die Finne des Hundebandwurms*, hauptsächlich im rechten Lungenlappen.

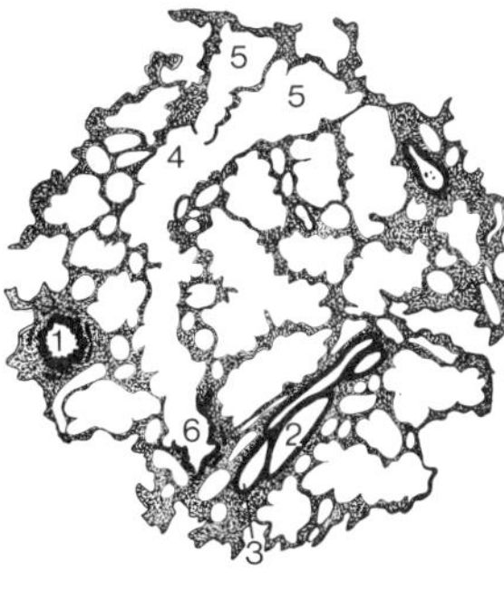

Lunge: Die Abb. zeigt ein histologisch-mikroskopisches Schnittbild im Bereich einer Lungenalveole. (1) Bronchulus, (2) Arterie, (3) Vene, (4) Alveolengang, (5) Alveolensäckchen, (6) Bronchulus respiratorius.

Lungenembolie: thrombotischer* Verschluß eines Astes der Lungenarterie, der zu einem Lungeninfarkt* führt. Bei Embolie eines größeren Gefäßastes kann es unter Blauverfärbung und Atemnot zum Kreislaufversagen und zum Tod kommen.

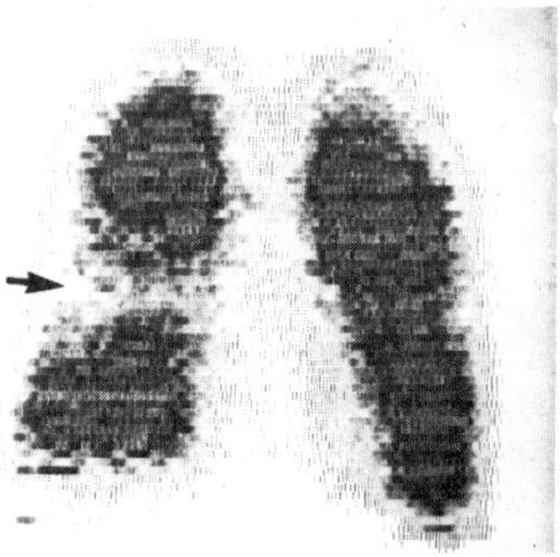

Lungenembolie: dargestellt im Farb-Szintigramm* durch Injektion von radioaktivem Jod-131-Albumin.

Lungenemphysem: Lungenblähung. Übermäßige Anfüllung der Lungenbläschen mit Luft, die infolge nachlassender Elastizität des Lungengewebes nicht mehr voll ausgeatmet werden kann, z. B. bei Asthma bronchiale, nach Bronchitis oder Lungenentzündung. Das L. führt zur Erschwerung bis Behinderung der Atmung, zu Kreislaufregulationsstörungen und zur Insuffizienz* des rechten Herzens.

Lungenentzündung: siehe Pneumonie*.

Lungenfell: Pleura* pulmonalis.

Lungenfibrose: Neubildung von Fasergewebe in den Alveolen* und im interstitiellen* Bindegewebe, verbunden mit einem Elastizitätsverlust und Gasaustauschstörungen.

Lungenfunktionsprüfung: dient zur Überprüfung der Gasaustauschfähigkeit des Lungengewebes und der Atemmechanik der Lunge. Aus den Untersuchungsergebnissen kann man auf verschiedene Lungenfunktionsstörungen schließen, z. B. bei Asthma, Lungenemphysem usw. Man unterscheidet obstruktive* und restriktive (eingeschränkte) Lungenerkrankungen.

Lungengangrän: entsteht aus Lungenabszessen* oder Bronchiektasen* durch aufgepfropfte Infektionen mit Fäulniserregern.

Lungengefäße: die venöses Blut führenden Pulmonalarterien und die arterielles, sauerstoffreiches Blut führenden Pulmonalvenen mit ihren Aufzweigungen.

Lungeninduration f: vermehrte Bindegewebsbildung in der Lunge und damit verbundener Elastizitätsverlust. Sie entsteht durch chronische Behinderung des Abflusses infolge Druckerhöhung des kleinen Kreislaufs (sog. Stauungslunge, Herzfehlerlunge) oder nach vernarbter Lungenentzündung.

Lungeninfarkt: meist keilförmige Durchtränkung des Lungengewebes mit Blut nach Lungenembolie*.

Lungeninsuffizienz: liegt vor, wenn durch die Atmung das Blut nicht ausreichend mit Sauerstoff gesättigt und nicht genügend von der Kohlensäure entbunden wird.

Lungenkarzinom: besser Bronchialkarzinom*.

Lungenkrebs: s. Bronchialkarzinom*.

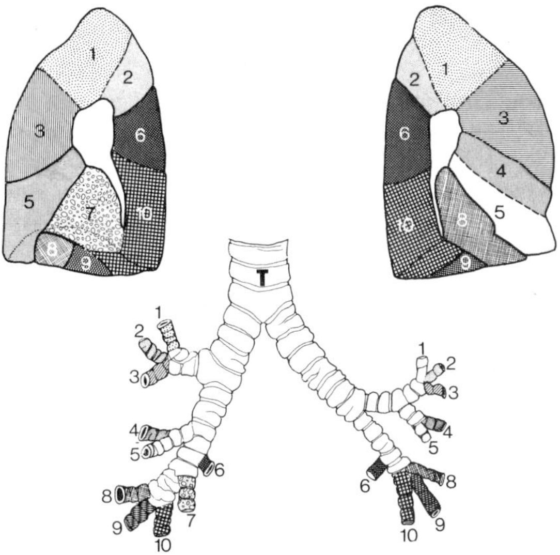

Die Abb. zeigt die 10 mit Nummern versehenen Segmentbronchien, die die Segmente der rechten Lunge, und die 9 Segmentbronchien, die die Segmente der linken Lunge aufgliedern. (T) Trachea.

Lungenkreislauf: s. Blutkreislauf*.
Lungenmilzbrand: Hadernkrankheit, Milzbrand*.
Lungenödem: Ansammlung von Serum und/oder seröser* Flüssigkeit in den Lungenbläschen bei Stauungen im kleinen Kreislauf* oder bei akutem Versagen des linken Herzens sowie bei Schädigung der Lungenkapillaren oder der Alveolen selbst. Führt zu starker Kurzatmigkeit, Erstickungszuständen und zu schaumig-blutigem Auswurf.
Lungenpest: s. Pest*.
Lungenphthise: im eigentlichen Sinne die Lungenschwindsucht bei Tuberkulose alter Leute.
Lungenresektion: chirurgische Entfernung von Teilen der Lunge, z. B. bei Tumoren, Tuberkulose, Abszessen*, Bronchiektasen*.
Lungenschlag: Embolie* größerer Gefäße der Lunge, die zu schlagartigem Stillstand der Lungenatmung führt.
Lungenschwindsucht: s. Lungentuberkulose*.
Lungensegmente: werden durch die Aufteilung des Bronchialbaums mit seinen Gefäßen begrenzt und sind nicht mit den Lungenlappen zu verwechseln. Die genaue Kenntnis der Hauptbronchien und der dazugehörigen Segmente schafft wesentliche Erleichterung bei der Lungenresektion, da die Segmente einzeln entfernt werden können. Außerdem lassen sich aus der Kenntnis dieser Zusammen-

hänge auch wertvolle diagnostische Schlüsse ableiten. S. Abb. Seite 345.

Lungensteine: Pneumolithen, Kalkablagerungen in den Bronchien und Hohlräumen der Lunge. Entstehen meist um abgestorbenes Lungengewebe bei Tuberkulose, Vereiterung usw.

Lungensyphilis: Bildung von syphilitischen* Gummen* in der Lunge, auch als syphilitische Bronchitis oder syphilitisch-pneumonische Infiltration* vorkommend, seltenes Krankheitsbild.

Lungentuberkulose: durch das säurefeste Stäbchen Mycobacterium tuberculosum hervorgerufen; die Primärinfektion der Kinder erfolgt in der Regel durch Sensibilisierung nach Genuß nicht genügend sterilisierter Milch von tuberkulösen Kühen und anschließende Einatmung menschlicher Tuberkelbazillen (Tröpfcheninhalation, Staub). Sie bleibt meist ohne Folgen und heilt unter Verkalkung aus. Erst die fortdauernde Reinfektion Jugendlicher führt zum Ausbruch der Erkrankung. Auch eine allgemeine Abwehrschwäche (Unterernährung, Alkoholismus, Diabetes, Silikose, verschiedene Lungenkrankheiten) kann das Ausbrechen der Krankheit in jedem Lebensalter begünstigen. Gefährdet sind auch alte und geschwächte Menschen (Altersphthise). Die Tbc ist eine »stille« Krankheit, d. h., sie macht bis zuletzt nur wenig Symptome. Am ehesten können noch Unbehagen, leichte Ermüdbarkeit, Appetitlosigkeit, Gewichtsabnahme und ständig gering erhöhte Temperaturen ein Hinweis sein, um die sicherste Diagnosemaßnahme zu veranlassen, die Röntgenuntersuchung. Damit können die weitaus meisten Erkrankungen an L. auch im Frühstadium entdeckt werden. Wertvolle diagnostische Maßnahmen sind außerdem die Tuberkulin-Hauttests (Morosalbe, Alttuberkulin-Injektion und Tuberkulintests) und die bakteriologischen Untersuchungen von Körperausscheidungen, Sekreten und Geweben (Lymphdrüsen) auf Tuberkelbazillen. Die Tbc ist eine meldepflichtige Erkrankung. Kontaktpersonen müssen sich sofort und dann noch einmal nach 3 Monaten einer Röntgenuntersuchung und Tuberkulose-Hauttests unterziehen. Die Verbreitungsgefahr liegt in der Tröpfcheninhalations-Infektion durch Einatmen der Atemluft tuberkulöser Personen und das Einatmen von Staub, der vor allem durch den Auswurf von Tuberkulosekranken verseucht ist. Man unterscheidet die offene L., bei der der Krankheitsherd über die Luftwege direkte Verbindung mit der Außenwelt hat, so daß die Erreger ausgeschieden werden können, und die geschlossene L., bei der keine Ausscheidung von Bakterien stattfindet.

Lungenschwindsucht: s. L.-Tuberkulose*.

Lungenzysten: sackartige Hohlräume in den Lungen, die angeboren sind oder durch verschiedene Krankheiten erworben werden.

lupös: von Lupus* abgeleitet.

Lupus m: veraltete, aber noch sehr gebräuchliche Bezeichnung für Hauttuberkulose; gelbbraune Knötchen, die sich oft geschwürig zersetzen und dadurch zu großflächigen Hautzerstörungen führen können. Offizielle Be-

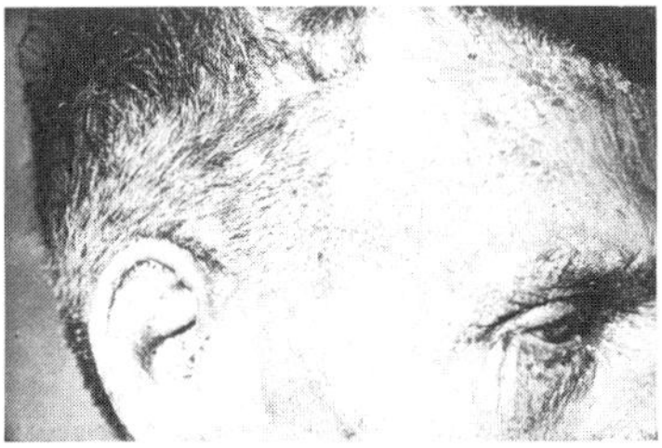

Lupus erythematodes (aus: »diamed-serie«, Bayer AG Leverkusen).

zeichnung ist Tuberculosis cutis luposa.

Lupus erythematodes: Hautveränderungen des Gesichts bei der akuten oder subakuten Form. Sie geht als Allgemeinkrankheit mit innerer Beteiligung (z. B. Endokarditis, Herdnephritis) einher. Meist sind weitere Hautareale, besonders die obere Brust- und Rückenpartie, an den Gliedmaßen vor allem Hand- und Fingerstreckseiten, sowie die Schleimhaut befallen. Schon durch Ausdehnung wird Abgrenzung gegen den meist solitären, nur die Haut betreffenden Lupus erythematodes chronicus möglich, der mit stärkerer Follikelverhornung und Neigung zur Vernarbung einhergeht.

Lupus miliaris disseminata: s. Tuberkulide*.

Lupus miliaris faciei: s. Tuberculosis cutis lipoides*.

Lupuskrebs: entsteht in rd. 5 % aller Fälle nach jahrelang andauernder Hauttuberkulose plötzlich. Begünstigende Faktoren sind Röntgen- und Ultraviolettbestrahlung sowie verschiedene lokal angewandte Medikamente.

Luteinzysten: zu Zysten ausgetriebene Follikel* im Eierstock. Kommt vor bei Blasenmole* und Chorionepitheliom*.

Luxation f: Verrenkung, Verschiebung von Knochenenden, die in einem Gelenk miteinander verbunden sind, meist begleitet von Kapsel- und Bänderrissen.

LWS: s. *L*enden*w*irbel*s*äule*.

Lykorexie f: Heißhunger. Befällt Mensch und Tier beim Anblick von Speisen nach länger andauerndem Hungerzustand.

Lymphadenie f: Allgemeinbegriff für Wucherung lymphatischen Gewebes.

Lymphadenitis f: entzündliche Lymphknotenschwellung. Hauptsächlich als Zeichen von Infektionsabwehr, aber auch als eigenständige Erkrankung. Chronisch bei Tuberkulose* und Syphilis*; entsteht aber auch durch indirekte Infektion mit verschiedenen Erregern.

Lymphadenom n: Vergrößerung der Lymphknoten.

Lymphadenose: chronische lymphatische Leukämie*.

Lymphangiektase: Erweiterung der Lymphgefäße.

Lymphangiom n: gutartige Wucherung von Lymphgefäßen, gelegentlich auch Zysten bildend.

Lymphangiosis carcinomatosa: Aussaat von Metastasen* eines Krebses über die Lymphgefäße.

Lymphangitis f: Entzündung der Lymphgefäße.

lymphaticus: die Lymphe und das Lymphsystem betreffend.

lymphatisches Gewebe: Milz, Thymus, Lymphknoten, Tonsillen (Mandeln) und die Lymphonoduli* der ver-

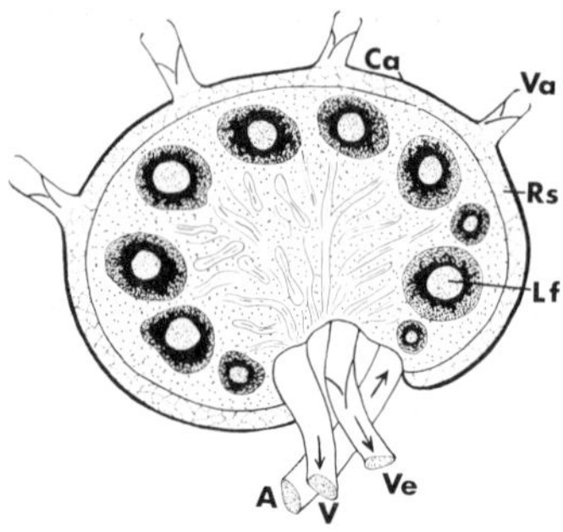

Aufbau eines Lymphknotens: (Ca) Kapsel; (Va) Vas afferens (zuführende Gefäße); (Rs) Randsinus, in dem sich die zugeführte Lymphe verteilt, um dann den gesamten Knoten wie einen Filter durchströmen zu können; (Lf) Lymphfollikel, knotenartige Zusammenschlüsse von Lymphozyten, die von einem retikulären Bindegewebe umgeben sind; (Ve) Vas efferens (ableitendes Lymphgefäß), aus dem die gefilterte Lymphe wieder abfließt; (A) versorgende Arterie; (V) Vene. Zu- und ableitende Lymphgefäße sind mit Klappen versehen, die den Rückfluß verhindern.

schiedenen Organe. Es besteht aus dem sog. Retikulum*, einem Netzgewebe aus Mesenchym*, in dessen Maschen Lymphozyten* eingelagert sind.

lymphatisches Ödem: s. Elephantiasis*.

Lymphdrüse: veraltete Bezeichnung für Lymphknoten*.

Lymphe f: Gewebsflüssigkeit, die sich zwischen den Zellen in den Lymphgefäßen bewegt. Sie stammt aus dem Blutplasma und diffundiert durch die Kapillaren in das Gewebe. Beim Durchfluß durch die Lymphknoten* nimmt sie die neugebildeten Lymphozyten auf und wird mit Fett und Eiweiß angereichert. Sie enthält außerdem Fibrinogen* und ist deshalb gerinnungsfähig.

Lymphgefäße: In den Endaufzweigungen zwischen den einzelnen Zellen sind sie ohne Wand, bei den L. mit Wandung sind Lymphknoten* zwischengeschaltet. S. Abb. links.

Lymphknoten: Nodi lymphatici. Sind in den Lymphbahnen zwischengeschaltet und stellen biologische Filter für Bakterien, Toxine*, Staubpartikel, Zellteile usw. dar. Sie bestehen aus einem Netzwerk von Retikulum*-Zellen und dazwischengelagerten Lymphozyten. Um die Lymphgefäße sind sie zu Knotengruppen angeordnet. S. Abb. links.

Lymphknotenexstirpation: chirurgische Entfernung eines Lymphknotens.

Lymphknotenpunktion: wichtige Untersuchungsmethode zur Diagnose verschiedener Erkrankungen (z. B. Leukämie, Krebsmetastasen, Lymphknotenentzündung, Lymphogranulomatose* usw.). Durch einfache Punktion mit einer Spezialnadel wird Gewebe aus den Lymphknoten entnommen.

Lymphknotentuberkulose: Infektion der Lymphknoten mit Tuberkelbazillen. Fast ausschließlich von anderen Organtuberkulosen fortgeleitet.

Lymphoblasten: Stammzellen, von denen sich die Lymphozyten ableiten.

lymphoblastisches Lymphom: Krebs der Lymphknoten, von den Stammzellen der Lymphknoten, den sog. Lymphoblasten, ausgehend.

Lymphocytosis infectiosa acuta: vermutlich durch ein Virus hervorgerufene, epidemisch auftretende Kontakterkrankung von grippeähnlichem

Charakter, oft mit enzephalitischen* und meningitischen* Anzeichen und mit kleinfleckigem Exanthem* vergesellschaftet. Im Blutbild Anstieg der Lymphozyten bis auf 100 000.

lymphogen: auf dem Lymphwege entstanden.

Lymphogranuloma inguinale n: s. Lymphopathia venera*.

Lymphogranulomatose: Hodgkin-Krankheit. Wucherung der Retikulum-Zellen des lymphatischen Systems mit Bildung von dazwischenliegenden sog. Sternberg-Riesenzellen*. Beginnt fast immer mit schmerzloser Vergrößerung harter Lymphknoten, meist in der Hals- und Schlüsselbeingegend. Dann kommt es zu Gewichtsverlust, zu Fieberschüben, Juckreiz, schneller Ermüdbarkeit, Schweißausbrüchen und schließlich zu Schwellungen von Leber und Milz. Heilungs- und Überlebenschancen sind von dem Stadium anhängig, in dem die Behandlung mit Bestrahlung und Chemotherapie begonnen wird. Die L. wird allgemein den bösartigen Krankheiten (Blutkrebs) zugerechnet, zum Teil wird sie auch als übertragbare Viruskrankheit angesehen.

Lymphogranulomviren: werden überwiegend beim Geschlechtsverkehr übertragen und sind Erreger der Lymphopathia venerea*.

Lymphoidzellenangina: infektiöse Mononukleose*.

Lymphokine: von Lymphozyten* produzierte Substanzen, die andere Zellen aktivieren und deren Funktionen beeinflussen (z. B. Interleukine).

Lymphom: Lymphadenom. Schlechter Ausdruck für Lymphknotenvergrößerungen.

Lymphome, bösartige: Krebsformen der Lymphknoten*, Tonsillen* und Milz, z. B. *lymphoblastisches Lymphom** (häufig im Kindesalter), *M. Hodgkin*, verschiedene Leukämie*-Formen, Burkitt-Tumor*;* b. L. treten häufig im Zusammenhang mit AIDS* auf.

Lymphonoduli lienales: Malpighi-Körperchen*.

Lymphonodulus: ein abgegrenztes Lymphknötchen an inneren Organen aus retikulärem* Bindegewebe und Lymphozyten.

Lymphopathia venerea: Lymphogranuloma inguinale, die 4. Geschlechtskrankheit. Fast ausschließlich beim Geschlechtsverkehr durch die Lymphogranulomviren übertragene, ansteckende Erkrankung, die nach einer Inkubationszeit von einigen Tagen bis wenigen Wochen zu stark wuchernden, erhabenen Geschwüren an den Geschlechtsteilen und vor allem an den Lymphknoten in der Leistengegend führen, die schmerzlos sind und häufig zerbröckeln, wobei zähflüssiger Eiter frei wird. Die entstandenen Fisteln heilen schlecht ab und hinterlassen eingezogene Narben. Durch Lymphstauung kann es zur Elephantiasis* der Geschlechtsteile und der Afterregion kommen.

Lymphopenie f: Verminderung der Lymphozyten im Blut.

Lymphorrhoe f: Lymphorrhagie. Austritt von Lymphe nach Verletzungen.

Lymphosarkomatose f: Krebswucherung des lymphatischen Gewebes, insbesondere der Lymphknoten*.

Lymphostase f: Lymphstauung, Elephantiasis*.

Lymphozyten: die verhältnismäßig kleinen, mit basischen Farbstoffen anfärbbaren weißen Blutkörperchen, die einen runden oder nur schwach eingebuchteten Kern haben. S. Abb. Seite 85. Sie phagozytieren* nur geringfügig. L. erwerben während ihrer Reifungszeit die immunologisch aktive Fähigkeit von Effektorzellen oder von »Gedächtniszellen«. Die *B-Lymphozyten*, deren Zelloberfläche mit fadenartigen Auswüchsen besetzt ist, sind Träger der humoralen* Immunität* und entwickeln sich weiter zu Plasmazellen*, während die *T-Lymphozyten* mit glatter Oberfläche Träger der zellvermittelten Immunität sind (siehe auch Killerzellen*, Immunität*). Im Blut zirkulieren 4 % der Lymphozyten (davon sind 80 % T-Lymphozyten), 10 % sind im Knochenmark, 70 % in den lymphatischen Organen* und der Rest in weiteren Organen integriert. L. üben eine wesentliche Funktion bei der Überwindung chronischer und der Ausheilung akuter Infekte aus.

Lymphozytensturz: plötzliche starke Abnahme der Lymphozytenzahl im Blut bei schweren Infektionskrankheiten, ungünstiges Zeichen für den Krankheitsverlauf.

Lymphozytose f: Vermehrung der Lymphozytenzahl während der Erholungszeit bei Infektionen und bei gutartig verlaufenden chronischen Infekten, z. B. Tuberkulose, Syphilis. Bei akuten Infekten gutes Zeichen für den weiteren Verlauf.

Lyophilisierung f: Gefriertrocknung.

Lyse: Auflösung von Zellen oder Bakterien durch Antikörper, die im Organismus gebildet werden, wobei es zum Zerspringen der Zellmembran kommt.

Lysis: f. langsamer Abfall des Fiebers.

Lyssa: s. Tollwut*.

Lyssaphobie f: krankhafte Angst hysterischer Personen, die Tollwut zu haben.

M

MacBurney: typischer Schmerz-Druckpunkt zwischen Nabel und rechtem vorderen oberen Darmbeinstachel bei bestehender Appendizitis*. S. Abb. Seite 535.

Macula f: Fleck. Umgrenzte Hautverfärbung, die nicht erhaben ist. Anatomischer Begriff.

Macula lutea: Gelber Fleck. Liegt 4 mm schläfenwärts vom Eintritt des Sehnervs in den Augapfel und ist ein etwa 2 mm großer, leicht ovaler Netzhautbezirk, der durch gelbes Pigment* gefärbt ist. Der gelbe Fleck ist das Gebiet des schärfsten Sehens.

Macula materna: Muttermal, Naevus*.

Madarosis f: chronische Entzündung der Lidränder mit Ausfall der Wimpern.

Maden: Fliegenlarven.

Madenkrankheit: s. Myiasis*.

Madenwurm: Enterobius vermicularis, Kinderwurm, veraltet Oxyuris. Parasiten, die im Dickdarm, besonders von Kindern, leben. Die Weibchen wandern vor allem nachts aus dem After, verursachen dabei sehr starken Juckreiz und legen dann ihre Eier, von denen sie insgesamt 12 000 produzieren können, in der Afterfalte ab. Beim Kratzen sammeln sich Eier unter den Fingernägeln und gelangen von dort in den Mund, was bei Kindern zu sehr starkem Wurmbefall durch ständige Selbstinfektion führen kann. Ein weiterer Infektionsweg besteht darin, daß die Eier abfallen und mit Staub aus Bett und Zimmer eingeatmet werden oder aber mit den Händen an Nahrungsmittel gelangen; ebenso können die Larven in der Afterfalte schlüpfen und dann wieder als Würmer zurück in den After gelangen.

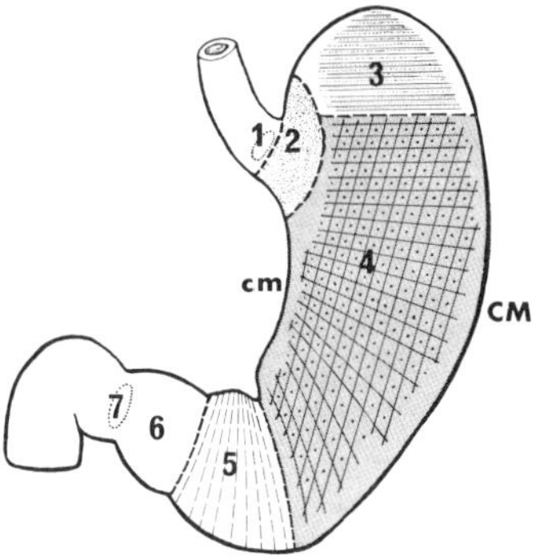

Magenabschnitte: (1) Mündung der Speiseröhre; (2) Pars cardiaca (»Eintrittsregion«); (3) Fundus, kuppelförmiger Abschnitt, in dem sich eine bestimmte Drüsenform (Fundusdrüsen*) befindet; (4) Magenkörper (Corpus) mit Curvatura major (CM, große Kurve); (5) Pars pylorica, die über das Antrum (6, Vorhof) in den Pylorus (7, Magenpförtner) übergeht, der einen durch Ringmuskeln funktionierenden Übergang zum Zwölffingerdarm darstellt. Der Magenpförtner öffnet und schließt je nach den Erfordernissen der Verdauungsvorgänge.

Magen: Ventriculus, Gaster. Sackartiges Gebilde als erster Abschnitt des Verdauungstraktes. Er dient dazu, die aufgenommene Nahrung erst nach entsprechender Vorbereitung zur weiteren Verdauung an den Dünndarm weiterzuleiten. S. Abb. Seite 351.

Magenatonie f: Magenlähmung, Erschlaffung der Magenmuskulatur; führt zu schwarzem Erbrechen.

Magenausheberung: Über einen eingeführten Magenschlauch wird der Mageninhalt entleert. Sofortmaßnahme bei akuten Vergiftungen.

Magenausheberung, fraktionierte: Durch eine Verweilsonde wird die Sekretionstätigkeit des Magens über einen längeren Zeitraum beobachtet. Die Untersuchungsergebnisse der einzelnen Proben werden in einer Kurve, der sog. Aziditätskurve, erfaßt. Dabei sind die Feststellung einer evtl. Anazidität (Fehlen der Salzsäure) und die Klärung, ob auch nach Reizung der Magenschleimhaut keine Sekretion von Salzsäure erfolgt, von großer diagnostischer Bedeutung.

Magen-Darm-Katarrh: Gastroenteritis*.

Magen-Darm-Trakt: andere Bezeichnung für Magen-Darm-Kanal.

Magenerweiterung: erfolgt bei fortschreitender Verengung des Magenausgangs (Pylorus) durch Geschwüre oder Geschwülste.

Magenfornix m: Magenfundus. S. Abb. Seite 351.

Magengeschwülste: meist bösartig, vor allem das *Magenkarzinom,* als Adenokarzinom, Szirrhus*, Gallertkrebs oder Markschwamm vorkommend. Oft finden sich bereits im Anfangsstadium okkultes* Blut im Stuhl und histaminrefraktäre Anazidität*. Die sonstigen Beschwerden sind meist gering und werden auch nur unklar beschrieben. Mit fortschreitender Erkrankung kommt es zu laufenden Gewichtsverlusten, Anämie und häufig zu einer Abneigung gegen Fleischnahrung. Tritt häufig im Alter über 40 Jahren auf. Die Sicherung der Diagnose erfolgt durch Röntgenaufnahmen und Gastroskopie* mit gleichzeitiger Gewebeuntersuchung (s. auch Magendiagnostik). Neben den Karzinomen kommen als bösartige Tumoren auch Sarkome* und Lymphogranulomatose* des Magens vor. Gutartige Geschwülste sind verhältnismäßig selten; es handelt sich dann um Myome*, Lipome*, Dermoide*, Polypen* usw. Differentialdiagnostische Abgrenzung vom Krebs durch Gastroskopie, Gewebeentnahme und Röntgendiagnostik.

Magengeschwür: s. Ulcus ventriculi*.

Magenkarzinom: s. Magengeschwülste*.

Magenkrebs: bösartige Magengeschwulst.

Magenlähmung: s. Magenatonie*.

Magenneurosen: Durch nervöse Beeinflussung kommt es zu Erbrechen, Magenschmerzen und Dyspepsie*.

Magenperforation f: Durchbruch eines Magengeschwürs mit plötzlich einsetzenden, heftig stechenden Schmerzen und mit steinharter Anspannung der Bauchdecke, kalten Schweißausbrüchen und Kreislaufkollaps, die oft rasch zum Schock führen.

Magenresektion f: chirurgische Entfernung von krebs- und geschwürskranken Teilen des Magens und anschließende Vernähung des Stumpfes mit Darmabschnitten (Gastroenterostomie), s. Abb. Seite 200.

Magenruptur: Platzen des Magens

durch stumpfe Krafteinwirkung auf den Oberbauch.

Magensaft: stark saure, farblos-klare Flüssigkeit. Die täglich produzierte Menge beträgt 1,5 bis 2 l. Hauptaufgabe sind die Anverdauung der mit der Nahrung zugeführten Eiweiße durch das Pepsin und die Abtötung der mit der Nahrung aufgenommenen Mikroorganismen durch die Salzsäure. In den sog. Parietaldrüsen des Fundus* wird die Salzsäure, in den sog. Hauptzellen das Pepsinogen, aus dem dann Pepsin entsteht, gebildet. Von den Drüsen der Cardia* und der Pylorusschleimhaut wird ein alkalisches, schleimiges Sekret* abgesondert, das die gesamte Magenschleimhaut gegen die Salzsäure schützt. Außerdem enthält der M. noch hormonähnlich wirkende Substanzen (Gastricsin, Gastrin, Intrinsic Factor) und Histamin*.

Magenschleimhaut: Im unteren Drittel des Magens, am Übergang zum Zwölffingerdarm, ist die Pylorusregion mit dem Antrum. In diesem Abschnitt befinden sich die Pylorusdrüsen, die stark aufgezweigt sind und nur die Hälfte der Schleimhaut durchsetzen, so daß die Magengrübchen (g) verhältnismäßig tief sind (Abb. 1). Die Drüsen im Magenfundus sind lang gestreckt und kaum verzweigt und bestehen aus Hauptzellen (hz), die eine Reihe wichtiger Verdauungsenzyme produzieren, und aus den Belegzellen (bz), welche Vorstufen der Salzsäure des Magens produzieren. Außerdem gibt es noch die sog. Nebenzellen am Übergang zu den Magengrübchen (g); die Nebenzellen produzieren spezifische Schleimstoffe (Abb. 2). Die Kardiaregion in der Übergangszone zwischen Speiseröhre und Magenkörper trägt ein einschichtiges, schleimbildendes Zylinderepithel und ist stark von lymphatischem* Gewebe mit Lymphfollikeln* durchsetzt. Die Kardiadrüsen (Abb. 3) sind stark verzweigt und produzieren Schleim und Enzyme. Die Magengrübchen (g) sind in dieser Region besonders tief. S. auch Magen*, Magenabschnitte.

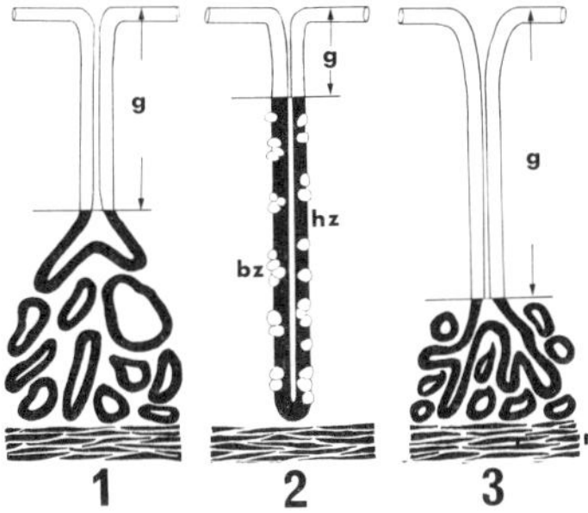

Magenschleimhaut

Magenschleimhautentzündung: s. Gastritis*.

Magensenkung: Gastroptose. Absinken des Magens bei starker Abmagerung.

Magenspülung: erfolgt im Anschluß an die Magenausheberung zur Restentfernung von Schad- und Giftstoffen.

Magenverstimmung: Nach ungewohnten Eßgelagen (Völlerei) und/oder Trinkexzessen kommt es zu Druckgefühl in der Magengegend, Sodbrennen, Unwohlsein mit leichteren Kreislaufreaktionen und gelegentlich zu Durchfall. Bewährte Mittel sind Verdauungsenzyme.

Magersucht: nicht zu verwechseln

mit Magerkeit oder Kachexie*. Sie ist vielmehr durch eine konstitutionelle Disposition* und/oder endokrin* bedingt. Hauptsächlich spielen Störungen der Hypophyse* und des Zwischenhirns eine Rolle.

Magnesium: Erdkalimetall. Lebensnotwendig, als Ionen in allen Geweben und Körperflüssigkeiten enthalten (Ausnahme: Knochen). Wichtiger Bestandteil von vielen Enzymen*.

Magnesiummangel: führt zu Tetanie*-Erscheinungen. Steuerung des Magnesiumspiegels erfolgt ebenso wie die des Kalziumspiegels durch das Parathormon*. Normaler Magnesiumspiegel des Serums ist 1,6 bis 2,4 mg %; bei Verminderung unter 1 mg % tritt Tetanie auf.

Magnetfeld-Resonanz-Tomographie: siehe Kernspinresonanz-Tomographie*.

Mahlzähne: Molaren. Die letzten drei seitlichen Zähne, die sich an die Backenzähne (Praemolaren) anschließen. Der 3., dem Kieferwinkel am nächsten stehende Mahlzahn heißt Weisheitszahn.

Makrenzephalie f: Megalenzephalie*.

makro-: als Vorsilbe in der Bedeutung »groß«.

Makrobiose: Langlebigkeit, die Kunst, das Leben zu verlängern. Nach heutigen Erkenntnissen gelingt das nicht durch Arzneimittel wie Vitamine, Hormone, Spurenelemente, Organextrakte; entscheidend ist vielmehr eine gesunde Lebensweise.

Makroglobulinämie: nicht zu behebende Eiweißstoffwechselstörung als Folge einer Krebswucherung des lymphoretikulären* Zellsystems. Das

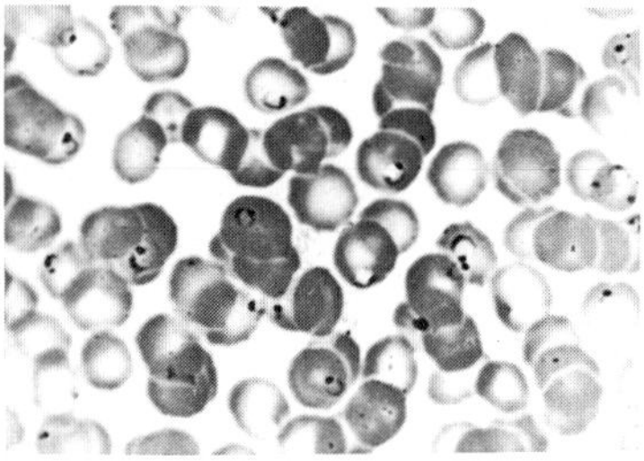

Plasmodium falciparum: Erreger der Malaria tropica, in Blutzellen eingedrungen, mikroskopische Aufnahme.

Leiden ist langsam fortschreitend und führt zur Milz- und Lebervergrößerung sowie zu Lymphknotenschwellungen.

Makroglossie f: vergrößerte Zunge (angeboren oder als Begleiterscheinung bei Myxödem*, Lymphangiektase*, Amyloidose* usw.).

Makrolith f: Vorstufe eines Harnsteins.

Makromelie f: Riesenwuchs, Gigantismus*.

Makrophagen: große weiße Blutkörperchen, ∅ 15-20µ m, die über spezielle mechanische und physiologische Aktivitäten verfügen. Sie bewegen sich amöben*-ähnlich und können nach Einschließen in die Zelle (Phagozytose*), durch enzymatischen* Abbau bzw. Abtötung durch Einspeicherung, Bakterien*, Parasiten*, Fremdkörperpartikel, eigene Zellen oder deren Trümmer unschädlich machen und stellen damit eines der wichtigsten Abwehrsysteme des Organismus dar. Sie sind für Anregung und Regulierung von Entzündungen, Organheilungen und Geweberegeneration, für die Stimulierung von Antigen*-präsentierenden und antigenverarbeitenden Zellen (s. Helferzellen*) und für die Ausbildung zellvermittelter Immunität* von entscheidender Bedeutung. Nach ihrer Ausreifung im Knochenmark kreisen sie zunächst im Blut als Blutmakrophagen und wandern dann in verschiedene Organgewebe ein, wo sie sich als ortsansässige *gewebetypische* Makrophagen differenzieren:

im	*Bindegewebe*	als *Histiozyten**
in der	*Lunge*	*Alveolar*-Makrophagen*
in der	*Leber*	*Kupffer-Sternzellen**
in den	*Knochen*	*Osteoklasten**
in	*Serum*-bildenden Körperhöhlen*	*Pleura*-/Peritoneal*-Makrophagen*
in	*Lymphknoten*	*ortsansässige und freie Makrophagen*
im	*Nervensystem*	*Mikro-Glia*-Zellen*
in	*Schleimbeuteln*	*Deckzellen**

makroskopisch: mit dem bloßen Auge sichtbar (Gegenteil: mikroskopisch).

Makrostoma m: quer verlaufende Wangenspalte, Hemmungsmißbildung mit seitlicher Vergrößerung der Mundspalte.

Makrozephalie f: abnorme Vergrößerung des Schädels.

Makula: Kurzform für Macula lutea*.

Makuladegeneration f: Zell- und Gewebsuntergang im Gebiet der Macula lutea*, der zu zunehmender Erblindung führt.

Mal, Malum: Krankheit, Leiden, Übel.

Mala f: Wange.

Malaria: Wechselfieber, Sumpffieber. Die M. wird durch 4 Arten der Protozoengattung Plasmodium* verursacht: Plasmodium vivax = Malaria tertiana, Pl. falciparum = M. tropica, Pl. malariae = M. quartana, Pl. ovale = Tertianatyp, bisher selten, jetzt jedoch zunehmend. Kennzeichen des Malariaanfalles ist ein sehr starker Schüttelfrost mit Fieberzacken über 40 ° C und bis zu einer Stunde Dauer, begleitet von Kopfschmerzen und Erbrechen. In diesem Stadium sind neu entstandene Parasiten in die roten Blutkörperchen eingedrungen, haben sie gesprengt und wurden dann in das Blut ausgeschwemmt. Die Fieberperiode, die mehrere Stunden anhält, kennzeichnet den Zeitraum, in dem die Plasmodien erneut in Blutzellen eindringen. Der Anfall endet mit starkem Schweißausbruch und Absinken des Fiebers. Bei Malaria tertiana und tropica treten die Anfälle alle 48 Stunden, bei Malaria quartana alle 72 Stunden auf. Gelingt es, die Parasiten im Blut zu töten, so heilt die Krankheit aus. Spontane Heilung ohne Behandlung ist möglich. Übertragen wird die Infektion über den Biß der Anopheles-Mücke*, s. Abb. Seite 356. Es ist jedoch auch die Infektion durch Blutübertragungen bekannt, weshalb Personen, die sich in den Tropen aufgehalten haben, für mehrere Jahre als Blutspender ausscheiden sollten. Vor Reisen in malariagefährdete Gebiete soll eine vorbeugende Behandlung mit 0,5 g eines Chloroquinpräparates, das einmal wöchentlich, immer am selben Tag, genommen wird, eine Woche vor Reiseantritt begonnen und mindestens 10 Wochen nach Beendigung der Reise fortgesetzt werden.

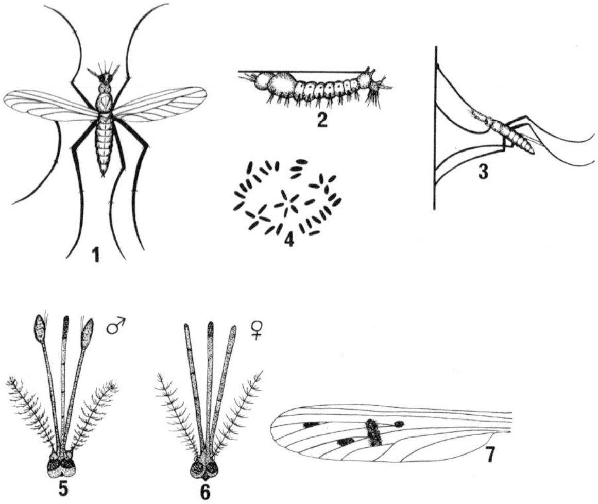

Anopheles (Abb. 1): Sie gleicht äußerlich ziemlich genau den gemeinen Stechmückenarten (Culex), unterscheidet sich jedoch durch folgende Merkmale deutlich: Die Larve hängt durchgebogen an der Wasseroberfläche (Abb. 2), während sie bei Culexarten schräg gestreckt ins Wasser hineinragt. Typisch sind auch die abgespreizte Stellung der an Zimmerwänden oder -decken hängenden Mücke (Abb. 3) sowie die Anordnung der Eiablage (Abb. 4). Außerdem sind bei Anopheles, sowohl beim Weibchen als auch beim Männchen, die paarigen Taster gleich lang mit dem Stechrüssel (Abb 5 und 6). Schließlich tragen die Flügel von Anopheles im Gegensatz zur Culex deutliche Pigmentflecken (Abb. 7). Diese Merkmale sind wichtig, um unterscheiden zu können, ob es sich um Culex oder Anopheles handelt. Malaria kann nur durch Anopheles, nicht durch Culex übertragen werden. S. auch Anopheles*.

Malariaplasmodien: Protozoen*, die zur Klasse der Sporozoa gehören. Sie werden durch die Stechmücke Anopheles* auf den Menschen übertragen. 4 von ihnen (s. Malaria) sind menschenpathogen.

Malassezia furfur: Erreger der Pityriasis* versicolor.

Malazie, Malacia f: Erweichung. Z. B. Osteo-M. = Knochenerweichung.

maligne, malignus: bösartig, ungünstig, insbesondere gebraucht zur Bezeichnung bösartiger Geschwülste (Krebs). Im medizinischen Sprachgebrauch aber auch für den bösartigen Verlauf anderer Krankheiten gebraucht, z. B. m. Hochdruck. Das Gegenteil ist benigne, gutartig.

Malignität: Bösartigkeit, insbesondere für Krebsgeschwülste gebraucht.

Malignom n: bösartige Geschwulst.

Malleolus m: Hämmerchen. Anatomische Bezeichnung für Knöchel.

Malleus m:

1. das Gehörknöchelchen »Hammer« s. Abb. S. 424.;
2. Rotz*.

Malpighi-Körperchen der Milz: Lymphonoduli lienales. Runde bis ovale Ansammlung von Lymphozyten im Netzwerk des retikulären* Bindegewebes der Milz um die sog. Zentralarterie herum. Sie bilden mit dem Trabekelsystem der Milz die weiße Pulpa und imponieren, mit bloßem Auge sichtbar, als weiße Körperchen.

Malpighi-Körperchen der Niere: Corpuscula renis. Bestehen aus einem Kapillarknäuel (Glomerulum) und sind von einer Kapsel umgeben. Sie haben ein- und austretende Gefäße und einen Harnpol, aus dem das Hauptstück des Tubulus renalis (Harnkanälchen) kommt. Sie produzieren den Primärharn. S. Abb. Seite 400.

Maltafieber: Mittelmeerfieber, Brucellose*.

Mallum: Krankheit, Leiden.

Malum perforans pedis: s. Lochgeschwür*.

Mamilla f: Brustwarze.

Mamma f: weibliche Brust. Enthält die Milchdrüsen, die nach der Entbindung Muttermilch produzieren. S. Abb. Seite 98.

Mammafibroadenom f: gutartige, scharf begrenzte Geschwulst aus wucherndem Bindegewebe.

Mamma-Karzinom n: Krebs der weiblichen, aber auch männlichen Brustdrüse.

Das Karzinom der weiblichen Brust zeigt als diagnostisches Frühzeichen einzelne derbe Knoten, die gegenüber der Umgebung schlecht abgrenzbar sind. In den allermeisten Fällen kann die sich gewissenhaft beobachtende Frau eventuelle Knoten selbst rechtzeitig entdecken. Mit weiterem Wachstum des Krebses kommt es zu Einziehungen der Brustwarze oder der Haut über dem Tumor, zu allgemeiner Vergrößerung und Verhärtung der Brust, zu Rötungen und Schmerzen sowie zu Schwellungen und Verhärtungen der Achseldrüsen. Die Rötung der Brustwarze kann das einzige Symptom einer beginnenden Sonderform des Brustkrebses, des sog. Paget-Karzinoms*, sein. Von Bedeutung ist die Erkenntnis, daß Frauen, in deren unmittelbarer Verwandtschaft (Mutter, Schwester, Tochter) Brustkrebs aufgetreten ist, daran häufiger erkranken als andere. Ebenfalls werden Frauen ohne Kinder häufiger befallen als Mehrgebärende. Frauen, die ihre Kinder nicht oder aber länger als 2 Jahre stillen, scheinen mehr gefährdet zu sein. Hingegen gilt als sicher, daß Entzündungen, Verletzungen (auch der gefürchtete Schlag oder Stoß) und gutartige Tumoren keine Krebsvorstufen sind. Der Verlauf des Brustkrebses hängt neben der frühzeitigen Erkennung und Behandlung auch noch von der Differenzierung und Zusammensetzung des Krebsgewebes ab. Besonders gefährlich und bösartig ist das entzündliche Karzinom, welches durch einen schmerzhaften, schnell wachsenden Tumor gekennzeichnet ist, der zur raschen Vergrößerung der Brust mit Schwellung, Rötung und Hitze der darüber liegenden Haut führt. Diese Form metastasiert so früh und weit gestreut, daß die Krankheit unheilbar ist und auch eine radikale Operation, Bestrahlung und Hormontherapie nichts mehr nützen. Andere Formen wiederum wachsen sehr langsam und metastasieren nicht oder erst sehr spät. Die Metastasen* finden sich zunächst in den Achsellymphknoten (bei 60 % aller Operierten), später kommen sie auf dem Blutweg in die Knochen, Lunge, Leber, Eingeweide und das Gehirn. Während bei Beschränkung des Tumors auf die Brust und der Metastasen auf die Lymphknoten die Laborwerte nicht verändert sind, kann bei Fernmetastasen die Szintigraphie der betroffenen Organe entsprechende Befunde ergeben.

Zum Thema Operation ist zu sagen, daß die heute noch vielfach übertriebene Eile, wegen jedes Knotens sofort eine Operation anzuberaumen, nicht nötig ist, sondern daß vorher in Ruhe durch Mammographie und Biopsie die Diagnose abgeklärt werden sollte. Kommt man dann zur Überzeugung, daß es sich um Krebs handelt, so ist trotzdem während der Operation grundsätzlich die Anfertigung eines Schnellschnittes zur mikroskopisch-histologischen Untersuchung zwecks endgültiger Klärung der Bösartigkeit des Tumors zu fordern.

Der Brustkrebs des Mannes ist zwar selten, wird aber gerade deshalb und wegen der geringen Symptome oft selbst vom Arzt nicht rechtzeitig erkannt. Prinzipiell gelten für die Diagnostik die bereits beim Mamma-Karzinom gemachten Ausführungen. Sehr häufig sind frühzeitige Fernmetastasen.

mammalis: die Brust betreffend.

Mammaplastik: chirurgische Korrektur der weiblichen Brust.

Mammographie: spezielle Röntgenaufnahmen mit besonders weichen Strahlen zur Erkennung von Tumoren der weiblichen Brust.

Managerkrankheit: angeblich durch andauernde körperliche und geistige Überanstrengung entstehende Herz-Kreislauf-Erkrankungen; wissenschaftlich umstritten.

Mandel: s. Tonsille*.

Mandelentzündung: s. Tonsillitis*, Angina.

Mandelpfröpfe: weiß-gelbe Ansammlung von Epithelien, Zellresten, Bakterien und Leukozyten in den Gruben (Krypten) der Gaumenmandeln bei chronischem Kryptenkatarrh.

Mandelsteine: entstehen in den Mandeln infolge krankhafter Stauung von Sekreten*.

Mandibula f: Unterkiefer.

Mangan: lebenswichtiges Schwermetall, wichtiger Aktivator für verschiedene Enzyme*. Bei Mangel kommt es zur Sterilität und zur Mißbildung von Knochen.

Mangelkrankheiten: Insuffizienzkrankheiten, als Folge von:

1. Avitaminosen*;
2. qualitativ oder quantitativ unzureichender einseitiger Ernährung;
3. angeborenem oder erworbenem Mangel an Enzymen*.

Manie f: Zustand bei der manisch-depressiven Erkrankung. Äußert sich in gesteigerter Motorik, Schlaflosigkeit, sexueller Erregbarkeit, Selbstüberschätzung der Persönlichkeit, heiterer Allgemeinerregung, Ideenflucht usw.

Manifestation f: zutage treten, in Erscheinung treten (manifest: offenkundig), z. B. einer Erkrankung oder Erbanlage.

Manipulation f: Handgriff, Handlung, Handhabung.

manisch-depressive Erkrankung: Zyklothymie, Zyklophrenie. Gemütskrankheit ohne erkennbare Ursachen, Form einer schwersten Psychose, dadurch gekennzeichnet, daß bereits auf Alltagsvorkommnisse mit hochgradigen Stimmungsschwankungen reagiert wird, die zwischen gesteigerter (Manie) oder verlangsamter (Depression) psychomotorischer Aktivität wechseln. In der depressiven Phase besteht vor allem eine gewisse Unfähigkeit, auf Umgebung und Erlebnisse zu reagieren. In diesem Zeitraum ist die Selbstmordgefahr besonders groß. Während der manischen Phase steht im Vordergrund eine übersteigerte Aktivität mit Zerstreutheit, Rededrang, unsinnigen Bewegungen und Zerstörungswut. Manie und Depression können in fast nicht mehr abgrenzbaren Zeiträumen quasi gleichzeitig auftreten.

Manneschwäche: s. Impotenz*.

Manubrium n: Henkel. Anatomischer Begriff für obersten Teil des Brustbeins (M. sterni).

Manus f: Hand; manuell; mit der Hand.

Manustupratio: s. Onanie*.

Marasmus: allgemeiner Verfall und Kräfteschwund.

marginalis: am Rand befindlich, zum Rand gehörend.

marginatus: gerändert.

Margo, Margines: der Rand. Anatomischer Begriff.

Marihuana n: s. Haschisch*.

Maritus m: Gatte, aber auch Partner beim Geschlechtsverkehr.

Mark: verschiedene Bedeutungen:

1. Rücken-M.;
2. weiße Substanz = M. des Gehirns;
3. Knochen-M.;
4. verlängertes M. (Medulla oblongata*);
5. Marksubstanz von Organen, bei denen man Mark und Rinde unterscheidet, z. B. Nebenniere, Thymus usw.

Markhöhle: der vom Knochenbälkchen durchzogene und mit Knochenmark ausgefüllte Hohlraum im Knochen. S. Abb. Seite 304.

Markschwamm: Carcinoma solidum medullare. Nicht ausdifferenzierte Krebsgeschwulst, die in der Hauptsache aus Primitivformen wuchernder Epithelzellen besteht. Gegensatz ist Szirrhus*, bei dem wucherndes Bindegewebe vorherrscht.

Marmorknochen-Krankheit: Osteopetrosis. Vererbbare Mißbildung der Knochen mit fortschreitender Verknöcherung des gesamten Markraumes.

Marseille-Fieber: dem Fleckfieber* ähnliche Erkrankung. Die Erreger (Rickettsien*) werden durch Zecken übertragen.

Masern: Morbilli. M. sind eine durch Tröpfcheninfektion übertragene Viruserkrankung, die ein Vorstadium mit Fieber, Schnupfen, Husten und Lichtscheu aufweist. Nach einer Inkubationszeit* von 14 Tagen tritt meist 4 Tage nach Beginn des Vorstadiums ein Hautausschlag auf, der durch ziegelrote, unregelmäßig fleckige, leicht erhabene Papeln gekennzeichnet ist. Der Ausschlag beginnt fast immer im Gesicht, greift dann auf den Rumpf über und erfaßt erst am 3. Tag die Gliedmaßen. In derselben Reihenfolge beginnt er wieder abzublassen. Typisch für die Masern sind die Koplik-Flecken, die sich wie kleine Salzkristalle auf der dunkelroten Wangenschleimhaut ausbreiten. Das Fieber liegt meist zwischen 40 und 41 °C und bleibt während der gesamten Krankheit hoch. Die gefährlichsten, auch tödlich verlaufenden Komplikationen sind eine Hirn- oder Lungenentzündung; oft ist auch eine Mittelohrentzündung die Folge. Eine vorbeugende Impfung wird zweckmäßig nicht vor dem 15. Lebensmonat durchgeführt. Kinder, die bereits erkrankt waren, brauchen nicht geimpft zu werden, da sie lebenslang immun sind.

Masernviren: ca. 100 nm große Myxoviren, Erreger der Masern.

Maskengesicht: bewegungslos, mimisch starres Gesicht bei Parkinsonismus*, beidseitiger Fazialislähmung*, Enzephalitis*, Depressionen*, Schizophrenie*.

Maskulierung f: Vermännlichung.

Masochismus m: »Schmerzgeilheit«. Sexuelle Wollust beim Empfinden zugefügter Schmerzen und Demütigungen. S. auch Sadismus*.

Massage: physikalische Therapieform, bei der durch Kneten, Reiben, Streichen, Klopfen, Klatschen, Rütteln, Schütteln usw. die Haut und das darunter liegende Gewebe, insbesondere auch die Muskulatur, das Gefäßsystem, die inneren Organe usw., mechanisch beeinflußt werden.

Massenblutung: große Blutungen, die nach dem Platzen einer Gefäßwand entstehen und hauptsächlich im Gehirn vorkommen. S. Apoplexie*.

Mastalgie: s. Mastodynie*.

Mastdarm: Intestinum rectum, Rektum. Der am After (Anus) endende Enddarm, aus dem der Kot ausgeschieden wird.

Mastdarmkarzinom: Krebsgeschwulst des Mastdarms. Häufig sind der unwillkürliche Abgang von Blut und Schleim und ein krampfhafter Entleerungsdrang ohne Ausscheidung die ersten Hinweise. Es ist die wohl am häufigsten vorkommende Krebsgeschwulst. Bei über 50 % aller Dickdarmkrebse findet sich die Lokalisation im Rektum und kann deshalb durch die rektale oder rektoskopische Untersuchung sicher und frühzeitig erkannt werden (Vorsorgeuntersuchung!). Die übrigen Dickdarmabschnitte werden durch röntgenologische Kontrastdarstellungen untersucht. Da der Dickdarmkrebs häufig keine charakteristischen Symptome zeigt, soll bei allen Veränderungen der gewohnten Darmfunktion (schmerzhafte Blähungen über längeren Zeitraum, Wechsel von Durchfall und Verstopfung, Blut im Stuhl) der Arzt zur Untersuchung des Dickdarms aufgesucht werden. Die einzig aussichtsreiche Behandlungsmethode besteht in der operativen Entfernung der erkrankten Darmabschnitte bis weit in die gesunden Regionen hinein, unter gleichzeitiger Mitausräumung der regionären Lymphknoten. Die Prognose des operierten Dickdarmkrebses ist von allen Krebsen mit am günstigsten: die 5-Jahres-Überlebensrate beträgt rund 50 %. Der früher gefürchtete künstliche Darmausgang (Anus praeternaturalis) ist durch fortschreitende Entwicklung der Verschlüsse (Kolostomie-Kitt, Magnetverschlüsse) weitgehend problemlos geworden. Außerdem kann bei einem beachtlichen Teil in brauchbarer Zeit der natürliche Ausgang wiederhergestellt werden.

Mastdarmverschluß: angeborener Verschluß (Mißbildung bei Neugeborenen) durch eine dünne Membran, gelegentlich auch durch Haut und Bindegewebe. Die Krankheitszeichen sind zunehmende Unruhe, Verweigerung der Nahrungsaufnahme, Verstopfung, Erbrechen und starke Auftreibung des Bauches.

Mastdarmvorfall: Analprolaps. Infolge von allgemeiner Bindegewebsschwäche, meist in Verbindung mit Hämorrhoiden entstehender Vorfall der Afterschleimhaut.

Mastektomie: Amputation der Mamma*.

Mastitis f: Entzündung der Brustdrüsen, meistens in den ersten Wochen nach der Entbindung (M. puerperalis). Häufigster Erreger ist der Staphylococcus* aureus, der über Schrunden der Brustwarzen eingeschleppt wird. Bei frühzeitiger Behandlung kann die Bildung von Abszessen vermieden werden.

Mastodynie f: Schmerzen in den weiblichen Brüsten.

Mastoid n: Kurzbezeichnung für Warzenfortsatz* (Processus mastoideus), zwischen Vor- und Hinterhauptsbein gelegen.

Mastoidektomie f: Antrotomie. Gesamtentfernung des Warzenfortsatzes.

Mastoiditis f: Schleimhautentzündung in den lufthaltigen Räumen des Warzenfortsatzes bei Mittelohrentzündungen. Bei Vereiterung Gefahr des Durchbruchs in die Schädelhöhle.

Mastopathie, Mastopathia f: Erkrankungen der Brustdrüsen. Ist in ihren verschiedenen Formen (M. cystica, fibromatosa, Mastitis cystica usw.) das häufigste Krankheitsbild der weiblichen Brust. Es handelt sich dabei um gutartige Gewebswucherungen, die hauptsächlich an den Drüsenschläuchen entstehen und öfter Zysten bilden. Die Erkrankung wird nicht selten mit Krebs verwechselt. Im Gegensatz zum Karzinom treten jedoch bei der Mastopathie mehr oder weniger schmerzende Knoten auf, die häufig auch in beiden Brüsten tastbar sind. Außerdem sind die Knoten weniger derb und gegen die Umgebung besser und deutlicher abgrenzbar als beim Krebs. Besonders auffällig ist der rasche Größenwechsel, besonders vor und während der Periode.

Mastotomie: Antrotomie. Aufmeißelung und Ausräumung des Warzenfortsatzes.

Mastozytose der Haut: Urticaria pigmentosa. Vorwiegend durch gelbbraune, flache Papeln gekennzeichnet.

Masturbation: s. Onanie*.

Maternität: Mutterschaft.

Maternitätstetanie: tetanische* Krankheitsbilder bei Wöchnerinnen.

Matrix f: Keimschicht. Histologischer Begriff.

Maturation f: Reifung, speziell gebraucht bei Viren.

Maul- und Klauenseuche: Aphthenseuche, Stomatitis epidemica. Viruserkrankung, die hauptsächlich Rinder, Ziegen und Schafe befällt und auch auf den Menschen übertragen wird. Nach einer Inkubation von 3 bis 5 Tagen brechen an den Lippen, im Mund, an Händen und Füßen Bläschen aus, die schmerzhaft und von Fieber begleitet sind. Der Verlauf ist gutartig.

Maul- und- Klauenseuche-Viren: s. RNS-Viren*.

Maxilla f: Oberkiefer.

Maximaldosis: amtlich festgelegte Höchstabgabemenge von Arzneimitteln. Sie ist für jede Darreichungsart gesondert festgelegt und darf nur auf spezielle Anordnung eines Arztes überschritten werden.

MdE: s. Erwerbsminderung*.

Meatus acusticus m: Gehörgang.

Meatusstenose f: Verengung der Harnröhrenmündung.

Media f: Kurzbezeichnung für Tunica media, die Mittelschicht von Gefäßwandungen. S. Abb. Seite 204.

medial, medialis: nach der Mittelebene des Körpers hin liegend.

Medianekrose: Gewebsauflösung, meist herdförmig, in der Mittelwandschicht der Arterien, besonders der Aorta*. Ursachen z. T. unbekannt; als auslösende Faktoren kommen aber auch Verletzungen, Gifteinwirkungen und lokale Ernährungsstörungen in Frage. Heilung erfolgt über Narbenbildung. Zerreißung der Gefäßwand und gelegentliche Ausbildung von Aneurysmen* kommen vor.

medianus: in der Mitte liegend; auch Kurzbezeichung für Nervus medianus.

Medianuslähmung: Lähmung des Nervus medianus und damit Funktionseinschränkung der von ihm innervierten Muskelgruppen. Anzeichen sind Einschränkungen der Pronation* des Vorderarmes, der Beugungsfähigkeit des Handgelenkes, vollständige Beugungslähmung des Mittel- und Endgelenkes der drei ersten Finger (»Schwurhand«) und Bildung der sog. »Affenhand« durch Muskelschwund am Daumenballen. S. auch Handstellungen*.

Mediasklerose: s. Mediaverkalkung*.

mediastinal, mediastinalis: zum Mittelfell* gehörend.

Mediastinalemphysem: Gasansammlung im Mittelfellraum* durch Lufteintritt infolge Verletzungen der Luftwege. Kann zu starken Drucksteigerungen mit Zuflußstauungen der großen Herzgefäße und Abpressung der großen Venen kommen und tödlich enden. Außerdem kommen Gasansammlungen durch gasbildende Bakterien vor.

Mediastinalraum: s. Mediastinum*.

Mediastinaltumoren: Geschwülste im Mediastinum*. In Frage kommen von der Luft- bzw. Speiseröhre her einwachsende Karzinome*, Metastasen* in den Lymphknoten, Sarkome*, Lymphogranulomatose*, Aneurysmen*, insbesondere der Aorta, hinter das Brustbein reichender Kropf usw.

Mediastinitis: Entzündung des Mediastinums*.

Mediastinoperikarditis f: Herzbeutelentzündung, die vom Mittelfellraum* ausgehend auch das Perikard* erfaßt.

Mediastinoskopie f: Direktbetrachtung des Mittelfellraumes mit einem Spezialinstrument.

Mediastinotomie f: chirurgische Eröffnung des Mittelfellraumes.

Mediastinum n: Mittelfell. Der die beiden Lungen trennende, von lockerem Bindegewebe ausgefüllte Raum in der Mitte der Brusthöhle. Enthält das Herz, die großen Gefäße, die Thymusdrüse, die Luft- und Speiseröhre, Nerven und Lymphknoten.

Mediaverkalkung: Kalkablagerungen in der Mittelwandschicht der Arterien. Arteriosklerose im weitgefaßten Sinn, vorwiegend im Alter auftretend. S. auch Arteriosklerose*.

Medikation f: Arztverschreibung, -verordnung.

Meditation f: sich auf eigene Gedankengänge konzentrieren und dabei bewußt und willkürlich die Beziehungen zur Außenwelt einschränken.

Medizin f:

1. Heilkunde, ärztliche Kunst, Wissenschaft von gesunden und kranken Menschen. Die M. umfaßt heute derart viele Wissensgebiete, daß ihre Aufgliederung in immer mehr Fachdisziplinen erforderlich ist;
2. Arzneimittel.

Medulla f: Mark.

Medulla oblongata: verlängertes Mark. Verbindung zwischen Rückenmark und Stammhirn*.

Medulla ossium: Knochenmark.

Medulla ossium flava: gelbes Knochenmark, Fettmark.

Medulla ossium rubra: rotes, blutbildendes Knochenmark.

Medullaranästhesie f: Lumbalanästhesie*.

Medullarkrebs: s. Markschwamm*.

Medullarplatte: s. Nervenplatte*.

Medulloblastom n: sehr bösartige, rasch wachsende Krebsgeschwulst aus wenig differenzierten, der embryonalen* Entwicklung des Gehirns entsprechenden Zellen. Findet sich fast ausschließlich im Kleinhirn von Kindern und Jugendlichen.

Megakaryozyten m: Mutterzellen der Blutblättchen*. Sie stammen wahrscheinlich von Retikulum*-Zellen ab.

Megakaryozytenleukämie f: Wucherung von Megakariozyten in Leber, Milz und Knochenmark mit Ausschwemmung großer Mengen von Megakariozyten in der periphere Blut.

Megakolon n: Ausweitung des ganzen Dickdarms oder seiner Abschnitte aus verschiedenen Ursachen, führt zu aufgeblähtem Leib und nur schwer beeinflußbaren Verstopfungen.

Megalenzephalie f: abnorm großes Hirn.

Megalerythema n: fünfte Krankheit*.

Megaloblasten m: sehr große, kernhaltige Erythrozyten*, welche für die perniziöse Anämie* charakteristisch sind.

Megaloblastose f: hyperchrome Anämien, bei denen Megaloblasten* im Blutbild erscheinen.

Megalomanie: Größenwahn.

Megalosplenie f: Krankheiten mit starker Vergrößerung der Milz. S. auch Splenomegalie*.

Megasigma n: angeborene Vergrößerung und Ausweitung des Colon sigmoideum*. Folge ist chronische Verstopfung.

Megastomum: Lamblia intestinalis*.

Megaureter: Riesen-Harnleiter. Sehr starke ein- oder doppelseitige, angeborene Erweiterung bei normal funktionierendem Verschluß.

Megavoltstrahlung: wird zur Strahlentherapie* verwendet und mittels Resonanztransformatoren, Kobalt-60- bzw. Cäsium-137-Geräten, Linearakzeleratoren und Betatron* erzeugt. Mit M. wird eine sehr große Tiefenwirkung erreicht. S. auch Mevatron*.

Mehlnährschäden: chronische Ernährungsstörungen bei Säuglingen, die einseitig mit überwiegender Mehlnahrung ohne ausreichenden Zusatz von Milch versorgt werden. Abmagerung mit Muskelschwund, Vitaminmangelerscheinungen*, Ödeme* und Durchfälle sind die Folge.

Mehrfachteste: Auf Stäbchen sind Chemikalien aufgetragen, die auf die zu untersuchenden Substanzen mit Farbveränderungen reagieren. Auf diese Weise kann man (auch als Patient) sehr schnell den Harn auf Eiweiß, Glukose, Blut, Keton und Gallenfarbstoffe testen und zusätzlich den pH-Wert* bestimmen (z. B. Uristix-, Combiuristix-Stäbchen, Comburtest usw.).

Mehrfachvakzine n: Kombinationsimpfstoffe, die gleichzeitig gegen verschiedene Erreger und ihre Toxine wirksam sind, z. B. DPT = Diphtherie-Pertussis-Tetanus-Impfstoff.

Mehrlingsgeburten: kommen entweder durch mehrfachen Eisprung zur gleichen Zeit (Polyovulation) oder durch Teilung der Keimblätter (eineiige Zwillinge) zustande. Es werden Geschwister in einem kurzen, höchstens auf mehrere Stunden beschränkten Zeitraum nacheinander geborene, Zwillinge, Drillinge usw.

Meibom-Drüsen: Talgdrüsen in den Augenlidern, die im Lidrand münden.

Mekonium n: dunkelgrünes, zähes Kindspech, das von Neugeborenen in den ersten Tagen aus dem Darm ausgeschieden wird. Es besteht aus Darmschleim und -sekreten, geschlucktem Fruchtwasser, Lanugohaaren*, Fett und Gallenfarbstoffen.

Melaena f: Blutstuhl, Schwarzruhr. Durch Blut schwarz gefärbter Stuhl.

Melancholie f: Schwermut, Depression, schwerer Verstimmungszustand mit wehmütiger, trübsinniger, pessimistischer Tendenz.

Melanine: braune bis schwarze, stickstoffhaltige Farbstoffe (Pigmente), die aus Aminosäuren* in den Zellen unter der Epidermis* gebildet werden. Die Farbe der Haare, Haut, Regenbogenhaut, Sommersprossen, Leberflecken werden durch sie bestimmt. Bei Sonneneinwirkung führen die M. zur Bräunung der Haut.

Melanoblastom n: Melanozytoblastom*.

Melanodermie f: nachträgliche Pigmentierung der Haut durch Speicherung von Melanin* oder ähnlichen Farbstoffen.

Melanodermitis toxica: Schwarzsucht. Durch Einwirkung von Teer, Schwerölprodukten und verschiedenen Hautgiftstoffen kommt es bei gleichzeitiger Sonnenbestrahlung zur Hautentzündung, die mit Rötung beginnt und dann zu dunkelbrauner bis schwarzer Pigmentierung* führt.

Melanoglossie f: Haarzunge. Chronische Zungenpapillarentzündung, die zur Schwarzfäbrung und Verlängerung der Papillen führt und der Zunge ein behaartes Aussehen gibt. Bei Antibiotika-Therapie und Vitaminmangel vorkommend.

Melanokarzinom n: Melanozytoblastom*.

Melanom n: s. Melanozytoblastom*.

Melanosarkom n: Melanozytoblastom*.

Mendel-Gesetze: Die Abb. veranschaulicht das 2. Gesetz (Spaltungsregel). Bei Kreuzung von Eltern mit verschiedenen Grundmerkmalen einer Erbanlage (hier schwarz/weiß) entstehen in der 1. Generation Mischlinge mit Schwarz-Weiß-Merkmalen. Bei der Paarung von zwei derartigen Mischlingen entstehen in der nächsten Generation 25 % der Nachkommen mit rein weißem, 25 % mit rein schwarzem und 50 % mit wiederum schwarz-weißem Erbmerkmal.

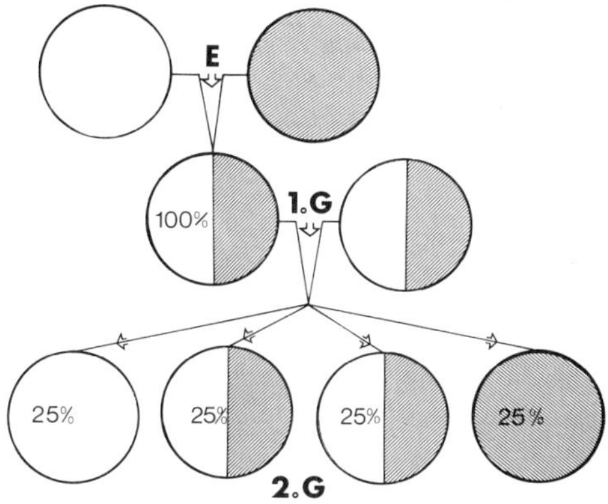

Melanose, Melanosis f: Dunkelfärbung der Haut und Schleimhaut durch Melaninspeicherung.

Melanotrichia linguae f: Nigrities linguae; s. Melanoglossie*.

Melanozytoblastom n: gelb- bis schwarzfarbige, sehr bösartige Krebsgeschwulst der Haut, der Schleimhäute oder des Auges, in die Melanin eingelagert ist. Rasches, anatomische Grenzen durchbrechendes Wachstum und frühzeitige Metastasierung* sind kennzeichnend.

Melanurie f: Schwarzharnen. Das bei Melanozytoblastomen* im Urin enthaltene Melaninogen wird durch Luft zu Melanin* oxydiert und bedingt die Verfärbung.

Meldepflicht: s. Anzeigepflicht*.

mellitus: honigsüß.

Meloschisis: Gesichts- bzw. Wangenspalte. Angeborene Mißbildung, schräg oder quer verlaufend.

Membran f: Bestandteil von Zellen* und deren Organellen (z. B. Membran des Zellkerns, der Mitochondrien*). Die Funktionen sind Zellabgrenzung, Transport von Stoffwechselprodukten, Diffusionswiderstand usw.

membranaceus: häutig, hautähnlich.

Membrum n: Glied. M. virile = männliches Glied (Penis). Aber auch für Extremitäten* gebräuchlich.

Menarche f: Zeitpunkt der ersten Monatsblutung, durchschnittlich zwischen dem 11. und 13. Lebensjahr.

Mendel-Gesetze: 1865 von dem Augustinerpater Gregor Mendel entdeckt. Sie bilden die Grundlage der Vererbungslehre. Erstes Gesetz (Uniformitätsregel): Individuen der ersten Filialgeneration reinrassiger Eltern sind gleichartig (genotypisch und phänotypisch gleich). Zweites Gesetz (Spaltungsregel): Individuen der zweiten Generation spalten sich immer in einem ganz bestimmten Verhältnis auf, und zwar 1 : 2 : 1. Es entstehen aus heterozygoten Elternpaaren 50 % homozygote und 50 % heterozygote Individuen. Drittes Gesetz (Unabhängigkeitsregel): Wenn sich die zur Kreuzung kommenden Individuen in mehr als einem Anlagepaar unterscheiden, so verhalten sich die einzelnen Anlagepaare in bezug auf die Spaltungserscheinungen unabhängig voneinander. S. Abb. oben.

Menidrosis f: Schweißausbrüche anstelle von Monatsblutungen.

Ménière-Symptomenkomplex: Kurzform Ménière. Anfallsweise auftretende Schwindelzustände, die mit Erbrechen, klinisch feststellbarem Nystagmus*, Innenohrschwerhörigkeit und Ohrensausen vergesellschaft sind. Der Anfall kann einer Apoplexie* ähnlich sein und mit ihr verwechselt werden. Allgemein wird angenommen, daß es sich dabei um nervlich gesteuerte Gefäßkrämpfe im Bereich der Labyrinthgefäße mit anschließender Vermehrung seröser Flüssigkeiten im Innenohr (Hydrops) und dadurch bewirkten Druckanstieg handelt. M. kann aber auch bei Tumoren und Entzündungen des Nervus statoacusticus, Erkrankungen des Hirns und der Hirnhäute, Durchblutungsstörungen usw. als Begleiterscheinung auftreten.

Meningen: von Meninx f = Häutchen. Hirn- bzw. Rückenmarkshäute*.

meningeus, meningial: die Hirnhaut betreffend.

Meningiom n: gutartige Hirnhautgeschwulst, von der Dura mater* oder Arachnoidea* ausgehend.

Meningismus: allgemein für Reizerscheinungen, die von den Hirnhäuten ausgehen, so z. B. bei Meningitis*, Subarachnoidalblutung*, Hirnhautreizungen, bei verschiedenen Infektionskrankheiten, nach Lumbalpunktion*; sie äußern sich in Nackensteifheit, Kopfschmerz und Brechreiz.

Meningitis f: Entzündung der Hirn- und Rückenmarkshäute (M. cerebralis, spinalis, cerebrospinalis). Gekennzeichnet durch Nackensteifheit, Kopfschmerzen, Erbrechen, Bewußtseinsstörungen, die bis zum Koma* reichen können, Fieber, Blutbildveränderungen und vor allem typische Veränderungen des Liquors*.

Meningoenzephalitis f: Hirnhautentzündung, die zusätzlich das Hirn befällt.

Meningokokken: gramnegative* Diplokokken* aus der Gattung der Neisseria. Erreger der epidemischen Meningitis*.

Meningokokken-Meningitis: Meningitis epidemica; epidemische Genickstarre, übertragbare Hirnhautentzündung, nicht zu verwechseln mit der sehr gefährlichen Meningokokken-Sepsis. Endemisch-epidemisch* auftretende, durch Luft übertragbare, anzeigepflichtige Infektionskrankheit. Erreger sind Meningokokken* (Neisseria meningitidis). Nach einer Inkubationszeit* von 1–3 Tagen kommt es akut unter hohem Fieber zur eitrigen Entzündung der Hirnhaut, welche mit Nacken-Rücken-Steifheit, Kopfschmerzen, Schläfrigkeit bis zur Bewußtlosigkeit und Krampfzuständen einhergeht. Bei unzureichender Behandlung liegt die Todesrate bei über 50 %. Generell besteht die Gefahr der Verblödung, da bei der Ausheilung Defekte der Hirnsubstanz zurückbleiben.

Meningom: s. Meningiom*.

Meningomyelitis f: Meningitis, die auf das Rückenmark übergreift.

Meningomyelozele: angeborene Mißbildung (Spina bifida*), bei der Teile des Rückenmarks und der Rückenmarkshäute durch einen Spalt der Wirbelsäule vorfallen.

Meningozele f: mit Flüssigkeit gefüllter Bruchsack (Hernie) der Hirn- oder Rückenmarkshäute, meist infolge angeborener Defekte.

Meninx, Meningis f: s. Meningen*.

Meniskus m: Faserknorpelring im Kniegelenk*. Man unterscheidet einen mittleren und einen äußeren M.

Meniskusriß: erfolgt durch Verletzungen oder Degeneration*. Dabei entsteht plötzlich ein sehr kräftiger Schmerz: Charakteristisch sind dann ein Schmerz bei Drehbewegungen und druckempfindliche Verhärtungen im betroffenen Gebiet.

Menopause f: Beendigung der Menstruations*-Blutungen während des Klimakteriums*.

Menorrhagie f: starke und deutlich länger als normal andauernde Regelblutung. Vorkommen bei Myomen*, Adnexentzündungen* und hormonellen Störungen.

Menorrhoe f: s. Menstruation*.

Menstruation, Menstruatio f: Regelblutung, Monatsblutung, Menses, Periode. Sie erfolgt in zeitlicher Abhängigkeit vom Eisprung (Ovulation*) in meist regelmäßigen Abständen von 26 bis 30 Tagen. Wenn keine Befruchtung eintritt, löst sich die Gebärmutterschleimhaut etwa 15 Tage nach der Ovulation unter Blutungen ab und wird ausgestoßen. Der Vorgang wird hormonell durch Hypophysen*- und Keimdrüsenhormone* gesteuert. S. auch Graaf-Follikel*.

mentalis:

1. zum Geist (Mens) gehörend, geistig;
2. das Kinn (Mentum) betreffend.

Mentalität f: seelisch-gedankliche Einstellung zu den Eindrücken, die wir von der Umwelt gewinnen.

Mentum n: Kinn.

Merkfähigkeit: die Fähigkeit, im Gedächtnis Eindrücke (Engramme) aufzunehmen, sie zu speichern und sich ihrer zu erinnern.

Merkurialismus: Quecksilbervergiftung.

Merseburger Trias: die drei Symptome der Basedow-Krankheit*: beschleunigter Puls, Kropf und Glotzauge.

Mesaortitis f: Entzündungen der äußeren und mittleren Wandungen der Aorta*, die unter Narbenbildung häufig zur Verengung der Herzkranzgefäße und damit zur Koronarinsuffizienz*, zur Entzündung der Aortenklappen und damit zur Aorteninsuffizienz und zum Aortenaneurysma* führen. Die M. ist meist eine Spätfolgeerscheinung der nicht ausgeheilten Syphilis; zweifelhaft ist Rheumatismus als Ursache.

Mesarteriitis f: Entzündung der Mittelwandschicht von Arterien.

Mesenchym n: embryonales Bindegewebe, aus dem die verschiedenen Stütz- und Bindegewebe, die Milz, die lymphatischen Organe und die Blutzellen hervorgehen.

mesenterial: das Mesenterium* (Gekröse) betreffend.

Mesenteriolum n: Gekröse des Wurmfortsatzes*.

Mesenterium n: Dünndarmgekröse, Band, an dem Jejunum* und Ileum* aufgehängt und an der hinteren Bauchwand befestigt sind. Besteht aus einer Bindegewebsschicht, die von Lymphknoten, Gefäßen, Nerven und Fettgewebe durchsetzt und beidseits von Bauchfellblättern umhüllt ist.

Mesenzephalitis f: Entzündung des Mittelhirns.
Mesenzephalon n: Mittelhirn. Dient der Koordinierung und Regulation von Bewegungen.
Meskalin: mexikanisches Kaktus-Alkaloid, Halluzinations-Rauschgift*.
Meskalinrausch: führt unter schizophrenie-ähnlichen Wahrnehmungsstörungen zu bizarren, buntgefärbten optischen und Gehörshalluzinationen, die mit Kopfschmerzen, Schwindel, Schweißausbrüchen und Übelkeit verbunden sind.
meso-: Vorsilbe für mitten, zwischen.
Mesoderm n: mittleres Keimblatt zwischen dem Ekto*- und Entoderm*. Aus ihm bilden sich die quergestreifte Muskulatur des Rumpfes, die Schleimhautauskleidung der Leibeshöhle, die Epithelien der meisten inneren Organe, die Nebennierenrinde und das Bindegewebe.
Mesogastrium n:
1. das Magengekröse;
2. Bauchmitte, Mittelbauchgegend.
Mesokolon n: Aufhängeband des Dickdarms, Dickdarmgekröse.
Mesopharynx m: Mund-Rachen-Raum, mittlerer Abschnitt des Rachens.
Mesosalpinx f: Duplikatur des Bauchfells, die den Eileiter umgibt.
Mesotheliom n: Endotheliom. Tumor, von Deckzellen und Bindegewebe der Körperhöhlenauskleidung (Pleura*, Perikard*, Peritoneum*, Hodenhäute) abstammend, welcher überwiegend gutartig ist, solange er sich eng umgrenzt darstellt, jedoch als krebsig entartet angesehen werden muß, wenn er flächenhaftes Wachstum zeigt.
metabolisch: aus dem Stoffwechsel entstanden.
Metabolismus m: Stoffwechsel.
Metacarpus m: Ossa metacarpalia, Mittelhand, aus den fünf Mittelhandknochen bestehend. S. Abb. Seite 228.
Metamorphose f: Umwandlung vom Embryo über die Larve zur geschlechtsreifen Form. Bei der vollständigen M. der Insekten schiebt sich zwischen Larvenstadium und endgültige Form ein Puppenstadium.
Metaphyse: Teil des Röhrenknochens zwischen Diaphyse* und Epiphyse*, sog. Längenwachstumszone.
Metaplasie f: Umwandlung einer Gewebsart in eine andere.
Metastase f: im engeren Sinne Verbände von Krebszellen, die meist auf dem Blut- oder Lymphweg in Körperteile oder Organe gelangen, die von der Primärgeschwulst mehr oder minder weit entfernt sind (s. auch Karzinom*). Die Krebsgeschwülste der verschiedenen Organe metastasieren mit einer gewissen Regelmäßigkeit entweder nur über die Blut- oder nur über die Lymphbahn. Typisch ist aber vor allem die bevorzugte Absiedlung von Metastasen der einzelnen Tumorarten in ganz bestimmten Organen oder Geweben, z. B. Schilddrüsenkrebs in die Knochen, Magenkrebs in die Leber usw.
Metastasierung f: Bildung von Metastasen*. Im weitesten Sinne spricht man auch von M. bei Verschleppung von Bakterien auf dem Lymph- oder Blutweg (sog. metastatische Entzündungen, Abszeß-M.).
Metatarsalgie: Mittelfußschmerz.
Metatarsus m: Mittelfuß, aus den fünf Mittelfußknochen* bestehend.

Metenzephalon n: Hinterhirn. Teil des Rautenhirns, aus Brücke und Kleinhirn bestehend.

Meteorismus m: Aufgeblasensein; Aufblähung der Gedärme durch Gasansammlung.

Meteorologie f: wissenschaftliche Lehre von den Vorgängen und den Erscheinungsformen des Wetters.

Meteorotropismus m: Anfälligkeit für Krankheiten bei bestimmten Wetterlagen, z. B. bei Föhn, Gewitter, Durchzug von Polarluft, Warmfront usw.

Methämoglobin n: Während normales Hämoglobin zweiwertiges Eisen enthält, entsteht in den Erythrozyten während des Sauerstoffaustausches kurzfristig dreiwertiges Eisen im Hämoglobin, das dann M. genannt wird. Mit Beendigung des Sauerstoffaustausches wird das dreiwertige Eisen sofort wieder in zweiwertiges reduziert und damit das M. in Hämoglobin zurückverwandelt.

Methämoglobinämie f: Erhöhung des Methämoglobins im Blut. Methämoglobin kann keinen Sauerstoff mehr binden und scheidet deshalb für den Transport desselben aus. Die normale Menge Methämoglobin beträgt 0,7 % des gesamten Blutfarbstoffes. Steigt sie auf Werte über 20 % an, so kommt es zu toxischen Erscheinungen wie Atemnot, Zyanose*. Bei Überschreitungen von 60 % besteht Lebensgefahr. Methämoglobin kann durch bestimmte Gifte, die bei verschiedenen Gewerbetätigkeiten über Medikamente in den Körper gelangen, vermehrt gebildet werden, z. B. durch Kaliumchlorat, Arsenwasserstoff, Nitroverbindungen usw. Es wird jedoch auch bei der idiopathischen* M. durch Enzymmangelkrankheiten gebildet.

Metritis f: Entzündung der Gebärmuttermuskulatur.

Metropathia haemorrhagica: Gebärmutterblutung bei überschießender Proliferation* der Gebärmutterschleimhaut.

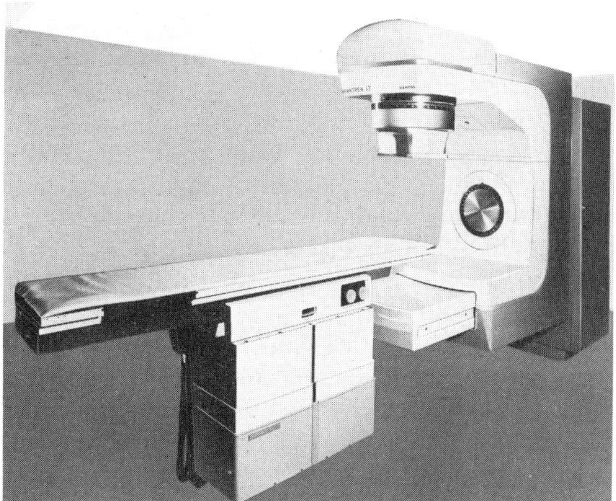

Mevatron

Metroptose: Senkung, Vorfall der Gebärmutter.

Metrorrhagie f: Blutungen, die zwischen der normalen Periode stattfinden, oft Hinweis auf Tumoren.

Mevatron: zur Erzeugung ultraharter Gamma-Strahlen für die Behandlung von Tumoren, vor allem Krebs. Das M. ist eine Weiterentwicklung des Telekobaltgerätes (»Kobaltkanone«) Gammatron* (s. Abb. S. 369).

Migräne: anfallsweise auftretende Schmerzattacken, die vorwiegend nur eine Häfte des Schädels befallen. Die Kopfschmerzen sind dann meist mit Sehstörungen, Übelkeit und psychischem Unbehagen verbunden. Als Ursache werden krankhafte Tonus*-Veränderungen der Blutgefäße des Schädels angenommen, deren Ursachen sehr vielgestaltig sein können (z. B. Allergien, hormonelle Veränderungen und Einwirkungen, psychische Erregungen, Magen-Darm-Erkrankungen, konstitutionelle* Veranlagung).

Mikrenzephalie f: kleines, unterentwickeltes Gehirn.

mikro-: als Vorsilbe für »klein«.

Mikroben f: Microbion n. Kleinste, nur unter dem Mikroskop sichtbare tierische oder pflanzliche Lebewesen.

Mikrobiologie f: Lehre von den Mikroben und Mikroorganismen (Bakterien, Viren, Pilze, Protozoen, Algen).

mikrobiostatisch: wachstumshemmend für Mikroben.

Mikroblasten m: besonders kleine, kernhaltige Vorstufen der Erythrozyten bei chronischen Anämien*.

Mikrochirurgie: Mit Hilfe von optischen Vergrößerungsgeräten (Lupenbrille, Mikroskop*) werden operative Eingriffe vorgenommen. Besondere Bedeutung hat die M. für Gefäßnähte (Dichtung), Nervennähte (Funktionalität), Replantationen (z. B. Wiederannähen abgetrennter Finger unter fachgerechtem Aneinanderfügen kleinster Strukturen) und für sonstige komplizierte Operationen.

Mikrofilarien: im Blut vorkommende Embryonen der ausgewachsenen Filarien*.

Mikrogameten m: s. Plasmodium malariae*.

Mikrokokken: Kugelbakterien.

Mikromanie f: Wahnvorstellung, körperlich zu klein zu sein, zu geringe Leistungen zu erbringen, eine unzureichende Persönlichkeit zu haben.

Mikroorganismen: s. Mikroben*.

Mikrophagen m: Freßzellen. Überwiegend neutrophile Leukozyten, die durch Phagozytose* Bakterien und kleinere Fremdkörper aufnehmen.

Mikroskop n: optisches Gerät zur Untersuchung von Objekten, die mit dem freien Auge nicht mehr sichtbar sind. Normalerweise besteht ein Mikroskop aus zwei auswechselbaren Linsensystemen, Objektiv und Okular, die durch ein ausziehbares Rohr (Tubus) gegeneinander einstellbar sind. Das durch das Objektiv entstehende, bereits vergrößerte Zwischenbild kann durch das Okular wie mit einer Lupe betrachtet und dadurch noch weiter vergrößert werden. Mit normalen M. erreicht man Vergrößerungen bis zu 1500fach, während mit Elektronenmikroskopen* bis etwa 500 000fache Vergrößerungen erzielt werden.

Mikrosomie: Kleinwuchs.

Mikrosporie f: Kleinsporenflechte.

Ansteckende, häufig endemisch* auftretende Hautpilzerkrankung, die wegen der starken Infektiosität meldepflichtig ist. Befällt Körper und Kopf und führt zu typischen entzündlichen Herden mit geringer Schuppung und Abbrechen der Haare.

Miktion f: Harnlassen.

Milben: Acarina. Gehören zur Klasse der Spinnen (Arachnoidea); flügellose Gliederfüßler mit meist kugelförmigem Körper und vier Beinpaaren. Bekannteste Arten sind die blutsaugenden Zecken und Laufmilben, die Fieberkrankheiten übertragen und Hautausschläge hervorrufen sowie Krätzmilben und Haarbalgmilben, die Getreide- und Saatmittelmilben, die asthmatische Erkrankungen verursachen können. S. auch Abb. Seite 314.

Milch: Sekret der Milchdrüsen weiblicher Säugetiere. M. enthält alle für die zur Aufzucht der Jungen notwendigen Nährstoffe, Mineralsalze, Spurenelemente, Vitamine, Enzyme und Immunstoffe. Die Zusammensetzung der M. ist bei den einzelnen Tierarten weitgehend verschieden. Aus diesem Grund muß auch Kuh-M., die zur Ernährung menschlicher Säuglinge Verwendung finden soll, durch Verdünnung und Zusätze der Mutter-M. entsprechend angeglichen werden. Die nachstehende Tabelle gibt eine Gegenüberstellung der wichtigsten Bestandteile von Kuh- und Muttermilch sowie von Kolostrum* und Zwischenmilch (= transistorische M.), das ist jene Muttermilch, die zwischen dem 6. und 10. Tag nach der Entbindung (= post partum) in der weiblichen Brustdrüse produziert wird. S. auch Muttermilch*, Kolostrum*.

Zusammensetzung der Milch	**Reife Milch** (15 Tage bis 15 Monate post partum)	**Transitorische Milch** (6.-10. Tag post partum)	**Kolostrum** (erste 5 Tage post partum)	**Kuhmilch**
	Mittelwert			
Protein*				
Total (g/l)	10,6 –	15,9 –	22,9 55	32,46 –
Casein (g/l)	3,7	5,1	21	24,9
Molkenprotein (g/l)	7	–	–	7
»Lactalbumin« (g/l)	3,6	7,8	–	2,4
»Lactoglobulin« (g/l)	–	5,0	35	1,7
Blutserumalbumin (g/l)	0,32	0,37	2,5	0,4
Blutserumimmunglobulin (g/l)	0,09	0,36	1,0	0,8
Amonisäuren*				
Total (g/l)	12,8	9,4	12,0	33,0
Alanin (g/l)	–	–	–	0,75
Arginin (g/l)	0,43	0,63	0,74	1,4
Asparaginsäure (g/l)	–	–	–	1,7
Cystin (g/l)	–	–	–	–
Glutaminsäure (g/l)	–	–	–	6,8
Glycin (g/l)	–	–	–	0,11
Histidin (g/l)	0,24	0,38	0,41	1,2
Isoleucin (g/l)	0,61	0,97	1,01	2,5

Zusammensetzung der Milch	**Reife Milch** (15 Tage bis 15 Monate post partum)	**Transitorische Milch** (6.-10. Tag post partum)	**Kolostrum** (erste 5 Tage post partum)	**Kuhmilch**
	Mitteltwert			
Leucin (g/l)	0,97	1,51	1,66	3,6
Lysin (g/l)	0,70	1,13	1,18	2,6
Methionin (g/l)	0,12	0,24	0,25	0,8
Phenylalanin (g/l)	0,40	0,62	0,70	1,8
Prolin (g/l)	–	–	–	2,5
Serin (g/l)	–	–	–	1,6
Threonin (g/l)	0,52	0,78	0,85	1,7
Tyrosin (g/l)	–	–	–	–
Thryptophan (g/l)	0,19	0,28	0,32	0,6
Valin (g/l)	0,73	1,05	1,17	2,6
Reststickstoff				
Total (mg/l)	324	479	910	252
Harnstoff-N (mg/l)	180	111	–	132,7
Harnsäure-N (mg/l)	22	–	–	24,1
Creatinin-N (mg/l)	11	–	–	7,05
Creatin-N (mg/l)	11	–	–	40,35
Aminosäuren-N (mg/l)	50	44	–	6,8
Cholin-N (mg/l)	10,3	–	–	12
Enzyme*				
Lysozym (mg/l)	390	–	460	0,13
Kohlenhydrate				
Lactose				
Direkt bestimmt (g/l)	71	64	57	47
Als Differenz (g/l)	68	64	–	–
Fucose (g/l)	1,3	–	–	–
Glucosamin (g/l)	–	–	–	0
Galactosamin (g/l)	–	–	–	0
Inosit (g/l)	0,45	–	–	0,08
Citronensäure (g/l)	–	–	–	2,54
Kalorien				
(kcal/l)	747	735	671	701
(MJ/l)	3,127	3,076	2,808	2,934
Spezifisches Gewicht	1,031	1,035	1,034	1,031
pH*	7,01	–	–	6,6
Feste Stoffe, total (g/l)	129	133	128	124
Asche, total (g/l)	2,02	2,67	3,08	7,15
Mineralien				
a) Elektropositive Elemente (mval/l)	41	55	68	149
Natrium (g/l)	0,172 0,189	0,294 0,536	0,501 0,956	0,768 –
Kalium (g/l)	0,512 0,553	0,636 0,692	0,745 0,581	1,43 –
Kalzium (g/l)	0,344 0,271	0,464 0,320	0,481 0,261	1,37 –
Magnesium (g/l)	0,035	0,035	0,042	0,13

Zusammensetzung der Milch	**Reife Milch** (15 Tage bis 15 Monate post partum)	**Transitorische Milch** (6.-10. Tag post partum)	**Kolostrum** (erste 5 Tage post partum)	**Kuhmilch**
	Mittelwert			
b) Elektronegative Elemente (mval/l)	28	37	40	108
Phosphor (g/l)	0,141	0,198	0,157	0,91
Schwefel (g/l)	0,14	0,20	0,23	0,30
Chlor (g/l)	0,375	0,457	0,586	1,08
c) Überschuß an elektropositiven Elementen (mval/l)	13	18	28	41
d) Spurenelemente				
Cobalt (μg/l)	Spur	–	–	0,6
Eisen (mg/l)	0,50	0,59	1,0	0,45
Kupfer (mg/l)	0,51	1,04	1,34	0,102
Mangan (mg/l)	Spur	Spur	Spur	0,02
Zink (mg/l)	1,18	3,82	5,59	3,9
Fluor (mg/l)	0,107	–	0,131	–
Jod (mg/l)	0,061	–	–	0,116
Selen (mg/l)	0,021	–	–	0,04
Fette, total (g/l)	45,4	35,2	29,5	38,0
Cholesterin (mg/l)	139	241	280	110
Freies Cholesterin (Prozent des Cholesterins)	76,1	76,5	79,5	–
Lipoidphosphor (mg/l)	10,5	15,5	12	–
Vitamine				
Vitamin A (mg/l)	0,61	0,88	1,61	0,27
Carotine (mg/l)	0,25	0,38	1,37	0,37
Vitamin D (IE/l)	–	–	–	–
Tocopherol (mg/l)	2,4	8,9	14,8	0,6
Thiamin (mg/l)	0,142	0,059	0,019	0,43
Riboflavin (mg/l)	0,373	0,369	0,302	1,56
Vitamin B_6 (mg/l)	0,18	–	–	0,51
Nicotinsäure (mg/l)	1,83	1,75	0,75	0,74
Vitamin B_{12} (μg/l)	–	0,36	0,45	6,6
Folsäure[x] (μg/l)				
(a)	1,4	0,2	0,5	1,3
(b)	24,0	–	–	37,7
(c)	7,3	–	–	12,6
Biotin (μg/l)	2	–	–	22
Pantothensäure (mg/l)	2,46	2,88	1,83	3,4
Ascorbinsäure[xx] (mg/l)	52	71	72	11

Milchdrüse: Mamma.

Milchgebiß: besteht aus 20 sog. Milchzähnen (4 Schneide-, 2 Eck- und 4 Mahlzähne pro Kiefer), die zwischen dem 5. und 6. Monat durchbrechen und im 3. Lebensjahr vollständig werden. Der Wechsel in die bleibenden zweiten Zähne erfolgt zwischen dem 6. und 12. Lebensjahr.

Milchsäure: α-Oxypropionsäure. Sie entsteht während der Glykolyse* im arbeitenden Muskel aus Glukose* nach der Gleichung $C_6H_{12} \rightarrow 2CH_3 \cdot CHOH \cdot COOH$ und ist ein Abbauprodukt der Glukose. M. wird dann zum Teil in der Leber wieder zu Glykogen aufgebaut. Diesen Vorgang nennt man *Milchsäurezyklus*.

Milchschorf: Milchborke. Kleinschuppige, nässende, juckende Krusten in der Gesichtshaut von Säuglingen.

Milchzähne: s. Milchgebiß*.

miliar: hirsekorngroß.

Miliaria: Schweißfriesel. Hirsekorngroße Hautbläschen mit flüssigem Inhalt; kommen bei höherem Fieber und starkem Schwitzen vor.

Miliarlupoid: s. Sarkoidose*.

Miliartuberkulose, akute: massenhafte Aussaat von Tuberkelbakterien in die Blutbahn, dadurch Bildung von hirsekorngroßen Knötchen in fast allen Organen. Die früher tödliche Krankheit kann durch Tuberkulostatika* großenteils beherrscht werden.

Milieu n: Umwelt.

Milium n: zwiebelartig geschichtete Hornperle, die als kleines weißes Knötchen in die Haut eingebettet ist.

Milz: Lien, Splen. Größtes lymphatisches Organ. S. Abb. rechts.

Milzbrand: Pustula maligna. Erreger: Milzbrandbazillen (Bacillus anthracis). Durch Kontakt, Nahrungsmittel oder Inhalation übertragbare, anzeigepflichtige Infektionskrankheit. Nach einer Inkubationszeit von 2 bis 3 Tagen entsteht die häufigste Form, der Haut-Milzbrand. An der Infektionsstelle, meist einer kleinen Hautwunde, bildet sich zunächst ein Bläschen, die sog. Pustula maligna, aus der dann der M.-Karbunkel hervorgeht, der auseitert und entzündlich

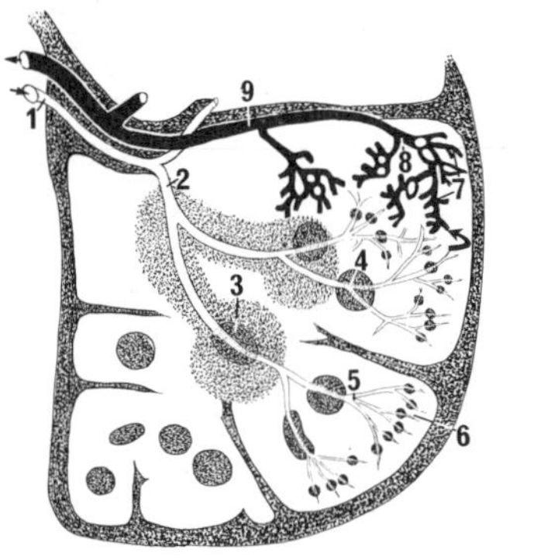

Milz: Die M. ist ein lympho-retikuläres* Organ. Sie ist in das Lymphgefäß*-System *und* in den Blutkreislauf eingegliedert. Man unterscheidet eine weiße und eine rote Pulpa. In die Maschenräume des roten Pulparetikulums sind zahlreiche rote Blutkörperchen eingelagert; sie werden dort für die Zerstörung »markiert«, wenn sie nicht mehr leistungsfähig sind. Die weiße Pulpa besteht aus lymphatischem Gewebe in Form unregelmäßig verstreuter Lymphfollikel, die wie Inseln in der roten Pulpa liegen. Die M. gliedert sich in einzelne Abschnitte, sog. Trabekel (Abb.), auf. Die Milzarterien zweigen sich nach ihrem Eintritt in das Organ in Trabekelarterien (1) auf und treten dann als Pulpaarterien(2) in die rote Pulpa über. In der Wand dieser Arterien entstehen aneinandergereihte Milzknötchen (3). Die Arterien werden von da ab Zentralarterien (4) genannt. Sie spalten sich weiter zu sog. Pinselarterien (5) auf und werden dann an ihrem Ende als sog. Hülsenarterien (6) von einem dichten Mantel aus Retikulumgewebe umgeben. Der Übergang in das venöse Abflußsystem ist unklar (entweder direkt in den Venensinus oder frei in die Maschen der Pulpa). Die Milzsinus (7) sind Sammelgefäße mit weitem Lumen*, die in die Pulpavenen (8) und von dort weiter zur Milzvene (9) führen.

ödematös anschwillt. Gleichzeitig tritt Fieber auf, die regionalen Lymphknoten vergrößern sich. Bleibt der Prozeß örtlich beschränkt, so sind die Heilungsaussichten verhältnismäßig gut; breitet er sich aus, so liegt die Todesrate bei fast 100 %. Dabei kann es, ebenso wie durch Einatmung von Erregern, zum Lungen-M., der sog. Hadern-Krankheit, kommen, die ebenso wie der Darm-M. mit blutauflösenden Entzündungsprozessen, schweren Allgemeininfekterscheinungen, hohem Fieber, raschem Kräfteverfall, Herzinsuffizienz und mit starker Schwellung und brandiger Verfärbung der Milz (Name) in den meisten Fällen rasch zum Tode führt.

Milzruptur: meist durch eine stumpfe Bauchverletzung herbeigeführte Zerreißung der Milz. Der plötzliche Blutverlust durch innere Blutungen führt zu einem sehr schweren Krankheitsbild mit Schock*-Symptomen, das sofort oder erst nach Stunden auftreten kann (*zweizeitige M.*). Die *zweizeitige M.* ist problematisch, da der Patient oft zunächst keine Symptome zeigt, obwohl die Ruptur rasch eintrat (Gefahr der inneren Verblutung). Heute werden neben der operativen Milzentfernung vor allem auch organerhaltende Methoden (Fibrinklebung etc.) angewandt.

Milztumor: Vergrößerung der Milz, Anschwellen der Milz. Begleiterscheinung bei verschiedenen Infektionskrankheiten, vor allem Sepsis, Malaria, Rückfallfieber, Typhus, Weil-Krankheit, Milztuberkulose, bei Blutkrankheiten (perniziöse Anämie, Leukämie, Lymphogranulomatose), bei Leberzirrhose, bei Pfortaderstauung oder Herzfehlern als Stauungsmilz, beim Milzsarkom und beim Milzinfarkt. S. Abb. rechts.

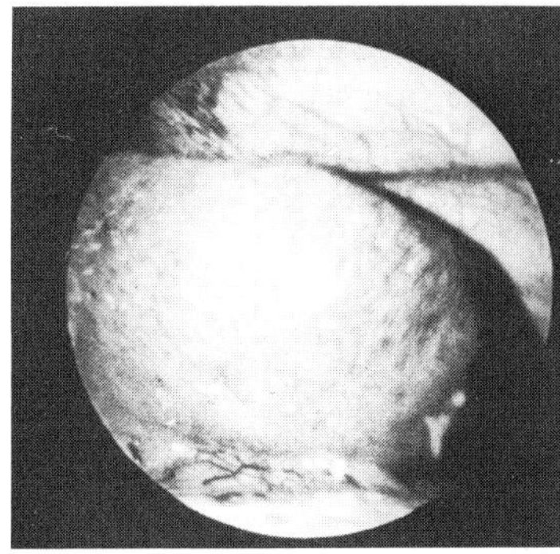

Milztumor: 46jähriger Mann mit Leberzirrhose*. Während bei Lebergesunden die Milz im allgemeinen auch bei Kopfhoch- und Rechtslagerung laparoskopisch* nicht zu erkennen ist, kann bei den meisten Patienten mit Leberzirrhose ein Milztumor gesehen werden. Er ist häufig besonders groß, wenn bereits Zeichen einer Pfortaderstauung* vorliegen. Diese laparoskopische Aufnahme zeigt nur die untere Hälfte der stark vergrößerten Milz. Oberhalb der Milz die Zwerchfellkuppel mit vermehrter Gefäßzeichnung als Hinweis auf Umgehungskreislauf der Pfortader (aus: »diamed-serie«, Bayer AG Leverkusen).

Mimik f: Mienenspiel, Ausdrucksformen des Gesichts.

Minderung der Erwerbsfähigkeit: Erwerbsminderung.

Mineralhaushalt: 5 % des menschlichen Körpers bestehen aus Mineralstoffen. Die in den Körperausscheidungen enthaltenen anorganischen Stoffe müssen durch die Nahrung wieder ersetzt werden, da sie zum großen Teil lebenswichtige Funktionen zu erfüllen haben. Mangel an Mineralstoffen führt zu schweren Störungen und Schädigungen. Einen Einblick in die Stoffwechselvorgänge der wichtigsten Mineralstoffe (Elektrolyte) soll die auf Seite 377 f. stehende Tabelle (aus »Documenta Geigy, wissenschaftliche Tabellen«) vermitteln.

Minutenvolumen des Herzens: Blutmenge, die in 1 Minute vom Herz in den Kreislauf gepumpt wird; in Ruhe 3,5 bis 5,01 l/min, bei schwerer körperlicher Anstrengung bis über 20 l/min.

Miosis f: Engstellung der Pupille. Erfolgt entweder durch Reizung des Musculus sphincter pupillae oder Lähmung des Musculus dilatator pupillae; kann aber auch die Folge von Vernarbungen sein.

Miotika: pupillenverengende Medikamente, z. B. Pilocarpin, Physostigmin, Prostigmin usw.

Misanthropie f: Menschenhaß, Menschenscheu.

Mischgeschwulst: aus verschiedenen wuchernden Gewebsarten zusammengesetzt.

Mischinfektion: gleichzeitige Infektion mit anderen Erregern als dem der vorherrschenden Infektionskrankheit.

Miserere n: Koterbrechen.

Mitella: Dreiecktuch-Trageverband für den Arm. Nur kurzzeitig verwenden, Gefahr der Schulterversteifung.

Mitesser: s. Komedonen*.

Mitochondrien n: Chondriosomen, Plastosomen, Sarkosomen, Organellen* in den Zellen*; sie üben wichtige Funktionen bei der interzellulären Atmung, der Phosphorylierung in Gegenwart von Sauerstoff und im Zitronensäure-Zyklus aus.

Mitose f: Teilung des Zellkernes unter Ausbildung von Chromosomen*. Geht in 4 Abschnitten, Pro-, Meta-, Ana- und Telophase, vor sich.

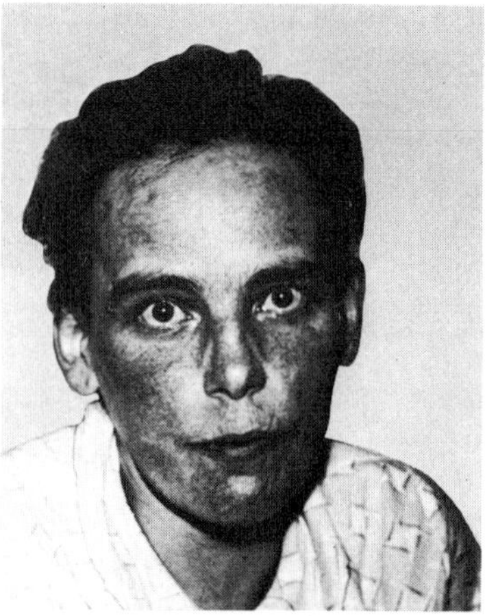

Mitralgesicht: Typische blausüchtige Verfärbung vor allem von Wangen, Nasenspitze, Kinn und Ohren bei gleichzeitiger deutlicher Lippenzyanose. Liegt noch keine wesentliche Lungenstauung vor, tritt die Zyanose* noch zurück; die Kranken haben fast ein blühendes Aussehen. Beim dekompensierten Mitralfehler* mit Leberstauung entwickelt sich dann oft zusätzlich ein Ikterus*. Dieser wird im Bereich der zyanotischen Gesichtspartien vom blausüchtigen Hautkolorit ganz überdeckt, tritt jedoch schon an der Stirnhaut in Erscheinung und ist an den Augen immer zu erkennen (aus: »diamed-serie«, Bayer AG Leverkusen).

mitral, mitralis: die Mitralklappe (Herzklappen*) betreffend.

Mitralfehler: s. Herzklappenfehler*.

Mitralinsuffizienz: mangelhafte bis fehlende Schlußfähigkeit der Mitralklappe bei der Systole*. Die ausgeprägte andauernde Form führt zur Leber- und Lungenstauung und damit zu einer gelb-bläulichen Hautverfärbung, der »gelben Zyanose«, sowie Pulsunregelmäßigkeit und Arhythmien* und zu einem typischen Gesichtsbild.

Elektrolytbilanz:

1. Täglicher Bedarf, übliche Einnahmen und durchschnittliche Ausscheidungen verschiedener Elektrolyte

	Mindestbedarf	Übliche Einnahme	Durchschnittliche Ausscheidung: Bei Einnahme von	Harn	Fäzes*	Schweiß
	mval/Tag	mval/Tag	mval/Tag	mval/Tag	mval/Tag	mval/Tag
Natrium						
Erwachsene	20	50–250	100	97	3	0–(10)
pro m² Oberfläche	12	29–145				
pro kg Körpergewicht	0,3	0,7–3,6				
Kalium						
Erwachsene	20–33	50-150	100	90	10	0–(5)
pro m² Oberfläche	12–19	29–87				
pro kg Körpergewicht	0,3–0,5	0,7–2,1				
Kalzium						
Erwachsene	15	25–75	50	5	45	–
pro m² Oberfläche	9	14–43				
pro kg Körpergewicht	0,2	0,4–1,1				
Magnesium						
Erwachsene	16–25	20–50	30	10	20	–
pro m² Oberfläche	9–14	12–29				
pro kg Körpergewicht	0,2–0,4	0,3–0,7				
Chlorid						
Erwachsene	20	50–250	100	97	3	0–(10)
pro m² Oberfläche	12	29–145				
pro kg Körpergewicht	0,3	0,7–3,6				

Die angeführten Werte gelten nur für Erwachsene. Der Mindestbedarf an Natrium und Chlorid ist nicht bekannt. Angegeben ist der Gehalt einer streng natriumarmen Diät.

2. Menge und Elektrolytgehalt bilanzmäßig wichtiger Körperflüssigkeiten.

	Menge	Natrium mval/l	Kalium mval/l	Chlorid mval/l	Bikarbonat mval/l	pH*
Speichel	500–1500 ml/24 h	10–25	15–40	10–40	2–13	–
Magensaft	2000–3000 ml/24 h	–	–	–	–	–
Mit Säure	–	20–70	5–15	80–160	0	sauer
Ohne Belegzellensekret	–	70–150	5–15	80–120	25–40	neutral bis schwach alkalisch
Pankreassaft	300–1500 ml/24 h	140	6–9	110–130	25–45	alkalisch
Galle	250–1100 ml/24 h	130–165	3–12	90–120	30	schwach alkalisch

	Menge	Natrium mval/l	Kalium mval/l	Chlorid mval/l	Bikarbonat mval/l	pH*
Darmsekrete,	3000 ml/24 h	–	–	–	–	schwach alkalisch
davon Dünndarm,	–	105–144	6–29	90–136	–	–
Zäkum*	–	53	8	–	–	–
Schweiß	500–1000 ml/24 h	5–80	5–15	5–70	–	–
Zerebrospinalflüssigkeit*	100–160 ml	130–150	2,5–4,5	122–128	25	schwach alkalisch
Transsudate*	–	130–145	2,5–5	90–110	–	–
Stuhlwasser	–	–	–	–	–	–

Mitralklappe: s. Herzklappen*.

Mitralklappenprothese: Implantation* einer sog. Kugelprothese auf den Mitralring zur Wiederherstellung der Schlußfähigkeit.

Mitralklappensprengung, Mitralstenosensprengung: chirurgische Sprengung verkalkter Verwachsungen zwischen den Klappensegeln mit dem Finger oder einem Schneideinstrument.

Mitralkonfiguration des Herzens: sog. verstrichene Herztaille, bei der der linke Vorhof vergrößert erscheint und die normalerweise vorhandene Bucht zwischen linkem Herzohr und linkem Ventrikel ausgefüllt wird; erscheint im Röntgenbild.

Mitralstenose: ungenügende, verengte Öffnung der zwischen linkem Vorhof und linker Kammer liegenden Mitralklappe. Dadurch Verminderung der vom linken Vorhof in die linke Kammer fließenden Blutmenge. Führt zur Erweiterung des linken Vorhofes, Stauung in den Lungen, Mangelernährung der verschiedenen Organe und Gewebe durch ungenügende Blutzufuhr und ist gekennzeichnet durch blaßbläuliche Verfärbung von Haut und Schleimhäuten und Leberstauung, häufig auch Vorhofflimmern und -flattern.

Mittelfell: s. Mediastinum*.

Mittelfuß: s. Metatarsus*, s. Abb. Seite 192.

Mittelhand: s. Metacarpus*, s. Abb. Seite 228.

Mittelhirn: s. Mesenzephalon*.

Mittelmeerfieber: s. Maltafieber*.

Mittelohr: Auris media, bestehend aus Paukenhöhle, Warzenfortsatzzellen und Ohrtrompete. S. Abb. Seite 424.

Mittelohrentzündung: s. Otitis media*.

Mittelohrsklerose: s. Otosklerose*.

Mittelohrschwerhörigkeit: Schalleitungs-Schwerhörigkeit*.

Mittelschmerz: kurzdauernder Schmerz im Unterleib bei Frauen, meist zwischen zwei Monatsblutungen zur Zeit des Eisprunges.

Mixtura f: allgemein Mischung flüssiger Arzneimittel.

Mobilisation:

1. chirurgische Beseitigung von Bewegungseinschränkungen nach Knochenbrüchen;
2. operative Loslösung von Organen

aus den bindegewebigen Verbindungen, um sie zu entfernen oder um zu Gebieten, die unter den Organen liegen, zu gelangen.

Molares m: Mahlzähne.

Mole (a) f: Windei. Fehlentwicklung des befruchteten Eies, s. Blasenmole*.

Molekül: Zusammenschluß von zwei oder mehreren Atomen zum kleinsten Bestandteil eines chemisch einheitlichen Stoffes, z. B. Wasser H_2O, d. h., 2 Atome Wasserstoff und 1 Atom Sauerstoff sind zu einem Molekül Wasser verbunden.

Molimina n: Schmerzen.

Molluscum contagiosum: Dellwarze. Übertragbare Viruserkrankung, die zu harten, gelbrötlichen stecknadelkopf- bis linsengroßen Hautgeschwülsten mit mittelständiger Eindellung führt. Auf Druck oder nach Eröffnung fließt weißlich-schmieriger Inhalt aus, der die sog. Molluscum-Körperchen (mikroskopisch klein) mit den Erregern enthält.

Monarthritis: Entzündung nur eines Gelenkes; Vorkommen bei Tripper* und Tuberkulose*.

Monarthritis rheumatica: rheumatische Entzündung eines einzelnen Gelenkes, sehr selten.

mondsüchtig: nachtwandelnd.

Mongolismus: Langdon-Down-Krankheit. Scheint an Häufigkeit zuzunehmen (z. Z. auf ca. 600 Geburten ein Fall). Ursache ist meist, daß das Chromosom Nr. 21 dreifach in den Zellen vorhanden ist, was eine Fehlentwicklung fast aller Organe und Gewebe mit sich bringt. Verzögertes Wachstum bei Muskel- und Bindegewebsschwäche, Schwachsinn und ein an Ostasiaten erinnernder Gesichtsausdruck sind die hervorstechenden Merkmale. Jede Therapie ist ergebnislos. Weder Frischzellen- noch Vitamin- und Hormonbehandlung zeigen bisher einwandfrei nachzuweisende Erfolge. Häufig resultiert vielmehr eine Steigerung von Aggression und Zerstörungswut. Die geistige Entwicklung bleibt günstigenfalls auf der Stufe 6- bis 7jähriger stehen. 75 % sterben vor der Pubertät, 90 % vor dem 25. Lebensjahr.

Mono-: als Vorsilbe, bedeutet »einzeln«, »ein«.

Monochromasie f: Einfarbensehen. Selten; keine totale Farbblindheit (Zapfenblindheit), sondern auf nur eine Farbe eingestelltes Zapfensehen mit guter Allgemeinsehschärfe.

monochromatisch: einfarbig.

Monomyositis: isolierte Entzündung eines einzelnen Muskels.

mononuklear: Blutzellen, die nur einen Kern haben, z. B. Mono- und Lymphozyten.

Mononukleose, infektiöse: Pfeiffer-Drüsenfieber. Meist durch die Luft, gelegentlich auch durch Kontakt übertragende Infektionskrankheit, hervorgerufen durch Mononukleose-Viren. Nach einer Inkubationszeit von 7 bis 10 Tagen kommt es unter Fieber zur Anschwellung von Leber, Milz und Lymphknoten.

Monophobie f: krankhafte Furcht vor dem Alleinsein.

Monorchie f: Vorhandensein von nur einem Hoden (angeboren).

Monozyten: s. Blutbild*.

Monozytenangina: fieberhafte Mandelentzündung (Tonsillitis) mit Gewebezerfall. Bildung diphtherieähnlicher Membranen, Milzschwellung, allgemeiner Lymphknotenvergrößerung und starker Vermehrung der Monozyten im Blut. Wahrscheinlich eine Sonderform der infektiösen Mononukleose*.

Monozytenleukämie: leukämische Retikulose, Splenozytenleukämie. Krebsige, bösartige Zellvermehrung, die vom retikulären* System ausgeht, unter dem Bild einer akuten Leukämie* verläuft und oft kleingefleckte Hautausschläge aufweist. Die Milz ist vergrößert, das Blutbild hingegen zeigt meist keine wesentliche Vermehrung der weißen Blutkörperchen (aleukämische* Form), wobei typisch ist, daß rd. 70 % der weißen Blutkörperchen überwiegend reife Monozyten sind.

Monozytose: liegt vor, wenn die Monozyten mehr als 8 % der weißen Blutkörperchen ausmachen.

Mons pubis m: Schamberg*, -hügel.

Monstrositas f: Mißgeburt, Mißbildung.

Mons veneris: Schamberg*, -hügel.

Moorbäder: Wasseraufschwemmungen von Moor, die durch ihre organischen Wirkstoffe zusammen mit der Wärmewirkung des Bades insbesondere Krankheiten des rheumatischen Formenkreises, Gelenkserkrankungen, Frauenkrankheiten sowie Krankheiten der Organe des kleinen Bekkens günstig beeinflussen.

Morbidität f: Erkrankungsstand, ausgedrückt durch die sog. M.-Ziffer, das ist die Zahl der Erkrankungen auf 1000 Personen eines Bevölkerungsquerschnittes und auf einen bestimmten Zeitraum bezogen.

Morbilli m: s. Masern*.

morbiphor: die Krankheit übertragend.

Morbus m: Krankheit. Häufig mit dem Namen des Autors verbunden, der sie zuerst beschrieben oder entdeckt hat. Es steht dann abgekürzt M. davor, also M. Addison, M. Koch, M. Bechterew usw.

M. anglicus: englische Krankheit, s. Rachitis*.

M. Bang: s. Bang-Krankheit*.

M. caeruleus: Bleichsucht.

M. gallicus: s. Syphilis*.

M. haemolyticus neonatorum: s. Anämie*.

M. haemorrhagicus neonatorum: Blutungsübel bei Neugeborenen. Zwischen dem 2. und 5. Lebenstag auftretend, Haut, Schleimhäute, Leber, Lunge, Nebennieren und Gehirn betreffend. Ursache ist Verminderung der Blutgerinnungs*-Faktoren VII und X durch zeitweiligen Vitamin-K-Mangel, was zur Gerinnungsstörung des Blutes und zur Erhöhung der Durchlässigkeit der Blutgefäße führt.

M. sacer: alte Bezeichnung für Epilepsie*.

moribund: sterbend.

Morphin n: aus Opium* gewonnenes Alkaloid*. Wegen seiner starken schmerzbetäubenden (analgetischen) und gleichzeitig euphorischen* Wirkung wird es bei unerträglichen, mit anderen Schmerzmitteln nur schwer zu beeinflussenden Schmerzzuständen verwendet. M. führt grundsätzlich zur Sucht und unterliegt deshalb den Bestimmungen des Opiumgesetzes*.

Morphinantagonisten: Gegenspieler, die Teilwirkungen des Morphins mindern oder aufheben. Hierzu gehören Nalorphin und Lorfan; diese Substanzen sind wichtig bei Morphinvergiftungen.

Morphingruppe: dem Morphin in der Wirkung ähnliche Stoffe, z. B. Metadon, Hydrokodon.

Morphinismus: chronische Morphinvergiftung durch fortgesetzten Gebrauch (Mißbrauch) von Morphin. Führt zu einer unvermeidlichen Morphinabhängigkeit (der früher übliche Ausdruck »Sucht«* soll nach einer Empfehlung der Weltgesundheitsorganisation nicht mehr gebraucht werden), gekennzeichnet durch eine zunehmend labilere Stimmungslage, bei der Depressionen mit euphorischen Aufhellungen* abwechseln, Schlaflosigkeit, Potenzstörungen, Störungen in der Koordination der Bewegungen, Zittern, mäßige Anämie, Verstopfungen, leicht gelbliche Hautverfärbung; führt im Laufe der Zeit zu zunehmenden Leberschädigungen und zu psychischem Verfall. Bei Absetzen der Morphingaben kommt es zu charakteristischen Entzugserscheinungen, die sich in Schweißausbrüchen, Übelkeit und Erbrechen, Weinkrämpfen, Schlaflosigkeit und in oft lebensbedrohlicher Kreislaufschwäche äußern. S. auch Drogenmißbrauch*.

Morphium n: s. Morphin*.

Morphologie f: Lehre von der Form des Körpers und der Form und Struktur der inneren Organe.

Mors f: Tod. Damit zusammenhängend die Begriffe post mortem = nach dem Tod, ante mortem = vor dem Tod.

Morsus m: Bißwunde.

Mortalität f: Sterblichkeit, zahlenmäßig ausgedrückt durch die Sterbeziffer, das Verhältnis Todesfälle zu Gesamtbevölkerungszahl.

Mörtelniere: verkäsender Zerfall von Nierengewebe, meist im Nierenbekken beginnend, bei Nierentuberkulose.

Mortificatio: s. Nekrose*.

Morula: kleine Maulbeere. Bezeichnung der aus einem sich teilenden Ei entstehenden frühen Keimform, die in ihrem Aussehen an eine Maulbeere erinnert (Morulastadium).

Moskito m: Allgemeinbezeichnung für Stechmücken.

Motilität: Bewegungen, deren Steuerung und Koordination nicht der willkürlichen Beeinflussung unterliegen, sondern vielmehr von den außerhalb des Großhirns und den im Rückenmark liegenden vegetativen Zentren ausgelöst werden. Gegensatz: Motorik*.

Motilitätspsychosen: grund- und ziellose Bewegungen, z. B. Grimassenschneiden, veitstanzähnliche Erregungszustände, vorkommend bei Psychosen* verschiedener Art und Schizophrenie*.

Motivation f: Verhaltensweisen, die in ihrer ursprünglichen Form durch die Grundtriebe ausgelöst werden und der Erhaltung von Einzelindividuen und der gesamten Art dienen. Hierzu gehören u. a. Nahrungssuche, Nest-(Haus-)Bau, Aufzuchtverhalten und -verteidigung usw. Im erweiterten Sinne jede einsichtige Handlung, die der Erhaltung normaler Lebensbedingungen für die eigene Person und/oder die Gemeinschaft dient.

Motorik f: Bewegungen, die vom willkürlichen Nervensystem (Großhirnrinde, Pyramidenbahnen) willkür-

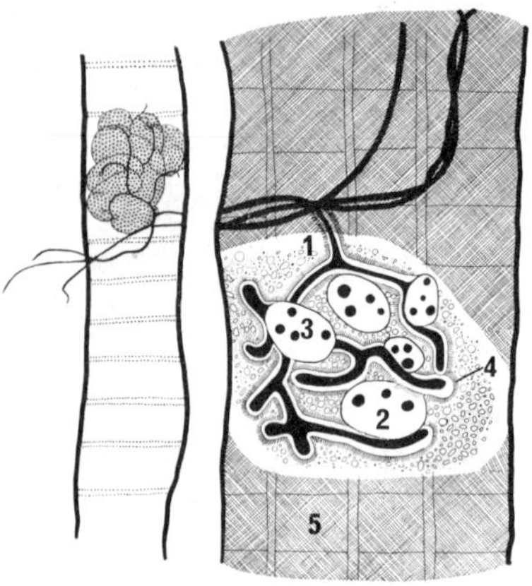

Motorische Endplatte: Motorische Nervenfasern zweigen sich in der Muskulatur so auf, daß jede Muskelfaser (5) von einem Zweig des Nervenaxons erreicht wird (linkes Bild). In der Endplatte selbst lassen sich Zellkerne (3) erkennen, die auf den Axonverzweigungen (1) liegen und zu den Schwannzellen gehören, welche die Endigungen des Axons umhüllen (2). Die Enden der Axonzweige sind mit einem sog. Palisadensaum (4) umgeben. Vermittler von nervösen Reizungen in der Endplatte zum Erfolgsorgan Muskelfaser ist das Acethylcholin*. Sobald es in der m. E. freigesetzt wird, ändert es den Widerstand der Membranen, es kommt zur Depolarisation der Endplatte und damit zur Erregung der Muskelmembran, wodurch das Zusammenziehen (Kontraktion) der Muskelfaser ausgelöst wird.

lich gesteuert und koordiniert werden. Gegensatz: Motilität*.

motorische Endplatte: s. Abb. oben.

MR: Abkürzung für Magnetfeld-Resonanz-Tomographie*.

MS: Abkürzung für Multiple Sklerose, s. Sklerose, multiple*.

Mucilago m: Schleim.

Mucinosen f:

1. schleimige Durchtränkung des Unterhautbindegewebes bei Schilddrüsenerkrankungen;
2. die verschiedenen Formen des Myxödems*.

mucosus: schleimig.

Mucus m, **Muzine:** Schleimstoffe, verschiedene Ausscheidungen der Schleimdrüsen. Hierzu gehören Speichel, Teile des Magen- und Darmsaftes, Gelenkflüssigkeiten usw.

Mücken: Nematocera. Zweiflügler, deren Weibchen meist mit stechenden Mundwerkzeugen zum Blutsaugen und mit langen Fühlern ausgestattet sind. Die Larven leben im Wasser (z. B. Stechmücken, Zuckmücken, Wiesenschnaken, Hausmücken). Ein großer Teil ist Krankheitsträger, z. B. Anopheles*.

mukös: schleimig.

Mukosa: Tonika mucosa, s. Schleimhaut*.

Mukoviszidose: auch zystische Fibrose*, ist vererbbar; das Sekret* von schleimbildenden Drüsen, z. B. der Bauchspeicheldrüse oder von Schleimdrüsen der Lunge, ist konstant sehr zähflüssig, was zu starken Organstrukturveränderungen führen kann. Frühzeitiger Therapiebeginn mit Verdauungs-Enzym*-Zufuhr, bei Infekten Antibiotikaverabreichung (u. U. Langzeitbehandlung) und spezielle Kranken-(Atem-) Gymnastik etc. beeinflussen den Krankheitsverlauf günstig. Der diagnostische Nachweis erfolgt durch den Schweißtest; hierbei wird im Schweiß eine erhöhte Natriumkonzentration nachgewiesen. Die Störung wurde im Chromosom* 7 lokalisiert.

Mulier, mulieris: Weib, weiblich.

multangulus: vieleckig.
multi-: als Vorsilbe für »viel«.
multicellularis: vielzellig.
multifidus: vielfach gespalten.
Multigravida f: Pluripara*, Mehrgebärende.
Multipara: s. Multigravida*.
multipel: vielfach, vielfältig.
Multiple Sklerose: s. Sklerose, multiple*.
multipolar: vielpolig, z. B. m. Nervenzellen haben mehrere Zellfortsätze.
Mumifikation: trockener Brand; eintrocknende Nekrotisierung* oberflächlicher Körperteile.
Mumps m: (f): Ziegenpeter, Parotitis epidemica*.
Mumpsviren: Parotitis* -Viren.
Mundatmung: Ersatzatmung für die normale Nasenatmung bei Behinderungen.
Mundentzündung: s. Stomatitis*, Mundfäule*.
Mundfäule: Stomatitis ulcerosa. Durch Fusospirochäten hervorgerufene Entzündung der Mundschleimhaut und des Zahnfleisches, gekennzeichnet durch zunächst weiße Nekrosen, die dann in scharf abgegrenzte, eitrige Geschwüre übergehen. Dabei kommt es zu starkem Speichelfluß, zu Fieberanstieg, zu schmerzhafter Anschwellung der regionären Lymphknoten und zu üblem Gestank aus dem Mund. Kann Hinweis auf Leukämie oder Agranulozytose sein. S. Blutbild*.
Mundflora: Der gesunde Mundraum ist mit einer Vielzahl von Mikroorganismen* besiedelt, die normalerweise nicht pathogen* sind, sondern vielmehr eine Schutzfunktion haben. Am bekanntesten sind vergrünende Streptokokken, Laktobazillen, verschiedene Staphylokokken, Neisserien, Kornybakterien, Entamoeba gingivalis usw.
Mundgeruch, übler: Foetor ex ore, s. Fötor*.
Mund-zu-Mund-Beatmung: Erste-Hilfe-Maßnahme bei Atemlähmungen. S. Beatmung, künstliche*.
Mund-zu-Nase-Beatmung: s. Beatmung, künstliche*.
muriatisch: kochsalzhaltig.
Mus m: Maus. Anatomischer Begriff für M. articularis = Gelenkmaus, freier Gelenkkörper von Erbsen- bis Hühnereigröße, meist im Kniegelenk vorkommend nach Arthrosis deformans*.
Musca domestica: Stubenfliege. Nicht zu unterschätzender, gesundheitsschädlicher Keimverbreiter.
Musculus: Muskel; muscularis = muskulär.
Muskarin: das Gift des Fliegenpilzes.
Muskel m: Organ, welches sich auf Nervenreiz zusammenziehen kann und auf diese Weise entweder die Bewegung der Körperteile (Skelettmuskeln) ermöglicht oder als sog. glatte Muskulatur das Zusammenziehen von Hohlorganen bewirkt.
Muskelatrophie f: Muskelschwund. Man unterscheidet den durch mangelnde Beanspruchung (Inaktivität) entstehenden von dem durch Störungen der erregenden motorischen Nervenfasern bedingten degenerativen Muskelschwund.
Muskelbruch: Muskelhernie. Beim Einreißen der Plattsehne (Faszie), die den Muskel umgibt, quillt Muskelge-

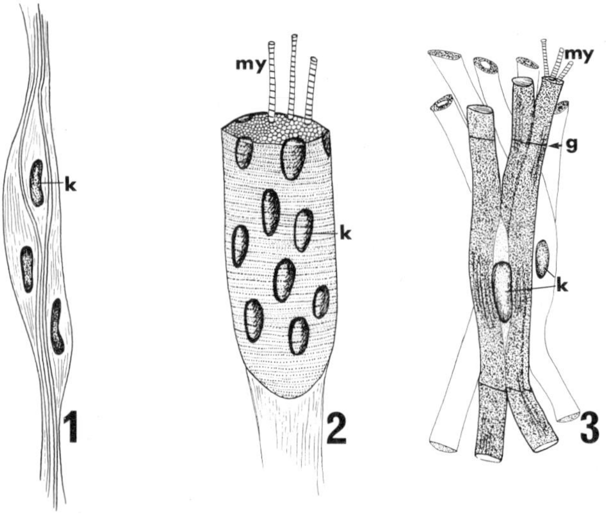

Muskelgewebe: Alle Muskelzellen haben die Fähigkeit, sich zusammenzuziehen (Kontraktion). Diese Fähigkeit verdanken sie spezifischen Elementen, den Myofibrillen (my), die auf Reizungen durch die motorischen Endplatten* mit einer Kontraktion reagieren. Man unterscheidet die glatte Muskulatur (Abb. 1), die aus langgestreckten Zellen mit einem spindelförmigen Kern (k) besteht. Die Myofibrillen glatter Muskeln sind fadenförmig und längsorientiert. Glatte Muskulatur findet man in der Wand von Hohlorganen (z. B. Verdauungstrakt, Gallen- und Harnblase), den Wänden der Blutgefäße und an verschiedenen Stellen der Haut. Die quergestreifte oder Skelettmuskulatur (Abb. 2) besteht aus sehr langen, vielkernigen Muskelfasern. Die im Mikroskop erkennbare Querstreifung beruht auf einer bestimmten Gliederung der Myofibrillen (my) und kommt durch verschiedene Lichtbrechung zustande. Alle Skelettmuskeln, die mimische Muskulatur, die Augenmuskeln, Zungenmuskeln, Kehlkopfmuskeln, die Muskeln der Geschlechtsorgane und des oberen Speiseröhrenabschnittes bestehen aus quergesteifter Muskulatur. Die Herzmuskulatur (Abb. 3) nimmt eine Mittelstellung ein. Sie besteht aus langen Muskelfasern, die sich verzweigen und mit benachbarten Fasern ein Netz bilden. Herzmuskelfasern sind ebenfalls deutlich quer gestreift, ihre Kerne (k) liegen im Gegensatz zur Skelettmuskulatur nicht randständig, sondern in der Mitte. Neben der Querstreifung sieht man im Mikroskop zusätzliche, quer verlaufende Bänder, die sog. Glanzstreifen (g), die aus verdickten, eng zusammenliegenden Zellmembranen bestehen. Die Abschnitte des Muskelfasernnetzes, die zwischen zwei Glanzstreifen liegen, entsprechen einer Zelle und stellen eine funktionelle Einheit des Herzmuskels dar. Das Reizleitungssystem* des Herzens besteht aus spezifischen Herzmuskelfasern, die strukturell noch embryonalen* Charakter haben.

webe durch diesen Defekt vor. Der Muskelriß (-ruptur*) ist etwas völlig anderes.

Muskelermüdung: Bei länger andauernder, vor allem nicht gewohnter Arbeitsleistung des Muskels oder großer physischer Anstrengung kommt es im Muskel zur Anhäufung von Stoffwechselzwischenprodukten wie Milchsäure, Aceton usw. und von

Kohlendioxyd. Dadurch wird die verfügbare chemische Energie nicht mehr voll nutzbar, die Leistung des Muskels sinkt ab, und gleichzeitig werden durch die Stoffwechselzwischenprodukte die Nervenendfasern im Muskel gereizt und schmerzempfindlich (Muskelkater*).

Muskelerregung: Die Skelettmuskulatur wird durch die zuleitenden Nerven und durch Übertragung der Erregungen an den motorischen Endplatten* erregt. Derselbe Effekt gelingt durch direkte Erregung der Endplatten mit elektrischem Strom.

Muskelfasern: s. Muskelgewebe*.

Muskelgewebe: s. Abb. Seite 384.

Muskelhärte: Hartspann, s. Myogelose*.

Muskelhypoplasie, kongenitale, generalisierte: ausgeprägte, die gesamte Muskulatur betreffende Unterentwicklung, die angeboren ist.

Muskelkater: durch Anhäufung von Stoffwechselendprodukten entstehende, schmerzhafte, zeitlich begrenzte Ermüdungserscheinung als Folge von Überbeanspruchung.

Muskellähmung: Lähmung, motorische*.

Muskelrheumatismus: entzündlich-rheumatischer Prozeß, der entweder den Muskel von Haus aus erfaßt oder von entsprechenden Erkrankungen der Knochen, Gelenke oder auch Eingeweide herrührt. Er führt zu den typischen Rheumaschmerzen; die befallenen Muskeln fühlen sich hart und gespannt an.

Muskelruptur: Durchriß. Einriß von Muskelpartien, meist infolge von Überdehnung bei Unfällen.

Muskelschwiele: Narbe im Muskel.

Muskelschwund: s. Muskelatrophie*.

Muskelsteifigkeit: s. Rigor*.

Muskelverhärtung: Hartspann, Myogelose*.

Muskelverknöcherung: s. Myositis*.

mutagen: Mutation erzeugend. M. sind verschiedene chemische Stoffe, harte Strahlung*, Ultraviolettstrahlen, sehr hohe Temperaturen. S. Mutation*.

Mutation f: in einer kurzen Zeitspanne erfolgende Veränderungen von Zellmaterial, das vorwiegend in den Chromosomen* lokalisiert ist. Vererbbar sind M. nur, wenn sie die Keimzelle betreffen. M. anderer Zellen können zu strukturellen und funktionellen Änderungen der von den betroffenen Zellen gebildeten Gewebe führen.

mutilans: verstümmelnd.

Mutilatio f: Verstümmelung.

Mutismus m: Stummsein. Schweigen ohne organische Ursache bei depressivem Stupor* und Schizophrenie*.

Mutterkuchen: s. Plazenta*.

Muttermal: s. Naevus*.

Muttermilch: Frauenmilch. Natürliche Nahrung für den Säugling. Wird in den weiblichen Brustdrüsen (Mamma*) nach der Geburt produziert. Zusammensetzung s. Milch*.

Muttermund: äußerer M. = Ostium uteri, innerer M. = Orificium uteri internum.

Mutterschaftsvorsorge: auch Schwangerenvorsorge; Bezeichnung für Beratung und Betreuung von Schwangeren durch Arzt und Hebamme. Dabei sollen Abweichungen von der normalen Schwangerschaft frühzeitig erkannt und somit Risiken für Mutter und Kind ausgeschlossen, vermindert und behandelt werden.

Mutterschutzgesetz: sichern den arbeitsrechtlichen Schutz berufstätiger Frauen während der Schwangerschaft und 8 bzw. 12 Wochen nach der Entbindung. Das M. regelt Arbeitsplatzbedingungen, Arbeitszeit, Kündigungsschutz u.v.m.

Muzine: s. Mucus*.

Myalgia acuta epidemica: Pleurodynie. Erreger ist das Coxsackie-Virus. Es kommt zu anfallsweisen Schmerzen der Brust (beim Einatmen) und der Bauchmuskulatur mit meist hohem Fieber und Schüttelfrösten. Häufig entsteht im Verlauf der Krankheit eine Pleuritis*, gelegentlich auch eine Peritonitis*. Im allgemeinen ist der Verlauf gutartig.

Myasthenie, Myasthenia f: krankhaft gesteigerte Ermüdbarkeit der quergestreiften Muskulatur mit raschem Nachlassen der groben Muskelkraft bei Wiederholung gleicher Bewegungen. Kann bis zur völligen Ermüdungslähmung führen, die nach Erholung erneut auftritt. Mit fortschreitendem Leiden kommt es zu Sprach-, Atem- und Schluckstörungen, zur Mimikverarmung und schließlich durch das ständig fortschreitende Leiden, das nur gelegentlich von Remissionen* unterbrochen wird, zum Tod durch Atemlähmung. Wahrscheinlich ist das Leiden Folge einer enzymatischen Stoffwechselstörung.

M. gravis pseudoaralytica: veraltete Bezeichnung für Myasthenie*.

Mydriasis f: s. Pupillenerweiterung*.

Mydriatika: pupillenerweiternde Medikamente. Sie wirken entweder durch Lähmung des Musculus sphinter pupillae (Atropin, Skopolamin usw.) oder durch Erregung des Musculus dilatator pupillae (Adrenalin, Ephedrin und deren Abkömmlinge).

Myelenzephalon: s. Medulla oblongata*.

Myelin n: Nervenmark. Besteht aus verschiedenen Eiweißen und Lipiden und ist innerhalb der Markscheide der Nervenfasern verteilt. S. Abb. Seite 402.

Myelitits f: Rückenmarksentzündung. Kann durch eine Anzahl von Krankheitserregern hervorgerufen werden.

Myeloblasten: die Keimzellen des Knochenmarks. Vorstufe der myeloischen Leukozyten*. Sie bilden die Granulozyten*.

Myeloblastenleukämie: akute Leukämieform; dadurch gekennzeichnet, daß die vermehrten weißen Blutkörperchen ihrem Vorstufenstadium entsprechend nicht differenziert sind. Besonders bösartige Leukämieform, die, auch als Myeloblastom bezeichnet, gewebszerstörendes Wachstum, echten Krebstumoren entsprechend, aufweisen kann.

Myeloenzephalitis: s. Enzephalomyelitis*.

Myelofibrose f: s. Osteomyelofibrose*.

myelogen: vom Knochenmark herrührend.

Myeloidsarkom: Knochenmarkskrebs.

myeloisch: zum Knochenmark gehörend.

Myelom n: Plasmozytom. Meist über das ganze Skelett verstreut auftretende, bösartige Vermehrung der aus dem Retikulum* des Knochenmarks stammenden Plasmazellen. Führt zu einer Vielzahl scharf abgegrenzter Defekte, die durch Markauflösung in den blutbildenden Knochen zustande kommen. Symptome sind zunächst als Rheuma gedeutete Knochenschmerzen, fortschreitende Anämie bei gleichzeitigem Absinken der Zahl der weißen Blutkörperchen (Leukopenie*) und spontan, ohne Gewalteinwirkung auftretende Knochenbrüche. Im weiteren Verlauf kommt es zu zunehmenden Eiweißablagerungen, vor allem in der Niere, was auch Ursache für die häufig tödliche Niereninsuffizienz ist (Plasmozytomniere).

Myelomalazie f: Rückenmarkserweichung, hervorgerufen durch Entzündungen, Tumoren oder Kreislaufstörungen.

Myelomeningitis: Entzündung von Rückenmark und Rückenmarkshäuten (s. Myelitis).

Myelopathie f:

1. vom Rückenmark herrührende Leiden;
2. vom Knochenmark herrührende Blutkrankheiten.

Myelose f: s. myeloische Leukämie*.

Myelosklerose f: s. Osteomyelofibrose*.

Myelotomie f: chirurgische Eröffnung des Rückenmarks.

Myelozyten m: Knochenmarkszellen. Sammelbegriff für alle Zellen, die im Knochenmark gebildet werden.

Myiasis f: Madenfraß. Hervorgerufen durch Maden von Fliegen, die in der Haut, im Darm oder in den Körperhöhlen schmarotzen.

Myitis f: s. Myositis*.

Mykobakterien, Mycobacterium: säurefester, grampositiver*, verhältnismäßig dünner, gerader oder gebogener Stab mit aerobem Wachstum. Bekannteste Vertreter sind die Tuberkulose- und Leprabakterien.

Mykologie f: Pilzkunde.

Mykose, Mycosis f: allgemeiner Sammelbegriff für Pilzkrankheiten. Die M. sind durch ihre zunehmende Verbreitung, die Vielfalt der Ansteckungsmöglichkeiten und den häufiger werdenden Übergang in System-Mykosen* als gefährliche Erkrankung einzustufen und unbedingt behandlungspflichtig. Man unterscheidet *Dermatophyten* (Microsporum, Trichophyton, Epidermophyton floccosum), *Hefen* (Candida, Cryptococcus neoformans) und *Schimmelpilze* (Aspergillus, Mucor, Madurelle). Dermatophyten rufen nur Infekte der äußeren Haut und ihrer Anhangsgebilde hervor, Hefen und Schimmelpilze verursachen Infektionen der Haut und Schleimhäute und können als System-Mykosen Organe (z. B. Atem- oder Harnwege) befallen.

Myoblasten m: Aus ihnen werden die quergesteiften Muskelfasern gebildet.

Myodegeneratio cordis f: Entartung des Herzmuskels.

Myofibrille f: im Plasma der Muskelzellen eingebettete Strukturen, welche das Zusammenziehen der Muskelfasern ermöglichen (Kontraktionselemente des Muskelgewebes). In der glatten Muskulatur sind sie optisch einheitlich, in der quergestreiften Muskulatur der Skelett- und Herzmuskeln erscheinen sie optisch doppelbrechend, wodurch der Eindruck der Streifung entsteht.

Myogelose f: Hartspann. Begrenzte, druckschmerzhafte Muskelverhärtung, deren Ursache überwiegend entzündliche Veränderungen sind.
myogen: vom Muskel ausgehend.
Myoglobin: roter Farbstoff der Muskeln, chemisch dem Hämoglobin* nahestehend. Speichert im Muskel Sauerstoff und gibt ihn beim Intermediärstoffwechsel nach Bedarf ab.
Myokard n: Muskelgewebe des Herzens.
Myokardinfarkt m: s. Herzinfarkt*.
Myokarditis f: meist entzündliche Erkrankung des Herzmuskels durch Toxine* oder Erreger. Hat nicht selten Herzinsuffizienz* zur Folge.
Myokardose f: Veränderungen des Herzmuskels, die nicht von Entzündungen herrühren, sondern in Ernährungs-, Stoffwechsel- und Kreislaufstörungen ihre Ursachen haben. Sie führen zu mehr oder minder ausgeprägten Leistungsminderungen der Herztätigkeit.
Myoklonie f: blitzartige Zuckungen der Muskeln.
Myom, Myoma n: gutartige Muskelgewebe-Geschwulst, die auch noch andere Gewebsanteile enthalten kann und dann entsprechend genannt wird, wie z. B. Adenomyom, Fibromyom usw.
Myoma uteri: Myom der Gebärmutter. Gutartige Geschwulst der Gebärmuttermuskulatur, die beachtliche Ausmaße annehmen kann. Myome können nur entstehen, solange die Eierstöcke funktionieren, da von ihnen ihr Wachstum dirigiert wird. Der Tumor ist gut abgegrenzt und verursacht nur dann Schmerzen, wenn er sich an seinem Stiel dreht oder auf Nachbarorgane drückt. Ausfluß und Blutungen, häufiges Wasserlassen und Verstopfungen sind Begleiterscheinungen. Myome, die wegen ihrer Größe oder der Beeinträchtigung von Nachbarorganen Beschwerden machen, sollen chirurgisch entfernt werden. Die Eierstöcke können dabei erhalten bleiben. Sarkomatöse Entartung* ist selten, differentialdiagnostische Abklärung gegen Krebsgeschwulst notwendig.
Myomektomie f: operative Entfernung von Myomen aus der Gebärmutter.
Myometritis f: Entzündung der Gebärmuttermuskulatur, meistens mit Endometritis* vergesellschaftet.
Myometrium n: Gebärmutterwand aus glatter Muskulatur.
Myoparalyse: Muskellähmung.
Myopathien f: Allgemeinbegriff für die Erkrankungen der Skelettmuskulatur, wie Myotonia congenita*, Dystrophia myotonica*, Mysthenia* usw.
Myopie f, **myop:** Kurzsichtigkeit, kurzsichtig. Die optische Brechkraft des Auges ist zu groß. Dadurch liegt der Fernpunkt des einfallenden Lichtes vor der Netzhaut. Hängt mit dem Längenwachstum des Körpers zusammen und ist ein Dehnungsprozeß des Augapfels, der zu einer Verlängerung der Sehachse führt. Häufige Folgen sind Schäden der Macula* und Ablösungen der Netzhaut*, die oft zur Erblindung führen.
Myoplegia periodica f: stundenlang andauernde, sich wiederholende Lähmungserscheinungen an den Gliedern, die nach überstandenem Scharlach oder Masern auftreten.

Myosarkom n: Krebsgeschwulst, vom Muskelgewebe stammend.

Myositis f: Muskelentzündung, die bei narbiger Ausheilung zur M. fibrosa führt.

Myositis ossificans circumscripta: Nach größeren Verletzungen, aber auch nach ständig an derselben Stelle einwirkenden kleineren Verletzungen (Exerzier- und Reiterknochen) kommt es zu Kalkeinlagerungen an diesen Stellen, zur begrenzten »Verknöcherung« von Muskeln.

Myositis progressiva: ständig fortschreitende Verknöcherung der gesamten Skelettmuskulatur durch angeborene Störungen in der Differenzierung des Mesenchyms* und/oder Fehlfunktionen von endokrinen Drüsen*.

Myositis rheumatica: rheumatische Muskelentzündung, akuter Muskelrheumatismus*.

Myospasmus m: Muskelkrampf.

Myotomie f: chirurgische Durchtrennung von Muskeln.

Myotonia atrophicans: Dystrophia myotonica. Myotonie*, vergesellschaftet mit Schwund der Muskulatur in den endokrinen Drüsen sowie mit einer Rückbildung der psychischen Persönlichkeitsstruktur.

Myotonica congenita: erbliche, meistens ausgeprägte Myotonie* bei fast immer gut entwickelter Muskulatur. Die Folgen sind u. a. plötzliches Stürzen während des Gehens und dann die Unfähigkeit, gewollte Bewegungen durchführen oder zu Ende führen zu können.

Myotonie f: der willkürlichen Kontrolle nicht unterliegende, andauernde Kontraktion (Zusammenziehung) eines Muskels. Vorkommen bei verschiedenen Muskelerkrankungen.

Myringitis f: Trommelfellentzündung, vom äußeren Gehörgang und/oder von der Paukenhöhle ausgehend.

Myringomykose f: Ansiedlung von Pilzen auf dem Trommelfell.

Myringoplastik: Einpflanzung von Gewebestückchen zur Schließung von Defekten im Trommelfell.

Myringotomie f: s. Parazentese*.

Myxödem, Myxoedema n: Durchtränkung des Unterhautbindegewebes mit Schleimsubstanzen bei mangelnder oder fehlender Schilddrüsentätigkeit. Die gelbliche Haut ist aufgedunsen, die Haare werden dünn und brüchig. Es kommt zu einer dauernden Zurückhaltung von Kochsalz und Wasser, bei niederem Grundumsatz* steigt der Cholesterinspiegel* stark an. Die Patienten werden zunehmend träge, antriebslos und desinteressiert. Das M. kommt angeboren beim Kretinismus* vor; beim später auftretenden M. sind besonders Frauen während des Klimakteriums* betroffen.

Myxofibrom n: Mischtumor aus Schleimhaut und Bindegewebe.

Myxom n: gutartige Geschwulst aus Schleimhautgewebe.

Myxosarkom n: Krebsgeschwulst, von Schleimhautgewebe abstammend.

Myxoviren: Influenza-Viren. Erreger der epidemischen Virusgrippe und verschiedener Erkrankungen der Atemwege mit epidemischer Ausbreitung. Besonderheit dieser Viren ist das plötzliche Auftreten völlig neuer Stämme, die vorangegangene vollkommen ersetzen. Die allein wirksame Maßnahme, nämlich die Grippeschutzimpfung, wird dadurch vor immer neue Probleme gestellt.

Myzel n: Pilzgeflecht, das aus farblosen Fäden besteht und die Pilze untereinander verbindet, zum Teil auch als Sproß-M., aus dem die Sproßzellen knospen, vorhanden.

N

N: Abkürzung für Nerv, Nervus.

N: chemisches Symbol für Stickstoff*.

Na: chemisches Symbol für Natrium*.

Nabel m: Umbilicus, Omphalos. Narbe auf der Bauchmitte, die sich aus dem Nabelschnurrest bildet.

Nabelblutungen: treten bei Neugeborenen auf, wenn die Nabelschnurunterbindung nicht dichthält oder wenn es infolge Syphilis*, Sepsis*, hämorrhagischer Diathese* usw. zu Entzündungen kommt.

Nabelbruch: Hernia umbilicalis. Bruchsack durch den Nabelring mit Vorstülpung des Bauchfells.

Nabelhernie: s. Nabelbruch*.

Nabelknoten: entsteht, wenn der Fetus durch eine Nabelschnurschlinge schlüpft und diese Schlinge später zusammengezogen wird. Bei zu festem Zug kann durch Unterbindung der Blutzirkulation der Tod des Fetus eintreten.

Nabelkoliken: wiederholte, kolikartig auftretende Bauchschmerzen, die hauptsächlich in die Nabelgegend empfunden werden. Sie haben keine erkennbaren organischen Ursachen und treten häufig bei psychisch labilen Kindern und Neuropathen* auf. Entstehen wahrscheinlich durch Krämpfe des Dünn- und Dickdarms.

Nabelschnur: Funiculus umbilicalis. Sie enthält die beiden Nabelarterien (A. umbilicalis) und die Nabelvene (V. umbilicalis), in denen der Bluttransport zwischen Mutterkuchen und Kind stattfindet. Bei der Geburt ist sie ca. 1,5 cm dick und 50 bis 60 cm lang und leicht spiralförmig verwunden. Der Überzug aus Amnion* geht am Nabel in die Bauchhaut über. Die Füllschicht der N. ist die sog. Wharton-Sülze.

Nabelschnurumschlingung: betrifft meist den Hals, seltener andere Körperteile des Fetus. Normalerweise ungefährlich, beim Zuziehen einer Schlinge jedoch Gefahr der Blutunterbindung bzw. Erstickung.

Nabelschnurvorfall: kann bereits beim Blasensprung oder auch während der Geburt erfolgen. Die Nabelschnur hängt dann teilweise aus dem Muttermund heraus und wird wäh-

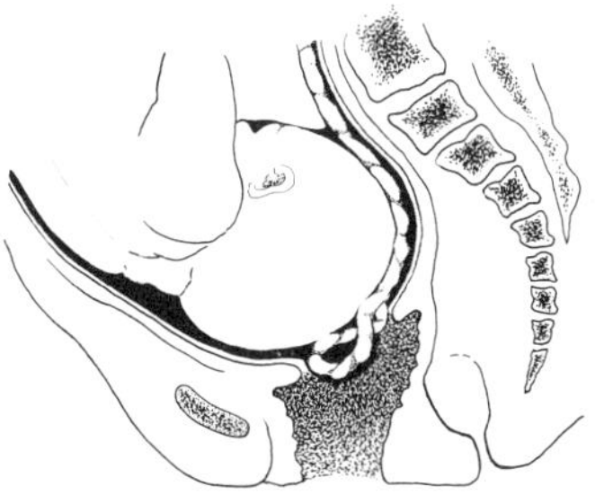

Nabelschnurvorfall

rend des Geburtsvorganges am Bekkenrand gedrückt, so daß akute Gefahr für das Kind entsteht, die nur durch sofortige geburtshilfliche Maßnahmen beseitigt werden kann.

Nachblutung:

1. in der Geburtshilfe Blutungen nach

der Geburt oder Fehlgeburt, entweder durch Erschlaffung der Gebärmuttermuskulatur oder durch Entzündungen der Gebärmutter sowie durch nicht vollständig ausgestoßene Plazenta*-Reste;
2. in der Chirurgie nach Beendigung einer Operation oder nach bereits versorgten Verletzungen.

Nachgeburt: s. Plazenta*.

Nachgeburtsblutung: ist ein normaler Vorgang und mit einem Blutverlust von 250 bis 500 ml verbunden.

Nachgeburtsperiode: Zeit zwischen der Geburt des Kindes und der Ausstoßung des Mutterkuchens zuzüglich 2 Stunden. In dieser Zeit besteht erhöhte Blutungsgefahr, so daß fachkundige Überwachung notwendig ist.

Nachhirn: Medulla oblongata*.

Nachtangst: Pavor nocturnus. Aufschrecken während des Schlafes mit lautem Aufschrei, meist nach furchterregenden Erlebnissen, vor allem bei Kindern.

Nachtblindheit: s. Hemeralopie*.

Nachtwandeln: Schlafwandeln, Somnambulismus. Dämmerzustand mit unvollständigem Erwachen, währenddessen auch schwierige Bewegungen möglich sind. Nachher besteht eine Erinnerungslücke an diese Vorgänge. Vorkommen bei Psychopathen, Epileptikern und nach Enzephalitis*.

Nachwehen: Wehen, die normalerweise 2 bis 3 Tage nach der Entbindung anhalten.

Nackensteifheit: s. Opisthotonus*.

NaCl: chemische Formel für Natriumchlorid = Kochsalz.

Nähmaterial, chirurgisches: Fäden, die nachträglich wieder entfernt werden können, werden aus Seide, Zwirn, Kunststoff hergestellt; auch Metalldrähte werden verwendet. Für besonders feine Nähte in der ästhetischen (»kosmetischen«) Chirurgie und in der Augenheilkunde kommt auch Frauenhaar zur Verwendung. Nicht mehr entfernbare Nähte in tieferen Gewebsschichten werden aus einem resorbierbaren, d. h. vom Gewebe auflösbaren Material, wie Katgut* oder Silk*, hergestellt.

Nährklistier: Zuführung in Wasser gelöster Nahrungsstoffe über den Mastdarm, die jedoch maximal bis zu 35 % verwertet werden können.

Nährklysma: s. Nährklistier*.

Nährstoffe, Nahrungsstoffe: Bestandteile der Nahrung, die für Erhaltung, Wachstum, Funktionstüchtigkeit und Fortpflanzung eines Organismus notwendig sind. Die Hauptnährstoffe sind Eiweiß, Kohlenhydrate und Fett. Sie werden sowohl als Baustoffe wie auch als Energiespender verwendet. Außerdem gehören zu den N. Wasser, Mineralien und Vitamine*.

Naevus m: Nävus, Muttermal. Hautfehlbildungen, die erblich oder anlagebedingt sind und sich sowohl durch zu große als auch zu geringe Gewebsmasse auszeichnen können. Man unterscheidet N. albus = runder bis ovaler Hautfleck, pigmentlos* und daher weiß; N. anaemicus = weißer Fleck durch Unterentwicklung von Hautgefäßen; N. araneus = Spinnweben- oder »Spider«-N.; »Besenreiserfleck«, der von einem zentralen Gefäßchen ausgeht; N. congenitus = angeborener N.; N. flammeus = Feuermal, flacher, aus Gefäßen bestehender Fleck; N. maternus = Muttermal; N. naevocellularis =

aus echten N.-Zellen zusammengesetzter Fleck; N. leucopigmentosus = Pigment-N. mit einer pigmentlosen Randzone; N. pigmentosus = häufigste Form, praktisch bei allen Menschen mehr oder minder vorhanden, aus N.- und Pigment*-Zellen zusammengesetzte Flecke, die häufig das Hautniveau überragen; gelegentlich, vor allem nach Entzündungen, Insektenstichen usw., Entwicklungen des bösartigen Melanoms*. Kleine Pigmentnaevi werden auch als Leberfleck (Lentigo) bezeichnet. N. sebaceus = Fleck, der aus Talgdrüsenzellen gebildet wird und meist als plattes Knötchen imponiert; N. spilus = bisweilen handgroßer Fleck mit geringem Tiefenwachstum in die unteren Hautschichten; N. verrucosus = Pigmentfleck, dessen Oberfläche höckerig zerklüftet und von warzenähnlichem Aussehen ist; krebsartige Entartung häufiger als bei anderen N.

Nagana: durch Trypanosoma* brucei verursachte Schlafkrankheit, vorwiegend von Haustieren in Afrika, die seuchenartig schwerste Schäden in der Viehzucht anrichtet. Der Erreger wird ebenso wie der Erreger der menschlichen Schlafkrankheit* durch die Tsetsefliege* übertragen.

Nagel: Unguis. Hornplatte an den streckseitigen Enden von Fingern und Zehen, die vom Nagelfalz her nachwächst.

Nagelbett: Hyponychium. Hautbett, auf dem der Nagel von der Nageltasche her wächst. Häufiger Sitz von Nagelkrankheiten.

Nagelkauen: s. nervöser Tic*.

Nagelmykosen: Pilzinfektion der Nägel.

Nagelwurzel: unter der Haut liegender Ursprung des Nagels.

Nahrung: die über den Magen-Darm-Trakt zugeführten Lebensmittel. Sie enthalten die Nährstoffe*.

Nahrungsmittelvergiftung: im engeren Sinn Vergiftung durch Toxine*, die von Mikroorganismen*, welche die Lebensmittel verunreinigen, herrühren. S. Lebensmittel*-, Fleisch*-, Fisch*-Vergiftung. Es können in der Nahrung aber auch andere Gifte, z. B. Metalle, Schädlingsbekämpfungsmittel, Kunstdüngerreste usw., enthalten sein. Außerdem enthalten auch unverdorbene Nahrungsmittel Giftstoffe, so z. B. rohe Bohnen und unreife Kartoffeln oder Mehl, in das Mutterkorn mit eingemahlen wurde.

Nahrungsverweigerung: Psychose*, die vor allen Dingen bei Paranoia und Schizophrenie, aber auch bei Neurotikern vorkommt.

Naht: operative Vereinigung von Gewebsrändern. Durchführung mit speziellen Stahlnadeln, chirurgischem Nähmaterial* und einem Nadelhalter.

Nahtmethoden, maschinelle: Vor allem in der Bauch- und Brustraumchirurgie werden maschinelle Klammernahtgeräte zur exakten und sicheren Naht von Gefäßen und Hohlorganen (z. B. Darm) benutzt. Für die Klammern wird korrosionsbeständiges Material verwendet.

Nalanane f: s. Schlafkrankheit*.

Nanismus m, **Nanosomie** f: s. Zwergwuchs*.

Narbe: Cicatrix f. Nach Gewebedefekten, die mit Substanzverlust einhergehen, oder nach der auflösenden Umbildung von Thromben*, Infarkten usw. Durch Granulationsgewebe* bildet sich aus diesem unter mehr oder minder starker Schrumpfung derbes, gefäßarmes Bindegewebe*.

Narbenbruch: Nach Bauchdeckenschnitten kann es bei Störung der Wundheilung, bei Infektionen oder unzureichenden Nahtmethoden zum Aufbrechen der Narbe mit nachfolgendem Durchtreten von Bauchfell und Eingeweiden kommen.

Narbenkeloid n: s. Keloid*.

Narkolepsie f: anfallsweises, kurzdauerndes, manchmal tiefes Einschlafen in der normalen Wachperiode. Daneben bestehen oft sog. Wachanfälle, d. h. plötzliches kurzdauerndes Erwachen während des Schlafens. Hinweis auf organische Hirnerkrankungen.

Narkomanie f: das krankhafte Bedürfnis nach Betäubungs- und/oder Schlafmitteln.

Narkose f: ist ein künstlich herbeigeführter reversibler* Zustand, in dem durch Ausschaltung des Bewußtseins, der Schmerzempfindung und der Abwehrreaktionen Eingriffe vorgenommen werden können. Durch Kombination narkotisierender und beruhigender Medikamente werden vier Punkte erfüllt:

1. Bewußtlosigkeit;
2. vollkommene Schmerzfreiheit (Analgesie);
3. Muskelerschlaffung (Relaxation);
4. Reflexaktivitätsminderung bzw. Reflexaktivitätsausschaltung.

In zunehmendem Maße wird zusätzlich die analgesierende *Akupunktur** im Bereich der Ohrmuschel eingesetzt. Dadurch kann die Narkosemittel-Dosis wesentlich reduziert und das Narkose-Risiko eingeschränkt werden.

Narkose, intracheale: s. Intubationsnarkose*.

Narkosebeatmungsgerät: zur automatischen künstlichen Beatmung bei gleichzeitig dosierter Verabreichung von Inhalationsnarkosemitteln.

Narkosemittel:

1. dampfförmige. Sie sind bei normalen Verhältnissen flüssig und verdampfen, z. B. Aufträufeln auf Gaze oder auf die Haut. Hierzu gehören Äthyläther, Trichloräthylen, Halothan, Vinyläther. Diese Substanzen werden in speziellen Verdampfern, genau dosiert, angewendet;
2. gasförmige. Hierzu gehören Stickoxydul (Lachgas) und Zyklopropan, die in Narkoseapparaten zur Anwendung kommen.

Narkotika n: Narkosemittel in weitergefaßtem Sinn. Hierzu gehören vor allem Opium und seine Abkömmlinge, Morphium, Codein und Heroin. S. auch Tabelle Drogeneinwirkungen Seite 134. Sie führen zu einer reversiblen* Lähmung der Ganglienzellen des Zentralnervensystems, die bei entsprechend hoher Dosierung einen narkoseähnlichen bis echt narkotischen Zustand hervorrufen.

Narzißmus: Verliebtsein in die eigene Person mit Beeinträchtigung der Liebe zum Geschlechtspartner.

nascens, naszierend: im Entstehen begriffen, frei werdend. Status nascendi = im Zustand der Geburt, des Entstehens.

Nasenbluten: s. Epistaxis*.

Nasendiphtherie: Diphtherieinfektion der Nasenschleimhaut.

Nasenhöhle: Cavum nasi. Ist mit Schleimhaut ausgekleidet, die in den unteren Abschnitten das Riechepithel und in den oberen Abschnitten die Nervenelemente für den Geruchssinn enthält.

Nasenkatarrh: s. Rhinitis*.

Nasen-Lippen-Furche: s. Nasolabialfalte*.

Nasenmuscheln: drei übereinanderliegende, leicht vorgewölbte Knochenplatten an der äußeren Wand der Nasenhöhle. Die beiden oberen werden von Siebbein*-Teilen, die untere wird von einem eigenständigen Knochen gebildet.

Nasennebenhöhlen: Stirn-, Kiefer-, Siebbein- und Keilbeinhöhlen. Die auskleidenden Schleimhäute sind mit einem Flimmerepithel* versehen, dessen Strömungsrichtung nach den Ausgangsöffnungen hin verläuft.

Nasenplastik: ästhetische Operationen an der Nase. Sie reichen von kleinen Korrekturen, z. B. durch Paraffineinspritzungen bei mäßig ausgeprägten Sattelnasen, bis zur kompletten Neubildung einer künstlichen Nase (Rhinoplastik) aus Stirn-, Wangen- oder Armhaut, was beispielsweise nach Verletzungen oder bei zerstörenden Geschwüren (Hauttuberkulose, Krebs) sowie bei angeborenen Mißbildungen notwendig sein kann. Bei schweren Formen von Sattelnasen wird operativ ein Stück Rippenknorpel, ein Schienbein- oder Elfenbeinspann zu Korrekturzwecken eingesetzt. Auch zur Erfüllung kosmetischer Korrekturwünsche werden N. durchgeführt.

Nasenpolypen: Fibromwucherungen der Nasen- bzw. Nebenhöhlenschleimhaut, meist als Folge chronischer Reizungen. Gutartig.

Nasen-Rachen-Fibron: gefäßreiche, harte Geschwulst, die vom Rachendach ausgeht; unter Verdrängung des umgebenden Gewebes wächst sie sehr rasch, ohne jedoch zu infiltrieren, und neigt stark zu Rezidiven*, Zapfenbildungen in die Nebenhöhlen oder Knochenlücken.

Nasen-Rachen-Raum: s. Epipharynx*.

Nasenspekulum: Spezialgerät zur Untersuchung der Nasenhöhle.

Nasentamponade: Ausstopfung der Nasenhöhle mit Watte- bzw. Gazepfropfen zum Zwecke der Blutstillung.

Nasolabialfalte: die quer von den Nasenflügeln zum Mundwinkel verlaufende Falte.

Nasus m: Nase.

nasal, nasalis: auf die Nase bezogen.

nativ: natürlich, angeboren.

Natrium: lebenswichtiges Alkalimetall, als Kation in den Körperflüssigkeiten (Blutplasma und Lymphe), aber auch in Knochen- und Knorpelgewebe sowie in den übrigen Körperzellen enthalten. Hauptsächlich im Kochsalz (NaCl) enthalten. Hat wichtige Funktionen für die Osmose* der Körperflüssigkeiten, für den Wasserhaushalt und die Funktionstüchtigkeit von Muskeln und Nerven.

Natriummangel: führt zu Herzschlagbeschleunigung, Hypotonie*, allgemeinen Schwächezuständen mit Brechreiz, Krämpfen, Austrocknung von Haut und Schleimhäuten, Behinderung der Urinausscheidung bis zur Urämie*. Folgezustand von Nierenerkrankungen, bei welchen die Rückresorption gestört ist, bei Morbus Addison* oder Überdosierung von Kationenaustauschern.

Naturheilkunde: Behandlungsmethoden, die sich auf die natürliche Lebensweise stützen oder von ihr abgeleitet sind und mit Diät und physikalischer Therapie unter weitmöglicher Vermeidung von Arzneimitteln arbeiten. N. stand ursprünglich in bewußtem Gegensatz zur »Schulmedizin« und erlebte durch Kneipp und Priesnitz (Wassertherapie) sowie die Durstkuren von Schroth im 19. Jahrhundert einen großen Aufschwung. Heute bedient sich die »Schulmedizin« genauso derjenigen Therapiemaßnahmen der N., die eine bewiesene Wirkung auf den kranken Organismus haben, wie andererseits Behandlungsmethoden der offiziellen Medizin, insbesondere der Homöopathie*, Eingang in die Naturheilkunde gefunden haben. Leider werden neben überlieferten, wirkungsvollen Erfahrungen, Mixturen und Praktiken von vielen sog. Naturheilkundigen auch Geheimrezepte und in das Okkulte* abgleitende Handlungen angewandt, die häufig nicht nur sinnlos, sondern auch gefährlich sind, da sie die rechtzeitige Erkennung und erfolgreiche Behandlung von Krankheiten verzögern oder verhindern. Durch die Tatsache, daß in der BRD weder ein echter Ausbildungsnachweis noch eine staatliche Prüfung oder ein Befähigungsnachweis zur Ausübung einer Naturheilpraxis gefordert werden, fehlen oft die grundlegenden Voraussetzungen, um die Heilkunde auszuführen. Das macht es Scharlatanen und Kurpfuschern möglich, lebensbedrohliche Unterlassungen und/oder Maßnahmen auszuführen.

Naturheilweisen: Begriff für die Eingliederung der Erfahrungsheilkunde in die klinische Medizin. Erfahrungsheilkunde basiert auf natürlichen Heilverfahren mit Sonne, Wasser, Luft und Klima, den naturgemäßen Heilverfahren wie Homöopathie*, Diätetik und der Anwendung von Pflanzenarzneien sowie jenen Therapiemethoden, mit denen die Regulation des Nervensystems und der endokrinen Drüsen auf natürlichem Wege normalisiert werden soll. Vor allem die Vorsorge- und Wiederherstellungsmedizin bedient sich auch in zunehmendem Maße der Anwendung von Naturheilweisen.

Nausea f: Brechreiz, Übelkeit, nicht das eigentliche Erbrechen.

Nearthrose f: Neubildung eines Gelenkes, kommt natürlich bei Knochenbrüchen vor, die nicht zusammenheilen und an den Bruchstellen Knorpelflächen entwickeln, um die sich dann sogar eine Gelenkkapsel bilden kann (Pseudarthrose*), oder wenn sich beispielsweise der Gelenkkopf nach Austritt aus der Gelenkpfanne durch ständige Reibung an anderer Stelle eine neue Gelenkpfanne schafft, z. B. bei der Hüftgelenksluxation. Gelenkersatz durch künstliche Gelenke ist möglich. S. Gelenke, künstliche*.

Nebeneierstock: s. Parovarium*.

Nebenhoden: s. Epididymis*.

Nebenhodenentzündung: s. Epididymitis*.

Nebenhodentuberkulose: Infektion des oder der Nebenhoden mit Tuberkelbazillen.

Nebenkropf: akzessorische Struma. Ausgehend von einem nicht vollständig zurückgebildeten embryonalen

Ductus thyreoglossus oder von embryonalem Schilddrüsengewebe, das in andere Organabschnitte versprengt wurde, z. B. Nebenkropf in der Luftröhre.

Nebenmilz: Lien accessorius. Bis taubeneigroße Gebilde aus Milzgewebe, die in die Nähe der Milz oder in das Mesenterium* verstreut sind.

Nebenniere: Glandula suprarenalis. Innersekretorische Drüse, die dem oberen Pol der Niere aufliegt. Sie besteht aus der gelb-braunen Nebennierenrinde und dem rot-braunen Nebennierenmark*. Entfernung oder Ausfall beider Nebennierenrinden führt zum Tod.

Nebennierenmark (NNM): Organ mit innerer Sekretion, welches die Hormone Adrenalin* und Nor-Adrenalin produziert. Diese Hormone können auch in anderen Körpergeweben gebildet werden, so daß die Entfernung des NNM nicht lebensbedrohlich ist.

Nebennierenmarksyndrom, hyperhormonales: s. Phäochromozytom*.

Nebennierenrinde (NNR): lebenswichtiger Anteil der Nebenniere, besteht aus drei Schichten, der Zona glomerulosa, Z. fascicolata (Mittelschicht) und Z. reticularis (Innenschicht). Sie steht mittels eines Rückkoppelungsmechanismus in direkter, sich gegenseitig beeinflussender Verbindung mit dem Vorderlappen der Hypophyse*. Bisher sind 41 Steroide (Hormone) bekannt, die von der NNR produziert werden. Man teilt sie ein in

1. Mineralkortikoide (u. a. Aldosteron);
2. Glukokortikoide (Kortison);
3. Androkortikoide;
4. Östrokortikoide;
5. Kortikoide, deren Wirkungsmechanismus noch nicht bekannt ist. Die NNR kann die hormonellen Funktionen ausgefallener Hoden übernehmen (3. Gonade).

Nebennierenrindenhormone: s. Kortikoide*.

Nebennierenrindeninsuffizienz: mangelhafte Funktion der Nebennierenrinde bei Erkrankungen oder operativer Entfernung. Gekennzeichnet durch Durst, Appetitlosigkeit, Durchfall, Gewichtsabnahme, Körperschwäche, Pigmentverfärbungen der Haut und Schleimhäute (Addison-Krankheit*).

Nebennierenrindenüberfunktion: führt bei Überproduktion der Glukokortikoide zum Cushing-Syndrom, der Mineralkortikoide zum Ödem-Syndrom und der Androkortikoide zum adrenogenitalen Syndrom.

Nebennierentumoren: Man unterscheidet:

1. Tumoren des Marks, aufgeführt in der Reihenfolge ihrer zunehmenden Bösartigkeit: Sympathogoniome, Sympathoblastome, Neuroblastome, Ganglioneurome, Phäochromozytome;
2. Tumoren der Rinde, wobei die reifen Adenome* keine Krebstumoren darstellen, jedoch zu weitgehenden Störungen der NNR-Funktion führen, während die Tumoren der NNR mit unzulänglicher Ausreifung destruktiv wachsen und bösartige Geschwülste darstellen (Hypernephrom, Nebennierenrindenkrebs).

Nebenplazenta: haftet, von der Hauptplazenta entfernt, ebenfalls an der Uterusschleimhaut und kann dort nach Ausstoßung der Hauptplazenta zurückbleiben und zu entsprechenden Erkrankungen führen. Die ausgestoßene Hauptplazenta erscheint immer vollständig, jedoch geben die Gefäße von N. in den Eihäuten einen Hinweis auf das Vorhandensein einer N. Es kommen gleichzeitig mehrere N. vor.

Nebenschilddrüsen: s. Epithelkörperchen*.

Nebenwirkungen: Neben den erwünschten Hauptwirkungen können Arzneimittel auch unerwünschte, sog. N. haben; sie können sofort oder auch erst nach längerem Gebrauch auftreten. Schweregrad und Gefahren sind beim einzelnen Medikament und auch individuell sehr unterschiedlich. Besonders gefährdet sind Allergiker*. Die *Gebrauchsinformation* ist vor Einnahme eines Medikamentes gründlich zu lesen, Unverträglichkeiten sind sofort dem Arzt zu melden. Von den N. müssen die sog. *Gegenanzeigen (Kontraindikation*)* unterschieden werden, die die Einnahme grundsätzlich untersagen.

Negativismus: auflehnende, beharrliche Ablehnung jeder Anregung oder Anordnung, die dem Kranken von Ärzten und Pflegepersonal gegeben wird (passiver N., vor allem bei Schizophrenen). Kann in aktiven N. ausarten, wobei dann der Patient genau das Gegenteil dessen tut, was angeordnet wird.

Nehb-Dreieck: spezielle Brustwandableitung des Elektrokardiogramms zur besseren Lokalisation und Erkennung von Herzinfarkten. Die Elektroden werden am »kleinen Herzdreieck« doppelpolig angelegt.

Neisseria: gramnegative* Diplokokken*, Erreger der Gonorrhoe* (N. gonorrhoea) und der Meningitis cerebrospinalis epidemica* (N. meningitides).

Nekrobiose: allmähliches Absterben.

Nekrophilie f: Sexualhandlungen an Leichen, Leichenschändung.

Nekrophobie f: krankhafte Furcht vor Toten.

Nekropie, Nekroskopie f: Eröffnung einer Leiche zur Betrachtung von Geweben und Organen; s. Obduktion*.

Nekrose f: lokalisiertes Absterben von Geweben oder Organen durch Untergang von Zellen. Der Organismus selbst bleibt am Leben.

Nekrospermie f: Unbeweglichkeit und damit auch Unfruchtbarkeit der im Erguß enthaltenen Samentierchen.

nekrotisch: abgestorben.

Nekrotomie f: chirurgische Entfernung von Knochenteilen, die bei Knocheneiterung nekrotisch wurden.

Nematoda m: Nematoden, Fadenwürmer mit rundem Querschnitt, lang gestreckt, fadenförmig; geschlechtliche Fortpflanzung (Männchen und Weibchen). Als Parasiten von großer Bedeutung, z. B. Ascaris*, Trichinen*, Madenwürmer*, Ankylostoma duodenale*, Filarien* usw.

Neocortex m: der stammesgeschichtliche junge Teil der Großhirnrinde mit horizontaler Schichtung (Laminae der Nervenzellen).

neonatus: neugeboren.

Neoplasma n: Neubildung. Begriffsdefinition für bösartige Geschwulst (Krebs).

Nephralgie f: Nierenschmerzen.

Nephrektomie f: chirurgische Entfernung einer Niere.

Nephritis f: Nierenentzündung (weitere Begriffe: Pyelonephritis, Pyelitis, akute, diffuse Glomerulonephritis). Meistens handelt es sich dabei um aufsteigende Infekte, d. h., die Infektion breitet sich von der Blase her über die Harnleiter zum Nierenbecken hin aus. Hauptsächliche Erreger sind Streptokokken, aber auch verschiedenartigste andere Erreger kommen als Ursache in Frage. Auch von Fokalherden* können Streuungen ausgehen, die zur N. führen. Fast immer sind die gesamten ableitenden Harnwege in den Entzündungsprozeß mit einbezogen. Da jedoch bei einer Nierenentzündung nicht nur das Nierenbecken, sondern immer das gesamte Nierengewebe, also auch die Glomeruli, in Mitleidenschaft gezogen ist, ist es besser, allgemein nur noch von Pyelonephritis zu sprechen. Die Symptome sind meistens hohes Fieber mit Schüttelfrost, Kopfschmerzen, Krankheitsgefühl, schmerzender Harndrang mit häufigem Wasserlassen und Schmerzen in der Nierenregion. Diese Anzeichen können aber auch teilweise oder ganz fehlen. Vermehrtes oder erschwertes Wasserlassen kann dann das einzige Krankheitszeichen sein. Von großer Bedeutung sind die Laborbefunde. Das Blutbild zeigt eine starke Vermehrung der weißen Blutkörperchen, die Blutkörperchensenkungsreaktion ist stark beschleunigt. Im Urin finden sich viele weiße und rote Blutkörperchen sowie verschiedene Zellen des Harntraktes, Eiweiß und gelegentlich Aceton. Von großer Wichtigkeit ist eine gründliche bakteriologische Untersuchung des Urins für die Wahl des anzuwendenden Antibiotikums* oder Sulfonamids* je nach Art der aufgefundenen Bakterien. Wesentliche Allgemeinmaßnahmen sind strenge Bettruhe, Vermehrung der Wasserausscheidung durch entsprechend hohe Flüssigkeitszufuhr und ausreichend normale Nahrungsaufnahme. Der Übergang in die chronische Form wird oft übersehen, weil die Anzeichen dafür fehlen. Sie endet mit Niereninsuffizienz und renalem Hochdruck*.

Die *akute Glomerulonephritis* ist eine infektiöse Entzündung des Nierengewebes. Sie betrifft immer gleichzeitig beide Nieren. Die Erreger sind Streptokokken. Die auslösenden Krankheiten sind hauptsächlich Mandel- und Rachenentzündung, Diphtherie, Scharlach, Nebenhöhlenentzündungen, Zahnabszesse, Wundrose und Eiterflechte. Häufigstes Erkrankungsalter ist das 3.–10. Lebensjahr, wenngleich jedes Alter betroffen sein kann. Zwischen der auslösenden Krankheit und den ersten Symptomen vergehen 1–3 Wochen. Allgemein kommt es zu Müdigkeit, mäßigem Fieber, Schwellungen im Gesicht, Schmerzen in der Nierengegend, Verminderung der Harnausscheidung und Verfärbung des Urins von blutig bis braun. Ein Teil der Fälle verläuft jedoch relativ symptomlos. Die endgültige Diagnose wird durch die Urinuntersuchung gestellt. Eine spezielle Therapie gibt es nicht. Unumgänglich sind jedoch hohe Antibiotikamengen, solange noch Streptokokken nachgewiesen werden. Verminderung der Urinmenge, Ansteigen des Blutdrucks und

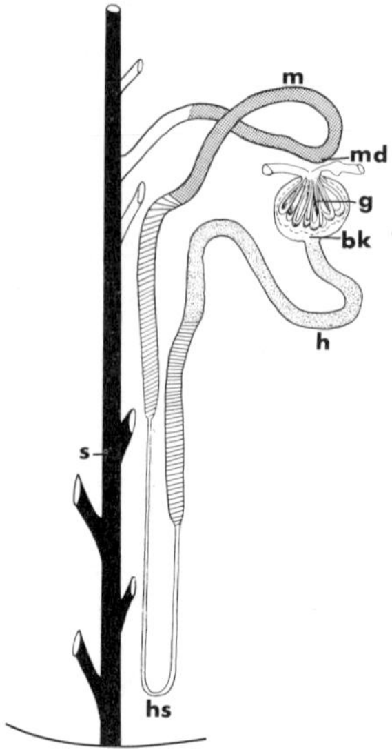

Nephron: Das Nierenkörperchen besteht aus dem Glomerulus (g) und der aus Epithel* aufgebauten Bowman-Kapsel (bk), die den Glomerulus umgibt und in den ableitenden Harngang, den Tubulus contortus erster Ordnung = Hauptstück (h), führt. Dieser geht in einen sehr dünnen Überleitungsteil mit der Henle-Schleife (hs) über, die wiederum in das Mittelstück (m), Tubulus contortus zweiter Ordnung, mit der Macula densa (md) führt. Die Mittelstücke münden über ein Schaltstück in den Sammelrohren (s). Die Nierenkörperchen sind die eigentlichen Filterorgane für die Bildung des Primärharns, der in den Kapillarschlingen des Glomerulus aus dem Blut abgeschieden und in der Bowman-Kapsel gefiltert wird.

Harnstoffausscheidung unter der Norm machen klinische Behandlung erforderlich, um schwerwiegenden Komplikationen (Hypertonie, Herzkrankheiten, Gehirnerkrankungen, schwere Infekte) vorzubeugen. Richtig behandelt, heilt die akute Glomerulonephritis fast immer in 1–2 Jahren vollständig aus, andernfalls kann sie in ein Jahre dauerndes chronisches Stadium mit den angeführten Folgen übergehen. Eine *chronische Niereninsuffizienz* kann die Folge praktisch aller länger dauernden oder schweren Nierenschädigungen sein. Dabei kommt es zu fortschreitenden krankhaften Veränderungen der Zellstrukturen und der Funktion der Nieren. Die Symptome treten meist erst im fortgeschrittenen Stadium auf und sind auch dann mehr allgemeiner Natur: Leistungsschwäche, Appetitlosigkeit, Hautjucken. Wenn im Endstadium die Nieren nicht mehr fähig sind, Wasser- und Elektrolythaushalt zu regulieren und Stickstoffwechselprodukte auszuscheiden, kommt es zum schweren Krankheitsbild der Urämie* (Harnvergiftung). Bei zunehmendem Siechtum kommt es zu häufiger werdenden Durchfällen, Atemnot, unstillbarem Erbrechen, Hautblutungen, Krämpfen, rapider Abnahme der Sehkraft und zunehmender Schlafsucht. Die Patienten sterben oft in tiefem Koma infolge von Gehirnblutungen oder durch akutes Linksherzversagen. Durch die künstliche Niere ist eine günstige Langzeitbehandlung der chronischen Niereninsuffizienz möglich geworden. Die Technik ist heute so weit gediehen, daß der Anschluß unter bestimmten Voraussetzungen auch zu Hause durchgeführt werden kann. Es gibt heute bereits Patienten, die länger als 10 Jahre mit Hilfe der künstlichen Niere überlebt haben. Trotzdem wird eine endgültige Lösung des Problems Niereninsuffizienz erst möglich, wenn ausreichend viele Nieren-Transplantationen durchgeführt werden können.

nephrogen: von der Niere herrührend.

Nephrohydrose f: Harnstauung in den Nierenkanälchen.

Nephrolithiasis f: Nierensteinleiden; Konkrementbildung* der Harnorgane.

Nephrolithotomie f: Entfernung von Nierensteinen unter Spaltung des Nierengewebes.

Nephrom n: Nierengeschwulst, meist Krebs.

Nephron: Funktionseinheit der Niere, bestehend aus Palpighi-Körperchen* und Nierenkanälchen. S. Abb. Seite 400.

Nephropathie f: verallgemeinernde Bezeichnung für alle Nierenerkrankungen.

Nephroptose f: Senk- oder Wanderniere.

Nephropyelitis f: s. Nephritis*.

Nephrose f: Degeneration der Nierenkanälchen, gekennzeichnet durch ausgedehnte Ödeme* und starke Vermehrung des Eiweißes im Urin (Albuminurie*); hingegen wird kein Blut mit dem Urin ausgeschieden, Blutdrucksteigerung fehlt (wichtige Unterschiede zur Nephritis). Begleiterscheinung bei fieberhaften Infekten, Vergiftungen mit chemischen Substanzen und bei Fettstoffwechselstörungen. Nachdem in der Regel nicht alle Nierenkanälchen betroffen werden und die degenerative Erkrankung nicht fortschreitend ist, führt sie auch selten zur Schrumpfniere und zur Niereninsuffizienz. Eine Sonderform ist die sog. akute Nephrose, auch Schockniere genannt, wie sie beispielsweise bei verschiedenen Schockzuständen, Verbrennungen, Kochsalzmangel usw. entsteht.

Nephrosklerose f: Sklerose der feinen Arterien der Nieren. Meist ist das einzige klinische Symptom lange Zeit nur eine Blutdruckerhöhung. Erst später kommt es zur Ausscheidung von Eiweiß im Harn und allmählich zur Niereninsuffizienz, die in eine sog. primäre oder genuine Schrumpfniere (im Gegensatz zur sekundären Schrumpfniere) übergeht.

Nephrostomie f: Einführung eines dicken Katheters durch das Nierengewebe zur direkten Ableitung des Harns bei mechanischer Verlegung der ableitenden Harnwege. Notfalloperation!

Nephrotomie f: Öffnung des Nierenbeckens durch Spaltung des Nierenparenchyms*.

nerval: von der Tätigkeit der Nerven herrührend.

Nerven, Nervi m: weiße Stranggebilde aus den parallel verlaufenden Nervenfasern*, die im Bindegewebe eingebettet und von einer Bindegewebshülle umgeben sind. Die Nervenstränge sind von Blutgefäßen begleitet, die für die Ernährung sorgen.

Nerven, afferente: zentripetale, sensible Nerven. Sie leiten die Erregungen vom Empfänger (Rezeptor) in den Körperaußenbezirken zum Zentralnervensystem.

Nerven, efferente: zentrifugale, motorische, vasomotorische, sekretorische Nerven. Sie leiten die im Zentralnervensystem entstehende Erregung zu den Organen an der Peripherie, z. B. zu den Muskeln, Gefäßen und Drüsen.

Nervenatrophie f: Nervenschwund, s. Nervendegeneration*.

Nervenaustrittspunkte (NAP): Durchtrittsstellen der Nerven durch knöcherne Lücken (Foramen). An diesen Stellen sind sie besonders druckschmerzhaft.

Nervendegeneration f: Nach Abtrennung von der zugeordneten Nerven-(Ganglien-) Zelle verliert die Nervenfaser zunächst die Leitungsfähigkeit und ist dann einem Gewebsuntergang preisgeben, sie degeneriert. Dabei werden immer auch die Nervenzelle und das zentrale Stück der Nervenfaser in Mitleidenschaft gezogen (sog. retrograde Degeneration), wobei sich die Schädigungen aber in der Regel wieder zurückbilden.

Nervenendorgane: sog. »Rezeptoren«, die sich in allen Geweben des Körpers befinden und als Reizempfänger die verschiedenen Sinneswahrnehmungen und Sinneseindrücke (Schmerz-, Wärme-, Tast-, Geruchs-, Geschmacks-, Organlage-, Gleichgewichts-, Seh- und Hörempfindungen) aufnehmen und sie dann über die afferenten Nervenbahnen* zum zentralen Nervensystem weiterleiten.

Nervenentzündung: s. Neuritis*.

Nervenfaser: Der Ausdruck »Nervenfaser« wird sowohl für den Dendriten als auch für den Neuriten (siehe Neuron*) gebraucht. Das Axon (1), welches von der Markscheide (2) oder bei marklosen Nervenfasern nur von Hüllzellen umgeben ist, wird zusammen mit dieser Umhüllung als Nervenfaser bezeichnet. In gleichmäßigen Abständen von 1–3 mm hat die Markscheide tiefe Einschnürungen, die Ranvier-Knoten (3). Den Abschnitt zwischen zwei Ranvier-Knoten bezeichnet man als Internodium, in dessen Mitte sich der Zellkern (4) befindet, der die Markscheide leicht vorwölbt. Im zentralen Nervensystem sind die Nervenfasern in der weißen Substanz lokalisiert, während im peripheren Nervensystem Fasern und Neuronen aneinandergekoppelt sind. Im peripheren und hauptsächlich im vegetativen Nervensystem* gibt es auch marklose und markarme Fasern.

Nervengeschwülste: s. Neurom*, Neurofibrom*, Neurinom*.

Nervengewebe: die am besten differenzierte und höchstentwickelte Gewebeart, welche Erregungen sowohl bilden als auch leiten und verarbeiten kann. Besteht aus den Nervenzellen und den Gliazellen, die das Stützgewebe* bilden (Neuroglia*).

Nervenkerne: knotenförmige Anhäufung von Nervenzellen in der grauen Substanz von Gehirn und verlängertem Mark, in denen die Hirnnerven* entspringen (Nuclei originis) bzw. enden (Nuclei terminalis).

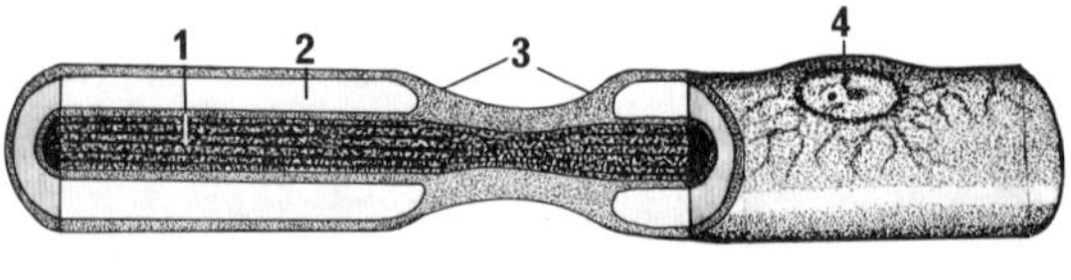

Nervenfaser

Nervenregeneration: Vom zentralen Ende eines unterbrochenen Nervenstranges ausgehend, sprossen die mit der Nervenzelle noch in Verbindung stehenden Faserenden aus und versuchen, sich mit den Fibrillen* des peripheren Teiles wieder zu verbinden. Fasern, denen das nicht gelingt, wuchern zu Knäueln, den sog. Neuromen*, aus.

Nervenschwäche: s. Neurasthenie*.

Nervensystem: Man unterteilt anatomisch in das Zentralnervensystem, bestehend aus Gehirn und Rückenmark einschließlich verlängertem Mark, und in das periphere Nervensystem, bestehend aus den afferenten* und efferenten* Bahnen und den Ganglien*. Nach funktionellen Gesichtspunkten unterscheidet man ein animales N., das die willkürlichen, und ein vegetatives N., das die unwillkürlichen Funktionen reguliert. Diese Einteilungen haben nur den Zweck einer besseren Verständlichmachung. In Wirklichkeit ist das gesamt N. eine untrennbare physiologisch-funktionelle Einheit. Das N. hat die Fähigkeit, sämtliche Sinnesreize im Bereich der sensiblen Empfänger (Rezeptoren) aufzunehmen und dort die spezifische Energie der nervösen Erregung zu bilden, die gebildete Energie über die Nervenbahnen zum ZNS weiterzuleiten und dort zu verarbeiten und die verarbeiteten Reize mit Gegenreizen zu beantworten, um diese dann wieder an die motorischen, vasomotorischen oder sekretorischen Endorgane weiterzuleiten.

Nervensystem, vegetatives: auch autonomes Nervensystem. Von ihm gehen alle dem Willen und dem Bewußtsein entzogenen nervalen Funktionen aus, die die gesamten Lebensvorgänge regeln (Atmung, Verdauung, Stoffwechsel, Sekretion, Wasserhaushalt, Herztätigkeit, Blutkreislauf, Hormonfunktionen usw.). Es bestehen enge Zusammenhänge mit den innersekretorischen Drüsen* und den Körperflüssigkeiten, die zusammen mit dem v. N. eine funktionelle Einheit bilden. Ebenso bestehen direkt Wechselbeziehungen zu den gesamten anderen Teilen des Nervensystems*. Übergeordnete Zentren des v. N. liegen im Rauten-, Zwischen- und Großhirn. Das v. N. besteht aus dem sympathischen System (Sympathikus*), dem parasympathischen System (Parasympathikus*) und dem intramuralen System (das sind vegetative Nervenfasern und Ganglien, die in den Wandungen jener Hohlorgane eingebettet sind, die eine bestimmte funktionelle Selbständigkeit aufweisen, z. B. Herz, Blase, Magen, Darm, Gebärmutter usw.).

Die Abb. Seite 404 f. zeigen die wichtigsten Steuerfunktionen und gegenseitigen Beeinflussungen von v. N. und endokrinen Drüsen.

Übergeordnete Steuerungszentrale des gesamten vegetativ-nervösen und des endokrinen Regulationssystems ist das limbische System, Hauptbestandteil des sog. Stammhirns, zu dem auch Thalamus, Hypothalamus und Hypophyse gehören (s. auch Abb. Seite 335).

Stammhirn = Urhirn, dessen Größenverhältnis zum Großhirn in absteigender Tierreihe Säugetiere, Vögel, Lurche, Fische zunimmt. Während beim Menschen und den Menschenaffen

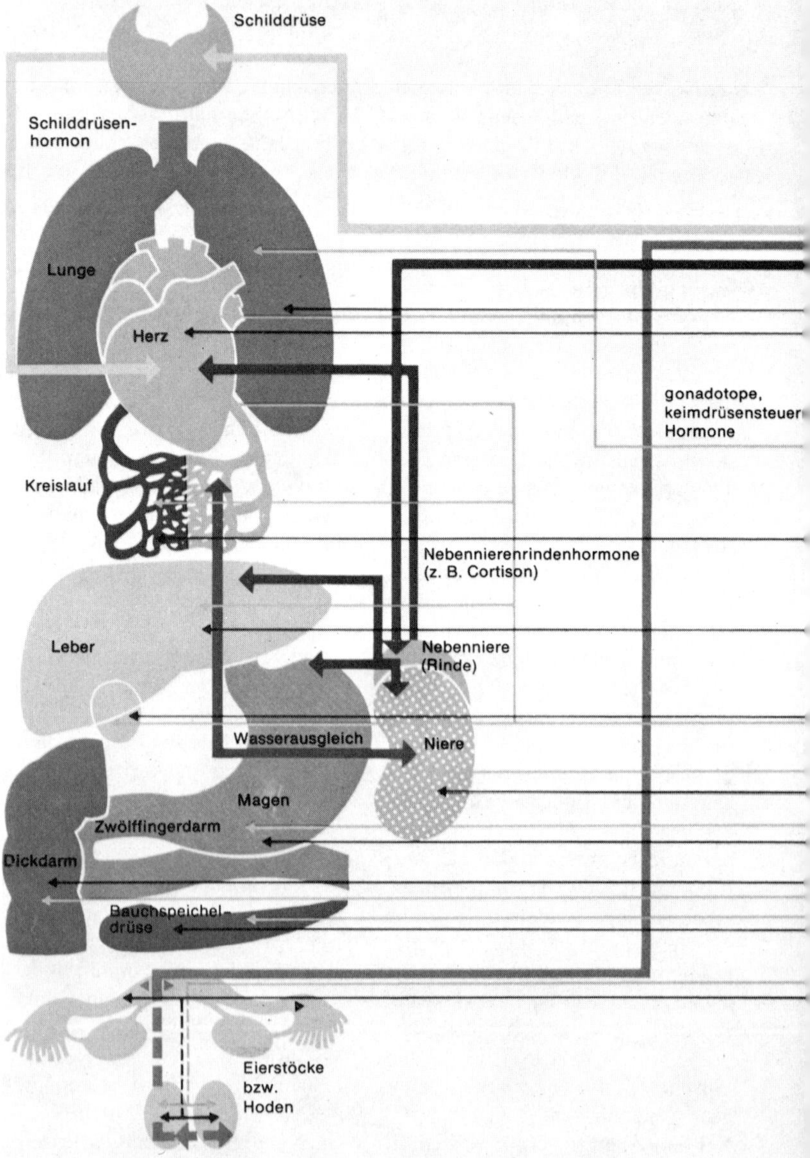
Schilddrüse
Schilddrüsen-
hormon
Lunge
Herz
gonadotope,
keimdrüsensteuer
Hormone
Kreislauf
Nebennierenrindenhormone
(z. B. Cortison)
Leber
Nebenniere
(Rinde)
Wasserausgleich
Niere
Magen
Zwölffingerdarm
Dickdarm
Bauchspeichel-
drüse
Eierstöcke
bzw.
Hoden

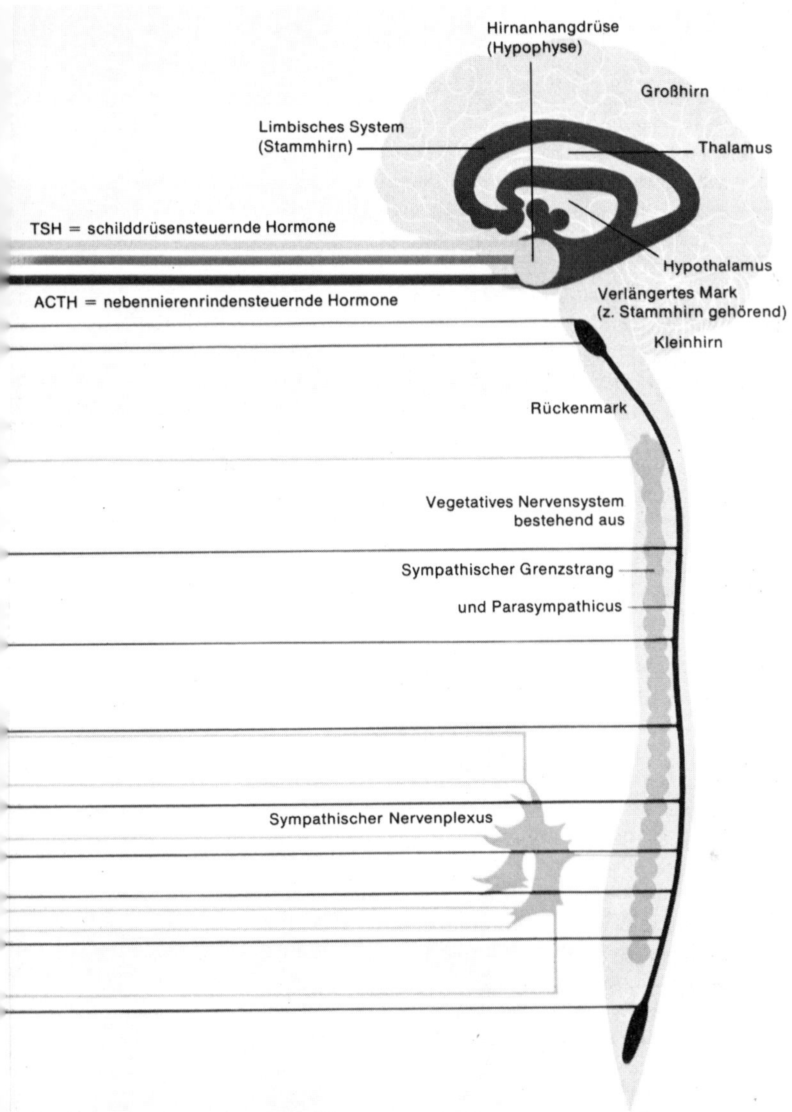
Hirnanhangdrüse
(Hypophyse)
Großhirn
Limbisches System
(Stammhirn)
Thalamus
TSH = schilddrüsensteuernde Hormone
Hypothalamus
Verlängertes Mark
(z. Stammhirn gehörend)
ACTH = nebennierenrindensteuernde Hormone
Kleinhirn
Rückenmark
Vegetatives Nervensystem
bestehend aus
Sympathischer Grenzstrang
und Parasympathicus
Sympathischer Nervenplexus

das Großhirn noch ein Mehrfaches der Masse des Stammhirns ausmacht, ist es bei niederen Wirbeltieren genau umgekehrt.
Im limbischen System werden die aus dem Körperinneren kommenden und die von der Umwelt aufgenommenen Signale verarbeitet und mit entsprechenden Steuerungsreaktionen beantwortet. Zu diesem Zweck schüttet die Hypophyse spezifische Hormone aus, welche andere endokrine Drüsen anregen oder bremsen. So wird z. B. durch das *a*drenocorti*c*o*t*rope *H*ormon (ACTH) das Nebennierenrindenmark im Falle einer Streß- oder drohenden Schocksituation zu vermehrter Produktion von Kortison angeregt. Die Wirkung der Nebennierenrindenhormone (ca. 40 sog. Kortikosteroide) ist äußerst vielgestaltig. Sie steuern den Mineral- und Wasserhaushalt, beeinflussen bzw. regulieren u. a. die Funktionen von Leber, Nieren, Magen-Darm-Trakt, Bauchspeicheldrüse, Herz und Kreislauf usw. und beeinflussen durch Rückkoppelung wiederum das limbische System.
Das *T*hyreo*s*timulating *H*ormon (TSH) regt die Schilddrüsenfunktion an. Die Schilddrüsenhormone wiederum regulieren die gesamten Stoffwechselvorgänge, halten sie im Gleichgewicht und beeinflussen außerdem die Herztätigkeit.
Die gonadotropen Hormone stimulieren (z. B. Libido) und regulieren (z. B. Eisprung, Menstruation) die Funktionen der Keimdrüsen (Eierstöcke, Hoden).
Das v. N. bildet zusammen mit dem limbischen System, den innersekretorischen Drüsen und den Körperflüssigkeiten die funktionelle Steuerungseinheit des Organismus. Es bestehen auch enge Wechselwirkungen zum Großhirn und damit zu den psychischen Vorgängen (so wird z. B. das Zustandekommen von Emotionen und Triebzuständen dem limbischen System zugeschrieben).
Das v. N. besteht aus dem sympathischen (sympathischer Grenzstrang, Sympathikus) und dem parasympathischen (Parasympathikus, u. a. Nervus vagus) System und einem in den einzelnen Organen vorhandenen, selbständig (autonom) arbeitenden, sog. intramuralen System (z. B. Vorhof- und Aschoff-Tawara-Knoten im Herz, welche u. a. die Schlaffolge steuern, die Nervengeflechte in der Gebärmutter und im Darm, die die Wehentätigkeit bzw. die Darmbewegungen regulieren usw.).
Die Wirkung der Sympathikus- und Parasympathikusreizung ist gegenteilig, wie die nachfolgende Tabelle zeigt.

Nerventypen: s. Temperamente*.

Nervenwurzeln: bei motorischen Nerven Austrittsstelle aus den Nervenkernen* des Gehirns oder den Vorderhörnern* des Rückenmarks; bei sensiblen Nerven Eintrittsstelle in das Rückenmark.

Nervenzellen: Ganglienzellen. Große, hochdifferenzierte Zellen mit einem großen Zellkern mit ausgeprägtem Nucleolus*. Im Protoplasma (Neuroplasma) sind Neurofibrillen* und die sog. Nissl-Schollen sowie ein Golgi-Apparat* eingebettet. Die N. haben entweder einen (unipolare N.), zwei (bipolare N.) oder mehrere Fortsätze (multipolare N.). Bei den letzte-

Wirkung des vegetativen Nervensystems:

Organ	Sympathikusreiz	Parasympathikusreiz
Herz	Beschleunigung	Verlangsamung
Gefäße	Konstriktion	Dilatation
Koronargefäße	Dilatation	Konstriktion
Pupillen	Erweiterung	Verengung
Bronchien	Dilatation	Konstriktion
Ösophagus	Erschlaffung	Kontraktion
Magen (Peristaltik und Drüsentätigkeit)	Hemmung	Anregung
Dünn- und Dickdarm (Peristaltik)	Hemmung	Anregung
Leber	Förderung des Glykogenabbaus	
Blase	Urinretention, Hemmung des Detrusors, Erregung des Sphinkters	Urinentleerung, Anregung des Detrusors, Erschlaffung des Sphinkters
Genitalien	Vasokonstriktion	Vasodilatation und Erektion
Nebennieren	Anregung der Adrenalinsekretion	Hemmung der Adrenalinsekretion
Stoffwechsel	Steigerung des Abbaus	Steigerung des Aufbaues
Bauchspeicheldrüse (Insulin)	Hemmung	Anregung
Schilddrüse	Anregung	Hemmung

Erklärungen: Konstruktion = Zusammenziehen, Verengung; Dilatation = Erweiterung; Peristaltik = Bewegung; Sphinkter = Schließmuskel; Vaso = Gefäß; Detrusor = Entleerungsmuskulatur; Erektion = sexuelle Erregung

ren ist ein Fortsatz der sog. Neurit*, die anderen sind die Dendriten*. Anhäufungen von N. werden im zentralen Nervensystem als Nervenkerne, im peripheren Nervensystem als Ganglien bezeichnet. S. auch Abb. Seite 410.

nervös:

1. übererregt, unbeherrscht, nervenschwach;
2. nerval*.

Nervosität f: s. Neurasthenie*, Neuropathie*.

Nervus n: Nerv.

Nervus glossopharyngeus: s. Glossopharyngeus*.

Nervus statoacusticus: s. Acusticus*.

Nervus vagus: s. Vagus*.

Nesselsucht: Urticaria*.

Netz: Omentum*.

Netzbruch: Epiplozele. Eingeweidebruchsack, der mit Omentum* gefüllt ist.

Netzhaut: s. Retina*.

Netzhautablösung: s. Ablatio retinae*.

Netzhautentzündung: s. Retinitis*.

Netzhautzentrum: s. Fovea centralis*.

Neugeborenenikterus: Die Gelbverfärbung der Haut ist am 2. und 3. Lebenstag normal. Länger andauernde Gelbverfärbung muß als krankhaft angesehen werden und kommt vor

1. bei Funktionsstörungen einer nicht

ausgereiften Leber bei unreifen Neugeborenen;
2. bei Hepatitis epidemica*;
3. bei angeborenem hämolytischen Ikterus*;
4. bei Fehlbildungen der Gallenwege;
5. bei Morbus haemolyticus neonatorum*;
6. bei angeborener Syphilis*;
7. bei Allgemeinsepsis*;
8. bei der Virusinfektion Zytomegalie*.

Neugeborenensterblichkeit: natale Sterblichkeit; Säuglingssterblichkeit in den ersten 24 Stunden nach der Geburt.

neural: von den Nerven, dem Nervensystem ausgehend.

Neuralgie f: Nervenschmerz. Schmerzen in begrenzten Gebieten, die von sensiblen oder gemischten Nerven ausgehen und im Gegensatz zu Neuritiden* keine anatomischen Veränderungen und auch keine klinischen Ausfallserscheinungen aufweisen. Als Symptom besteht lediglich Schmerz, der allmählich oder auch anfallsweise auftritt und verschieden lang anhält. Als Ursachen kommen verschiedene Infekte, Fokalinfekte, chronischer Alkohol- und Nikotinabusus*, chemische Giftstoffe, Stoffwechselerkrankungen, Narbenschmerzen, Segmentnerven-Abpressungen oder Quetschungen bei Erkrankungen der Wirbelsäule, Krankheiten der den Nerv versorgenden Blutgefäße, allgemeine Durchblutungsstörungen usw. in Frage.

Neurasthenie f: Nervenschwäche, im weitgehenden Sinne auch Nervosität*. Die Verwendung als klinischer Begriff ist nur dann statthaft, wenn durch gründliche Untersuchungen organische Ursachen auszuschließen sind. Die typischen Beschwerden sind Reizbarkeit, Schlafstörungen, Leistungsminderung, Nachlassen der Merkfähigkeit, vegetative Fehlregulationen, Appetitlosigkeit, Potenzstörungen, übersteigerter Leistungszwang, der mit Versagensangst verwechselt wird.

Neuraxon m: Achsenzylinder der Nerven. S. Neuron*.

Neurit m: langer Fortsatz einer Nervenzelle mit im Neuroplasma eingelagerten Neurofibrillen*, von peripheren Gliazellen umgeben. S. Neuron*.

Neuritis f: Nervenentzündung, mit anatomisch nachweisbaren, zum Teil degenerativen Veränderungen im Verlauf des Nervs, die zu echten Ausfällen der Sensibilität und/oder Lähmungen der motorischen Funktionen führen. Im Gegensatz zur Neuralgie* sind die N.-Schmerzen andauernd. N. ist u. a. die Folge von Entzündungen, Bakteriengiften, Stoffwechselstörungen, Allergien*, Avitaminosen*, Giftstoffeinwirkung wie Alkohol und Nikotin, Rheumatismus usw.

Neuroblasten m: embryonale Form der Nervenzellen.

Neuroblastom n: Neurozytom*, aus Neuroblasten bestehende Geschwulst.

Neurodermitis f: Ekzemkrankheit, die mit starkem Juckreiz einhergeht und zur Entstehung glatter gelb bis bräunlicher Knötchen führt. Die Ursache ist wahrscheinlich eine Allergie*, weshalb die Erkrankung auch häufig im Gefolge von Asthma* auftritt.

Neurofibrillen: Fasern, die parallel verlaufend im Neuroplasma von Nervenzellen und deren Fortsätzen eingebettet sind. S. auch Nervenfasern*.

Neurofibrom n: gutartige Geschwulst, die aus dem Bindegewebe von Nerven entsteht.

Neurofibromatose f: s. Recklinghausen-Krankheit*.

neurogen: vom Nervensystem herrührend.

Neuroglia f: Stützgewebe des Nervensystems aus sehr unterschiedlich geformten Gliazellen und Gliafasern. Außerdem spielen sich in der N. wichtige Stoffwechselprozesse ab. Nach der Form der Zellen unterscheidet man folgende Gliatypen:

1. Makroglia, Astrozyten, unterteilt in Kurz- und Langstrahler;
2. Mikroglia, unterteilt in Oligodendroglia, Mantelzellen, Hortegazellen und Neurolemmzellen.

Neurogliom n: von der Neuroglia ausgehende, gutartige Geschwulst.

Neurohormone: in den Geweben entstehende Hormone, die bei Erregungen von Nerven gebildet werden und entweder den Reiz auf den Rezeptor* übertragen oder den vom ZNS* über den Nerv ankommenden Reiz zum Erfolgsorgan weiterleiten. Derartige Überträgerstoffe sind Azetylcholin*, Adrenalin* und Nor-Adrenalin*.

Neurohypophyse f: s. Hypophysenhinterlappen*.

Neurolemm, Neurilemm n: Gliazellen, die röhrenförmig den Achsenzylinder* umhüllen. Sie sind entweder markreich oder markarm und bilden dann entsprechend benannte Nervenfasern. N.-Zellen werden auch als Schwann-Zellen, die von ihnen gebildete Umhüllung des Achsenzylinders wird als Schwann-Scheide bezeichnet. S. auch Neuron*, Nervenfasern*.

Neurologe: »Nervenarzt«. Facharzt für Neurologie und ggf. zusätzlich für Psychiatrie*.

Neurologie f: Lehre von den Nervenkrankheiten.

Neurolues: s. Neurosyphilis*.

Neurom n: Sammelbegriff für verschiedene Gewächse des Nervensystems.

Neuromyelitis optica f: akute Querschnittslähmung mit Erblindung, möglicherweise Sonderform der Multiplen Sklerose*.

Neuromyositis f: Myositis* unter Beteiligung peripherer Nervenäste.

Neuron n: Nervenzelle, s. Abb. Seite 410.

Neuronophagie (Neurophagie) f: Phagozytose* abgestorbener Ganglienzellen* durch Gliazellen*.

Neuroparalyse f: Lähmung infolge primärer Erkrankung des Nervensystems.

Neuropath m: an Neuropathie* erkrankte Person.

Neuropathie f: eine von der Veranlagung abhängende Bereitschaft zu vegetativen* Gefäßschäden, welche sich in Herzklopfen, peripheren Durchblutungsstörungen*, Kopfschmerzen, in Funktionsstörungen des Magen-Darm-Trakts, der Geschlechtsorgane, der Harnblase usw. äußern. Daneben bestehen Überempfindlichkeit, häufig schlechte Laune, rasche Ermüdbarkeit und Schlafstörungen. Nicht zu verwechseln mit Psychopathie*.

Neuropathologie f: Lehre von Erkrankungen und Entwicklungsstörungen des gesamten Nervensystems. Teilgebiet der Neurologie*.

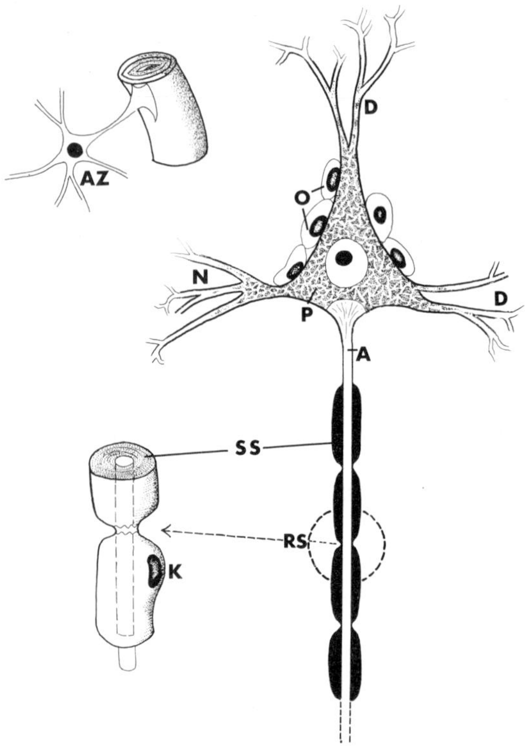

Neuron: strukturelle und funktionelle Einheit des Nervensystems, bestehend aus einer Nervenzelle mit ihren Fortsätzen. (A) Axon, das Zentralstück von Nervenfasern*, wird als Dendrit bezeichnet, wenn es Impulse zum Zellkörper der Nervenzelle hin-, als Neurit, wenn es Impulse in Richtung Peripherie wegleitet. Der Zellkern einer Nervenzelle ist von einem Zytoplasmakörper, dem Perikaryon (P), umgeben, in dem sich wichtige Organellen für Impulsentwicklung und -aufbau befinden. Diese Impulse werden dann über Neuriten (N) oder Dendriten (D) ab- oder zugeleitet. An der Nervenzelle lagern sich Oligodendroglia-zellen (O) an, die zusammen mit Astrozyten (AZ) das Stützgewebe im Nervensystem bilden und außerdem eine wichtige Rolle für die Stoffwechselvorgänge spielen. Die Abb. zeigt außerdem an einem Axon die Umhüllung mit Schwann-Markscheiden (SS) und die Abschnürungen, die sog. Ranvier-Schnürringe (RS). Die kleine Abb. links zeigt ein Schnittbild durch eine Nervenfaser. Siehe auch Nervenfasern*.

Neuroplasma n: Zytoplasma* der Nervenzelle.

Neuroretinitis f: gemeinsame Entzündung der Eintrittsstelle des Nervus opticus (Papilla) und der Netzhaut des Auges*.

Neurosen f: chronische, zum Teil schubweise ablaufende Störungen der Großhirnfunktionen mit geringen Begleiterkrankungen. Die Folge ist eine vom Normalen abweichende Reaktion auf alltägliche Erlebnisse. Daraus entwicklen sich selbständige Komplexe, die zu seelischen Konflikten und damit zu einem »Erleidensempfinden« der Persönlichkeit, häufig mit ausgeprägtem Selbstmitleid gefärbt, führen. Der Zustand äußert sich dann in neurotischen Symptomen, vor allem in Angstzuständen (Angst-N.), Depressionen* (Depressions-N.), Zwangsvorstellungen* (Zwangs-N.), Übertragung in körperliche Reaktionen, z. B. verschiedene Formen des Tic* (Konversions-N.), Veränderungen des Sexualverhaltens (Sexual-N.), des Charakters (Charakter- oder Kern-N.) und unverhältnismäßigem Begehrenszwang, z. B. Begehren von Renten nach geringfügigen, die Erwerbsfähigkeit und -tätigkeit nicht beeinträchtigenden Unfällen (Begehrens-N.). Für den Außenstehenden besonders auffällig sind die Fehlhaltungen der Neurotiker bei seelischen Belastungen. Im Unterschied zur Simulation*, die bewußt und gespielt erfolgt, spielen sich die Vorgänge bei N. unbewußt ab.

Neurosomen n: Mitochondrien* der Nervenzellen.

Neurosyphilis: Erkrankungen, die aus syphilitischen* Infektionen des Nervensystems entstehen:

1. Spätfolgen einer nicht ausgeheilten Syphilis, sog. Tertiär- oder drittes Stadium: Tabes dorsalis*, Paralyse, progressive*;
2. Entzündungen der Hirnhäute, ggf. unter Mitbeteiligung des Gehirns bereits während des 2. Stadiums, sog. frühsyphilitische Meningitis bzw. Meningoenzephalitis;
3. eine nicht rechtzeitig erkannte, angeborene Syphilis (Syphilis connata*) hat meist eine jugendliche Paralyse* mit Bildung eines Wasserkopfes (Hydrozephalus internus), Muskelschwund und veitstanzähnlichen Erscheinungen zur Folge. S. auch Syphilis*.

neurotisch: an Neurose* erkrankt.

Neurotomie f: chirurgische Durchtrennung von Nerven.

Neurotoxikosen: Schädigungen des Nervensystems durch von außen zugeführte oder innerlich entstehende Giftstoffe.

neurotrop: auf Nerven einwirkend.

Neurozyten m: Nervenzellen.

Neurozytom n: s. Neuroblastom*.

neutral: gleichgültig, ausgeglichen, nicht in eine bestimmte Richtung reagierend.

Neutron n: Elementarteilchen mit Ladung null und der Masse des Wasserstoffkernes.

neutrophil: Bezeichnung der zahlenmäßig am häufigsten vertretenen Granulozyten*, die sich besonders gut mit chemisch neutralen Farbstoffen färben lassen.

Nickkrämpfe: Salaamkrämpfe; anfallsweises, wiederholtes Nachvorneneigen von Kopf und Oberkörper mit gekreuzten Armen, wie bei der orientalischen Begrüßung (Name); bei Epilepsie*.

Nidation der Eizelle: Einnistung des befruchteten Eies in die lockere, mit viel Blutgefäßen durchzogene Schleimhaut (Dezidua*) der Gebärmutter.

Niederlassung: Tätigkeit als Arzt

oder Zahnarzt in eigener Praxis. Voraussetzung ist Vollapprobation, d. h. bestandenes Staatsexamen und Nachweis der im Anschluß daran vorgeschriebenen klinischen Ausbildung als Allgemein- oder Facharzt. In der BRD besteht uneingeschränkte Niederlassungsfreiheit.

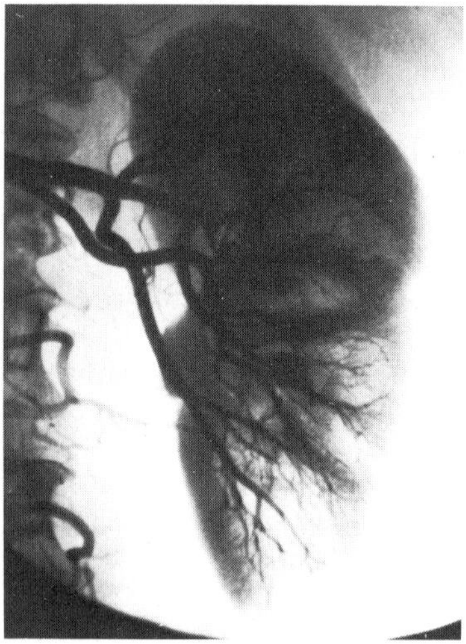

Nieren: Die Abb. zeigt ein Angiogramm (Gefäßdarstellung) der linken Niere. Durch die Füllung auch der kleinsten Haargefäße mit dem Kontrastmittel sind die Form des Organes und die einzelnen Nierenabschnitte im Röntgenbild gut dargestellt.

Niehans-Frischzellentherapie: Gewebsaufschwemmungen verschiedener Organe frisch geschlachteter Tiere werden intramuskulär injiziert. Therapeutische Erfolge sind bisher wissenschaftlich nicht nachzuweisen, die angegebenen Indikationen und der angebliche Wirkungsmechanismus sind äußerst fraglich und umstritten. Nach allgemeinen Erkenntnissen sind die unmittelbaren und späten Gefahren dieser Behandlungsmethode im Verhältnis zum erreichbaren Erfolg unverhältnismäßig hoch. Sie wurde deshalb vom Bundesgesundheitsamt verboten.

Niemann-Pick-Krankheit: generalisierte Phosphatidspeicherkrankheit, die im frühen Kindesalter auftritt und zum Tode führt. Die Anzeichen sind stark vergrößerte Leber und Milz, allgemeine Anschwellung der Lymphknoten, bräunlich verfärbte Haut, fortschreitende Abmagerung, Muskelverhärtungen, Schwachsinn und Idiotie. Die Erkrankung scheint vererbbar zu sein.

Nieren: Renes. Paarige Organe, die neben der Wirbelsäule hinter dem Bauchfellraum liegen, bohnenförmig, Gewicht 120–200 g. Die N. bestehen aus der Rinde, in der die Malpighi-Körperchen mit denTubuli contorti (s. Nephron*) liegen, und dem Mark mit den Henle-Schleifen und Sammelröhrchen. Die Sammelröhrchen vereinigen sich in den Ausflußröhrchen, aus denen der Harn in die Nierenkelche und von dort über die Nierenbecken in den Harnleiter gelangt. S. Abb. links.

Niere, künstliche: Der Ersatz der Nierenfunktion basiert auf dem Prinzip, harnpflichtige Substanzen aus dem Blut durch ein Dialyseverfahren auszuscheiden. Unter Dialyse versteht man den Austausch kleinster gelöster Teilchen (Moleküle) durch halbdurchlässige Membranen. Die Porengröße muß bei künstlichen Membranen so gewählt werden, daß Salzkri-

stalle, Zucker, Harnstoff usw. durchtreten können, während Eiweiß, Fette, Blutzellen usw. nicht passieren.
Natürliche Membranen wie das Bauchfell erfüllen diese Bedingungen ohnehin. Diese Tatsache wird genutzt, indem bei der *Peritonealdialyse* eine Flüssigkeit in die Bauchhöhle eingebracht und mit ihr laufend das Bauchfell umspült wird. Dabei treten die Stoffwechselschlacken und Giftstoffe (z. B. Harnsäure, Harnstoff und verschiedene Giftstoffe) in die Spülflüssigkeit über. Die Menge der Spülflüssigkeit (40–50 Liter) ist so hoch gewählt, daß ausreichend Schlackstoffe aus den Blutgefäßen des Bauchfelles (Peritoneum) aufgrund des Konzentrationsgefälles übertreten können.
Genau im umgekehrten Verfahren arbeitet die sog. *Hämodialyse* (= Blutdialyse, die eigentliche künstliche Niere). Hier wird das Blut von einer Vene abgezweigt und durch ein großflächiges Membransystem gepumpt, das in einen Behälter mit Spülflüssigkeit eingebracht ist. Diese Spülflüssigkeit ist in ihrer Zusammensetzung der Gewebsflüssigkeit weitgehend angenähert, enthält jedoch nicht diejenigen Substanzen, die aus dem Blut entfernt werden sollen. Damit herrscht im Blut ein relativ hoher osmotischer Druck der ausscheidungspflichtigen Substanzen, so daß diese durch die Membran hindurch in die Spülflüssigkeit übertreten, während Eiweiß, Fette, Blutzellen usw. nicht passieren können. Die ausscheidungspflichtigen Substanzen sind u. a. verschiedene Salze, Zucker, Harnstoff, Harnsäure, Stoffwechselschlacken, Endprodukte des Eiweißstoffwechsels, Giftstoffe und Medikamente.
Die Vorteile der Peritonealdialyse liegen in der geringen Kreislaufbelastung, dem Ausschalten der Blutungsgefahr und der Möglichkeit, gleichzeitig hohe Wassermengen zu entziehen; ihre Nachteile sind eine sehr lange Behandlungszeit, der Verlust an Eiweiß und die Gefahr von Darmverletzungen und Bauchfellentzündungen. Demgegenüber bringt die künstliche Niere durch kurze Behandlungszeit und zuverlässige Dialyse einerseits Vorteile, durch die notwendige Verwendung von Blutgerinnungshemmern und der damit verbundenen Blutungsgefahr sowie durch Kreislaufbelastung aber auch Nachteile.
Mit der Entwicklung preiswerter, leicht zu bedienender, durch elektronische Steuerung und Überwachung sicher arbeitender Kleindialysegeräte kann in zunehmendem Maße die sog. *Heimdialyse* durchgeführt werden, die den Kranken von der Klinik weitgehend unabhängig macht. Es ist zu erwarten, daß in Kürze eine ausreichende Zahl derartiger Geräte produziert wird, so daß die oft dramatischen Entscheidungen über einen Platz an der künstlichen Niere der Vergangenheit angehören dürften.

Nierenabszeß: entsteht entweder durch Einschleppung von Bakterien in das Nierengewebe auf dem Blutweg oder durch sog. aufsteigende Infekte der Harnwege, die von der Harnblase bzw. den Harnleitern ausgehen.

Nierenbecken: Pelvis renalis, Pyelon. Wird von den 8 bis 10 Nierenkelchen gebildet und mündet im Harnleiter (Ureter), der zur Harnblase führt.

Nierenbeckenentzündung: Pyelitis*, s. Pyelonephritis*.
Nierendegeneration: s. Zystenniere*.
Nierendekapsulation: chirurgische Spaltung der Nierenkapsel bei starken Anschwellungen des Nierengewebes zur Beseitigung der damit verbundenen Funktionsstörungen.
Nierendystopie f: Als Folge einer angeborenen Mißbildung befinden sich eine oder beide Nieren nicht am normalen Platz.
Nierenentzündung: s. Nephritis*.
Nierenexstirpation: s. Nephrektomie*.
Nierenfunktionsprüfungen: labortechnische Methoden zur Überprüfung der Nierenleistung. Hierzu gehören Kontrolle der Ausscheidungsfähigkeit, urin- und blutchemische Untersuchungen, Röntgenuntersuchungen und Szintigraphie*.
Nierengrieß: kleinste, sandförmige Nierensteinchen.
Nierenhilus: Nierenstiel, s. Niere*.
Nierenhypertrophie f: Vergrößerung der Niere, z. B. nach Ausfall der anderen Niere durch Erkrankung, nach operativer Entfernung (Arbeitshypertrophie) oder beider Nieren als Folge zu großer Flüssigkeitsaufnahme (Säufernieren).
Niereninfarkt: begrenzte, meist keilförmige Nekrose* im Nierenparenchym als Folge eines arteriellen Verschlusses durch Pfropfen oder Arteriosklerose.
Niereninsuffizienz: Einschränkung der Nierenfunktion (meist zunehmend) infolge chronischer Nieren- und Harnwegsentzündungen, Sklerosierungen* des Nierengewebes durch längeren Aspirin- oder Phenacetingebrauch, Nierenzysten, allgemeiner Durchblutungsstörungen*, diabetischer* Glomerulo*-Nekrose* u.a.m. Frühwarnsignale können ungewohnte Müdigkeit, Kopfschmerzen, Juckreiz und das typische gelb-schmutzige Hautkolorit sein. Die N. verläuft in 4 Stadien:
Latenzstadium mit ausreichender Funktion der Nieren, *Kompensationsstadium* mit geringer Einschränkung der Filtrationsrate der Glomeruli* bei normalen Harnstoff*- und Kreatinin*-Werten, *kompensierte* Retention** mit mäßiger Leistungsinsuffizienz bei erhöhten Harnstoff- (140–700 µmol/l) und Kreatininwerten (1,5–8,0 mg/dl), *dekompensierte* Retention* mit zunehmender Einschränkung der Nierenleistung bei weiterem Anstieg des Kreatinins (8,0– 12,0 mg/dl, sog. Azotämie*), wobei die Symptome oft noch konservativ* behandelt werden können; *Urämie**, Endstadium mit totalem Versagen der Nierenfunktionen, das ohne Dialyse* oder Transplantation in das tödliche Koma* uraemicum übergeht.
Niereninsuffizienz, chronische: Durch langjährigen Gebrauch von Schmerzmitteln (phenacetin- oder aspirinhaltige Präparate) treten Nierenleiden auf, die zu einer chronischen N. führen. Die Folge ist zunehmender Funktionsausfall mit Harnvergiftung und schließlich Tod durch Urämie*.
Nierenkarbunkel: s. Nierenabszeß*.
Nierenkörperchen: s. Malpighi-Körperchen*.
Nierenkrisen: treten anfallsweise auf als Folge mechanischer Störungen,

z. B. bei Wanderniere oder Nierensenkung und außerdem bei Tabes dorsalis (tabischen Krisen*), und äußern sich in Funktionsstörungen, zum Teil unter Schmerzen.

Nierenresektion f: meist Teilentfernungen (Nierenpol, Keil, Halbseiten, oder Hohlsystementfernung).

Nierenschrumpfung: Schrumpfniere*, s. Nephrosklerose*.

Nierenschwund: s. Nierenschrumpfung*.

Nierensenkung: s. Nephroptose*.

Nierensteine: Nephrolithiasis*, s. Konkrementbildung der Harnorgane*.

Nierenstil: Nierenhilus. Ein- und Austritt der großen Nierengefäße.

Nierentransplantation: Übertragung der Niere eines Spenders anstelle einer erkrankten Niere. Die Operationstechnik ist weitgehend gelöst, das Problem liegt in der sog. Immunreaktion des Organempfängers, indem zelluläre und humorale (hormonelle) Abwehrkräfte mobilisiert werden (Immunsuppression, die zu einer Abstoßungsreaktion gegen das Transplantat führt, siehe auch Transplantation*, Organverpflanzung*). Die Transplantation gelingt am besten zwischen eineiigen Zwillingen, dann in der weiteren aufsteigenden Verwandtschaftslinie, also Geschwister, Eltern usw. Speziell bei der N. sind die Erfolge hervorragend. Die Transplantatsfunktionsrate beträgt bei verwandten Spendern > 95 %, bei Fremdspendern immerhin > 80 %. Die Überlebensrate liegt inzwischen höher als 95 %; eine Vielzahl der Empfänger leben bereits länger als 10 Jahre.

Nierentuberkulose: entsteht auf dem Blutweg, verläuft fast immer chronisch und ist sehr häufig mit einer Genital- und Blasentuberkulose vergesellschaftet. N.-Kranke sind für ihre Mitmenschen in sehr hohem Maße infektiös.

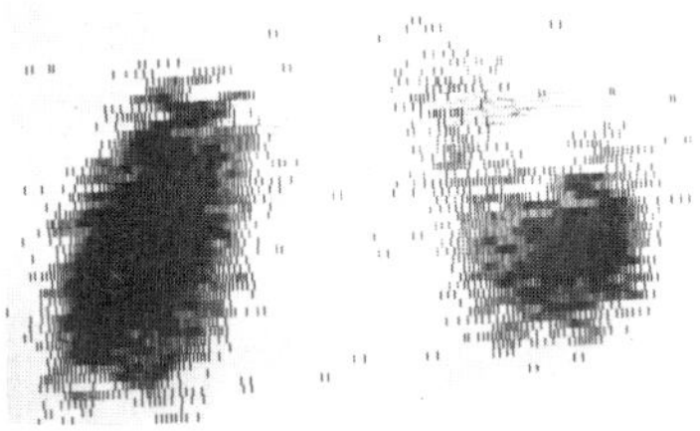

Nierentumor: im Szintigramm* sichtbar gemacht durch den Speicherungsdefekt im oberen Drittel der rechten Niere.

Nierentumoren: gutartige Formen sind Myome*, Fibrome*, Lipome*, Hämangiome*, Adenome*, während das Fibroepitheliom (Papillom) des Nierenbeckens öfter krebsig entartet. Bösartige Krebsgeschwüre sind vor allem das Hypernephrom* (hypernephroides Karzinom), das sehr rasch Metastasen in Lungen und Hirn über die Blutbahnen setzt, und das primäre Adenokarzinom der Niere, ferner das sog. embryonale Adenosarkom* bei Kindern, während reine Sarkome der Niere bei Erwachsenen sehr selten sind. Meist ist gerade auch bei bösartigen Tumoren der Niere das einzige Symptom über lange Zeit eine geringe, meist übersehene Blutbeimengung im Urin ohne Schmerzen, so daß eine richtige Diagnosestellung meist zu spät kommt. Deshalb ist auf jede Blutbeimengung im Urin streng zu achten und ggf. sofort der Arzt zur fortführenden Diagnostik aufzusuchen.

Nierenversagen, akutes: s. Niereninsuffizienz*.

Nierenzysten: einzeln ausgebildete Zysten* bei Tuberkulose* und Gumma* (falsche) oder Hohlräume, die mit Epithel* ausgekleidet sind als Mißbildung (echte).

Niesen: explosionsartiges Ausatmen durch die Nase nach vorangegangener krampfhafter Einatmung.

Nieskrampf: Ptarmus. Anfallsweises, länger anhaltendes Niesen, meist eine Reflexneurose.

nihil: nichts.

Nikotin: Hauptalkaloid des Tabaks, wasser- und fettlöslich, sehr giftig, wird mit dem Rauch je nach Art des Tabakgenusses und nach Rauchgewohnheiten (Inhalieren) in beträchtlichen Mengen aufgenommen. In kleinen Dosen wirkt es auf das gesamte Nervensystem leicht anregend, in höheren Dosen lähmend. Da N. in der Leber abgebaut wird, kommt es bei Abusus* zu zunehmenden Leberschäden. Vor allem aber ist N. ein starkes Gefäßgift, das insbesondere sehr schädigende Wirkungen auf die Arterien ausübt. Die Folgen von N.-Mißbrauch sind schwere Gefäßschäden, die häufig zunächst die unteren Gliedmaßen betreffen (Raucherbein) und zu regelrechten Gewebszerstörungen (Gangrän*) führen können. Nicht minder gefährlich beim Tabakrauchen sind die Verbrennungs- und Teerprodukte, die sich in der Mundhöhle und den Atemwegen festsetzen und dort zu schweren Gewebeschäden und nicht selten zur Krebsentstehung führen.

Nikotinvergiftung: Nikotin hat vorwiegend Giftwirkung auf die Blutgefäße. Bei Nichtgewöhnung führt die Aufnahme von einigen mg bereits zu akuten Vergiftungserscheinungen mit Schwindel, Kopfschmerzen, Schweißausbruch, Speichelfluß, Seh- und Herzstörungen, Herzschwäche, Delirien und Krampfzuständen. Die tödliche Dosis liegt zwischen 50 und 70 mg. Tabak enthält 0,5 bis 0,8 % Nikotin, d. h. also, daß bereits in 10 g Tabak die tödliche Dosis Nikotin enthalten ist. Beim Rauchen wird jedoch nur ein Bruchteil des Nikotins so freigesetzt, daß es aufgenommen werden kann. Außerdem beginnt der Organismus sofort mit der Umsetzung und Ausscheidung. Mit zunehmender Gewöhnung wird auch die Verträglichkeitsgrenze wesentlich heraufgesetzt. Gewohnheitsmäßiges Rauchen führt zu Abhängigkeit und Sucht, die sich in einem ausgeprägten Mißbrauch äußern. Es ist schwierig, zu bestimmen, wo der gesundheitsbedrohliche Abusus* beginnt, man wird jedoch mit Sicherheit sagen können, daß mehr als 10 Zigaretten pro Tag unter diesen Begriff fallen. Die chronische N., die aus dem Abusus von Tabakrauchen resultiert, führt zu Störungen der Empfindungsnerven, Sehschwäche, Durchblutungsstörungen der Gliedmaßen und Herzkranzgefäße, Magen-Darm-Störungen, nervöser Unruhe, Herabsetzung der Reaktionsfähigkeit, chronischen Katarrhen und Entzündungen der Luftröhre, zu Potenzstörungen und bei Frauen teilweise zu Unfruchtbarkeit. Absolut irrig ist die Annahme, Tabakrauchen würde die Nervosität* günstig beeinflussen und die Reaktion verbessern. Zahllose Untersuchungen haben das Gegenteil bewiesen.

Nisse f: Ei der Kopf-, Kleider- und Filzlaus, in ein Chinitingehäuse eingebettet und festgekittet, mit freiem Auge wahrnehmbar.

Nitrogen: s. Stickstoff*.

N_2O: Stickoxydul, s. Lachgas*.

nocturnus: nächtlich.

nodosus: knotig, knotenförmig.

Noduli m: Knötchen.

Nokardiose: durch Bakterien (Nocardia) verursachte Infektionskrankheit abwehrgeschwächter Patienten (z. B. nach Zytostatika*- oder Strahlen*-Behandlung, AIDS usw.). Die N. kann generalisieren, d. h., alle Organe können betroffen sein und z. B. zu Meningitis* oder Pneumonie* führen. Die Sterblichkeit (Letalität) ist hoch.

Noktambulismus: s. Nachtwandeln*.

Noma f: Wangenbrand, Wasserkrebs. Brandiges, fauliges Schleimhautgeschwür am Mundwinkel, das sich sehr rasch ausbreitet, zu einem völligen Zerfall der Wange führt und dann auch Lippen, Nase und Kieferknochen befällt, da der Organismus den Prozeß nicht mehr abgrenzen kann. Tritt nach schweren Infekten und Hungerzuständen auf; Todesrate liegt bei intensiver Behandlung um 10 %, bei unzureichender Behandlung über 70 %.

Nomenklatur, anatomische: einheitliche Namensgebung für anatomische Begriffe und Definitionen, die von der Anatomischen Gesellschaft vorgenommen wird. Erste in Basel 1895, derzeit gültige die von Paris 1955 = Pariser Nomina Anatomica (PNA).

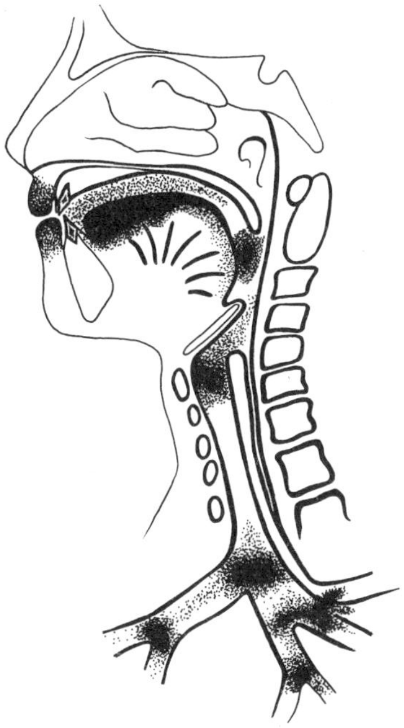

Die Abb. zeigt Ablagerungen inhalierter Rauchpartikel im Bereich der Mundhöhle und des Atemtraktes, die sich an ganz bestimmten Stellen konzentrieren. Die Ablagerung dieser Rauchpartikel wird durch eine Fülle von Faktoren, vor allem durch die Rauchgewohnheiten (Inhalieren), die Art des Rauches und die Funktion der Atemwege beeinflußt.

Normazidität: normale Säurewerte im Magen.

Normoblasten n: Vorstufe der Erythrozyten mit Kern.

normosom: normaler Wuchs (Konstitutionstyp).

Normozyten m: normal gefärbte, gleichmäßig runde und normal geformte Erythrozyten; s. auch Blutbild*.

Normalwerte der Laboruntersuchungen von Vollblut, Serum und Plasma

Parameter	alte Einheiten			SI-Einheiten		
Substrate*						
Ammoniak	20	–94	µ/dl	1	–55	µol/l
Bilirubin gesamt		<1	mg/dl		<17	µol/l
direkt		<0,3	mg/dl		<5,1	µol/l
Chlorid	97	–110	mval/l	97	–110	mmol/l
Eisen Männer	59	–158	g/dl	10	–28	µol/l
Frauen	37	–145	g/dl	6,6	–26	µol/l
Ferritin	15	–200	ng/ml	15	–200	µ g/l
Glukose	65	–100	mg/dl	3,6	–5,6	mmol/l
Harnsäure	2	–6,7	mg/dl	120	–400	µmol/l
Harnstoff	10	–50	mg/dl	1,7	–8,3	mmol/l
Kalium	3,6	–5,4	mval/l	3,6	–5,4	mmol/l
Kalzium	4,5	–5,2	mval/l	2,25	–2,6	mmol/l
Kreatinin	0,57	–1,24	mg/dl	50	–110	µ mol/l
Kupfer	70	–152	µg/dl	11	–24	µmol/l
Magnesium	1,9	–2,5	mg/dl	0,73	–1,03	mmol/l
Natrium	135	–145	mval/l	135	–145	mmol/l
Phosphor, anorganischer	2,5	–4,6	mg/dl	0,8	–1,5	mmol/l
Proteine* (gesamt)	6,2	–8	g/dl	62	–80 g	g/l
Elektrophorese						
Albumine				35	–52	g/l od. 55–64 %
Globuline				22	–36	g/l od. 35–45 %
α_1-Globulin				1,2	–3,2	g/l od. 2–4 %
α_2-Globulin				3,1	–8	g/l od. 5–10 %
β-Globulin				5	–9,6	g/l od. 8–12 %
γ-Globulin				7,4	–16	g/l od. 12–20 %
Enzyme*						
Alaninaminotransferase (ALT, SGOT)	4	–17	mU/ml	4	–17	U/l
Aspartataminotransferase (AST, SGPT)	4	–22	mU/ml	4	–22	U/l
Aldolase	0,8	–7	mU/ml	0,8	–7	U/l
α-Amylase	30	–155	mU/ml	30	–155	U/l
Cholinesterase	1900	–8000	mU/ml	1900	–8000	U/l
Kreatinkinase		<55	mU/ml		<55	U/l
Glutamatdehydrogenase (GLDH)		<4	mU/ml		<4	U/l
γ-Glutamyltransferase (g-GT)						
Männer	4	–28	mU/ml	4	–28	U/l
Frauen	4	–18	mU/ml	4	–18	U/l
Alpha-Hydroxybutyratdehydrogenase						
(α-HBDH)		<150	mU/ml		<150	U/l
Laktatdehydrogenase (LDH)		<195	mU/ml		<195	U/l
LDH_1		<65	mU/ml		<65	U/l
Lipase	20	–160	mU/ml	20	–160	U/l
Phosphatasen						
alkalische Phosphatase	20	–180	mU/ml	20	–180	U/l
saure Phosphatase		<12	mU/ml		<12	U/l
Lipide*						
Cholesterin	115	–260	mg/dl	2,62	–7,67	nmol/l
Gesamtlipide	450	–1000	mg/dl	4,5	–10	g/l
Fettsäuren	240	–440	mg/dl	8,5	–15,5	mmol/l
Triglyzeride	40	–150	mg/dl	0,45	–1,7	mmol/l
Phosphatide	150	–250	mg/dl	1,9	–3,2	

Anmerkung: Die SI-Eiheit 1 (»eins«) errechnet sich durch Multiplizieren der Prozentzahl mit 0,01. Die SI-Einheit für Enzyme »KATAL« [kat] ist noch nicht allgemein eingeführt, so daß hier die Werte noch in U/l angegeben sind; der Umrechnungsfaktor ist [U] x 16,67 = [1 nkat].

Nosoagnosie f: Nichtwahrnehmen der eigenen Erkrankung.

Nosologie f: Lehre von den Krankheiten.

Nosomanie f: meist mit Furcht verbundene Wahnvorstellung, schwer krank zu sein, obwohl der körperliche und gesundheitliche Allgemeinzustand normal ist.

Nosophobie f: krankhafte Angst vor Krankheit.

Notalgie f: Rückenschmerz.

Notarzt: Arzt im Rettungsdienst mit besonderer Qualifikation, der eine sofortige Therapie bei akut lebensbedrohlichen Zuständen einleiten kann.

Notdienst, ärztlicher: Bereitschaftsdienst niedergelassener Ärzte zur Sicherung von außerhalb der üblichen Sprechstunden dringend zu versorgenden Erkrankungen (keine Notfälle*, für die Notärzte* zuständig sind).

Notfallmedizin: befaßt sich mit dem Erkennen, Behandeln und der Beseitigung akut lebensbedrohlicher Zustände durch diagnostische und therapeutische Maßnahmen.

Notfall, medizinischer: akut das Leben bedrohender Zustand (z. B. Vergiftung, Herz-Kreislauf-Störung usw.)

Notzucht: außerehelicher Beischlaf, der mit Gewalt oder durch Drohung mit gegenwärtiger Gefahr für Leib und Leben von einer Person oder mit einer zu diesem Zweck in einen willenlosen oder bewußtlosen Zustand versetzten Person erzwungen wird (§ 177 StGB). S. auch Vergewaltigung*.

Noxe, Noxa f: Schadstoff, Krankheit auslösende Ursache, schädliche Einwirkung.

Nucha n: Nacken:

Nüchternschmerz: tritt bei leerem Magen bei Ulcus duodeni* auf.

Nüchternwerte: Laboratoriumswerte, die am Morgen gewonnen werden, nachdem der Patient seit dem vorangegangenen Abend nichts mehr gegessen und getrunken hat.

nuklear: den Kern betreffend.

Nuklearmedizin: Atommedizin. Medizinische Spezialwissenschaft zur Verwendung von Kernenergie für Diagnostik* und Therapie* mit Hilfe von radioaktiven* Isotopen*. Bekannteste Verfahren sind Szintigraphie (Szintigramme*), In-vitro-Tests (= »während des Lebens«), Meßverfahren und Markierungsverfahren für verschiedene Zell- und Gewebsarten. Auch für die Therapie eröffnen sich immer neue Wege durch die Verwendung von Radionukleiden mit Gamma-Strahlung, die offen zur Anwendung kommen und durch ihre kurze Halbwertszeit das gesunde Gewebe weitgehend schonen. So werden bereits erfolgreich mit radioaktivem Jod Erkrankungen und Krebs der Schilddrüse, mit Radiophosphor Formen der Polyzythaemia* und mit Radiogold Krebsmetastasen im Bauch- und Brustfell behandelt.

Nukleinsäuren: biochemische Substanzen; durch Phosphor-Diester-Bindungen entstehen Desoxiribonukleinsäuren (DNA), die als Bausteine der genetischen Informationsübertragung dienen.

Nukleolus m: Kernchen, Kernkörperchen, das innerhalb des eigenen Zellkernes liegt. Es gibt auch Zellkerne mit mehreren Nukleolen. Wahrscheinlich handelt es sich beim N. um ein Stoffwechselzentrum der Zelle, in dem die

Ribonukleinsäure (RNS)* gebildet wird. S. Zelle* und Abb. Seite 420.

Nukleoplasma: Protoplasma* des Zellkerns.

Nukleus m: Kern. Ist durch die sog. Kernmembran vom Zell-Protoplasma* abgegrenzt, unterschiedlich geformt und besteht aus dem Kerngerüst, dem Kernsaft, dem Kernkörperchen und der Kernmembran. Der Kern hat keine eigenständige Atmung, seine synthetische Arbeit kann nur durch Zufuhr energiereicher Substanzen aus dem Zellplasma geleistet werden. N. wird auch als anatomischer Begriff für Nervenkern* verwendet (z. B. Hirnnervenkerne). S. Zelle*.

Nulldiät: Im Rahmen einer Hungerkur werden nur Flüssigkeiten, Vitamine* und Elektrolyte*, jedoch keine kalorische Nahrung zugeführt. Dieses unter klinischen Bedingungen durchzuführende Verfahren wird wegen des mangelnden Therapie-Langzeiterfolges und unerwünschter Nebenwirkungen (nicht nur Depotfett, sondern auch lebenswichtiges Organfett wird abgebaut, die Leistungsfähigkeit wird eingeschränkt usw.) zunehmend in Frage gestellt.

Nyktophobie f: Nachtangst, Pavor nocturnus*.

Nympha f; **Nymphen:** kleine Schamlippen.

Nymphitis f: Entzündung der kleinen Schamlippen.

Nymphomanie f: s. Ovariomanie*. Krankhaft gesteigerter weiblicher Geschlechtstrieb.

Nymphotomie f: operative Entfernung der kleinen Schamlippen.

Nystagmus m: Augenzittern, ruckartige, unwillkürliche, rhythmische Augenbewegungen, die schnell aufeinanderfolgen. Man teilt sie ein:

1. nach der Richtung (sog. oszillatorischer N.),
2. nach dem Zeitablauf der Bewegungsphasen (sog. Pendel-N.),
3. nach dem krankheitsfunktionellen Charakter (sog. physiologischer N.).

Außerdem gibt es noch einen erblichen N., der meist mit anderen vererbten Krankheiten der Augen verbunden ist. Vorkommen des N. bei Nervenleiden, Multipler Sklerose, Erkrankungen von Kleinhirn und Brücke, Krankheiten des Innenohrs.

O

O: chemisches Symbol für Sauerstoff, Oxygenium.
O_2: molekularer Sauerstoff.
O_3: s. Ozon*.
Obdormitio f: das »Einschlafen« von Gliedmaßen. Erfolgt meist durch länger dauernden Druck auf sensible Nerven.
Obduktion f: Leichenöffnung, Sektion*, Autopsie*.
Obduration f: Verhärtung.
Obduzent n: Arzt, der eine Obduktion* vornimmt.
O-Beine: Beinverkrümmung nach außen, die den Oberschenkel (Femur varum) und/oder das Kniegelenk (Genu varum) und/oder den Unterschenkel (Crus varum) betreffen kann. S. auch Genu*.
Oberbauch: s. Epigastrium*.
Oberflächenkarzinom: sog. »Carcinoma in situ«, durch ungewöhnlich viele Zellteilungen gekennzeichnetes Plattenepithel* am Endbereich des Muttermundes, welches noch nicht infiltrativ und destruktiv* wächst und deshalb noch als Praecancerose* eingestuft werden kann, jedoch ohne radikale Therapie häufig in ein echtes Karzinom ausartet. Zur Heilung genügt die totale Entfernung durch Konisation. S. auch Leukoplakie*.
Oberhaut: s. Epidermis*.
Oberkiefer: Maxilla.
Oberlippenspalte: s. Lippenspalte *.
Obesitas, Obesität f: Fettleibigkeit*, Fettsucht.
Obesitas cordis: Fettherz, Folge von übermäßiger Ernährung.
obligus: schräg verlaufend, schief.
Obliteration f: Verödung, z. B. von Gefäßen, Ausführungsgängen und Hohlräumen. Meist eine Folge von Entzündungen.
obliterieren: verschließen, veröden.
oblongatus: verlängert.
Obsession f: Zwangsvorstellung.
obstetricus: geburtshilflich.
Obstetrix f: Hebamme.
Obstipation f: Constipatio. Verstopfung, erschwerte Entleerung von Kot als Folge einer Erschlaffung der Darmwand (atonische O.) oder einer Verkrampfung der Darmmuskulatur (spastische O).
obstipus: schief, seitengeneigt (Caput obstipum = Schiefhals).
Obstructio f: Verstopfung, Verlegung.
obstruktiv: hemmend, behindernd.
Obturation f: Verstopfung, z. B. von Bronchien, Darm oder Gefäßen.
occipitalis: den Hinterkopf betreffend.
Occiput n: Hinterkopf, Hinterhaupt.
Ochropyra f: Gelbfieber.
Oculus, ocularis: Auge*, das Auge betreffend.
Ödem n: »Wassersucht«. Anschwellung eines Gewebes durch stärkere Wasseransammlung in Gewebsspalten, insbesondere des Unterhautgewebes; Ursachen sind Stauungen der Venen und Lymphgefäße und Schädigungen der Kapillaren*, die zur Durchlässigkeit der Kapillarwand führen. Bei ausgeprägten Kreislaufstörungen kommt es zur Ödematisie-

rung von Organen (Lungen-, Hirnödem usw.).

Odontalgie f: Zahnschmerz.

Odor m: Geruch.

Ökologie: wissenschaftliche Beschreibung

1. der Lebensbedingungen auf der Erde als System miteinander verknüpfter, sich beeinflussender Kreisläufe und Gleichgewichte;
2. die Wiederherstellung einer ökologischen Stabilität bei Ungleichgewichtszuständen (Umweltschutz*).

Ölstühle: stinkende Fettstühle bei mangelnder Produktion von Enzymen* der Bauchspeicheldrüse.

Oenomanie f: Säuferwahn.

ösophagicus: die Speiseröhre betreffend.

Ösophagitis f: Entzündung der Speiseröhre.

Ösophago-Duodenoskopie f: chirurgische Vereinigung von Speiseröhre und Zwölffingerdarm nach Magen-Totaloperation.

Ösophagoskopie f: direkte Betrachtung der Speiseröhre mit einem Spezialgerät (Endoskop)*.

Ösophagospasmus m: krampfhafte Schluck- und Schlingbeschwerden durch die quergestreifte Muskulatur der Speiseröhre, hervorgerufen bei Tollwut*, Tabes dorsalis*, Hysterie*.

Ösophagotomie f: operative Eröffnung der Speiseröhre zur Entfernung von verschluckten Fremdkörpern.

Ösophagus m: Speiseröhre, beginnt am Schlundende und endet im Magen. Die Schleimhaut der Speiseröhre wird durch eine Anzahl von Drüsen mit einer Schleimschicht versehen, wodurch das Gleiten der Nahrung erleichtert wird.

Ösophagusblutungen: meist lebensgefährlich, bei Krampfadern der Speiseröhre infolge Pfortaderhochdruck*, ferner nach Verletzungen und bei Entzündungen der Speiseröhre.

Ösophagusdivertikel: sackförmige Ausstülpungen der Speiseröhrenwand, hauptsächlich durch Gewebsschwäche entstehend.

Ösophaguskarzinom: Krebs der Speiseröhre.

Ösophagusstenose f: Verengung der Speiseröhre, entsteht entweder bei Vernarbung nach Verätzungen oder durch meist bösartige Tumoren, kann aber auch eine angeborene Mißbildung sein.

Ösophagustumoren: Gutartige Fibrome, Lipome, Hämangiome sind selten, hauptsächlich handelt es sich dabei um Plattenepithelkrebs (Karzinom).

Ösophagusvarizen f: Krampfadern der Speiseröhre, entstehen bei Pfortaderhochdruck*, hauptsächlich als Folge von Leberzirrhose*. Gefahr von lebensbedrohlichen Blutungen. S. Abb. Seite 423. Die endoskopische* Verödung durch Einspritzung eines Medikamentes ist vor der wesentlich risikoreicheren Operation das therapeutische Mittel der Wahl.

Östrogene: Follikelhormone, weibliche Geschlechtshormone wie das Östradiol, Östriol und Östran. Sie werden vor allem im Graaf-Follikel, in geringen Mengen aber auch im männlichen Organismus gebildet. Bei der Frau haben sie Einfluß auf die Vergrößerung der Gebärmutter, auf das Anschwellen der Gebärmutterschleimhaut zur Aufnahme des befruchteten Eies, auf das Wachstum der

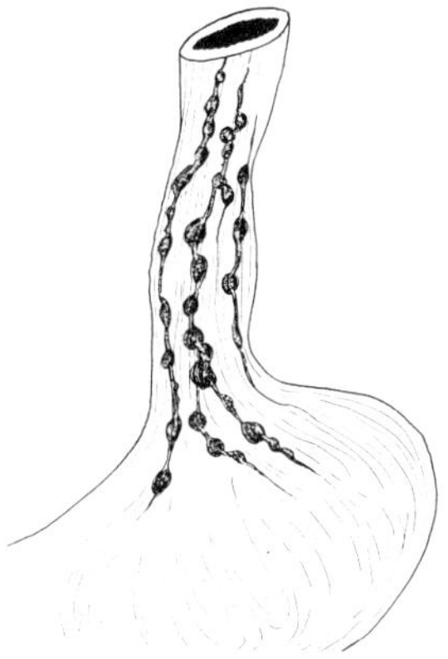

Ösophagusvarizen

Brustdrüsen und auf die Ausbildung der sekundären weiblichen Geschlechtsmerkmale überhaupt. Beim Mann bewirken sie bereits bei geringem Anstieg über den Normgehalt ein Wachstum der Prostata*, bei stärkerer Zufuhr Rückbildung der männlichen und Ausbildung weiblicher sekundärer Sexualmerkmale. Generell fördern Ö. Knochenwachstum und Zellteilung.

Östrogene, konjugierte:

1. biochemisch veränderte Östrogene, die wasserlöslich und dadurch in Blut und Geweben transportfähig und aufnehmbar sind,
2. aus dem Urin von Stuten gewonnene Ö.-Gemische zur Behandlung klimakterischer* Beschwerden.

Östromanie f: s. Ovariomanie*.

Östrus m: Brunst.

Offizin f: Apotheke, Raum zur Zubereitung von Rezepten.

offizinell: Arzneimittel, die im Deutschen Arzneibuch (DAB) aufgenommen sind.

Ohnmacht (Kollaps): anfallsweiser Verlust des Bewußtseins infolge Mangeldurchblutung des Gehirns (dann meist von kurzer Dauer) oder bei Epilepsie*, Hirnerkrankungen, Aussetzen der Herztätigkeit und im Koma*.

Ohr (Auris) f: Man unterscheidet das äußere O., bestehend aus Ohrmuschel und äußerem Gehörgang, das mittlere O., bestehend aus Paukenhöhle, Warzenzellen und Ohrtrompete, und das innere O. = Labyrinth, s. Abb. Seite 424.

Ohrendrüsen (Glandulae ceruminosae): Schweißdrüsen in den Wänden des äußeren Gehörganges; produzieren eine gelbe Ausscheidung, die das Ohrschmalz färbt und weich macht.

Ohrensausen: = Tinnitus aurium, s. Ohrgeräusche*.

Ohrgeräusche: s. Tinnitus aurium*.

Ohrspeicheldrüse (Glandula parotis): große Mundspeicheldrüse; der produzierte Speichel* wird durch den Ductus parotidicus gegenüber dem 2. oberen Mahlzahn in den Mund entleert.

Ohrtrompete (Tuba Eustachii, Tuba pharyngotympanica): röhrenförmige Verbindung der Paukenhöhle mit dem Rachenraum zum Luftdruckausgleich und Luftaustausch zwischen Paukenhöhle und Außenluft.

Okklusion f: Verschluß.

Okklusionsikterus: s. Verschlußikterus*.

Okklusionsileus: s. Ileus*.

Okklusivpessar m: Pessar*, welches auf den Mutterhals über den Muttermund gestülpt wird (Empfängnisverhütung).

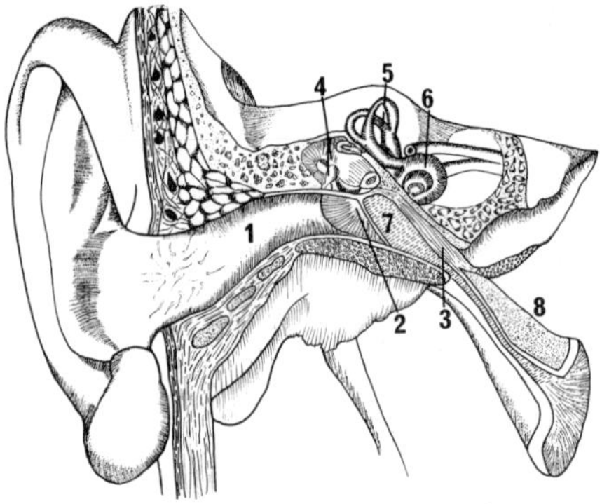

Ohr: (1) äußerer Gehörgang, (2) Trommelfell; das Mittelohr wird von der Paukenhöhle (4) mit den Gehörknöchelchen Hammer, Amboß und Steigbügel und der Ohrtrompete (8) mit dem Ostium tympani (7) gebildet. Das Gleichgewichtsorgan mit Bogengängen (5), Labyrinth und Schnecke (6) gehört zum Innenohr. (3) Trommelfellspannmuskel.

okkult: verborgen.

Okkultismus (okkult = verborgen): Erscheinungen, Vorgänge, Zustände und Symptome, die mit dem Verstand nicht erklärt werden können, werden von Einzelpersonen, Gruppen oder Sekten mit banaler Phantasie und häufig unter Vorspiegelung von »wissenschaftlichen« Hypothesen gedeutet. In der Medizin ist ein derartiges Vorgehen äußerst gefährlich, deshalb strikt abzulehnen.

Okulomotriuslähmung: Augenmuskellähmung durch Schädigung des 3. Hirnnervs (N. oculomotorius); dadurch driftet der Augapfel (Bulbus oculi) nach unten-außen. Zudem kann die Pupille erweitert und lichtstarr werden, wobei Akkommodations*-Störungen auftreten. Diese Erscheinungsbilder können vollständig sein; man spricht dann von einer kompletten O. Ansonsten sind alle Varianten bei entsprechender Schädigung des Nervs oder des Nervenkerngebietes im Gehirn möglich.

Okzipitalpunktion: Subokzipitalpunktion. Einstich zwischen den beiden obersten Halswirbeln (Atlas und Epistropheus) in den Liquorraum* (Zisterne), um Liquor cerebrospinalis* zur Untersuchung zu gewinnen.

Oleom n (Oleosklerom, Öltumor): Fremdkörpertumor, der nach Injektion schlecht resorbierbarer* Öle, die zur Bereitung von Medikamenten verwendet werden, entsteht.

Olfaktorius m: Hirnnerv, Riechnerv, leitet Geruchssinn-Wahrnehmungen zum Riechhirn.

Olfaktus m: Geruchssinn.

Oligakisurie f: seltenes Harnlassen.

Oligämie f: Verminderung der zirkulierenden Blutmenge.

Oligodendrogliom n (Oligodendrozytom, Oligodendroblastom): aus rundkernigen, kleinen Bindegewebszellen bestehende gutartige Geschwulst des Gehirns.

Oligomenorrhoe f: zu seltene Monatsblutung bei Insuffizienz* der Eierstöcke.

Oligophrenie, Oligophrenia f: Geistesschwäche, »Schwachsinn«, angeboren oder auch in der Kindheit erworben. Leichter Grad = Debilität*, mittlerer = Imbezillität*, schwerer = Idiotie*.

Oligopnoe f: verlangsamte Atemfrequenz.
Oligospermie f: verminderte Samenmenge pro Erguß (weniger als 1,5 ml). Die Verminderung ist physiologisch, wenn mehrere Ergüsse im Zeitraum von 24 Stunden erfolgen.
Oligozythämie f: verminderte Zahl von Erythrozyten oder auch Blutzellen im Knochenmark.
Oligurie f: Verminderung der Harnausscheidung (weniger als 300 ml pro Tag). Anhaltende O. führt zur Urämie*. O. ist ein Hinweis auf akute oder chronische Nierenerkrankungen, kommt aber auch bei schweren Durchfällen, Herzkrankheiten, Vergiftungen, schweren Blutverlusten, bei Fieber, während der Schwangerschaft, bei anhaltendem Durst, bei Störungen der Nebennieren oder bei Epithelkörperchen usw. vor.
Omagra f: Gicht* des Schultergelenks.
Omalgie f: Schulterschmerzen.
Omarthritis f: Schultergelenksentzündung.
Omentum n: Netz (O. majus = großes und O. minus = kleines N.), ein Teil des Bauchfells.
Omphalitis f: s. Nabelentzündung*.
Omphalophlegmone f: Nabelphlegmone, schwere Form der Nabelentzündung, häufig mit Nekrosen* verbunden, oft auf Bauchhaut, Bauchmuskulatur und Bauchfell übergreifend.
Omphalotomie f: Abnabelung.
Onanie f (Masturbation, Manustupration): Selbstbefriedigung durch Reizung der Geschlechtsteile mit den Händen oder mit Gegenständen bis zum Orgasmus*. Dabei aufkommende Schuld- oder Minderwertigkeitsgefühle stammen von überkommenen Fehleinstellungen zur Sexualität ab und sind ebenso unbegründet wie die Vorstellung, daß O. gesundheitsschädlich sei.
Oneirogmus m: s. Pollution*.
Oniomanie f: krankhafte Kaufsucht.
onkogen: Geschwulst auslösend.
Onkologie f: allg. Lehre von den Geschwülsten*, speziell erweitert: Lehre von bösartigen Geschwülsten*, deren Vorbeugung (Prophylaxe*), Erkennung (Diagnostik*), Behandlung (Therapie*) und Nachsorgebehandlung. Generelles s. Tumor, bösartiger*. Onkologie ist (meist) zusammen mit Hämatologie* ein ärztliches Teilfachgebiet der inneren Medizin* und wird sowohl in Kliniken als auch von niedergelassenen Ärzten praktiziert. Onkologische Therapieverfahren, die auch psychische und pflegerische Betreuung beinhalten, haben große Bedeutung in der Nachsorgebehandlung von Krebserkrankungen erhalten.
onkolytisch: Geschwülste auflösend.
onkostatisch: Geschwulstwachstum hemmend.
Ontogenese f: Entwicklung des Einzelindividuums, Gegensatz: Phylogenese = Stammesentwicklung.
Ontogenie f: s. Ontogenese*.
Onychia f: Nagelbettentzündung, s. Paronychie*.
Onychogryposis: auch Krallennagel; krallenartige Verdickung und Krümmung mit Dunkelfärbung, vor allem der Großzehennägel, meist im höheren Lebensalter.
Onychomykose: Erkrankung von Fuß- oder Fingernägeln durch Pilz*-Befall. Die Fußnägel sind häufiger befallen.

Onychophagie: Nagelkauen*.
Onychosen f: Nagelkrankheiten.
Oogamie f: Befruchtung, Vereinigung des Eies durch ein/mit einem Samentierchen.
Oogonium: Ureier im Keimepithel der Eierstöcke, vermehren sich wahrscheinlich nur bis zur Geburt und erreichen dann eine Zahl von 400 000 bis 500 000 beim Menschen.
Oophoritis f: Eierstockentzündung.
oophorogen: den Eierstock betreffend.
Oophoron n: s. Eierstock* (Ovar).
Oozyte f: s. Eizelle*.
opaleszent: wie Perlmutter schimmernd.
Operation, sterotaktische: gezielte, chirurgische Zerstörung bestimmter Gehirngebiete zur Ausschaltung der Funktion dieser Gebiete, z. B. bei Triebtätern zur Ausschaltung des Sexualtriebes.
ophthalmicus: zum Auge gehörend.
Ophthalmologie f: Augenheilkunde.
Ophthalmoplegie f: Lähmung der Augenmuskeln.
Ophthalmorrhagie f: Augapfelblutung, s. Haemophthalmus*.
Ophthalmoskop n: Gerät zur Ausspiegelung des Augeninneren und des Augenhintergrundes.
Opiate n: Arzneimittel, die Opium enthalten oder Abkömmlinge des Opiums sind, s. auch Drogenabhängigkeit*.
Opiophagie f: s. Morphinismus*.
Opisthotonus m: tonischer Krampf der Rückenmuskulatur mit Rückwärtsverkrümmung von Rumpf und Nacken, typisch bei Tetanus*, Meningitis* und Strychninvergiftung.
Opium n: Die angeritzte, noch nicht reife Frucht des Schlaf- oder Klatschmohns sondert einen Milchsaft ab, aus dem die Droge O. gewonnen wird. O. enthält u. a. die Alkaloide Morphin, Kodein, Papaverin und Narcotin. O. und seine Abkömmlinge werden nur zur Bekämpfung schwerer Schmerzzustände und gegen Durchfälle verwendet, die mit anderen Mitteln nicht zu beherrschen sind. Die Verordnung unterliegt dem Opiumgesetz*. S. auch Drogenabhängigkeit*.
Opiumgesetz: »Gesetz über den Verkehr mit Betäubungsmitteln«. Betäubungsmittel im Sinne des Gesetzes sind: Rohopium, Opium für medizinische Zwecke, Kokablätter Rohkokain, Morphin, Heroin, Morphinester, Dicodid, Dilaudid, Eukodal, Paramorphan, Azedikon, alle Morphinabkömmlinge, Kokain, Thebain, Peronin, Ekgonin und seine Ester, Dolantin, Aktedron, Elastenon, Benzedrin, indischer Hanf, Marihuana (Haschisch), alle Salze der genannten Stoffe. Die angeführten Betäubungsmittel dürfen nur von Ärzten, Zahnärzten oder Tierärzten und nur dann verschrieben werden, wenn die Anwendung des Betäubungsmittels ärztlich, zahnärztlich oder tierärztlich begründet ist, d. h., wenn alle Möglichkeiten, ein Leiden zu beheben, erfolglos erschöpft sind und wenn dieses Leiden hochgradig schmerzhaft und quälend ist und auf gewöhnliche Linderungsmittel nicht genügend anspricht. Die Betäubungsmittelverschreibung erfolgt auf speziellen Rezepten und muß Namen, Berufsbezeichnung und Anschrift des Ausstellers, Datum, Gebrauchsanweisung, ggf. Verwendungszweck, Name

und Wohnung des Kranken bzw. des Tierhalters, eigenhändige ungekürzte Unterschrift des Ausstellers, bei Überschreiten der Dosierung und bei Kokainverschreibungen vor der Namensunterschrift den eigenhändigen Vermerk »Eingetragene Verschreibung« enthalten.

opponens: gegenüberstellend.

opportunistische Infektionen: Infektionen durch Erreger, die bei »gesunden« Menschen nicht zur Erkrankung führen. Häufig kommen o.I. bei Immun*-Abwehrschwäche, besonders bei AIDS vor.

Opposition f: Gegenüberstellung, anatomischer Lagebegriff.

Oppressio f: Beklemmung.

Opsonin: Substanz im Serum, die Mikroben* in Gegenwart von Komplement* biochemisch beeinflussen, so daß sie leichter phagozytiert* werden können.

Optik: Lehre von Licht und Sehen.

Optikus m: 2. Hirnnerv, Sehnerv.

Optikusatrophie f: Atrophia fasciculi (nervi) optici. Degeneration und Schwund von Markscheiden und Achsenzylinder (Nerven*) des Sehnervs als Folge von Entzündungs- oder Stauungspapille*, deren Ursachen Infekte, Gifte, Blutverluste, Druck auf den Nervenstrang, Arteriosklerose*, Glaukom*, Lebererkrankungen, Tabes* usw. sein können.

Optimum n (optimal): Das Beste (am besten).

oral, oralis: zum Mund gehörend, mit dem Mund, durch den Mund eingenommen/zugeführt.

Oralsepsis f: Infektionen im Bereich Mund-Mandeln-Kiefer, von denen eine echte Sepsis* ausgeht. Nicht zu verwechseln mit Fokalinfekten*.

Orbita f: Augenhöhle, Hohlform einer vierseitigen Pyramide, gebildet aus Teilen von Stirnbein, Jochbein, Oberkieferknochen, Nasenbein, großen Keilbeinflügeln und Siebbein. An der Spitze dieser Pyramide sind eine Öffnung, das Foramen opticum, durch das der Sehnerv zieht, und weitere drei Öffnungen, durch die Nerven und Gefäße vom und zum Augapfel und den Augenmuskeln verlaufen. Die O. wird von Knochenhaut und Fettgewebe ausgefüllt; sie bildet damit das Lager für den Augapfel und die Augenmuskeln sowie einen Teil der Tränendrüse.

Orbitalhirn: gegen die Orbita* zu liegender Teil des Stirnhirns.

Orbitotomie f: Eröffnung der Augenhöhle (bei Tumoren, Fremdkörpern, Vereiterungen usw.).

Orchialgie f: Hodenschmerz.

Orchipexie f: operative Annähung und Fixierung eines Hodens, der infolge von Kryptorchismus* falsch gelagert war, z. B. in der Leiste oder im kleinen Becken.

Orchis (= Testes m): s. Hoden*.

Orchitektomie f: Entfernung eines Hodens (Semikastration).

Orchitis f: Hodenentzündung, kommt entweder als Folge verschiedener Infektionskrankheiten auf dem Blutwege zustande, vor allem bei Mumps*, Typhus*, Scharlach*, Polyarthritis*, Grippe*, Malaria* usw., oder geht von einer Entzündung des benachbarten Nebenhodens aus.

Orchitomie f: Abtrennung des Hodens.

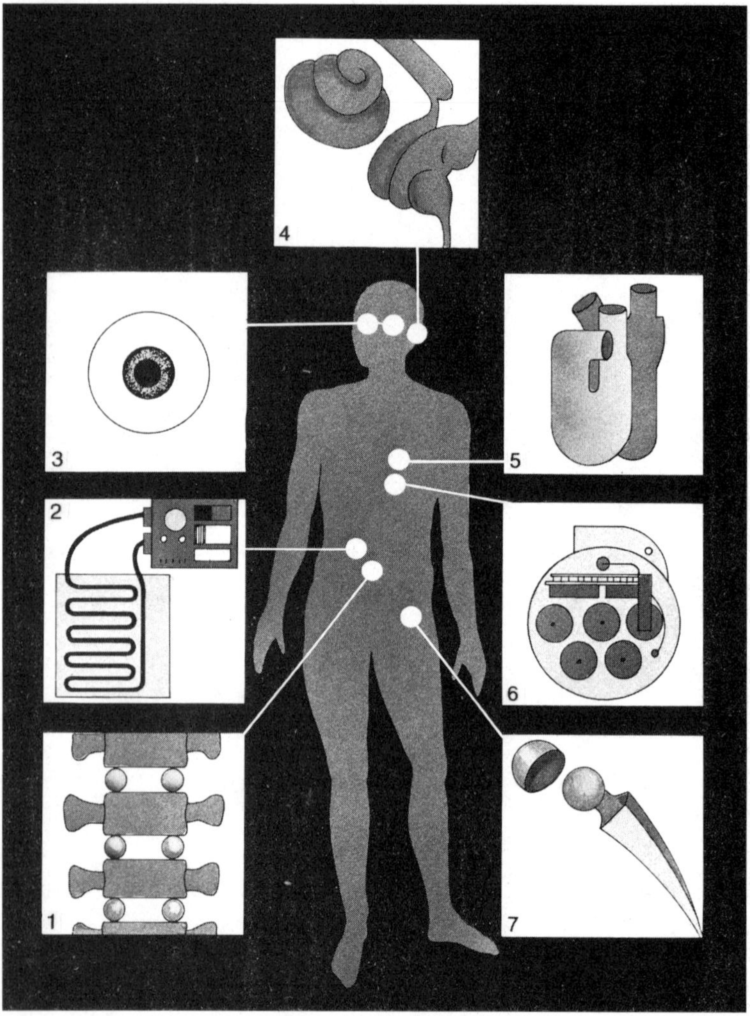

Organe, Organteile, künstliche: (1) Kugeln aus Spezialkeramik oder Stahl zwischen den Wirbelgelenken, zur Übernahme der Funktion geschädigter Zwischenwirbel-(Band-)Scheiben. (2) Künstliche Niere mit Dialysator und elektronischem Steuergerät. (3) Kunstauge, für das noch Kontakt- bzw. Anschlußmöglichkeiten an die Sehnervenbahnen zum Gehirn fehlen. (4) Gleichgewichtsorgane im Innenohr, für die ebenfalls Anschlußmöglichkeiten an den Nervus statoacusticus fehlen. Einpflanzung künstlicher Gleichgewichtssteinchen (Statolithen) ist möglich. (5) Kunstherz, hier das »Beutelpumpen-Prinzip« (nach Kolff, USA), aus Kunststoff. (6) Herzschrittmacher. (7) Kunstgelenke.

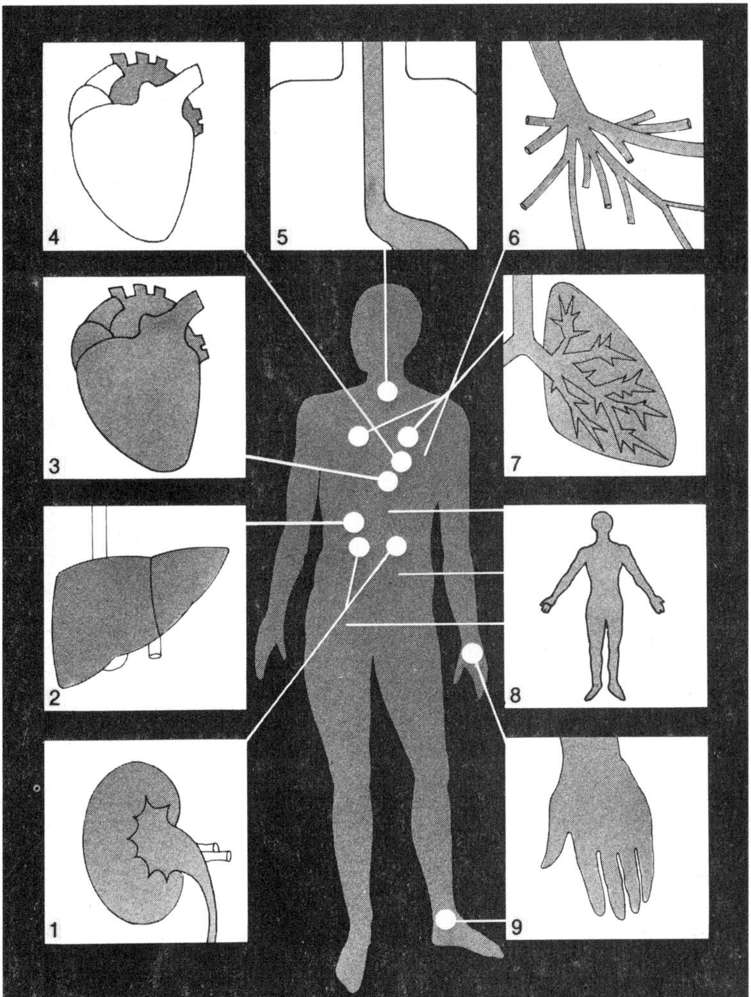

Organtransplantation: Das Schema zeigt, welche Organe bzw. Organteile verpflanzt werden. Die Transplantation von Haut (8), Gefäßen (6), Speiseröhrenteilen (5), Nieren (1) und Aortateilen (4) ist bereits erfolgreiche Operationstechnik, während die Herztransplantation (3) nur zu zeitlich noch engbegrenzter Überlebenszeit führt und die Verpflanzungen von Lunge (7) und Leber (2) sich noch im Anfangsstadium befinden. Abgetrennte Gliedmaßen (9) werden jedoch mit zunehmend zufriedenstellenden Ergebnissen »replantiert«. S. auch Transplantation*.

Ordnungszahl: Im periodischen System sind die Elemente nach Nummern geordnet; die O. ist identisch mit der Protonenzahl im Atomkern (Kernladungszahl, Zahl der Hüllenelektronen eines Atoms).

Orexie f: Eßlust.

Organ, Organon, Organum: Werkzeug, Funktionseinheit, aus einer Vielzahl von Geweben zusammengesetzt.

Organ, kritisches: Organ- bzw. Organsystem, in dem radioaktive Substanzen (Radionuklide) vorrangig eingelagert werden, z. B. radioaktives Jod in die Schilddrüse, radioaktiver Kohlenstoff in die Muskeln, radioaktives Kalzium in das Skelett, radioaktives Quecksilber in die Nieren usw.

Organ, statisches: s. Vestibularapparat*.

Organe, Organteile, künstliche: s: Abb. Seite 428.

Organellen f: mit Ausnahme des Kerns* alle strukturellen und funktionellen Bestandteile einer Zelle, z. B. die Mitochondrien, die Golgikörperchen, die Zentriolen, das Plasmaretikulum, die Zellmembran und die Lysosomen sowie Bewegungs-O., beispielsweise der Protozoen (Geißeln, Wimpern usw.), s. Zelle*.

Organisation f: Einsprossung von Granulationsgewebe in Nekrosen, Blutgerinnsel, geronnene Exsudate* mit darauffolgender Bildung von Narben*-Gewebe.

organisch:

1. organische Krankheiten, d. h., sie beruhen auf anatomischen Veränderungen des erkrankten Organes oder Gewebes (Gegensatz sind funktionelle Krankheiten);
2. organische Stoffe, chemische Verbindungen des Kohlenstoffs*, von denen eine Vielzahl die Grundsubstanzen der lebenden Materie darstellen.

Organismus: eigenständiges Lebewesen, das durch sinnvolle Gliederung und funktionell abgestimmtes Zusammenarbeiten von Organ- und Gewebssystemen in die Lage versetzt wird, sich der Umwelt so anzupassen und die in der Umwelt sich anbietenden Möglichkeiten so zu nutzen, daß die Ernährung, die Lebensfunktionen und die Fortpflanzung gesichert sind.

organotrop: auf ein bestimmtes Organ einwirkend.

Organspender:

1. Verstorbener, bei dem der Hirntod durch ein Fachgremium festgestellt wurde und dem Organe zur Transplantation* für bedürftige Patienten entnommen werden dürfen, da ein Organspenderausweis* oder die Einwilligung der Angehörigen vorliegt;
2. Lebende, welche Organe (Nieren, Knochenmark, Haut) v. a. für nahe Verwandte zur Verfügung stellen, aber auch gelegentlich Bedürftige, die Organe verkaufen.

Organspenderausweis: Zu Lebzeiten kann man die Einwilligung zur Organentnahme im Todesfall mittels eines vorgefertigten Ausweises erteilen. Der O. sollte den sonstigen Ausweispapieren beigefügt werden. Derzeit ist die Organentnahme gesetzlich nur erlaubt, wenn ein O. oder die Einwilligung der Angehörigen vorliegt. Gesetzliche Änderungen sind geplant.

Organtherapie: Behandlung mit Auszügen aus tierischen Organen, mit Organsekreten oder durch Implantation* von tierischem Körpergewebe, insbesondere auch von innersekretorischen Drüsen. Hierher gehören u. a. die Frischzellentherapie nach Niehans, Behandlung mit Bogomolez-Serum und die Gewebetherapie nach Filatow.

Organtransplantationen: s. Abb. Seite 429.

Orgasmus: Höhepunkt der sexuellen Lustempfindung bei Koitus* und Onanie*, meistens mit Samenerguß beim Mann, bei der Frau mit Sekretabsonderung, vor allem der Bartholini-Drüsen, verbunden. Wird bei abnormem Sexualleben auch durch entsprechende Handlungen erzielt: Sadismus*, Masochismus*, Fetischismus* (s. auch sexueller Reaktionszyklus*).

Orientbeule (Leishmaniasis tropica, Papelgeschwür usw.): durch den Erreger Leishmania* tropica, der von Tieren auf den Menschen übertragen wird; Infekte der Kapillaren* der Haut, vor allem an unbedeckten Körperstellen. Nach Wochen bis Monaten kommt es zur Bildung papulöser Geschwüre mit narbiger Abheilung, Krankheit in tropischen Gebieten, endemisch verbreitet.

Orientierung: einwandfreie, psychische Erfassung der eigenen Person, der Umgebung und der Zeit.

Orientierungsstörungen: treten auf bei Trübung des Bewußtseins und ausgeprägten Merkfähigkeitsstörungen.

Orificium: Öffnung, anatomischer Begriff.

Origo: Ursprung.

Ornithodoros: Lederzecken in tropischen Ländern, gefährliche Seuchenüberträger.

Ornithose: Infektionskrankheiten bei Vögeln, die auf den Menschen übertragbar sind. Bekannteste menschenpathogene Form ist die Papageienkrankheit* = Psittakose.

Orthopädie: Lehre von der Behandlung, Verhütung und Entstehung krankhafter Veränderungen des aktiven und passiven Bewegungs- und Halteapparates (Skelett, Muskeln mit ihren Sehnen, Nerven und Gefäßen).

Orthopnoe f: starke Atemnot, weshalb das Atmen nur in aufrechter Haltung möglich ist.

Orthostase f: aufrechte Körperhaltung (orthostatisch = auf das Aufrechtstehen bezogen).

orthostatisches Syndrom: Bei vegetativen* Kreislaufregulationsstörungen kommt es bei längerem Stehen zu Abfall des Blutdruckes mit Schwäche, Schwindel und Kollapsneigung*, ebenso zu Veränderungen im Elektrokardiogramm*.

Os, Oris n: Mund (oralis = den Mund betreffend).

Osmidrosis: übelriechende Schweißabsonderung.

Osmose f: Trennt man zwei Lösungen durch eine für die gelösten Teilchen undurchlässige Membran, so wandert das Wasser so lange durch die Membran, bis die Konzentration beider Lösungen durch Verdünnung infolge Wasseraufnahme von der anderen Lösung oder durch Eindicken infolge Wasserabgabe an die andere Lösung gleich ist (osmotischer Druckausgleich). Die O. spielt eine große Rolle bei den intrazellulären Stoffwechselvorgängen, bei der Tätigkeit von Leber und Nieren, kurzum überall, wo durch Zell- oder Zellkernmembranen

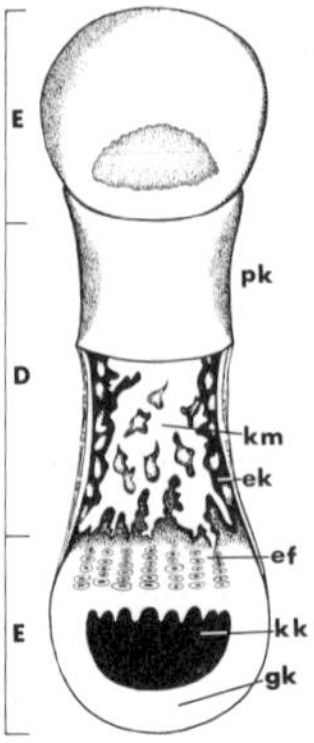

Ossifikation, desmale, enchondrale: Skelett-Teile, welche zunächst aus Knorpel bestehen, werden abgebaut und durch Knochengewebe ersetzt. Diese Ossifikation verändert die Form des Skeletts zur endgültigen Gestalt. Vorgänge: Die Knorpelgrundsubstanz verkalkt, außen bildet sich eine periostale Knochenmanschette (pk) aus Zellen des Periost (Knochenhaut). Diese Entwicklung wird als desmale Ossifikation bezeichnet, der Knochen entsteht direkt aus dem Bindegewebe der Knochenhaut. Im Gegensatz dazu beginnt die enchondrale Ossifikation damit, daß ein Gefäßsproß mit seinem Mesenchym* vom Periost her in den Knorpel eindringt und ihn auflöst. Dadurch entstehen Hohlräume (km), die von Knochenmark ausgefüllt werden. Aus dem Bindegewebe des Knochenmarks gehen dann sowohl die knorpelabbauenden (Chondroklasten) als auch die knochenbildenden (Osteoblasten) Zellen hervor. Im Knorpel vermehren sich die Zellen ständig und bedingen so das Längenwachstum. Gleichzeitig wird neugebildeter Knorpel vom Knochenmark her aufgelöst, neue Knorpelzellen schieben sich gegen die Auflösungszone vor, die Grundsubstanz verkalkt. Einzelne Knorpelbälkchen bleiben stehen, auf ihrer Grundlage bilden Osteoblasten den enchondralen Knochen (ek). Durch die eindringenden Gefäßbindegewebssprossen am Übergang zwischen Diaphyse (D) und Epiphyse (E), an der sog. Epiphysenfuge (ef), wird der epiphysäre Knochenkern (kk) gebildet, der den Knorpel bis auf einen dünnen Überzug, den Gelenkknorpel (gk), zusammendrängt.

hindurch ein Substanzaustausch stattfindet.

Ossiculum: Knöchelchen; Ossicula tympani = Gehörknöchelchen.

Ossifikation f: Verknöcherung, Knochenbildung:

1. normaler Vorgang bei Knochenentwicklung, s. Abb. oben;
2. krankhaft bei Verkalkung, z. B. Entstehung knochenähnlicher Gebilde in der Gefäßwand bei Arteriosklerose*, in der Muskulatur bei Myositis ossificans* und in Knorpeln der Luftröhre, ferner als Folge von Schartenbildung oder von Nekrosen*, z. B. in der Lunge, Lymphknoten oder um das Herz (Panzerherz).

Ossikulektomie f: operative Entfernung von Gehörknöchelchen.

Ostealgie f: Knochenschmerz.

Osteoblaste m: Zellen, aus denen die Knochen gebildet werden.

Osteoblastom n: vom Knochen ausgehende Geschwulst.

Osteochondritis, Osteochondrosis f: Entzündung von Knochen und/oder Knorpeln.

Osteochondrom n: Geschwulst aus Knochen- und Knorpelgewebe, gutartig.

Osteochondropathia deformans coxae juvenilis (Perthes-Krankheit):

nichtinfektiöse Nekrose* des Knochenkerns des Oberschenkelkopfes. Meist sind Knaben zwischen dem 5. und 12. Lebensjahr betroffen. Die Erkrankung kommt auch beidseitig vor. Die Ursachen sind unbekannt, der Beginn ist schleichend mit Bewegungsschmerzen, Hinken und zunehmender Einschränkung der Beweglichkeit im Gelenk. Bei rechtzeitiger Behandlung ist Heilung möglich, sonst kommt es häufig zu einer sog. Defektheilung mit Steifigkeit im Gelenk.

Osteochondrosarkom n: Krebs aus knochen- und knorpelähnlichem Gewebe.

Osteochondrose f: Allgemeinbegriff für degenerative Prozesse von Knochen und Knorpeln.

Osteochondrosis juvenilis: s. Scheuermann-Krankheit*.

Osteodystrophia cystica: s. Osteodystrophia fibrosa generalisata*.

Osteodystrophia deformans: s. Ostitis deformans (Paget)*.

Osteodystrophia fibrosa: s: Osteofibrosis deformans juvenilis*.

Osteodystrophia fibrosa generalisata: Recklinghausen-Krankheit. Eine Systemerkrankung, die durch Überfunktion der Nebenschilddrüse* infolge eines Adenoms* der Nebenschilddrüse entsteht, zu Störungen des Mineralstoffwechsels und damit zum Auftreten einer Vielzahl von Knochenzysten führt. Es kommt zu Auftreibungen der Knochen, Verbiegung durch Entkalkung und spontanen Knochenbrüchen.

Osteofibrom n: Fibrom, aus dem Osteom* entstehend.

Osteofibrose f: Vermehrung der Fasersubstanz im Knochenmark, führt im ausgeprägten Zustand zur sog. Marmorknochenkrankheit.

Osteofibrosis deformans juvenilis: in früher Jugend beginnender, schubweiser Abbau des Knochenmarks und der Markraumstruktur mit bindegewebigen Ansatzwucherungen. Lange Knochen sind besonders befallen, werden aufgetrieben und brechen häufig von selbst. Diese Frakturen* heilen dann wieder zusammen, bilden jedoch keinen Kallus*, so daß es zu starken Verkrümmungen kommt.

osteogen: vom Knochen ausgehend.

Osteoid n: Bezeichnung für Knochengewebe, das nicht verkalkt ist; bei gestörter Knochenentwicklung und in Knochengeschwülsten vorkommend.

Osteoidsarkom n: Knochenkrebs mit nichtverkalkter Grundsubstanz des Knochens.

Osteoklasie f: gewaltsames Brechen verkrümmter Knochen zu Korrekturzwecken.

Osteoklasten m: Zellen, welche sich am physiologischen Knochenaufbau durch Zerstörung von Knochenzellen und Abbau von Knochensubstanzen beteiligen.

Osteom n: gutartige Geschwulst des Knochens.

Osteomalazie f: Erweichung der harten, knöchernen Substanz ausgewachsener Knochen, die dadurch verbiegbar werden.

Osteomyelitits f: infektiöse Entzündung des Knochenmarks, die akut oder chronisch verlaufen kann. Sie entsteht überwiegend durch direkte Knochenverletzung, in seltenen Fällen gelangen Erreger über die Blutbahn in die Knochen. Wichtigste Hinweise sind:

1. bei der akuten Form Fieber, Schüttelfrost, Krankheitsgefühl, lokalisierte Schmerzen;
2. bei der chronischen Form Schmerzempfindlichkeit, Schwellung, Rötung des Prozeßgebietes und später Fistelbildung.

Osteomyelofibrose f (Myelofibrose, Myelosklerose): stetig andauernde Vermehrung der Zwischensubstanz des Markraumes unter Veränderung blutbildenden Gewebes.

Osteomyelosklerose f: dieselben Vorgänge wie bei der Osteomyelofibrose* mit zusätzlicher fortschreitender Verdichtung der Markraumstruktur durch Knochenneubildungsvorgänge, was zu einer fortschreitenden Verengung des Markraumes und zum fortschreitenden Verlust blutbildenden Gewebes führt. Folgen sind Vergrößerung von Leber und Milz, Anämie* und Erhöhung der weißen Blutkörperchen, die teilweise nicht mehr ausreifen und damit ein leukämieähnliches Blutbild ergeben. Man neigt dazu, das Krankheitsbild, dessen Ursachen nicht bekannt sind, als Wucherung des embryonalen, blutbildenden Gewebes und damit in die bösartigen Retikulosen* einzuordnen.

Osteonekrose f: Abbau von Knochenmark unter Gewebszerfall.

Osteoperiostitis f: Knochenhautentzündung.

Osteophagen m: s. Osteoklasten*.

Osteophyt: eine von der Knochenhaut ausgehende Knochenneubildung in Gestalt von Randzacken, Höckern oder Spangen, insbesondere an der Wirbelsäule. O. sind meist eine Folgeerscheinung von Entzündungen, Verletzungen usw.

Osteoplastik: Operationen, die bei Knochendefekten durchgeführt werden, um mit Knochentransplantaten auszufüllen oder zu überbrücken.

Osteoporose f: Knochenschwund mit Erweiterung der Markräume, hauptsächlich Alterserscheinung, s. auch Osteomalazie*.

Osteopsathyrose f: angeborene, teilweise erbliche Brüchigkeit der Knochen infolge unzureichender Bildung harter Knochensubstanz. Die dünnen Knochen, sog. »Glasknochen«, brechen sehr leicht, heilen jedoch normal, aber mit Verkrümmungen wieder zusammen. In der Mehrzahl der Fälle bildet sich das Leiden um das 20. Lebensjahr zurück.

Osteosarkome n: Krebs. Bösartige Tumoren, die von Bestandteilen des Knochens ausgehen = osteogene Sarkome, oder Sarkome, die zur Verknöcherung oder Bildung von knöchernem Gewebe neigen = osteoblastische Sarkome.

Osteosklerose f: Verdichtungen der Knochensubstanz als Folge krankhaft vermehrter Knochenneubildung.

Osteotomie f: Herausschneiden oder -meißeln von Knochenstückchen zur Entfernung abgestorbener Knochenteile, zur Korrektur in ihrer Form veränderter Knochen, zur Erweiterung enger Becken usw.

Ostitis f: Knochenentzündung.

Ostitis deformans, Paget-Krankheit (Osteodystrophia deformans): beginnt schleichend und betrifft einen oder auch mehrere Knochen und führt zu starker Verdickung, später auch zur Verkrümmung. Dabei kommt es zu einem enormen Knochenschwund, so daß geringfügige Anlässe bereits zu Knochenbrüchen führen (Spontanfrakturen). Gefährliche Komplikationen sind Kompressionen* des Rükkenmarks bei Befall der Wirbelsäule, Schädigung des Gehirns bei Befall der Schädelknochen, was zu Gehirnkrämpfen führt, sowie sarkomatöse, krebsige Entartung. Vorwiegend befallen sind Männer des höheren Lebensalters.

Ostitis fibrosa generalisata: s. Osteodystrophia fibrosa generalisata*.

Ostitis gummosa: Gummen*, die im 3. Stadium einer Syphilis* in den Knochen, insbesondere am Schädel, auftreten (s. Gumma*).

Ostitis purulenta: eitrige Entzündung des Knochens.

Ostitis tuberculosa cystoides multiplex: gutartig verlaufende chronische Knochentuberkulose.

Ostium n: Eingang, Mündung, Öffnung.

Otalgie f: = Neuralgia tympanica, Otodynie, Ohrenschmerz am Gehörgang selbst ohne direkte Ursachen, meist ausgelöst durch Reizungen von Ohrnerven oder durch Ausstrahlungen aus umgebenden Gebieten.

Othämatom n: Ohrblutgeschwulst.

oticus: das Ohr betreffend.

Otitis f: Ohrenentzündung.

Otitis externa: Entzündung des äußeren Gehörganges.

Otitis media acuta: akute Mittelohrentzündung. Sie umfaßt die gesamte Schleimhaut des Mittelohres (s. Ohr*). Sie ist gekennzeichnet durch plötzlich einsetzenden Ohrschmerz, Fieber, Schüttelfrost, Schwerhörigkeit. Bei Durchbruch des Trommelfells kommt es zu eitrigem Ausfluß: Meist ist die Mittelohrentzündung mit Infektionen der oberen Luftwege vergesellschaftet. Das Trommelfell ist stark gerötet. Führen medikamentöse Maßnahmen nicht zum Abklingen der Beschwerden oder stellt sich zunehmender Hörverlust oder Schwindel ein, so muß der Trommelfellschnitt (Parazentese) durchgeführt werden.

Otitis media chronica: kommt zustande, wenn der Warzenfortsatz* nicht ausreichend mit Luftkammern durchsetzt (pneumatisiert) ist. Es handelt sich dann entweder um eine chronische Entzündung der Schleimhaut mit mittelständig durchgebrochenem Trommelfell, aus dem dann dauernd stinkendes Sekret läuft, oder bereits um eine chronische Vereiterung der Knochen des Mittelohrs mit Trommelfelldurchbruch am Rand und ebenfalls stinkender Sekretion.

Otoklisis f: chirurgische Korrektur abstehender Ohren.

Otokonien f: = Statolithen, Gehörsand, Kalkkristalle in der Otolithenmembran des Labyrinth*-Vorhofes, wirken beim Zustandekommen des Gleichgewichtssinns mit.

Otolithiasis f: Bildung harter Kalksteine im äußeren Gehörgang.

Otologe: Ohrenarzt.

Otologie f: Ohrenheilkunde, Lehre vom Ohr und seinen Krankheiten.

Otomyiasis f: Mittelohreiterung, hervorgerufen durch tropische Fliegenlarven.

Otomykosis f: Befall des äußeren Gehörgangs, ggf. auch des Trommelfells mit Schimmelpilzen.

Otorrhagie f: Blutung aus dem Ohr.

Otorrhoe f: Ohrenfluß, Absonderung von Sekret aus dem Ohr bei Trommelfelldefekten.

Otosklerose f: erbliche, fast immer doppelseitige, fortschreitende Mittelohrschwerhörigkeit, verbunden mit einer knöchernen Umwandlung der Labyrinthkapsel. Die Krankheit wird in der Regel erst zwischen dem 20. und 30. Lebensjahr manifest*.

Otoskop n: Instrument zum Einführen in den äußeren Gehörgang zur beleuchteten Besichtigung, vor allem des Trommelfells.

Ovarektomie f: Entfernung des Eierstockes, z. B. bei Tumoren.

ovarial: den Eierstock betreffend.

Ovarialinsuffizienz f: unzureichende Leistung der Eierstöcke. Führt zur Unterentwicklung der Geschlechtsteile und zu mangelhafter Ausbildung sekundärer Geschlechtsmerkmale sowie zu Störungen der Follikelreifung und, damit verbunden, des Menstruations*-Zyklus.

Ovarialkystom n: eine Eierstockgeschwulst mit Zysten*-Bildung, zum Teil krebsig entartend.

Ovarialschwangerschaft: s. Extrauteringravidität.

Ovarialtumoren: Man unterscheidet gutartige wie Fibrome*, Dermoide* und Kystome* und bösartige wie Karzinome*, Sarkome* und Teratome*. Ein Teil der Eierstocktumoren produziert wirksame Sexualhormone: Die Thekazell- und Granulosazelltumoren bewirken eine gesteigerte Follikelhormonbildung, das Arrhenoblastom führt durch die Bildung männlicher Hormone zur Vermännlichung. Hormonbildende Tumoren sind fast ausschließlich bösartig, von allen Eierstocktumoren entarten mehr als $^{1}/_{3}$ krebsig.

Ovarialzysten: sind keine Tumoren, mit denen sie häufig verwechselt werden, sondern lediglich Flüssigkeitsansammlungen in Hohlräumen.

ovaricus: den Eierstock betreffend.

Ovariomanie f: = Nymphomanie, Metromanie, hemmungsloser weiblicher Geschlechtstrieb, Mannstollheit.

Ovarium: s: Eierstock*.

Ovine: s. Windpocken*.

Ovotestis: Geschlechtsdrüsen des echten Zwitters, die gleichzeitig Eier und Samen bilden. Bei Säugetieren praktisch nicht vorkommend, jedoch beispielsweise bei Weichtieren (Mollusken).

Ovula n: von Ovulum* kommend.

Ovulation f: Follikelsprung. S. Eizelle*, Graaf-Follikel*.

Ovulationsblutung: schwache Blutungen zwischen den Perioden zur Zeit des Eisprunges.

Ovulationshemmer: allgemein bekannt unter dem Begriff »Pille«. Ihre Wirkung besteht in der hormonellen Verhinderung des Follikelsprunges (Ovulation) bei sehr großer Zuverlässigkeit. Sie sind in der Regel aus künstlich (synthetisch) hergestellten Eierstockhormonen, nämlich Östrogen und Gestagen, zusammengesetzt und dadurch im Unterschied zu den natürlichen Ovarialhormonen auch über den Magen-Darm-Trakt voll wirksam. Durch diese synthetischen Hormone wird eine Hemmwirkung auf diejenige Tätigkeit der Hypophyse* ausgeübt, die den Eierstock zur Ovulation* anregt, so daß es zu keinen weiteren Eireifungen kommt. S. Abb. Seite 437. Die Pille ist allgemein gut verträglich, soll aber nicht eingenommen werden bei Thrombosen* oder Thromboseneigung, Lebererkrankungen, Bluthochdruck, Störungen der Gallenfunktion und hormonempfindlichen Tumoren. Sie muß abgesetzt werden, wenn nach ihrer Anwendung Sehstörungen, Migräneanfälle, Hochdruck, Venenschmerzen auftreten, sich ein Diabetes* verschlechtert oder wenn es zu erheblicher Gewichtszunahme oder stark anhaltender Übelkeit kommt, ferner bei deutlicher Beschleunigung von Myom*-Wachstum. Die in den Gebrauchsanleitungen aufgelisteten möglichen Nebenwirkungen sind in der Regel harmlos und können durch Reduzierung der Hormondosis weiter abnehmen. Es kann als sicher angenommen werden, daß die Pille weder die Entstehung eines Brust- oder Gebärmutterkrebses noch anderer bösartiger Tumoren erzeugt oder fördert. Ebenso unbegründet sind Sorgen, daß spätere Schwangerschaften durch die Pille gestört, Kinder geschädigt oder die Häufigkeit von Mehrlingsgeburten heraufgesetzt werden, wie weltweite zuverlässige Statistiken belegen. Die Minipille ist kein Ovulationshemmer, sondern verhindert die Verflüssigung des Schleims im Gebärmutterhals, so daß die Samenfäden nicht eindringen können. Sie enthält nur rund 1/10 des Gelbkörperhormons der normalen Pille und im Gegensatz zu dieser keine Östrogene und hat deshalb praktisch keinerlei Nebenwirkungen. Einziger Nachteil ist, daß sie ziemlich genau auf dieselbe Tagesstunde genommen werden muß und bei einer Abweichung von mehr als 3 Stunden ihre Wirksamkeit verliert. Die »Pille danach« enthält sehr hohe Östrogendosen (etwa das 20fache der normalen Pille) und wird 5 Tage lang nach einer vermuteten ungewollten Empfängnis eingenommen, wodurch die Einnistung des befruchteten Eies und eine Schwangerschaft verhindert werden. Die Sicherheit ist sehr hoch, die Nebenwirkungen sind jedoch so stark, daß die Anwendung nur in Notfällen und nicht als Wiederholungsmaßnahme erfolgen soll. Die sog. 3-Monats-Spritze enthält so hohe Dosen von Ovulationshemmern, daß sie über einen Zeitraum von 3 Monaten wirksam sind; sie hat jedoch ebenfalls starke Nebenwirkungen, vor allem nachträgliche Zyklusstörungen, und ist insbe-

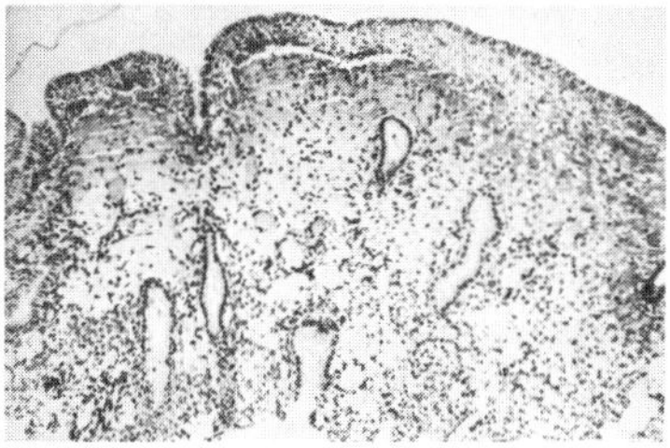

Ovulationshemmer: Die Abb. zeigt ein mikroskopisches Bild des Endometriums* am 25. Zyklustag. Die Frau hat einen Zweiphasen-Ovulationshemmer eingenommen. Die Verhältnisse am Endometrium entsprechen dabei weitgehend denen, wie sie im normalen Zyklus* anzutreffen sind: Das Endometrium ist gut ausgebildet, die Drüsen sind typisch sekretorisch* umgewandelt, die Spiralarterien entwickelt. Das beweist, daß mit modernen Ovulationshemmern die natürlichen Vorgänge des Monatszyklus ungestört ablaufen und lediglich über die Hypophyse* die Ovulation* gehemmt wird.

sondere für Frauen, die sich später noch Kinder wünschen, nicht empfehlenswert.

Ovulum n: Eizelle, kleines Ei.

Ovum n: Ei.

Oxalatblut: Durch Zusatz von Oxalaten, das sind Salze der Oxalsäure, wird das Kalzium im Blut als Kalziumoxalat ausgefällt, wodurch keine Gerinnung mehr stattfindet. Die sog. »Blutkonserven« sowie das für die Blutkörperchensenkung*, den Quick*-Test, sonstige Gerinnungsteste usw. abgenommene Blut werden durch Zusatz von Oxalaten ungerinnbar gemacht.

Oxid n (Oxyd): chemische Verbindung eines Elementes oder Radikals mit Sauerstoff*.

Oxydation f: chemische Vereinigung von Elementen oder Verbindungen mit Sauerstoff, aber auch Entzug von Wasserstoff aus chemischen Verbindungen. Gegenteil: Reduktion.

oxydativ: auf Oxydation* bezogen.

Oxygenium n: Sauerstoff.

Oxyhämin n: Zwischenstufe der Umbildung des Hämins zu Verdohämin und Gallenfarbstoff; s. Hämoglobin*.

Oxyhämoglobin n: rückgängig zu machende Bindung eines Moleküls O_2 an jeweils ein Hämanteil des Hämoglobins*.

Oxyuriasis f: Befall mit Madenwürmern*.

Oxyuris vermicularis f: alter Name für Madenwürmer* (Enterobius vermicularis).

Ozaena f: übler Gestank aus der Nase durch chronische Schrumpfung der Nasenschleimhaut, eitrige Durchsetzung des Nasensekretes und Bildung von Borken, die bei der Zersetzung den üblen Geruch hervorrufen. Kann auf den Nasen-Rachen-Raum und sogar auf den Kehlkopf übergreifen. Befallen sind mehr Frauen als Männer, Ursachen sind verschiedene Erkrankungen der Nase sowie Syphilis* und Skrofulose*.

Ozon n: drei ringförmig aneinandergekettete Sauerstoffatome von eigentümlichem Geruch (z. B. der Geruch bei Bestrahlung mit der künstlichen Höhensonne), wobei sich O. entwikkelt. O. hat eine sehr stark oxydierende Wirkung und kann deshalb zum Keimfreimachen von Trinkwasser, von Abwässern usw. verwendet werden. Die O.-Schicht in der oberen Atmosphäre filtriert große Mengen der sonst lebensgefährlichen UV-Strahlung* des Sonnenlichtes ab.

Umweltgifte, insbesondere das Treibmittel *FCKW (Fluorchlorkohlenwasserstoff,* das in Sprays aller Art, v. a. Kosmetika, Parfums, Rasierschaum, in Kühlaggregaten usw. weltweit Verwendung findet), sind einer der *Hauptfaktoren für die Zerstörung der Ozonschicht* in der oberen Atmosphäre. Dadurch entstand über dem Südpol das sog. *Ozonloch;* neuerdings wurde die Entwicklung eines Ozonlochs auch über dem Nordpol nachgewiesen. Bei weiterer Ausdehnung dieser Ozonlöcher sagen die Wissenschaftler verheerende Auswirkungen wie Klimaveränderungen durch Treibhauseffekt, Polareisschmelze mit Anstieg der ozeanischen Wasserstände, rapide Zunahme von Hautkrebs infolge der vermehrten UV-Strahlung voraus. Die Zunahme von Hautkrebs hat in den antarktisnahen Gebieten Australien und Neuseeland bereits ein bedrohliches Ausmaß angenommen. Wenn wir alle strikt ablehnen, weiterhin Produkte zu kaufen, die FCKW enthalten, ist das ein wesentlicher Beitrag, um die gewinnorientierte Industrie zu zwingen, früher als es die unter Lobbyzwang handelnden Regierungsgremien zögerlich und mit immer neuen Terminen beabsichtigen, das endgültige und zwingende Verbot dieser Substanz durchzusetzen. Nachdem es auch auf diesem Sektor des Umweltschutzes bereits zwei Minuten vor 24 Uhr ist, kann man es nur als Schande bezeichnen, daß sich die EG endlich für 1996, andere »Kulturstaaten« überhaupt noch nicht auf einen Verbotszeitpunkt festgelegt haben. *FCKW-freie Produkte* dürfen durch das *Ozonschutzzeichen* und die Aufschrift *»ohne FCKW«* gekennzeichnet werden; wer beim Einkauf darauf achtet, leistet einen wesentlichen *Umweltschutz.*

P

P: Chemisches Symbol für Phosphor.

P. A.: Abkürzung für Primäraffekt der Syphilis*.

Pachydermie f: Verdickung und Verhärtung der Haut durch überschüssiges Bindegewebswachstum bei Durchblutungsstörungen der Haut.

Päderastie f: Knabenliebe, Homosexualität* von Männern mit Knaben.

Pädiater: Facharzt für Kinderheilkunde, Kinderarzt.

Pädiatrie f: Kinderheilkunde.

Paget-Krankheit: Ostitis deformans*; auch Bezeichnung für eine Sonderform des Ma-Karzinoms* mit primärer Lokalisation am Warzenhof.

palatinus: den Gaumen betreffend.

Palatodynie f: Halbseitenschmerz im Gaumen bei Trigeminusneuralgie.

Palatoschisis f: Gaumenspalte*. Gesichtsspalte*.

Palatum n: Gaumen, besteht aus dem vorderen knöchernen (harter) und dem hinteren muskulösen (weicher) Gaumen. Der weiche Gaumen, der auch Gaumensegel genannt wird, enthält Schleimdrüsen und das Zäpfchen, welches mit den vorderen Gaumenbogenfalten und dem Zungengrund die Schlundenge bildet. Zwischen den vorderen und den hinteren Gaumenböden sind die Gaumenmandeln (Tonsillen*) eingebettet.

Palliativoperation: Operationen, die nur Krankheitssymptome beeinflussen, nicht jedoch die Ursache einer Erkrankung beseitigen.

Pallium n: Mantel der Großhirnhemisphären.

Palma f: Handfläche (palmaris = von der Handfläche herrührend).

Palmaraponeurose: fächerförmige Sehne in der Hohlhand.

palpabel: tastbar.

Palpation f: Untersuchung durch Abtasten, Befühlen.

Palpebra f: Augenlid.

Palpitation f: Zuckung (Palpitatio cordis: Herzklopfen).

pan-: als Vorsilbe in der Bedeutung von »gesamt«, »ganz«, »alles umfassend«.

Panaritium n: »Nagelgeschwür«, »Umlauf«, Paronychie, eitrige Entzündungen an Fingern und Händen infolge Infektionen mit Eitererregern. Oft schon nach geringfügigen Verletzungen. S. Abb. Seite 442.

Panarteriitis f: Entzündung sämtlicher Schichten der Gefäßwand von Arterien*.

Panarthritis f: Entzündung sämtlicher Teile eines Gelenkes.

Pandemie f: Ausbreitung einer Epidemie* über einen, mehrere oder alle Kontinente.

Panenzephalitis f: schwere Form einer Hirnhautentzündung (Enzephalitis*), die sich über alle Hirnanteile ausbreitet. Die Hirnhäute werden zunehmend von Rundzellen durchsetzt, in der Neuroglia* bilden sich Knötchen aus. Vorkommen z. B. beim Fleckfieber*, kann aber auch die Folge von anderen Viruserkrankungen sein. Gelegentlich langsam fortschreitender Verlauf und dann erst nach Jahren zum Tode führend.

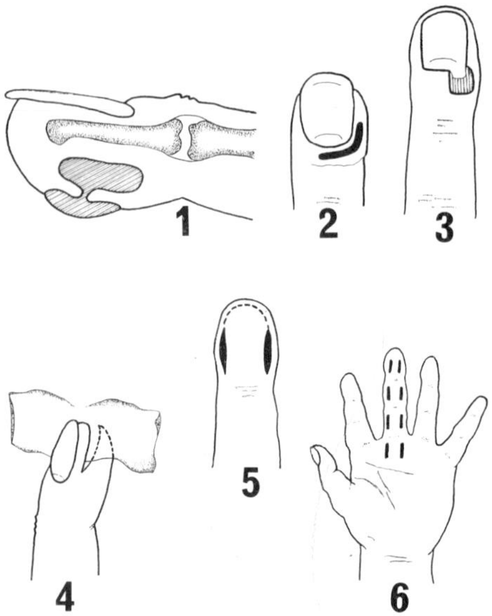

Panaritium: Abb. 1 ist die sog. *Bulla infecta,* die von der Haut der Fingerkuppe ihren Ausgang nimmt und im Muskelgewebe einen zweiten Eiterherd setzt, wodurch das sog. »Kragenknopfpanaritium« entsteht. Abb. 2 zeigt die *Paronychie**,* die Haut und Subcutis vom Nagelbett seitwärts durch Vereiterung vorwölbt; die dunkle Linie zeigt die Schnittführung zur Eröffnung dieses P. Abb. 3 veranschaulicht die Lage eines unter dem Nagelbett sich ausbreitenden *Panaritium subunguale,* das sich unter das gesamte Nagelbett erstrecken kann. Abb. 4 zeigt den sog. Fischmaulschnitt mit Einlage einer Drainage, die typische Behandlungsmethode beim *Panaritium subcutaneum* (Subcutis = Unterhaut), dessen Ausbreitungsgebiet in Abb. 5 gezeigt ist. Abb. 6 zeigt das Ausbreitungsgebiet eines *Panaritium tendinosum* (Sehnenscheiden-P.), aus dem häufig Phlegmonen* der Finger- und Mittelfingerregion und Schwielenabszesse in der Handfläche entstehen können.

Pankarditis f: gleichzeitiges Bestehen von Endokarditis*, Myokarditis* und Perikarditis*.

Pankreas n: Bauchspeicheldrüse, liegt hinter dem Magen in Höhe des 2. Lendenwirbels und hat die Abschnitte Kopf (Caput), Körper (Corpus) und Schwanz (Cauda). Der Ausführungsgang (Ductus pancreaticus) mündet an der Papilla duodeni major* zusammen mit dem Gallengang in den Zwölffingerdarm. Die Bauchspeicheldrüse produziert den Pankreassaft, der die wichtigsten Verdauungssekrete enthält, und ist durch die eingebetteten Langerhans-Inseln* gleichzeitig ein Organ mit innerer Sekretion, welches durch das Insulin* den Zuckerstoffwechsel reguliert.

Pankreasabszeß: eitrige Infektion, auf dem Blutweg, durch die Übertragung aus benachbarten Geweben bei einer Bauchspeicheldrüsenentzündung oder einer Bauchspeicheldrüsennekrose entstehend. Schwerer Krankheitszustand mit septischem* Fieber, starken Bauchschmerzen, oft tödlicher Ausgang.

Pankreasfettgewebsnekrose f: Selbstverdauung des Fettgewebes der Bauchspeicheldrüse durch das Enzym* Steapsin als Folge von Sekretstauung, Verletzung, Entzündung und bei Pankreasnekrose.

Pankreasfibrose, zystische: entsteht bei Säuglingen und Kleinkindern durch Funktionsstörung der schleimbildenden Drüsen der Bauchspeicheldrüse, was eine Eindickung des Sekrets und damit eine Verstopfung der Ausführungsgänge mit Bildung von Zysten* zur Folge hat. Fast immer sind auch die Schleimdrüsen der Luftwege, des Darms und die Speicheldrüsen von dieser Sekretionsstörung mitbetroffen.

Pankreasinseln: s. Langerhans-Inseln*.

Pankreaskarzinom: Der primäre Krebs der Bauchspeicheldrüse ist fast immer ein Drüsenkarzinom* (Adenokarzinom) und geht in $^{3}/_{4}$ aller Fälle vom Pankreaskopf aus. Er ist bei Männern dreimal häufiger als bei Frauen und setzt relativ früh Metastasen in Leber, Nieren und Lunge. Außerdem infiltriert der Bauchspeicheldrüsenkrebs sehr bald in seine Umgebung. Sekundäre Bauchspeicheldrüsenkrebse entstehen aus Metastasen von Krebsen der Galle, des Magens und der Bronchien. Die Beschwerden treten erst sehr spät auf und sind dann noch lange uncharakteristisch, z. B. Blähungen, Appetitlosigkeit, Wechsel von Durchfall und Verstopfung, Brechreiz. Erst später kommt es zu Schmerzen im Oberbauch, stärkerem Gewichtsverlust und Gelbsucht. Die Prognose* ist sehr schlecht.

Pankreasnekrose: Zerstörung des Bauchspeicheldrüsengewebes durch Selbstverdauung.

Pankreassaft: Sekret der Bauchspeicheldrüse, das in den Zwölffingerdarm geleitet wird. Die Zusammensetzung und die Menge sind von der aufgenommenen Nahrung abhängig. Normaler P. ist farb- und geruchlos, durchsichtig und schmeckt salzig. Die Reaktion ist alkalisch. Enthält wichtige Enzyme* für die Verdauung*.

Pankreassklerose: Verdrängung des funktionstüchtigen Gewebes der Bauchspeicheldrüse durch verhärtetes Bindegewebe als Folge chronisch entzündlicher Prozesse. Die Inselorgane* werden dabei nur selten mitbetroffen.

Pankreassteine: Konkremente* in den Ausführungsgängen, führen zu Sekretstauungen.

Pankreasstühle: Fettstühle mit unverdauten Muskelfasern bei eingeschränkter Sekretion von Pankreassaft.

Pankreatitis: Bauchspeicheldrüsenentzündung, akut und chronisch, schwerwiegende Erkankung, deren Ursachen weitgehend unbekannt sind. Lediglich bei der chronischen P. finden sich unter den Kranken ungefähr $^{1}/_{3}$ Alkoholiker, was für sich spricht. Die Symptome sind weitgehend atypisch, bei der akuten Form ausgeprägter und plötzlich einsetzend und können mit Gallensteinkoliken oder einem durchgebrochenen Magengeschwür verwechselt werden. Die Behandlung soll ausschließlich stationär durchgeführt werden, vor allem da Schockgefahr Notmaßnahmen erforderlich machen kann.

Panmyelopathie f: Knochenmarkinsuffizienz, überwiegend durch äußerliche toxische* Schädigungen entstehend. Führt zu Anämien und Veränderungen des weißen Blutbildes und zum Zusammenbruch der Funktion blutbildender Systeme.

Panneuritis epidemica: s. Beriberi*.

Panniculitis: Entzündung des Unterhautfettgewebes.

Panniculus: Gewebe, Schicht.

Pannus m: Durchsetzung der Hornhaut mit Blutgefäßen.

Panophthalmie f: eitrige Entzündung des gesamten Auges mit Eiteransammlung im Glaskörper.

Panostitis f: Entzündung des gesamten Knochengewebes.

Panotitis f: Entzündung des Mittel- und Innenohres.

Panphlebitis f: Entzündung aller Wandschichten einer Vene.

Panphobie f: objektiv nicht begründete krankhafte Furcht vor Menschen, Tieren und äußeren Ereignissen.

Panplegie f: Lähmung des gesamten Körpers.

Pansinusitis f: Entzündung aller Nasennebenhöhlen.

Panzerherz: das bei Perikarditis* von verkalkenden Schalen teilweise oder ganz umhüllte Herz.

Panzerniere: schwartige, verhärtete, dicke Nierenkapsel, hauptsächlich nach chronischen Entzündungen.

Panzytopenie f: starke Verminderung der roten Blutkörperchen, der neutrophilen weißen Blutkörperchen und der Thrombozyten bei Insuffizienz des Knochenmarks.

Papageienkrankheit: Psittakose, Viruserkrankung, wird fast ausschließlich von Vögeln (Papageien, Wellensittichen, Tauben, Hühnern und vielen anderen) übertragen und nimmt auch bei uns an Häufigkeit zu. Schnell einsetzendes Fieber, Husten, Nasenbluten, schlechter Allgemeinzustand und eine Art Lungenentzündung sind die Leitsymptome. Mit Breitbandantibiotika* kann die Krankheit im allgemeinen beherrscht werden. Die Sterblichkeit ist dann gegenüber früher gering.

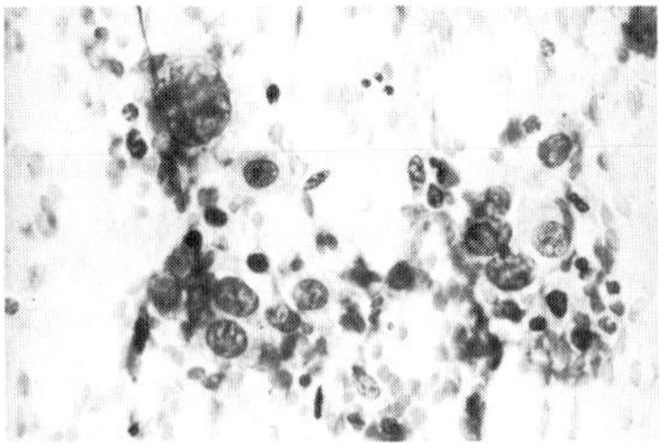

Papanicolaou-Karzinomdiagnostik: Der Zellabstrich von der Portio* zeigt zahlreiche atypische Zellen. Die Kerne sind völlig unterschiedlich in Größe und Form und weisen erhebliche Unregelmäßigkeiten in der Struktur auf. Das Zellplasma ist weitgehend aufgelöst, so daß manche Kerne nahezu freiliegen. Normale Epithelzellen sind in diesem Bildausschnitt nicht zu erkennen, dafür zahlreiche Erythrozyten und einige Leukozyten. Der Befund wurde in die Gruppe V nach Papanicolaou* eingestuft (aus: »diamed-serie«, Bayer AG Leverkusen).

Papanicolaou-Karzinomdiagnostik: Abstriche aus dem hinteren Scheidengewölbe. Abstriche von Bronchialsekret; Harnsediment, Spülflüssigkeiten von Magen und Dickdarm, Punktate aus Bauch- und Lungenhöhle werden nach einer speziellen Färbung nach Papanicolaou untersucht. Bei Krebs finden sich häufig typische Zellen. »Zytodiagnostik« ist eine äußerst wertvolle Früherkennungsmethode, vor allem in der Gynäkologie, geworden, genügt aber allein nicht zur diagnostischen Sicherung, ob Krebs vorliegt oder nicht. S. Abb. oben.

Papel f: s. Papula*.

Papilla, Papille f: warzenähnliche Erhebungen der Haut oder der Schleimhäute, auch Warze der Brustdrüse.

Papillae circumvallatae: die typischen Schleimhautwarzen an der Zun-

ZELLDIAGNOSTIK* NACH PAPANICOLAOU

Gruppe	Zellbild	Bewertung/Maßnahmen
Pap I	normales Zellbild	**negativ**, keine Maßnahmen
Pap II	normales Zellbild, leicht entzündliche oder geringgradig-degenerative Prozesse möglich	**negativ**, ggf. Therapie
Pap III	Zellbild nicht eindeutig; es zeigen sich mittelgradige entzündliche, atrophische oder bereits degenerative Zellveränderungen	**suspekt**, Kontrolluntersuchung innerhalb von 3 Monaten nach der einzuleitenden Behandlung
Pap III D	leichte bis mittlere Dysplasie*	wie Pap III
Pap IV a	krankhaft veränderte Zellen, schwere Dysplasie, atypische Zellformen	**positiv**, Verdacht auf Karzinom, Carcinoma in situ*? histologische Zelluntersuchung an entnommenem Gewebe
Pap IV b	Verdacht auf begrenztes Karzinom, beginnende Invasion nicht auszuschließen	wie Pap IV a
Pap V	reichlich eindeutige Krebszellen, Verdacht auf bereits infiltrierendes Wachstum	**positiv**, histologisch* klären, entsprechende Therapie

genwurzel, in denen die Geschmacksknospen als Rezeptoren für den Geschmackssinn enthalten sind.

Papilla duodeni major (vateri): Schleimhautwulst, umrundet den gemeinsamen Ausführungsgang der Bauchspeicheldrüse und des Gallenganges in den Zwölffingerdarm. Enthält eine Ringmuskulatur, die Verschlußfunktion ausübt (Sphincter oddi).

Papilla duodeni minor: Einmündungsstelle eines 2. Ausführungsganges der Bauchspeicheldrüse in den Zwölffingerdarm.

Papillae fungiformes: pilzförmige Papillen an Zungenrändern und -spitze, in denen Geschmacksknospen enthalten sind.

Papilla nervi optici: Austrittsstelle des Sehnervs in die Netzhaut, sog. blinder Fleck, da in diesem Gebiet nicht gesehen werden kann.

Papilla Vateri: s. Papilla duodeni majoris*.

Papillennekrose f: Nekrose* einer oder mehrerer Nierenmarkpapillen nach Entzündungen mit anschließender Abgrenzung und Abstoßung. Folgen sind Hämaturie* und Nierenkoliken durch die im Harnleiter eingeklemmten Papillenreste.

Papillenödem: s. Stauungspapille*.

Papillitis f: Entzündung der Papilla nervi optici*.

Papillom n: gutartige Geschwulst der Haut oder der Schleimhäute. Besonders häufig und typisch in der Harnblase vorkommend (Papilloma vesicae). Dort nicht selten Übergang in Krebs, jedoch lange Zeit nicht infiltrierend wachsend und somit auch erst spät metastasierend. In der Regel operativ gut zu entfernen. Anzeichen sind Blut im Urin ohne Schmerzen, gelegentlich Harnsperre bei langstieligen P. durch Verschluß des Blasenausganges.

Papillomatosis cutis carcinoides: Papillom-Wucherung am Unterschenkel, die einem Karzinom* ähnlich sieht, aber gutartig ist.

Pappatacifieber: 3-Tage-Fieber, Hundsfieber. Tropisch endemisch* bis epidemisch*, Viruserkrankung, die durch Mücken übertragen wird. Nach einer Inkubation von 3 bis 6 Tagen kommt es zu akutem Fieber mit Kopf- und Muskelschmerzen sowie Lichtscheu. Die Erkrankung verläuft allgemein gutartig.

Papula f: Papel, Knötchen, Nodulus: Zellanhäufungen in der Haut, die Kirschkerngröße erreichen und über das normale Hautniveau hinausragen.

para-: als Vorsilbe in der Bedeutung von »neben«, »daneben«, »gleichzeitig«.

Paracholie f: Gelbsucht durch Leberzellschädigung.

Paradidymis m: Beihoden, nicht zurückgebildete Urnierenkanälchen.

paradox: widersinnig.

Parästhesie f: normal bekannt als »Einschlafen«. Bei Druck auf einen peripheren Nerv vorkommend. Sonstiges andauerndes Taubsein oder Kribbeln ist als Schädigung eines sensiblen Nervs zu werten.

Parainfluenza: grippeartige Infektionen der oberen Luftwege (Rachenraum, Kehlkopf), meist mit Beteiligung der Rachenmandeln und Augenbindehäute.

Parakolpitis f: Entzündung in der Scheide.

Parakolpium n: Bindegewebe, das die Scheide umgibt.

Paralyse, Paralysis f: vollkommene motorische Lähmung.

Paralysis agitans: Schüttellähmung, Parkinson-Krankheit. Vorzeitige Degeneration des extrapyramidalen Systems* als Sonderform des Parkinsonismus*, erblich. Ist durch unwillkürliches Zittern, Einschränkung der Bewegungsfähigkeit und zunehmende Steifigkeit der Gliedmaßenmuskulatur gekennzeichnet. Beginnt schleichend im 60. bis 70. Lebensjahr und ist häufig eine Folge der Gehirnentzündung, aber auch von Gefäßstörungen, Schädelverletzungen, Spätsyphilis und bestimmten neurologischen Medikamenten. In einer großen Anzahl läßt sich jedoch ein ursächlicher Zusammenhang nicht nachweisen. Es wird dann eine erbliche Sonderform des Parkinsonismus angenommen.

Paralysis progressiva: Gehirnerweichung, Dementia paralytica; chronische Entzündung der Großhirnrinde durch syphilitische Infekte im 3. Stadium 10 bis 15 Jahre nach der Primärinfektion. Die P.p. verläuft in drei unterscheidbaren Formen: Entweder kommt es über einen Verlust empfindungsmäßiger und geistiger Funktionen zur fortschreitenden Verblödung bei stumpfer Teilnahmslosigkeit oder zu schweren selbstbezogenen Wahnideen und Depressionen oder zu manisch-aggressiven Zuständen mit Größenwahn bei absoluter Kritiklosigkeit. Unbehandelt enden alle Formen bei hochgradigem geistigen und körperlichen Verfall tödlich. S. auch Syphilis*.

Paralysis spinalis spastica: s. Spinalparalyse, spastische*.

parametran: im Parametrium* liegend.

Parametritis f: Entzündung des weiblichen Beckenbindegewebes (Parametrium).

Parametrium n: Beckenbindegewebe, liegt außerhalb des Bauchfells* zwischen den Blättern der Pica lata und dient als Halteband für die Gebärmutter.

Paramyxoviren: Gruppe von RNS-Viren*, zu denen u. a. die Erreger des Mumps*, der Masern* und Rinderpest gehören.

Paranephritis f: Entzündung des Fettgewebes um die Niere, aus dem häufig der paranephritische Abszeß entsteht. Die Symptome sind ausgeprägte Druckschmerzempfindlichkeit in der befallenen Nierengegend, Fieber und Schüttelfrost, Vermehrung der weißen Blutkörperchen, während die Harnbefunde meist normal bleiben.

Paranoia f: Geistesstörung mit System-Wahn*. Das übrige Denken, das Handeln und Wollen sind uneingeschränkt erhalten. Für die Vorstellungen, die aus dem Wahnsystem resultieren, ist der Patient jedoch kritiklos und uneinsichtig. Die häufigsten Wahnsysteme sind Verfolgungs-, Größen-, Liebes- und Eifersuchtswahn. Auftreten meist im mittleren Lebensalter. Der Verlauf ist chronisch fortschreitend. Die P. ist ein Grenzfall von endogener Psychose*.

paranoid: Schizophrenie*-Form, bei der Wahnideen vorherrschen.

paranoischer Querulantenwahn: wahnhafte Vorstellung, daß bestimmte, normal ablaufende Vorgänge im gesellschaftlichen und allgemeinen Zusammenleben nicht rechtens sind. Es wird dann mit beharrlicher Zielstrebigkeit versucht, eine Änderung dieser Vorgänge herbeizuführen. Dabei legt sich der Querulant entgegen aller Vernunft und Einsicht in des Wortes wahrster Bedeutung quer zu den allgemein gültigen Erfahrungen und Gepflogenheiten. Bei der Verfolgung seines Ziels erwirbt er sich oft außergewöhnliche Kenntnisse auf den betreffenden Spezialgebieten unter gröblicher Vernachlässigung seiner eigentlichen Aufgabengebiete.

Paraparese f: doppelseitige Parese*.

Paraphimose f: meistens beim Beischlaf oder bei der Masturbation* über den Eichelkranz gewaltsam zurückgeschobene, phimotisch* verengte Vorhaut, die einen Abschnürungseffekt erzeugt, dadurch den venösen Rückfluß staut, was zu einer starken Schwellung der Eichel führt.

Paraphonie f: auffällige Nebengeräusche bei der Stimmbildung, z. B. bei der »Sprache« von Taubstummen.

Paraphonia puberum: Überschnappen der Stimme während des Stimmwechsels.

Paraphrasie f: meist sinnlose Wortneubildung von Geisteskranken.

Paraphrenie f: Wahnkrankheit bei Schizophrenie*. Die Gesamtpersönlichkeit ist erhalten und erscheint deshalb normal. Der meist systematisierte Wahn kann verständlich und scheinbar logisch zum Ausdruck gebracht werden. Unterscheidung von Paranoia* schwierig.

Paraphrenitis f: Entzündung des Brust- oder Bauchfellüberzugs des Zwerchfells.

Paraplegie f: doppelseitige, vollständige Lähmung der Gliedmaßen.

parapneumonisch: während einer Lungenentzündung auftretend.

Paraproktitis f: s. Periproktitis*.

Paraproteinosen: verschiedene Krankheiten, bei denen es zu einer starken Vermehrung der Paraproteine im Serum und einer Ausscheidung der Paraproteine im Harn kommt. Hierher gehören das Plasmozytom*, das Myelom* und die Makroglobulinämie*.

Parapsoriasis f: Schüppchenflechte, relativ seltene, chronische Form der Psoriasis*, die nur wenig juckt und Rötung sowie geringe Schuppenbildung zeigt.

Pararauschbrandbazillus: Clostridium septicum*, ein geißeltragendes Stäbchen, einer der Gasbranderreger des Menschen.

Pararektalschnitt: s. Bauchschnitte.

Parasitämie f: Anwesenheit von Parasiten im Blut ohne Auftreten von Allgemeinerscheinungen.

parasitär: schmarotzend, von Parasiten herrührend.

Parasiten m Schmarotzer; Organismen, die sich in oder an einem anderen Organismus, dem sog. Wirt, aufhalten und sich von ihm ernähren (parasitäre Insekten, deren Larven, Würmer, Blutparasiten*), aber auch der Rest (Rudiment) des nichtausgereiften Individuums einer Doppelmißbildung.

Parasitenembolie f: Verschleppung von Parasiten* auf dem Blut- oder Lymphwege.

Paraspasmus m: »Gliederstarre«, doppelseitige spastische* Lähmung der Gliedmaßen, vor allem der Beine.

parasternal: neben dem Brustbein liegend.

Parastruma f: Geschwulst der Nebenschilddrüse*.

Parasympathikomimetika: Arzneimittel, die Zustände herbeiführen, welche der Reizung des Nervus vagus* ähnlich sind (Verlangsamung der Herzschlagfolge, Erweiterung peripherer Gefäße, Verstärkung der Darmtätigkeit usw.).

Parasympathikus m: Teil des vegetativen Nervensystems*.

Parasympatholytika: sind Arzneimittel oder Substanzen, die die Wirkung des Parasympathikus* mindern oder aufheben können; Beispiel: Atropin beschleunigt den Herzschlag und dämpft die Schweißsekretion.

Parasystolie f: Sonderform einer Extrasystole*, bei der der Grundrhythmus aufrechterhalten bleibt und nebeneinander Impulse von zwei Reizbildungszentren des Herzens ausgehen.

Paratendinitis f: Entzündung des umhüllenden Gewebes der Sehnen.

Parathionvergiftung: entsteht durch das E 605 enthaltende Insektenvernichtungsmittel Parathion. Führt zu Zittern, Herzbeklemmung, starkem Speichelfluß, zu Schweißausbruch, Übelkeit, Erbrechen, Lähmung, Vernichtungsgefühl und rasch zum Tod. Gegenmittel sind Atropin und PAM.

Parathormon: das lebensnotwendige Hormon der Epithelkörperchen, reguliert den Kalzium- und Phosphatspiegel im Blut; wird zuwenig P. produziert, so kommt es zu Tetanie*, Katarakt*, Nachbildungsstörungen an der Haut und ihren Anhangsgebilden, kleinen Blutungen in das Gehirn mit anschließender Verkalkung usw. Bei einer Überproduktion wird der Kalziumspiegel erhöht, der Phosphatspiegel gesenkt, was schwere Knochenzerstörungen und Nierenschäden durch Kalkeinlagerung zur Folge hat. Akute Überproduktion endet oft rasch tödlich.

Parathria syllabaris: Stottern.

Parathymie f: Gefühlsstörungen bei Schizophrenen, die dadurch gekennzeichnet sind, daß die empfundenen und geäußerten Gefühle entgegengesetzt zu den aufgrund der Situation zu erwartenden Affekten sind.

parathyreogen: die Nebenschilddrüse* betreffend.

Parathyreoidea f: Epithelkörperchen.

Paratonsillitis f: Entzündung des Bindegewebes in der Umgebung der Mandeln.

Paratrachom n: Augenkrankheit, deren klinische Symptome vom Trachom* abweichen, die aber ähnliche Einschlußkörperchen in der Bindehaut zeigt. Im Gegensatz zum Trachom keine Bildung von Nekrosen*. Sog. Einschlußblenorrhoe oder Schwimmbadkonjunktivitis.

Paratrachomviren: Einschlußkonjunktivitisviren. Übertragung hauptsächlich durch Geschlechtsverkehr und Schmierkontakt. Erreger des Paratrachoms*.

Paratyphlitis f: Gewebsentzündung im Gebiet von Blinddarm und Wurmfortsatz*.

Paratyphus: endemisch (epidemisch) auftretende, anzeigepflichtige Infektionskrankheit, die durch Kotverschmutzung der Nahrung oder des Trinkwassers übertragen wird. Erreger ist das P.-Bakterium Salmonella paratyphosa der Typen A, B, C. Nach einer Inkubation von 8 bis 48 Stunden kommt es zu Fieber, Schüttelfrost, Übelkeit, Erbrechen, Bauchkrämpfen und Durchfall. Die Krankheit klingt nach 3 bis 5 Tagen wieder ab.

paraurethral: neben der Harnröhre liegend.

paravenös: neben der Vene (z. B. »es wurde p. gespritzt«, d. h., das intravenös zu verabreichende Mittel wurde durch einen Fehler der Injektionstechnik nicht in, sondern neben die Vene gespritzt).

paravertebral: neben dem Wirbel.

Paravertebralanästhesie: Ein Lokalanästhetikum wird in der Nähe der Austrittsstelle von Spinalnerven (entlang der Wirbelsäule) eingespritzt; dadurch werden Schmerzen in dem von diesem Nerven versorgten Gebiet günstig beeinflußt.

Parazentese f: Einstich in das Trommelfell mit einem Lanzett*, um bei Eiterung des Mittelohres einen Abflußweg für das Sekret zu schaffen.

Parazystium: Bindegewebe, das die Blase umgibt.

Pareitis granulomatosa: entzündliche Anschwellung der Wangen.

Parenchym n: alle Zellen eines Organs, welche die spezielle Arbeit (Funktion) desselben leisten. Der andere Organanteil ist sog. interstitielles Bindegewebe, in der Hauptsache Stützgewebe, und Gefäßnervenversorgung.

parenchymatös: das Parenchym* betreffend.

Parenchymembolie f: Verschleppung kleiner Parenchym*-Teilchen auf dem Blutweg.

Parenchymnekrosen: Zelluntergang des Parenchyms*.

parenteral: Verabreichung von Substanzen unter Umgehung des Verdauungstraktes, z. B. durch Injektionen.

Parese f: Erschlaffung, unvollständige Lähmung durch motorische Schwäche.

Paridrosis f: Absonderung von Schweiß mit anomaler Zusammensetzung, z. B. mit Blut- oder Urinbeimengung.

Paries m: Wand.

parietal: seitlich, wandständig, aber auch zum Scheitelbein (Os parietale) gehörend.

Pariser Nomenklatur: 1955 in Paris genehmigte, derzeit gültige anatomische Bezeichnung. Pariser Nomina Anatomica (PNA).

Parkinson-Krankheit: Paralysis agitans.

Parkinsonismus m: Krankheitsbild, das weitgehend der Parkinson-Krankheit gleicht, jedoch eine andere Ursache hat. Tritt vor allem nach Encephalitis epidemica*, aber auch nach verschiedenen Vergiftungen, welche auf das Hirn einwirken, nach schweren Schädelverletzungen, nach Arteriosklerose der Gehirngefäße, nach Tumoren und Syphilis des Hirns und nach Hirnblutung auf. Im Vordergrund des klinischen Bildes steht eine Bewegungsarmut mit Verlangsamung der Bewegung und auch der seelischen Reaktionen (Willenlosigkeit, Gleichgültigkeit). Die übrigen Erscheinungen s. Paralysis agitans*.

Parodontitis f: Entzündung des Zahnbettes mit Ablagerung von Zahnstein, Vertiefung der Zahnfleischtaschen, in der sich Eiter bildet; führt unbehandelt zur Freilegung der Wurzel und Lockerung der Zähne.

Parodontose f: »Zahnbettschwund«, im Gegensatz zur Parodontitis nicht entzündlich, sondern durch Schrumpfung des Zahnfleischgewebes und Degeneration der Zahnwurzel und damit verbundener Lockerung der Zähne gekennzeichnet.

Paronychie f: Panaritium* am Nagelfalz.

Parositis f: Bildung von Knochen in Binde- oder Muskelgewebe.

Parosmie f: subjektiv falsche Geruchswahrnehmung während der Schwangerschaft, gelegentlich auch während der Periode.

Parotidektomie f: chirurgische Entfernung der Ohrspeicheldrüse.

parotidicus: die Ohrspeicheldrüse betreffend.

Parotis f: Kurzbezeichnung für Ohrspeicheldrüse.

Parotismischtumor: charakteristische Geschwulst der Ohrspeicheldrüse. Meist gutartiger, vom Epithel abstammender Tumor, der verschiedenartige Gewebsanteile enthält. Gelegentlich krebsige Entartung.

Parotitis epidermica f: Mumps, Ziegenpeter. Durch Mumps-Viren ausgelöste Infektionskrankheit. Sie führt in der Hauptsache zur schmerzhaften Schwellung der Ohrspeicheldrüse und damit zum allgemein geläufigen Erscheinungsbild. Das Virus kann jedoch ebensogut zur Entzündung anderer Speicheldrüsen, der Hoden (25 % bei erwachsenen Männern), der Bauchspeicheldrüse und der Hirnhäute (30 % der Fälle) führen. Normalerweise verläuft die Krankheit auch ohne wesentliche Behandlung gutartig und mit vollkommener Ausheilung.

paroxysmal: plötzliche, anfallsweise

auftretende krankhafte Vorgänge (z. B. Tachykardie*).

paroxystisch: anfallsweise.

Pars f (partialis = teilweise): auch als anatomischer Begriff, dann »der Abschnitt«.

Parthenogenese f: Jungfernzeugung, Fortpflanzung durch unbefruchtete Eier, z. B. bei Blattläusen.

partial, partiell, partiär: teilweise.

Partialdruck: Teildruck eines Gases innerhalb eines Gasgemisches.

Partialinsuffizienz f: gestörtes Belüftungs-Durchblutungs-Verhältnis in den Alveolen* der Lunge; führt zur ungleichmäßigen Verteilung der Atemluft und zur Erniedrigung des Sauerstoffdruckes im arteriellen Blut.

Partikel n: Teilchen.

Parturitio f: Geburtsvorgang.

Partus n: Geburt.

Partus praecipitatus: Sturzgeburt.

Partus praematurus: Frühgeburt.

Partus serotinus: Spätgeburt (bis zu 2 Wochen nach dem errechneten Termin).

Parulis f: veralteter Ausdruck für Abszesse im Gebiet des Alveolarfortsatzes, sog. »Zahngeschwür«.

Passage f: Übertragung von Mikroorganismen auf einen anderen als den angestammten Nährboden, z. B. vom Menschen auf ein Tier zur Gewinnung von Heilserum.

Paste f: Arzneizubereitung, aus Ölen oder Fetten und Pulvern (z. B. Zinkoxyd, Talg usw.) bestehend. Hauptsächlich zu P.-Umschlägen verwendet.

Pasteur, Louis: 1822–1895, Begründer der modernen Mikrobiologie, Paris. Einführung der Schutzimpfung und Pasteurisierung (Erhitzung von Substanzen auf Temperaturen zwischen 60 und 80° Celsius über einen längeren Zeitraum, wodurch die Mikroben, nicht jedoch ihre Sporen abgetötet werden). Zeitlich begrenzte Haltbarmachung von Milch- und anderen Getränken, s. auch Sterilisation*.

pastös: gedunsen, aufgeschwemmt, Vorstufe des Ödems*.

Patella f: Kniescheibe.

patellar, patellaris: die Kniescheibe betreffend.

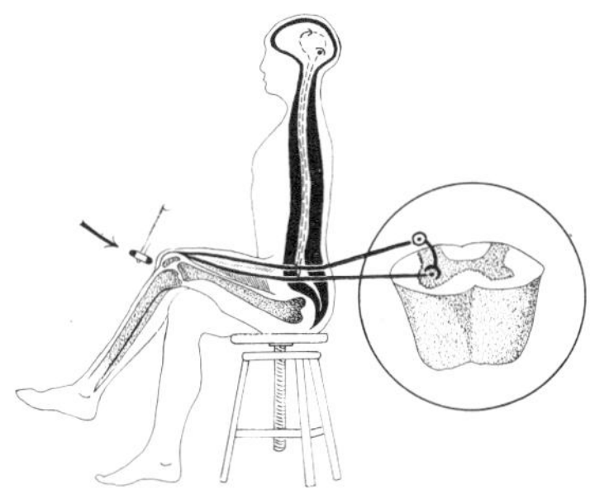

Patellarsehnenreflex

Patellarsehnenreflex: Eigenreflex des Musculus quadriceps femoris, des vierköpfigen Oberschenkelmuskels, durch Schlag mit dem Reflexhammer gegen die Patellasehne (= Ligamentum patellae), im Sitzen mit herabhängenden Beinen. Dadurch werden ein rasches Zusammenziehen des Muskels und eine Streckung im Kniegelenk ausgelöst. Störungen sind Hinweise auf Erkrankungen des Rückenmarks im Lendenwirbelsäulenabschnitt. S. Abb. oben.

pathogen: Krankheitserscheinungen verursachend, z. B. p. Keime, wobei zu berücksichtigen ist, daß diese Eigenschaft oft nur auf bestimmte Wirte zutrifft, z. B. menschen- oder tierpathogen, d. h., daß diese Erreger nur für Menschen oder nur für Tiere krankheitsauslösend sind.

Pathogenese f: Art der Entstehung von krankhaften Veränderungen.

Pathogenität f: Fähigkeit der Erreger, einen Wirt (meist nur einen bestimmten Wirt) zu schädigen, s. auch Virulenz*.

pathognomonisch: = pathognostisch, kennzeichnend für ein Krankheitsbild.

Pathologie f (Pathobiologie): Lehre von krankhaften Lebensvorgängen und Entwicklungsstörungen und deren Folgen.

pathologisch: krankhaft.

Pathophobie f: übertriebene Furcht vor Krankheiten.

Pathophysiologie f: Lehre von krankhaft gestörten Funktionen der Organe und Organsysteme und gestörten Beziehungen des Organismus zur Umwelt.

Paukenhöhle: Cavum tympani, Teil des Mittelohres, Hohlraum zwischen Labyrinth* und Trommelfell, der in die Ohrtrompete* mündet. s. auch Ohr*.

Pavor nocturnus m: nächtliches Aufschrecken, keine besondere Bedeutung.

Pecten m: kammartiger Vorsprung am Knochen, anatomischer Begriff.

pectoralis: die Brust betreffend.

Pectus n: Brust.

Pedes: Füße.

Pediculus m: Laus, s. Läuse*.

P. capitis: Kopflaus.

P. humanus, vestimenti: Kleiderlaus.

P. pubis: Filzlaus.

Pedikulose f: juckende Hautreizung mit Quaddelbildung in der 3. Woche nach Läusebefall, wenn die Läuse aus den Nissen schlüpfen.

Pedunculus m: Füßchen, Stiel, anatomischer Begriff.

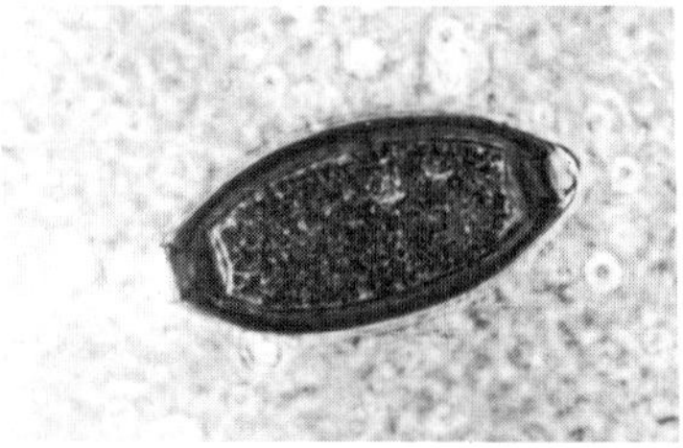

Peitschenwurm (Trichuris trichiura): Ei im Stuhl, mikroskopisches Bild.

Peitschenwurm: Haarkopf (Trichuris trichiura), im Blind- und Dickdarm lebender Parasit, der vor allem mit verunreinigtem Gemüse übertragen wird und eine Kolitis* auslösen kann. S. Abb. oben.

pektanginös: eigentlich Angina pectoris* betreffend, im allgemeinen Sprachgebrauch jedoch für alle stärkeren Herzschmerzen.

Pelipathia vegetativa (Parametropathia spastica): Neuralgie* im Gebiet des kleinen Beckens, ohne organische Veränderung auftretende Schmerzen im Unterleib und im Kreuz; meist psychische Störungen, die über das vegetative Nervensystem zu diesen Beschwerden führen.

Pella, Pellis f: s. Haut*.

Pellagra n: Avitaminose, die beim Fehlen der Vitamine des B-Komplexes (insbesondere Vitamin B_2), in

Ländern mit überwiegender Maisernährung, auftritt, in Europa z. B. Italien, Spanien, Balkan. Aber auch Folge von Vitamin-Aufnahmestörungen des Magen-Darm-Traktes bei Alkoholismus, chronischer Gastritis und nach Magenresektionen. Charakteristische Hautveränderungen an den dem Sonnenlicht ausgesetzten Körperpartien, nämlich scharf begrenzte bräunliche, ödematöse Erytheme* mit juckenden Blasen oder Pustelbildungen und Schuppung. Atrophie* der tiefroten Zunge, die dabei Risse bekommt. Übelkeit, Erbrechen und starke Durchfälle. Bei fortschreitender Erkrankung kommt es auch zu Schädigungen des Nervensystems mit Schlaflosigkeit, Kopfschmerzen und Depressionen, Krämpfen, Lähmungen und schließlich zu Demenz. Der Tod erfolgt unter den Zeichen des allgemeinen Marasmus*. Behebung durch rechtzeitige Gaben des Vitamin-B-Komplexes.

Pellicula f: Häutchen.

pellucidus: durchsichtig.

Pelotte: Bauchbruchband, das mit Hilfe von Federdruck den Bruchinhalt bei Eingeweidebrüchen zurückhält.

pelvicus, pelvinus: zum Becken gehörend.

Pelvis f: Becken* (major = großes, minor = kleines B.).

P. angusta: allgemein verengtes Becken.

P. obtecta: dachförmige Überdekkung des Beckeneinganges durch starke Kyphose* im Lendenwirbelsäulenbereich.

P. plana: Verkürzung aller Durchmesser der Beckenebene (plattes Becken).

P. rachitica: rachitisch plattes Bekken, bei dem nur der gerade Durchmesser des Beckeneinganges durch Absinken des Kreuzbeines verkürzt ist. S. Beckenformen*.

Pemphigoid n: Blasenbildung an den Schleimhäuten von Augen, Mund und Genitalien, die besonders an den Augenschleimhäuten durch nachfolgende hochgradige Schrumpfung gekennzeichnet ist.

Pemphigus m: Hautblasenkrankheit. Man kennt folgende Arten:

1. P. vulgaris: bis hühnereigroße Blasen auf sonst normaler Haut, die mit klarer Flüssigkeit gefüllt sind, schubweise auftreten und ohne Narben abheilen. Bei Jugendlichen verläuft die Krankheit nicht selten tödlich. Ursache unbekannt;
2. P. foliaceus: Schädelblasensucht, die geplatzten Blasen hinterlassen an Blätterteig erinnernde Schuppenkrusten, die in schweren Fällen den ganzen Körper bedecken;
3. P. vegetans: Wucherblasensucht, erhabene, nässende und schmierende, stinkende Hautwucherungen mit besonders bösartigem Verlauf;
4. P. seborrhoicus: rotfleckige Herde im Gesicht, auf der Brust und in der Mitte des Rückens, die später zu Schuppen- und Blasenbildung führen;
5. P. chronicus benignus familiaris: erblich, meist in Gruppen am Nacken und Hals auftretend. Blasen und Bläschen, die sich zu Krusten umwandeln. Überwiegend gutartiger Verlauf;
6. P. chronicus vulgaris benignus: Alters-P., schubweise auftretende

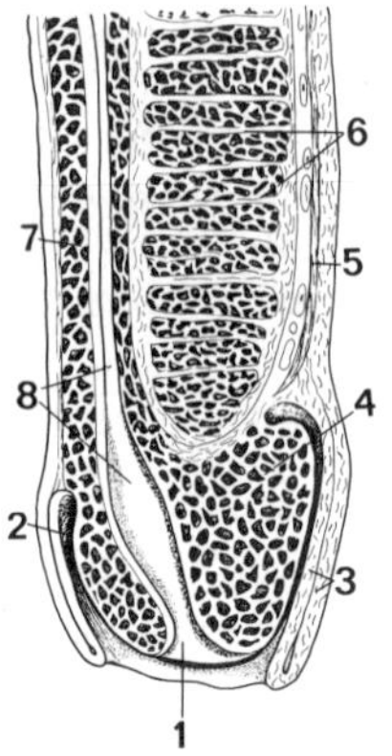

Penis (Längsschnitt durch den vorderen Teil):
(1) Harnröhrenmündung; (2) Umschlagfalte der Vorhaut (Präputialfalte); (3) die aus zwei Blättern bestehende Vorhaut (Praeputium); (4) Schwellkörper des Bulbus (Corpus spongiosum); (5) Gefäß- und Nervenbahnen am Gliedrücken; (6) Schwellkörper (Corpus cavernosum) mit dazwischenliegenden Bindegewebsbändern (Septum); (7) Schwammkörper (Corpus spongiosum); (8) Harnröhre, die sich in der Eichel (Glans) ampullenförmig erweitert (Fossa navicularis), um sich dann kurz vor der Harnröhrenmündung wieder zu verengen. Bei der Erektion (Versteifung) werden die blutzuführenden Arterien weit geöffnet, das Blut strömt unter Druck in die Hohlräume, die anschwellen und gleichzeitig die Venen abdrücken. Durch Erschlaffung der Bälkchenmuskulatur werden auch die direkten Verbindungen zwischen Endarterien und -venen verschlossen. Die Versteifung erfolgt also durch pralle Füllung der schwammartig angeordneten Hohlräume unter arteriellem Druck bei gleichzeitigem totalen Verschluß des venösen Abflusses. Bei der Erschlaffung wird zunächst die zuführende Arterie verschlossen, der Stauungsdruck läßt nach, die Venen öffnen sich, das Blut kann abfließen. Diese Vorgänge werden nervös durch das sog. Erektionszentrum im Rückenmark gesteuert.

Blasen auf geröteten Haarbezirken, meist nach dem 70. Lebensjahr;
7. P. juvenilis: Blasenbildungen bei Kindern, die ohne erkennbare Ursachen auftreten und meist nach wenigen Wochen wieder abheilen.

Pemphigusvirus: filtrierbare Viren*, die wahrscheinlich als Erreger des Pemphigus* anzusehen sind. In Pemphigusblasen nachweisbare und durch Giemsa- oder Viktoriablaufärbung darstellbare Elementarkörperchen.

Pendelrhythmus: dem Herzrhythmus des Fetus* und damit dem Ticktack einer Uhr gleichend. Entsteht bei Beschleunigung der Herzschlagfolge im Verlauf von Infektionskrankheiten und gleichzeitiger Blutdrucksenkung.

pendulus: hängend.

Penetration f: Durchdringung, Durchtränkung.

penetrierend: durchdringend, häufig als Begriff für den Einbruch, das infiltrative Wachstum, in Nachbargebiete benutzt.

Penicillium: Pilzgattung, bekannte Antibiotikabildner (Penicillin).

Penis, Phallus m: männliches Glied. S. Abb. links.

Penis captivus: Einklemmung des Penis in der Scheide durch Krämpfe der Beckenbodenmuskulatur während des Beischlafes.

Penisfraktur f: Zerreißung des Schwellkörpers durch Gewalteinwirkung auf das erregte Glied ohne Verletzung der äußeren Haut, wobei sofort ein außergewöhnlich großer Bluterguß entsteht.

Peniskarzinom n: Krebs des Gliedes, meist vom Kranz der Eichel oder dem inneren Vorhautblatt ausgehend. Häufig die Folge lang andauernder chronischer, unterschwellig verlaufender Entzündungen, bei denen das Smegma* eine Rolle spielt.

Penis palmatus: wie ein Palmblatt abgeflachter Penis. Mißbildung.

pennatus: gefiedert.

Pepsin n: Enzym* des Magensaftes, als inaktives Pepsinogen* in den Hauptzellen des Magenfundus gebildet. Verflüssigt denaturiertes Eiweiß und bringt die Milch zur Gerinnung.

Pepsinogen n: Ausgangsstoff des Pepsins*, wird im sauren Milieu des Magens durch selbständige Katalyse in Pepsin umgewandelt.

peptisch: zur Verdauung gehörend, durch Verdauung entstanden, die Verdauung fördernd.

per continuitatem: kontinuierlich = stetig, gleichmäßig fortlaufend.

Perflation: s. Pertubation*.

perforans: durchbohrend, durchbrechend.

Perforation f: Durchbohrung, Durchstoßung, Durchbruch.

Perforationsperitonismus f: Bauchfellentzündung, welche durch den Durchbruch eines Hohlorganes (Magen, Gallenblase, Darm usw.) entstand.

Perfusion f: künstliche Durchströmung isolierter Organe.

peri-: als Vorsilbe mit der Bedeutung von: »umgebend«, »daneben«.

Periadenitis f: Entzündung des die Drüsen umgebenden Gewebes.

periapikal: die Zahnwurzelspitze umgebend.

Periarthritis: Entzündung der Weichteile, die ein Gelenk umgeben.

Periarthritis coxae: Entzündungsvorgänge der Weichteile in der Umgebung des Hüftgelenkes ohne direkte Gelenkveränderungen.

P. destruens: durch Hormone bedingte Bindegewebserkrankung in der Umgebung von Gelenken ohne direkte Beteiligung von Knochen und Knorpeln. Führt zu ähnlichen Erscheinungen wie Polyarthritis*, der Verlauf ist jedoch in der Regel gutartig.

Periarthritis humeroscapularis: s. Periarthropathia humeroscapularis*.

Periarthropathia humeroscapularis: schmerzhafte Schulterversteifung als Folge entzündlich degenerativer Prozesse. Nach Verletzungen, verschleppten Entzündungen, bei Herzkranzgefäßschäden. Z. T. finden sich arthritische Veränderungen des Gelenkes und Kalkablagerungen in den Sehnen. Die Erkrankung führt häufig zu zunehmender Bewegungseinschränkung und zu quälenden, in den Arm sich fortsetzenden Schmerzen.

Peribronchiolitis f: Entzündung des Lungengewebes um die Bronchiolen*.

Peribronchitis f: Entzündung des die Bronchien umgebenden Lungengewebes als Folge von Bronchitis*.

pericardiacus: den Herzbeutel betreffend.

Pericholangitis f: Entzündung des die Gallengänge umgebenden Bindegewebes.

Pericholezystitis f: Entzündungen an der Gallenblasenoberfläche und in deren Umgebung. Führt häufig zu Verwachsungen der Gallenblase und gelegentlich zum pericholezystitischen Abszeß*.

Perichondritis f: Knorpelhautentzündung.
Perichondrium n: Knorpelhaut, Bindegewebe aus kollagenen Fasern* und Fibrozyten*, welches für Ernährung, Regeneration und Wachstum des Knorpels sorgt.
Perideferentitis f: Entzündung der Samenstrangscheide.
Peridektomie (Periektomie) f: Ausschneiden der Bindehaut um den Hornhautrand, bei Pannus* infolge Trachom*, heute unnötig, da konservative Behandlung möglich.

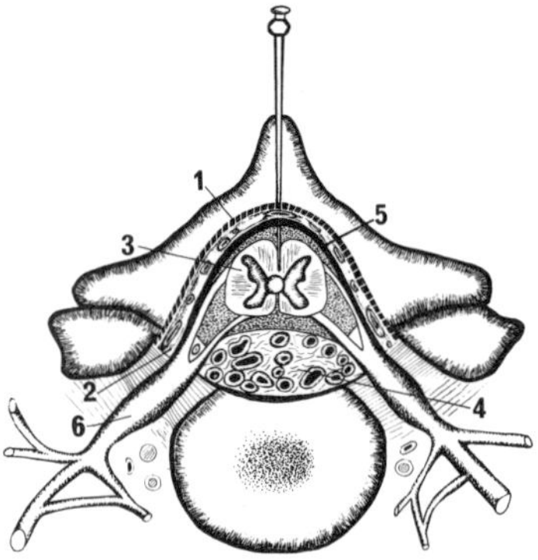

Periduralanästhesie

Periduralanästhesie: besondere Form einer Lokalanästhesie* mit Einspritzung des Anästhetikums in den Periduralraum (3). Nach Durchstechung der relativ harten Bänder Ligamentum flavum (1) und der Knochenhaut (2) des Wirbelkanales wird der Periduralraum ohne Verletzung der Dura* (5) erreicht. Nach unten ist der Periduralraum mit Fettgewebe und Venengeflechten ausgefüllt (4). Die abgehenden Nerven-Ganglien* (6) werden dadurch für die Leitung von Schmerzempfindungen blockiert, so daß das zugehörige periphere* Gebiet unempfindlich wird. Siehe auch Lumbalanästhesie*. S. Abb. links.
Perienzephalitis f: Hirnrindenentzündung.
Perifollikulitis f: Entzündung in der Umgebung der Talgdrüsen.
Perigastritis f: Entzündung des Bauchfellüberzuges des Magens.
periglandulär: in der Umgebung einer Drüse.
Perihepatitis f: Entzündung der Leberkapsel.
Perikard n: s. Herzbeutel*.
Perikardektomie f: chirurgische Entfernung des Herzbeutels, z. B. beim Panzerherz oder bei Herzbeutelschwielen.
Perikardiotomie f: Eröffnung des Herzbeutels.
Perikarditis f: Entzündung des Herzbeutels. Man unterscheidet eine trokkene (Fibrinauflagerungen) und eine feuchte, exsudative Form mit Vermehrung der Flüssigkeit im Herzbeutel. P. kann zu Kompressionserscheinungen des Herzens mit Leistungsminderung, zur Verkalkung der Herzbeutelblätter, zu Verwachsungen mit Abdrosselung der zuleitenden Venen führen.
Perikolitis f: Entzündung des Bauchfellüberzuges am Dickdarm.
Perikranium: äußeres Periost* des Schädeldaches.
Perilymphangitis f: Entzündungen des an die Lymphgefäße angrenzenden Gewebes.
Perilymphe f: klare Flüssigkeit zwischen knöchernem und häutigem Labyrinth*.

Perimetrie f: Bestimmung der Gesichtsfeldgrenzen.
Perimetritis f: Entzündung in der Umgebung der Gebärmutter.
Perimetrium n: das die Gebärmutter umhüllende Bauchfell (hinten vollständig, vorne nur teilweise).
perinatal: die Zeit um die Geburt, bezogen auf den Fetus oder das Neugeborene.
Perinephritis f: Entzündung der direkt auf der Niere liegenden Kapsel. Nicht zu verwechseln mit Paranephritis*.
Perineum, Perinaeum n: der Damm zwischen After und äußeren Geschlechtsteilen, bei der Frau zwischen After und Schamspalte, beim Mann zwischen After und Hodensack.
Perineuritis f: Entzündung des Perineuriums*, häufig mit chronischen Nervenentzündungen einhergehend.
Perineurium n: gefäßreiches Bindegewebe, welches die Nervenfaserbündel umhüllt.
Periode f:
1. begrenzter Zeitabschnitt;
2. Vorgänge, die sich in einem bestimmten Zeitraum abspielen und/oder regelmäßig wiederholen, z. B. Menstruation*.

Periodonitis f: Wurzelhautentzündung des Zahnes.
Periodontium n: Wurzelhaut des Zahnes. Bindegewebe zwischen Zahnalveole und Wurzel, gewährleistet mäßige Beweglichkeit des Zahnes*.
Periorchitis f: Entzündung der Scheidenhaut des Hodens.
Periorchium n (Lamina parietalis tunicae vaginalis testis): wandständiges Blatt der Bauchfellhülle des Hodens und Nebenhodens.
Periost, Periosteum n: Knochenhaut; die dem Knochen außen aufliegende Membran aus Bindegewebe, kollagenen und elastischen Fasern* sowie Fibrozyten*. Besteht aus zwei Schichten, wobei die innere (sog. Kambiumschicht) für die Knochenregeneration und das Wachstum wichtig ist, während das gesamte P. für die Ernährung sorgt.
Periostitis f: Knochenhautentzündung.
Periostitis gummosa: Syphilitische Knochenhautentzündung mit Bildung von Gummen (s. Gumma*), insbesondere an den Schädelknochen.
Periostitis ossificans: chronische Knochenhautentzündung mit Knochenneubildung.
Periostitis syphilitica: Knochenhautentzündung bei Syphilis*.
Periostose f (Spongiosklerose): lokalisierte Verdickung des Knochens durch Überfunktion der regenerativen Schicht des Periosts*. Typische Erscheinung am Schienbein nach wiederholten Sportverletzungen.
peripher: am Rande, an der Außenfläche, Außengrenze, im weiteren Sinne auch vom Zentrum entfernt liegend.
Peripherie f: Außenbezirk, Umkreis, Außengrenze.
Periproktitis f: Entzündung des Bindefettgewebes in der Umgebung von Mastdarm und After.
Peripylephlebitis f: Entzündung des Bindegewebes in der Umgebung der Pfortader.
perirenal: Umgebung der Niere.
Perisalpingitis f: Entzündung des Bauchfellüberzuges der Eileiter.
Perispermatitis f: Entzündung der Samenstranghüllen.

Perispermatozystitis f: Entzündung der Samenblasenumgebung.

Perisplenitis f: Entzündung der Bauchfellhülle der Milz.

Peristaltik f: Misch- und Transportbewegungen von Hohlorganen durch streckenweise fortschreitendes Zusammenziehen, z. B. Magen-Darm-Trakt, Harnleiter, Speiseröhre.

Peritendinitis f: unechte Sehnenscheidenentzündung, Entzündung der Gleithülle scheidenloser Sehnen.

Peritenonium n: die Sehne umgebendes Bindegewebe.

Peritonealdialyse f: s. Niere, künstliche*.

Peritonealkarzinose f: Metastasierung* in das Bauchfell, besonders bei Karzinomen* der Eierstöcke.

Perinatalinfekt: Infektion des Kindes im Zeitraum von der 28. Schwangerschaftswoche bis zum 7. Lebenstag. Ursache für Infektionen sind Keime im Genital*-Trakt der Mutter. Symptome beim Neugeborenen sind Anpassungsstörungen der Atmung, Hautblässe, Schlaffheit der Muskulatur und Trinkschwäche. Das Allgemeinbefinden kann sich rasch verschlechtern.

Peritoneallavage: s. Abdominallavage*.

Peritoneum, Peritonaeum n: s. Bauchfell*.

Peritonismus: Symptome, die eine Bauchfellentzündung vortäuschen.

Peritonitis f: Bauchfellentzündung, Bauchfellvereiterung durch Infektion mit Erregern, die nach Durchbrüchen des Magen-Darm-Traktes oder anderer Organe des Bauchraumes, von Geschwüren und Tumoren, nach Verletzungen usw. auftritt. Führt schnell zur lebensgefährlichen Darmlähmung und zur allgemeinen Toxikose*. Die Symptome sind charakteristisch: schweres Krankheitsgefühl, Übelkeit, Abwehrspannung der Bauchdecke, Hemmung der Darmbewegungen, fehlende Darmgeräusche (Totenstille) und ein aufgetriebener Leib. Gefahr eines akuten Infektionsschockes (s. Schock*).

Peritonsillarabszeß (Paratonsillarabszeß): Übertritt von Entzündungsvorgängen auf das die Mandeln umgebende Bindegewebe. Symptome sind hohes Fieber, gegen das Ohr ausstrahlende Schmerzen, Speichelfluß und Schluckbeschwerden.

Peritonsillitis: s. Paratonsillitis*.

peritubar: die Umgebung des Eileiters.

periurethral: Umgebung des Harnleiters.

Periuretheritis f: Entzündung des Gewebes in der Umgebung des Harnleiters.

periurethral: Umgebung der Harnröhre.

Perizentese f: s. Umstechung*.

Perkussion f: Abklopfen des Körpers mit Fingerspitzen oder Perkussionshammer, um aus der Art des Schalls Veränderungen und Grenzen von Organen zu erkennen.

perkutan: durch die Haut hindurch.

Perlèche f (Angulus infectiosus): Mundwinkelgeschwür, oft entzündlich und verkrustend. Kann Hinweis auf Anämie* sein.

permanent: andauernd, verbleibend.

Permeabilität f: Durchlässigkeit von Trennflächen (Membranen, z. B. Zellmembranen, Haut usw.). Besteht Durchlässigkeit nur für bestimmte

Substanzen, so spricht man von Semi- P. S. auch Osmose*.
pernasal: durch die Nase.
Perniones m: Frostbeule. Lokale, chronische Entzündungsvorgänge mit Degenerations*-Erscheinungen. Entstehen durch Kälte oder kalte Feuchtigkeit. Gefahr der Geschwürbildung.
perniziös: verderblich, bösartig.
Perniziosa:
1. Abkürzung für Anaemia p.*;
2. perniziöse Malaria = Malaria tropica*.

Perniziosa haemoglobinurica: s. Schwarzwasserfieber*.
peronaeus: auf das Wadenbein bezogen.
Peronaeuslähmung (= Fibularislähmung): Lähmung des Nervus peronaeus (fibularis). Der Fuß kann nicht mehr zum Fußrücken hin gebeugt werden, so daß er herabhängt und die Fußspitze beim Gehen am Boden nachschleift. Ausgleichsversuch durch auffallend starke Beugungen in Knie- und Hüftgelenk, sog. »Steppergang«.
peroral, per Os: durch den Mund verabreicht, eingenommen, z. B. Medikamente.
perpendicularis: senkrecht.
per primam: direkte Verheilung von Wunden durch Vereinigung der Wundränder, ohne daß es zur Bildung von Granulationsgewebe* oder Infektionen kommt.
per secundam: Heilung von Wunden unter Bildung von Granulationsgewebe*, s. Wundheilung*.
persistent, persistierend: anhaltend, dauernd.
Perspiration f: Stoffaustausch durch die Haut hindurch.
Pertubation f: Durchblasen der Eileiter mit Luft, um deren Durchgängigkeit bei Sterilität zu prüfen oder um Verklebungen zu beseitigen.
Pertussis f: Keuchhusten, endemisch-epidemische Infektionskrankheit, an der vorwiegend Kinder erkranken. Der Erreger ist das Keuchhusten-Bakterium Bordetella pertussis, die Ansteckung erfolgt durch Tröpfcheninfektion. Nach einer Inkubation von 7–14 Tagen beginnt die überaus ansteckende Krankheit schleichend mit Niesen, Schnupfen, Tränen in den Augen und vorwiegend nachts auftretendem, trockenem, nicht löslichem Husten. Sehr bald folgen dann die typischen schweren Anfälle, die durch mehrere aufeinanderfolgende Hustenstöße mit keuchendem Einatmen der Luft gekennzeichnet sind. In schwierigen Fällen kommt es zu ausgeprägter Atemnot, die Krämpfe und letztlich Gehirnschädigungen und Hirnblutungen zur Folge haben kann. Die typischen Hustenanfälle erstrecken sich in der Regel über den Zeitraum von 3–6 Wochen, können aber auch noch wesentlich länger anhalten. Aktive Immunisierung ist wirksam und kann durch die sog. Keuchhustenvakzine erreicht werden, sollte jedoch nach dem 3. Lebensjahr nicht mehr vorgenommen werden. Gefährlichste Folgekrankheit der P. ist die Bronchiektasie*.
pervers: verkehrt, widernatürlich, abwegig, vor allem auf das Sexual- und Triebleben schlechthin bezogen.
Perversion: krankhaft veränderter, von der Norm abweichender Geschlechtstrieb, z. B. Sadismus*, Masochismus*, Transvestismus*, Feti-

schismus* usw. Nicht unter den Begriff fallen Sexualpraktiken, die nur von überkommenen moralischen Anschauungen her als nicht normal gelten, es in Wirklichkeit aber sind, z. B. Fellatio*, Cunnilingus*.

Per vias naturales: Ausscheidung auf natürlichem Weg, also über den Darm oder die Harnwege usw.

Pervigilium: Schlaflosigkeit.

Perzeption f: Wahrnehmung (perzeptiv = die Wahrnehmung betreffend).

Pes m: Fuß. S. Abb. Seite 192.

Pessar m: Ring aus verschiedenen Materialien zum Einsetzen in die Scheide, um dadurch den Gebärmutter- und/oder Scheidenvorfall zu verhindern. Im erweiterten Sinne fallen darunter auch die verschieden geformten Einlagen, die als Schwangerschaftsverhütungsmittel in den Mutterhals eingeführt werden, z. B. T.-Pessar usw. S. Abb. unten.

Pest, Pestis f (Pestis orientalis): wird auf den Menschen durch den Rattenfloh und auf dem Luftweg von Mensch zu Mensch übertragen. Anzeige- und quarantäne*-pflichtige Infektionskrankheit. Erreger sind die Pestbakterien (Pasteurella pestis). Nach einer kurzen Inkubation von 2–5 Tagen kommt es zu einem hochfieberhaften, schweren Krankheitsbild mit ausschwärmenden Lymphknoten (Bubonenpest) und bei Durchbruch der Erreger in die Blutbahn zur sog. Lungenpest, die eine Letalität* bis zu 100 % aufweist. Die besonders im Mittelalter wütende, als schwarzer Tod bezeichnete Krankheit kommt heute nur noch vereinzelt im Orient und in Afrika, an Hafenplätzen mit schlechten hygienischen Verhältnissen vor. S. Abb. Seite 461.

Petechien f: punktförmige Hautblutungen bei hämorrhagischer Diathese*. Vitamin-C- und -P-Mangel.

Petit mal n: kleiner epileptischer Anfall, meist nur kurzdauernde Bewußtseinseinschränkung mit Verworren-

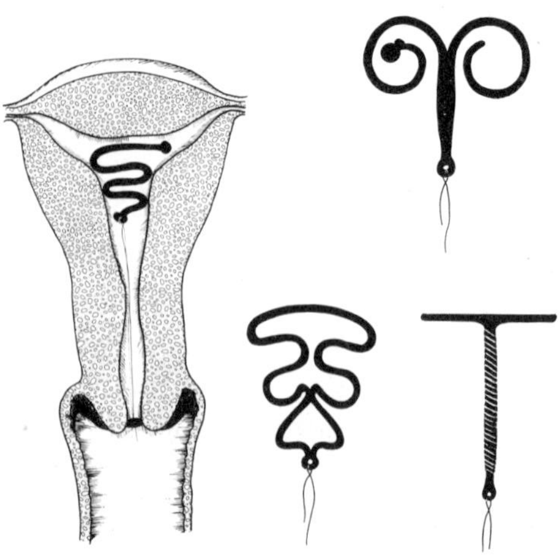

Pessar: Die Abb. zeigt verschiedene Einlagepessare aus Kunststoff, Kupfer usw. und ihre richtige Lagerung in der Gebärmutter.

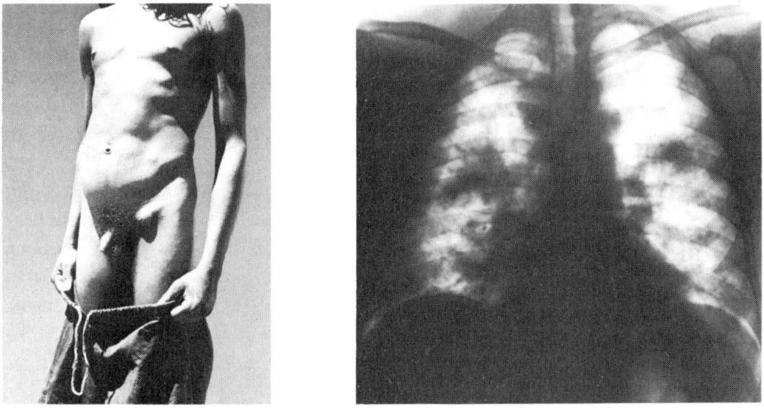

Beulen- oder Bubonenpest (links). Lungenpest (rechts). Das Röntgenbild zeigt deutlich die schwarzen Verschattungen der Infektionsherde in den Lungen.

heit ohne eigentlichen Bewußtseinsverlust, im Gegensatz zur Epilepsie* vor allen Dingen dadurch gekennzeichnet, daß es nicht zum Hinfallen und nicht zu Krämpfen des ganzen Körpers kommt. Oft werden diese Anfälle vom Patienten und auch von seiner Umgebung übersehen, da sie nur durch das plötzliche »Leer- und Abwesendwerden des Gesichtsausdruckes« gekennzeichnet sind.

Pètrissage: s. Massage*.

petrosus: felsenartig.

Pexiderma: Speicherkrankheit der Haut, s. Thesaurismose*.

Pfeiffer-Drüsenfieber: s. infektiöse Mononukleose*.

Pferdefuß: Pes equinus.

Pfortader, Vena portae: die große Vene, in der das Blut aus dem Magen-Darm-Takt, der Bauchspeicheldrüse und der Milz zusammenfließt und die sich von der Leberpforte (Porta hepatis) aus in der Leber verästelt. Sie führt die im Darm aufgenommenen Nährstoffe* der Leber zu.

Pfortaderentzündung: s. Pylephlebitis*.

Pfortaderhochdruck: s. Pfortaderstauung* und Abb. S. 462.

Pfortaderstauung: kommt durch Vorgänge in der Leber (intrahepatisch), hauptsächlich bei Leberzirrhose*, oder durch Vorgänge außerhalb der Leber (extrahepatisch), z. B. Thrombosen, Tumoren und der damit zusammenhängenden Behinderung des Abflusses zustande. Erfolgt ein plötzlicher Verschluß, so endet dieser meist tödlich. Bei chronischer Behinderung des Pfortaderkreislaufes werden die Anastomosen* so erweitert, daß sich ein Kollateralkreislauf* unter Umgehung der Leber entwickelt. Die Folgen sind Ösophagusvarizen* und blutende Hämorrhoiden*. Bei intrahepatischen Stauungen kann das Blut über die Nabelvenen den Hohlvenen

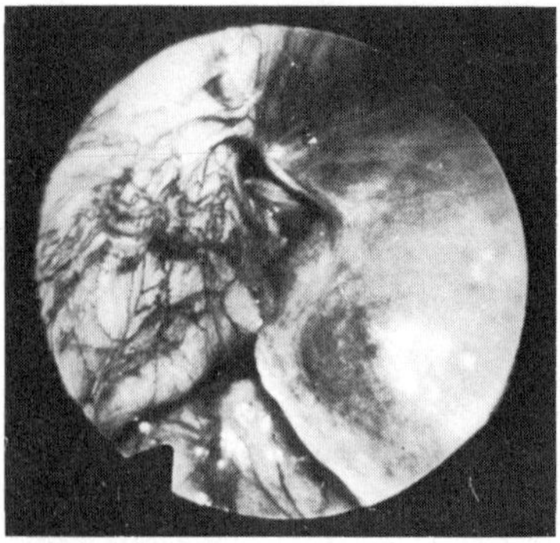

Pfortaderhochdruck: Patientin mit Leberzirrhose. Reichlich vermehrte, gewunden verlaufende, z. T. varikös* erweiterte Venen. Sie ziehen von der Leber zum Nabel und strahlen dort in die Gefäße der Bauchwand ein. Vermehrung und Erweiterung der Gefäße in diesem Bereich sind ein sicheres Zeichen der portalen Hypertension. In der rechten Bildhälfte ein Ausschnitt des linken Leberlappens mit zirrhotischen Veränderungen. Laparoskopische* Aufnahme (aus »diamed-serie«, Bayer AG Leverkusen).

zugeleitet werden. Relativ früh kommt es bereits zur Stauung und einer deutlichen Vergrößerung der Milz, später dann auch zur Bildung von Aszites*.

Pfortaderverschluß: entsteht entweder durch Karzinome* von Leber, Pankreas, Gallenblase und Gallengang, durch Metastasierung der die Pfortader umgebenden Lymphknoten oder durch eine thrombotische Verlegung der Pfortader.

pH: s. pH-Wert*.

Phänomen n: Erscheinung, Zeichen.

Phänotypus: Merkmals-, Erscheinungsbild, also vorhandene äußere Merkmale, die äußere Erscheinungsform, zum Unterschied vom Genotypus = Erb- oder Anlagenbild.

Phäochromoblastom n: unreife bösartige Form des Phäochromozytoms*, das auf dem Blut- oder Lymphweg metastasiert.

Phäochromozytom n: Nebennierenmarkstumor, der Nor-Adrenalin und Adrenalin produziert. Das Hauptsymptom ist anfallsweiser Hochdruck mit meist extremen Werten, während dazwischen wieder normale bis leicht erhöhte Blutdruckwerte zu messen sind. Später Übergang in einen dauernden Hochdruck. Krebsige Entartung kommt vor. S. Phäochromoblastom*.

Phäoderm n: verdickte, durch Austrocknen dunkel gefärbte Hornschicht.

Phagozyten m: Makrophagen, sind Zellen, die in der Lage sind, Erreger, andere Zellen und Fremdkörperchen sich einzuverleiben und dadurch größtenteils unschädlich zu machen (Phagozytose*). Es sind dies die Retikuloendothelzellen*, die Monozyten* und in geringerem Maße auch die neutrophilen weißen Blutkörperchen*. Sie bewirken die unspezifische Abwehr des Körpers.

Phagozytose f: Zellausläufer der Phagozyten* schließen das aufzunehmende Material ein und transportieren es so in das Innere ihrer Zelle.

Phakos: s. Linse*.

Phalanx f: Finger- bzw. Zehenknochen.

Phallus m: männliches Glied (s. Penis*).

phantasieren: von etwas schwärmen, aber auch irrereden, im Delirium* sprechen.

Phantasma n: Erscheinungsbild, Trugbild.

Phantom n:
1. Trugbild, Entstehung durch eine Sinnestäuschung;
2. künstliche Nachbildung von Körperteilen und Organen sowie des ganzen Körpers als Puppe;
3. Verwendung sog. Ringphantome als Maß für die Detailwiedergabe von kleinen Kontrasten in der Röntgenologie.

Phantomschmerz: schmerzhaftes Gefühl in den in Wirklichkeit nicht mehr vorhandenen Gliedteilen bei Amputierten.

Pharmakodynamik: Lehre von den Arzneimittelwirkungen.

pharmakodynamisch: durch Arzneimittelwirkung hervorgerufen.

Pharmakokinetik: Feststellung der Wirkungsweise eines Arzneimittels.

Pharmakologie: Arzneimittellehre.

Pharmakomanie: triebhaftes Verlangen charakteristisch labiler Personen, sich durch geeignete Arzneimittel in einen angenehm erscheinenden oder empfundenen Zustand zu versetzen. Zur Verwendung kommen Schlaf-, Schmerz-, Beruhigungsmittel, Narkotika* usw. S. Drogenabhängigkeit*.

Pharmakon: Arzneimittel.

Pharmakopoe f: Arzneibuch, Verzeichnis offizieller* Arzneimittel.

Pharmazie f: Kunst, Arzneimittel, Heilmittel herzustellen.

pharyngeus: den Schlund betreffend.

Pharyngismus: s. Pharyngospasmus*.

Pharyngitis f: Rachenschleimhautentzündung.

Pharyngitis acuta: akuter Rachenkatarrh.

Pharyngitis chronica: chronischer Rachenkatarrh.

Pharyngospasmus: Krämpfe der Schlundmuskulatur, Vorkommen bei Nervosität, Wundstarrkrampf* und Tollwut*.

Pharyngotomie f: seitliche Eröffnung des Schlundes durch Einschnitt zwischen Zungenbein und Kehlkopf oder oberhalb des Zungenbeines.

Pharynx n, f: Schlund, Rachen, liegt zwischen Mund- und Nasenhöhle und Kehlkopfeingang.

Phimose f: Die Vorhaut des männlichen Gliedes ist derart verengt, daß sie nicht über die Eichel gezogen werden kann. Überwiegend angeboren, sonst Folge von wiederholten Entzündungen.

phimotisch: von Phimose* kommend.

Phlebektasie f: angeborene oder erworbene Wandschwäche von Venen, die zu verschiedenförmigen Erweiterungen führt. Am bekanntesten die Varizen* oder Krampfadern*.

Phlebektomie f: chirurgische Entfernung einer Vene (Varizenoperation).

Phlebitis f: Venenentzündung.

phlebogen: von den Venen kommend.

Phlegmasia f: s. Entzündung*.

Phlegmone f: vereiternde Entzündung des Bindegewebes, die sich meistens in Gewebespalten, z. B. Sehnenscheiden, weiter ausbreitet und mit der Gefahr einer allgemeinen Sepsis* verbunden ist.

phlogisticus: entzündlich.

Phlogosis: s. Entzündung*.

Phlyktaene f: Knötchen in der Bindehaut des Auges, das in der Hauptsache aus Lymphozyten besteht und keine Bakterien enthält. Ursache wahrscheinlich eine Allergie.

Phobie f: krankhafter Zwang zur Furcht vor bestimmten Dingen, Vorgängen usw. Der Betroffene ist sich bewußt, daß die Furcht nicht reell begründet ist, kann sie aber nicht verdrängen. Der Begriff P. wird an den Gegenstand, der die Furcht auslöst, gehängt, z. B. *Cancero-P.:* Angst, an Krebs krank zu sein oder an Krebs zu erkranken; *Nykto-P.:* Angst vor der Nacht; *Agora-P.:* Platzangst; *Klaustro-P.:* Angst vor Eingeschlossensein in weitestem Sinne, z. B. in Räumen, die eng erscheinen, die dabei aber nicht objektiv eng sein müssen. Neben dem typischen Beispiel der Angst vor Benutzen des Aufzugs (wobei die Angst vor dem Steckenbleiben häufig hinzukommt) kann KP. selbst dann zu Angstzuständen führen, wenn man sich in großen Räumen allein aufhält oder wenn sie einem fremd sind. Ebenso tritt KP. auf, wenn man sich inmitten einer Menschenansammlung befindet; *Batho-P.:* Höhenangst; *Tier-P.:* Angst vor Tieren, wobei häufig spezifische Ängste (nicht Ekel), z. B. vor Spinnen oder Mäusen, ausgeprägt sind; *Noso-P.:* Krankheitsangst; *Erythro-P.:* Errötungsangst; und als Sonderform die *Phobo-P.:* Angst vor der Angst.

Phonation f: Stimmgebung.

Phonetik: Lautlehre, Lehre von der Stimme und Lautbildung beim Sprechen und Singen.

Phonokardiographie: Die Schallerscheinungen des Herzens werden mittels Mikrophon und Herzschallverstärker in Kombination mit dem EKG* aufgezeichnet. Das Verfahren dient u. a. der Diagnostik von angeborenen oder erworbenen Herzfehlern.

Phonomanie: Mordsucht.

Phosphatasen: sind Enzyme*, die organische Phosphorsäureester in ihre Komponenten spalten. Die P. sind im Blutserum* nachweis- und meßbar.

1. Die *saure P.* wird vor allem für die Diagnostik von Prostata*-Erkrankungen wichtig: Bei Knochen-Metastasen* des Prostatakarzinoms* ist sie erhöht. Normbereich < 12 U/l (SI < 12 mU/d/l).
2. Die *alkalische P.* kommt überwiegend in Knochen, Leber, Gallenwegsepithel und Dünndarmschleimhaut vor. Bei Kindern sind leicht erhöhte Werte normal, bedingt durch den erhöhten Stoffwechsel der Knochen. Bei Erwachsenen können Veränderungen der a. P. auf Erkrankungen von Leber, Gallenwegen, Knochen, Dünndarm usw. hinweisen. Spezielle laborchemische Untersuchungen können zwischen der vom Knochen und der von den Organen (z. B. Leber) ausgehenden a. P. unterscheiden. Normbereich 20–180 U/l (SI 20–180 mU/dl). Erhöhungen liegen u. a. bei Zirrhose*, Hepatitis* und Ikterus* vor.

Phosphor m: lebenswichtiges Element, das als Salze der Phosphorsäure und als organische Ester in vielen Gebieten, vor allem aber in den Knochen, vorkommt.

Photodermatosen: s. Lichtdermatosen*.

Photophobie f: Lichtscheu.

Phrenalgie f: Zwerchfellschmerz.

Phrenasthenie: Erschöpfung des zentralen Nervensystems.

Phrenes f: Zwerchfell (phrenicus = zum Zwerchfell gehörend).

Phrenesie f: Wahnsinn, besser Oligophrenie*.
Phrenicus m: Nervus phrenicus, kommt aus dem Halsnervenplexus und führt motorische Fasern zum Zwerchfell und sensible zum Herzbeutel, Brust- und Bauchfell.
Phrenikotomie f: Durchtrennung des Nervus phrenicus zur Ruhigstellung einer Zwerchfellhälfte. Früher bei Lungentuberkulose angewandt.
Phrenopathie f: Geisteskrankheit.
Phthiriasis f: Filzlausbefall.
Phthirus pubis: Filzlaus, s. Läuse*.
Phthise, Phthisis f: Schwindsucht, chronische, ansteckende Lungentuberkulose.
pH-Wert: Potenz der Wasserstoffionen, Wasserstoffexponent, Wasserstoff-Ionenkonzentration*.
Phylogenes f: stammesgeschichtliche Entwicklung eines Individuums von den Vorfahren bis zur Gegenwart.
Phyma: Knollengewächs, in der Wortzusammensetzung als »Phym« vorkommend.
Physiatrie f: s. Naturheilkunde*.
Physikum n: ärztliche Vorprüfung.
Physiognomie f: das persönliche Gepräge eines Gesichtsausdruckes.
Physiologie f: Lehre von den normalen Lebensvorgängen.
physiologisch: den normalen Lebensvorgängen und der Gesundheit entsprechend, die Physiologie* betreffend.
physiologische Chemie: s. Biochemie*.
Phytonosen f: Reizungen der Haut, die durch pflanzliche Gifte hervorgerufen werden.
Phytotherapie: ist ein Teilgebiet der Naturheilkunde, die zur Behandlung von Krankheiten Wirkstoffe aus Pflanzenbestandteilen verwendet, z. B. Extrakte aus Blüten, Blättern, Wurzeln, Rinden usw.

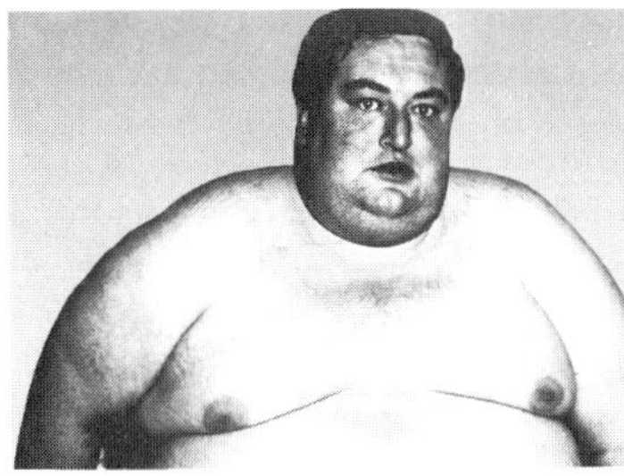

Pickwick-Syndrom

Pickwick-Syndrom: extrem ausgeprägte Fettsucht mit einem Herz-Lungen-Syndrom, nämlich arteriellem Sauerstoffmangel, mangelhaftem Gasaustausch in den Alveolen*, krankhafter Vermehrung roter Blutkörperchen und Schlafsucht. Hauptursache ist die Einschränkung der Lungentätigkeit durch extreme Ablagerung von Fett in der Umgebung der Lunge, durch den starken Hochstand des Zwerchfells und die fettige Verengung der Bronchien. Durch CO_2-Anhäufung im Blut kommt es zu zunehmenden Bewußtseinsstörungen. S. Abb. oben.
Pigment n: Farbpartikel in den Zellen, die verschiedenen Geweben (z. B. Haut, Haaren, Regenbogenhaut) die Farbe geben. S. Melanin*.
Pigmentdermatose f: krankhafte Verminderung (Albinismus)* oder Vermehrung (Melanodermie)* von Pigment*.

Pigmentdermie f: krankhafte Veränderung der Hautpigmentierung.

Pigmentierung f: Durch Einwirkung chemischer Stoffe (Silber, Arsen, Teer, verschiedene Salben), Strahlen (vor allem Ultraviolett-Strahlen) und bei bestimmten Erkrankungen (z. B. Addison-Krankheit*) kommt es zu einer vermehrten Bildung und Ablagerung von Pigmenten, vor allem von Melanin*, in der Haut.

Pigmentmal: Naevus pigmentosus.

Pigmentmangel: Leukodermie, angeboren = Albinismus*, erworben = Vitiligo*.

pilaris: zu den Haaren gehörend.

Pili, Pilus m: Haare, Haar.

Pilzdiagnostik: dient mit laborchemischen bzw. histologischen* Verfahren zur Bestimmung und zum Nachweis der verschiedenen Pilzarten. Wichtig ist die P. für die Diagnostik der Pilzerkrankungen.

Pilze: Pflanzen, die keine Organe haben, sondern aus den Pilzfäden, den sog. Hyphen, bestehen, deren zusammenhängende Verflechtung Myzelium genannt wird. Aus ihm sprossen die Fruchtkörper bis zur jeweils typischen Form. Die Vermehrung geschieht entweder ungeschlechtlich durch Sporenbildung (Zoosporen, Endosporen) oder geschlechtlich durch Gametenvereinigung. Man unterscheidet echte P. (Fungi), die wiederum in die niederen Algenpilze und die höher entwickelten Schlauch- und Ständer-P. unterschieden werden. Im allgemeinen Sprachgebrauch versteht man unter P. die eßbaren, auch die ungenießbaren oder giftigen Fruchtkörper höherer Pilzarten. Eine Anzahl niederer Pilze führt zu den Pilzerkrankungen des Menschen, den sog. Mykosen*.

Pilzgifte: giftige Alkaloide*, vorwiegend von Ständerpilzen (Knollenblätterpilz, Fliegenpilz) wie Amanitin, Phalloidin, Muskarin usw.

Pilzvergiftung: am häufigsten die Vergiftung durch den Genuß des grünen Knollenblätterpilzes, der die meist tödlich wirkenden Gifte Amanitin und Phalloidin enthält. Erst nach mehreren Stunden kommt es plötzlich zu Übelkeit und Erbrechen, Magenkrämpfen und Durchfällen, dann zu Kreislaufstörungen, Krampfzuständen, Bewußtlosigkeit und Herzversagen. Die bekanntesten bei uns noch vorkommenden Giftpilze sind der Fliegenpilz, der Frühlorchel, der Satanspilz, der giftige Reizker und der Pantherpilz. Man spricht auch von Pilzvergiftung, wenn durch falsche Lagerung, Fäulnis etc. verdorbene Pilze gegessen wurden, was dann zu allgemeinen Magen-Darm-Störungen führt.

Pinea f: s. Epiphyse*.

Pinealoblastom: Krebsgeschwulst der Epiphyse.

Pinealom n (Pinealozytom): ausgereifte, gutartige Geschwulst der Epiphyse.

Pinguecula f: Lidspaltenfleck, fettige, harmlose Hautverdickung ohne Krankheitsbild.

Pinta (Carate) f: Hautkrankheit im tropischen Amerika und Westafrika, durch das Treponema carateum hervorgerufen, rotblaue bis graue, jukkende Hautflecken, die schuppen und erst nach Jahren unter Pigmentverlusten verheilen.

Pipetten: Saugrohre zum genauen

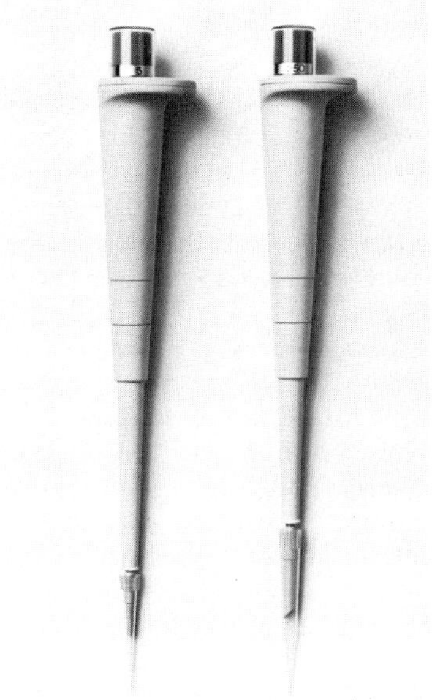

Pipetten: Die Abb. zeigt moderne Kolbenpipetten mit auswechselbaren Spitzen. Durch Daumendruck wird in einem Präzisionskolben genau die Menge Luft ausgepreßt und nach Loslassen wieder angesaugt, die nötig ist, um die angegebene Flüssigkeitsmenge in der Pipettenspitze aufzunehmen. Das unhygienische Ansaugen mit dem Mund, wie es bei alten Pipetten nötig ist, erübrigt sich; die Spitze wird nach Gebrauch durch Druck auf den Kolbenkopf automatisch abgeworfen, muß also nicht mehr mit der Hand berührt werden. Die Aufnahmemengen reichen von fünf Tausendstel cm^3 bis 1 cm^3, sind absolut genau und müssen nicht erst mühsam abgelesen werden. Dadurch weitgehende Ausschaltung von Fehlerquellen in der Labortechnik.

Abmessen von Flüssigkeiten im medizinisch-chemischen Labor. Man unterscheidet Voll-P., die nur eine Marke haben, welche das angegebene Volumen bezeichnet, und Meß-P., die eine millimetrische Unterteilung haben, s. Abb. links.

piriformis: birnenförmig.

pisiformis : erbsenförmig.

pithekoid : affenähnlich.

Pituita f: Schleim, Schleimerbrechen der Alkoholiker am Morgen.

Pityriasis f: Hautkrankheit mit kleieförmiger Schuppung, Sonderform der Seborrhoe*.

Pityriasis capitis: schuppige Abschilferung der Kopfhaut, die häufig zu Kahlheit (Alopezia pityrodes) führt.

P. rosea: rosafarbene, leicht erhabene und schuppende Hautausschläge, die oval oder rund sind, ein gelbes Zentrum aufweisen, welches rot umsäumt ist, und eine nach innen gerichtete Schuppenkrause haben. Die Erkrankung beginnt meist mit einem sehr großen Primärherd und tritt besonders im Herbst und im Frühjahr auf. Die Ursache ist nicht bekannt.

P. rubra pilaris: Stachelflechte, grau-rot-braune Knötchen an den Streckseiten der Unterarme, Unterschenkel und am Handrücken.

P. rubra universalis: Zehrröteln, verbreitete Erythrodermie* mit starker Rötung und kleienförmiger Schuppung. Es kommt zu fortschreitender Schrumpfung der Haut mit Gewebsuntergang. Die Krankheit endet immer tödlich. Als Ursachen kommen Leukämie, Tuberkulose usw. in Frage. Wahrscheinlich handelt es sich um die Bildung einer Retikulose*.

P. senilis: dünne, trockene, schuppende Haut an den von Kleidern bedeckten Körperstellen, im höheren Alter vorkommend.

P. versicolor: Kleienpilzflechte, Pilzerkrankung, Erreger ist Malassezia furfur. Gelbbraune bis schwarze, bis erbsengroße Flecken, die zu Herden zusammenschmelzen können. Nach dem Kratzen heben sich kleieförmige Schuppen ab (Hobelspanphänomen).

P. vulgaris: s. Seborrhoe*.

Pix f: Teer, Pech. Viele Teerprodukte sind »kanzerogen«, d. h., sie haben krebserzeugende Eigenschaften.

Placebo: »Scheinmedikament«, welches Aussehen und Geschmack des echten Medikamentes hat, jedoch kein wirksames Arzneimittel enthält. Durch entsprechende Versuchsanordnung werden die tatsächliche Wirkung durch den Gehalt an Arzneistoffen und die rein psychische Wirkung durch Einnahme des Scheinmedikamentes einander gegenübergestellt und getestet. Die Personen der Versuchsgruppe wissen dabei nicht, wer das echte Arzneimittel und wer das P. erhält.

Planta f: Fußsohle (plantaris = fußsohlenwärts).

Plantarflexion: Beugung des Fußes in Richtung Fußsohle.

Plantarreflex: Fußsohlenreflex. Bestreicht man die Fußsohle mit einem spitzen Gegenstand, so kommt es zu einer Plantarflexion* der Zehen, in ausgeprägteren Fällen zur Beugung des Fußes ristwärts mit gleichzeitiger Knie- und Hüftbeugung (sog. Fluchtreflex). Ist der Reflex an einem Bein normal und an dem anderen stark abgeschwächt bis fehlend, so kann das ein Hinweis auf Erkrankungen der Pyramidenbahn* sein. Eine Sonderform des P. ist der sog. »Babinski-Reflex«*.

Planum: Ebene, im gynäkologischen Sinne die Durchtrittsebene des kindlichen Schädels bei der Geburt.

Plaque f: begrenzter, erhabener Fleck.

Plasma n: Protoplasma*, s. Blutplasma*.

Plasmaeiweiß: Protein*-Gemisch im Blutplasma (etwa 7–8 % der Gesamtblutmenge).

Plasmaexpander: künstlich hergestellte Plasmaersatzstoffe zum Ersatz verlorengegangener Blutmengen, anstelle von Blut- oder Plasmaübertragungen. Z. B. *HAES* (Notfallmedikament!).

Plasmakonserve: Spenderblut, aus dem die geformten Bestandteile (Blutkörperchen) durch Zentrifugieren entfernt wurden. Kann unter Zusatz von gerinnungshemmenden Mitteln in Blutkonservenflaschen nur über begrenzten Zeitraum aufbewahrt werden, deshalb Tieffrieren oder Gefriertrocknen für langfristige Konservierung.

Plasmalemm n: s. Zellmembran*.

Plasmazellen: stammen wahrscheinlich vom Retikulum* ab. Vermutlich produzieren sie Antikörper* und Globuline*, die sie in Form von Zell-Sekreten* absondern.

Plasmide: außerhalb der Chromosomen* im Zell-Plasma angesiedelte »autonome«* DNA*-Moleküle*; bedeutend für die Gentechnologie*.

Plasmodium, Plasmodien n: Zellverbände, entstehen durch enge Verbindung von amöboiden Zellen untereinander. Es sind Blutparasiten, die durch Insekten übertragen werden und sich durch einen Generations- und Wirtswechel auszeichnen. Am

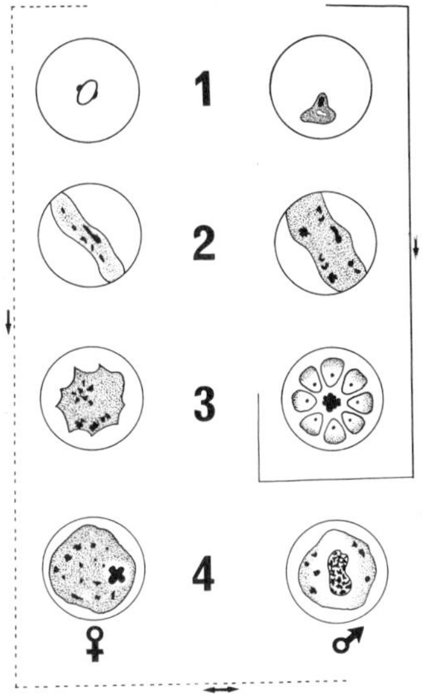

Plasmodium: Die Abb. zeigt den Entwicklungszyklus der Malaria*-Erreger. (1) sind Jugendformen (Sporozoiten); (2) sind bandförmige, halberwachsene Plasmodien, sog. Schizonten; (3) sind reife Schizonten, die sich »gänseblümchenförmig« 8- bis 12mal in sog. Merozoiten (3) teilen. Beim Stich der Anophelesmücke* gelangen Sporozoiten ins Blut, die sich nach einer typischen Inkubationszeit* durch Zerfall in Hunderte von Merozoiten vermehren und in die Blutkörperchen eindringen. Dort entwickeln sie sich über die halberwachsenen zu den reifen Schizonten (Blutplasmodium), die sich wiederum zu Merozoiten aufteilen = ungeschlechtliche Entwicklung im Zwischenwirt Mensch. Nach 4–5 ungeschlechtlichen Entwicklungszyklen entstehen aus den halberwachsenen Schizonten im Wirt Mücke im geschlechtlichen Zyklus die geschlechtlichen Formen (Gamonten), aufgegliedert in weibliche Makrogametozyten (4) und männliche Mikrogametozyten (4); — kennzeichnet den ungeschlechtlichen, - - - den geschlechtlichen Zyklus.

bekanntesten die Malariaerreger: Malariaplasmodien. S. Abb. links.

Plasmozym n: s. Prothrombin*.

Plasmozytom n: s. Myelom*.

Plasmozytose f: deutlich die Norm überschreitende Vermehrung von Plasmazellen im Blut oder im Knochenmark.

Plathelminthes f: Plattwürmer, zu ihnen gehören die Band-, Saug- und Strudelwürmer. S. auch Abb. Seite 578.

Plattenepithel: Zellverband aus niedrig-prismatischen Zellen, ein- oder mehrschichtig, s. Epithelgewebe*.

Plattenepithelkrebs: Karzinom*-Art.

Plattenkultur: Züchtung von Mikroorganismen auf festen Nährböden in Glasschalen.

Plattfuß: Senkfuß, Pes planus, entsteht durch Abflachung des Längs-Fußgewölbes meist bei gleichzeitiger Abweichung des Vorfußes nach außen. Häufig ist gleichzeitig ein Knick-

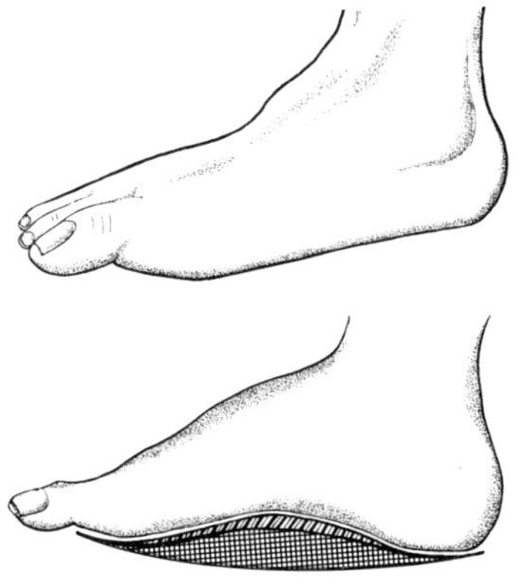

Plattfuß, unten durch orthopädische Einlage korrigiert.

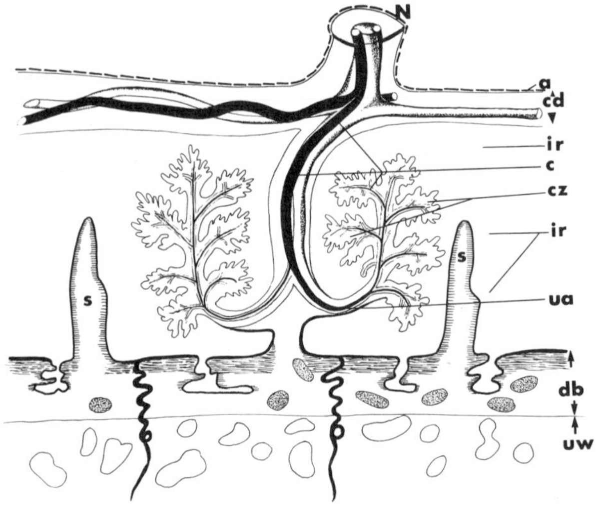

Plazenta: (n) Nabelstrang, (a) Amnion* aus einschichtigem Plattenepithel, (cd) Choriondeckplatte aus Bindegewebe, von der die Chorionzotten* (cz) ausgehen. Sie bilden den Hauptanteil der Plazenta und verzweigen sich aus größeren Zottenstämmen, die als Kotyledonen (c) bezeichnet werden. In den Zotten bzw. Zottenstämmen verzweigen sich die Äste der Nabelarterien (Umbilikalarterien; ua). Die Zotten verzweigen sich frei in den sog. intervillösen Räumen (ir), ein Teil reicht jedoch bis zur Gebärmutterwand (uw) und verschmilzt mit ihr. Das gesamte Plazentagewebe verschmilzt mit der Decidua basalis* (db) des Uterus. Von der Decidua basalis gehen bindegewebige Gebilde, die Septen (s), in die Plazenta und gliedern sie in Kammern. Im Gegensatz zu den Zotten enthalten die Septen keine fetalen* Blutgefäße.

fuß (Pes valgus) vorhanden. Kann angeboren oder erworben sein. In der Hauptsache orthostatisch* durch langes Stehen ohne ausreichende Bewegung verursacht, meist kombiniert mit Übergewicht; begünstigender Faktor ist außerdem schlechtes Schuhwerk. S. Abb. Seite 469.

Platzangst: Agora-Phobie*, Angst, große freie Plätze zu betreten, überschreiten zu müssen. Anankastisches Syndrom, Anankasmus*.

Plaut-Vincent-Angina: s. Borrelia-vincentii*.

Plazebo: s. Placebo*.

Plazenta f: Mutterkuchen, Nachgeburt. Besteht aus einem kindlichen (Trophoblast) und einem mütterlichen (Dezidua*) Anteil. Speziell für die Schwangerschaft in der Gebärmutter angelegtes Organ, in welchem zwischen dem Blut von Mutter und Fetus der Übertritt von Nähr- bzw. Schlackstoffen, der Austausch der Atemgase, die Zufuhr von Vitaminen, Schutzstoffen usw. stattfindet und das gleichzeitig (Plazenta-) Hormone produziert. Nach der Geburt wird die P. ausgestoßen. Diesen Vorgang nennt man Nachgeburt. S. Abb. oben.

Plazenta accreta: durch vorausgegangene Schädigung der Schleimhaut der Gebärmutter, beispielsweise nach mehreren fieberhaften Aborten*, nach Endometritis*, Auskratzungen usw., nur mangelhafte oder fehlende Ausbildung einer Decidua* spongiosa, so daß die Chorion*-Zotten fest mit der Gebärmuttermuskulatur verwachsen. Gefahr lebensbedrohlicher Blutungen.

Plazentaformen: s. Abb. unten.

Plazenta praevia: Der Mutterkuchen kommt vor dem Kind am inneren Muttermund zu liegen und versperrt damit den normalen Geburtsweg. Häufig kommt es zu einer vorzeitigen Ablösung der P., was sowohl für das Kind (Erstickung während des Geburtsvorganges) als auch für die Mutter (starke Blutungen) lebensgefährlich werden kann. Meist ist die Schnittentbindung notwendig. Sie ist im übrigen für Mutter und Kind die sicherste Maßnahme. Es besteht auch Verblutungsgefahr für das Kind durch Zerreißung des kindlichen Plazentaanteiles. Kinder, die bei Blutungen der kindlichen Plazenta überleben, haben häufig den sog. posthämorrhagischen Schock der Neugeborenen, der nur durch sofortige Bluttransfusion behoben werden kann.

Plazentahormone: Choriongonadotropin, Östrogene* und Progesteron* werden im Trophoblast* des Mutterkuchens (Plazenta*) gebildet.

Plazentainsuffizienz: mangelhafte Funktionen durch Überalterung des Mutterkuchens (z. B. durch Sklerose* der Zotten) oder durch Durchblutungsstörungen des Mutterkuchens. Kommt insbesondere bei Übertragung des Kindes vor, Gefahren vor allem für das Kind.

Plazentalösung: erfolgt normalerweise spontan, in einem gewissen Zeitabschnitt nach der Entbindung durch

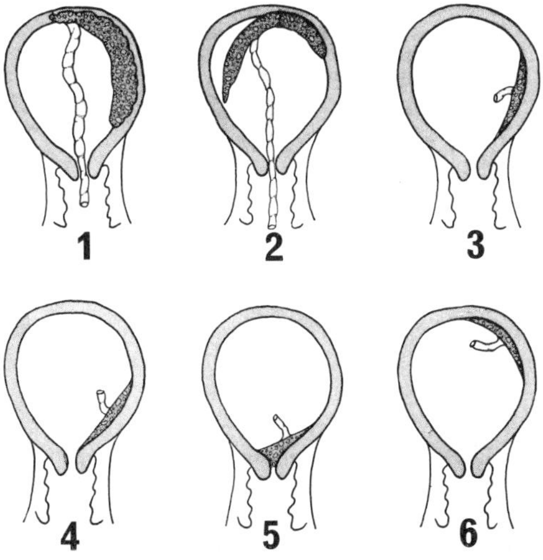

Plazentaformen: (1) Pl. accreta*; (2) Pl. adhaerens, festhaftende Pl., welche sich durch mangelnden Ausstoßungsmechanismus nicht löst. (3, 4 und 5) Pl. praevia*, die sich in den unteren Gebärmutterabschnitten festgesetzt hat, (6) normale Anwachsstelle der Pl. im oberen Abschnitt des Uterus.

die sog. Nachgeburtswehen. Bei festhaftender oder mit der Muskulatur verwachsener Plazenta muß jedoch eine operative Lösung erfolgen, hauptsächlich mit der in die Gebärmutter eingeführten Hand; Plazentareste müssen jedoch ausgekratzt werden.

Plazentalösung, vorzeitige: liegt vor, wenn es vor Beginn der Geburt zur teilweisen Ablösung des Mutterkuchens kommt. Dadurch entsteht akute Lebensgefahr für das Kind (Ersticken), in vielen Fällen auch für die Mutter durch starke Blutverluste. Sofortiges operatives Eingreifen notwendig. Häufigste Ursachen sind Schwangerschaftstoxikosen*, Verletzungen im Bauch- und Unterleibsraum, verspäteter Blasensprung, schwere Kreislauferkrankung der Mutter.

Plazentareste: Bleiben nach der Plazentalösung* noch Teile des Mutterkuchens in der Gebärmutter zurück, so besteht die Gefahr bedrohlicher Nachblutungen und Wochenbettinfektionen, deshalb Auskratzung erforderlich.

Plazentainfarkt: entsteht entweder durch Fibrinablagerung in nekrotischen Bezirken (weißer Infarkt = weißliche Fibrinknoten) oder seltener durch Thrombose (sog. roter Infarkt). In beiden Fällen besteht bei größerer Ausdehnung des Infarktgeschehens die Gefahr des Absterbens des Fetus.

Plegie f: motorische Lähmung von Gliedmaßen oder von Abschnitten derselben. Wird nur eine Seite betroffen, spricht man von Hemiplegie.

Pleozytose f: Zellvermehrung im Liquor cerebrospinalis, der normalerweise zellfrei ist. Rote Blutkörperchen finden sich bei Blutungen, weiße bei verschiedenen Formen von Entzündungen, so daß man aus Art und Gehalt der im Liquor enthaltenen Zellen wichtige Rückschlüsse auf Erkrankungen des zentralen Nervensystems ableiten kann.

Plessimeter n: Plättchen, welches man dem Körper zur Perkussion* auflegt.

Plethora f: Erhöhung der Blutmenge im Körper (normal ca 5 l) bei verschiedenen Erkrankungen von Herz, Lunge, Hypophyse usw.

Pleura f: Brustfell, kleidet als spiegelglatte, glänzende seröse Haut die Brusthöhle aus und geht als Umschlagsfalte direkt in die den Lungen anliegenden Umhüllungen über. Demnach unterscheidet man eine P. parietalis, welche direkt der Brustwand, dem Zwerchfell* und dem Mittelfell* anliegt, und die P. pulmonalis, die die gesamten Lungen umhüllt. Die beiden Blätter sind nur durch einen Haarspalt voneinander getrennt und haften durch Adhäsion* sehr stark aneinander, so daß die Lungenoberfläche automatisch die Bewegungen der Brustraumhöhle mitmacht.

Pleuraempyem n: eitriger Erguß im Brustfellraum.

Pleuraendotheliom n: s. Pleuramesotheliom*.

Pleuraerguß: Ansammlung von Flüssigkeit im Brustfellraum:

1. Exsudat*, durch Entzündung (Pleuritis*);
2. Transsudat*, durch Stauung oder Tumoren.

Pleurakarzinose f: Krebsmetastasierung in die Pleura, hauptsächlich bei Mamma-Karzinom (Brustkrebs).

Pleuralgie f: Nervenschmerzen der Pleura.

Pleuramesothelium n: relativ bösartiger Tumor, der von den Deckzellen der Pleura abstammt, meist mit blutdurchsetzten Pleuraergüssen verbunden ist und früh metastasiert.

Pleurapneumonektomie f: chirurgische Entfernung eines Lungenflügels mitsamt der Pleura.

Pleurapunktion f: Abzapfen von Pleuraerguß-Flüssigkeit zur Entlastung der Brustorgane oder zur Entnahme von Proben der Pleuraflüssigkeit für Untersuchungen mittels einer Hohlnadel, die in Rippenzwischenräume eingestochen wird.

Pleuraschwarte: Pleuraschwiele, die nach einer Pleuritis* durch Verwachsungen der beiden Pleurablätter mit bindegewebiger Verdickung entsteht.

Pleuritis f: entsteht als Folge entzündlicher, meist rheumatischer Erkrankungen des Herzbeutels oder von Infektionen der Lunge, vorwiegend Tuberkulose. Auslösende Momente sind Erkältungen, körperliche Schwäche oder Überforderung. Die trockene Brustfellentzündung (P. sicca) beginnt mit Reizhusten und Schmerzen auf der betroffenen Seite. Die Atmung wird beschleunigt und flach. Fieber fehlt meistens. Häufig entwickelt sich daraus die feuchte Brustfellentzündung (P. exsudativa), die durch zunehmendes Druckgefühl und Schmerzen auf der erkankten Brustseite, verbunden mit Atemnot und mäßigem bis hohem Fieber, gekennzeichnet ist. Der Patient legt sich automatisch auf die erkrankte Seite, um sie zu schonen. In der Regel kommt es zu einem Pleuraerguß*, der röntgenologisch erst ab 300 ml sichtbar wird. Die Sicherung der Diagnose erfolgt durch Punktion* und Biopsie* von Pleura und Lungenoberfläche.

Pleurodynie f: Myalgia epidemica. Eine durch den Coxsackie-Virus* hervorgerufene Infektion. Beim Einatmen treten anfallsweise Schmerzen im Brust- und Bauchbereich auf, verbunden mit Fieber und gelegentlichen Schüttelfrösten. Häufig kommt es auch zu einer trockenen Pleuritis*, gelegentlich zu einer Perikarditis und Peritonitis*.

Pleuroperikarditis f: gleichzeitige Entzündung von Brustfell und Herzbeutelblatt.

Pleuropneumonie f: gleichzeitige Brustfell- und Lungenentzündung.

Pleurorrhoe f: sich immer wieder erneuernder Pleuraerguß.

plexiform: geflechtartig.

Plexus m: netzartige Verflechtung von Gefäßen oder Nerven. Gleichzeitig anatomischer Begriff.

Plexus brachialis: Nervengeflecht der von den Rückenmarkssegmenten kommenden Nerven, aus dem die Armvenen hervorgehen.

Plombierung, extrapleurale: Bei Lungentuberkulose wird der kranke Lungenbezirk von der Brustwand chirurgisch abgetrennt und sackt schrumpfend zusammen. Die sich bildende Höhle wird mit einer Plombe aus Perlon, Paraffin oder ähnlichen, nicht resorbierbaren* Stoffen ausgefüllt.

pluriglandulär: mehrere Drüsen betreffend.

Pluripara f: Multipara, Mehrgebärende.

Pneumarthrotis f: Gasansammlung

in einem Gelenk, entweder durch gasbildende Bakterien oder durch Verletzungen.

Pneumatisation der Schädelknochen: die normale Entwicklung schleimhautbeschichteter, luftgefüllter Hohlräume, sog. Nebenhöhlen, im Stirn-, Keil-, Sieb- und Schläfenbein sowie in den Oberkieferknochen.

Pneumatozele f: Luftansammlung in Geweben.

Pneumaturie f: gashaltiger Urin bei bakteriellen Gärungsvorgängen in der Blase oder bei einem Fisteldurchbruch zum Mastdarm infolge eines Blasen- oder Mastdarmkrebses.

Pneumokokkus m (Diplococcus pneumonia): unbewegliche, grampositive, doppelt angeordnete Kokken in Form einer Kerzenflamme, hauptsächlich Erreger von Lungenentzündung, aber auch von Meningitis*, Peritonitis*, Otitis*, Konjunktivitis* usw.

Pneumokoniose (Pneumonokoniose) f: krankhafte Veränderungen der Lungen durch Inhalation von Staub.

Pneumolithen m: Lungensteine.

Pneumomykosen: Pilzerkrankungen der Lunge, gehören zu den sog. Systemmykosen*, d. h. Pilzbefall eines gesamten Organsystems, kommen praktisch nur bei bereits anderweitig bestehender, allgemeiner körperlicher Schwäche und mangelnder Abwehrbereitschaft vor.

Pneumonektomie f: chirurgische Entfernung eines Lungenflügels.

Pneumonia migrans: Pneumonie, die nacheinander auf verschiedene Lungenlappen überspringt.

Pneumonie f: Lungenentzündung. Hervorgerufen durch Bakterien (überwiegend Pneumokokken, aber auch Tuberkulose-, Milzbrand-, Pest-, Typhus-, Koli-, Influenza- und verschiedene sonstige Bakterien), Viren (= Virus-P.) und Pilze. Auch der Lungenspulwurm Ascaris lumbricoides* kommt als Erreger in Frage.

1. Man unterscheidet die sog. genuine = lobäre, kruppöse P., bei der sich die Entzündungsvorgänge auch in den Lungenalveolen, also im gesamten Lungengewebe, abspielen und die meist auf typische Bezirke der einzelnen Lungenlappen begrenzt ist (s. Abb. Seite 475). Der Beginn ist meist unvermittelt mit Schüttelfrost und mit hohem Fieber, schwerem Krankheitsgefühl, Pulsbeschleunigung, Kopfschmerz, stechenden Schmerzen in der betroffenen Brustgegend. Etwa nach dem 3. Tag kommt es zu einem rostbraunen Auswurf, bei unkompliziertem Verlauf erfolgt nach dem 7. Tag unter Schweißausbruch der kritische Abfall des Fiebers mit gleichzeitiger Pulsverlangsamung. Befürchtete Komplikationen sind Pleuritis*, Lungenabszeß, Lungengangrän*, Empyem*- und Bronchiektasen*.
2. Katarrhalische P. = Broncho-P., herdförmige P., lobuläre P. Geht in der Regel von den Bronchien und ihren Abzweigungen aus, von wo aus sie in das umgebende Gewebe infiltriert. Häufig als Folge einer allgemeinen Bronchitis, aber auch nach Masern, Diphtherie, Keuchhusten und Grippe. Das Fieber steigt im Gegensatz zur lobären P. langsam an und erreicht auch nicht die hohen Temperaturen, der Aus-

wurf ist schleimig bis eitrig; besonders gefährlich ist die sog. Grippe-P., die häufig in kurzer Frist zu blutig-seröser Anschoppung aller Lappen führt und tödlich endet.

3. Die interstitielle, plasmazelluläre P. (P. alba), hervorgerufen durch Pneumocystis carinii und nicht, wie man früher annahm, durch Syphiliserreger, tritt bei geschwächten, meist frühgeborenen Säuglingen auf und ist genau wie die käsige P. bei Lungentuberkulose eine Sonderform. Generell besteht die begründete Annahme, daß sich eine P. nur bei Störung der normalen Widerstandsfähigkeit (Resistenz) infolge von Unterernährung, Unterkühlung, Virusinfekten, Einatmung giftiger Gase, Alkoholvergiftung usw. entwickeln kann. Eine Sonderstellung nimmt die Aspiration (Ansaugen von Gasen, Flüssigkeiten oder festen Stoffen) als Ursache für die P. ein. Sie wird durch Störung der Gehirnfunktionen (Unfälle), Lähmung des Hustenreflexes, Störung der Zäpfchenfunktion (Verschlucken) und vor allem beim Erbrechen herbeigeführt. Für die Behandlung der P. ist es von großer Wichtigkeit, möglichst früh Bakterienkulturen mit Resistenzbestimmung sog. Antibiogramme anzulegen, damit das bestwirkende Antibiotikum festgestellt wird.

Pneumonie, atypische: Darunter versteht man die Virus-Pneumonie*.

pneumonisch: durch Lungenentzündung entstanden.

Pneumonomykose: Lungenentzündung bzw. -erkrankung, durch Pilze hervorgerufen. Candida*-Gruppen und Aspergillus sind die häufigsten Erreger (s. Mykosen*). Die Diagnose ist oft sehr schwierig, da es für eine P. keine spezifischen Anzeichen gibt. Bei allen Lungenerkrankungen, insbesondere bei immun*-schwachen Patienten, muß man differentialdiagnostisch immer an eine P. denken. Die Therapieerfolge sind noch nicht zufriedenstellend, die Sterblichkeit ist hoch.

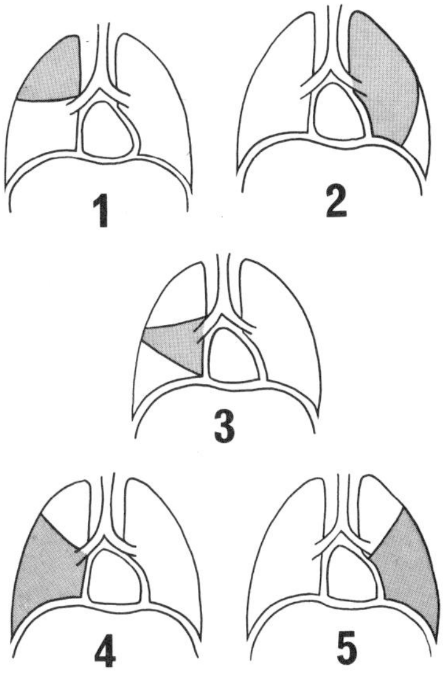

Pneumonie: Die Abb. zeigt die verschiedenen Lokalisationen von pneumonischen Infiltraten, (1) rechter Oberlappen, (2) linker Oberlappen, (3) Mittellappen, (4) rechter Unterlappen, (5) linker Unterlappen.

Pneumoperikard: Luftansammlung im Herzbeutel bei Brustwandverletzungen oder durch Eindringen von

Luft aus Lungen und Pleurahöhle, Gefahr des akuten Herztodes*.

Pneumoperitoneum: Luftansammlung in der Bauchhöhle:

1. krankhaft bei Durchbrüchen oder Zerreißung von Magen-Darm-Abschnitten oder durch Entzündungen mit gasbildenden Bakterien*;
2. durch künstliches Gaseinfüllen für die Röntgenkontrastdarstellung der Bauchorgane und als vorbereitende Maßnahme für die Laparoskopie*. Da die Methode mit Gefahren und Komplikationen verbunden ist, soll sie nur bei dringender Indikation durchgeführt werden.

Pneumopleuritis f: gleichzeitige Rippenfell- und Lungenentzündung.

Pneumopyelogramm: Auffüllung der Nierenbeckenkelche mit Gas zur röntgenologischen Darstellung.

Pneumoretroperitoneum n: Gaseinflößung in das hinter dem Bauchfell liegende Bindegewebe zur Röntgendarstellung von Nieren, Nebennieren und Bauchspeicheldrüse.

Pneumothorax m: Ansammlung von Luft im Brustfellraum, am häufigsten infolge Durchbruchs tuberkulöser Höhlen und nach Verletzungen von außen her. Oft mit blutigen oder serösen Ergüssen verbunden. S. Abb. rechts.

Pneumothorax, künstlicher: therapeutische Maßnahme bei Lungentuberkulose zur Ruhigstellung der Lunge; mit einem Spezialgerät werden unter Druck rd. 500 ml Luft oder Stickstoff in den Pleuraraum eingeblasen, wodurch es zur Kollabierung (Zusammenfallen) der Lunge kommt. S. Abb. rechts.

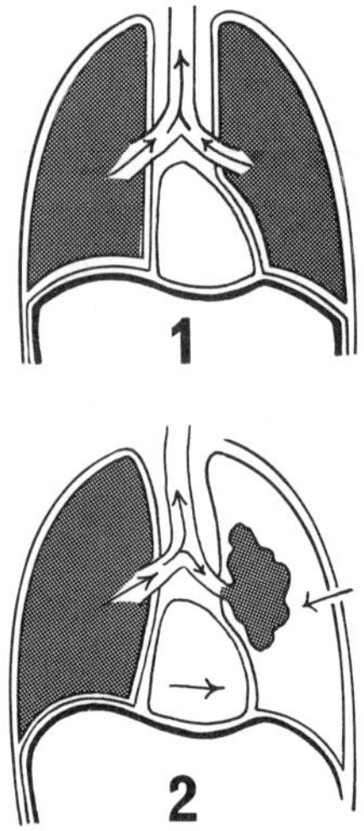

Pneumothorax: (1) normale Lungenverhältnisse; (2) zusammengesackte Lunge, nachdem von außen Luft in den Brustfellraum eingedrungen ist.

Pneumotyphus: Begleitpneumonie bei Typhus abdominalis* durch in die Lunge gestreute Typhusbakterien.

Pneumoureterogramm: Gasauffüllung des Harnleiters zur röntgenologischen Darstellung von Steinen oder Harnleitertumoren.

Pneumozephalus: Luftansammlung in den Hirnkammern.

Pneumozystogramm: Gasauffüllung der Harnblase zur röntgenologischen Darstellung von Tumoren, Steinen, Fremdkörpern und Divertikeln*.

Pocken (Variola major, Blattern): durch Luftübertragung oder direkten Kontakt entstehende, anzeige- und quarantänepflichtige Infektionskrankheit, die heute nur noch in Indien, Pakistan, Indonesien und abgelegenen

Zentralgebieten Afrikas und Südamerikas endemisch vorkommt. Erreger sind die P.-Viren. Bei uns hat die Erkrankung so weit an Bedeutung verloren, daß die gesetzliche Pflicht zur Pockenschutzimpfung außer Kraft gesetzt werden konnte. Die Erkrankung ist hochgradig ansteckend. 2–4 Tage vor dem Auftreten der rötlich gefleckten Knötchen, die sich in 6 Tagen über Bläschen zu Pusteln entwickeln und dann um den 12. Tag trocken verkrusten, kommt es zu allgemeiner Schwäche mit Übelkeit, Kopfschmerzen und Fieber bis zu 41 °C. Nach dem Abfallen der Krusten bleiben vielfach die typischen verunstaltenden Pockennarben zurück. Tritt der Ausschlag von Beginn an mit Blutungszeichen und Übergriffen auf die Schleimhäute auf, ist der Verlauf unabwendbar tödlich. Eine spezielle Behandlung gibt es nicht. Die Schutzimpfung wirkt vorbeugend und schwächt bei Ansteckung den Krankheitsverlauf entscheidend ab. Sie ist jedoch durch das Auftreten einer meist tödlich verlaufenden Entzündung von Gehirn und Rückenmark durch Sekundärinfektion der Augen und schwere Störungen des Allgemeinbefindens risikobehaftet, so daß es schwerfällt, bezüglich einer Verweigerung der Impfung die richtige Entscheidung zu fällen. Impfung nicht vollkommen gesunder Personen darf auf keinen Fall erfolgen. S. Abb. rechts und Seite 478.

Pockenschutzimpfung: Die Erreger werden Kühen eingeimpft und dadurch entscheidend abgeschwächt. Von diesen Kühen wird dann die sog. Kuhpockenlymphe gewonnen, mit der die Impfung durchgeführt wird. Sie war seit 1874 Gesetz und mußte als sog. Erstimpfung im Verlauf des 1. Geburtsjahres erfolgen. Die Zweitimpfung wurde innerhalb des 12. Lebensjahres durchgeführt. Mit einem Impflanzett werden zwei nebeneinanderliegende Hautritzungen durchgeführt, und auf diese wird die Pockenlymphe aufgetragen. Bei erfolgreicher Impfung entstehen an diesen Stellen die sog. Impfblattern. Durch die Impfung werden im Körper wirksame Abwehrstoffe, sog. Antigene, erzeugt. Durch die systematische Impfung über ein Jahrhundert sind die Pocken bei uns praktisch vollständig zum Verschwinden gekommen, so daß der Gesetzgeber die Impfpflicht aufheben konnte. Komplikationen der P. sind die sog. Impfschäden oder Vakzinationsschäden. Die harmloseste Form ist eine Virusverschmierung an andere Stellen als in die Impfstellen, wodurch es zu einer Vielzahl von Impfpusteln kommen kann. Besonders gefährlich ist die Pockeninfektion bei

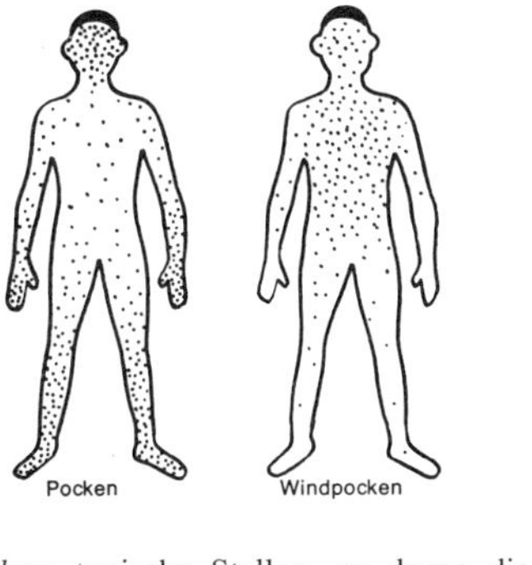

Pocken: typische Stellen, an denen die Blattern auftreten. Im Gegensatz dazu Windpocken (rechts).

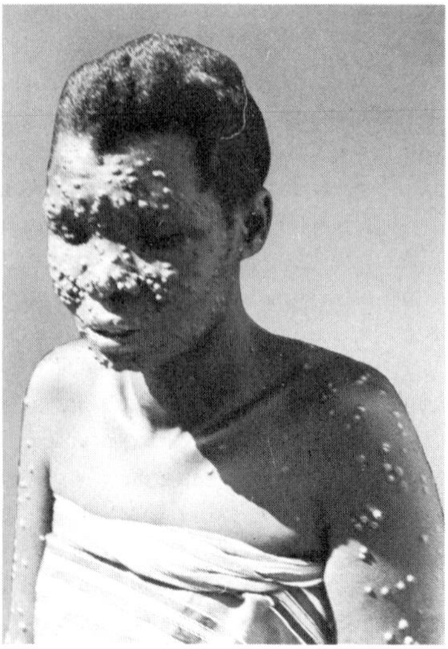

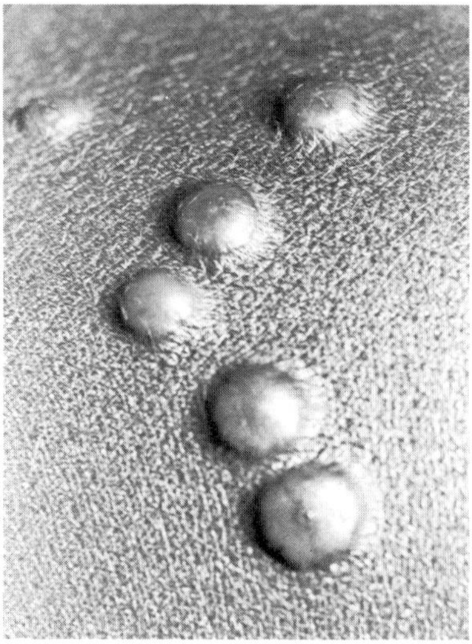

Pocken: im Stadium der Blatternbildung (Eruption). Blattern (vergrößert) im Eruptionsstadium (rechts).

ekzemerkrankten Kindern, die häufig zur Pocken-Enzephalitis* führt. Ferner kommt es gelegentlich zur Ulzeration, d. h. zur Bildung eines Ulcusgeschwürs an der Impfstelle, und in schwierigen Fällen zur tiefreichenden Gangrän* des betroffenen Gewebes.

Podagra n: Gicht* der großen Zehe, das sog. Zipperlein.

Podalgie f: Fußschmerz.

Poikilodermie f: keine eigentliche Hautkrankheit, sondern vielgestaltige Erscheinungen, wie grobscheckige Fleckungen bei verschiedenen Hauterkrankungen, z. B. bei Mycosis fungoides*, Dermatomyositis* usw.

Poikilotherme: Kaltblüter, ihre Stoffwechsel- und Lebensprozesse sind von der Außentemperatur, der sie ihre Körpertemperatur angleichen, weitgehend abhängig. Hierzu gehören u. a. Fische, Lurchtiere und Reptilien. Gegenteil sind Homoiotherme (Warmblüter), zu denen die Säugetiere gehören. Sie haben konstante Körpertemperatur, die von der Außentemperatur weitgehend unabhängig ist.

Poikilozytose: bei perniziöser Anämie* verändert ein großer Teil der roten Blutkörperchen die runde Gestalt und nimmt dann die Form von Birnen, Keulen, Hufeisen usw. an.

Poliklinik f: Krankenhaus, in dem überwiegend ambulante* Untersuchungen und Behandlung von nichtbettlägerigen Patienten stattfindet.

Poliomyelitis f (spinale Kinderlähmung, Heine-Medin-Krankheit): durch Polioviren der Serotypen I bis III endemisch-epidemisch bis panendemisch auftretende, über den Ma-

gen-Darm-Trakt übertragbare, anzeigepflichtige Infektionskrankheit.
Die Neuerkrankungen an P. sind seit der systematischen Durchführung der Schluckimpfung glücklicherweise so stark zurückgegangen, daß man sie bereits als selten bezeichnen kann. Diese Tatsache darf jedoch keineswegs zu der gefährlichen Annahme verleiten, daß die Krankheit besiegt und Vorbeugung nicht mehr nötig sei. Nur eine Fortführung und absolute Konsequenz der Schluckimpfungen können unsere Kinder und jungen Erwachsenen vor dieser heimtückischen Krankheit schützen. Die P. bietet kein einheitliches Krankheitsbild. Die Ursachen für das zeitweilig endemische oder epidemische Auftreten sind weitgehend unbekannt. Es gibt Formen, die relativ unauffällig mit Fieber, Kopfschmerzen, Angina und Magen-Darm-Störungen verlaufen und dabei an eine Grippe denken lassen. In weiteren Fällen kommt es zusätzlich zu Muskelverkrampfungen, hauptsächlich im Nacken und Rücken, wobei ein Widerstand gegen Nackenbeugen besteht. Treten noch keine Lähmungen auf, so spricht man von der nicht paralytischen Form. Die klassische Lähmung tritt fast immer akut, oft über Nacht auf und befällt den vorher normal beweglichen Patienten. Es kommt zu Zittern und Muskelschwäche, Kauschwäche, Stimmveränderungen, Schluck- und Riechschwierigkeiten und schließlich zur lebensbedrohlichen Atemlähmung. Gefürchtetste Spätfolgen sind verstümmelnde Deformierungen des Skelett- und Muskelsystems, Nierenerkrankungen und Corpulmonale. Sind erst einmal Lähmungen aufgetreten, so ist der Verlauf – Heilung, Verkrüppelung, Tod – völlig offen und kann auch durch modernste personelle und apparative Ausrüstung nur unwesentlich beeinflußt werden. Am ehesten gelingt es bei sachgemäßer Behandlung noch, schwere Verkrüppelungen zu verhindern. Daß jede erkannte oder verdächtige Polio-Erkrankung schleunigst klinischer Spezialbehandlung zugeführt werden muß, versteht sich trotz der teilweise entmutigenden Therapieerfolge von selbst. Gerade bei diesem Schreckgespenst einer Krankheit hat sich als sicherste und ungefährliche Vorbeugungsmaßnahme die Impfung in einem solchen Ausmaß bewährt, daß ihre Unterlassung als unverständlich und unverantwortlich gebrandmarkt werden muß.

Poliosis f: Grauwerden der Haare.

Polioviren: Erreger der Poliomyelitis*, zur Gruppe der Enteroviren* gehörend, unterschieden in den Typ I Brunhilde, Typ II Lansing und Typ III Léon.

Pollakisurie f: »Oftharnen«, andauernder Harndrang, jedoch nur Entleerung kleiner Urinmengen als Folge von Blasenreizung bei Entzündungen, Steinen, Prostataerkrankungen usw. Nicht zu verwechseln mit Polyurie*.

Pollenkrankheit: s. Heufieber*.

Pollex m: Daumen.

Pollution: nächtlicher Samenerguß, meist im Traum.

Pollutiones feminae: Absonderung aus den Bartholini-Drüsen der Frau bei sexueller Erregung oder Masturbation*.

poly-: als Vorsilbe in der Bedeutung

von »viel«, »mehrere«, »übermäßig«, »gesteigert«.

Polyämie f: s. Plethora*.

Polyarthritis f: Entzündung mehrerer Gelenke gleichzeitig, übergeordneter Begriff für Gelenksentzündungen verschiedener Ursachen.

P., primär chronische (rheumatoide Arthritis): ist eine der häufigsten Gelenkserkrankungen. Es handelt sich um eine nicht entzündliche, fast immer das gesamte Skelettsystem befallende Erkrankung. Die Ursachen sind nicht bekannt, der Beginn ist gewöhnlich schleichend mit allgemeiner Müdigkeit, Gewichtsverlust, vermehrter Schweißbildung und Spannungsgefühl in Händen und Fingern. Später kommt es zu den charakteristischen Schwellungen der Gelenke, die mit Steifigkeit, Hitzegefühl und Schmerzen reagieren. Die unter der Haut liegenden »Rheumaknötchen« finden sich nur bei 20 %, vergrößerte Lymphknoten jedoch bei 30 % der Patienten. Typisch sind der sogenannte »positive Rheumafaktor«, eine serologische Laboruntersuchungsmethode, und die Röntgenbefunde. Eine Voraussage über den Verlauf kann in keinem Fall gemacht werden. Die Statistik besagt, daß nach 10jähriger Krankheit 15 % bettlägrig, 35 % gehfähig, aber invalidisiert sind und 50 % arbeitsfähig bleiben.

Polyarthrosis deformans f: Arthrosis deformans*, die mehrere Gelenke befällt.

Polydaktylie f: Vorhandensein von mehr als fünf Zehen bzw. Fingern je Fuß oder Hand.

Polydipsie f: krankhafter Durst und damit verbundenes, vermehrtes Trinken bei Diabetes mellitus*, Diabetes insipidus*, bei Psychopathen*.

Polygalaktie: abnorme Milchproduktion bei Wöchnerinnen.

Polyglobulie f: Vermehrung roter Blutkörperchen als Begleiterscheinung verschiedener Ursachen, wie beispielsweise kompensatorisch bei Sauerstoffmangel (Aufenthalt in größeren Höhen), bei Lungenemphysem*, Herzinsuffizienz*, Herzfehler* usw. oder bei chronischen Reizen durch chemische Substanzen. Im Gegensatz dazu die durch Störung der blutbildenden Organe entstehende Polyzythämie*, die die gleichen Symptome hat.

Polymelie: überzählige Gliedmaßen.

Polymenorrhoe f: zu häufige Regelblutung, kommt durch eine Verkürzung der Zeit zustande, in der das Follikel* oder das Corpus-luteum-Hormon* wirksam ist.

Polymyalgia rheumatica: kommt meist bei älteren Menschen vor und ist eine von der Ursache her unklare, entzündliche Multiorganerkrankung. Charakteristisch sind die ausgeprägte Morgensteifheit der Muskeln mit oft extremer Bewegungsbehinderung sowie die nach längeren Ruhepausen verstärkten Schmerzen, vor allem im Nacken-, Schulter- und Beckengürtel. Begleiterscheinungen sind Müdigkeit, Depressionen* und Gewichtsabnahme.

polymorph: vielgestaltig.

Polymyositis acuta: akute Muskelentzündung, mehrere Muskeln betreffend, sehr schmerzhaft.

Polyneuritis f: ausgedehnte Sensationen, die die Motorik und Empfindung mehrerer peripherer* Nerven betreffen. Ursachen sind chronische Vergiftungen, z. B. durch Blei, Alkohol, Sulfonamide* usw., Infektionen, Stoffwechselkrankheiten, Vitaminmangel und Ernährungsstörungen. Die Symptome entwickeln sich langsam über einen längeren Zeitraum und bestehen in Schmerzen, Muskelschwäche, Ermüdbarkeit und Störungen der Sensibilität*. Wichtig ist es, nach Ursachen zu forschen und diese auszuschalten.

Polyneuropathie: Erkrankung von peripheren* Nerven und ihrer Häute mit entsprechenden Ausfällen der Empfindungs- und Bewegungsfähigkeit. Die *diabetische* P.* ist eine gefürchtete Nebenerscheinung mit Empfindungsstörungen, überwiegend der Beine. Sie tritt bei schlecht therapierter oder lang andauernder Zuckerkrankheit auf.

Polyoma-Virus (siehe Viren*): löst nur bei immunschwachen Menschen indifferente Infektionen, vor allem der Nieren, aus. Die bei Tieren nachgewiesene Auslösung von bösartigen Tumoren konnte beim Menschen nicht festgestellt werden.

Polyorchidie f: Es sind mehr als zwei Hoden angelegt.

Polyp m: Schleimhautgeschwulst, die einen Stiel hat, meist Folge von chronischen Entzündungen.

Polypapilloma tropicum: s. Frambösie*.

Polyphagie f: Gefräßigkeit, Vielfresserei. Oft ein Symptom bei dekompensiertem* Diabetes mellitus*.

Polypionie f: s. Fettsucht*.

Polypnoe f: beschleunigte Atmung.

Polyposis intestinalis: sind Erkrankungen des Magen-Darm-Traktes, gekennzeichnet durch eine Vielzahl von Polypen* (mehrere hundert). Typische Vertreter dieser Erkrankung sind:

1. *Adenomatosis* coli mit zahlreichen Polypen im Dickdarm* und einem malignen* Entartungsrisiko zwischen 70 und 100 %.
2. *Peutz-Jeghers-Syndrom* mit überwiegender Polypenbildung im Dünndarm. Das Entartungsrisiko ist hier gering.

Polypragmasie f: eigentlicher Sinn = »Vielgeschäftigkeit«; im medizinischen Sinn Verwendung einer übermäßigen Zahl von Arzneimitteln, meist in der vagen Hoffnung eingenommen oder auch verabreicht, »daß schon eines dabeisein wird, welches hilft«.

Polysklerose f: s. Multiple Sklerose*.

Polytrauma: auch Mehrfachverletzung; in der Regel schwerwiegende, oft lebensbedrohliche Verletzungen mehrerer Körperregionen oder mehrerer Organe (Thorax*, Abdomen*, Schädel*, Extremitäten*), meist in Kombination mit Weichteilzerstörungen, Knochenbrüchen und (inneren) Blutungen. Die häufigsten Polytraumen sind Kombinationsverletzungen wie Bauch-Brust-Traumen und Schädel-Hirn-Traumen. Die wichtigsten Sofortmaßnahmen sind Schockbehandlung, ggf. Blutstillung, Erhaltung der vitalen Funktionen (Atmung, Herztätigkeit, Kreislauf) und schnellstmöglicher Transport (Hubschrauber) in die Klinik. Hauptursachen sind Unfälle (vorwiegend Verkehr) und schwere Mißhandlungen. Die Todesrate liegt zwischen 30 und 80 %.

Polytrichie f: starke, über die Norm hinausgehende Behaarung.

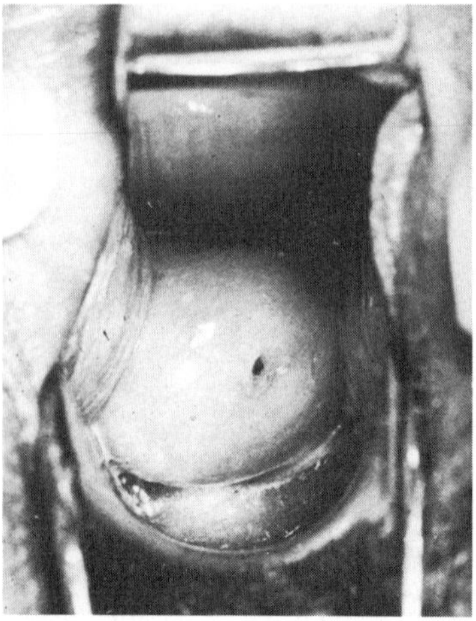

Portio, normale, unverdächtige: bei Spekulumeinstellung. Die Portiooberfläche ist völlig glatt, von normalem Plattenepithel bedeckt. Der Muttermund ist grübchenförmig. Im Zervikalkanal erkennt man klaren und durchsichtigen Zervikalschleim, der um die Zyklusmitte meist reichlicher aus dem äußeren Muttermund hervorquillt (aus: »diamed-serie«, Bayer AG Leverkusen).

Polyurie f: krankhafte Steigerung der Harnausscheidung, häufig bei Diabetes insipidus*, Diabetes mellitus* und bei medikamentöser Ödemausschwemmung.

Polyzythämie f: überschießende Blutbildung im Knochenmarksgewebe mit krankhafter Vermehrung der roten Blutkörperchen auf 6–10 Mio. mm^3. Die Milz ist vergrößert. Haut und Schleimhäute deutlich gerötet, der Blutdruck meist erhöht. Blutungen im Magen-Darm-Trakt und im Gehirn sowie Thrombosebildung sind eine häufige Folge.

Pons m: Brücke, Steg; Hirnteil, anatomischer Begriff.

Poples m: Kniekehle, Kniebeuge.

popliteus: die Kniekehle betreffend.

Poren f: Ausführungsgänge der Schweißdrüsen in der Haut.

Poriomanie f: krankhafter Wanderdrang bei Psychopathen und Oligophrenen*.

Porphyrie f: Porphyrin-Stoffwechselentgleisung, führt zu verschiedenen Symptomen, vor allem zu Magen-Darm-Krämpfen, Nervenlähmungen und, in Sonderform, zu Lichtempfindlichkeitsreaktionen der Haut.

Porta f: Pforte, Zugang, anatomischer Begriff.

portal: zur Pforte gehörig, speziell jedoch auf die Pfortader* bezogen.

Portio vaginalis uteri f: Teil des Gebärmutterhalses, der in die Scheide hineinragt. S. Abb. links.

Portioerosion f: Durch Verlust von Plattenepithel am Muttermund wird das Bindegewebe freigelegt und entzündlich verändert.

Portiokarzinom n: Krebs des Gebärmutterhalses.

Porus m: Ausgang. Öffnung.

post-: als Vorsilbe in der Bedeutung von »hinten«, »nachher«, »folgend«.

posterior: hinterer, nachfolgender.

posterior-anterior: von hinten nach vorne.

Posthitis f: Vorhautentzündung.

postkommotionelles Syndrom: Folgezustände nach nicht fachgemäß oder nicht ausreichend behandelten Gehirnerschütterungen, wie Kopfschmerzen, Konzentrationsschwäche, Schwindel, Übelkeit usw.

postmortal: nach dem Tode.

postnatal: die Zeit nach der Geburt.

postprandial: nach der Mahlzeit.
posttraumatisch: nach der Verletzung, nach dem Unfall.
Potator m: Trinker, Säufer.
Potatorium n: Trinksucht.
Potentia, Potenz f: im eigentlichen Sinne »Fähigkeit«, speziell jedoch die Fähigkeit, den Geschlechtsverkehr auszuüben (P. coeundi = Fähigkeit zum Beischlaf, P. generandi = Zeugungsfähigkeit, P. concipiendi = Empfängnisfähigkeit).
Potenz: s. Potentia*.
Potenzierung: Verstärkung einer Wirkung, z. B. durch Kombination mehrerer Arzneimittel.
Potomanie f: Trunksucht.
Poxviren: Pockenviren, Erreger der Pocken.
Prä, prä (auch prae, pre in der Anatomie*): als Silbe bei vielen medizinischen Begriffen vorangesetzt mit der Bedeutung »vor«, »vorangehend«, »Vorstadium«.
praecox: vorzeitig, frühreif.
Prädetermination f: Vorausbestimmung.
Prädilektionsstelle: bevorzugte Stelle zur Entwicklung von Krankheiten.
Prädisposition: Veranlagung, s. Disposition*.
Präklampsie f: Schwangerschaftstoxikose, gekennzeichnet durch Blutdruckerhöhung, Eiweißausscheidung im Urin und Bildung von Ödemen infolge einer ungenügenden Anpassungsfähigkeit des weiblichen Organismus an die Schwangerschaft. Kann in die lebensgefährliche Eklampsie* überleiten.
präepileptisch: dem epileptischen Anfall vorausgehend.
präformiert: vorgebildet, bereits vorhanden, (im Gegensatz zur »erworbenen« Immunität*) blutgruppen*-serologisch* vorgebildete natürliche Antikörper*, deren Vorhandensein ohne vorangehende Immunisierung* zustande kam.
Präkanzerose f (präkanzerös): Gewebeveränderungen, häufig in Krebs übergehend.
Präklimakterium n: die Zeit unmittelbar vor den Wechseljahren, in der es zu ersten Unregelmäßigkeiten im Menstruationszyklus kommt.
pränatal: die Zeit vor der Geburt.
Präputium n: s. Vorhaut*.
Präservativ n: s. Kondom*. Überzug aus Gummi, Latex etc. für den Penis* zur Schwangerschaftsverhütung*.
präventiv: vorbeugend, verhütend.
Präziptine: Antikörper*, welche unlösliche Antigen-Antikörper*-Verbindungen bilden, die in Lösungen als Niederschlag sichtbar werden.
Prellung: stumpfe Verletzung durch einen Stoß.
Presbyakusis f: Altersschwerhörigkeit. Innenohrschwerhörigkeit.
Presbyophrenie f: Sonderform der senilen Demenz* mit übertriebener Heiterkeit.
Presbyopie f: Alterssichtigkeit mit Verlust des Naheinstellungsvermögens.
Preßwehen: die nach den Eröffnungswehen (Eröffnungsperiode) folgenden starken Zusammenziehungen der Gebärmutter in der sog. Austreibungsphase mit gleichzeitiger reflektorischer Anspannung der Bauchmuskulatur, was zum Herauspressen des Kindes führt.
Priapismus m: krankhafte und schmerzhafte Dauererektion des

männlichen Gliedes ohne sexuelle Erregung, nicht mit Wollust, Orgasmus* und Ejakulation* in Zusammenhang stehend. Als Folge von Rückenmarkserkrankungen, Blockierung des venösen Abflusses im Glied, z. B. bei Blasenkrebs, Prostataerkrankungen usw. Wichtig ist eine frühzeitige und richtige Behandlung, da sonst sehr häufig Impotenz* die Folge ist.

primär: von primus = der Erste abgeleitet.

Primäreffekt m (PA): erstes Sichtbarwerden einer Krankheit, speziell gebraucht für den ersten syphilitischen Ausschlag.

Primäreffloreszenz f: Begriffbestimmung für die grundlegenden Erscheinungsfromen von Hautkrankheiten:

1. Fleck (Macula);
2. Quaddel (Urtica);
3. Knötchen aus festem Gewebe (Papula): a) Knoten (Tuberculum), b) Knollen (Phyma), c) Geschwulst (Tumor);
4. Bläschen (Vesicula) mit Hohlräumen: a) Blase (Bulla), b) Eiterbläschen (Pustula), c) Zyste (Cystis). Zum Unterschied: Sekundäreffloreszenz*.

Primärheilung: = »per primam intentionem«, s. Wundheilung*.

Primärtumor m: die zuerst auftretende Geschwulst, von der Tochtergeschwülste, sog. Metastasen, ausgehen können.

Primipara f: Erstgebärende.

primordial: ursprünglich.

Prinzmetal-Angina: Angina - pectoris*-Variante, bei der es zu den gleichen Beschwerden kommt wie bei der Angina pectoris*. Ursache der P. ist eine vorübergehende spastische* Verengung der Herzkranzgefäße (Gefäßspasmus) mit entsprechenden Schmerz- und Krankheitserscheinungen. Die P. kann auch bei normalen, nicht geschädigten Herzkranzgefäßen auftreten.

Probeabrasio f: Ausschabung der Gebärmutterschleimhaut für diagnostische Untersuchungen.

Probeexzision f: operative Entnahme von Gewebsstückchen aus kranken Organen zur diagnostischen Untersuchung.

Probelaparotomie f: Eröffnung der Bauchhöhle zur direkten Besichtigung der Bauchorgane und Feststellung evtl. Erkrankungen oder chirurgischer Therapiemaßnahmen.

Probepunktion: Punktion* von Körperhöhlen, Organen, Geweben, Tumoren, Abszessen usw. zur Entnahme von Sekret oder Gewebe für diagnostische Untersuchungen.

Processus m (= Apophysis f): Fortsatz, anatomischer Begriff.

Proctos m: After, aber auch Mastdarm.

Prodrom n: Vorläufer (prodromal = vorausgehend).

Prodromalerscheinung, -stadium: Symptom bzw. Zeitraum, den eigentlichen Krankheitserscheinungen vorausgehend.

profundus: tief, in der Tiefe liegend.

profus: stark ausgeprägt, reichlich.

progenitalis: die Geschlechtsorganeregion betreffend.

Progenitur f: Nachkommenschaft.

Progerie f: Vergreisung im Kindesalter mit mangelnder Entwicklung der Intelligenz als Folge von Insuffizienz mehrerer endokriner Drüsen*.

Progesteron: s. Corpus luteum*.

Prognose, Prognosis f: Beurteilung, Vorhersage des Krankheitsverlaufes.
progredient, progrediens, progressiv: fortschreitend.
Proktalgie f: krampfartige, nervös bedingte Schmerzen im Mastdarm.
Proktitis f: Entzündung des Mastdarmes und des anliegenden Bindegewebes.
Proktorrhagie f: Mastdarmblutung.
Proktoskopie f: s. Rektoskopie*.
Prolaps, Prolapsus m: Vorfall von Organen durch die normalen Körperöffnungen, z. B. Mastdarm-P. durch den After, oder durch künstliche Öffnungen, z. B. Hirn-P. nach Zertrümmerung der Schädeldecke.
Prolapsus ani et recti: Aftervorfall.
Prolapsus cerebri: Hirnvorfall.
Prolapsus recti: Vorfall des Mastdarmes.
Prolapsus uteri: Gebärmuttervorfall.
Prolapsus vaginae: Scheidenvorfall.
Proliferation f: überschießende Neubildung von Zellen entweder als Folge von Entzündungen oder beim Wachstum gut- bzw. bösartiger Tumoren.
prominens: vorragend, bekannte Bezeichnung für den 7. Halswirbel = Vertebra prominens, wegen seines vorragenden Dornfortsatzes.
Prominentia f: Vorsprung, speziell Knochenvorsprünge, als anatomischer Begriff.
Promiskuität f: Geschlechtsverkehr mit häufig wechselnden Partnern.
Promotion f: Erlangung des akademischen Doktorgrades.
Pronation f: a) Einwärtsdrehen des Armes, so daß die Handfläche fußwärts zeigt; b) Absenken des inneren Fußrandes (Gegenteil ist Supination*).
Propädeutik: wissenschaftlicher Einführungsunterricht.
prophylaktisch: vorbeugend, verhütend.
Prophylaxe f: Verhütungs- bzw. Vorbeugungsmaßnahme, um gesundheitliche Schäden abzuwenden oder bereits in frühen Stadien zu erfassen und zu beeinflussen.
proprius: eigen, allein zugehörig.
Prostata f: Vorsteherdrüse, normalerweise bis pflaumengroß, ziemlich derb, bestehend aus ca. 50 einzelnen Drüsen, die in Muskulatur eingebettet sind. Beim Samenerguß sondert sie das Prostatasekret* ab.
Prostataabszeß: Vereiterung der entzündeten Prostata, die nicht selten zu einer rasant verlaufenden septischen* Allgemeininfektion* mit tödlichem Ausgang führt.
Prostataadenom n: richtige Definition für die allgemein übliche Bezeichnung »Prostatahypertrophie«*.
Prostatahypertrophie f: häufigste Erkrankung dieses Organes. Adenom*-Wucherung der um die Harnleiter liegenden Prostatadrüsen durch Verschiebung des Verhältnisses der männlichen zu weiblichen Sexualhormonen durch verminderte Produktion von männlichen Hormonen. Die typischen Merkmale bestehen in verzögertem und anstrengendem Wasserlassen, schwachem und dünnem Harnstrahl, der oft zweigeteilt ist, Nachturinieren, Harnverhaltung und gleichmäßig vergrößerter, jedoch nicht verhärteter Prostata.
Prostatakarzinom n: Prostatakrebs; macht im Prinzip dieselben Erscheinungen wie die Prostatahypertrophie*, jedoch ist die Drüse »steinhart«

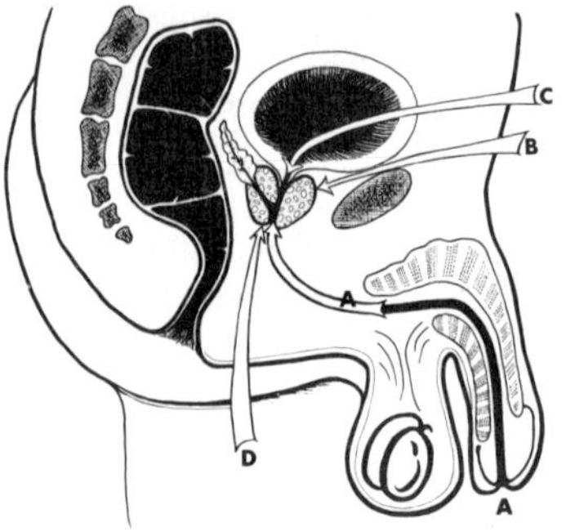

Prostataresektion: Zur Entfernung der Prostata auf operativem Wege gibt es verschiedene Zugangsmäglichkeiten. (A) transurethrale Resektion mit Elektrokaustik, d. h., über die Harnröhre wird unter direkter Betrachtung mit Hilfe eines Urethroskops die Prostata entfernt. (B) suprapubisch-extravesikal wird unmittelbar über der Symphyse* außerhalb der Blase eingegangen und von der hinteren Harnröhre her das Adenom entfernt. (C) suprapubisch-transvesikal: Nach Eröffnung der Blase wird das Adenom mit den Fingern ausgeschält und/oder das entstandene Wundbett mit Tamponaden und Nähten versorgt. (D) perineal-extravesikal: Operationszugang auf kürzestem Wege durch den Damm zwischen Penis und After. Technisch schwierig, doch für den Patienten am besten verträglich. Häufige Durchtrennung der Pudendusnerven führt zur Impotenz, deshalb bei Patienten mit intakter Libido* abzulehnen.

und »knotig«. Entwickelt sich unter hormonellen Einflüssen aus dem Drüsengewebe und wächst von der Kapsel her in das Adenom hinein. Das Wachstum des Tumors selbst ist verhältnismäßig langsam, führt aber schon relativ früh zur Aussaat von Metastasen, bevorzugt in die Knochen. Als Folge treten, meistens bevor der Primärtumor erkannt wird, Schmerzen im Becken und in der Wirbelsäule und ischiasähnliche Beschwerden auf. Häufiger Hinweis auf Knochenmetastasen sind spontane Knochenbrüche (ohne Gewalteinwirkung). Labordiagnostischer Hinweis ist die Erhöhung der sauren Serumphosphatase. Das P. kann, auch nach Metastasenbildung (im übrigen als bisher einzige Krebsart), erfolgreich mit weiblichen Sexualhormonen behandelt werden; hierbei sind die Resultate in der Regel wesentlich besser als durch operative Eingriffe.

Prostataresektion f: Entfernung der Vorsteherdrüse; s. Abb. links.

Prostatasarkom n: seltene, vom Bindegewebe ausgehende Krebsform der Vorsteherdrüse.

Prostatasekret: dünne, weißlich-trübe Flüssigkeit mit dem für den Samen typischen Geruch, die durch den Gehalt an saurer Phosphatase und Zitronensäure von leicht saurer Reaktion ist und den Hauptbestandteil der Samenflüssigkeit bildet.

Prostatasteine: entstehen aus Eiweißteilchen, den sog. Prostatakörperchen, die sich durch Entwässerung verdichten und dann verkalken, oder durch Umlagerung von abgeschilfertem Drüsenepithel mit Kalksalzen. Gefahr entsteht durch Abszeßbildung.

Prostataektomie f: Im Gegensatz zur Prostataresektion wird hier auf operativem Wege die Prostata freigelegt, ausgeschält und entfernt.

Prostatitis f: Entzündung der Vorsteherdrüse, meistens Mischinfektion durch Koli- und Kokkenbakterien über die Harnwege oder durch Aussaat auf dem Blutweg. Entweder als akute oder als chronische Form, bei der dann häufig auch andere Geschlechtsorgane, insbesondere die Samenblasen, mitbetroffen sind, sog. Adnexitis des Mannes.

Prostration f: extreme körperliche Erschöpfung.

Proteasen: Enzyme*, die durch Auflösung Eiweiß abbauen (Proteolyse*).

Proteide: »zusammengesetzte Eiweiße«. Sie sind in der Hauptsache aus verschiedenen Aminosäuren zusammengesetzt, enthalten aber zusätzlich verhältnismäßig leicht abzuspaltende Bestandteile wie Kohlenhydrate, Fette, Eisen- und Phosphorverbindungen usw. Sie stellen wesentliche Bestandteile der lebenden Materie dar.

Proteine: Ursprüngliche Definition war »einfache Eiweißkörper, die nur aus Aminosäure* bestehen«. Nach heutiger Definition zählen zu den P. jedoch auch Eiweißkörper, welche Fremdbestandteile in fester Bindung enthalten. Nach der Form ihrer Moleküle unterscheidet man globuläre (Albumine und Globuline) und fibrilläre (z. B. Gerüsteiweiße, Kollagen, Keratin usw.) P. sowie Mischformen, wie Myosin, Fibrinogen usw.

Protein-Energie-Mangelsyndrome: sind meist in tropischen Entwicklungsländern vorkommende Ernährungsmangelkrankheiten. Man unterscheidet zwischen *Marasmus* (die kalorisch bedingte Unterernährung) und *Kwashiorkor* (das reine Protein*-Mangelsyndrom). *Marasmus* ist gekennzeichnet durch starke Wachstumshemmung, greisenhaftes Aussehen infolge von starker Abnahme des Fettgewebes, durch Muskelatrophie*, ausgeprägtes Hungergefühl und durch den »ängstlichen Blick«, die Leber ist

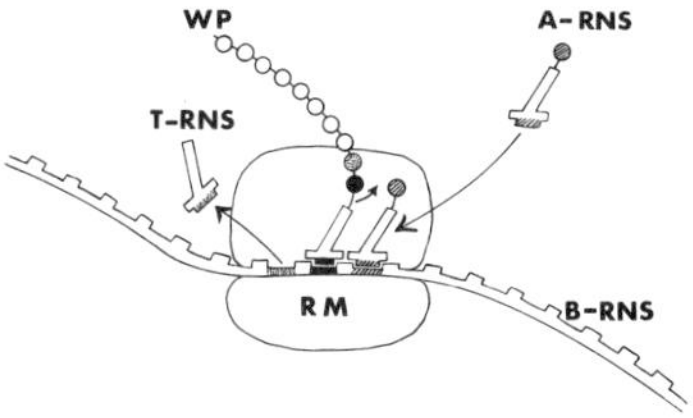

Proteinsynthese

nicht vergrößert, Ödeme fehlen. *Kwashiorkor* ist gekennzeichnet durch die typisch ausgeprägten Ödeme, die eine normale Ernährung vortäuschen können, vergrößerte Fettleber*, häufigen Durchfall, schlechten Appetit, leichten Haarausfall und apathische* Verhaltensweisen. Häufig kommen zu den P.-Avitaminosen* vor allem die Pellagra* hinzu.

Proteinkörperbehandlung: Injektionen mit körperfremden Eiweißen mit dem Ziel, durch »Umstimmungstherapie« Heilungsvorgänge anzuregen; wissenschaftlich umstrittene Methode.

Proteinsynthese: Sie besteht in einem Aneinanderreihen der 20 verschiedenen Aminosäuren zu spezifischen, Hunderte bis Tausende einzelner Aminosäuren enthaltenden Ketten. Dabei wird die Reihenfolge bestimmter Proteine genau eingehalten. Die genaue Stellung der einzelnen Aminosäuren innerhalb des Proteinmoleküls ist durch die in der Desoxyribonukleinsäure gespeicherte Information genetisch* festgelegt. Diese Information wird zunächst auf die Boten-Ribonukleinsäure (B-RNS) durch ein Enzym übertragen. Diese Boten-RNS ist eine Schablone, in die sowohl die Aminoacyltransfer-RNS (A-RNS) als auch die Transfer-Ribonukleinsäure (T-RNS) als Gegenstücke passen. Die Kette der Boten-RNS lagert sich an die Struktureinheit der Proteinsynthese, das Ribosom (RM), an. Die Polypeptidtransfer-RNS (T-RNS) wird auf eine neue Aminoacyltransfer-RNS (A-RNS) übertragen. Darauf verschiebt sich die wachsende Polypeptidtransfer-RNS (WP-RNS) zusammen mit der Boten-RNS (B-RNS) entlang dem Ribosom (RM) um einen Abschnitt von rechts nach links, wobei sich wieder ein Transfer-RNS-Molekül abspaltet.

Proteinurie f: s. Albuminurie*.

Proteolyse f: Spaltung von Eiweißkörpern zu Aminosäuren durch Enzyme oder Chemikalien, aber auch allgemeine Bezeichnung für Gewebsuntergang durch Abbau von Eiweiß.

proteolytisch: eiweißabbauend, eiweißverdauend.

Proteus-Bakterien: gramnegative, sporenlose, stark bewegliche Stäbchen, die in der Erde und im Wasser hauptsächlich als Fäulniserreger, im menschlichen Magen-Darm-Trakt normal vorkommen, Bestandteile der Darmflora* sind und biologische Funktionen bei der Verdauung ausüben. Außerhalb des Magen-Darm-Traktes rufen sie jedoch meist entzündliche Erkrankungen, vorwiegend des Urogenitalsystems, der Gallenblase und Gallengänge, des Bauchfells usw., hervor.

Prothese f: künstlicher Ersatz, Nachbildung fehlender Körper- oder Organteile, im weiteren Sinne auch ganzer Organe, mit dem Ziel, die verlorengegangene Funktion weitgehend wiederherzustellen bzw. zu ersetzen. Am bekanntesten Ersatz von Gebiß, Auge, Armen, Beinen. Neuerdings fällt unter den Begriff aber auch der Ersatz von Organteilen, z. B. Herzklappen, oder von ganzen Organen.

Prothrombinbestimmung: Prothrombinzeit nach Quick, richtiger »Thromboplastinzeit-Bestimmung«. Messung der Zeit, die das Plasma nach Zusatz von aktiver Gewebethrombokinase bis zur Gerinnung braucht. Die Werte werden, in Relation zur Eichkurve eines Normalplasmas, in Prozenten angegeben. Normalwerte sind 70–100 %; bei der Verabreichung von gerinnungsfördernden Medikamenten (Antikoagulantien) soll ein Quick-Wert von 10 bis 25 % erreicht werden. Sinkt er unter 10 % ab, so besteht akute Blutungsgefahr.

Proton positiv geladener, elementarer Baustein des Atomkerns mit der Masse 1 (eins).

Protoplasma n: »das zuerst Gebildete einer Substanz«. Definition der lebenden Substanz von menschlichen, tierischen und pflanzlichen Zellen. Man unterscheidet das eigentliche Zellplasma = Zytoplasma und das Plasma des Zellkerns = Nukleoplasma oder Kernplasma. Das Zellplasma ist zähflüssig und enthält die Mikrosomen. Das Nukleoplasma bildet die Grundsubstanz des Zellkerns. Das P. besteht aus Wasser und Proteiden*, außerdem noch aus Kohlenhydraten, Fetten, Salzen, Pigmenten. S. auch Zelle*.

Protoplasmagifte: chemische und biologische Substanzen sowie physikalische Einflüsse, welche das Zellplasma schädigen bzw. zerstören können.

Protozoen, Protozoa n: niederste Entwicklungsstufe des Tierreiches, einzellige Lebewesen, die sog. »Urtierchen«, die aus dem Zellkörper, dem Zellkern und sog. »Organellen« für die Nahrungsaufnahme und Fortbewegung bestehen. Sie pflanzen sich sowohl geschlechtlich als auch ungeschlechtlich durch Zellteilung fort. Die überwiegende Zahl lebt selbständig in freier Natur (z. B. sog. Heuaufgußtierchen), ein Teil sind Parasiten, von denen wiederum mehrere bekannte Krankheitserreger für den Menschen sind, so z. B. Erreger der Malaria*, der Schlafkrankheit*, der Toxoplasmose*, der Amöbenruhr* usw. Die P. werden in 4 Klassen eingeteilt, nämlich in die Geißeltierchen (Flagellaten), die Wurzelfüßler (Rhizopoden), die Sporentierchen (Sporozoen) und die Wimpertierchen (Ciliophora, Infusorien). S. Urtierchen*.

protrahiert: verzögert.

Protrusio: Vortreibung, anatomischer Begriff.

Protuberantia f: Vorsprung, anatomischer Begriff.

Provenienz f: Herkunft, Ursprung.

Provitamin: physiologisch* nicht wirksame Verbindungen, die erst durch chemische oder physikalische Vorgänge physiologisch aktiv werden. Am bekanntesten das Provitamin A, das sog. Karotin, das im Körper zu Vitamin A umgebildet wird.

proximal: die dem Rumpf näher liegenden Teile von Gliedmaßen. Gegenteil ist distal*.

Prurigo f: stark juckende, Knötchen bildende Hauterkrankung.

P. acuta (Strophulus): plötzliches, schubweises Aufschießen etwa pfenniggroßer Papeln, die meist in der Mitte ein Bläschen haben. Vorwiegend betroffen sind Kinder.

P. chronica: Juckblatternkrankheit, bis zu 5 mm große, das Hautniveau überragende Knoten, die stark jucken und deshalb oft durch Kratzen vom Patienten selbst entfernt werden. Dadurch Infektionsgefahr.

P. chronica nodularis: derbe, hautfarbene, stark juckende Knoten, die die Größe von Kirschkernen erreichen und vorwiegend an den Streckseiten der Gliedmaßen auftreten.

Pruritus m: das Hautjucken schlechthin. Begleiterscheinung bei einer Vielzahl von Haut-, aber auch Stoffwechselkrankheiten. Die Ursachen sind mannigfaltig: spezifische Hauterkrankungen, Zuckerkrankheit, Nieren-, Leber-, Gallensteinleiden, Unverträglichkeit von Arzneimitteln, Nahrung, Kleidung, Seife, allgemeine und kosmetische Hautpflegemittel, allergisierende und chemische Reizstoffe, vor allem übermäßig trockene Haut. Ein leichter, kurzdauernder Juckreiz kommt öfter als normale Erscheinung vor.

Psammokarzinom n: Sonderform eines Eierstockkrebses mit sandförmiger Verkalkung.

Psammom n: Sandgeschwulst, sog. Psammomkörperchen, das sind übereinandergeschichtete Geschwulstzellen in den Meningeomen*, die verkalken.

Psellismus m: Stammeln.

Pseudarthrose f: falsches Gelenk, entsteht, wenn ein Knochenbruch nicht fest zusammenheilt und wieder verknöchert. Meist bildet sich dann an den unverheilten Bruchenden ein

Knorpelüberzug, nicht selten auch eine Gelenkkapsel, die mit einer Gelenksflüssigkeit gefüllt ist, so daß es zu einer unnormalen Beweglichkeit der Gliedmaßenabschnitte an den entsprechenden Bruchstellen kommt.

pseudo-: Vorsilbe mit der Bedeutung »scheinbar«, »anscheinend«, »nicht echt«. Wird bei einer Vielzahl von Krankheiten, Krankheitserscheinungen, anatomischen, physiologischen, biologischen Begriffen zur entsprechenden Begriffsdefinition vorangesetzt. Im Rahmen dieses Buches kann deshalb auf die Vielzahl entsprechender Wortbildungen verzichtet werden. Es werden deshalb nur einige prägnante Begriffe herausgestellt.

Pseudogravidität: s. Grosesse nerveuse*.

Pseudokrupp: entzündliche starke Schwellungen und Auflagerungen der Kehlkopfschleimhaut und der Stimmbänder, meist mit starker Verschleimung der Luftröhre vergesellschaftet, s. auch Krupp*. Bezeichnung für alle Krupp-Formen, die nicht mit einer Diphtherie in Zusammenhang stehen, also beispielsweise nach Masern, Grippe, Herpes* usw. auftreten.

Pseudokystom n: gutartiger, zystenbildender Eierstocktumor; die Zysten enthalten eine gallertartige, schleimähnliche Flüssigkeit.

Pseudolymphome: sind gutartige, rückbildungsfähige Proliferationen (Gewerbsvermehrung) des lymphoretikulären Gewebes (s. lymphatisches Gewebe*).

Pseudologia phantastica: krankhafter Hang, Behauptungen aufzustellen und Vorgänge zu schildern, die nicht der Wahrheit und den Tatsachen entsprechen.

Pseudomnesie f: Erinnerungsfälschung.

Pseudopodien n: Plasma*-Ausstülpungen von Zellen, die ähnlich wie kleine Füße zur Fortbewegung und zur Phagozytose* vorübergehend ausgebildet sind.

Psittakose f: s. Papageienkrankheit*.

Psittakosevirus (Ornithosevirus): Erreger der Papageienkrankheit.

Psoas m: Musculus psoas, Lendenmuskel.

Psoasabszeß: der charakteristische Senkungsabszeß bei Tuberkulose von Brust- und Lendenwirbelsäule, durch Absacken von Tuberkuloseeiter auf die Faszie des Musculus psoas zustande kommend.

Psoitis f: Entzündung des Musculus psoas.

Psoriasis f: Schuppenflechte; weitverbreitete Hautkrankheit. Die entzündliche, aber gutartig verlaufende Krankheit setzt eine erbliche Veranlagung voraus. Typisch sind die silbrigen Schuppenherde verschiedener Größe und Gestalt, die durch einen intensiv roten Hof scharf begrenzt sind. Beim Kratzen werden die Schuppen deutlicher, darunter erkennt man ein dünnes Häutchen, nach dessen Entfernung es zu punktförmigen Blutungen kommt. Prädilektionsstellen sind Ellenbogen, Knie und behaarter Kopf. Die Nägel sind meist charakteristisch getüpfelt.

Psyche f: Seele, geistiger Lebensbereich.

Psychiater m: Facharzt für seelische Krankheiten.

Psychiatrie f: Lehre von seelischen

Erkrankungen und deren Behandlungen.

psychisch: seelisch, geistig.

Psychoanalyse f: Sie ist ein Teil der großen Psychotherapie* und eine einschneidende Behandlungsmethode neurotischer Störungen. Sie stellt den Versuch dar, verdrängtes Erlebnismaterial (Komplexe) bewußt zu machen, um so die Deutung der Komplexe, den Umständen angepaßt, für den Patienten erkennbar zu gestalten. Psychoanalytische Behandlung kann nur einem durch Voruntersuchungen ausgewählten Kreis zugängig gemacht werden, da ein ausgeprägter Leidensdruck und Heilungswunsch sowie eine über dem Durchschnitt liegende Intelligenzstufe Voraussetzung und in der Regel 100–400 Sitzungen erforderlich sind.

psychogen: seelisch, psychisch bedingt.

Psychologie f: Lehre von den normalen seelischen und geistigen Funktionen.

psychomotorische Anfälle (p. Epilepsie, Dämmerattacken): Sonderform epileptischer Anfälle*, die nur zu kurzen Bewußtseinstrübungen führt und von automatischen, dem Willen nicht unterworfenen motorischen Symptomen, wie ziellosem Umhergehen, Schmatzen, unzusammenhängendem Sprechen usw. begleitet ist, s. auch Epilepsie*.

Psychoneurosen: Neurosen*, die vor allem im seelischen Bereich zum Ausdruck kommen und deren wichtigste Gruppen die Hysterie und die Neurasthenie* sind.

Psychopathen: abnorme Persönlichkeiten. Ihr affektives Erscheinungsbild scheint nicht in die uns bekannte durchschnittliche Norm eingegliedert, sondern fällt durch Haltlosigkeit, übertriebene Empfindsamkeit, aber auch Gefühlskälte, Streitsucht bis zum Fanatismus, abnorme Erregbarkeit und Geltungssucht auf. Ihr Verhalten führt zur Störung gemeinschaftlichen Zusammenlebens. Typisch ist ihr Versagen in zwischenmenschlichen Beziehungen und bei den normalen Forderungen des täglichen Lebens. Dabei ist die Intelligenz jedoch nicht gemindert.

Psychopathie f: Ausdruck unzutreffend. Der Betroffene leidet nicht an P., »sondern ist Psychopath«.

Psychopharmaka: Arzneimittel, die auf die Psyche* einwirken. Man unterscheidet:

1. Neuroleptika, die, ohne das Bewußtsein auszuschalten, dämpfend und beruhigend auf die Psyche einwirken. Sie finden vor allen Dingen Anwendung bei Angst- und Erregungszuständen, bei Wahnvorstellungen, Sinnestäuschungen und Verworrenheit;
2. Ataraktika, sog. Tranquilizer oder Psychosedativa, die eine allgemein beruhigende Wirkung ohne Bewußtseinsausschaltung erzielen und hauptsächlich gegen innere Unruhe, übertriebene Regsamkeit, aber auch gegen mittelgradige bis leichte Angstzustände wirksam sind;
3. Hypnotika, wirken je nach Dosierung beruhigend bis schlaferzeugend und werden in der Hauptsache gegen Schlafstörungen eingesetzt;
4. Thymoanaleptika, sog. Psycho-

analeptika oder Antidepressiva, deren Hauptwirkung eine Aufhellung der Stimmungs- und Gemütslage ist und die gegen depressive Verstimmungen und Hemmungszustände eingesetzt werden. Je nach chemischer Zusammensetzung ist ein zusätzlich beruhigender oder auch antriebssteigernder Effekt vorhanden;
5. Psychotonika, sog. Psychostimulantien, die vorwiegend psychisch anregen und den Antrieb steigern. Sie werden bei krankhafter Ermüdung und allgemeinem Antriebsmangel eingesetzt;
6. Analeptika, sie wirken direkt auf das zentrale Nervensystem anregend.

Der Gebrauch von P. soll ausschließlich nach strengster Anordnung des Arztes erfolgen; vor jeder eigenmächtigen unkontrollierten Einnahme ist strengstens zu warnen, es muß mit einer Vielzahl schwerwiegender Folgeerscheinungen und Komplikationen gerechnet werden. So sind bekannte Komplikationen ein starkes Absinken des Blutdruckes und Kreislaufkollaps, schwere Blutbildveränderungen (Agranulozytose*) und Hemmung der Erythropoese*, toxische Schädigung der Leber und intrahepatische Cholestasen, schwere Störungen des vegetativen Nervensystems, die gelegentlich akut tödlich verlaufen. Gefahr der mißbräuchlichen Gewöhnung und der Sucht.

psychophysisch: leib-seelisch, s. Psychosomatik*.

Psychoplegika: s. Psychopharmaka*.

Psychose f: Geisteskankheit, hirnmäßig bedingte Störung der psychischen Funktionen, schwere seelische Störungen mit echtem Krankheitsbild, die Erlebniswelt des Betroffenen und seine Persönlichkeitsstruktur werden weitgehend verändert. Voraussetzungen für eine strafrechtliche Verfolgung seiner Handlungsweisen entfallen dann. Man unterscheidet P., deren Ursachen nicht erkannt werden, endogene P., wie beispielsweise die Schizophrenie und die manisch-depressive Krankheit, und symptomatische P., die auf körperlichen Störungen beruhen, z. B. Kreislauferkrankungen, Infektionen, Vergiftungen usw., sowie die sog. Modell-P., die durch Drogen wie Mescalin, Heroin und LSD hervorgerufen werden und die sich bei völligem Entzug, im Gegensatz zu anderen P., u. U. wieder zurückbilden können.

Psychosomatik f: Zusammenhänge, Zusammenspiel von psychischen Faktoren und körperlichen Reaktionen. Besonders deutlich bei verschiedenen Krankheiten.

Psychosyndrom, organisches (Hirnorganisches = psychoorganisches Syndrom): bei Hirnschädigungen, z. B. durch Arteriosklerose, Hirnembolie, Gifteinwirkungen, Alkohol, Verletzungen, Epilepsie usw. in Erscheinung tretender Krankheitszustand. Es kommt zunächst zu Störungen der Regsamkeit und der Stimmungslage, wobei die Intelligenz erhalten bleibt. Erst später gesellen sich Störungen des Gedächtnisses und der Auffassungsgabe sowie des Denkablaufes hinzu. Nach und nach gehen dann auch Kritik und Urteilsfähigkeit verloren, und es kommt zu einem Zerfall der Persönlichkeit. Besonders deutlich ist dieser Zustand bei der progressiven Paralyse*.

Psychotherapie f: Behandlungsmethoden zur direkten Beeinflussung der Psyche, vor allem angewandt bei Neurosen* und abnormen Erlebnisreaktionen*. Durch systematische Zwiegespräche, die auf das Erkennen des krankhaften Zustandes abzielen und das Gefühl der Möglichkeit von Besserung und Heilung zu vermitteln versuchen, durch Konzentrations- und Entspannungsübungen sowie Schulung der Einbildungskraft (autogenes Training) und durch Eingliederung in Gruppen-Heilverfahren (z. B. Arbeits- und Beschäftigungstherapie) wird angestrebt, eine Beeinflussung des Seelenlebens zu erreichen und, wenn möglich, die zugrundeliegenden Konflikte abzubauen bzw. zu beseitigen; sog. kleine Psychotherapie. Wird die Psychoanalyse* in die therapeutischen Maßnahmen mit einbezogen, so spricht man von »großer Psychotherapie«.

Ptarmus: Nieskrampf.

Pterygium n: degenerative Wucherung der Augapfelbindehaut auf die Hornhaut, kein Entzündungsvorgang.

Ptomanie: bei der Fäulnis von Eiweiß entstehende Gifte, die man als »Leichengifte« bezeichnet. Schlechthin alle Stoffwechselprodukte von Fäulnisbakterien, wie sie vor allem in verdorbenen Lebensmitteln entstehen. Die klassischen Gifte dieser Gruppe sind das Kadaverin und Putreszin.

Ptose f: Senkung.

Ptosis f: Herabhängen des Oberlides als Folge einer Lidheberlähmung.

Pubertas f: Pubertät, Eintritt der Geschlechtsreife.

Pubertas praecox: körperliche und in geringem Ausmaß auch geistige Frühreife, in der Regel vor dem 9. Lebensjahr, als Folge zu frühen Funktionsausfalls der Epiphyse* und der damit verbundenen verfrühten Tätigkeit der Keimdrüsen.

Pubes:
1. Schamregion;
2. Schamhaare.

pubicus: im Bereich der Schamgegend.

pudendalis: zur Schamgegend gehörend.

Pudendum femininum n (Cunnus, Vulva): die äußeren weiblichen Genitalien*, bestehend aus großen und kleinen Schamlippen, Schamspalte, Kitzler, Scheidenvorhof und Scheide.

pudendus: zu den Schamteilen gehörend.

Puerilismus: kindisches, läppisches Verhalten, gekennzeichnet durch Faxenschneiden, bei Schizophrenie* und als abnorme Erlebnisreaktion bei Pseudo*-Demenz*.

Puerpera: Wöchernerin.

puerperal: das Wochenbett betreffend.

Puerperalfeber: Kindbettfieber, meistens septische* Infektionskrankheit, die nach Geburt oder Fehlgeburt auftritt und unter dem meistens schweren Bild einer Allgemeininfektion* verläuft. Anzeigepflichtig!

Puerperium: Wochenbett, Kindbett.

Puffer: chemische Ausgleichssubstanz. S. Wasserstoff-Ionenkonzentration*.

Pulex m: Floh. Flügelloses Insekt mit stechend-saugenden Mundwerkzeugen, verbreitete Parasiten von Wirbeltieren; als gefährliche Krankheitsüberträger gelten der Menschenfloh (P. irritans) und der Rattenfloh (P. cheopis). Übertragen die Erreger von Pest* und Rattenfleckfieber.

Pulmo m: Lunge.

Pulmonalklappen: Semilunarklappen*.

Pulmonalstenose f: Verengung der Semilunarklappen, der Arteria pulmonalis. Führt zur verminderten Durchblutung der Lungen.

Pulmonalton: der 2. Ton, der bei der Auskultation* über dem rechten Herzen zu hören ist und durch das Schließen der Semilunarklappen* erzeugt wird. Er ist bei einer Hypertrophie* der rechten Kammer oder Stauung im kleinen Kreislauf verstärkt.

Pulpa f: Fleisch (z. B. die Zahn-P., s. Abb. Seite 650*). Enthält Bindegewebe und die für die Versorgung des Zahnes notwendigen Nerven und Gefäße.

Pulpa lienis: Milzparenchym, s. Milz*.

Pulpitis f: Entzündung der Zahnpulpa.

pulposus: aus weichem Gewebe bestehend.

Puls, Pulsus m: Durch die Tätigkeit des Herzens kommt es zu rhythmischen Schwankungen des Druckes, der Strömungsgeschwindigkeit und der Stromstärke in den Gefäßen, die dann in Form einer fühlbaren Pulswelle zum Ausdruck kommen. Eine typische Stelle zur Fühlung des P. ist an der daumenwärtigen, handseitigen Übergangsstelle von Unterarmknochen auf Handwurzelknochen, der sog. Radialis-P. Die wichtigsten zu prüfenden Kriterien des Pulses sind seine Frequenz (Zahl pro Minute), sein Gleichmaß, die Änderung von Spannung und Druck der Gefäße im Pulsrhythmus. Diese Pulsqualitäten können mit Hilfe eines Sphygmomanometers graphisch dargestellt werden. Sie geben wichtige Hinweise auf Tätigkeitsstörungen usw. von Herz und Kreislauf. Die Kontrolle des P. an anderen Extremitätenteilen, z. B. am Fußrist, kann wichtige Aufschlüsse über periphere Durchblutungsstörungen geben.

Pulsbeschleunigung: Zunahme der Zahl der Pulsschläge in der Minute bei Tachykardie*.

Pulsdefizit: Die Zahl der Puls- und der Herzschläge ist verschieden bei Extrasystolie* und absoluter Arrhythmie*.

Pulsfrequenz: Zahl der Pulsschläge pro Minute. Normalwerte: Neugeborene 140/min, 2 Jahre 120/min, 4 Jahre 100/min, 10 Jahre 90/min, 14 Jahre 85/min, Erwachsene: Frauen 75/min, Männer 70/min, Greise 80 bis 85/min.

Pulsverlangsamung: Abnahme der Zahl der Pulsschläge in der Minute bei Bradykardie*.

Pulszahl: s. Pulsfrequenz*.

Punktion f: Einstechen in Organe, Hohlräume, Körperhöhlen usw., um mit einer Punktionsnadel (Kanüle*) Material für Untersuchungszwecke zu entnehmen oder als Heilungsmaßnahme Flüssigkeiten zu entleeren und/oder Medikamente zu injizieren.

Pupille: Sehloch, kreisrunde Öffnung in der Regenbogenhaut des Auges.

Pupillendifferenz: = Anisokorie, ungleich weite Pupillen, kann angeboren oder unmittelbare Folge von Augenkrankheiten (Glaukom*, Verletzungen) sein oder bei Krankheiten des

Zentralnervensystems auftreten und dafür ein Hinweis sein.

Pupillenentrundung: kann Hinweis auf Syphilis* des Zentralnervensystems* sein, wenn sie nicht durch eine Augenkrankheit unmittelbar zustande kommt oder angeboren ist.

Pupillenerweiterung: Mydriasis, tritt reflektorisch auf bei Abdunkelung und bei verschiedenen psychischen und sensibilisierenden Reizen, außerdem als Begleitsymptom beim epileptischen Anfall, beim Glaukomanfall, bei Psychosen, im Schock und im Koma.

Pupillenstarre: Man unterscheidet:

1. reflektorische Pupillenstarre, d. h., die Pupille reagiert auf wechselnd starke Belichtung nicht mit Verengung und Erweiterung, kann sich jedoch beim Nahsehen noch verengen. Vorkommen vor allem bei Tabes dorsalis*, progressiver Paralyse*, seltener bei Encephalitis epidemica* und Tumoren des Gehirns und chronischem Alkoholismus;
2. absolute P., Unvermögen der Pupille, sowohl auf Licht als auch auf Nahsehen zu reagieren. Vorkommen ebenfalls bei Tabes dorsalis*, progressiver Paralyse*, Gehirntumoren, chronischem Alkoholismus, Enzephalitis*, Botulismus*, Schädelverletzungen und Glaukom*;
3. amaurotische P., bei einseitiger Erblindung ist die direkte Lichtreaktion am gesunden Auge erhalten, während das blinde Auge nicht direkt reagiert, jedoch die Lichtreaktion des gesunden Auges mitmacht.

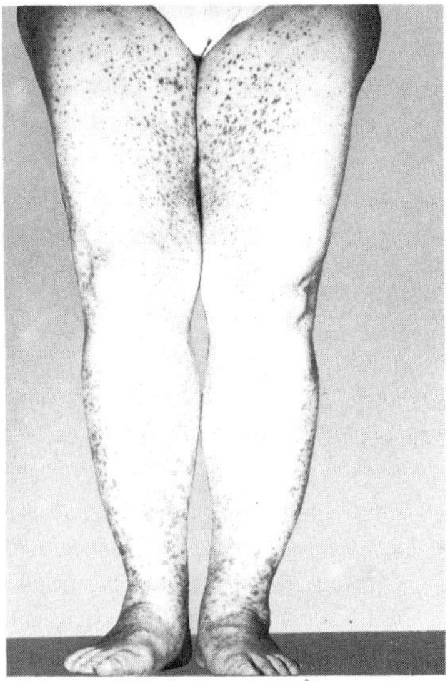

Purpura Schönlein-Henoch: Hämorrhagische Hautläsionen, Blutstühle, abdominelle Koliken und Gelenkentzündungen gehören zum Krankheitsbild. Hinzutreten können Schleimhautschwellungen im Magen-Darm-Trakt, entzündliche Nierenveränderungen und an der Haut Purpura, Erytheme*, Knötchen, urtikarielle Effloreszenzen*. Allergische Mechanismen sind wahrscheinlich die Ursache der der Krankheit zugrundeliegenden entzündlichen Gefäßveränderungen (aus: »diamed-serie«, Bayer AG Leverkusen).

Pupillenverengung: Miosis*, Vorkommen in höherem Lebensalter, bei Syphilis* des zentralen Nervensystems, bei verschiedenen Vergiftungen oder bei Lähmung des Nervus sympathicus* in der Halsregion.

Purpura f: Blutungen in Haut und Schleimhaut, die in verschiedenen Formen auftreten: Petechien= punktförmig, Vibices = streifenförmig, Sugillationen = münzengroß und Ekchymosen oder Suffusionen = ausgebreitet, ausgedehnt. Die Ursachen sind entweder Schädigungen der Haargefäße (Kapillaren) durch Giftstoffe oder allergisierende Noxen und Blutgerinnungsstörungen. Auslösende Momente sind u. a. verschiedene Medikamente, wie Chinin, Salvarsan, Jod; Infektionskrankheiten, vor allem Scharlach*, Variola*, Fleckfieber*, Endokarditis* usw.; Blutkrankheiten, Vitamin-C-Mangel usw. Einige der bekanntesten Spezialformen sind:

1. P. abdominalis (Schönlein-Henoch): allergisch bedingte, auf lokalisierte Gebiete beschränkte Blutungen der Darmschleimhaut, die zu Koliken, Erbrechen und Blutungen aus dem Darm führen;
2. P. allergica, anaphylactica: ebenfalls allergisch bedingte Schädigungen der Haargefäße, besonders an den unteren Gliedmaßen, in einer Vielzahl auftretende, bis stecknadelkopfgroße Blutungen;
3. P. senilis: Blutungen an den Gliedmaßen alter Menschen als Folge von Gefäßbrüchigkeit bei Arteriosklerose. S. Abb. Seite 495.

purulent: eitrig.

Pus n: Eiter.

Pustel f: eitergefülltes Bläschen.

Pustula maligna: Milzbrand*-Karbunkel.

Putamen n: Schale.

Putreszenz f: Fäulnis.

putrid: faulig, stinkend.

Pyämie f: »metastasierende« Sepsis*, liegt vor, wenn Bakterien und/oder deren Gifte frei im Blut kreisen und sich im Blut vermehren und dann verschiedene Organe befallen und dort zur Abszeßbildung führen. S. auch Sepsis*.

Pyelektasie f: Erweiterung des Nierenbeckens.

Pyelitis f: Nierenbeckenentzündung, kommt praktisch nicht ohne Mitbeteiligung des übrigen Nierengewebes vor, deshalb spricht man besser nur von Pyelonephritis*.

Pyelogramm n: röntgenologische Darstellung des gesamten Hohlsystems der Nieren durch Einfüllung von Kontrastmitteln.

Pyelon f: Nierenbecken.

Pyelonephritis f: bakterielle Entzündung des Nierenbeckens und des Nierengewebes.

Die akute Nierenentzündung ist die häufigste Ursache der chronischen Niereninsuffizienz und des Nierenhochdrucks. Fast immer sind die gesamten ableitenden Harnwege in den Entzündungsprozeß, der von verschiedenen Bakterien verursacht werden kann, mit einbezogen. Meistens handelt es sich um »aufsteigende Infekte«, d. h., die Infektion breitet sich von der Blase über die Harnleiter zum Nierenbecken hin aus. Da jedoch bei einer Nierenbeckenentzündung (Pyelitis) das gesamte Nierengewebe in Mitleidenschaft gezogen wird, spricht man allgemein nur noch von Pyelonephritis. Die Symptome sind meist hohes Fieber mit Schüttelfrost, Kopfschmerzen, Krankheitsgefühl, schmerzender Harndrang mit häufigem Wasserlassen und Schmerzen in der Nierenregion. Diese Anzeichen können aber auch teilweise oder ganz fehlen. Vermehrtes oder erschwertes Wasserlassen können dann die einzigen Krankheitszeichen sein. Von großer Bedeutung sind die Laborbefunde. Das Blutbild zeigt eine starke Vermehrung der weißen Blutkörperchen, die Blutkörperchensenkung ist stark beschleunigt. Im Urin finden sich viele weiße und rote Blutkörperchen, verschiedene Zellen des Harntraktes, Eiweiß und gelegentlich Aceton. Von großer Wichtigkeit ist eine gründliche bakteriologische Untersuchung des Urins für die Wahl des anzuwendenden Antibiotikums oder Sulfonamids (je nach Art der aufgefundenen Bakterien).

Der Übergang in die chronische Form wird oft übersehen, weil die Anzeichen dafür fehlen. Sie endet mit Niereninsuffizienz und renalem Hochdruck.

Pyelotomie f: chirurgische Eröffnung des Nierenbeckens.

Pyelozystitis f: s. Zystopyelitis*.

Pygmalionismus (nach dem zyprischen König Pygmalion): sexuelle Erregung, die bis zur Ejakulation* führen kann, beim Anfassen und Betrachten von Statuen.

Pykniker: Konstitutions*-Typ, stämmiger, gedrungen gewachsener Mensch.

Pylephlebitis f: Pfortaderentzündung durch Bakterienverschleppung auf dem Blutwege.

pyloricus: den Magenpförtner betreffend.

Pylorospasmus: Magenpförtnerkrampf.

Pylorus m: Pförtner, Magenausgang, Übergangsstelle zwischen Magen und Zwölffingerdarm, die durch einen Ringmuskel verschlossen werden kann.

Pylorusreflex: reflektorische Öffnung und Schließung des Magenpförtners. Sie wird von der Magenwie auch von der Zwölffingerdarmschleimhaut gesteuert. So öffnet sich z. B. der Pylorus, wenn der aus dem Magen in den Zwölffingerdarm übergeleitete saure Speisebrei durch die Säfte des Zwölffingerdarms, der Bauchspeicheldrüse und die Galle neutralisiert bzw. leicht alkalisch geworden ist. Er schließt sich wieder, sobald der neu übertretende, saure Speisebrei die Zwölffingerdarmwand reizt.

Pylorusstenose f: krankhafte Verengung des Magenausganges als Folge narbiger Schrumpfung nach Magengeschwüren oder Einengung durch die Wucherung eines Magenkrebses.

Pylorusstenose des Säuglings: = Pylorospasmus, gekennzeichnet durch Erbrechen und Ausspucken im Bogen nach jeder Nahrungsaufnahme während der ersten 3 Monate, verbunden mit Verstopfung, äußerlich sichtbaren, peristaltischen Magenbewegungen, fühlbarem Pyloruskrampf und dem typischen kummervollen Gesichtsausdruck mit Stirnrunzeln. Es kommt zu Gewichtsverlusten, Wasser- und Kochsalzverarmung, Austrocknungszuständen und allgemeiner Anfälligkeit gegenüber Infekten. Ursache ist oft eine Hypertrophie* des Pförtnermuskels. Durch operative Korrektur läßt sich das Krankheitsbild rasch beherrschen.

Pyodermie f: bakterielle, infektiöse Entzündungen der Haut und ihrer Anhangsgebilde, die zu Vereiterungen führen.

pyogen: Eiter erzeugend; p. Bakterien = Eitererreger.

pyramidalis: die Pyramide* betreffend.

Pyramide f: doppelseitige Verwölbungen der Medulla oblongata*, aus den Pyramidenbahnen bestehend.

Pyramidenbahn (Tractus corticospinalis): alle in der Großhirn*-Rinde entspringenden motorischen Leitungsbahnen, die ohne Unterbrechung bis zu den motorischen Vorderhornzellen des Rückenmarks* ziehen. In der Medulla oblongata* kreuzen rund 80 % aller Fasern auf die andere Seite und bilden dann die Pyramidenseitenstrangbahn. Die nichtkreuzenden, weiterverlaufenden Fasern bilden die Pyramidenvorderstrangbahn. Beide Bahnen endigen, in Höhen gestaffelt, an den Vorderhornzellen des Rückenmarks. Die P. leitet die willkürlichen Bewegungsimpulse für die Muskulatur des Körpers und hemmt die Regulierung des Muskeltonus. Im Bewußtsein registrierte und durch das Bewußtsein gesteuerte Bewegungskoordinationen und -abläufe werden über die P. gesteuert, so z. B. das Erlernen des Radfahrens. Mit zunehmender Übung geht die Funktion der motorischen Steuerung und Beeinflussung der ausführenden Muskelgruppen immer mehr auf die unterbewußten, sog. extrapyramidal-motorischen Bahnen über und belastet in immer geringerem Maße Bewußtsein und Großhirnrindentätigkeit.

Pyretika: fiebererzeugende Substanzen, z. B. Fremdkörpereiweiße, und die sog. Pyrogene* von Bakterien. Werden zur künstlichen Erzeugung von Fieber angewandt, um Abwehrreaktionen des Körpers bei chronischen Krankheiten zu mobilisieren.

Pyrexie f: s. Fieber*.

Pyrogene: wahrscheinlich Stoffwechselprodukte von Bakterien, die bereits in Milligramm-Bruchteilen starkes Fieber und bis zu lebensbedrohliche Kreislaufstörungen sowie Blutbildveränderungen und Leberschädigungen hervorrufen können. Gefürchtete Verunreinigungen bei injizierbaren Arzneimitteln, Infusionslösungen usw. Sehr hitzebeständig, können nur durch Sterilisation bei Temperaturen über 200 °C und einer Mindestdauer von 1 Stunde vernichtet werden. Sonst ist noch die Neutralisierung durch Chemikalien oder Abfiltrieren mit Spezialfilter möglich. Sämtliche injizierbaren Medikamente, Infusionspräparate, Impfstoffe und Heilseren müssen deshalb vor ihrer Verwendung auf Pyrogenfreiheit geprüft werden.

Pyromanie f: krankhafter Trieb zur Bandstiftung. Vorkommen bei Psychopathen*, Epileptikern*, Oligophrenen* usw.

Pyrosis f: Sodbrennen.

Pyureter m: vereiterter Stauungsharnleiter.

Pyurie f: verschiedene Definitionen:
1. Ausscheidung eitrigen Urins bei Entzündungen der ableitenden Harnwege, Leukozyten im Urin fehlen;
2. abakterielle P. mit Leukozyten im Harnsediment, jedoch Fehlen von Bakterien, dringender Hinweis auf Tuberkulose;
3. Ausscheidung von Bakterien, jedoch nicht von Leukozyten mit dem Urin bei chronischer Pyelonephritis*.

Q

Quaddel: s. Urtika*.

Quaddelbehandlung: Injektion von Heilmitteln in die Haut, die zur Quaddelbildung führt. Langsame Resorption über das Hautgewebe und dadurch auf die dort befindlichen Nervenendplatten einwirkend.

Quadrant m: Unterteilung von Körper- oder Organflächen in 4 gleich große Gebiete zur topographischen Orientierung.

Quarantäne f: Isolierung von Menschen oder Tieren in speziellen, der Allgemeinheit nicht zugänglichen Räumen oder Sperrgebieten bei Infektion oder Infektionsverdacht mit Q.-pflichtigen Erkrankungen. Das Wort stammt aus dem Italienischen (quaranta = 40), weil früher die aus pestverdächtigen Ländern Ankommenden 40 Tage abgesondert wurden. Die Q.-Zeit ist jetzt entsprechend der Inkubationszeit der verschiedenen Krankheiten festgelegt. Sie beträgt bei Pocken 14, Pest 6, Gelbfieber 6 und Cholera 5 Tage.

Quartalstrinker, Quartalsäufer: Dipsomanie, zunächst periodische Trunksucht bei seelischer Verstimmung, später in fixierten Alkoholismus übergehend. Tritt anfallsartig mit einer Durchsaufdauer von 2–8 Tagen auf. In dieser Zeit besteht Erinnerungsverlust, dazwischen liegen wochen- bis monatelange Perioden völliger Enthaltsamkeit und unauffälligen Benehmens. Hauptsächlich bei Psychopathen* vorkommend. Kann bei Gerichtsverfahren wegen strafbarer Handlungen, die im Zustand der Dipsomanie begangen werden, von Bedeutung sein.

Quartana f: 4-Tage-Fieber, Malaria quartana*.

Quecksilbervergiftung: Sie erfolgt hauptsächlich durch Einatmung der giftigen Quecksilberdämpfe, seltener durch Hautkontakt. Führt zu entzündlichen Veränderungen der Schleimhäute in der Mundhöhle, im Rachen und Gaumen sowie zu Störungen des Nervensystems. Meldepflichtige Berufskrankheit.

Queenslandfieber: s. Q-Fieber*.

Querfortsatz: knöcherne Fortsätze der Wirbelkörper, die zu beiden Seiten von den Wirbelbögen abgehen.

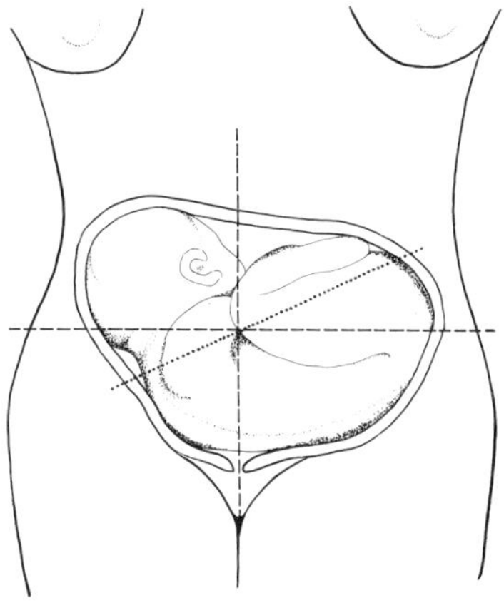

Querlage

Querlage: regelwidrige Kindslage (ca. 1 % aller Kindslagen), bei der die

Körperachse des Fetus einen rechten Winkel zur Körperachse der Mutter bildet. Die Ursachen sind Placenta praevia*, Mißbildungen der Gebärmutter und schlaffe Gebärmuttermuskulatur bei Mehrgebärenden. Die Q. ist sowohl für die Mutter als auch für das Kind außerordentlich gefährlich und erfordert geburtshilflichen Eingriff (Wendung, Schnittentbindung).

Querriegel-Kolporrhaphie f: operative Verengung der Scheide durch Zusammennähen der vorderen und hinteren Scheidenwand und Befestigung der Harnblase an der Hinterwand des Gebärmutterkörpers. Nach vorangegangener typischer Operation eines totalen Gebärmutter-Scheidenvorfalls mit dem Ziel, eine Wiederholung dieses Vorfalls zu verhindern.

Querschnittslähmung, Querschnittsläsion f: Teilweise oder völlige Schädigung des Rückenmark-Querschnittes an einer bestimmten Stelle, z. B. durch Verletzungen, Quetschungen oder auch durch Tumoren und spezifische Rückenmarkskrankheiten (z. B. Myelitis). Führt zu spastischer und/oder schlaffer Lähmung der unterhalb davon gelegenen Körperpartie. Je weiter kopfwärts die Läsion stattfindet, um so lebensbedrohlicher wird der resultierende Zustand. Ab dem dritten Halswirbel aufwärts kommt Atemlähmung hinzu.

Querstand: Geburtslage mit quer verlaufender Pfeilnaht des kindlichen Kopfes zum Beckenausgang. S. Abb. rechts.

Querulant m: Nörgler, Quertreiber, Sonderform einer Persönlichkeitsentwicklung, die häufig zur echten Krankheit wird. Kann Hinweis auf Paranoia* sein. Der Q. hat den Drang, meist unrichtig empfundenes Recht oft in fanatischer Form und ohne Rücksicht auf das tatsächliche Recht anderer durchzusetzen. Die Bezeichnung »Querulantenwahn« wird besser dem Begriff paranoischer Q. zugerechnet und ist nicht als echter Wahn zu verstehen, sondern als wahnverwandte Reaktion, die als Sonderform der abnormen Erlebnisreaktion aufzufassen ist.

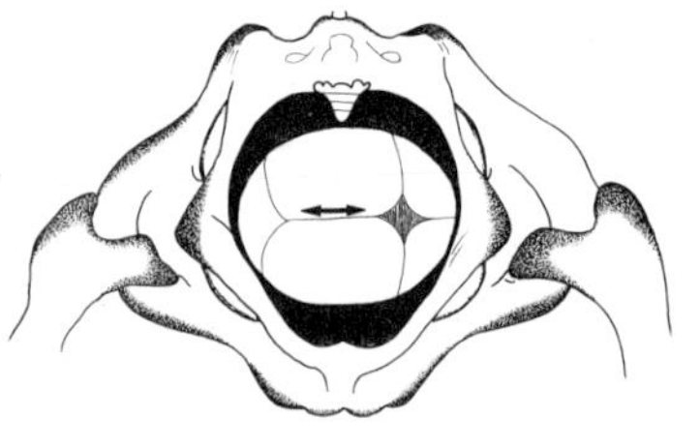

Querstand

Quetschwunden: entstehen durch stumpfe Gewalt und führen zur Zertrümmerung von Gewebe, das dann häufig abstirbt und gelegentlich in Brand übergeht. Besonders infektionsgefährdet.

Q-Fieber: = Querfieber, Queenslandfieber, Balkangrippe. Durch Rickettsien*, die meist durch Zecken, aber auch durch Kontakt oder Luftübertragung die Infektion hervorrufen, kommt es nach 2 bis 4 Wochen Inkubation zu einer akuten, hochfiebernden Krankheit, die einen ähnlichen Verlauf nimmt wie eine Grippe und mit einer uncharakteristischen Lungenentzündung vergesellschaftet ist.

Quickmethode, Quickwert: Bestimmung der Thromboplastinzeit*.

Quincke-Lagerung: Hochstellung des Fußendes des Bettes zur Erleichterung der Atmung und des Sekretabflusses bei Bronchiektasen*.
Quincke-Ödem: plötzlich auftretende, starke Schwellung der Haut, insbesondere aber der Schleimhäute (Rachen, Zäpfchen) bei Allergie.
Quintana f: 5-Tage-Fieber.
quoad: in bezug auf (z. B. Q. vitam = auf das Leben; Q. sanationem = auf die Heilung usw.).
Quotidiana f: Malariafieber mit täglichem Fieberanfall durch gleichzeitiges Bestehen mehrerer Malariaformen nebeneinander.
Quotient m: Verhältnis von Faktoren zueinander.

R

Rabies: s. Tollwut*.

Rachen: s. Pharynx*.

Rachenentzündung: s. Pharyngitis*.

Rachenmandel: Rachentonsille; sog. adenoide Vegetation* am Dach des Nasenrachens, aus lymphatischem Gewebe bestehend.

Rachitis f: sog. »Englische Krankheit«, Folge von Vitamin-D-Mangel, dadurch zuwenig Kalkeinlagerung in die Knochensubstanz, was zur Bildung sehr weicher und daher leicht verformbarer Knochen führt. Schwere R.-Formen, die auf einen Vitamin-D-Mangel zurückzuführen sind, werden praktisch bei uns nicht mehr gesehen. Prophylaktische Verabreichung von Vitamin D in den ersten Lebenstagen, ausreichender Aufenthalt in natürlichem Tageslicht bieten einen ausreichenden Schutz. Trotzdem sollen jede am Skelett auftretende Veränderung, insbesondere mangelhafte Knochenhärte des Schädels, Knötchenbildungen an den Lippen oder in der Gegend der Hand- und Fußgelenke als R.-verdächtig angesehen und entsprechender Behandlung zugeführt werden.

Rachitis renalis: entsteht durch Ausscheidungsstörungen verschiedener Mineralien, insbesondere von Phosphatverbindungen in der Niere, wodurch es zu rachitisähnlichen Störungen des Knochensystems kommt. Die Krankheit spricht auf eine Behandlung mit Vitamin D nicht an.

radialis: strahlenförmig, auch den Radius* betreffend.

Radialis: = Nervus radialis.

Radialislähmung: führt zur typischen »Fallhand«, d. h., beim Vorstrecken des Armes hängen Finger und Hand schlaff herab. Im Anfangsstadium fällt eine Verminderung der Kraft beim Schließen der Hand auf.

radiär: strahlenförmig.

Radikaloperation: vollständige Entfernung eines kranken Organes oder Gewebes.

Radikotomie f: chirurgische Durchtrennung der Rückenmarkswurzeln.

Radioaktivität f: Zerfall von Atomkernen unter Aussendung von Strahlung. Radioaktive Elemente kommen entweder natürlich vor, z. B. Radium oder das Uran, oder sie werden künstlich, z. B. durch Neutronenbeschuß, erzeugt.

Radiokarpalgelenk: Speichen-Handwurzel-Gelenk.

Radiologie f: Strahlenkunde, Lehre von den Strahlen und ihrer Anwendung.

Radiumbehandlung: Anwendung des natürlich radioaktiven Elementes Radium zur Bestrahlung, besonders bei Krebs, entweder durch direkten Kontakt oder auch durch das sog. Spicken mit Radiumnadeln.

Radius m: Speiche; der dickere, daumenwärts liegende Unterarmknochen.

Radiusfraktur: ein häufiger Bruch, der durch Fallen auf die Hand, vorwiegend am handwärtigen Drittel des Radiusknochens, entsteht.

Radix f: Wurzel, anatomischer Begriff.

Rami m, **Ramus:** Ast, Zweig, anatomischer Begriff.

Ranula f: Bildung von Zysten unter der Zunge, die äußerlich als Bläschen sichtbar werden, sog. »Froschgeschwulst«.

Raptus m: plötzlich einsetzende psychische Störung.

Rarefikation f: Gewebeschwund.

Rash m: flüchtiger Hautausschlag.

Rasse: Art, Verwachsungslinie.

Rasselgeräusche: über den Lungen mit dem Stethoskop* hörbare Geräusche, die entweder durch Schwellung des Lungenfells und damit verbundener Reibung oder durch Flüssigkeitsansammlung zwischen den Lungenblättern entstehen.

Rattenbißkrankheit: Sodoku. Die Erreger, die Rattenbiß-Spirillen, werden durch Ratten-, aber auch durch Mäuse- oder Katzenbisse auf den Menschen übertragen. Unter Lymphdrüsenschwellung und Hautausschlägen kommt es zu monatelang anhaltenden Fieberschüben und nicht selten zu Gelenkentzündungen. Die Krankheit ist mit einer verhältnismäßig hohen Sterbequote behaftet.

Rattus: Ratte, speziell für Hausratte, die verhältnismäßig selten geworden ist. In der Hauptsache findet man die sog. Wanderratte. Ratten sind auch wegen ihrer Flöhe gefährliche Infektionskrankheitsüberträger.

Raucedo: Heiserkeit.

Rausch: akute Vergiftung mit Alkohol, aber auch mit Narkosemitteln, wie Äther oder Chloräthyl.

Rauschgifte: auf die psychischen Vorgänge einwirkende Medikamente oder chemische Verbindungen, welche das Bewußtsein stark einschränken und gelegentlich zu Halluzinationen* führen. Hierzu gehören Opium und seine Abkömmlinge, vor allem das Heroin, Haschisch, Kokain, Meskalin, Lyserginsäurediäthylamid (LSD), Alkohole, aber auch verschiedene Schlaf- und Beruhigungsmittel sowie die verschiedenen sog. Weckamine (z. B. Pervitin). S. auch Drogenmißbrauch* und die entsprechende Tabelle, Seite 134.

Rauschgiftsucht: s. Drogenmißbrauch*.

Raynaud-Krankheit: anfallsweise auftretende Gefäßkrämpfe in den Armen und Beinen, die mit starken Schmerzen, Parästhesien* und Hautkälte verbunden sind. In Extremfällen kommt es zur Gangrän* von Fingern bzw. Zehen.

Reagens: Prüfsubstanz, die eine chemische Reaktion bewirkt.

reagieren:
1. auf Reiz antworten;
2. chemische Verbindung eingehen.

Reaktion f:
1. Antwort lebender Materie auf Reize;
2. chemischer Vorgang, der unter stofflichen Veränderungen abläuft.

Reaktionszyklus, sexueller: s. sexueller Reaktionszyklus*.

reaktiv: rückwirkend.

reaktivieren: wieder zur Wirksamkeit bringen, funktionsfähig machen.

Reamputation f: Nachamputation* bei nicht zufriedenstellenden Stumpfverhältnissen.

Reanimation f: Wiederbelebung.

reanimieren: wiederbeleben.

Recessus m: Bucht, Einsenkung, Vertiefung, anatomischer Begriff.

Rechtshypertrophie f: Vergrößerung des rechten Herzmuskels. Kommt vor allem durch Widerstand im Lungenkreislauf (z. B. Emphysem, Asthma bronchiale) oder durch Klappenfehler (pulmonalis, mitralis) zustande.

Rechtsverschiebung: Vermehrung der höher segmentierten Leukozyten im Differentialblutbild, s. Blutbild*.

Recklinghausen-Krankheit: Osteodystrophia fibrosa generalisata*, aber auch für Neurofibromatosis generalisata*, gekennzeichnet durch eine Vielzahl von schmerzhaften Knötchen in der Haut, sog. Neurofibromen, die als besonderes Merkmal* Pigmentflecke aufweisen. Die Knoten entstehen aus Nervenbindegewebe und entarten zum Teil krebsig.

recurrens: zurücklaufend.

Redressement n: unblutiges Wiedereinrenken von Knochenbrüchen, Verrenkungen usw.

Reduktion f:

1. chemisch: Gegenteil der Oxydation* = Entzug von Sauerstoff und Anlagerung von Wasserstoff;
2. Einrichtung von Knochenbrüchen, Verrenkungen usw., Zurückbringen von Hernien*;
3. Verminderung der Chromosomenzahl während der sog. Reduktionsteilung.

Reduktionsteilung: Reifeteilung. Bei der Teilung der Geschlechtszellen wird die Zahl der doppelt vorhandenen Chromosomen* (diploider Chromosomensatz) auf die Hälfte vermindert (haploid). S. auch Befruchtung*, Chromosomen*.

reduzieren: vermindern, zurückführen.

Reflex m: Muskelverkürzung, Veränderung des Blutgefäßtonus, Reaktion von Organen, Drüsen, Schleimhaut usw. als Antwort auf chemische oder physikalische Reizwirkungen, erfolgt über Reflexbogen*.

Reflexbogen: Nervenbahnen, auf denen Reize zunächst zu den entsprechenden Abschnitten des zentralen Nervensystems geleitet, dort verwertet und dann auf den motorischen Bahnen wieder zurück zum Erfolgsorgan geführt werden.

Reflexion f:

1. Abknicken eines Organs nach hinten;
2. Beugung eines Organs nach rückwärts;
3. Zurückwerfen von Licht- bzw. Schallwellen.

Reflux m: Rückfluß in Hohlorganen entgegen der normalen Strömungsrichtung.

Refluxösophagitits: auch Refluxkrankheit; eine durch Rückströmung (Reflux) von Magensaft in die Speiseröhre bedingte Entzündung des unteren Speiseröhrenanteils. Die Ursache ist meist das Versagen des Schließmechanismus der unteren Speiseröhrenmanschette bei der sog. Hiatus*-Hernie*. Man unterscheidet endoskopisch* vier Stadien. Das 1. und 2. Stadium kann mit Medikamenten, Diät, Verzicht auf Alkohol und durch Hochlagerung des Oberkörpers erfolgreich behandelt werden und heilt meist folgenlos aus. Das 3. und 4. Stadium muß häufig durch eine sog. Refluxplastik operativ versorgt werden.

refraktär: unempfindlich, nicht beeinflußbar.

Refrakturierung: künstliches Brechen von schlecht oder in falscher Stellung zusammengeheilten Knochenbrüchen.
Refrigeration f: Erkältung, Unterkühlung von Geweben.
Regel: s. Menstruation*.
Regenbogenhaut: s. Iris*.
Regeneration f: biologische Wiederherstellung, Neubildung zerstörter Zellen und zerstörten Gewebes.
regenerieren: erneuern, wiederherstellen.
Region f: Abschnitt von Organen oder Körpergebieten, Bezirk; anatomische Begriffsbestimmung.
regressiv: sich zurückbildend.
regulär: vorschriftsmäßig, gewöhnlich, der Regel entsprechend.
Regurgitation f: Wiederaufstoßen bereits verschluckter Speisen und Getränke, z. B. bei Ösophagusstenose*.
Rehabilitation f: alle Maßnahmen, welche der Wiederherstellung von Lebenstüchtigkeit, Erwerbsfähigkeit und der Rückgliederung in den Arbeitsprozeß und in die Gesellschaft dienen.
Reibegeräusch: bei Entzündungen auftretende, reibende Geräusche über Körperhöhlen.
Reifeteilung: Die Geschlechtszellen (Gameten) halbieren ihren Chromosomen*-Satz durch Teilung auf die Hälfte und werden dadurch befruchtungsfähig.
Reifezeichen Neugeborener: Beweis für das Ausgetragensein, frühestens am 229. Tag nach Empfängnis. Mindestmaße 48 cm lang, 2500 g schwer, Woll-(Lanugo*-)Härchen nur noch im Schulterbereich, die Nägel über den Fingerkuppen sind voll ausgebildet, Lokalisation der Hoden im Hodensack bzw. Überdecken der kleinen durch die großen Schamlippen, Ohrknorpelentwicklung und Brustwarzengröße.
Reimplantation f: Wiedereinpflanzung, Wiedereinheilung.
Reinfarkt m: nochmaliges bzw. wiederholtes Auftreten eines Infarktes*.
Reinfektion f: erneute Ansteckung mit demselben Krankheitserreger.
Reinfusion f: Zurückführung körpereigener Flüssigkeiten in das Gefäßsystem.
Reiseapotheke: ist die Zusammenstellung von Medikamenten*, Seren*, Verbandsstoffen und speziell zusammengestellten Informationen (z. B. Krankenversorgung des Landes, Rettungsstellen usw.) entsprechend dem Reiseziel. Da eben verschiedene Länder und Kontinente unterschiedliche Erkrankungsmuster haben, sollte nach vorheriger sach- und fachgerechter Beratung die Ausrichtung der R. erfolgen. Bei Reisen in südliche Länder sollte z. B. ein Impfschutz gegen Hepatitis* usw. bzw. eine Schutzprophylaxe gegen Malaria* vorgenommen werden.
Reisekrankheit: Übelkeit, die während der Reise auftritt. Ausgelöst wird die R. durch bewegte Fahrzeuge, dadurch kommt es zu einer Reizung des Gleichgewichtsorgans mit entsprechender Symptomatik. S. auch Kinetosen*.
reitende Aorta: eine über beiden Herzkammern gleichzeitig entspringende Aorta*.
Reiz: physikalische oder chemische Einwirkungen, die in den Reizempfängern eines Organismus, den sog.

Rezeptoren, eine Erregung auslösen. Man teilt die Reize hauptsächlich nach ihrer Wirkung auf die entsprechenden Sinnesorgane ein, z. B. optischer, akustischer, thermischer, Geschmacks-, Geruchs-, aber auch Schmerz-R., chemischer R. usw.

Reizblase: überempfindliche Harnblase, die zu einem Verlust der Harnaufnahmekapazität mit andauerndem Harndrang und Entleerungszwang, auch bei sehr geringer Blasenfüllung, führt.

Reizkörpertherapie: Mobilisierung der körperlichen Abwehrkräfte durch Injektion von körpereigenem (Eigenblutinjektion) oder fremdem Eiweiß, aber auch von verschiedenen Substanzen, wie Gold, Silber, Schwefel usw., um den Körper bei chronischen Erkrankungen zu Abwehrmaßnahmen anzuregen.

Reizleitungssystem (des Herzens): selbsttätiges Erregungsleitungssystem, das aus sehr glykogenreichen Muskelfasern zusammengesetzt ist und ohne Einschaltung von Nervenanteilen die Erregungsreize von den Vorhöfen zu den Herzkammern weiterleitet. Es besteht aus dem sog. Sinusknoten, welcher als primäres Reizbildungszentrum der Schrittmacher für die Erregung und damit für die Pumptätigkeit des Herzens ist, dem Atrioventrikularknoten (Aschoff-Tawara-Knoten), dem sekundären Reizbildungszentrum und dem His-Bündel, die in die sog. Purkinje-Fäden und das Purkinje-Netzwerk auslaufen. S. Abb. rechts.

Reizschwelle: Intensität eines Reizes, die notwendig ist, um den Reizempfänger (Rezeptor) zu erregen.

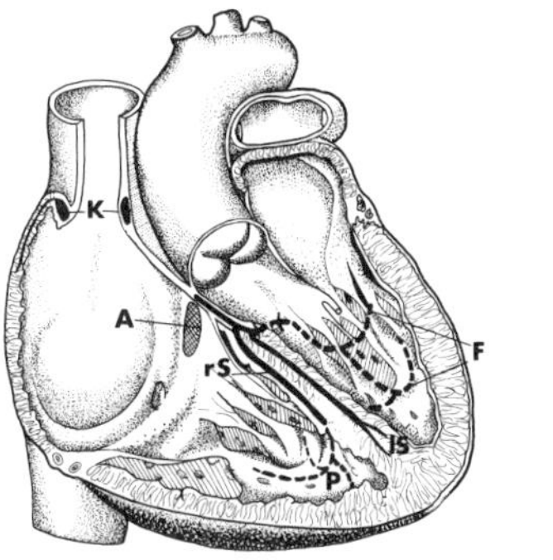

Reizleitungssystem des Herzens: (K) Keith-Flack-Knoten = Sinusknoten, ein Muskelzellgeflecht, das an der Mündung der oberen Hohlvene liegt und über das die Erregung zum Atrioventrikularknoten (Aschoff-Tawara-Knoten) (A) geleitet wird. Dieser setzt sich in das His-Bündel fort, welches das Herzskelett durchwächst. An der Kammerscheidewand spaltet sich das Bündel in den linken (lS) und rechten (rS) Schenkel. Diese ziehen in der Kammerscheidewand zu den Papillarmuskeln (P). Der rechte mündet direkt im vorderen Papillarmuskel (P), während der linke Schenkel sich im hinteren Papillarmuskel fächerförmig (F) ausbreitet.

Reklination f: Zurückbiegen, z. B. des Gibbus einer tuberkulosekranken Wirbelsäule.

Rekompensation f: Rückbildung von Organstörungen.

rekonstruktiv: nachbildend, wiederherstellend.

rekonvaleszent: genesend.

Rekonvaleszenz f: Genesungszeitraum.

Rekrudeszenz f: erneute Verschlechterung eines Krankheitsverlaufes.

rektal: den Mastdarm betreffend.

Rektalgie f: Schmerzen im Mastdarm, meist bei Hämorrhoiden*.

Rektalinfusionen: Einbringen von

Nähr- oder Ersatzflüssigkeiten in den Mastdarm, hauptsächlich in Form von Dauerinfusionen.
Rektaltemperatur: im Mastdarm gemessene Körpertemperatur.
Rektopexie f: operative Annähung des Mastdarms an das Kreuz- oder Steißbein.
Rektor m: Leiter einer Universität.
Rektoskop n: s. folgende Abb.

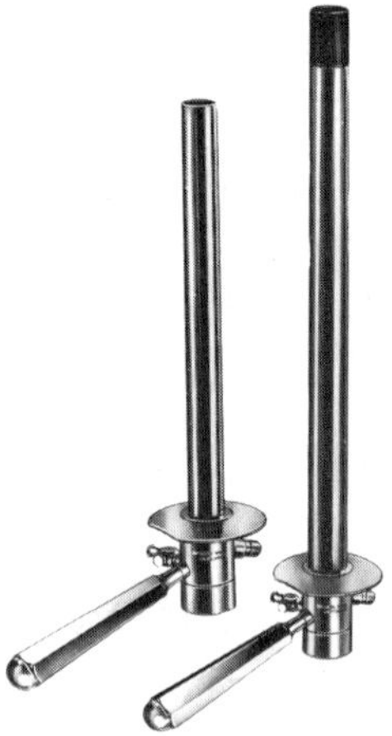

Rektoskop: optisches Instrument zur direkten Betrachtung des Mastdarmes unter gleichzeitiger Beleuchtung.

Rektoskopie f (Romanoskopie): direkte Betrachtung des Mastdarms und des unteren Sigmoids* unter Beleuchtung und Schleimhautentfaltung durch Lufteinblasung mit dem Rektoskop*; dabei kann man auch Gewebeproben zur histologischen Untersuchung entnehmen.
Rektovaginalfistel: Fistel, die den Mastdarm und die Scheide verbindet.
Rektozele f: Vorfall des Mastdarms.
Rektum n: Mastdarm, der letzte, im kleinen Becken liegende Abschnitt des Darmtraktes.
Rekurrensfieber: s. Rückfallfieber*.
Relaps m: Rückfall.
Relaxation f: Erschlaffung, Entspannung.
relevant: wichtig, erheblich.
Reluxation f: Wiederausrenkung eines Gelenks.
Remedium n: Mittel, Heilmittel.
Remission f: zeitweiliges Nachlassen von Krankheitssymptomen.
remittierend: nachlassend, zurückgehend, abklingend.
Ren m: Niere.
renal: die Niere betreffend.
Renculus m: Läppchen in der fetalen Niere*.
Renographie f: Röntgendarstellung der Niere.
Renovasographie f: Röntgendarstellung der Blutgefäße der Nieren durch Kontrastmitteleinspritzung mittels eines Katheters, der über die große Beinschlagader in die Bauchaorta bis zur Abzweigung der Nierenarterien vorgeschoben wird. Wichtige Diagnosemaßnahme zur Klärung von Mißbildungen, Tumoren, Gefäßerkrankungen usw. in der Niere.
Rentenneurose: gehört in die Gruppe abnormer Erlebnisreaktionen und äußert sich in unverhältnismäßig starken seelischen und körperlichen Störungen, die zwar empfunden werden, für die jedoch ein objektiver Befund fehlt. Der Betroffene steigert sich in diesen Zustand hinein. Dabei werden, überwiegend im Unterbewußtsein, Schmerz- und Beschwerdeempfindung von dem Wunsch gesteuert, hierfür eine Rente zu erhalten. Vor-

kommen nach entschädigungspflichtigen Unfällen, bei verschiedenen Berufskrankheiten usw.

Reorganisation f: Neubildung von untergegangenem Gewebe oder Zellen.

REO-Viren (Respiratory enteric orphan Virus): frühere Bezeichnung: »Echoviren«. Sie schädigen hauptsächlich die Nervenzellen und die Darmschleimhaut. Im allgemeinen machen sie keine schwerwiegenden Beschwerden, sondern führen zu den sog. unspezifischen »grippalen Infekten«. Es kommt zu leichten Erkrankungen der Atemwege, zu Darmbeschwerden und gelegentlich zu Hautexanthemen oder zu leicht fieberhaften, meningitisartigen Beschwerden.

Replantation (auch Reimplantation): Wiedereinpflanzung bzw. -anfügung körpereigener Organe oder Gliedmaßen.

reponibel: zurückzubringen, rückführbar. Bezeichnung für Hernien*, deren Bruchinhalt wieder in die Bauchhöhle zurückgeschoben werden kann.

Reposition f: Einrichtung, Zurückführen in die richtige Lage, z. B. bei Knochenbrüchen.

Reprise f: ziehendes, typisch keuchendes Einatmen bei Keuchhusten.

RES: s. Retikulo-endotheliales System*.

Resektion f: chirurg. Entfernung von Organen, Organ- oder Körperteilen.

Resektoskop n: Spezialgerät, mit dem unter gleichzeitiger beleuchteter Betrachtungsmöglichkeit in der Blase oder von der Harnröhre her die Prostata (sog. urethrale Prostataresektion*) operiert werden kann.

Residualharn: s. Restharn*.

Residuum n: Rückstand.

Resistenz f: Widerstand:
1. Tastempfindung der »Verhärtung« von Geweben, z. B. bei Tumoren, Entzündungsvorgängen usw.;
2. Widerstandsfähigkeit gegen Infektionserreger und deren Gifte (= Immunität*);
3. Widerstandsfähigkeit von Infektionserregern gegen Antibiotika oder Chemotherapeutika.

Resistenzbestimmung: Feststellung der Widerstandsfähigkeit von Bakterien* gegenüber den verschiedenen Antibiotika* durch sog. Verdünnungsreihen oder durch Diffusionstests.

Resolution f:
1. Lösung einer Krankheit;
2. Aufsaugung eines Ergusses;
3. Rückbildung von Entzündungen.

resorbieren: aufsaugen, aufnehmen.

Resorption f: Aufnahme, Aufsaugung von Substanzen in Blut, Lymphe und Körperflüssigkeiten, z. B. durch Verdauung resorbierbar gemachter Bestandteile der Nahrung im Magen-Darm-Trakt, von Flüssigkeiten im Gewebe (z. B. bei Injektionen in den Muskel oder in die Haut) oder von Körperflüssigkeiten (Ergüssen) sowie von Substanzen, die durch die Haut aufgenommen werden.

Respiration f: s. Atmung*.

respiratorisch: mit der Atmung zusammenhängend.

Respirationstrakt: Atemwege (Nasen-Rachen-Raum, Kehlkopf, Luftröhre und Bronchien).

Restharn: die nach beendetem Urinieren in der Blase zurückbleibende Menge Harn. Sie ist beim Gesunden vernachlässigbar klein, jedoch bei Behinderung des Abflusses, z. B. bei Prostatahypertrophie oder Prostatakrebs*, Harnröhrenverengung usw., sowie bei Querschnittslähmungen* deutlich vermehrt; Feststellung durch Katheterisierung.

Restitutio ad integrum f: vollkommene Wiederherstellung eines normalen Zustandes.

restriktiv: eingeschränkt, vermindert.

restriktive Lungenerkrankung: eingeschränkte Lungenmechanik, oft durch Veränderung des Lungengerüstes oder des Lungengewebes verursacht; die häufigste Folge ist Atemnot durch Ventilations*-Störungen.

Reststickstoff: nicht an Eiweiß gebundener (d. h. nach Enteiweißung noch nachzuweisender) R. Ist insbesondere bei verschiedenen Nierenerkrankungen erhöht.

Rete n: Netz.

Retention f: Zurückhaltung.

retikularis, retikulär: netzartig.

Retikulo-endotheliales System (RES): wird von den Endothel- und Retikulumzellen, die Stoffe speichern und phagozytieren* sowie Immunkörper* produzieren können, als funktionelle Einheit gebildet. RES findet sich u. a. vor allem in der Milz*, den Lymphknoten, dem Knochenmark*, dem Endothel* von Gefäßen, als sog. Kupffer-Sternzellen* in den Leberkapillaren usw. Nachdem die das RES bildenden Endothelzellen ausschließlich histiozytären* Charakter haben, wird heute das RES allgemein als *R*etikulo-*h*istiozytäres *S*ystem (RHS) bezeichnet.

Retikulom n: gutartige Geschwulst aus Retikulumzellen in Lymphknoten.

Retikulosarkom n: Krebsgeschwulst des RES*, meistens in den Halslymphknoten, den Tonsillen*, der Milz, gelegentlich aber auch in Lymphknoten der Magen- und Darmschleimhaut entstehend. Kann jedoch auch in allen anderen Organen vorkommen. Wird der gesamte Organismus, hauptsächlich aber das Skelett, betroffen, so bezeichnet man das als *Retikulosarkomatose* (sog. Ewing-Sarkom*).

Retikulose f: Retikuloendotheliose, Retikulohistiozytose. Allgemeine Wucherung der RES*-(RHS*-)Zellen. Dazu gehören u. a. Monozytenleukämien* und vermehrt Hämozyten* bildende Retikulosen. Zum Teil werden auch die sog. Speicherkrankheiten* unter diesen Begriff eingereiht.

Retikulozyten m: im Knochenmark* entstehende Ursprungszellen der roten Blutkörperchen*, die in das periphere Blut ausgeschwemmt werden, dort ein Netzwerk bilden und dann zu fertigen Erythrozyten* ausreifen.

Retikulum, endoplasmatisches n: System untereinander verbundener Doppelmembranen, die innerhalb der Zellen die Hohlräume bilden, in denen sich Ribonukleinsäure*-haltige Körnchen befinden, die eine wesentliche Rolle bei der Eiweißsynthese spielen.

Retikulumzellen: sternförmige Bindegewebszellen, die mit ihren Fasern ein locker zusammenhängendes Netzwerk bilden und das Gerüst der meisten inneren Organe wie Leber, Milz, Knochenmark, Lymphknoten usw. darstellen.

Retina f: Netzhaut des Auges. Der lichtempfindliche Teil enthält die Sinneszellen für das Sehen, die sog. Stäbchen- und Zapfenzellen sowie die Ganglien- und Stützzellen. Die Eintrittsstelle des Sehnervs in die Netzhaut ist der sog. blinde Fleck*, während der gelbe Fleck (Macula lutea*) die Stelle des schärfsten Sehens darstellt.

Retinaculum n: Halteband.

Retinitis f: s. Netzhautentzündung*.

Retinoblastom n (Glioma retinae): Krebsgeschwulst der Netzhaut bei Kleinkindern.

Retinopathia f: Netzhauterkrankungen, die nicht auf Entzündung beruhen, z. B. R. diabetica = allmähliche Degeneration der Netzhaut durch sehr kleine Blutungen und Bildung von Aneurysmen* der Netzhautgefäße als Folge der Zuckerkrankheit. R. hypertonica: anfangs Stauung und Schlängelung der Netzhautgefäße, später Übergang in Blutungen und Degenerationen bei Hochdruckkrankheit.

Retothel: s. Retikulo-endotheliales System*.

Retothelsarkom n: s. Retikulosarkom*.

Retraktion: Schrumpfung, Zurückziehung.

retroaurikulär: hinter der Ohrmuschel.

retrobulbär: hinter dem Augapfel.

Retroflexio uteri f: Abknickung des Gebärmutterkörpers am Übergang zum Gebärmutterhals nach hinten.

retroflexus: zurückgebogen.

retrograd: rückläufig.

retroperitoneal: hinter dem Bauchfell liegend.

Retroperitonealraum: spaltförmige Höhle hinter dem Bauchfell, in der u. a. die Nieren, die Bauchspeicheldrüse, die Bauchschlagader usw. liegen.

Retropharyngeal: hinter dem Rachen liegend.

Retropharyngealabszeß: Eiteransammlung im Gewebe zwischen Wirbelsäule und hinterer Rachenwand. Kann durch Abwandern in den Herzbeutel* lebensbedrohlich werden.

Retropneumoperitoneum n: Einblasen von Gasen in den Retroperitonealraum* zur röntgenologischen Darstellung der Form von Nieren und Nebennieren.

Retroposition, Retropositio f: Verlagerung nach hinten.

retropubisch: hinter der Symphyse* liegend.

Retropulsion f: Unfähigkeit, beim Rückwärtsgehen anzuhalten, so daß man stolpert oder zu Fall kommt. Typisch für Parkinsonismus*.

retrosternal: hinter dem Brustbein gelegen.

Retrosternalschmerzen: typisch für Erkrankungen der Speiseröhre*, der Aorta*, des Mediastinums*, außerdem beim Herzinfarkt* und bei starker Reizung der Luftröhre.

Retrotonsillarabszeß: s. Peritonsillarabszeß*.

Retroversion: s: Versio*.

Rettungsdecke: ist eine speziell im Rettungsdienst eingesetzte Hebe- und Tragedecke zum Bergen und Transport von Unfallpersonen.

Rettungssanitäter: ist ein speziell ausgebildeter, nichtärztlicher Helfer. Das Hauptgewicht der Ausbildung liegt auf dem Gebiet der Notfallmedizin*.

Revakzination f: Wiederholung der Impfung, Wiederimpfen.

Reverdin-Läppchen, (-Transplantation): frisch zurechtgeschnittene, maximal 1 cm^2 große, flache Hautstückchen, die auf größere Hautdefekte zum Zwecke der Defektdeckung übertragen werden.

reversibel: umkehrbar, rückgängig zu machen, aber auch in entgegengesetzten Richtungen verlaufend.

Rezept n: im Sinne des Gesetzes Urkunde, eine mit Namensangabe, Unterschrift, Ort und Datum versehene Anweisung eines Arztes, Zahn- oder Tierarztes für die Herstellung und Abgabe von Arzneimitteln durch Apotheken.

Rezeptoren m: Reizempfänger für die Aufnahme von speziell gestalteten Gewebsabschnitten des Nervensystems. Die von ihnen aufgenommenen Reize werden über die sensiblen Nervenbahnen weitergeleitet. Man unterscheidet R. für Umweltreize (Extero-R.) und für Reize, die im Inneren des Organismus entstehen (Intero-R.). Bei der Innervation von Organen durch den Nervus sympathicus* werden je nach Wirkungsansprechbarkeit auf Adrenalin* oder Nor-Adrenalin Alpha- und Beta-R. unterschieden.

Rezidiv n: Rückfall (rezidivierend = wiederkehrend), periodisch wieder auftretend.

reziprok: gegensätzlich, entgegengesetzt.

RG: Abk. für Rasselgeräusche.

Rh: Abkürzung für Rhesus-Faktor positiv.

rh: Abkürzung für Rhesus-Faktor negativ.

Rhabdomyom n: gutartiger Tumor aus quergestreifter Muskulatur.

Rhabdomyosarkom n: Krebs der quergestreiften Muskulatur.

Rhabdoviren: bestehen aus Ribonukleinsäuren*, die bekanntesten sind das Virus der Tollwut* und der vesikulären Stomatitis*.

Rhachiotomie f: chirurgische Eröffnung des Wirbelsäulenkanals.

Rhachisagra n: Gicht der Wirbelgelenke.

Rhagaden f: Schrunden, Hautrisse, meist schmerzhaft.

Rhaphe: Naht.

Rhechospasmus: krampfhaftes Schnarchen.

Rheotron: s. Elektronenschleuder*, s. Betatron*.

Rhesus-System, Rhesus-Faktor: Spritzt man einem Meerschweinchen die Blutkörperchen von Rhesusaffen ein, so erhält man ein Meerschweinchenserum, das die roten Blutkörperchen von 85 % aller weißen Menschen agglutiniert*. Diese Menschen haben in ihrem Blut den Rhesus-Faktor und werden deshalb als Rh-positiv (Rh) bezeichnet. Die übrigen 15 % weisen keine Agglutination auf und werden deshalb als Rh-negativ (rh) bezeichnet. Rh-negative Menschen bilden häufig Antikörper gegen den Rh-Faktor, wenn sie mit Rh-positivem Blut in Berührung kommen. Dies ist oft ein Grund für Zwischenfälle bei Bluttransfusionen* und die Ursache für den Morbus haemolyticus neonatorum*. Die Rhesus-Faktoren werden in 8 Untergruppen eingeteilt, die entweder nach Wiener oder nach Fisher verschieden bezeichnet werden. Diese Untergruppen stehen in Zusammenhang mit den Chromosomen* und haben für Bluttransfusionen nur untergeordnete Bedeutung.

Rheumafaktor (RF): ein sog. Agglutinations-Test, z. B. mit Latex, wobei der RF als Antikörper gegen das bei rheumatischen Erkrankungen zum Teil denaturierte Gamma-Globulin zur Wirkung kommen dürfte. Bei chronischer Polyarthritis bis zu 90 %, aber auch zu einem hohen Prozentsatz bei anderen Rheumaformen positiv, somit wertvolles Diagnosehilfsmittel.

Rheumatismus: nach der Nomenklatur der internationalen Rheumaliga unterscheidet man:

1. entzündlichen Rh., d. h. entzündliche Erkrankungen des Mesenchyms* durch Infektionen oder sonstige toxische Substanzen. Hierunter fallen a) das rheumatische Fieber (RF), b) primärchronische Polyarthritis* (PCP), c) Spondylarthritis ankylopoetica* (Morbus Bechterew);
2. degenerativen Rh., bei dem sich vor allem an Gelenken und Wirbelsäule Abbauerscheinungen des Mesenchyms* ohne eigentliche Entzündung abspielen, die in schweren Fällen bis zum Absterben des betroffenen Gewebes führen können. Hierzu zählen a) Arthrosen und Arthrosis deformans*, b) Spondylosen* und Spondylarthrosen*, Bandscheibendegenerationen und Osteochondrose*, c) die verschiedenen Neuralgie*-Formen, z. B. die Interkostalneuralgie*, d) die Nervenaustrittswurzeln betreffenden Neuralgien und damit zusammenhängende Syndrome, z. B. Lumbago*;
3. Weichteil-Rh. (extraartikulärer Rh.), der teilweise entzündlicher, teilweise degenerativer Natur ist. Hierzu zählen a) der allgemeine Muskelrh., b) der Rh. des Unterhautfettgewebes (Pannikulitis), c) die Periarthritis humeroscapularis*, d) die Epikondylitis humeri (Tennisellenbogen), e) die Periarthritis coxae (Hüftgelenksentzündung), f) Schleimbeutel- und Sehnenscheidenentzündung, g) die Neuritis allgemein, h) die generalisierte Fibrositis*.

Bei der Untersuchung des betroffenen Gewebes findet sich eine Quellung der Fibrinsubstanzen unter gleichzeitiger Bildung von Granulomen. Als Ursache wird eine Überempfindlichkeits*-Reaktion des betroffenen Gewebes verantwortlich gemacht, die durch verschiedene Bakterien, insbesondere Streptokokken*, und deren Toxine* ausgelöst wird. Das vielzitierte Rheumavirus als tatsächlicher Erreger konnte bisher nicht nachgewiesen werden. Hingegen wird als ziemlich sicher angenommen, daß auch Störungen in der Hormonregulation, insbesondere im Zusammenspiel zwischen Hypophysen- und Nebennierenrindensystem, eine entscheidende Rolle spielen. Die gesamten Krankheiten des rheumatischen Formenkreises sind für die Volksgesundheit von großer Bedeutung, da sie weit verbreitet sind und durch ihre meist chronische Verlaufsform, vor allem aber durch die schweren Behinderungen, die sie hervorrufen, und durch einschneidende Folgekrankheiten wie z. B. schwere Herzmuskelerkrankungen, Herzklappenfehler usw. auch außerordentlich gefährlich sind. Sie stellen somit einen Hauptanteil der Ursachen für Frühinvalidität und Arbeits- und Erwerbsunfähigkeit dar.

Rheumatoide: Hierunter versteht man rheumaähnliche Krankheitszustände bei Sepsis*, Erysipel*, Scharlach*, Typhus*, Grippe*, Röteln*, Syphilis*, Tuberkulose* usw.

Rhexis: Zerreißung.

Rhinallergose: s. Heufieber*.

Rhinenzephalon: Riechhirn, vorderer Teil des Stirnhirns.

Rhinitis: Katarrh der Nase, Schnupfen; meist Folge von Erkältung. In schweren Fällen geht die wäßrige in eitrige Sekretion* über. Gleichzeitig kommt es zu mehr oder minder starker Schwellung der Nasenschleimhaut und damit zur Atembehinderung. Bei chronischer R. besteht die Gefahr der Schleimhautatrophie* mit Borkenbildung und Entwicklung einer Ozaena*. Sonderformen sind die R. anaphylactica = Heufieber; die anfallsweise auftretende R. vasomotorica = eine Reflexneurose der Gefäßnerven im Nasenbereich.

rhinogen: die Nase betreffend.

Rhinolalie: näselnde Aussprache, Nasensprache, näseln.

Rhinomykosis f: Schimmelpilzerkrankung der Nasenschleimhaut.

Rhinophym n: Knollennase. Bei Rosazea* wird durch Wucherung der Drüsenhautbälge und der Unterhaut bei gleichzeitiger Neubildung von Gefäßen die äußere Nase in Form von lappigen Tumoren mehr oder minder stark aufgetrieben.

Rhinorrhagie f: Nasenbluten.

Rhinosklerom: orientalische Hautkrankheit, hervorgerufen durch Klebsiella rhinocleromatis*, die zur chronischen, knotenartigen Verdickung der Haut an Mund, Nase und Rachen führt und auch die Schleimhäute befällt.

Rhinoskopie: Spiegelbetrachtung des Naseninneren bei gleichzeitiger Beleuchtung.

Rhinoviren: RNS-Viren*, die sich vorwiegend im Nasen-Rachen-Raum ansiedeln und den Virus-Schnupfen hervorrufen.

Rhizoma, Rhizom n: der Wurzelstock; aus den Wurzelstöcken vieler Arzneipflanzen werden Arzneimittel gewonnen.

Rhombenzephalon: Rautenhirn, s. Hirn.

rhomboideus: rautenförmig, anatomischer Begriff.

RHS: Abkürzung für *R*etikulo-*h*istiozytäres *S*ystem (s. Retikulo-endotheliales System*).

Rhythmus m: Wiederholung gleicher Vorgänge in gleichen Zeitabständen.

Ribonukleasen: Enzyme, die Ribonukleinsäure spalten.

Ribonukleinsäuren: Abkürzung: RNS; sie sind ein wesentlicher Bestandteil der lebenden Materie und kommen in allen wichtigen Zellkomponenten vor. Die verschiedenen Typen haben eine bestimmte Funktion. So wirken sie beispielsweise als Träger von Aminosäuren* während der Eiweißsynthese, sie transportieren die in den Desoxyribonukleinsäuren gespeicherten genetischen Informationen, stellen bei einer Anzahl von Viren selbst das genetische Material dar und sind vor allem im Zusammenwirken mit den Desoxyribonukleinsäuren für die Systematik der Kettenbildung bei der Eiweißsynthese verantwortlich. S. auch Proteinsynthese*.

Ribosomen n: bezirklich begrenzte Bestandteile der Zellen, die als Organe, sog. Zellorganellen, bei der Eiweißsynthese funktionieren. Sie bestehen aus Eiweißkörpern und Ribonukleinsäure und bewerkstelligen die Verknüpfung und Aneinanderkettung von Aminosäuren zu den sog. Peptidketten, s. Proteinsynthese*.

Rickettsien: Mikroorganismen, die einen Übergang von den Viren zu den Bakterien darstellen; gramnegative, unbewegliche Stäbchen, die die sog. Rickettsiosen = Fleckfiebererkrankungen hervorrufen. Man unterscheidet Rickettsia burneti = Erreger des Q- oder Queensland-Fiebers, Rickettsia conorii = Erreger des Marseille- oder Mittelmeer-Fiebers, Rickettsia mooseri = Erreger des endemischen Fleckfiebers, Rickettsia orientalis = Erreger des Tsutsugamushi-Fiebers, Rickettsia prowazeki = Erreger des epidemischen Fleckfiebers (Flecktyphus), Rickettsia rickettsie = Erreger des Rocky Mountains Spotted Fever* oder Felsengebirgsfiebers. R. sind echte Zellschmarotzer, die durch den Kot von infizierten Läusen, Milben oder Zecken übertragen werden.

Riechschleimhaut: Die Riechschleimhaut findet sich nur im obersten Bereich der Nasenmuscheln und des Nasenseptums. Sie besteht aus einem funktionell spezialisierten mehrreihigen Zylinderepithel, in dem sich die Riech-Rezeptoren* (R) befinden. Diese senden zur Schleimhautoberfläche Riechfäden (Zilien) aus. Zwischen den Rezeptoren finden sich Stützzellen (Sz) und am Übergang zur

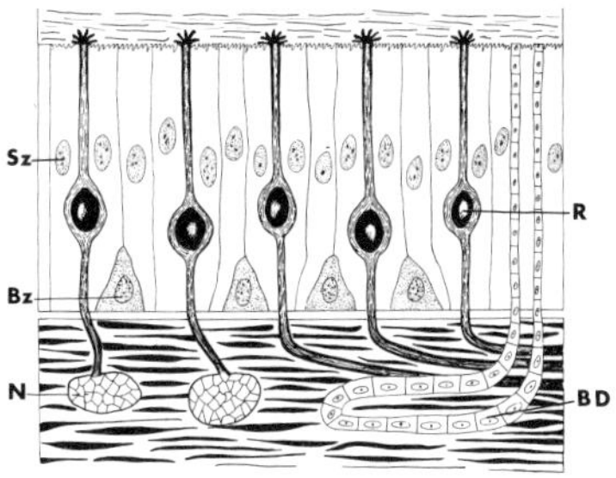

Riechschleimhaut

sog. Kernzone Basalzellen (Bz), deren Funktion noch unklar ist. In der bindegewebigen Kernzone sind die Kerne der Rezeptorenzellen eingebettet, die sich aus den Axonen* der Riechrezeptoren zu marklosen Nervenbündeln (N) zusammenschließen. Außerdem befinden sich in dieser Kernzone noch die sog. Bowman-Drüsen (BD), die den Riechschleim, ein dünnflüssiges Sekret, produzieren, welches die Schleimhautoberfläche befeuchtet. S. Abb. oben.

Rigor m, **Rigidität** f: Steifheit der Muskeln, Erhöhung des Muskeltonus; tritt bei passiven Bewegungen von Anfang bis Ende gleichmäßig spürbar auf und ist ein Hinweis auf Erkrankungen des extrapyramidalen* Systems, z. B. bei Paralysis agitans, Parkinsonismus.

Rigor mortis: Totenstarre.

Rima f: Spalte, Ritze, anatomischer Begriff.

Rindenataxie f: Koordinationsstörungen bei Krankheitsherden in der Rinde des Stirn-, Scheitel- oder Schläfenhirns.

Rindenblindheit: entsteht durch Ausfall der Sehsphäre im Gehirn und stellt praktisch absolute Erblindung dar, obwohl die Augen und die Sehnerven selbst gesund sind.

Rindenepilepsie: s. Jackson-Epilepsie*.

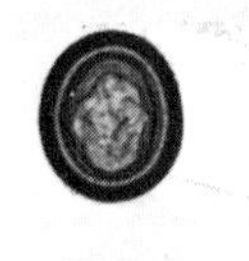

Rinderbandwurm: Ei, mikroskopische Aufnahme.

Rinderbandwurm: Rinderfinnenbandwurm. Taenia saginata; wird zwischen 4 und 10 m lang und 10 bis 14 Jahre alt, hat einen Kopf mit 4 Saugnäpfen und in den reifen Endgliedern, die sich ständig vom Wurm ablösen und aus dem After kriechen, ca. 30 Gebärmutter-Divertikel*, in denen sich die Eier befinden, welche die Larve enthalten, die sich dann in der Muskulatur des Rindes zu der bekannten, knapp 10 mm langen Bandwurmfinne entwickeln. Ißt der Mensch finniges Fleisch, so entwickelt sich im Darm aus dieser Finne der Bandwurm. Sobald der Wurm ausgereift ist, scheidet er die typischen Glieder, die sog. Glottiden, ab, die sich dann im Kot, in der Wäsche und im Bett finden. Bandwurminfektionen verlaufen fast immer symptomlos mit der Ausnahme jener Fälle, in denen die Larven im Gehirn Zysten bilden. Auffällig ist der zunehmende Hunger, der zum Heißhunger ausarten kann bei trotzdem laufender Gewichtsabnahme. Später kommt es auch zu Appetitlosigkeit und gelegentlichem Brechreiz. Bei längerem Befall können sich mittel- bis hochgradige Anämien bilden. S. Abb. links.

Rippe: s. Costa*.

Rippenfellentzündung: s. Pleuritis*.

Risikofaktoren: sind statistisch gesicherte pathogene* Bedingungen, die zu bestimmten Krankheiten führen können. Der Begriff stammt aus der Vorsorgemedizin. So sind z. B. Bluthochdruck, Hypercholesterinämie* R. für die Entstehung eines Herzinfarktes*; ionisierende Strahlen* sind R. für die Entstehung bösartiger Erkrankungen des blutbildenden Systems usw. Des weiteren gibt es eine Anzahl von psycho*-sozialen R., die sowohl psychische wie auch körperliche (vor allem psychosomatische*) Krankheiten auslösen können. Durch statistisch gesicherte Erkenntnis der Zusammenhänge können Vorsorgemaßnahmen zur Verhinderung der Erkrankungen empfohlen werden.

Risus m: Lachen; bekannte Erscheinungsform der R. sardonicus, das sog. Krampflachen beim Tetanus*.

Rivus m: Kanal, Bach, anatomischer Begriff.

RN: Abkürzung für Reststickstoff*.

RNS: Abkürzung für Ribonukleinsäure*.

RNS-Viren: Ihr Protoplasma* ist vorwiegend aus Ribonukleinsäure* aufgebaut. Hierher gehören die Arboviren, die Myxoviren und die Picornaviren.

Roborantien: Stärkungs- und Kräftigungsmittel. Dazu gehören u. a. verschiedene Vitamine, Traubenzucker und sog. Anabolika.

Rocky Mountains Spotted Fever n:

= Felsengebirgsfieber, amerikanisches Zeckenfieber, amerikanisches Fleckfieber.

rodnes: nagend, fressend.

Roemheld-Symptomenkomplex: Durch Gasbildung im Magen oder durch eine funktionell zu große Magenblase, z. B. bei Überfüllung des Magens, kommt es zur Hochdrängung des Zwerchfells und damit zu einer spürbaren Einengung der Herzaktionsfähigkeit. Der Zustand ist verbunden mit Übelkeit, Extrasystolie* und Angina-pectoris*-ähnlichen Zuständen.

Röntgen, Wilhelm Konrad (1845–1923): entdeckte die nach ihm benannten und von ihm zunächst als X-Strahlen bezeichneten Strahlen.

Röntgenbestrahlung: Anwendung von Röntgenstrahlen für therapeutische Zwecke, z. B. zur Bestrahlungsvernichtung von Zellen bösartiger Geschwülste (Krebs) oder zur Bestrahlung bei deformierenden Gelenkserkrankungen usw.

Röntgenbild: Abbildung von Körperteilen auf speziellen fotografischen Filmen, den sog. Röntgenfilmen, mit Hilfe von Röntgenstrahlen. Je nach Dichte und Durchlässigkeit erscheinen die verschiedenen Körper- oder Organbestandteile weiß bis schwarz. Zur Darstellung von Hohlräumen in Organen, von Gefäßen usw. behilft man sich durch die Füllung mit sog. Kontrastmitteln.

Röntgendurchleuchtung: Die Körperteile oder Organe durchdringenden Strahlen werden auf einem fluoreszierenden Bildschirm dargestellt. Die Methode wurde durch die sog. Röntgenbild-Verstärkerfernsehkette zu einer hervorragend brauchbaren diagnostischen Maßnahme ausgebaut.

Röntgenröhren: sind Glasgefäße, in denen ein Vakuum (Luftleere) herrscht. An der glühenden Kathode, die mit hochgespanntem Strom beschickt wird, treten durch die hohe Temperatur Elektronen aus, die in Abhängigkeit von der Spannungsgröße des zugeführten Stromes mit verschieden hoher Geschwindigkeit auf die mit Wolfram belegte Anode aufprallen, dadurch abgebremst werden und so Röntgenstrahlung erzeugen.

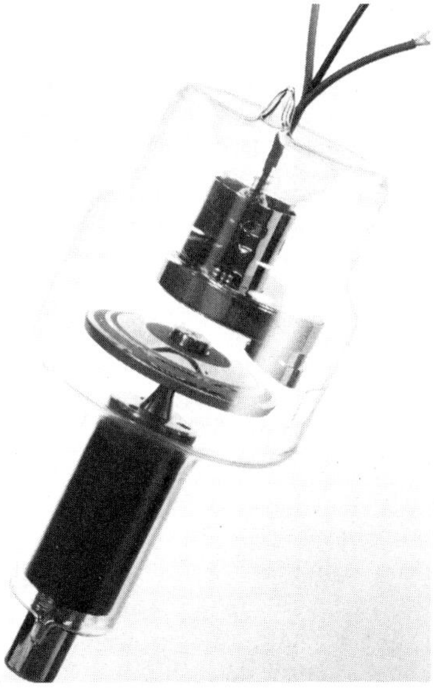

Röntgenröhre, Drehanodenröhre

Der Kathodenstrahl wird durch einen Spezialzylinder gebündelt, so daß er auf einem konzentrierten Brennfleck, dem sog. R.-Fokus, auf der Anode auftrifft. Um die gefährliche Streustrahlung zu vermeiden, sind die R., mit Ausnahme des Strahlenaustrittskegels, mit einem speziellen Strahlenschutzgehäuse versehen. Um zu rasche Abnutzung oder frühzeitige Zerstörung der Anode durch die entstehenden hohen Temperaturen zu verhindern, werden sog. Drehanoden, das sind rotierende Wolframteller, verwendet. S. Abb. Seite 517.

Röntgenschichtbildverfahren: = Tomographie; Spezialverfahren zur Darstellung von durchleuchteten Ebenen in verschiedenen Tiefen des durchleuchteten Organs, die, in Serien aneinandergereiht, eine bessere Übersicht über die räumliche Lagerung und Ausdehnung eines Prozesses vermitteln.

Röntgenstrahlen: Bremsstrahlung, entsteht beim Abbremsen stark beschleunigter Elektronen durch das Auftreffen auf die Antikathode = Anode (s. Röntgenröhre*). Bei den R. handelt es sich um elektromagnetische Wellen, sog. Gamma-Strahlen, mit Längen von 10^{-7}cm bis 10^{-10}cm. Je kürzer die Wellenlänge, um so härter wird die Strahlung. R. verhalten sich bezüglich ihrer geradlinigen Ausbreitung, ihrer Brechungs-, Beugungs- und Reflexionseigenschaften wie Lichtstrahlen, sie sind jedoch in der Lage, Stoffe zu durchdringen, und werden dabei abgeschwächt. Sie erzeugen einen Leuchteffekt auf bestimmten Materien, die sog. Lumineszenz; sie können die fotografischen Schichten von Filmen und fotografischen Platten schwärzen und dadurch zur Röntgenfotografie verwendet werden. Sie haben starke biologische Wirkungen auf Zellen und Gewebe, was zur Therapie mit Röntgenstrahlen (= Röntgenbestrahlung*), andererseits aber auch zur sog. Strahlengefährdung führt. Außerdem können sie Gase ionisieren.

Röteln: Rubeola, eine endemisch bis epidemisch durch Luft übertragene Infektionskrankheit. Erreger sind die R.-Viren, die Inkubation beträgt 1–3 Wochen. Beginnt mit einer Anschwellung der Lymphknoten hinter den Ohren und in der hinteren Halsregion, dann erscheint ein rosaroter, kleinfleckiger Ausschlag in der Reihenfolge Gesicht, Rumpf, Gliedmaßen, der sich nach 2–3 Tagen wieder zurückbildet. Das Fieber ist gering, das Allgemeinbefinden wenig gestört.

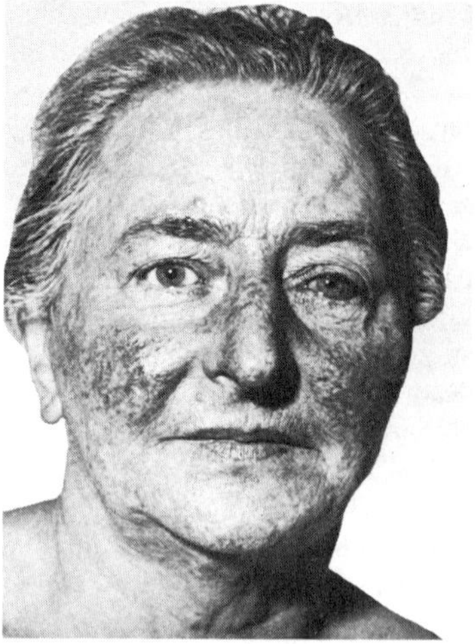

Rosazea: Je nach Intensität der Erscheinungen ist die bei der Rosazea ausschließlich erkrankte Haut des Gesichts entweder nur gerötet oder zusätzlich mit Knötchen oder Pusteln besetzt; der Übergang dieser beiden Stadien ist fließend (aus: »diamed-serie«, Bayer AG Leverkusen).

Besondere Bedeutung haben R. während der Schwangerschaft, vor allem in den ersten 4 Monaten, weil es zu schwersten Mißbildungen des Fetus kommen kann. Ist die Wahrscheinlichkeit einer R.-Infektion bei einer werdenden Mutter gegeben, so soll durch Laboratoriumstest festgestellt werden, ob Antikörper gebildet sind. Fehlen sie, so ist zumindest in den ersten 3 Monaten der Abbruch der Schwangerschaft zu erwägen.

Röteln-Viren: weltweit vorkommend, werden überwiegend durch Tröpfcheninhalationen, selten durch direkten Kontakt übertragen. Sie erzeugen die Röteln*.

Rollkur: Sie wird angewandt zur Behandlung von Magengeschwüren und Magenschleimhautentzündungen.
Das wirksame Medikament wird in einer Tasse Flüssigkeit, z. B. Kamillentee, gelöst, auf nüchternen Magen getrunken. Dann verharrt der Patient 5 Minuten in Rücken-, 5 Minuten in linker Seiten-, 5 Minuten in Bauch- und 5 Minuten in rechter Seitenlage, was zu einer allseitigen Bespülung/Umspülung der Magenschleimhaut führt.

Romanoskopie: s. Rektoskopie*.

Rosazea f: Rotfinne, eine Hauterkrankung, die bei Seborrhoe auftritt, in leichten Fällen zu Rötungen mit Gefäßerweiterungen, in schwereren Fällen zur zusätzlichen Pustel- und Papelbildung mit Wucherungen der Talgdrüsen und starken Gefäßerweiterungen führt. Bekannteste Erscheinungsform ist das Rhinophym*. S. Abb. Seite 518.

Rose: s. Erysipel*.

Roseola f: kleinere, hellrote Hautflecken, die sich vorübergehend wegdrücken lassen und meistens durch bakterielle Toxineinwirkung auf Hautgefäße entstehen. Am bekanntesten die R. syphilitica, die während des 2. Stadiums der Syphilis* auftritt; die R. typhosa, die sich beim Typhus abdominalis* speziell in der Bauchregion findet; und die nach Pockenschutzimpfungen* immer wieder vorkommende R. vaccinalis.

Rotlauf: s. Erysipeloid*.

Rotz: Malleus, wird durch Rotzbakterien (Actinobacillus mallei) hervorgerufen und von Einhufern auf den Menschen durch Kontakt übertragen. Sie ist eine anzeigepflichtige Infektionskrankheit, die in der Regel einen schweren, lebensbedrohlichen Verlauf nimmt. Nach 3–5 Tagen kommt es zur Bildung von Knoten, Geschwüren und Abszessen, zunächst meist an Händen und Gesicht, später im gesamten Nasen-Rachen-Raum. Sehr rasch entwickelt sich dann eine generalisierende, septische Aussaat der Erreger, die unter hochfieberhaften, schweren Krankheitsbildern meist tödlich verläuft.

Rp: vorgedrucktes Zeichen auf Rezepten, Abkürzung für recipe = nimm.

RR: Abkürzung für Riva-Rocci = Angabe der Blutdruckhöhe.

RS-Viren: Respiratory-Syncytial-Viren, Erreger des Virusschnupfens und der Viruspneumonie*, gehören zu den RNS-Viren*.

Rubeola f: s. Röteln*.

Rubeola scarlatinosa: Kinderkrankheit, die wie ein leichter Scharlach verläuft. Das auftretende Exanthem ist nicht typisch »scharlachrot«, die Temperaturen sind nur geringfügig erhöht, in der Regel harmlos.

Rubor m: Rötung, durch Entzündung hervorgerufen. Eines der Hauptsymptome bei Entzündungen*.

Rudiment n: Überrest, Überbleibsel.

Rückenmark: = Medulla spinalis, bildet zusammen mit dem Gehirn das Zentralnervensystem* und wird von dem durch die Wirbelkörper gebildeten Kanal umhüllt.

Rückenmarkshäute: Man unterscheidet wie beim Gehirn* ebenfalls 3 Häute: die Dura mater spinalis, die Arachnoidea spinalis und die Pia mater spinalis.

Rückenmarkssegmente: Durch die zwischen den einzelnen Wirbelkörpern ein- und austretenden Nervenstränge kommt es zur Bildung anatomisch und histologisch deutlich sichtbarer Abschnitte, der sog. Segmente, die jedoch kontinuierlich miteinander zusammenhängen und eng verflochten sind.

Rückfallfieber: Rekurrensfieber, anzeige-, in verschiedenen Ländern noch quarantänepflichtige, epidemisch auftretende Infektionskrankheit, die durch Kleiderläuse übertragen wird. Erreger sind die R.-Borrelien. Nach einer Inkubation von 5–7 Tagen kommt es unter Schüttelfrost zu plötzlichen, hohen Fieberschüben, die rd. 1 Woche andauern, dann abfallen, um nach 5–10 Tagen in derselben Weise wieder aufzutreten (sog. Relaps). Nach weiteren Fieberpausen können noch mehrere Relapse auftreten. Allgemeine Krankheitszeichen sind Leber- und Milzschwellung sowie starke Gliederschmerzen, Schlaflosigkeit und allgemeiner Kräfteverfall. Die Sterbequote beträgt bis zu 10 %.

Rückgrat: Wirbelsäule.

Rückgratverkrümmungen: Hierher gehören Kyphose, Skoliose, Kyphoskoliose und Gibbus, s. Abb. Seite 641.

Ruga f: Runzel, Falte.

Ruhestoffwechsel: s. Grundumsatz*.

Ruhr: s. Dysenterie*.

Rumor: Geräusch.

Rupia: dicke, borkenbildende Geschwürspustel.

Ruptur: Zerreißung, Durchbruch (z. B. Herz-, Gebärmutter-, Aneurysma-R.).

Rutilismus: Neigung zu erröten.

S

Saccharum: allgemeine Bezeichnung für Zucker (S. album = Rüben- oder Rohrzucker, S. amylaceum = Glukose, S. lactis = Milchzucker, S. uvae = Traubenzucker usw.).

sacralis: das Kreuzbein betreffend.

Sackniere: s. Hydronephrose*.

Sadismus: Schmerzgeilheit, sexuelle Abartigkeit, bei der durch Zufügen von Schmerzen, aber auch von Demütigungen usw. sexuelle Erregung bis zum Orgasmus* entsteht. Extreme Form ist der Lustmord. Gegensatz: Masochismus*.

Sadomasochismus: Man versteht darunter das gleichzeitige Vorkommen der an sich gegensätzlichen Sexualverhaltensweisen Sadismus* und Masochismus*. Während des Sexualaktes findet ein polarisierter Rollenwechsel statt.

Säuferwahn: s. Alkoholpsychosen*.

Säugling: allgemeine Bezeichnung für Kinder während des 1. Lebensjahres.

Säure: Man unterscheidet anorganische und organische (diese leiten sich von Kohlenwasserstoff-Verbindungen ab) Säuren. Sie sind chemisch dadurch charakterisiert, daß sie in wäßrigen Lösungen ein oder mehrere Wasserstoffionen abspalten (abdissoziieren). Ihre Stärke ist davon abhängig, wieviel Wasserstoffionen sie abzuspalten vermögen; man unterscheidet schwache u. starke Säuren. S. schmekken sauer, färben Lackmuspapier rot, ihr pH-Wert* liegt unter 7,0. S. auch Wasserstoff-Ionenkonzentrationen*.

sagittal, sagittalis: anatomische Richtungsbezeichnung am Körperstamm vom Bauch aus nach rückenwärts.

Sakralanästhesie f: Leitungsbetäubung der Nervenwurzel im Bereich des Kreuzbeines. S. Epiduralanästhesie*.

Salacitas f: Geilheit, übersteigerter Sexualtrieb.

Salbe: Ungentum. Einer weichen, leicht verschmier- und/oder einreibbaren Masse (z. B. Vaseline, Wollfett und aus Emulsionen hergestellte Salbengrundlagen) werden medikamentös wirksame Substanzen beigemischt. Auf die Haut aufgetragen, kommen sie lokal oder durch Resorption* zur Wirkung.

Saliva f: Speichel.

Salivatio f: krankhaft vermehrter Speichelfluß.

Salk-Vakzine: inaktivierte Impfstoffe zur aktiven Immunisierung gegen spinale Kinderlähmung (Poliomyelitis*).

Salmonellen: gramnegative, geißel-

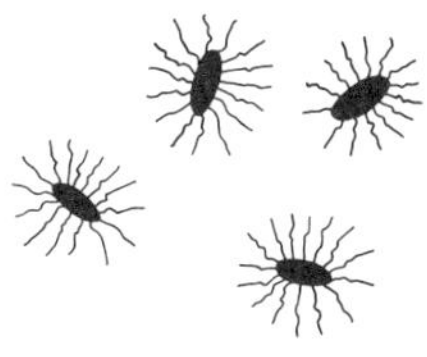

Salmonella typhi

tragende, stabförmige Bakterien, die sich vor allem im Darm ansiedeln. Die bekanntesten S. sind die Erreger von

Typhus abdominalis*, Paratyphus* und der Salmonellenenteritis*. S. Abb. S. 521.

Salmonellenenteritis f: infektiöse Gastroenteritis, Fleischvergiftung, bakterielle Lebensmittelvergiftung. Eine anzeigepflichtige, durch verschiedene Salmonellen hervorgerufene übertragbare Darminfektion. Die Inkubationszeit beträgt 8–48 Stunden. Ausgelöst wird die Erkrankung durch die Toxine der Salmonellen. Es kommt zu akutem, meist hoch fieberhaftem Brechdurchfall, welcher mit Austrocknungserscheinungen und Kreislaufregulationsstörungen vergesellschaftet ist.

Salmonellosen: Sammelbezeichnung für durch Salmonellen hervorgerufene Krankheiten, Typhus*, Parathyphus* und Salmonellenenteritis*.

Salpingektomie f: chirurgische Entfernung eines Eileiters.

Salpingitis f: Entzündung des Eileiters, erfolgt meist zusammen mit dem Eierstock und führt dann zur Adnexentzündung*.

Salpingoophorektomie f: chirurgische Entfernung von Eileiter und Eierstock.

Salpinx f: = Trompete, im weiteren Sinne die Röhre; wird in der medizinischen Terminologie nur in Wortzusammensetzungen als »Salpingo« verwendet und bedeutet dann soviel wie Eileiter.

Salze: chemische Verbindungen, bei denen die Wasserstoffionen* der Säuren* durch Metallionen ersetzt sind. Sie entstehen durch das Mischen von Säuren und Basen* meist in Form ausfallender Kristalle.

Salzhaushalt: s. Mineralhaushalt*.

Salzmangelsyndrom: wird durch Absinken des Kochsalz-(NaCl-)Spiegels im Blut unter die Normwerte hervorgerufen. Daraus resultieren ein Absinken des osmotischen Drucks (s. Osmose*) im Blutplasma und das Übertreten von Flüssigkeit in das Gewebe, was zu einer Reduzierung der kreisenden Blutmenge und, damit verbunden, zum Absinken des Herzminutenvolumens und des Blutdrucks führt, so daß es in schwereren Fällen zum Schock* kommen kann.

Salzödem: entsteht durch überhöhte Kochsalzzufuhr bei nicht ausreichend ernährten Kindern. S. Ödem*.

Salzsäure: wäßrige Lösung des Chlorwasserstoffs (HCl). Wird in den Belegzellen der Magendrüsen gebildet und ist zu 0,3–0,5 % im Magensaft* enthalten. Die Magensaft-S. wirkt hemmend bzw. abtötend auf die mit der Nahrung aufgenommenen Bakterien, trägt zur Aufspaltung der Zucker bei und ist der Aktivator für das Ferment Pepsin.

Samen: s. Sperma*, Spermium*.

Samenblase: s. Vesicula seminalis*.

Samenleiter: Ductus deferens, der Ausführungsgang des Hodens, der aus dem Nebenhodenausführungsgang austritt und durch den Leistenkanal zieht und zusammen mit dem Ausführungsgang des Samenbläschens in die Harnröhre mündet. S. Abb. Seite 248.

Samenstrang: Funiculus spermaticus; besteht aus Samenleiter, Blutgefäßen und Nerven, ist von Hodenhüllen umgeben und durchzieht den Leistenkanal.

Sanatio f: Heilung.

Sandkörperchen: s. Psammom*.

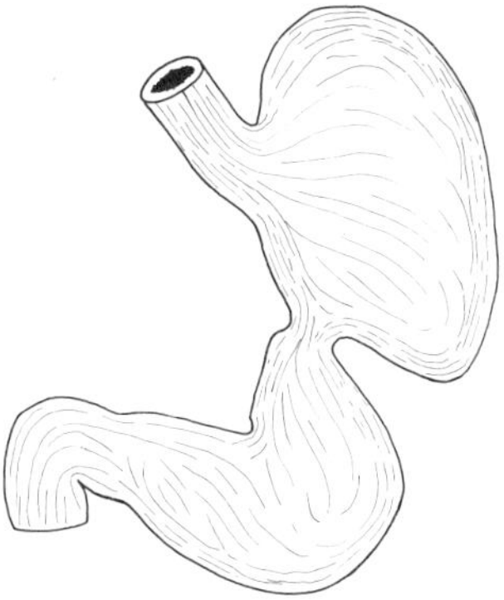

Sanduhrmagen

Sanduhrmagen: erscheint durch eine rund umgehende Einschnürung zweigeteilt und erinnert in der Form an eine Sanduhr. Die Einschnürungen werden durch Narben von Magengeschwüren, aber auch durch Tumoren oder durch Krämpfe hervorgerufen. S. Abb. oben.
Sanguiniker: s. Temperamente*.
sanguinolent: blutig.
Sanguis, Sanguinis m: Blut.
saphenus: verborgen, anatomischer Begriff.
Sapphismus: s. lesbische Liebe*.
saprogen: Fäulnis erregend.
Saprophyten: Mikroorganismen, die sich auf organischen, jedoch nicht auf lebenden Substanzen ansiedeln und in der Regel keine krankheitserregenden (infektiösen) Wirkungen zeigen.
Sarcoptes: Krätze-*, Räudemilbe.
S. scabiei: Krätzemilbe, Erreger der Krätze *(Skabies*). Frißt sich die charakteristischen geschlängelten, durch ihren Kot dunkel gefärbten Milbengänge in die Haut. Am Ende der Gänge finden sich kleine Bläschen, die besonders bei Nacht stark jucken. Der Befall beginnt fast immer an Fingern und Handballen, kann aber auch bei engem Kontakt mit Erkrankten an anderen Körperstellen auftreten. Die Milben können aus den Gängen gelegentlich entfernt werden und sind als weiße Punkte gerade noch sichtbar. Einer Behandlung sollen sich grundsätzlich alle Familienmitglieder und die unmittelbaren Kontaktpersonen unterziehen, auch wenn bei ihnen keine sichtbaren Krankheitszeichen festgestellt werden. S. Abb. Seite 314.
Sargdeckelkristalle: Ammoniummagnesiumphosphat-Kristalle, nach ihrem Aussehen so benannt, die sich im alkalisch gärenden Harn finden. S. Harnsediment* und Abb. Seite 229.
Sarkoid, Sarkoidose (Boeck-Krankheit): im Unterhautgewebe liegende, schmerzlose Tumoren, die bis linsengroß werden und deren Farbe von Blau-Rot über Braun zu Hellgelb reichen kann. Sie treten vorwiegend am Rumpf, im Gesicht und an den Extremitäten auf. Die Ursache ist nicht klar, jedoch sind Beziehungen zur Tuberkulose wahrscheinlich. Der Verlauf ist in der Regel gutartig, es kommt häufig zu spontanen Rückbildungen der Tumoren.
Sarkolemm n: membranartige Umhüllung der quergestreiften Muskelfasern*.
Sarkom, Sarkoma n: aus Mesoderm*, insbesondere aus Bindegewebe*, entstehende Krebsgeschwulst. Man teilt die S. entweder nach den Zellformen in Rund-, Stern-, Spindel- und Endothelzell-S. oder nach der Gewebsart, die sie aufbauen, in Osteo-,

Myo-, Neuro-, Angio-, Lipo-, Zylindro-S. ein.

Sarkomatose f: generalisierende Ansiedelung von Sarkomtumoren im ganzen Organismus durch Aussaat von metastasierendem Sarkomgewebe über die Blut- und Lymphbahnen.

Satyriasis f: krankhaft gesteigerter Geschlechtstrieb des Mannes.

Sauerstoff (Oxygenium): chemisches Symbol O. Geruch-, geschmack- und farbloses Gas, das mit Ausnahme der sog. Edelgase mit sämtlichen Elementen chemische Verbindungen eingehen kann, sog. Oxydation*. Ausgenommen die anaerob* lebenden Mikroorganismen, ist die Anwesenheit von Sauerstoff Voraussetzung für organisches* Leben, s. auch Atmung*.

Sauerstoffzelt: zeltartige Umhüllung des Krankenbettes mit der Möglichkeit, dem Patienten in temperatur- und feuchtigkeitsregulierter Atemluft eine erhöhte Sauerstoffmenge anbieten zu können.

Scala: Treppe, anatomischer Begriff.

scalenus: ungleichseitig dreieckig, anatomischer Begriff.

Scapula f: Schulterblatt, platter Dreiecksknochen am Rücken, doppelt angelegt.

Scarlatina f: s. Scharlach*.

Scarlatinella f: vierte Krankheit*. Wahrscheinlich Mischinfektion mit Scharlach- und Röteln-Virus. Keine selbständige Erkrankung.

Schadstoffe: sind Substanzen, die sich schädlich auf biologische Organismen auswirken. Die S. kommen im Wasser, im Erdboden, in der Luft sowie in Nahrungsmitteln vor.

Schädelbasis: bildet das knöcherne Dach des Mund-Rachen-Raumes und dient als kaudale* Auflage für das Hirn.

Schädelbasisbruch(-Fraktur): Knochenbruch am Schädelgrund, d. h. jener knöchernen Teile des Schädels, auf denen das Gehirn aufliegt und die das knöcherne Dach des Rachen-Nasen-Raumes bilden. Wird bei der Röntgenuntersuchung häufig nicht erkannt, da die Darstellung schwierig ist, so daß man hauptsächlich auf die typischen klinischen Symptome, wie Blutergüsse in der Umgebung der Augen (sog. Brillenhämatom) oder in den Mundschleimhäuten, Blutungen aus Augen, Ohren, Nase und Mund, Lähmungserscheinungen und Hirndruckerscheinungen usw., angewiesen ist, um die häufig lebensbedrohlichen Brüche rechtzeitig zu erkennen.

Schädelfrakturen: Schädelbrüche; man unterscheidet die Schädelbasisbrüche* (Konvexitätsfrakturen): Nach der Art ihrer Entstehung unterscheidet man die meist durch lokale Einwirkung von stumpfer Gewalt entstehenden Impressions- oder Biegungsbrüche und die durch mehrseitige Gewalteinwirkung (z. B. Überfahren oder Zusammenquetschen, Schußverletzungen, Explosionsverletzungen usw.) entstehenden Berstungsbrüche.

Schädel-Hirn-Trauma (SHT): Als SHT bezeichnet man alle Verletzungsformen (offen oder gedeckt) des Schädels mit Beteiligung des Gehirns. Die Stadieneinteilung wird in Abhängigkeit von der Dauer der Bewußtlosigkeit nach dem Verletzungsereignis vorgenommen:

1) Schädelprellung ohne Bewußtseinsverlust;
2) SHT mit Bewußtseinsverlust;
Grad I: Bewußtseinsverlust bis zu 30 Minuten (Commotio cerebri* = Gehirnerschütterung);
Grad II: Bewußtseinsverlust bis zu 1 Stunde;
Grad III: länger dauernder Bewußtseinsverlust (Contusio cerebri* = Hirnquetschung).
Bei der Versorgung von SHT-Patienten ist die richtige Stadienzuteilung entscheidend, um eine entsprechende, schnelle und effektive Versorgung des Patienten bereits am Unfallort zu gewährleisten. Wichtigste Maßnahmen am Unfallort und während des Transports sind Stabilisierung des Kreislaufs und Sicherung der Atmung (s. auch Reanimation*), ggf. Intubation und künstliche Beatmung, richtige seitliche Lagerung, druckfreies Abdecken bei offenem SHT und der schnellstmögliche Transport (Hubschrauber) in klinische Fachabteilungen.

Schälblasen (Schälblattern): s. Pemphigus*.

Schälflechte: s. Seborrhoe*.

Schafblattern: s. Windpocken*.

Schafpocken: s. Windpocken*.

Schalenpessar: durchlöchertes Pessar* in Schalenform zur Anwendung bei Gebärmutter- und Scheidenvorfall.

Schambein: Os pubis.

Schambein (-Hügel): Mons pubis, durch ein Fettpolster entstehende Vorwölbung oberhalb der großen Schamlippen bzw. des Gliedes, mit Schamhaaren bedeckt.

Schamfuge: s. Symphyse*.

Schamhaare: Pubes, Behaarung des Schamhügels.

Schamlippen: Bestandteil der äußeren weiblichen Geschlechtsteile, eingeteilt in die großen und kleinen Sch., das sind Haut-Schleimhautfalten, wobei die großen die kleinen überdekken. Sie sind paarig angelegt. S. Abb. Seite 210.

Schamspalte: Rima pudendi, Spaltraum, der zwischen den beiden großen Schamlippen liegt.

Schanker: Geschwürsbildung bei Syphilis* (harter Sch.) und bei Ulcus molle* (weicher Sch.).

Scharlach m, **Scarlatina** f: endemisch bis epidemisch auftretende, anzeigepflichtige Infektionskrankheit; die Sch.-Streptokokken als Erreger werden vorwiegend auf dem Luftwege übertragen. Nach einer Inkubationszeit von 3–6 Tagen beginnt die Streptokokkeninfektion der oberen Luftwege mit plötzlichem Fieber, Hals- und Schluckschmerzen, häufigem Erbrechen. Der Rachen ist hochrot und geschwollen, die Mandeln sind vergrößert, ebenso die Halslymphknoten. Charakteristisch in Farbe und Aussehen sind die sog. Himbeerzunge und das Blaßbleiben der Mundpartie während des sonst am ganzen Körper auftretenden, typisch scharlachroten Ausschlages. Das Sch.-Exanthem tritt in Form tiefroter, unzähliger Punkte auf der gesamten Haut auf und verschwindet auf Druck kurzfristig. Dieser Ausschlag wird nicht durch eine Verschleppung oder Generalisierung der Streptokokken hervorgerufen, sondern ist eine Folge toxischer Vorgänge, die im Sinne allergischer Reaktionen der Haut zu deuten sind. Gefährliche Komplikationen sind Nebenhöhlenentzündungen, Gelenkentzündungen, rheumatisches Fieber, Nieren- oder Hirnhautentzündungen. Insbesondere das rheumatische Fieber im Gefolge eines Sch. ist nicht selten Ursache für spätere schwerwiegende Herzerkrankungen.

Scheckhaut: s. Vitiligo*.

Scheide:

1. Teil der weiblichen Geschlechtsorgane = Vagina, mit faltiger Schleimhaut ausgekleidetes, von Muskulatur umgebenes, röhrenförmiges Gebilde, welches nach innen mit dem Scheidengewölbe abschließt, in das der Gebärmutterhals mit dem Muttermund hineinragt, und das nach außen zwischen den Schamlippen und dem Scheideneingang (Osteum vaginae) mündet und der Einführung des männlichen Gliedes für den Geschlechtsakt dient. S. Geschlechtsorgane, weiblich*;
2. bindegewebige Hülle von Organen (z. B. Sehnen-Sch.).

Scheidenentzündung: s. Kolpitis*.

Scheidenflora: natürliche mikrobielle* Besiedlung (Flora*) der Scheide, die weitgehend hormonell gesteuert wird. Das überwiegend vorkommende Bakterium ist der milchsäurebildende Lactobacillus acidophilus (Döderlein-Flora), der als Schutzkeim dient. Daneben können in einer gesunden S. noch andere, nicht pathogene* Bakterien sowie Epithelien* nachgewiesen werden.

Scheidenkrampf: s. Vaginismus*.

Scheidenspekulum n: Instrument zur direkten Betrachtung von Scheide, Gebärmuttermund und Teilen des Gebärmutterhalses sowie zur Durchführung von diagnostischen und operativen Eingriffen in die Gebärmutter von der Scheide her.

Scheidenvorfall: Vortreten der Scheide vor den Venushügel (Vulva). Dies darf nicht mit der Scheidensenkung verwechselt werden, bei der die Scheide noch im anatomisch-topographischen* Bereich verbleibt.

Scheinschwangerschaft (Pseudogravidität): s. Grossesse nerveuse*.

Scheintod: tiefe Bewußtlosigkeit, bei der die Atmung größtenteils oder vollkommen aussetzt, während die minimalen Lebensbedingungen noch erhalten sind. Vor allem bestehen noch ein minimaler Kreislauf und Stoffwechsel, so daß die Tätigkeit des Zentralnervensystems noch nicht zum Erliegen gekommen ist. Verwechslungen mit dem Tod* sind durch gründliche Untersuchungen (Leichenbeschau = Feststellung der Totenstarre, der Totenflecke, Fehlen des Kornealreflexes usw.) auszuschließen, s. auch Tod, klinischer*.

Schellongtest: Kreislaufuntersuchungsmethode, dient der Feststellung, ob hypotone Kreislaufregulations*-Störungen vorliegen. Zum Test herangezogen werden Blutdruckmessungen, Pulsbestimmungen und Elektrokardiogramme in Ruhestellung, im Stehen und bei verschiedenen Belastungen.

Schenkelblock: Störung der Herzreizleitung, die durch Unterbrechungen oder Leitungsstörungen des His-Bündels und/oder der beiden vom Aschoff-Tawara-Knoten* ausgehenden Schenkel hervorgerufen wird.

Man unterscheidet demnach Links- oder Rechts-Sch. sowie partielle Sch.-Bilder (z. B. Wilson- oder Bayley-Block).

Schenkelhals: Abschnitt des Oberschenkelknochens zwischen Gelenkkopf und -schaft.

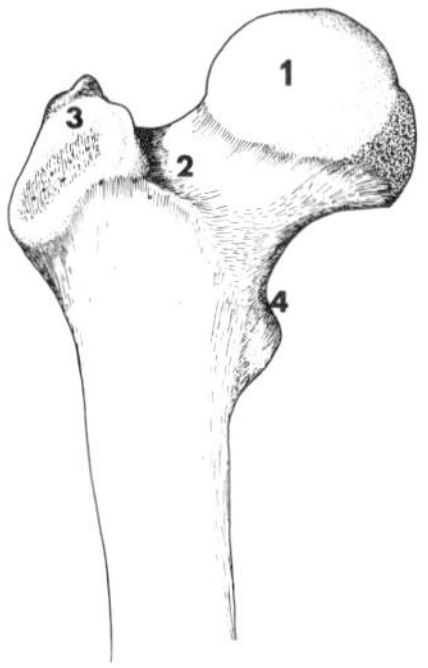

Schenkelhals: (1) Oberschenkelkopf (Caput femoris); (2) Schenkelhals (collum femoris); (3) großer Höcker (Trochanter major); (4) kleiner Höcker (Trochanter minor).

Schenkelhalsbruch: Knochenbruch im Bereich des Schenkelhalses*, vorwiegend bei Jugendlichen auftretend; als sog. Spontanbruch bei Knochenerkrankungen oder Knochentumoren vorkommend. Heute vorwiegend durch die sog. Knochennagelung zu behandeln.

Scherpilzflechte: s. Trichophytie*.

Scheuermann-Krankheit: Osteochondropathia juvenilis deformans, degenerative Veränderungen der Wirbelkörperabschlußplatten und der Bandscheiben, vorwiegend in den unteren Brust- und oberen Lendenwirbeln bei Jugendlichen auftretend. Dabei bricht Bandscheibengewebe in die Abschlußplatten ein (sog. Schmorl-Knorpelknötchen), und es kommt zur Deformierung der Wirbelkörper, was sich in einem starren Rundrücken äußert und sehr bald zu einer ausgeprägten Spondylose* führt.

Schiefhals: s. Caput obstipum*.

schielen: s. Strabismus*.

Schilddrüse (Glandula thyreoidea): hormonproduzierendes Organ. Das funktionelle Gewebe besteht aus mit kolloidaler Substanz angefüllten Follikeln, die die Sch.-Hormone, vorwiegend das Thyroxin, wahrscheinlich auch das Trijodthyronin, bilden und speichern und bei Bedarf innersekretorisch direkt an die Blutbahn abgeben. Die Sch.-Hormone üben eine Vielzahl von Stoffwechselwirkungen aus, sie fördern u. a. die Oxydationsvorgänge im interzellulären Stoffwechsel, senken den Cholesterinspiegel und beeinflussen das Knochenwachstum entscheidend. Die Steuerung der Schilddrüsentätigkeit erfolgt über die Hypophyse (s. auch Abb. Seite 404, 570 und 575). Vergrößerung der Sch. wird als Kropf (Struma*) bezeichnet, die Überfunktion als Hyperthyreose*, die Unterfunktion als Hypothyreose*.

Schilddrüsendiagnostik: geprüft werden:

1. Lokalisation, Vergrößerungen, Verhärtungen, Tumoren usw. durch Tast- und Röntgenbefund und durch Schilddrüsen-Szintigraphie (s. Abb. Seiten 570 und 575);
2. die Funktion durch verschiedene chemoanalytische Tests, die vorwiegend durch Jodbestimmungen (z. B. Jodaufnahmephase, Hormonphase, TRH*-Test usw.) erfolgen.

Schilddrüsenfunktion: Die Schilddrüse produziert Hormone (Thyroxin, Trijodthyronin, Thyreoglobulin), die die gesamten Stoffwechselvorgänge im Körper regulieren und im Gleichgewicht halten, die Verbrennungsvorgänge fördern, entscheidend in Wachstum und Reifung der Knochen eingreifen und den Cholesterinspiegel senken. Bei Störungen der Sch. findet man in den meisten Fällen eine Vergrößerung des Drüsenkörpers (als Kropf, Struma bezeichnet). Dabei kann die Tätigkeit der Drüse krankhaft gesteigert oder krankhaft gemindert sein. Die Unterfunktion (Hypothyreose)* führt bei Jugendlichen zum typischen Bild des Kretinismus mit Zwergwuchs, Zurückbleiben der geistigen Entwicklung, verzögerter Ausbildung des Skelettes und der Zähne sowie übermäßig großer Ausbildung der Zunge. Die Schilddrüse ist in der Regel nicht tastbar. Nachdem bei dieser Erkrankung schwere geistige und körperliche Entwicklungsstörungen die Folge sind, ist ein möglichst frühzeitiges Einsetzen einer spezifischen Behandlung mit Schilddrüsenhormonen von entscheidender Bedeutung. Die Ursachen der jugendlichen Hypothyreose sind entweder ein angeborener Kretinismus oder eine Entzündung der Drüse, die operative Entfernung und die Fehlsteuerung seitens der Hypophyse. Beim Erwachsenen ist das Myxödem* der klassische Befund der Schilddrüsenunterfunktion. Die Überfunktion der Schilddrüse (Hyperthyreose*, Thyreotoxikose*) äußert sich anfangs durch zunehmende Nervosität, Reizbarkeit, leichte Ermüdbarkeit und stetigen Gewichtsverlust trotz normalen Essens. Mit fortschreitender Erkrankung kommt es zu einer auffällig starken Motorik in den Bewegungen und zur Beschleunigung des Sprechens. In den meisten Fällen bildet sich ein mehr oder minder großer Kropf aus. Kommt es gleichzeitig zu dem bekannten Hervortreten der scheinbar vergrößerten, glänzenden Augäpfel (Froschaugen), so spricht man von der Basedow*-Krankheit. Gefährliche Komplikationen sind Herzerkrankungen, Knochenerweichung (Osteoporose*), Muskelschwund und psychische Erkrankungen. Beim Morbus Basedow kann es durch Hornhautgeschwüre und Zerstörung des Augapfels zur völligen Erblindung kommen.

Schilddrüsenkarzinom: krebsige Entartung der Schilddrüse. Sie tritt zwar selten in Verbindung mit Funktionsstörungen der Schilddrüse auf, trotzdem muß bei jeder der besprochenen funktionellen Schilddrüsenerkrankungen immer an ein Karzinom gedacht und differentialdiagnostisch durch entsprechende Untersuchungen ausgeschlossen werden, z. B. Probeexzision verdächtiger Knoten. Schmerzlose Anschwellungen im Bereich der Schilddrüse oder verhärtete Knoten in einem Kropf sind immer alarmierende Zeichen. Die radikale chirurgische Entfernung des entarteten Gewebes ist die bisher noch günstigste Behandlungsmöglichkeit. Zusätzliche Radiojodbehandlung, insbesondere auch bei Metastasen, kann versucht werden. Sie führt in einer Zahl von Fällen doch zumindest zur Verzögerung im Fortschreiten der

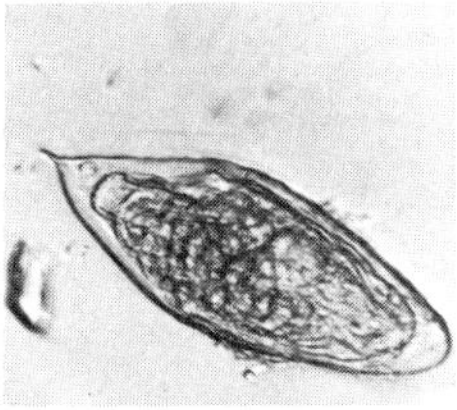
1

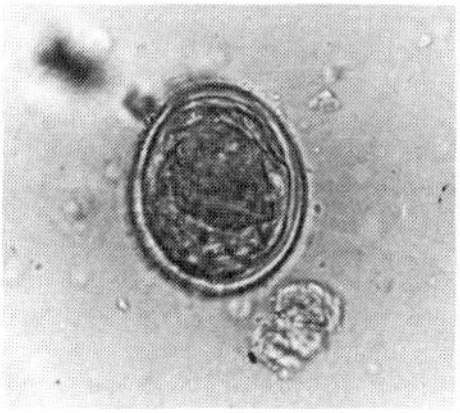
2

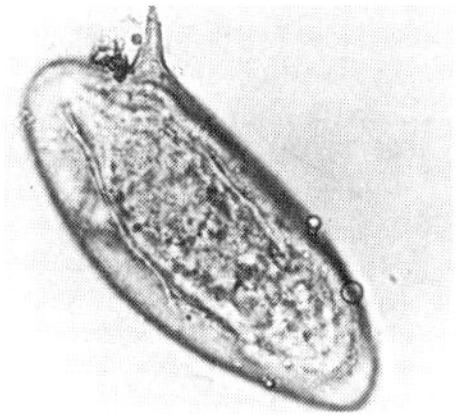
3

Abb. 1: *Schistosoma haemolyticum:* Ei im Urin. Abb. 2: *Schistosoma japonicum:* Ei im Stuhl. Abb. 3: *Schistosoma mansoni:* Ei im Stuhl.

Krankheit. Der endgültige Verlauf hängt von der unterschiedlichen Zellstruktur des Karzinoms ab, ist bei jüngeren Patienten am bösartigsten, vor allem durch frühzeitiges Metastasieren besonders in die Knochen. S. Abb. oben.

Schildknorpel: Cartilago thyreoidea, Kehlkopfknorpel, der den Adamsapfel bildet, s. Abb. Seite 292.

Schimmelpilze: Sie bilden ein echtes Myzel*, hierher gehören u. a. Penicillium, Aspergillus, Mucor, nicht jedoch die echten Hefen, die kein Myzel bilden, sondern sich nur durch Sprossung vermehren. Sch. können bei Körpertemperatur Krankheitserreger werden und, wie beispielsweise Aspergillus niger und fumigatus, in den Luftwegen sog. Systemmykosen* hervorrufen.

Schistosoma n: Pärchenegel, Blutschmarotzer. Ihre Zwischenstufen durchdringen die Haut oder die Schleimhäute und gelangen so in die Blutbahn. Sie rufen gefährliche, entzündliche Erkrankungen in der Harnblase und in der Leber hervor, die häufig in einen Blasen- oder Leberkrebs übergehen. S. Abb. oben.

Schistosomiasis: = Bilharziosis, tritt in Afrika und Ostasien endemisch bis epidemisch auf und wird durch die Wurmlarven des Pärchenegels (Schistosoma*) durch Bade-, Wasch- oder Trinkwasser über die Haut oder die Darmschleimhäute übertragen. Die sog. Darmbilharziose führt zunächst zu Ruhr*-ähnlichen Krankheitsbildern, später zu Polypen*-Wucherungen der Mastdarmschleimhaut, während sich die geschlechtsreifen Würmer im Kreislaufsystem der Leber festsetzen, dort eine Leberzirrhose*, die nicht selten in einen typischen Leberkrebs übergeht, hervorrufen. Eine andere Art des Pärchenegels setzt sich im Urogenitalsystem, vorwiegend in der Harnblase, fest und erzeugt dort die sog. Blasenbilharziose, die mit Fieber und Durchfällen beginnt, später zu einer Blasenentzündung mit Ausscheidung von blutigem Harn und zur Bildung von Blasentumoren, die in Krebs übergehen, führt. Die in Ostasien und Japan vorkommenden Pärchenegel erzeugen neben den typischen Blasen- und Leberkrankheiten auch schwere Darmentzündungen, die in Darmkrebs übergehen können. Wichtigste Vorbeugungen sind Vermeiden von Ba-

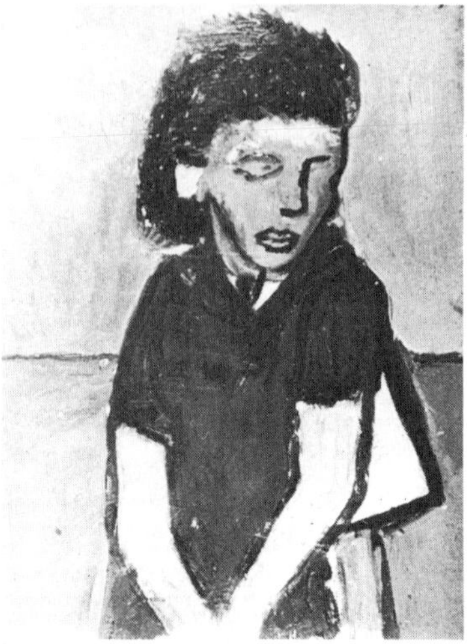

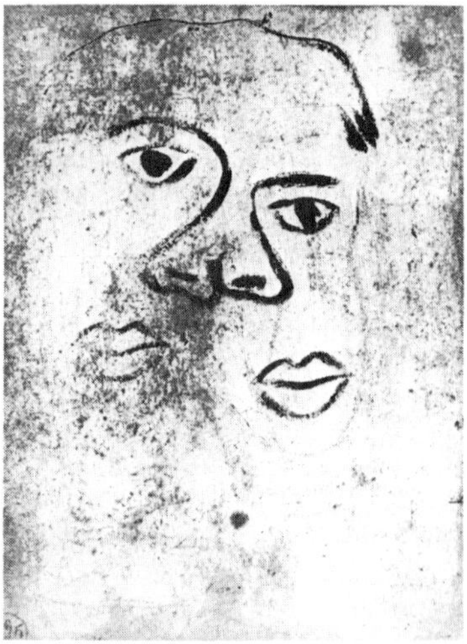

Schizophrenie: Erst in letzter Zeit hat man erkannt, daß Malereien Kranker einen aufschlußreichen Einblick in die uns sonst sehr schwer zugängliche Welt der Geisteskrankheiten vermitteln können. Das linke Bild stammt von einem 26jährigen schizophrenen Patienten, der keinerlei künstlerische Ausbildung genossen hat. Hier malte er eine Mitpatientin, die in einem schizophrenen Stupor, inaktiv und zurückgezogen, in einer Ecke des Krankenzimmers saß. Der Kranke hat mit künstlerischen Mitteln die Schizophrenie symbolisiert. Die mangelnde Zuwendung des Schizophrenen an die Umwelt kommt in der Haltung der Arme zum Ausdruck. Noch eindrucksvoller tritt der Autismus durch das nach innen gekehrte Auge in Erscheinung. Der leiderfüllte Zug um den Mund und die Farbe des Gesichts verstärken den Eindruck der Krankheit und Leiden.
Viele Zeichnungen psychisch Kranker sind Spiegelbilder ihrer eigenen seelischen Verfassung. Ein 23jähriger Schizophrener, der sich vor seiner Erkrankung nie künstlerisch betätigte, hat im rechten Bild das »Spaltungsirresein« überraschend treffsicher symbolisiert (aus: »diamed-serie«, Bayer AG Leverkusen).

den oder Barfußlaufen in den betroffenen Gebieten sowie strengste Trinkwasserhygiene.

Schizogonie f: ungeschlechtliche Vermehrung von Einzellern durch Zellteilung.

schizoid: kontaktarme Sonderlinge, die meist überempfindlich reagieren, sich von der Gesellschaft absondern und in ihrem Persönlichkeitsniveau abstumpfen. Es handelt sich um eine psychopathische Entwicklung, die wahrscheinlich eine Vorstufe der echten Schizophrenie* darstellt.

Schizonten: Teilungsfiguren der Malariaplasmodien*.

Schizophasie f: Verworrenheit und deshalb Unverständlichkeit der Sprache bei Schizophrenie*.

Schizophrenie f: Spaltungsirresein, eine endogene* Psychose*, deren Ursache absolut unklar ist. Es handelt sich nicht um eine gesetzmäßige erbliche Krankheit, jedoch ist eine gewisse familiär vererbbare Prädisposition* erkennbar.

Bei der Sch. stehen im Vordergrund die Aufspaltung und Zersplitterung des Denkens, Wollens und Empfindens zum gestörten Erlebnis der eigenen Person. Denk- und Affektstörungen finden zunächst ihren Ausdruck in Zerfahrenheit, Unlogik und Begriffsverschiebungen, Reizbarkeit und mit Aggressivität wechselnder Gleichgültigkeit. Wahnvorstellungen und Halluzinationen (Sinnestäuschung ohne wahrnehmbares Objekt) und Verfolgungswahn sind typisch. Nur leichte Fälle können ambulant medikamentös behandelt werden, wobei psychotherapeutische Unterstützung notwendig ist. Wechsel der Umgebung zeigt manchmal deutliche Erfolge. Wichtig ist die Aufrechterhaltung beruflicher Beschäftigung. Alle ausgeprägten Formen von Schizophrenie bedürfen der fachklinischen Behandlung. *Schocktherapie* wird heute praktisch nur noch durch *Elektroschock* durchgeführt, auf *Insulinschock* wird wegen der Gefährlichkeit weitgehend verzichtet. Gelingt zusammen mit gezielter Psychotherapie eine Erholung und ganze oder teilweise Wiederanpassung an den Ausgangszustand, so können Patienten ihre frühere Tätigkeit wieder voll ausüben. Ein Teil allerdings wird sich mit wesentlich einfacheren Arbeiten abfinden müssen, während beim Rest die Erkrankung trotz aller Behandlungen einen negativen Verlauf nimmt. S. Abb. Seite 530.

Schizotrichie f: Spaltung der Haare.

Schizozyten m: Mißbildung von Erythrozyten durch Abschnürungen bei Thalassämie*.

Schlackenkost: Nahrungsmittel, die einen Großteil unverdaulicher Substanzen enthalten und vor allem durch die Füllung des Darms die Darmbewegungen anregen.

Schlafanfälle: s. Narkolepsie*.

Schlafdrucklähmung: meist vorübergehende Lähmungserscheinungen an Nerven, die während des Schlafes einer Druckwirkung ausgesetzt wurden.

Schlafkrankheit (Hypnosie): Erkrankungen, die zu lang andauerndem Schlaf führen, der bis in tiefe Bewußtlosigkeit übergehen kann.

1. Afrikanische Sch., sog. Nalanane, die durch den Erreger Trypanosoma* gambiense hervorgerufen wird, unter fieberhafter Milz-, Lymphknotenanschwellungen des Zentralnervensystems mit Teilnahmslosigkeit und Kachexie* in schwere Schlafzustände übergeht. Die Sterbequote ist hoch, unbehandelt bis zu 100 %.
2. Bei Grippe kann es durch grippöse Gehirnhautentzündung zu schweren Dauerschlafzuständen, der sog. Encephalitis lethargica, kommen.

Schlaflosigkeit: = Asomnie, Insomnie, Pervigilium. Man unterscheidet Einschlafstörungen, die entweder durch Erkrankungen des Schlafzentrums im Gehirn oder, wohl überwiegend, durch sekundäre Störungen von außen wie Lärm, Licht etc. oder von innen wie Schmerzen, Angst etc. verursacht werden, und die sog. Durchschlafstörung, das ist ein vorzeitiges Wiederwachwerden, was unter anderem bei Fieber und vor allem mit zunehmendem Alter bemerkt wird.

Schlafmittel: Hypnotika; Arzneimittel, die am Zentralnervensystem angreifen und durch Dämpfung seiner Funktion Müdigkeit und Schlaf erzeugen. Die Hauptsubstanzen, aus denen Sch. hergestellt werden, sind u. a. Barbitursäure-, Brom-, Harnstoff-Derivate, Aldehyde und Alkohole usw. Die längerdauernde Anwendung von Sch. birgt eine Anzahl schwerwiegender Gefahren in sich, wie Allergien, Leber-, Nieren-, Herz-Kreislauf-, Blutkrankheiten usw. Besondere Beachtung verdient die Gefahr, daß bei längerdauerndem Sch.-Gebrauch Sch.-Mißbrauch (sog. Sucht), d. h. eine Abhängigkeit von Sch., entstehen kann und daß bei der Einnahme von Sch. durch Schwangere schwerwiegende Schädigungen der Frucht resultieren können. Außerdem kann es bei langdauerndem Sch.-Gebrauch zur Veränderung der Persönlichkeitsstruktur und der geistigen Leistungsfähigkeit kommen.

Schlafsucht: Somnolenz. Krankhaft gesteigertes Schlafbedürfnis, hauptsächlich bei organischen Hirnerkrankungen (wie Enzephalitis, Tumoren usw.) und bei Vergiftungen.

Schlafwandeln: s. Nachtwandeln*.

Schlag: Laienbezeichnung für Apoplexie*.

Schlagader: s. Arterie*.

Schlaganfall, Schlagfluß: Laienbezeichnung für Apoplexie*. Gehirnschlag, aber auch plötzlicher Herztod, sog. Herzschlag.

Schlagvolumen: Blutmenge, die das Herz bei jedem Herzschlag auspreßt, normal 70–80 ml in Ruhe.

Schlangenbisse: typisch gekennzeichnet durch zwei nahe zusammenliegende, an Einstichstellen erinnernde Verletzungen, die vor allem bei Biß durch Giftschlangen sehr rasch durch blutzersetzende Entzündungserscheinungen gekennzeichnet sind. In Mitteleuropa hat nur die Kreuzotter Bedeutung als Giftschlange. Jedoch auch der Biß nichtgiftiger Schlangen, z. B. Ringelnattern, kann durch Infektion gefährlich werden. Der Biß von Giftschlangen führt durch eiweißartige Giftstoffe, welche eine Zersetzung des Blutes und Lähmung der Nerven hervorrufen, zu schweren, häufig lebensbedrohlichen Zustandsbildern. Wichtigste Sofortmaßnahmen sind Abschnüren herzwärts oberhalb der Bißstelle, kräftiges Aussaugen der Bißstelle (ist für den Helfer völlig ungefährlich), wodurch bis zu 15 % des Giftes unschädlich gemacht werden können, absolute Ruhigstellung des Verletzten, wenn möglich Stützung mit Herz- und Kreislaufmitteln und sofortige Verständigung eines Arztes oder des Rettungsdienstes mit der Angabe, daß es sich um einen Schlangenbiß handelt. Ärztliche Behandlung erfolgt durch die Injektion von spezifischem Schlangenserum.

Schlatterkrankheit: vorwiegend bei männlichen Jugendlichen im Alter zwischen 10 und 18 Jahren vorkommende Störung der Verknöcherung des Schienbeinhöckers durch Gewebeabbau ohne Entzündung. Die Diagnose kann immer durch eine Röntgenuntersuchung gesichert werden.

Schleimbeutelentzündung: s. Bursitis*.

Schleimhaut: Tunica mucosa; sie überzieht die Innenräume fast aller

Hohlorgane des Körpers, besteht aus dem schleimproduzierenden Epithel und einem darunterliegenden Bindegewebe, der sog. Tunica propria.

Schlemm-Kanal: Sinus venosus sclerae; in ihm sammelt sich das Kammerwasser der Augen und wird in die Kammerwasservenen weitergeleitet. Er spielt eine entscheidende Rolle beim Flüssigkeitsaustausch des Auges. S. auch Glaukom*.

Schleudertrauma (Halswirbelsäulentrauma, Peitschenschlagphänomen): Diese Verletzungsform tritt häufig bei Auffahrunfällen auf. Dabei wird der Oberkörper vor- und zurückgeschleudert. Es kommt zu einer Distorsion* der Halswirbelsäule, gelegentlich auch zu einer Schädelprellung. Selten werden Querschnitts- oder Gefäßverletzungen beobachtet. Symptome sind Schmerzen und Empfindungsstörungen in Schulter und Armen. Die Therapie erfolgt durch Ruhigstellung der Halswirbelsäule mittels Schanz-Krawatte.

Schließmuskel: s. Sphinkter*.

Schlottergelenk: außergewöhnlich lockeres Gelenk ohne festen Halt. Ursachen sind u. a. Überdehnung von Bändern und Gelenkkapsel, Muskellähmungen, Veränderungen an gelenkbildenden Knochen und Knorpeln, nervliche Störungen (z. B. Rükkenmarksschwindsucht).

Schluckimpfung: Aufnahme von Impfstoffen über die Darmschleimhaut, am bekanntesten die Polio*- und Typhus*-Sch.

Schlucklähmung: Durch Lähmung der Gaumen- und Schlundmuskulatur wird der Schluckakt gelähmt. Vorkommen bei Krankheiten des Zentralnervensystems*, Nahrungsmittelvergiftung*, Diphtherie* usw.

Schlund: s. Pharynx*.

Schlundkrampf: s. Pharyngospasmus*.

Schmelz: Zahnschmelz, s. Zahn*.

Schmerz: Wahrnehmungsfunktion des Gehirns, dem der Sch. von den sog. Empfindungs-(sensiblen)Nerven zugeleitet wird. Er stellt ein vielfältiges Warnsystem für krankhafte Vorgänge, für Eingriffe, Veränderungen oder Verletzungen am Körper und für den Organismus betreffende Veränderungen in unserer Umgebung dar. Sch.-Symptome, die auf krankhafte Veränderungen im Organismus hinweisen, sollen nicht eigenmächtig behandelt werden, bevor der Arzt eine Diagnose stellen kann, da sonst wichtige Hinweise auf das Krankheitsgeschehen verschleiert werden können. Ausnahmen sollen nur in Notfällen gemacht werden, bei denen durch Sch. die Auslösung eines Schockzustandes droht.

Man unterscheidet folgende Schmerzformen; *Entzündungs-, Wund-, Nerven-, Fehlregulations-Schmerz* und *spastische* sowie psychosomatische* Schmerzen.* Außerdem unterscheidet man zwischen *lanzinierendem* **S.** (z. B. der rasch einsetzende **S.** bei Tabes dorsalis*) und *phlebogenem* **S.** (der, sich langsam steigernd, z. B. bei Venen*-Erkrankungen beobachtet wird). Bekannt sind auch schmerzintensivierende und/oder zum chronischen Schmerzsyndrom* überleitende psychosoziale Faktoren (Partnerschaftskonflikte, Partnerverlust).

Schmerzleitung: Wird ein Schmerzreiz durch äußere Einwirkungen, z. B.

über die Schmerz-Rezeptoren* der Haut, oder durch Vorgänge in inneren Organen (z. B. Entzündung) ausgelöst, dann werden die Schmerzimpulse von den peripheren* Nerven zum Zentralnervensystem* (Hirn und Rückenmark) weitergeleitet. Das Bewußtwerden des Schmerzes erfolgt im Hirn, die reflektorische* Reaktion über das Rückenmark. Schmerzen üben für den Organismus wichtige Warnfunktionen aus. Eine Selektierung der Schmerzintensität und der Schmerzprioritäten erfolgt im Zwischenhirnabschnitt Thalamus*, wodurch eine störende Überflutung der Großhirn*-Rinde (Schmerz-Wahrnehmungsgebiet und Schmerz-Interpretationsgebiet) mit weniger wichtigen Schmerzreizen verhindert wird. Die Schmerzleitung erfolgt über unterschiedliche Fasersysteme der peripheren Nerven; akute (stechende, brennende, bohrende etc.) Schmerzen werden über die schnelleitenden A-Delta-Fasern, »dumpfe« Schmerzen (vorwiegend Organschmerzen) über die langsamleitenden C-Fasern fortgeleitet (s. auch Schmerz*, Schmerzsyndrome*, Schmerztherapie*).

Schmerzsyndrome n: beschreiben Erscheinungsbilder der Schmerzen nach ihren Beschwerdezusammenhängen, die bereits länger als 6 Monate bestehen und noch fortdauern werden. Nach internationaler Vereinbarung werden diese Beschwerdenkomplexe unterteilt nach dem Auftreten an bzw. Ausgehen von bestimmten Organen, nach dem Zeitpunkt, der Dauer, dem Schweregrad und möglichen Ursachen. Man unterscheidet Entzündungsschmerz, krampfartigen (spastischen*) Schmerz, Nervenschmerzen, Schmerzen durch Fehlfunktion (z. B. der muskuläre Hartspann* bei Fehlhaltung) und psychosomatische* Schmerzen.

Schmerztherapie: Es wird eine Linderung, Betäubung oder Ausschaltung von Schmerzen durch *medikamentöse* (Schmerzmittel, in schweren Fällen Opiate*, therapeutische Lokalanästhesie), *operative* (Entfernung der Ursache, Durchtrennung von Nerven, Leukotomie* etc.), *physikalische* (Bestrahlungen, Wärme, Kälte, Reizstrom etc.) und *psychologische* (Hypnose, Psychotherapie, Verhaltenstherapie etc.) Maßnahmen durchgeführt. Als alternative Therapie spielt die *Akupunktur** eine zunehmend wichtige Rolle. Siehe auch Onkologie*, Tumoren, bösartige*.

Schmerzzonen: S. Abb. Seite 535.

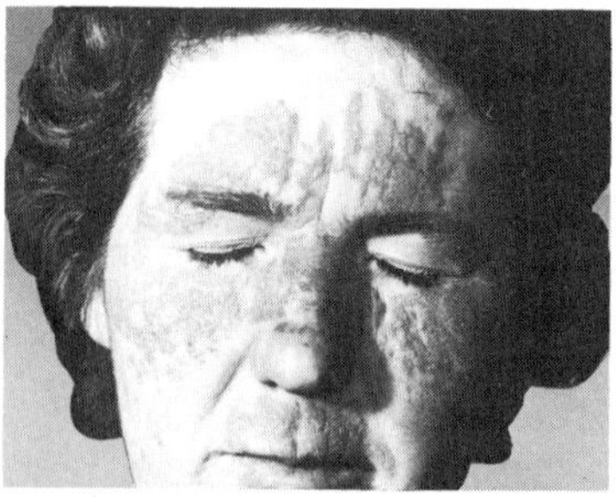

Schmetterlingsfigur bei Erysipel

Schmetterlingsfigur:

1. Umrisse der grauen Substanz des Rückenmarks, die im Querschnitt die ungefähre Figur eines Schmetterlings haben;
2. ein typisch schmetterlingsförmiger Hautausschlag im Gesicht bei

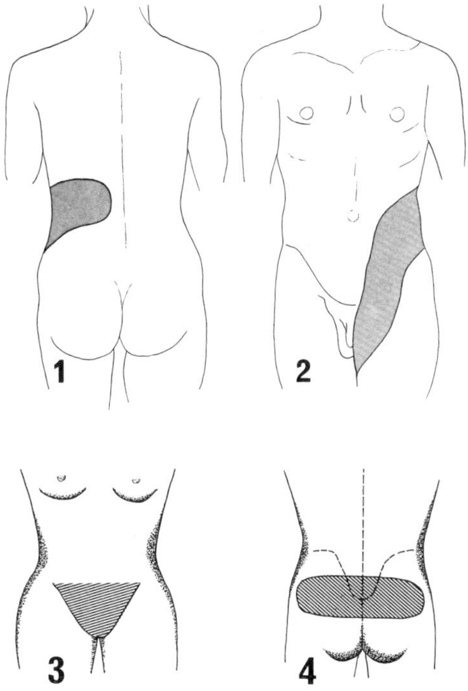

Schmerzzonen: Abb. 1 zeigt die Projektion von Schmerzen, vor allem kolikartigen, spastischen* Schmerzen im Nierenbereich bei Nierenerkrankungen, insbesondere Steinleiden. Abb. 2 veranschaulicht die Schmerzzonen der ableitenden Harnwege, wie sie vor allem bei Steineinklemmungen vorkommen. Der dumpfe Dauerschmerz wird von kolikartigen Schmerzattacken, welche bei Steinleiden häufig schrittweise, entsprechend dem Steinabgang, mitwandern, unterbrochen. Abb. 3 und 4 zeigen Schmerzprojektionen bei Erkrankungen der weiblichen Geschlechtsorgane (gynäkologische Schmerzen). Eine Diagnose anhand dieser Schmerzsyndrome bei Frauen ist sehr schwierig, da sie mannigfache, neben rein organischen auch psychische Ursachen haben können. In jedem Falle muß bei gynäkologischen Schmerzen durch differentialdiagnostische Untersuchungen die Ursache ausfindig gemacht werden.

chronischer Erythematodes*, seltener bei Erysipel*. S. Abb. Seite 534.

Schmierinfektion: direkte Kontaktübertragung von Krankheitserregern, z. B. beim Typhus abdominalis, bei der infektiösen Hepatitis, bei Ruhr usw.

Schmorl-Knorpelknoten: Einbruch von Zwischenwirbelscheibenteilen in die Deckplatten defekter Wirbelkörper bei der Scheuermann-Krankheit*.

Schneeberger Lungenkrankheit: bei Erzbergwerkarbeitern durch Radiumausstrahlung hervorgerufener Lungenkrebs. Anerkannte Berufskrankheit.

Schneeblindheit (Photophthalmia electrica f): akute Binde- und Hornhautentzündung durch ultraviolette Strahlen, insbesondere bei längerem Aufenthalt im Schnee oder auf Gletschern, welche die Strahlung zusätzlich reflektieren.

Schnittentbindung: richtige Bezeichnung für Kaiserschnitt* = Sectio caesarea*.

Schnupfen: s. Rhinitis*.

Schock m: Kollaps*. Ist kein einheitliches Symptom, sondern setzt sich aus einer Anzahl von Erscheinungen zusammen, die in ihrer Gesamtheit zu bedrohlichen Verminderungen der

Durchblutung lebenswichtiger Organe führen. Kalte Haut, Blässe, schneller und schwacher Puls, Lufthunger und arterieller Unterdruck sind die wichtigsten Anzeichen. Kreislaufkollaps und Kreislaufversagen sind häufige Folge. Es ist deshalb wichtig, schon bei den ersten Anzeichen und bei begründetem Verdacht auf beginnenden Schock den Arzt, ggf. Notarzt, zu rufen, um dem Übergang in die gefährlichen Endstadien des Sch. möglichst zuvorzukommen. Die verschiedenen Schockarten lassen sich nur allgemein nach ihren Ursachen einteilen.

Schock, allergischer, anaphylaktischer: wird durch Substanzen ausgelöst, auf die eine – individuell sehr unterschiedliche – Überempfindlichkeitsreaktion erfolgt. Klassische Beispiele sind Insektenstiche, Verabreichung von Antibiotika* oder Sulfonamiden*, wiederholte oder länger andauernde Einnahme verschiedener Medikamente, Kontakt mit chemischen oder auch natürlichen Substanzen wie Blüten, Heu usw. Man nimmt an, daß für starke allergische* Reaktionen eine meist angeborene Prädisposition* eine bedeutende Rolle spielt. Es kann sich aber auch um eine erst später erworbene Überempfindlichkeit handeln. Die hervorstechenden Symptome sind Angstgefühl, allergischer Ausschlag (Urticaria*), Ödeme*, Schwellung der Gliedmaßen durch Lymphstauung, Schwellungen des Rachenraumes mit Erstickungsgefühl, ziehende Atmung, blaue Lippen, Pupillenerweiterung, Krämpfe und Bewußtlosigkeit. Der Tod kann bereits nach 5–10 Minuten eintreten.

Schock, apoplektischer: Schockzustand bei Gehirnschlag* oder Verletzungen des Gehirns, gekennzeichnet durch Schweißausbrüche, starke Blässe, Herzjagen und Schwinden des Bewußtseins.

Schock, hämatogener (Blut-Plasmaverlust-Schock): wird durch äußere und innere Verletzungen, innere Blutungen (z. B. bei Magengeschwüren, Gebärmutterriß usw.), durch Plasmaverlust in Körperhöhlen (z. B. bei Bauchfellentzündung oder Nierenerkrankungen) verursacht.

Schock, hämorrhagischer: durch stärkere innere oder äußere Blutungen verursacht (s. auch hypovolämischer Schock*).

Schock, hypovolämischer: tritt bei starkem Mengenverlust von Blut und/oder Plasma* auf. Häufigste Erscheinungsform: der hämorrhagische Schock*. Weitere Ursachen können Hitzschlag* oder Anaphylaxie* sein.

Schock, hypoglykämischer: entsteht bei Hypoglykämie* (Zuckermangel im strömenden Blut).

Schock, kardialer (Herzschock): kann auftreten beim Herzinfarkt*, bei schwerem Herzjagen (Tachykardie*, Arrhythmie*, Lungenembolie*) oder als Komplikation anderer Schockformen. Seine besonderen Gefahren liegen im Zusammenbruch des Kreislaufs und im Herzversagen.

Schock, infektiöser: wird durch Giftstoffe von Krankheitserregern hervorgerufen. Er betrifft zuerst die Gefäße der Peripherie und führt dann zu einem Zusammenbruch des gesamten Kreislaufs.

Schock, psychogener (Ohnmacht): wird durch nervliche oder psychische Faktoren ausgelöst wie Schmerzen,

Wunden, Rückenmarks- oder Gehirnverletzungen, Hitzschlag, aber auch durch langes Stehen oder übermäßige Angst.

Schockzeichen: Die wichtigsten sind schneller und schwächer werdender, schließlich kaum noch tastbarer Puls, fahle Blässe, kalte Haut, Frieren durch Herabsetzung der Hautdurchblutung, Schweiß auf der Stirn, auffallende Unruhe. Diese Zeichen treten nicht immer gleichzeitig auf. Die Entwicklung des Schocks läßt sich am besten an der Pulstätigkeit kontrollieren.

Schorf: Wundendeckschicht aus getrocknetem Blut und Lymphe.

Schrittmacher, künstlicher: s. Herzschrittmacher, künstlicher*, Pacemaker.

Schröpfen: lokale Blutentnahme mittels der Saugwirkung einer luftleer gemachten Glocke aus Gummi oder Glas, dem sog. Sch.-Kopf, oder durch mehrere feine Hauteinschnitte mit dem sog. Sch.-Schnepper.

Schrotkur: Trockenkur, bei der nur trockene Semmeln in beliebiger Menge gegessen werden dürfen. Außerdem gibt es Grieß- und Reisbrei, der mit Wasser, etwas Butter und Salz gekocht wird, Haferschleim und Zitronensaft. Anstrengende Abmagerungskur, die gleichzeitig als Umstimmungstherapie wirkt und deshalb auch bei Gicht, chronischen Muskel- und Gelenkserkrankungen usw. angewandt wird.

Schrumpfblase: krankhafte Verkleinerung der Harnblase mit Rückbildung des Fassungsvermögens unter 20 ml.

Schrumpfleber: s. Leberzirrhose*.

Schrumpfniere: Bei chronischen Entzündungen und längerdauerndem Steinleiden kommt es zum Verlust von Funktions- und Bindegewebe der Niere durch Zelluntergang mit nachfolgender narbiger Schrumpfung. Die Folge ist fortschreitende Verkleinerung der Niere. Im weiteren Sinne versteht man darunter auch die einseitige Schrumpfung des Funktionsgewebes allein, wie sie z. B. bei ständigem Überdruck in der Niere, bei Hydronephrose* oder bei der Zystenniere zu sehen ist. Dabei wird die Niere selbst fortlaufend vergrößert, wohingegen das funktionstüchtige Gewebe immer mehr schrumpft.

Schüttelfrost: willensmäßig nicht beherrschbare Schüttelkrämpfe.

Schulter-Arm-Syndrom: s. Periarthritis humeroscapularis*.

Schuppenflechte: s. Psoriasis*.

Schutzimpfung: Injektion oder Schlucken von lebenden, meist abgeschwächten oder abgetöteten Krankheitserregern oder von entgifteten Toxinen von Erregern. Die Impfstoffe wirken im Organismus als Antigene* und regen die Bildung von Antikörpern* an, die dann den Organismus vor den entsprechenden Infektionskrankheiten schützen können. S. auch Immunisierung*.

Schutzimpfungen für Erwachsene: unterscheiden sich von den im Impfkalender* aufgeführten Impfungen dadurch, daß sie bei Verweilen im Lande nicht als obligatorisch anzusehen sind. Ausnahmen sind Tetanus*-Schutz- und Auffrischimpfungen, Poliomyelitis*-Schluckimpfungen und FSME*-Schutzimpfungen (vor allem in Süddeutschland). Schutzimpfungen gegen Grippe, Virushepatitis B*,

Diphtherie*, Tuberkulose*, Tollwut*, Varizellen*- und Pneumokokken*-Infektionen sollen nur bei bestimmten Personenkreisen und/oder unter bestimmten Bedingungen erfolgen; hierüber entscheidet der Arzt. Die wichtigsten Impfungen für Reisen, insbesondere in die Tropen, sind Prophylaxe* gegen Malaria*, Typhus*, Cholera*, Gelbfieber*, Virushepatitis A und B* sowie Meningokokken-Enzephalitis*; für welche Länder/Gebiete diese Impfungen notwendig sind, erfährt man zuverlässig über die Landesimpfanstalten oder bei den tropenmedizinischen Instituten der Universitäten, nicht bei den Reisebüros! (Siehe auch Schutzimpfungen*, Impfkalender*, Immunität*.)

Schwachsinn: Oligophrenie*, richtiger: Geistesschwäche.

Schwangerschaft: Gravidität, Austragen einer Frucht im Mutterleib.

Schwangerschaft, eingebildete: s. Grossesse nerveuse*.

Die Feststellung einer Sch. ist in einem Teil der Fälle in den ersten 6 Wochen schwierig und wird dann erst im 3. Monat zur endgültigen Diagnose führen können. Subjektive Zeichen sind das Ausbleiben der Regelblutung, Übelkeit und Erbrechen, ferner Spannung in den Brüsten, Gewichtszunahme, vergrößerter Bauchumfang, häufigeres Wasserlassen und Verstopfung. Bei der Untersuchung zeigt sich äußerlich eine bläuliche Verfärbung der Scheide, mit zunehmender Vergrößerung wird die Gebärmutter tastbar, und die Brüste zeigen eine deutliche, vermehrte Gefäßzeichnung. Objektive Zeichen sind feststellbare Kindsbewegungen und kindliche Herztätigkeit sowie Nachweis des kindlichen Skelettes, z. B. im Ultraschall-Schnittbildverfahren. Relativ früh und mit Sicherheitsquoten bis zu 98 % läßt sich eine Schwangerschaft durch verschiedene biologische Tests (z. B. Immundiagnostik, Latextest), durch Hormonnachweis im Urin (Choriongonadotropin) bestimmen. Eine weitere Testmethode ist die Einnahme oder Injektion der Hormone Östrogen oder Progesteron, die nach 7–10 Tagen eine Menstruation auslösen, wenn keine Schwangerschaft vorliegt. Diese Methode und Schwangerschaftstests sollten ausschließlich vom Arzt durchgeführt werden.

Schwangerschaftsbeschwerden: Im Laufe der Schwangerschaft kommt es bei vielen Frauen zu mehr oder weniger stark ausgeprägten Beschwerden, wobei für die Behandlung sehr wichtig ist, nach Möglichkeit ohne Medikamente auszukommen und sich mit natürlichen Maßnahmen zu behelfen. Ist Medikamentation unumgänglich, so muß in jedem Falle geprüft werden, ob das Präparat ohne Gefahr für das Kind eingenommen werden kann. Deshalb ist vor Einnahme von Medikamenten in jedem Falle der Arzt zu befragen. *Rückenschmerzen* bessern sich durch Korrektur von Haltungsfehlern, Tragen gut sitzender Schuhe, Schlafen auf harter, einteiliger Matratze, Schwangerschaftsgymnastik und sanfte Massagen der Rückenmuskulatur. Schwangerschaftsgürtel sollen nicht getragen werden. Bei starken Beschwerden einen Orthopäden zu Rate ziehen. *Kreislaufstörungen* kann man durch viel Bewegung in frischer Luft und durch die Aufteilung der

Mahlzeiten in mehrere kleine Portionen gut begegnen. Kaffee und Tee in mäßigen Mengen sind gute Kreislaufmittel, insofern kein Hochdruck besteht. *Sodbrennen* rührt in den ersten Monaten meist von Magensäuremangel her. Erst in den letzten Schwangerschaftsmonaten kann es zur Übersäuerung kommen. *Darmträgheit* und *Blähungen* vermeidet man am besten durch fettarme, schlackenreiche, nicht blähende Diätmahlzeiten, ausreichende alkoholfreie Flüssigkeitszufuhr, abführende Früchte (Feigen, Datteln), möglichst regelmäßige Stuhlentleerungen zu gleichbleibenden Tageszeiten, viel Bewegung und Schwimmen. Auf stärkere Abführmittel ist zu verzichten, da sie vorzeitig Wehen auslösen können. *Hämorrhoiden* wird ebenfalls durch Regelung der Darmtätigkeit und durch Sitzbäder vorgebeugt. Treten sie dennoch auf, so bringen die verschiedenen Spezialsalben und Zäpfchen wesentliche Erleichterung. Keinesfalls darf während der Schwangerschaft eine Hämorrhoidenverödung durchgeführt werden. Dasselbe gilt für *Krampfadern*, denen man durch viel Bewegung, Vermeidung von größerer Gewichtszunahme und äußere Anwendung von guten Venensalben begegnen kann. *Kopfschmerzen* sind überwiegend auf psychische Spannungen zurückzuführen, die durch Lösung der mit der Schwangerschaft in Zusammenhang stehenden seelischen Probleme sehr günstig beeinflußt werden können. Sind trotzdem Medikamente nötig, so sind diese bei weitgehender Beschränkung und nur bei strengster Auswahl durch den Arzt einzunehmen. *Brustschmerzen* entstehen durch das normale Wachstum der Milchdrüsen. Treten *Wadenkrämpfe* auf, so ist das meist ein Hinweis auf einen zu niedrigen Kalzium- oder zu hohen Phosphorspiegel des Blutserums.

Schwangerschaftsdauer: beim Menschen im Mittel 280 Tage = 40 Wochen = 10 Mondmonate, gerechnet vom 1. Tag der letzten Regel an. S. Abb. oben.

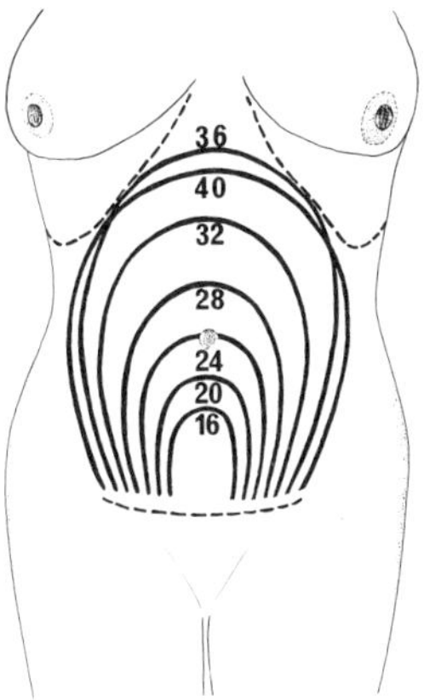

Schwangerschaftsdauer: Der Stand der Gebärmutterkuppel erreicht nach 16 Wochen normalerweise die Mitte zwischen Symphyse* und Nabel, nach 24 Wochen den Nabel, den Höchststand zwischen den Rippenbogen bis in Höhe des Brustbeinendes nach 36 Wochen, um in der 40. Woche wieder leicht gegen die Untergrenze der Rippenbögen abzusinken. Diese Schwangerschaftszeichen dienen zur groben, jedoch meist zuverlässigen Feststellung der Schwangerschaftsdauer.

Schwangerschaftserbrechen: Rund 70 % aller Schwangeren leiden an Übelkeit, beim Großteil davon kommt es während oder nach den Mahlzeiten zum Erbrechen. Im allgemeinen reichen diätetische Maßnahmen (Fett, starke Gewürze und geruchsaufdringliche Nahrung meiden!) aus, um Sch. in erträglichen und ungefährlichen Grenzen zu halten. Sedieren (beruhigen) soll man nur mit sicher unschädlichen Mitteln, wie beispielsweise Baldrian oder Hopfenpräparaten sowie Vitamin-B-Komplex. Werden Mittel gegen das Erbrechen (Antiemetika) oder Beruhigungsmittel (Sedativa, Tranquilizer) notwendig, so sind diese Mittel ausschließlich durch einen Arzt zu verordnen, der die Gefahr keimschädigender (teratogener, fetotoxischer) Wirkungen auf das werdende Kind streng beachten und die Präparate entsprechend auswählen und dosieren muß.

Schwangerschaftserbrechen, unstillbares: Hyperemesis gravidarum. Wegen zunehmender Gefahr für Mutter und Kind ist stationäre Aufnahme unumgänglich.

Schwangerschaftsreaktionen: chemische, biologische* und immunologische Tests zum Nachweis einer Schwangerschaft. Hauptsächlich wird die starke Vermehrung des Sexualhormons Choriongonadotropin im Urin oder Serum von Schwangeren durch Tierversuche oder immunologische Schwangerschaftstests (z. B. Latexagglutinations-Hemmtest, sog. Objektträgertest usw.) nachgewiesen, oder es wird bei vermuteten Schwangerschaften ein Östrogen-Gestagen-Präparat an zwei aufeinanderfolgenden Tagen verabreicht. Besteht keine Schwangerschaft, so tritt nach 3–6, spätestens aber nach 10 Tagen eine Blutung ein. Eine weitere Methode ist die Überprüfung der Basaltemperatur*.

Schwangerschaftstoxikose (Toxikose = Vergiftung): entsteht durch Verkrampfungen mittlerer bis kleinster Arterien, was zu den 3 Hauptsymptomen Hochdruck, Ödeme und Eiweiß im Urin führt. Die genauen Ursachen und Zusammenhänge sind noch nicht bekannt. Da die Krankheit zu einem für Mutter und Kind akut lebensbedrohlichen Zustand (Eklampsie*) führen kann, ist die laufende Schwangerschaftsuntersuchung und -beratung von großem Wert. Bei Verdacht oder Beginn der angeführten Symptome sofort in ärztliche Behandlung! Laufende Kontrollen sind nötig.
Die *Eklampsie** (von »blitzartig«) tritt anfallsweise auf und ist ein absoluter Notfall. Bei den ersten Anzeichen von Krämpfen einen möglichst keilförmigen Gegenstand zwischen die Zähne schieben und seitwärts lagern bis zum Eintreffen des Notarztes (Zungenbiß, Freihalten der Atmung!).

Schwangerschaftsunterbrechung: Die Unterbrechung einer Schwangerschaft durch einen Arzt im Rahmen der gesetzlichen Bestimmungen.

Schwangerschaftsverhütung: s. Konzeptionsverhütung*.

Schwangerschaftszeichen:

1. Sichere sind kindliche Herztöne, eindeutige Kindsbewegungen, eindeutiges Fühlen von Kindsteilen, röntgenologischer Nachweis von kindlichem Skelett und Nachweis von gonadotropem Chorion*-Hormon.
2. Wahrscheinliche sind bläuliche Verfärbung und Anschwellung der Scheide bei gleichzeitigem Rauh-

werden der Schleimhaut und leichterer Dehnbarkeit sowie Vergrößerung der Gebärmutter.

3. Unsichere sind Zunahme des Leibesumfangs, Pigmentablagerungen im Gesicht und an den äußeren Genitalien, Erbrechen, außergewöhnliche Gelüste, nervöse Störungen usw.

Schwarzwasserfieber: akute Blutzersetzung bei gleichzeitigem Ausscheiden von Blut im Urin als Folge schwerer Unverträglichkeitserscheinungen bei Chininbehandlung bei Malariakrankheiten.

Schwefel: chemisches Symbol S (Sulfur), nichtmetallisches Element, wichtiger Bestandteil von physiologischen Verbindungen wie Aminosäuren*, verschiedenen Vitaminen*, Enzymen* usw.

Schweigepflicht, ärztliche: Nach §300 StGB wird mit Freiheits- und/oder Geldstrafe bedroht, wer unbefugt ein fremdes Geheimnis offenbart, das ihm in seiner Eigenschaft als Arzt anvertraut oder bekannt wurde. Die Sch. erstreckt sich auch auf Zahnärzte, Apotheker und Hilfspersonal des Arztes. Von der Sch. kann den Arzt nur der Kranke befreien, nicht jedoch eine staatsanwaltschaftliche oder richterliche Verfügung. Die Sch. besteht auch nach dem Tod eines Patienten weiter.

Schweinebandwurm: Taenia solium, wird 2–8 m lang, hat am Kopf 4 Saugnäpfe und einen doppelten Hakenkranz. Zwischenwirt ist das Schwein, in dessen Muskulatur sich die Finne verwickelt. Die Infektion ist beim Menschen relativ selten. Eine besondere Gefahr besteht darin, daß ausgeschiedene Eier durch Selbstinfektion in den Darm gelangen und daß es dann zur Finnenbildung im menschlichen Körper kommen kann. S. Zystizerkose*, s. Abb. Seite 578.

Schweinehüterkrankheit: = Schweinehirtenkrankheit. Meningitis porcinarii, kommt besonders in der Schweiz und in Frankreich vor. Die Erreger Leptospiren* werden auf den Menschen durch den Urin infizierter Schweine übertragen. Es kommt zu Fieber, Milzvergrößerung und hirnhautentzündungsähnlichen Erscheinungen.

Schweiß: flüssige Absonderung der Schweißdrüsen (Glandulae sudoriferae). Sch. besteht zu 99 % aus Wasser mit Beimischungen von Kochsalz, Harnstoff, Cholesterin und Fettsäure.

Schweißdrüsenabszeß: entsteht meist durch Infektion mit Staphylokokken, vorwiegend in den Achselhöhlen, im Gebiet der Geschlechtsteile und des Afters.

Schwellkörper: s. Corpus cavernosum*.

Schwerhörigkeit: Verminderung des Hörvermögens. Man unterscheidet:

1. *Mittelohr-Sch.*, eine Schalleitungsstörung, wie sie bei Mittelohrentzündungen usw. vorkommt und durch das Heraufrücken der unteren Tongrenze gekennzeichnet ist;
2. *Innenohr-Sch.*, welche eine echte Schallwahrnehmungsstörung darstellt, wie sie z. B. bei Erkrankungen des Labyrinths* und bei Altersschwerhörigkeit vorkommt. Kennzeichnend ist dabei die Her-

absetzung der oberen wahrnehmbaren Tongrenze.

Schwermut: s. Melancholie*.

Schwiele: Tyloma:

1. eine verhärtete Bindegewebsnarbe, z. B. Herzmuskel-Sch. nach Infarkt;
2. lokalisierte Verhärtung und Verdickung der Hornschicht der Haut durch ständige Druckeinwirkung.

Schwindbeule: s. Skrophuloderm*.

Schwindel: Gefühl, daß das Gleichgewichtsempfinden gestört ist. Wichtige Formen sind der Dreh-Sch. (die Umgebung dreht sich) und der Schwank-Sch. (der Boden schwankt). Mit dem Sch. verbunden sind häufig Übelkeit, Erbrechen, Schweißausbruch und Gemütsverstimmungen. Sch. ist ein häufiges Begleitsymptom verschiedener Erkrankungen wie Störungen des Ohrlabyrinths oder des Gehörganges selbst, Kleinhirnkrankheiten, Schädel- und Hirnverletzungen, Hirndrucksteigerungen, Vergiftungen, Alkohol- und Nikotinmißbrauch, Migräne, Arteriosklerose, Epilepsie, vegetative Regulationsstörungen usw. Eine Sonderform ist der Höhen-Sch. (»schwindelfrei sein«), der nervös bedingt und im eigentlichen Sinne ein Angstgefühl ist.

Schwindsucht (Phthise): rascher körperlicher Verfall bei schwerer Tuberkulose.

Schwurhand: charakteristische Stellung von Hand und Fingern wie »zum Schwur erhoben« bei der Lähmung der Nervus medianus.

Sclerosis cordis f: Koronarsklerose*.

Scrophuloderma ulcerosum: tuberkulöses Hautgeschwür.

Seborrhoe f: Talgfluß, übermäßige Absonderung der Talgdrüsen, durch Veranlagung bedingt. Hauptsächlichste Form ist die sog. S. sicca (trocken), welche durch fette, kleienförmige Schuppung gekennzeichnet ist; S. oleosa, bei der die Haut wie eingeölt aussieht. Auf der Basis der S. entsteht eine Anzahl von anderen Hautkrankheiten.

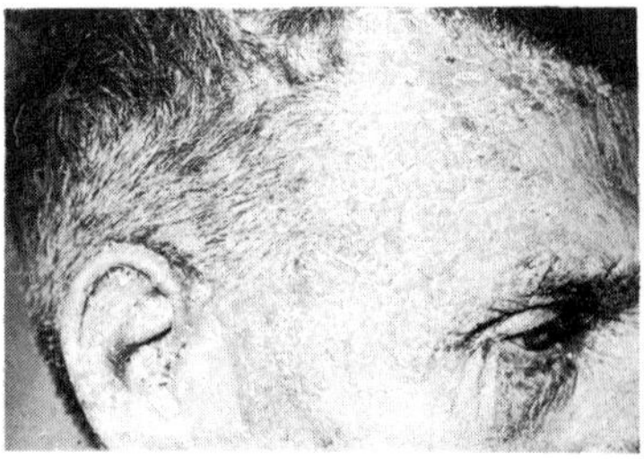

Seborrhoe: seborrhoisches Ekzem, ein durch die Konstitution geprägtes, besonderes Ekzem, morphologisch* insgesamt weniger vielgestaltig, weniger exsudativ, weniger »akut«. Typisch auch durch eine dem Ekzem nicht eigene Gesetzmäßigkeit der Lokalisation: Befall des behaarten Kopfes und der Ohren (oft nur Gehörgang), in der Gesichtsmitte besonders der Augenumgebung mit Lidrand-Ekzem und der Nasen-Wangen-Falten, ferner der mittleren Anteile des Stammes und der Extremitäten (aus: »diamed-serie«, Bayer AG Leverkusen).

Sebostase: Verminderung der Talgproduktion der Haut, führt zur Austrocknung der Haut und zu trockenen Haaren. Gegenteil der Seborrhoe*.

Sebum: Talg.

Sechste Krankheit: Exanthema subitum*.

Sectio: Schnitt.

Sectio alta: Eröffnung der Harnblase vom Bauch her, jedoch außerhalb des Bauchfells.

Sectio caesarea: Schnittentbindung, »Kaiserschnitt«. Wird angewandt, wenn durch nicht entbindungsfähige Kindslagen (z. B. Querlage*), gefährliche Hindernisse der normalen Geburtswege (z.B. Beckenanomalien), anormale Lage oder vorzeitige Lösung des Mutterkuchens, Nabelschnurvorfall, plötzliche schwerwiegende Erkrankungen der Mutter während der Entbindung (Eklampsie* usw.) akute Gefahr für das Leben von Mutter und/oder Kind entsteht. Am häufigsten angewandt wird die sog. S. caesarea abdominalis, bei welcher nach Eröffnung der Bauchhöhle und Abpräparieren der Blase die Gebärmutter durch Sticheinschnitt geöffnet und dann seitwärts so erweitert wird, daß das Kind frei entwickelt werden kann.

Secundipara: Zweitgebärende.

secundum artem: kunstgerecht.

Sedes cruentae: Blutstühle.

Sediment, Sedimentum: Bodensatz von Körperflüssigkeiten (Harn, Blut, serösen Ergüssen usw.), der durch Stehenlassen oder durch Zentrifugieren* gewonnen wird.

Seekrankheit: s. Kinetosen*.

Seele: s. Psyche*.

Segelklappen: Arterioventrikularklappen, s. Herzklappen*.

Segment: Abschnitt; der Körper von Wirbeltieren besteht aus aneinandergereihten, hintereinanderliegenden Abschnitten, den sog. S., z. B. Rückenmarks-S. = Segmentzonen.

Segmentkernige: weiße Blutkörperchen, die im ausgereiften Zustand einen gelappten »segmentierten« Kern haben. S. auch Blutkörperchen*.

Segmenttherapie: Behandlungsmethode, bei der innere Organe über die Segmentzonen der Haut, z. B. durch Anwendung von Wärme und Kälte, Massagen, Injektion von Lokalanästhetika, Akupunktur usw., reflektorisch beeinflußt werden sollen.

Sehloch: s. Pupille*.

Sehne: Tendo; bindegewebige Verbindung des Muskels mit dem Knochen.

Sehnennaht: Durchtrennte Sehnen (akut* gerissene oder durch Verletzung durchtrennte) werden mit nicht resorbierbarem*, mechanisch ausreichend belastbarem Material (z. B. Draht) zusammengenäht. Um die Gleitfähigkeit der Sehne zu erhalten, muß das Operationstrauma so gering wie möglich gehalten werden.

Sehnenscheide: Vagina tendinum; schlauchförmige, meist mit schleimiger Flüssigkeit (Synovia) gefüllte bindegewebige Umhüllung von Sehnen.

Sehnenscheidenentzündung: s. Tendovaginitis*.

Sehnerv: Fasciculus nervorum (Nervus) opticus.

Sehnervenkreuzung (Chiasma fasciculum opticorum): Im Gebiet des sog. Türkensattels, einer Eindellung an der Schädelbasis, treffen die beiden Sehnerven zusammen. Dabei kreuzt ein Teil der Fasern auf die Gegenseite. Wichtig für die Koordination* beider Augen.

Sehpurpur (Rhodopsin): Stoff, der das Stäbchensehen ermöglicht, bei Belichtung zerfällt und unter Mitwirkung von Vitamin A bei Dunkelheit wieder aufgebaut wird.

Seitenstrangangina: Pharyngitis acuta.

Sekret n: Produkt der Drüsen, welches entweder durch sog. Drüsenausführungsgänge nach außen auf die Haut oder Schleimhäute oder nach innen direkt in die Blutbahn abgesondert (sezerniert) wird. Dementsprechend unterscheidet man inner- oder außersekretorische Drüsen. S. sind nicht zu verwechseln mit Exkreten, die nicht mehr verwertbare Ausscheidungen darstellen.

Sekretion f: Absonderung; unterschieden wird innere und äußere S., s. Sekret*.

Sektion f: kunstgerechte Eröffnung und Zergliederung einer Leiche. S. auch Sectio*.

sekundär: an 2. Stelle erfolgend, nachfolgend, häufig auch für entsprechende Wortzusammensetzungen gebraucht.

Sekundäreffloreszenz: s. Effloreszenz*.

Sekundenherztod: plötzlicher Tod, wie er z. B. durch Herzkranzgefäßverschluß, bei starken Blutungen aus großen Gefäßen, bei Zerreißung der Herzwand oder bei Herzinfarkt vorkommt.

Selbstbefriedigung: s. Onanie*.

Selbstbestimmungsrecht: beinhaltet im Patienten-Arzt-Verhältnis das grundgesetzliche Recht des Patienten, über sich selbst zu bestimmen. So trifft letztlich der Patient die Entscheidung über die vom Arzt nach Aufklärung vorzuschlagende Art und das Vorgehen bei diagnostischen oder therapeutischen Eingriffen. Außerdem beinhaltet das S. die freie Arztwahl, das Recht zum Verlassen einer Klinik auf eigene Verantwortung entgegen dem ärztlichen Rat u. v. m.

Selbsttötung, Selbstmord: s. Suizid*.

Selbstvergiftung: s. Autointoxikation*.

Sella f: Sattel, anatomischer Begriff, z. B. S. turcica = Türkensattel. Grube auf dem Keilbeinkörper, auf dem die Hypophyse* liegt.

Semen n: Samen.

semi-: Vorwort in zusammengesetzten Wörtern mit der Bedeutung »halb«, »die Hälfte«.

Semilunarklappen: die halbmondförmigen Klappen am Beginn der Aorta* und der Arteria pulmonalis*, dreizipfelig. Schließen sich bei der Diastole* wie ein Ventil, um das Zurückströmen des Blutes in die Herzkammer zu verhindern.

Seminom n: Krebsgeschwulst des Hodens, Hodenkarzinom.

semipermeabel: halbdurchlässig.

Senium n, **Senilitas** f: Greisenalter mit den typischen Veränderungen, vor allem dem Nachlassen geistiger und körperlicher Leistungen und Veränderung des Aussehens durch Gewebsveränderungen.

senil: vom Greisenalter abhängend, mit dem Greisenalter in Zusammenhang stehend, durch das Greisenalter bedingt.

senile Demenz, senile Psychosen: Geistesstörungen, die durch Arteriosklerose der Hirngefäße und/oder durch Rückbildung von Hirnsubstanz im Senium* zustande kommen.

Senkfuß: s. Plattfuß*.

Senkung, Ptosis f: Absinken der Organe der Bauchhöhle aus ihrer ursprünglichen Lage.

sensibel: empfindlich, z. B. die sensiblen Nerven = Empfindungsnerven, welche Erregungen zum Zentralnervensystem weiterleiten.

Sensibilisierung:
1. Immunisierung;
2. Einschleusen von Antikörpern in Zellen, um sie durch Komplemente* auflösbar zu machen;
3. Veränderung der normalen Reaktionslage des Körpers, die durch Antigene* hervorgerufen wird. Kommt es erneut zur Bildung derselben Antigene, so reagiert der Körper mit Überempfindlichkeit (Allergie*, Anaphylaxie*).

Sensibilität: Sinneswahrnehmungen, die nicht durch Ohr, Auge, Geschmacks- und Geruchssinn vermittelt werden, z. B. die Oberflächen-S. der Haut (Tast-, Berührungs-, Temperatur-, Schmerzempfindung); Tiefen-S. vermittelt Empfindungen von der Lage der Gliedmaßen, von der Kraft und Art der Bewegungen sowie von Druckeinwirkungen auf die verschiedenen Gewebe.

Sensibilitätsstörungen: Störungen der Empfindungsfähigkeit.

sensitiv: (über-)empfindlich.

sensorisch: das Empfindungsvermögen betreffend.

Sensorium: das Bewußtsein.

Sensus m: Sinn, Empfindung.

Sepsis: Blutvergiftung, Allgemeininfektion mit krankheitserregenden Keimen durch Aussaat von einem zunächst örtlich begrenzten Infektionsherd über die Blut- und Lymphbahnen. Beginnt mit hohem Fieber, meist mit Schüttelfrost verbunden, Beschleunigung von Atmung und Puls, schwerem Krankheitsgefühl und Störung des Allgemeinbefindens und führt dann häufig über Benommenheit, Ohnmacht und Kreislaufversagen zum Tod. Die hauptsächlichsten Erreger sind Strepto- und Staphylokokken, Bacterium coli und verschiedene Anaerobier.

Septikämie f: Sepsis*.

von Sepsis* kommend.

Septum n: Scheidewand.

Septumdefekt: angeborener Herzfehler mit Defekten in der Vorhofscheidewand oder in der Kammerscheidewand.

Sequester m: abgestorbener, vom gesunden Gewebe abgegrenzter Gewebebezirk eines Organs.

Sequestration f: Abstoßung eines Sequesters*.

aus Serum bestehend, mit Serum durchtränkt, vermischt.

serogen: aus dem Blutserum stammend.

Serologie f: Lehre von den Eiweißstoffen des Serums.

Serosa f: Tunica serosa f: = *seröse Häute,* d. h. durch starke Serumdurchtränkung feuchte Häute, z. B. das Lungen- oder Bauchfell.

Serositis f: entzündliche Erkrankungen seröser Häute* (z. B. Pleuritis*, Peritonitis* usw.).

Serum n: s. Blutserum*.

Serum, antitoxisches: Serum, in welchem durch Überwindung einer Krankheit oder durch künstliche Immunisierung* Antitoxine* gebildet wurden. Antitoxische Seren werden sowohl vorbeugend als auch für Heilzwecke angewandt.

Serumenzyme: Im Blutserum enthaltene Enzyme*, als Biokatalysatoren* im interzellulären Stoffwechsel* wirksam.

Serumhepatitis f: Virushepatitis, s. Hepatitis*.

Serumkrankheit: Überempfindlichkeit gegen artfremdes Eiweiß von injizierten Heil- und Schutzseren. Symptome sind Urtikaria*, Fieber, Gelenkschwellungen und als schwerste Erscheinung der allergische Schock*. Wird bei S. die Injektion des gleichen Serums wiederholt, so treten nach kurzer Zeit bereits wesentlich schwerere, meist lebensbedrohliche Erscheinungen auf.

Serumprophylaxe: Serumtherapie.

Sesambein: kleine, meist runde Knöchelchen oder Knorpel in den Gelenkkapseln zwischen Sehnen oder Bändern.

Seuche: plötzliche Erkrankung vieler Menschen in zusammenhängenden Gebieten an schweren ansteckenden Infektionskrankheiten. Nach Art, zeitlicher und örtlicher Gebundenheit unterscheidet man Endemien*, Epidemien* und Pandemien*.

Seuchenbekämpfung: erfolgt auf gesetzlicher Grundlage durch:

1. Anzeigepflicht übertragbarer Erkrankungen;
2. Isolierung (Quarantäne*);
3. Desinfektion;
4. besondere Schutzmaßnahmen, z. B. Schutzimpfungen, Schließung von Schulen und Bädern usw.

Nach dem *Bundesseuchengesetz* vom 18. Juli 1961 sind *anzeigepflichtig:*

A. Verdachtsfall, Erkrankung, Todesfall an:

1. Aussatz;
2. Botulismus;
3. Cholera;
4. Enteritis infectiosa: a) Salmonellose, b) übrige Formen;
5. Fleckfieber;
6. übertragbare Gehirnentzündung;
7. Gelbfieber;
8. übertragbare Kinderlähmung;
9. übertragbare Mikrosporie;
10. Milzbrand;
11. Ornithose: a) Psittakose, b) übrige Formen;
12. Paratyphus A u. B;
13. Pest;
14. Pocken;
15. Rückfallfieber;
16. Ruhr: a) bakterielle Ruhr, b) Amöbenruhr;
17. Tollwut (als Verdacht einer Erkrankung gilt auch eine Verletzung durch ein tollwutkrankes oder tollwutverdächtiges Tier sowie die Berührung eines solchen Tieres oder Tierkörpers);
18. Tuberkulose: a) der Atmungsorgane (aktive Form), b) der Haut, c) der übrigen Organe;
19. Tularämie;
20. Typhus abdominalis;

B. Erkrankung und Todesfall an:

1. Bruzellose: a) Bang-Krankheit, b) Maltafieber, c) übrige Formen;
2. Diphtherie;
3. übertragbare Hirnhautentzündung: a) Meningokokken-Meningitis, b) übrige Formen;
4. Hepatitis infectiosa;
5. Kindbettfieber: a) bei oder nach Geburt, b) bei oder nach Fehlgeburt;
6. Leptospirosen: a) Weil-Krankheit, b)Feldfieber, c) Kanikolafieber, d) übrige Formen;
7. Q-Fieber;
8. Rotz;
9. Scharlach;
10. Toxoplasmose;
11. Trachom;
12. Trichinose;
13. Wundstarrkrampf.

C. Todesfall an:
1. Grippe (Virusgrippe);
2. Keuchhusten;
3. Masern.
D. Ausscheider von Erregern von:
1. Enteritis infectiosa (Salmonellose);
2. Paratyphus A u. B;
3. bakterieller Ruhr;
4. Typhus abdominalis.

Meldepflichtig für Krankenhäuser oder Entbindungsheime sind: die Aufnahme von Kranken, Krankheitsverdächtigen und Ausscheidern sowie Erkrankungen an Koli-Dyspepsie, Erysipel, Keuchhusten, Masern, Mumps, Röteln oder Windpocken, wenn sie nicht nur vereinzelt auftreten und die Erkrankten nicht schon vor der Aufnahme erkrankt oder dessen verdächtig waren. (Für die Entlassungsanzeige ist der Vordruck Ges VB 733 zu benutzen.) *Anzeigefrist:* Die Meldung ist dem für den Aufenthalt des Betroffenen zuständigen Gesundheitsamt innerhalb 24 Std. nach erlangter Kenntnis zu erstatten; die Aufnahmeanzeige des Krankenhauses ist an das Gesundheitsamt zu richten, in dessen Bereich sich der Betroffene vor der Aufnahme aufgehalten hat.

Zur Meldung verpflichtet sind in der Reihenfolge der Aufzählung:
1. der behandelnde oder sonst hinzugezogene Arzt;
2. in Krankenhäusern oder Entbindungsheimen der leitende Arzt oder – bei mehreren selbständigen Abteilungen – der leitende Abteilungsarzt;
3. jede sonstige mit der Behandlung oder Pflege des Betroffenen berufsmäßig beauftragte Person;
4. die hinzugezogene Hebamme; die außerhalb eines Krankenhauses oder Entbindungsheimes tätig werdende Hebamme ist in jedem Fall zur Meldung verpflichtet;
5. das Familienoberhaupt oder der Schriftführer, der Leiter von Pflege- und Gefangenenanstalten, Heimen, Lagern, Sammelunterkünften oder ähnlichen Einrichtungen;
6. der Leichenbeschauer.

sexual, sexuell: geschlechtlich.

Sexualempfindungen, perverse: krankhafte, abnorme Geschlechtsempfindungen, z. B. Sadismus*, Masochismus*, Fetischismus*, Exhibitionismus*, Päderastie*, Pygmalionismus* usw.

Sexualhormone, männliche: das in den Hoden* gebildete Testosteron mit seinen Stoffwechselprodukten, beispielsweise Androsteron, und das in der Nebenniere* gebildete Dehydroandrosteron.

Sexualhormone, weibliche: die in den Eierstöcken gebildeten Hormone Östradiol und Progesteron, die gonadotropen Hormone der Hypophyse und die während der Schwangerschaft in der Planzenta* gebildeten Hormone.

Sexualorgane: s. Geschlechtsorgane*.

Sexualtherapie: psychologische* Maßnahmen zur Behandlung von psychogen bedingten sexuellen Funktionsstörungen; Betreuung des Patienten, ggf. zusammen mit dem Partner, durch Ursachenforschung, Aufklärung, autogenes Training etc. Sich nur Ärzten oder zugelassenen Psychotherapeuten anvertrauen! Die sog. *Sexual-Gruppentherapie* birgt mehr Ge-

SEXUELLER REAKTIONSZYKLUS:

Phase	beide Geschlechter	Frauen	Männer
Erregungsphase	beginnende körperliche Erregung, Steigerung v. Atemfrequenz, Herzschlag und Blutdruck	vermehrte Durchblutung der Beckenorgane, Absonderung der Gleitsubstanz aus der Scheide, Vergrößerung und Öffnung der Schamlippen, Anschwellen des Kitzlers und der Brustwarzen, Rötung der Haut	Steifwerden des Penis, Hochstand der Hoden, gelegentlich Rötung der Haut (Sex-flush), Erweiterung der Harnröhrenmündung
Erreichen der Erregungsebene (Plateauphase)	starke körperliche Erregung, Zunahme der gesamten Muskelspannung, deutlicher Kontrollverlust	Dehnung der Vagina bei gleichzeitiger Verengung des Scheideneingangs (sog. Zeitphänomen), Rückziehen des Kitzlers unter seine Vorhaut, Anschwellen u. Rötung der kleinen Schamlippen, Schleimabsonderung der Bartholin-Drüsen, Brustwarzenvergrößerung	Vergrößerung u. Rötung der Eichel, Vergrößerung und kreisende Bewegung der Hoden, Schleimabsonderung d. Cowper-Drüsen
Orgasmusphase	Erregungshöhepunkt, Muskelkontraktion am ganzen Körper, Veränderung d. Bewußtseins	rhythmische Kontraktionen v. Scheide, Gebärmutter u. Beckenmuskulatur, Erguß der paraurethralen Drüsen	Samenerguß, rhythmische Kontraktionen der Beckenmuskulatur
Rückbildungsphase	Abnahme von Puls-, Herzschlag- und Atemfrequenz, Rückbildung des Muskeltonus u. der Hautrötungen	Verkleinerung des Kitzlers u. der Schamlippen, Absinken des Scheidendaches u. der Gebärmutter, ggf. Eintauchen des Gebärmutterhalses in den Samenerguß	Erschlaffung des Penis, Absinken u. Verkleinerung der Hoden
Erholungsphase		normal nicht erforderlich, häufig sofort Übergang in erneute Erregungs- oder Plateauphase	unterschiedlich lang anhaltende, verminderte sexuelle Reizempfindlichkeit

Die angeführten körperlich-physiologischen Veränderungen bei Geschlechtsverkehr und Selbstbefriedigung laufen bei Frau und Mann in den o. a. Phasen des s. R. generell gleich ab. Sehr häufig treten jedoch die Phasen nicht zeitlich parallel, sondern unter beachtlichen zeitlichen Verschiebungen auf. Das führt oft zu empfindlichen Einschränkungen der Elebnisqualität und der Befriedigungsempfindung; besonders betroffen sind davon Frauen, vor allem wenn der Mann mit dem Ablauf des s. R. nicht vertraut ist und/oder ihn nicht beachtet. Selbstverständlich spielt neben dem s. R. die zum Zeitpunkt des Verkehrs gegebene psychische und körperliche Verfassung eine bedeutende Rolle für den Phasenablauf und damit für das Erreichen einer Harmonie. Einfühlsame gegenseitige Abstimmung des Phasenablaufs, ggf. unter Zeit-Rückdrängung, kann sehr viel zur Erfüllung der sexuellen Partnerschaft beitragen.

fahren (Konfliktsituationen, ungewollte Veränderungen des Sexualverhaltens) als Nutzen in sich.

Sexualtrieb: Geschlechtstrieb.

Sexualverhalten: beschreibt die sexuelle Betätigung hinsichtlich verschiedener Kriterien:

1. *Bezugsobjekt* (Hetero*-, Homo*-, Bisexualität*, Fetischismus*),
2. *Art der Betätigung* (Geschlechtsverkehr, Analverkehr, Selbstbefriedigung, »Spannen-Luren« [Voyeur], Exhibitionismus*, Cunnilingus*, Fellatio* etc.),
3. *sexueller Handlungszyklus* (Vorspiel, bestimmte Praktiken unabdingbar für Durchführbarkeit des Geschlechtsakts, Eruieren von sexuellen Störungen),
4. *Häufigkeit des Geschlechtsverkehrs und des Partnerwechsels* (Promiskuität*),
5. *Ausschöpfung der sexuellen Betätigungsmöglichkeiten* (auch sog. perverser* Verhaltensweisen),
6. *Formen des Sexualtriebs* (Gewaltanwendung, übersteigerter Sexualtrieb, fehlendes Sexualbedürfnis),
7. *Grad der Befriedigung* (Orgasmus*, Ejakulation*, Störungen, Enttäuschung).

Generell ist anzumerken, daß die früher oft als *anormal* bis *pervers* eingestuften sexuellen Verhaltensweisen heute nicht mehr als solche angesehen werden und eine Behandlungsbedürftigkeit als nicht gegeben erscheint. Nur noch besondere Formen der Abweichung vom üblichen Verhalten werden als psychopathologisch* eingestuft, so z. B. Befriedigung ausschließlich durch extreme Dauerformen von Masochismus* bzw. Sadismus* oder Geschlechtsverkehr mit Tieren (Zoophilie, Sodomie*). Eine Sonderstellung nimmt die strafbare *Unzucht mit Kindern* (unter 14 Jahren) ein, die als soziologisches Verbrechen zu verurteilen und als eine Sonderform des Sexualverhaltens nicht akzeptabel ist.

sezernieren: absondern.

sezieren: Eröffnen einer Leiche durch einen Arzt (pathologischer Anatom) zum Zwecke der Feststellung von Todesursache und zur Erkennung von Spuren und Hinweisen auf Unfallvorgänge oder Einwirkungen, die mit der Todesursache in Zusammenhang stehen.

Shigella: Gattung der Dysenterie*-Bakterien, die Erreger der bakteriellen Ruhr*.

Shigellose: s. Bakterienruhr*.

Shunt m: Nebenschluß:

1. ungewöhnliche Verbindung zwischen großem und kleinem Kreislauf bzw. linkem und rechtem Herzen bei entsprechenden Defekten;
2. operative Verbindung des Pfortaderkreislaufs mit der unteren Hohlvene bei schwerwiegenden Pfortaderstauungen.

Sialadenitis f: Entzündung der Speicheldrüsen.

Sialolithen f: verstärkter, lang anhaltender Speichelfluß.

siccus: trocken (siccatus = getrocknet).

Sichelzellenanämie (Depanozytose): Im Blut finden sich sichelförmige rote Blutkörperchen. Symptome sind eine mäßige Anämie, Vergrößerung von Leber, Milz und Herz. Tritt gleichzeitig ein anomales Hämoglobin auf, so ist die Krankheit als schwerwiegend anzusehen. Dies ist vor allem bei der vererbten Krankheitsform der Fall, die nach mehrjährigem Siechtum zum Tode führt. Vorkommen in Afrika.

Sideropenie f: Eisenmangelzustand, kommt zustande durch unzureichende Eisenaufnahme über die Nahrung, gestörte Eisenresorption im Magen-Darm-Trakt, vermehrten Bedarf bei chronischen Infekten, aber auch während der Schwangerschaft und des Wachstums, bei Eisenverlusten durch größere oder länger andauernde Blutungen usw. S. auch Anämie*.

Siderose f: Ablagerung von Eisen im Gewebe.

Siebbein: Os ethmoidale, Schädelknochen.

Siebentagefieber: durch Viren (Denguefieber*) oder Leptospiren* verursachte, fieberhafte Infektionen.

Sigma n: Kurzbezeichnung für das Colon sigmoideum, den S-förmig gekrümmten Abschnitt des Dickdarms.

Sigmatismus: Lispeln*.

Sigmoid: S-romanum, S-förmiges Übergangsstück des absteigenden Dickdarms in den Mastdarm.

Sigmoiditis f: Entzündung des Sigmoids*.

Signa: Gebrauchsanweisung, die der Arzt dem Patienten für Medikamente auf das Rezept schreibt und die der Apotheker auf die Arzneigefäße übertragen muß.

Signalsystem: Das erste S. umfaßt alle Empfindungen und Vorstellungen, die sich auf das äußere und innere Millieu beziehen und genau der Wirklichkeit entsprechen. Das 2. S., das nur dem Menschen zugeschrieben wird, besteht in einer Widerspiegelung der durch das 1. S. vermittelten Wirklichkeit, die durch Sprache und Denken ermöglicht wird. Die Lokalisation der S. ist die Hirnrinde. Sie stellen also praktisch Hirnrindenfunktionen dar.

signifikant: statistisch gesichert.

Signum: Zeichen.

Signum mali ominis: böses Zeichen, böse Vorbedeutung. So wird z. B. eine plötzliche Verringerung der Lymphozyten bei Infektionskrankheiten als böses Zeichen für den Ausgang der Krankheit angesehen.

Silikatose f: Staublungenkrankheit, entsteht durch Einatmung von silikathaltigem Staub. Verlauf ähnlich wie bei Silikose*.

Silikose f: bindegewebige Umwandlung des Lungengewebes infolge andauernden Reizes durch eingeatmeten kieselsäurehaltigen Staub. Subjektiv bestehen Kurzatmigkeit und Luftmangel, objektiv wird das Fassungsvermögen der Lungen ständig herabgesetzt und gleichzeitig die Herzfunktion zunehmend gestört. Häufig entsteht dabei eine Tuberkulose.

Simulation f: Vortäuschung, Darstellung von in Wirklichkeit nicht existierenden Krankheitserscheinungen oder Krankheitsbildern. Sind tatsächlich Störungen vorhanden, die nur übertrieben werden, so spricht man von Aggravation.

Singultus m: Schluckauf, wird durch plötzliches Zusammenziehen des Zwerchfells und nachfolgenden Verschluß der Stimmritze erzeugt. Bei verschiedenen Magenerkrankungen, Peritonitis, Hysterie, Hirnentzündung usw.

Sinnesorgane: vermitteln dem Körper mit Hilfe von Rezeptoren* Wahrnehmungen über Vorgänge in seinem Innern und in seiner Umgebung. Man unterscheidet den Gesichts-, Gehör-, Geschmacks-, Geruchs-, Tast-, Wärme-, Druck-, Kraft-, Gleichgewichts- und Schmerzsinn. Sie vermitteln die Reize für das 1. Signalsystem*.

Sinnestäuschung: s. Halluzination*, s. Illusion*.

Sinus m: Vertiefung, Busen; anatomischer Begriff für geschlossene Kanäle, Erweiterungen von Blut- und Lymphgefäßen sowie für luftgefüllte Hohlräume im Knochen.

Sinusitis: Entzündung der Nasennebenhöhlen.

Sinusknoten: Teil des Erregungs-Leitungs-Systems* des Herzens.

Sinusrhythmus: normale Herzschlagfolge, durch den Sinusknoten* gesteuert.

Siphonaptera: Flöhe*.

Sitieirgie f: Nahrungsverweigerung.

Sitis f: Durst.

Sitophobie f: Nahrungsverweigerung.

Situs m: Lage, Stellung.

Sitzbein: Os ischii, unterer Teil des Hüftbeins.

Skabies f: s. Sarcoptes scabiei*.

Skala f: Gradeinteilung.

Skalpell n: Operationsmesser.

Skalpierung: völlige Abtrennung der behaarten Kopfhaut vom Schädel, meist als Unfallfolge.

Skapula f: Schulterblatt.

Skelett n: Knochengerüst, Gerippe.

Sklera f: Lederhaut, äußere Hülle des Auges.

Skleradenitis f: Lymphknotenverhärtung bei Syphilis*.

Sklerektomie f: Operationsmethode beim Glaukom*.

Sklerem n: Sklerodermie*-ähnliche Erkrankung der Säuglinge:

1. S. ödematosum (Sklerödem), generalisierte Ödematisierung der Haut bei unterernährten Säuglingen, die meist zum Tode führt;
2. S. adiposum neonatorium (Fett-S.), fettige Ödeme*, bei Kindern in den ersten Lebenswochen auftretend und meist tödlich verlaufend;
3. S. adultorum, eine ausgebreitete, schwammige Schwellung der Haut nach fieberhaften Infekten, die sich meist von selbst zurückbildet.

Skleritis f: Lederhautentzündung.

Sklerodermie f: Hautverhärtung; plötzlich auftretende Verhärtung der Haut und des Unterhautgewebes unter gleichzeitiger Anschwellung mit nachfolgendem Schwund der betroffenen Hautgebiete. Während die Sclerodermia circumscripta auf bestimmte Gebiete beschränkt bleibt, führt die Sclerodermia progressiva (diffusa) durch Ausdehnung auf die gesamte Haut und die Schleimhäute zu einem fortschreitenden Siechtum.

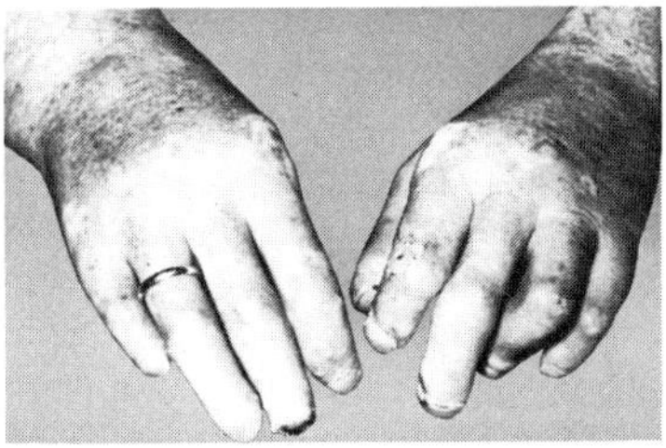

Sklerodermie

Sklerom n:

1. Sklerodermie*;
2. infiltrative Knotenbildung in der

Schleimhaut der oberen Atemwege, s. Rhino-S.*.

Sklerombakterien: Klebsiella rhinoscleromatis: Erreger des Rhinoskleroms*.

Sklerose f: Verhärtung von Organen oder Organteilen, z. B. der Blutgefäße (Arteriosklerose) oder des Neurogliagewebes* im Zentralnervensystem (z. B. Multiple Sklerose).

Sklerose, multiple: bedeutet »viele Verhärtungen«: Eine relativ häufige Erkrankung des Zentralnervensystems, deren Ursache nicht bekannt ist. Oft sind Verletzungen, körperlicher Streß , Schwangerschaft, Impfungen oder akute Infektionen auslösende Momente. Das Krankheitsbild beginnt mit undeutlich werdender Sprache, mit gelegentlichem Zittern, Zuckungen der Augäpfel, krankhaften Reflexen und schleichenden spastischen, krampfartigen Lähmungen. Im späteren Stadium kommt der Patient in eine euphorische Stimmungslage (krankhaft gehobene Stimmung, motivlose Heiterkeit), in der er seine eigene Situation nicht mehr einzuschätzen vermag. Eine spezifische Behandlung gibt es nicht. Der Krankheitsverlauf ist von Zeiträumen unterbrochen, in denen die Beschwerden und Störungen teilweise zurückgebildet werden, um dann verstärkt wieder aufzutreten. Die durchschnittliche Überlebenszeit nach dem Auftreten der ersten Symptome beträgt 10 bis 25 Jahre.

Sklerotomie f: Glaukom*-Operation, die heute weitgehend durch die Goniotomie ersetzt wurde.

Skolex m: Kopf des Bandwurms*.

Skoliose f: Seitenverbiegung der Wirbelsäule, s. Wirbelsäulenverkrümmungen.*

Skorbut m: Vitamin-C-Mangelkrankheit, führt zu Blutungen, die meist am Zahnfleisch beginnen, später auf die Schleimhäute, Haut, Knochenhaut und Gelenke übergreifen und schließlich zu sehr schmerzhaften Strukturveränderungen der Knochen führen. Dieser ausgeprägte Vitamin-C-Mangel kommt bei uns praktisch nicht mehr vor, jedoch wird eine C-Avitaminose leichteren Grades auch bei uns vor allem durch einseitige Ernährung mit nur gekochter Nahrung beobachtet. Sie führt vor allem zur Schwächung der Resistenz gegen Infektionen und zu Müdigkeitserscheinungen (Frühjahrsmüdigkeit).

Skorpion: Spinnentier, gepanzert und mit einem Giftstachel versehen. Der Stich ist schmerzhaft und führt zu allgemeinen Krankheitserscheinungen, jedoch nicht, wie allgemein angenommen, zum Tod.

Skotodynie f: Schwindel*, der mit Ohnmacht verbunden ist.

Skotom n: Ausfall von Teilen des Gesichtsfeldes*.

Skrofuloderm: Hauttuberkulose.

Skrofulose f: Haut- und Lymphknotenerkrankung im Kindesalter, bereits auf geringfügige Reize auftretend. Betroffen sind insbesondere die Lymphknoten an Hals und Nacken. Gleichzeitig treten eine chronische Nasenschleimhautentzündung und eine rüsselförmige Anschwellung der Oberlippe sowie ein Gesichtsekzem auf. Konstitutionelle* Disposition*, häufig mit Tuberkulose* einhergehend.

skrotal: den Hodensack oder Hoden betreffend.
Skrotum: Hodensack; Hautbeutel, der Hoden und Nebenhoden enthält.
Slow-Viren: bisher nicht näher bestimmte, relativ kleine Viren, die nach einer außergewöhnlich langen Inkubationszeit zu Infektionen führen können, die jahrelang nicht klinisch erfaßt werden und dann chronisch fortschreitend verlaufende Erkrankungen, häufig mit tödlichem Ausgang, verursachen. Am bekanntesten ist das erst kürzlich isolierte Kuru-Virus. Man nimmt an, daß bei einer Anzahl bisher nicht erkannter Krankheitsursachen S. im Spiel sein können.
Smear n: Sekret der Scheide, wird für Abstriche zur Karzinom-(Papanicolaou*) und Zyklusdiagnostik verwendet.
Smegma n: gelbe, talgige Absonderung im Vorhautsack, häufig mit Bakterienansiedlungen (vor allem Mycobacterium smegmatis, Saprophyten*) durchsetzt. Zusammenhang zwischen durch Smegma hervorgerufenen chronischen Entzündungen und Krebs des Penis ist wahrscheinlich, deshalb Hygiene (Waschungen des Penis unter Zurückziehen der Vorhaut und Abspülen des Smegmas) von Wichtigkeit.
Smog m: die mit Giftstoffen und krebserzeugenden Substanzen angereicherte trübe Luft über Industriegebieten.
Soda n: s. Natriumkarbonat*.
Sodbrennen: brennendes Gefühl im Magen, durch Fettsäuren erzeugt, bei Hyperazidität* und Anazidität*.
Sodoku n: Rattenbißfieber*.
Sodomie f:
1. geschlechtlicher Verkehr mit Tieren, dann besser »Zoophilie«, sexuelle Perversion*;
2. Knabenliebe, s. Päderastie*.

solidus: fest.
solitär: vereinzelt.
Sollwert: statistisch festgestellte Mittelwerte für verschiedene biologische Vorgänge, die als Norm für Vergleichswerte zugrunde gelegt werden.
Solutio f: Lösung.
solutus: gelöst.
Soma n: Gesamtheit der Körperzellen im Gegensatz zu den Geschlechtszellen.
somatisch: den Körper betreffend, auch Gegensatz von vegetativ*.
somatogen: neu erworbene, nicht vererbbare Körpereigenschaften.
Sommergrippe: Allgemeinbezeichnung für im Sommer auftretende grippeähnliche Erkrankungen, welche durch Coxsackie-Viren*, RNS-Viren* und Leptospiren* hervorgerufen werden können.
Sommersprossen: s. Ephelides*.
Somnambulismus m: Nachtwandeln.
Somniloquie f: Sprechen während des Schlafes.
Somnolenz f: krankhafte Schläfrigkeit.
Sonde f: stabförmiges Instrument zur Einführung in Gänge, Fisteln und Körperhohlräume. Als Hohlsonde röhrenförmig ausgebildet, zum Einfüllen oder Ablassen von Flüssigkeiten, zur Sondenernährung usw.
Sondierung f: Austastung von Fisteln, Höhlen usw. mit Sonden.
Sonnenbrand: ist eine Rötung (Erythem*) und Ekzem* der Haut, bedingt durch das Bescheinen mit dem ultravioletten Strahlenanteil der Sonne.

Gefährlich ist der Sonnenbrand wegen der Überhitzung des Körpers, des Flüssigkeitsverlustes und der Hautschädigung. Zunehmend gefürchtet ist die Entstehung bösartiger Hauttumoren (s. Melanom, malignes*). Es wird deswegen ein Sonnenschutz* empfohlen.

Sonnenschutz: ist der Schutz vor den Folgen direkter Sonneneinstrahlung durch das Anwenden von Cremes mit Schutzfaktoren. Diese Schutzfaktoren filtern das ultraviolette Licht ab und verhindern dadurch die schädigende Wirkung der Sonnenstrahlen (siehe auch Sonnenbrand*). Weiteren S. bieten spezielle Kleidung, Sonnenhut und -schirm u. v. m. All diese Produkte sollen eine direkte Sonnenbestrahlung mit ihrer Wirkung vermindern.

Sonnenstich: Reizung der Hirnhäute durch längere Sonnenbestrahlung auf den unbedeckten Kopf, verbunden mit Übelkeit, Schwindel, Kopfschmerzen, in schweren Fällen Kollaps* mit tödlichem Ausgang.

Sonographie: (sonigrafische) Untersuchungen von Feten* im Mutterleib sowie von Organen mittels Ultraschall*; weitgehend ungefährliche diagnostische Methode (auch während der Schwangerschaft) mit hoher Aussagekraft.

Soor: s. Candidamykose*.

Soorpilz: s. Candida albicans*.

Sopor: starke Herabsetzung des Bewußtseins, zwischen Somnolenz* und Koma* stehend.

Sozialhygiene: Wissenschaft von den Wechselbeziehungen der Gesellschafts- und Sozialstruktur auf den Gesundheitszustand der Bevölkerung und andererseits wiederum von Rückwirkungen der Volksgesundheit auf die Gesellschaft. Ermöglicht die Schaffung wissenschaftlicher Grundlagen für die Förderung und Erhaltung der Gesundheit sowie die Bekämpfung von Krankheiten.

Sozialversicherung: Hierher gehören die gesetzliche Krankenversicherung, Unfallversicherung und Rentenversicherung.

Spätsyphilis f: 3. Stadium der Syphilis*.

Spaltungsirresein: s. Schizophrenie*.

Spannungsirresein: s. Katatonie*.

Spasmolyse f: medikamentöse Lösung von Krämpfen.

Spasmophilie f: Rachitis*-bedingte Tetanie*, vorwiegend den Kehlkopf und die Bronchien betreffend.

Spasmus m: Verkrampfung.

Spastik f: erhöhter Tonus der Muskulatur.

Spatium n: Raum, Zwischenraum, anatomischer Begriff.

Speiche: Radius, der kräftigere Unterarmknochen.

Speichel: Sekret der Speicheldrüsen. Enthält das kohlenhydratspaltende Enzym Amylase und Schleimstoffe.

Speicheldrüsen: Mundspeicheldrüse, Ohrspeicheldrüse = Glandula parotis, Unterkieferdrüse = Glandula submandibularis, Unterzungendrüse = Glandula sublingualis und Bauchspeicheldrüse = Pankreas.

Speichelfluß: Salivatio.

Speicherkrankheiten: Speicherungskrankheiten. S. Thesaurismosen*.

Speiseröhre: Ösophagus. Muskelschlauch, der mit Plattenepithel* ausgekleidet ist und die Verbindung zwischen Schlund und Magen darstellt. Er hat drei Engen (am Eingang, in der Höhe der Luftröhrenteilung und an der Durchtrittsstelle des Zwerchfells).

Spektralanalyse: Emissionsanalyse. Verschiedene Stoffe werden, z. B. durch Verbrennen, leuchtend gemacht und dann mit dem Spektrum* selbstleuchtender Stoffe verglichen. Auf diese Weise kann man die chemische Zusammensetzung verschiedener Substanzen bestimmen (analysieren).

Spektrum: das Farbband, welches bei der Zerlegung des weißen Lichtes in die Grundfarben entsteht und in folgender Reihenfolge aneinandergereiht ist: rot, orange, gelb, grün, blau, indigo und violett. Das Spektrum wird sichtbar, wenn man den Strahlengang weißen Lichtes durch ein optisches Prisma bricht.

Spekulum n: Spiegel, Gerät zur Betrachtung der dem Auge nicht zugänglichen Organe.

Sperma n: Samen, wird aus dem Sekret der Prostata*-Samenblasen und der paraurethralen Drüse gebildet und enthält reife Samenzellen (Spermien), s. auch Ejakulation*, Ejakulat*. Folgende Kriterien gelten für die Zusammensetzung eines normalen, befruchtungsfähigen Spermas:

1. Spermien müssen 20 % des Gesamtvolumens des Samenergusses (Ejakulat*, ca. 3–5 ml) ausmachen. Abnorm geformte Spermien dürfen nur höchstens mit 20 % vertreten sein. Etwa 100 Millionen funktionstüchtiger Spermien sind im Milliliter des normalen Ejakulats enthalten.
2. Das Samenblasen*-Sekret umfaßt etwa 60 % des Gesamtvolumens und enthält Fruktose*, Phosphorylcholin, Ergothionin und Ascorbinsäure*.
3. Das Prostata*-Sekret umfaßt etwa 20 % des Gesamtvolumens und setzt sich u. a. aus Zitronensäure, Cholesterin*, Phospholipiden, Fibrinolysin* usw. zusammen.

Spermatozoon n: Samentierchen, s. Spermium*.

Spermiogenese f (Spermatogenese): Entwicklung der männlichen Fortpflanzungszellen von den Spermatogonien zu den reifen Samentierchen, den Spermien. Sie geschieht im Keimepithel der Hodenkanälchen. In den Kernen der Spermatozyten finden Reduktionsteilungen statt, so daß die reifen Samentierchen nur noch den halben und damit befruchtungsfähigen Chromosomensatz enthalten.

Spermiogramm: Bei der Sperma*-Untersuchung werden bezüglich der Funktionsfähigkeit, der Zusammensetzung und der biochemischen Aktivität des Spermas Befunde erhoben und in Relation zu Normwerten gesetzt. Durch dieses Verfahren kann eine eventuelle Unfruchtbarkeit nachgewiesen werden.

Spermozide: sind Verhütungsmittel, die spermienabtötend wirken.

Spermium n (Spermien): männliche Samenzellen. S. Abb. 556.

spezifisch: artgemäß, kennzeichnend, bestimmt.

Sphacelus: s. Gangrän*.

sphärisch: kugelig.

Sphärotrichie f: s. Drusen*.

Sphinkter m: Schnür-Schließmuskel, ringförmiger Muskel, der Ausführungsgänge abschließen kann, z. B.

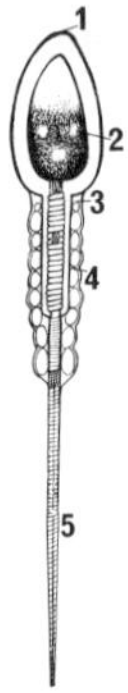

Spermium: besteht aus Kopf, Rumpf und Schwanz. Der birnenförmige Kopf enthält den Zellkern (2), der spitze Teil trägt als Kappe das sog. Akrosom (1), welches aus den Golgi-Apparat*-Lamellen besteht. Im Akrosom ist das Enzym Hyaluronidase gespeichert, das die Hülle der weiblichen Eizelle auflockert, so daß die Samenzelle eindringen kann. An den Kopf schließt sich der Hals (3) an; durch ihn sind das Mittelstück (4) und der Schwanz (5) beweglich mit dem Kopf verbunden. Das Mittelstück ist von 9 relativ dicken Außenfibrillen umgeben, die bis zum Beginn des Schwanzes reichen.

die Mündung des Harnleiters, den After usw.

Spider: Naevus araneus, s. Naevus*.

Spina f: Dorn, Grat, anatomischer Begriff.

Spina bifida: Wirbelspalt. Angeborene Spaltbildung der Wirbelsäule, bei der das Rückenmark und seine Häute nicht durch den Wirbelkörper geschützt sind. Angeborene Mißbildung. S. Abb. rechts.

spinal, spinalis: dornartig, zur Wirbelsäule, zum Rückenmark gehörend.

Spinalanästhesie f: s. Lumbalanästhesie*.

Spinalganglion n: Anhäufung von Ganglienzellen in der hinteren Rückenmarkswurzel an den afferenten* Rückenmarksnerven.

Spinaliom n: Stachelzellenkrebs, zu den Karzinomen* gehörend. Krebs des epithelialen Abschnittes von Haut oder Schleimhäuten, vorwiegend im höheren Lebensalter, wächst destruierend und infiltrierend*, die

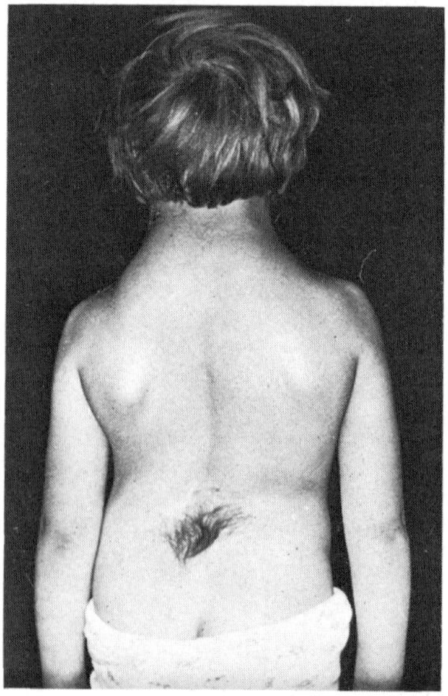

Spina bifida occulta: Die verdeckte hintere Wirbelbogenspalte stellt in der Regel einen harmlosen Nebenbefund dar, der zufällig entdeckt wird. Hinweiszeichen für diese Mißbildung sind die abnorme Behaarung und Pigmentverschiebungen der Haut über dem Knochendefekt. Seltener finden sich Narben, Einziehungen und abnorme Gefäßbildungen. Gelegentlich vorhandene neurologische Ausfallserscheinungen sind im Gegensatz zur Spina bifida aperta nur gering ausgeprägt. Etwas häufiger sind Krallenzehen und Hohlfüße (aus: »diamed-serie«, Bayer AG Leverkusen).

Lymphknoten der näheren Umgebung werden meist mitbefallen, Fernmetastasen sind jedoch selten. Entstehung wird durch lang andauernden Reizzustand begünstigt.

Spinalparalyse, spastische: langsam fortschreitende, spastische* Lähmung der Beine, gelegentlich auch der Arme und der Halsmuskulatur als Folge einer begrenzten Schädigung der Pyramidenbahn* infolge von organischen Rückenmarkskrankheiten.

Spindelzellen: kommen im Bindegewebe vor und erinnern durch ihre Zellform an Spindeln.

Spindelzellsarkom n: Krebs des Bindegewebes, der hauptsächlich aus Spindelzellen besteht.

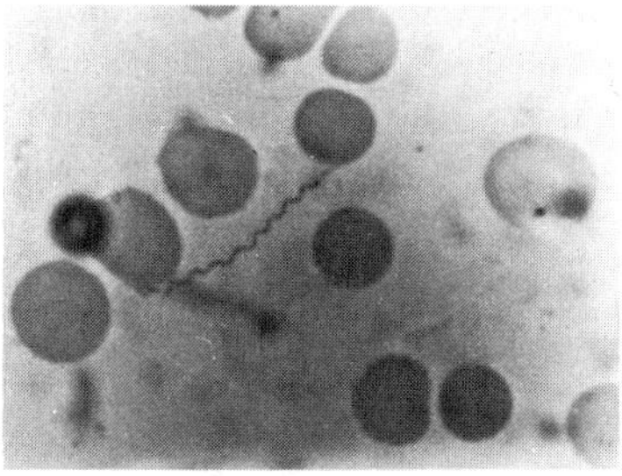

Spirochäte (Borrelia recurrens): das korkenzieherartige Gebilde zwischen Blutkörperchen, mikroskopisches Bild.

Spirochäte, Spirochaeta f: fadenförmiger Mikroorganismus, der in der Form ähnlich einem Korkenzieher spiralförmig um seinen Achsenfaden gedreht ist, gramnegativ, beweglich, vermehrt sich durch Querteilung. Die bekanntesten, für den Menschen krankheitserregenden Arten sind Sp. pallida (= Treponema pallidum) = Erreger der Syphilis, Sp. pertenuis (= Treponema pertenue) = Erreger der Frambösie*, Sp. recurrens (= Borrelia recurrens) = Erreger des Rückfallfiebers, außerdem verschiedene Leptospiren*. S. Abb. links.

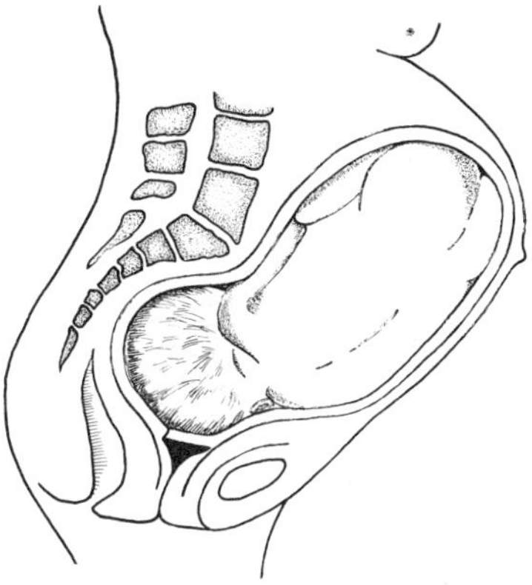

Spitzbauch

Spirochätenfieber: Krankheit, die häufig mit Gelbsucht einhergeht und durch von Ratten übertragene Leptospira* pyrogenes* hervorgerufen wird.

Spirometer n: Gerät, mit dem die Atemluftkapazität und die Lungenvolumina gemessen werden können.

Spirometrie f: Bestimmung der Atemgrößen mit dem Spirometer.

Spitzbauch: Die Abb. oben zeigt Sp. bei einer Erstgebärenden am Ende der Zeit. Sp. ist immer für ein enges Becken verdächtig.

Spitzfuß: Pes equinus, s. Fußstellungen*.

Spitzknötchenflechte: s. Lichen ruber acuminatus*.

Splanchnikotomie f: operative Durchtrennung des Nervus splanchnicus (s. Splanchnikus*) zur Bekämpfung von Eingeweideschmerzen, z. B. bei Magen-Darm-Krebs, zur Senkung hohen Blutdrucks oder vorbeugend nach Magenoperationen bei ausgedehntem Ulcus ventriculi oder duodeni*, umstrittene Methode.

Splanchnikus, Nervus splanchnicus: Eingeweidenerv, Teil des Sympathikus*. S. Abb. Seite 404/405.

Splen: s. Milz*.

Splenektomie f: chirurgische Entfernung der Milz.

Splenitis f: Milzentzündung.

splenogen: die Milz betreffend.

Splenohepatomegalie f: gleichzeitige Vergrößerung von Milz und Leber, häufig bei verschiedenen Blutkrankheiten.

Splenom n: gutartige Geschwulst der Milz.

Splenomegalie f: Vergrößerung der Milz, Ursachen: entzündliche Schwellung bei vielen Infektionskrankheiten, bei Überfunktion durch vermehrt zugrundegehende Blutzellen, bei verschiedenen Lebererkrankungen, insbesondere Thesaurismosen*, bei verschiedenen Blutkrankheiten, bei Stauungen im Leber- und Milzkreislauf (Pfortaderstauung).

Spondylarthritis f: Entzündung der Wirbelgelenke.

Spondylarthritis ankylopoetica: s. Spondylitis ankylosans*.

Spondylitis ankylosans (Morbus Bechterew): chronische Entzündung der Wirbelgelenke und -bänder, die zu einer fortschreitenden Versteifung der Wirbelsäule führt.

Spondylarthrosis f: Degenerationserkrankung der Wirbelsäule mit gleichzeitigem Übergreifen auf die Zwischenwirbelgelenke und die Bandscheiben.

Spondylitis f: Entzündung der Wirbelkörper, z. B. durch Osteomyelitis nach Typhus*, Morbus Bang*, Lungenentzündung usw., bei Tuberkulose der Wirbel und bei rheumatischen Erkrankungen der Wirbelsäule.

Spondylolisthesis f: Wirbelgleiten, d. h., ein Wirbelkörper gleitet mit seinem Gelenkfortsatz bauchwärts, während der Wirbelbogen mit seinen Fortsätzen an Ort und Stelle bleibt und dabei nach vorne abkippt. Entsteht als Folge einer Spaltbildung des Bogenabschnittes zwischen Gelenkfortsätzen und gleichzeitiger Schädigung der darunterliegenden Bandscheibe. S. Abb. Seite 559.

Spondylomyelitis f: gleichzeitige Entzündung von Wirbeln und Rükkenmark.

Spondylose, Spondylopathia deformans: degenerative Bandscheibenschäden, die auf die Wirbelkörper übergreifen und dort zu Wucherungen mit Wulst, Spangen- und Zackenbildungen führen.

Spondylus m: = Vertebra = Wirbel.

Spongia f: Schwamm, spongiös = schwammartig.

Spongioblastom n: Hirntumor, zu den Gliomen* gehörend, langsam wachsend, gutartig.

Spongiosa f: Substantia spongiosa des Knochens*.

Spontanfraktur: s. Fraktur*.

sporadisch: vereinzelt auftretend.

Sporen f: Verschiedene Bakterien und Pilze bilden durch Zellteilung, Abschnürung oder Zerfall sehr widerstandsfähige Vermehrungs- und Dauerformen, die sog. Sporen, aus. Sie die-

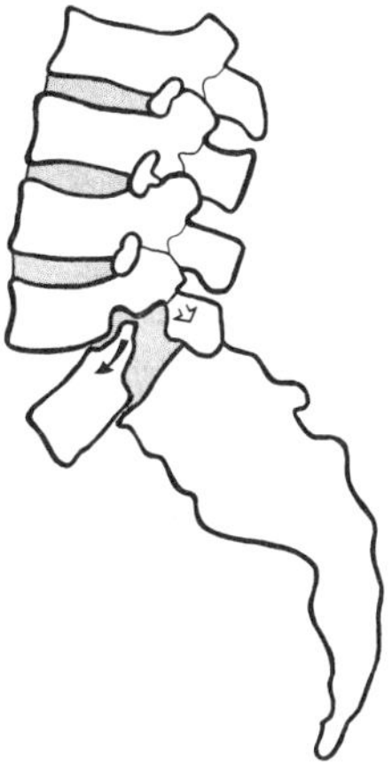

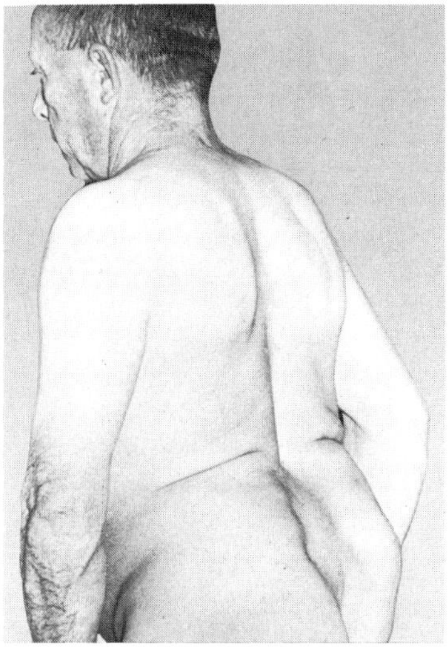

Spondylolisthesis (ventrales Wirbelgleiten): echte Mißbildung. Die entstehende Stufe in der Dornfortsatzreihe ist bei ausgeprägten Formen nicht nur zu tasten, sondern auch zu sehen. Der Rumpf erscheint verkürzt, es treten charakteristische Querfalten auf. Die stark vorspringenden Muskelwülste und die nach ventral verschobene Wirbelsäule täuschen ein Hohlkreuz vor. Tatsächlich besteht meistens ein Flachrücken (aus »diamed-serie«, Bayer AG Leverkusen).

nen sowohl der Vermehrung und Verbreitung wie auch der Möglichkeit, bei ungünstigen Umweltbedingungen überleben zu können, da sie gegen Temperatur, Gasdruckerhöhung, Austrocknung, Chemikalien, Bestahlungen usw. wesentlich widerstandsfähiger sind als ihre Ausgangsformen.

Sporen*-Bildner: s. Bazillus*, s. Klostridien*.

Sporentierchen: S. Sporozoen*.

Sporotrichose f: Pilzerkrankung; die lokalisierte Form führt zur Bildung harter, schmerzloser Knoten in Haut und Unterhaut, die nach längerer Zeit erweichen und dann nach außen durcheitern. Meist sind die regionalen Lymphgefäße mitbefallen und schwellen zu dicken, verhärteten Strängen an. Bei der sog. disseminierten (= ausgesäten) Form kommt es zu einem Pilzbefall der Schleimhäute des Verdauungstraktes und zur Aussaat über Lymph- und Blutweg in Muskeln, Knochen und Gelenke (Systemmykose*). Gelegentlich führt das zur septischen Form mit Pilzbefall innerer Organe, insbesondere der Lunge, exanthemartiger Ausbreitung in der Haut usw. Die Erkrankung tritt in Deutschland sporadisch* auf.

Sporozoen n: Sporentierchen; Einzeller, die Endoparasiten sind und deren Sporen Infektionen verursachen können. Hierzu zählen Kokzidien, Hämosporidien, Sarkosporidien.

Sporozoiten f: »Sichelkeime«, die bei der Zerfallsteilung des Malaria-Plasmodiums entstehen und mit dem Speichel der Anopheles-Mücke auf den Menschen übertragen werden und so die Malariainfektion auslösen.

Sportherz: Leistungs-Anpassungs-Vergrößerung des Herzens bei Sportlern, führt häufig zur Hypertrophie* der Herzmuskulatur.

Sprachstörungen, Lalopathie f: Ursachen:

1. mechanische, durch Defekte an Zunge, Kiefer und Zähnen;
2. durch Schäden der Muskeln und Nerven, welche mit der Sprachbildung in Zusammenhang stehen (z. B. Gaumen-, Zungen-, Lippenmuskeln und deren Nerven);
3. Krankheiten des Kehlkopfes;
4. Störungen der Sprach- und/oder Gehörzentren des Gehirns;
5. psychische Störungen (wie Stottern, Stammeln usw.).

Sprachverwirrtheit: Schizophasie*.

Sprue: tropische, chronisch-rezidivierende fieberhafte Erkrankung, die zu wulstigen Verdickungen der Zunge, Schädigung der Dünndarmzotten mit Durchfällen, Gewichtsabnahme und allgemeinem Schwächezustand führt. Ausgelöst wird die Krankheit durch den Kleberstoff von Getreide, die bei Enzymdefekten zu schweren Unverträglichkeitserscheinungen führt.

Sprunggelenk: oberes, wird gebildet vom Schien- und Wadenbein und dem Sprungbein (Fußwurzelknochen); unteres, wird gebildet vom Sprungbein, Fersenbein und dem Kahnbein (Fuß*), s. Abb. Seite 192 unten.

Spurenelemente: werden dem Körper in sehr geringen Mengen mit der Nahrung zugeführt, haben jedoch zum Teil lebenswichtige Aufgaben zu erfüllen wie Eisen, Kupfer, Mangan, Jod, Fluor, Kobalt, Zink, Magnesium, Chrom, Molybdän, Selen, Zinn, Kalium, Kalzium, Natrium, Phosphor, Schwefel usw. Eine übermäßige Zufuhr von Spurenelementen kann auch zu Vergiftungserscheinungen führen. Sie sollten normal mit der Nahrung zugeführt werden. Leider ist es durch die exzessive Landwirtschaft (Ausbeutung des Bodens) zu einer Verarmung an S. gekommen. Klassisches Beispiel: Magnesiummangel beim Magnesium-Hauptlieferanten, der Kartoffel.

Sputum n: Auswurf, besteht aus flüssigen Absonderungen und Zellbestandteilen der Lunge, der oberen und unteren Luftwege und enthält teilweise Speichel. Beimengungen wie Blut, Schleim und Eiter geben wichtige Hinweise auf Herkunft des Sp. Untersuchung auf Beimengung von Zellen, Gewebebestandteilen und Bakterien ist ebenfalls ein wichtiges diagnostisches Hilfsmittel. Hauptursachen für die Produktion von Sp. sind die verschiedensten Erkrankungen der Lungen und der Atemwege.

Squama: Schuppe als anatomischer Begriff, aber auch als Erscheinungsform bei Hauterkrankungen.

squamosus, squamosum: schuppenreich.

squarrosus: borkig.

Stachelzellen: Zellen des Hauptepithels, die durch Zwischenzellbrücken untereinander verbunden sind, die beim Herausreißen der Zelle aus dem

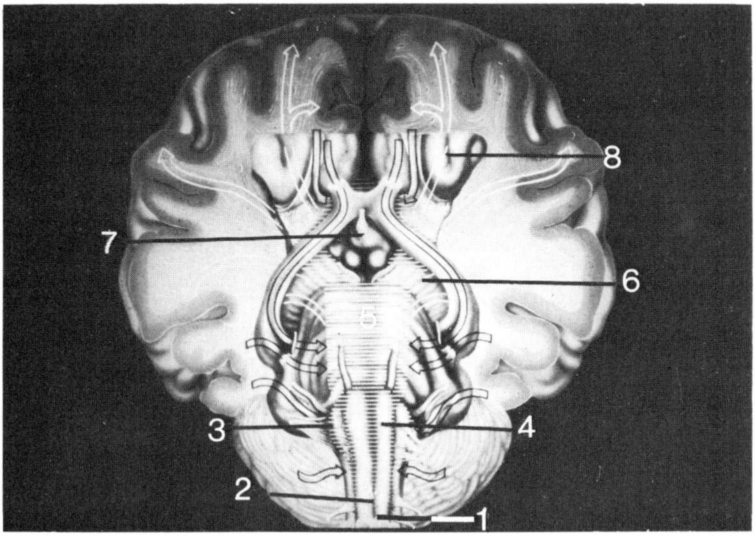

Stammhirn: Die Abb. zeigt die Projektion des Hirnstamms in die Großhirnhemisphären, von der Basis her gesehen. (1) verlängertes Mark; (2) Kreuzung der Pyramidenbahn; (3) Olive; (4) Pyramiden; (5) Brücke; (6) Vorwölbungen in der Rautengrube, die durch die Lokalisation der Hirnnervenkerne hervorgerufen wird; (7) Vierhügelregion; (8) Hirnschenkel des Mittelhirns, von absteigenden Großhirnbahnen gebildet. Die eingezeichneten Pfeillinien symbolisieren den Verlauf der Leitungsbahnen* vom und zum Großhirn.

Verband als stachliger Rand erscheinen.

Stachelzellkrebs: Spinaliom*.

Stäbchen:

1. Kurzbezeichnung für stäbchenförmige Bakterien;
2. Stäbchenzellen in der Netzhaut des Auges, mit welchen das Dämmerungssehen ermöglicht wird. Sie enthalten den Sehpurpur*.

Stärke: Amylum.

Stagnation f: Stockung, Stillstand, Begriff vorwiegend im Hinblick auf die Blutströmung gebraucht.

Stamm: anatomischer Begriff. Umfaßt Rumpf, Hals und Kopf.

Stammeln: Sprachstörung.

Stammganglien: Thalamus* und Striatum, die großen Ganglien* des Hirnstammes (s. Hirn*).

Stammhirn: Gehirnstamm. Der entwicklungsgeschichtlich ältere Teil des Großhirns ohne den Hirnmantel, bestehend aus Linsen- und Schweifkern, Hirnschenkel, Sehhügelregion, Brücke und verlängertem Mark. Im Hirnstamm befinden sich wichtige Zentren für die Steuerung der grundlegenden Lebensvorgänge, wie z. B. das Atem-, das Wärmeregulationszentrum usw. und die Hirnnervenkerne.

Standard m: Vergleichsmaß:

1. Mittelwerte (Standardwerte);

2. die vorwiegend angewandte Methode;
3. Vergleichslösungen bei mikrobiologischen Untersuchungen.

Standardableitungen: s. Elektrokardiogramm*.

Stapes m: Steigbügel, ein Gehörknöchelchen.

Staphyle f: = Uvula = Gaumenzäpfchen.

Staphylitis f: Entzündung des Gaumenzäpfchens.

Staphylodermie f: entzündliche Hauterkrankung, Erreger Staphylokokken. Erscheinungsformen sind Follikulitis*, Furunkel*, Karbunkel*, Abszesse* usw.

Staphylokokken: grampositive*, unbewegliche Stäbchen, die keine Sporen bilden, anaerob* wachsend, kugelförmig; meist haufen- oder traubenförmig aneinandergelagert. Eine große Anzahl sind Erreger von Infektionskrankheiten.

Staphylom: »Beerengeschwulst« am Auge, welche zu einer Hervorwölbung des Auges führt. Dabei ist der Augapfel meist mit schwärzlichem Inhalt gefüllt. Ursachen sind langwierige Entzündungen, Degenerationen, Verätzungen, Verbrennungen usw.

Star: Allgemeinbezeichnung für Linsentrübung. Man unterscheidet grauen St.: Katarakt*, und grünen St.: Glaukom*.

Starkstromverletzungen: Einwirkung von Strom, dessen Spannung über 100 Volt liegt. Verursacht Verbrennungen, Lähmungen, Herzflimmern.

Staroperation: chirurgische Entfernung der getrübten Augenlinse.

Starr-Edwards-Klappe: künstlicher Herzklappenersatz.

Starrkrampf: s. Tetanus*.

Starrsucht: s. Katalepsie*.

Stase, Stasis f: Stockung, Stauung, insbesondere des Blutstromes. Hauptsächlich als Folge schwerer Entzündungen, Verbrennungen oder Erfrierungen, führt häufig zum Absterben von Gewebe.

stationär: ortsgebunden, im allgemeinen Sprachgebrauch auch Behandlung in einer Klinik als Gegensatz zu ambulant*.

statisch: auf das Stehen oder auf das Gleichgewicht bezogen. Gegensatz: dynamisch*.

Status: Zustand; häufig in Verbindung mit Krankheiten gebraucht, z. B. St. asthmaticus = häufige, lang anhaltende Asthmaanfälle; St. epilepticus = lang andauernde, in kurzen Zeitabständen sich wiederholende, lebensbedrohliche epileptische Anfälle; St. hemicranius = Migräneanfall, der sich über mehrere Stunden bis zu einem Tag erstreckt; St. idem = gleichbleibender Befund; St. nascendi = Zeitpunkt des Entstehens; St. paralyticus = verstärkte Anfälle bei Paralyse*.

Stauungsgallenblase: entsteht durch Behinderung des Gallenabflusses, z. B. durch Steine, Tumoren, Krampf des Gallenblasenschließmuskels, Entzündungen usw.

Stauungshyperämie: übermäßige Blutansammlungen bei verschiedenen Stauungszuständen. Wird künstlich hervorgerufen durch Anlegen einer Gummibinde.

Stauungsleber: Abflußbehinderungen im venösen Leberkreislauf, rufen Veränderungen des Lebergewebes hervor. Vorkommen bei Pfortaderstauung*, Herzinsuffizienz usw. Verläuft in drei Stadien:

1. die akute St. führt zu Vergrößerung und blauroter Verfärbung;
2. die chronische St. führt durch Gewebedruckerhöhung zur Schrumpfung der Zellen unter gleichzeitiger Verfettung vom Rand her;
3. im weiteren Verlauf kommt es zur chronischen Stauungsinduration, d. h., das untergegangene Lebergewebe wird durch vernarbendes Bindegewebe ersetzt, und es kommt zu einer zirrhoseähnlichen (sog. kardiale Leberzirrhose*) Umschichtung mit narbiger Verhärtung des Lebergewebes.

Stauungslunge: Veränderungen des Lungengewebes durch Druckerhöhung im Lungenkreislauf, führt zur Stauungsbronchitis und im weiteren Verlauf zu Asthma cardiale* und Lungenödem*.

Stauungsniere: verursacht durch Blut- oder Harnstauung in der Niere. Die Folgen sind Störungen der Funktion und Vergrößerung des Organs.

Stauungspapille: Schwellung mit Vorwölbung und Trübung des Sehnerveneintritts auf der Bindehaut unter gleichzeitiger Erweiterung der Venen und Verengung der Arterien. Hinweis für Drucksteigerung im Schädelraum; kann zusammengefaßt als allgemeines Hirndrucksymptom angesehen werden. Über längere Zeit führt die St. zum Schwund des Sehnervengewebes mit Einbuße der Sehkraft bis zur Erblindung.

Stearrhoe f: Fettstühle, meist durchfallartig, bei Insuffizienz* der Bauchspeicheldrüse*.

Steatom n: s. Atherom*.

Steatose f: Verfettung, Fettinfiltration.

Steatosis f: Verfettung.

Steatozele: Fettbruch.

Stehlen, krankhaftes: s. Kleptomanie*.

Steigbügel: s. Stapes*.

Steinbildung: s. Konkrement*.

Stein-Leventhal-Syndrom: Es bestehen gleichzeitig:

1. eine Amenorrhoe* oder Oligomenorrhoe*, die dann nicht zyklusgebunden ist;
2. eine doppel- oder einseitige Vergrößerung der Ovarien mit einer Vielzahl von Zysten;
3. Sterilität.

Begleiterscheinungen sind unterentwickelte Genitalien, Fettsucht, Störungen des Sexualempfindens, Vermännlichungserscheinungen, insbesondere männlicher Haarwuchs; die Diagnose kann meist erst durch Eröffnung der Bauchhöhle und direkte Betrachtung der Eierstöcke sowie histologische Untersuchung des Eierstockgewebes erstellt werden. Die Eierstöcke sind stark vergrößert, haben zystisch entartete große Follikel und sind an der Oberfläche weiß-grau verfärbt. Die Ursache ist nicht bekannt. Sehr gute therapeutische Ergebnisse werden durch Teilentfernung besonders auffällig erkrankter Bezirke erzielt. So kann die Amenorrhoe* in über 90 % der Fälle bereits beseitigt werden.

Steinthalstadien: Einteilung der Schweregrade beim Mamma-Karzinom; St. I: lokal begrenzt; St. II: Befall der regionalen Lymphknoten in der Achselhöhle; St. III: Metastasen in entfernten Lymphknoten, Knochen und inneren Organen.

Steißbein: Os coccygis; 4, gelegentlich 5 zu einem einheitlichen Knochen zusammengewachsene Steißwirbel.

Steiß-Fußlage: s. Beckenendlage*.

Steißlage: s. Beckenendlage*.

Steißschmerz: s. Kokzygodynie*.

Stella f: sternförmiger Brust-Rücken-Verband.

Stenokardie f: »Herzenge«, s. Angina pectoris*.

Stenose f: Verengung, z. B. von Hohlorganen (Ösophagus, Magen etc.) oder Ausführungsgängen (Harn-, Eileiter usw.).

Steppergang: s. Peronaeuslähmung*.

Sterbehilfe: Die ethisch-ideologische Grundlage besteht in der Verfügbarmachung von Hilfen, die das Sterben* psychisch* und physisch* erleichtern. Diese Möglichkeiten wird jeder verantwortungsbewußte Arzt weitgehend nutzen, indem er Schmerzen durch Medikamente (auch Opiate) und nötigenfalls durch palliative* Operationen weitgehend ausschaltet, für ausreichend Schlaf sorgt, psychischen Beistand – nötigenfalls auch durch »gnädige« Umschreibung des tatsächlichen Zustandes (siehe jedoch Aufklärungspflicht*) – leistet und die Angst durch Psychopharmaka*, Tranquilizer* etc. bekämpfen hilft. Neben dieser allgemeinen und selbstverständlichen Sterbehilfe spricht man von *passiver Sterbehilfe*, wenn auf lebensverlängernde Maßnahmen (Infusionen, apparative Beatmung etc.) im sicheren und quälenden Endstadium einer Krankheit (vorwiegend Krebs) verzichtet wird; **p. S.** darf grundsätzlich nur von Ärzten angeordnet bzw. durchgeführt werden.

Die äußerst umstrittene **aktive Sterbehilfe ist gesetzlich verboten** und von der ethisch-moralischen Seite gesehen überflüssig, da die vorangehend angeführten Maßnahmen ein menschenwürdiges Sterben ohne Angst und Qual für jeden Menschen ermöglichen. Das Verbot kann jedoch bislang nur dann strafrechtlich relevant werden, wenn jemand aktiv, d. h. unmittelbar, z. B. durch eine tödliche Injektion, den Tod herbeiführt. Selbsttötung kann nicht bestraft werden, auch der Versuch ist nicht strafbar. Eine strafrechtliche Verfolgung ist nur wegen »Tötung auf Verlangen« definitiv festgelegt. Bezüglich der Beschaffung eines tödlich wirkenden Mittels für »Sterbewillige« klafft eine Gesetzeslücke, die eine Strafverfolgung erschwert. Dies wird von cleveren Geschäftemachern gnadenlos ausgenutzt. Deshalb können bis auf weiteres nur Aufklärung und Warnung helfen.

Drei Argumente sprechen entschieden gegen *aktive Sterbehilfe:*

1. *Es sind viele Fälle bekannt, in denen sich selbst erfahrene Ärzte bezüglich des bevorstehenden tödlichen Ausgangs einer Krankheit geirrt haben; um so verantwortungsloser ist es, Laien, irgendwelchen Vereinigungen oder dem verzweifelten Kranken selbst die irreversible* Entscheidung zu überlassen.*
2. *Die Grenzen zur Euthanasie* mit allen furchtbaren Imponderabilien werden verwischt; es besteht die Gefahr einer Legalisierung durch die »Hintertür«.*

3. *Unter dem Deckmantel »Sterbehilfe« sind üble Geschäftemacher am Werk, die z. B. Zyankali-Kapseln im Wert von einigen DM für mehrere hundert DM weiterverhökern. In der schweren Stunde der Selbsttötung werden diese Menschen dann meistens in ihrer Not und Verzweiflung allein gelassen. Im übrigen erfolgt der Zyankali-Tod nur relativ rasch und verläuft bei weitem nicht so harmlos, wie es immer dargestellt wird.*

Sterben: umschreibt die Vorgänge vom Beginn der erlöschenden Lebensfunktionen bis zum endgültigen biologischen* Tod, der objektiv medizinisch und juristisch mit dem andauernden (4 Minuten) Aussetzen der vitalen Funktionen durch den Zelltod des Zentralnervensystems (Hirn und Rückenmark) eintritt (vergleiche auch Tod, klinischer*).

Stereo-Mikroskop*: Hiermit können Objekte gleichzeitig unter verschiedenen Blickwinkeln mikroskopiert werden. Dadurch kann man diese Objekte räumlich sehen oder fotografieren.

Sterilisation f: Abtöten aller Mikroben und ihrer resistenten Dauerformen (Sporen) durch verschiedene physikalische und chemische Methoden, z. B. durch Erhitzen (Heißluft auf 180°C oder Hochdruckwasserdampf mit 120°C im Autoklaven über einen bestimmten Zeitraum), durch Filtration oder durch Beschuß mit ionisierenden Strahlen. Mit chemischen Mitteln ist meist nur eine Desinfektion möglich, die nicht immer die Abtötung der Keime, insbesondere nicht ihrer resistenten Übergangsformen, sichert.

Sterilisierung: auch Sterilisation genannt, Unfruchtbarmachen durch chirurgische Durchtrennung oder Unterbindung der Eileiter bzw. des Samenstranges ohne Entfernung von Eierstock oder Hoden.

Sterilität:
1. Freisein von vermehrungsfähigen Mikroorganismen und deren Dauerformen;
2 Unfruchtbarkeit.

sternal: das Brustbein betreffend.

Sternalpunktion: Methode der Knochenmarkspunktion*.

Sternaltransfusion: Transfusion* von Blut in das Knochenmark des Brustbeins.

Sternum n: Brustbein, besteht aus dem Handgriff (Manubrium), dem Mittelstück (Corpus) und dem Schwertfortsatz (Processus xiphoideus).

Sternutatio f: Niesen.

Sternzellen:
1. Kupffer-St. der Leber*;
2. kleine sternförmige Nervenzellen im Kleinhirn.

Steroid(e) n, (plur. = f): umfangreiche Gruppe von organischen* Ringverbindungen, die das Grundgerüst für viele natürliche und synthetische Hormone (Sexual*-, Nebennierenrindenhormone*), Vitamine*, Gallensäuren* etc. darstellt.

Steroidhormone: sind Hormone*, die sich von dem sogenannten Steran-Grundgerüst ableiten. Dazu gehören Sexualhormone (Androgen*, Gestagen*, Östrogen*), Kortikoide*, Colecalciferol u. ä.

Stethoskop n: »Hörrohr« im weitgehenden Sinn. Wird besonders zur Auskultation* verwendet.

STH: ist die Abk. für **s**omato**t**ropes **H**ormon, auch Wachstumshormon*.

Stichprobe: Es wird eine Probeauswahl, gezielt oder ungezielt, aus einer Menge getroffen. Die Meßergebnisse der Proben sollen Aussagen über die Gesamtmenge geben. Dieses Verfahren wird zur Produktkontrolle in der Industrie wie auch bei bestimmten Studienformen in der medizinischen Forschung angewandt.

Stickhusen: s. Keuchhusten*, Pertussis*.

Stickoxydul: s. Lachgas*, N_2O, Inhalations-Narkotikum*.

Stickstoff: Nitrogenium, chemisches Symbol N; gasförmiges Element, in der Luft zu 78 % enthalten. Wesentlicher Bestandteil der Eiweißkörper, Nukleinsäuren, Vitamine, Hormone usw.

Stieldrehung: s. Torsion*.

Stigma: Stippchen, Wundmal, Merkmal.

Stigmata, vegetative: Zeichen für Funktionsstörungen des vegetativen Nervensystems, beispielsweise Dermatographismus*, Ohnmachten ohne organische Ursache usw.

Stillen: natürliche Säuglingsernährung mit Muttermilch durch Anlegen an die Brust zum Stillakt. Die Vorteile des S. für Mutter und Kind überwiegen im Verhältnis zu den meist geringfügigen Nachteilen für die Mutter. Es gibt Stillhindernisse seitens der Mutter, z. B. bedingt durch Entzündung der Brust, Rhagaden*-Bildung, Brustwarzenmißbildungen; eine Tuberkulose der Mutter ist ein *absolutes Stillhindernis.* Durch das Kind bedingte Stillhindernisse sind seltener; sie kommen z. B. bei Frühgeborenen oder bei Gesichtsmißbildungen des Säuglings vor.

Stimmlippen des Kehlkopfes: Man unterscheidet die wahren St. (die sog. Stimmbänder und den Musculus vocalis), die durch rhythmische Schwingungen die Stimme erzeugen, und die falschen St., die sog. Taschenbänder, die mit ihren vielen Schleimdrüsen wahrscheinlich nur für Feuchtigkeit und Elastizität der wahren St. zu sorgen haben.

Stimmritze: Rima glottidis, Spalt, der von beiden Stimmlippen gebildet wird.

stimulieren: anregen, reizen.

Stinknase: s. Ozaena*.

Stirnhöhle: Sinus frontalis.

Stoffwechsel: alle chemisch-biologischen Vorgänge, bei denen unter Um- oder Abbau von Körper- oder Speichersubstanzen oder direkt aus den mit der Nahrung aufgenommenen Substanzen Energie gewonnen bzw. erneut Körpersubstanz aufgebaut wird.

Stoffwechsel, intermediärer: Zwischenstoffwechsel, alle chemisch-biologischen, hauptsächlich durch Enzyme gesteuerten Stoffwechselvorgänge zwischen den Auf- und Abbaustufen von körpereigenen Substanzen.

Stoffwechselkrankheiten: werden durch Störungen des Stoffwechsels verursacht, z. B. Diabetes mellitus*, Gicht* usw.

Stoma n: = Os = Mund.

Stomachus m: = Gaster = Ventriculus, Magen*.

Stomatitis f: Mundentzündung.

Stomatitis epidemica: s. Maul- und Klauenseuche*.

Stomatitis gangraenosa: s. Mundfäule*.
Stottern: Dysarthria, Dysphemia; neurotische, meist krampfhafte Koordinationsstörung der Sprache.
Strabismus m: Schielen; man unterscheidet Einwärts-, Auswärts- und Höhenschielen, den Ursachen nach Begleit- und Lähmungsschielen. Schielen entwickelt sich fast immer in der frühen Kindheit. Erbliche Anlage ist häufig. Um das unangenehme Doppelbildsehen möglichst auszuschalten, lernt das Kind selbst, die aufgenommenen Bilder des schielenden Auges immer weniger wahrzunehmen. Dies führt zu zunehmender Verkümmerung des Sehvermögens auf dem betroffenen Auge. Eine einfache Behandlungsmethode ist ein Dauerverschluß des guten Auges mit einer rundum dichten Kapsel. Damit beginnt man am besten bereits im Alter von 6 Monaten und hat häufig schon nach 1–2 Wochen Erfolg. Spezialbrillen und Augenübungen bringen dann oft noch gute Korrekturerfolge. In allen anderen Fällen ist die Operation angezeigt.
Strabotomie f: Schieloperation, erfolgt durch Durchtrennung des zu kurzen und/oder Verlängerung des zu langen Muskels.
Strahlen: Bisher teilte man in zwei Hauptarten ein:
1. elektromagnetische Wellen, die z. B. durch periodische Schwingungen elektrischer Ladung entstehen und charakterisiert sind durch ihre Wellenlänge, Amplitude (Schwingungshöhe) und Frequenz (Anzahl der Perioden in der Sekunde). Ihre Ausstrahlung erfolgt nicht gleichmäßig, sondern portionsweise in den sog. Energiequanten, deshalb auch als Quantenstrahl bezeichnet. Hierher gehören die elektrischen Wellen wie Rundfunkwellen, Kurzwellen, Ultrawellen und Schallwellen, die Lichtwellen wie infrarote Strahlen, sichtbare Lichtstrahlen, ultraviolette Strahlen, die Röntgenstrahlen und die Radiumstrahlen;
2. Korpuskularstrahlen; hierher gehören schnellbewegte Atomteile, wie beispielsweise die Alpha-, Beta- und Gamma-Strahlen natürlicher und künstlicher radioaktiver Substanzen, Neutronenstrahlen, die bei Kernreaktionen frei werden, und Protonenstrahlen.

Heute definiert man Strahlen als gebündelte bzw. gerichtete Teilchen- oder Energieströme und spricht von Licht-, Wärme-, Elektronen-, Röntgenstrahlen usw. Es handelt sich um einen Vorgang, bei dem Energie oder Materie transportiert wird. Wie die Quantentheorie zeigt, kann jedem Strahl aus makroskopischen Teilchen einheitlicher Geschwindigkeit eine Welle bestimmter Länge zugeordnet werden und umgekehrt, weshalb die Unterscheidung in Teilchen- und Wellenstrahlung entfällt.
Strahlenexposition: ionisierender Strahlung* »ausgesetzt sein«; man unterscheidet zwischen *natürlicher,* in der Umwelt vorhandener Strahlung und *beruflicher* S., bedingt durch die Strahlungsquellen am Arbeitsplatz. Die *natürliche* S. setzt sich aus der kosmischen (aus dem Weltall) und der terrestrischen (von der Erde ausgehenden) Strahlung sowie der Zerfall-

Strahlung natürlicher radioaktiver Substanzen in Luft, Wasser und Nahrung zusammen. Bei der *beruflichen* S. darf die in der Strahlenschutzverordnung gesetzlich vorgeschriebene Strahlendosis nicht überschritten werden.

Strahlenschäden: resultieren aus der Summe aller krankhaften Reaktionen des Menschen, die durch die Wirkung ionisierender Strahlung ausgelöst werden. Dabei unterscheidet man zwischen Frühschäden (Strahlenkater, Strahlendermatitis* usw.) und Spätschäden (Strahlen-Fibrose*, Krebsformen, Leukämien* usw.). Strahlen können auch die Erbträger (Gene*) schädigen und zu mutativen* Veränderungen des Erbgutes führen, deren Folge Mißgeburten sein können (Atombombe, Reaktorunfälle).

Strahlentherapie: Anwendung verschiedener Strahlen, speziell jedoch von Röntgenstrahlen, zur Schädigung bzw. Abtötung von Zellen bösartiger Geschwülste, aber auch als Reiztherapie bei chronischen Erkrankungen von Knochen und Nerven.

Strangulation f:

1. innere Einklemmung, z. B. von Gedärmen;
2. Zusammenpressen, Abschnüren der Halsblutgefäße und der Kehle durch Erwürgen oder Erhängen.

Stratum: Schicht, anatomisch orientierender Begriff, speziell Haut, Schleimhaut.

Streptokokken m: Kugelbakterien, grampositiv*, nicht Sporen bildend, Anaerobier*, meist kettenförmig aneinandergelagert. Sie werden nach verschiedenen Gesichtspunkten, z. B. nach serologischen, in Gruppen eingeteilt: S. Abb. unten.

1. Pyogenesgruppe; hierzu gehört eine Vielzahl von bekannten Krankheitserregern, so die von Wundinfektionen, Scharlach, Erysipel, Wochenbettfieber, eitrigen Entzündungen wie Angina, Phlegmone, Sepsis und Meningitis. Sie verbreiten sich unter gleichzeitiger Blutzersetzung (Hämolyse);
2. Enterokokken, die unter normalen Bedingungen im Mund-Rachen-Raum und im Magen-Darm-Trakt vorkommen, ohne Krankheitserreger zu sein, wahrscheinlich sogar biologische Funktionen bei der Verdauung haben. Gelangen sie jedoch an den falschen Ort, z. B. in die Gallen-, Harnwege oder in den Herzbeutel, so rufen sie dort u. U. schwerwiegende Infektionen hervor;
3. Viridansgruppe; am bekanntesten hiervon die Erreger der Endokar-

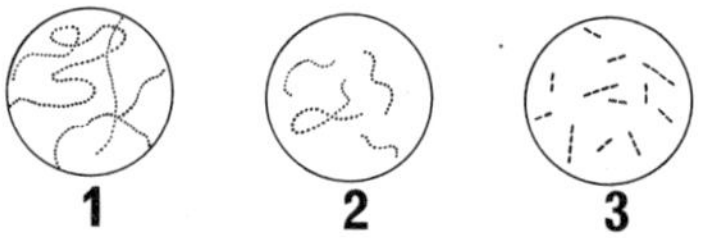

Streptokokken: Abb. 1 = Streptococcus agalactiae, aneinanderliegend, lange Ketten bildend, Erreger der Mastitis*, können bei Säuglingen schwere Meningitis* hervorrufen. Abb. 2 = Streptococcus pyogenes (S. p. haemolyticus), bilden kurze Ketten unterschiedlicher Länge, u. a. Erreger des Wochenbettfiebers*, des Erysipels*, der Meningitis*, Sepsis*, Phlegmone*, des Scharlachs* und vieler Mischinfektionen. Abb. 3 = Enterokokken, ovalförmig, paarweise oder nur in ganz kurzen Ketten beieinanderliegend, s. Streptokokken*, Enterokokkengruppe*.

ditis lenta* und des Zahngranuloms.

Streß (Schlag, Stoß): im übertragenen Sinn Reaktionslage des Organismus, charakterisiert durch ein jeweils spezifisches Syndrom* und ausgelöst durch unspezifische Reize wie Verletzungen, starke Einwirkung von Hitze oder Kälte, von Strahlen, Licht oder Geräuschen, körperlicher Überanstrengung und Übermüdung, psychische Belastungen, Einwirkung bestimmter, vor allem unverträglicher Medikamente, kurzum Reize und Einwirkungen, die den Körper treffen, ohne daß er genügend vorbereitet, angepaßt (adaptiert) ist. Diese unspezifischen Reize werden über die Nervenbahnen und/oder über Hormonfunktionen an den Hypophysen*-Vorderlappen weitergeleitet. Die Hirnanhangsdrüse aktiviert daraufhin das *a*dreno*c*ortiko*t*rope *H*ormon (ACTH)*, welches eine vermehrte Ausschüttung von Nebennierenrindenhormonen* veranlaßt. Damit startet der Organismus den Versuch, durch eine vegetative und hormonelle Anpassung schädliche Einwirkungen abzufangen und zu überwinden (sog. Anpassungssyndrom oder Adaptionssyndrom). Es verläuft in drei Phasen:

1. Alarmreaktion; schockähnlicher bis Schock-Zustand mit Abfall von Blutdruck und Temperatur, Fehlen der sog. entzündlichen Abwehrreaktion, d. h., es werden zunächst keine abwehrspezifischen Blutzellen mobilisiert. Gleichzeitig setzt eine vermehrte Ausscheidung von ACTH und von Nebennierenrindenhormonen ein;
2. Widerstandsstadium; nun wird auch die entzündliche Abwehr mobilisiert, es kommt zur vermehrten Ausschüttung von Nebennierenrindenhormonen und von dem im Hypophysenvorderlappen gebildeten Wachstumshormon STH (*s*omato*t*ropes *H*ormon);
3. Erschöpfungsstadium; es tritt dann ein, wenn die Anstrengungen des 2. Stadiums nicht zum Erfolg (Überwindung der schädlichen Einwirkung und Heilung) führen. Die hormonelle Steuerung des Abwehrmechanismus bricht dann zusammen, und selbst geringfügige weitere Belastungen können dann tödlich enden.

Schießen die Reaktionen des Widerstandsstadiums über, so entstehen sog. Anpassungskrankheiten, das sind vor allem vegetative Störungen wie Magen-Darm-Geschwüre, Allergien, rheumaähnliche Beschwerden, Hautaffektionen, erhöhte Infektbereitschaft usw. Die St. auslösenden Einwirkungen und Faktoren bezeichnet man als Stressoren.

Streustrahlen: Röntgenstrahlung, die aus ihrer ursprünglichen Richtung abgelenkt wird.

Stria f, **Striae:** Streifen, am bekanntesten die sich von der Umgebung meist heller abhebenden Hautstreifen bei oder nach Schwangerschaft (Striae gravidarum), bei Wassersucht oder Fettsucht usw.

Stridor m: pfeifendes Atemgeräusch.

Striktur f: narbige Verengung.

Stroma n: allgemeine Bezeichnung für Binde-Stützgewebe von Organen.

Strongyloides stercoralis: Zwergfadenwurm, selten. Nur Weibchen, 2,2 mm lang, im Dünndarm lebend. Auf dem Blutweg Lunge und Luftröhre passierend und dann wieder in den Darm zurückkehrend.

Strophulus m: Lichen urticatus, Sonderform der Urtikaria*, die häufig im Kindesalter vorkommt und durch stark juckende, weiße bis rötliche Papeln gekennzeichnet ist. Wird oft mit Insektenstichen verwechselt.

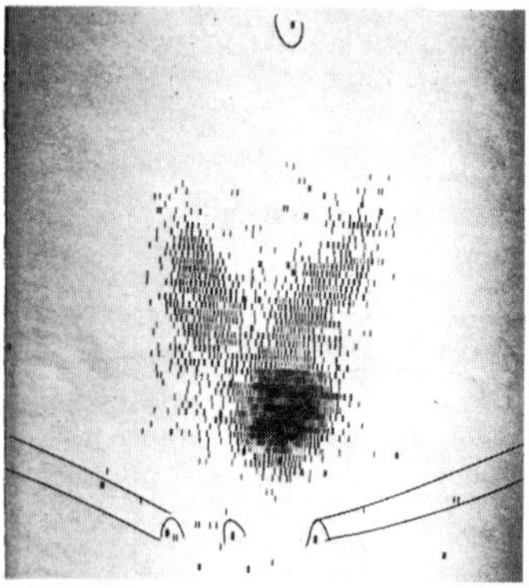

Struma: Die Abb. zeigt ein Szintigramm* der Schilddrüse. Der Kropf wurde operativ nur teilweise entfernt und bildete sich wieder nach, es kam zu einem sog. Strumarezidiv, in dem sich radioaktives Jod besonders stark speichert, kenntlich gemacht durch die Anhäufung dunkler Punkte (siehe auch Seite 575).

Struma f: Kropf, jede Art von Vergrößerungen der Schilddrüse. Dabei kann es sich sowohl um eine Über- als auch um eine Unterfunktion, um eine entzündliche Vergrößerung oder um einen bösartigen Tumor handeln. S. Abb. oben.

Strumektomie f: teilweise oder vollkommene Entfernung der Schilddrüse.

Stützgewebe: Bindegewebe.

Stupor m: durch Antriebsverlust zustande kommende Bewegungslosigkeit. Das Bewußtsein ist großenteils erhalten. Reize werden jedoch nicht beantwortet. Der Betroffene ißt und spricht nicht. Vorkommen als ausgeprägte Schreckreaktion, als sog. Haftpsychose, bei Schizophrenie und bei schweren Depressionen.

Sturzgeburt: Entbindung während einer einzigen Preßwehe.

styloides: griffelförmig.

styloideus: zum Griffelfortsatz des Schläfenbeins gehörend.

Stypsis f: Blutstillung.

sub-: unter; als Vorsilbe in zusammengesetzten Wörtern auch in der Bedeutung von »weniger«, »unvollständig«, »beginnend«, »leicht«.

subakut: nicht so schnell, nicht zu stark verlaufend oder beginnend wie akut.

Subarachnoidalblutung: Bluterguß in den Liquorraum des Gehirns. Hauptsächlich bei Gefäßblutungen an der Schädelbasis. Akuter, meist lebensbedrohlicher Krankheitszustand.

Subazidität f: Der Gehalt an freier Salzsäure im Magensaft ist verringert.

subfebril: erhöhte Temperatur.

Subikterus m: leichte Form von Gelbsucht. Meist nur an leichter Gelbfärbung des Augapfels erkennbar.

subkortikal: unterhalb der Großhirnrinde.

Subkutis f: Unterhautzellgewebe.

sublingual: unter der Zunge.

Subluxation f: unvollständige Verrenkung*.

Submucosa (Tunica s.): Bindegewebsschicht unter der Schleimhaut.

Subokzipitalpunktion: s. Okzipitalpunktion*.

subphrenisch: »unter dem Zwerchfell«; s. Abszeß. Vorkommen bei eitriger Blinddarmentzündung, Magen-Darm-Durchbruch, eitrigen Entzündungen an Leber, Galle, Milz, Bauchspeicheldrüse usw.

Substitutionstherapie: Medikation mit Substanzen, die im Körper normal bereits vorhanden sind, z. B. Vitamine*, Hormone*, Sekrete*, Enzyme* usw.

Substrat n: wesentlicher Bestandteil; i. d. Medizin spezifischer Begriff für die im Blut, Serum, Plasma etc. enthaltenen S., durch Laboruntersuchungen festgestellt; Sonderformen sind Enzyme*, Proteine* und Lipide*; siehe auch Normalwerte*.

subungualis: unter dem Nagel.

Succuba f: s. Alpdrücken*.

Suchmethoden: s. Zytodiagnostik*.

Sucht:

1. Allgemeinbezeichnung für verschiedene Krankheitszustände, z. B. Gelbsucht, Magersucht, Wassersucht, Schwindsucht usw.;
2. immer noch gebräuchliche, jedoch zu Mißverständnissen führende Bezeichnung für Drogenabhängigkeit* (übliche, jedoch auf Empfehlung der Weltgesundheitsorganisation nicht mehr zu verwendende Begriffe, wie Medikamenten-, Arzneimittel-, Rauschgift-, Schlafmittelsucht usw.). S. Drogenmißbrauch*.

Sucus m: Saft.

Sudeck-Syndrom: Gliedmaßen- und Knochenatrophie; durch nervös bedingte Blutzirkulationsstörungen kommt es unter starken Schmerzen zunächst zu Schwellungen und Funktionsstörungen an den Gliedmaßen. Nach einer gewissen Zeit kommt es zu schwerwiegenden Ernährungsstörungen an Knochen und Weichteilen der betroffenen Gebiete, die zu fortschreitendem Knochenschwund und Gelenkversteifungen führen.

Sudor m: Schweiß.

Sudoration f: Schweißabsonderung.

sudorifer: schweißtreibend.

suffizient: ausreichende Funktion eines Organs, Gegensatz: insuffizient*.

Suffokation f: Erstickung.

Suffusion f: Bluterguß unter die Haut.

suggerieren: beeinflussen.

Suggestion f: Beeinflussung von Personen oder Personengruppen durch besondere Methoden, z. B. durch Worte (Verbal-S.) oder durch Hypnose*.

Sugillation f: stärkere Form für Suffusion*.

Suizid: Selbsttötung; Selbstmord ist eine schlechte Bezeichnung.

Sulcus m: Furche; anatomischer Begriff.

Sulfonamide: chemische Substanzen, die hemmend in den Stoffwechsel von Bakterien* eingreifen und dadurch ihre Vermehrung verhindern. Sie werden als sehr wirksame Heilmittel bei bakteriellen Infektionen verwendet.

Sulfur n: Schwefel.

Sumpffieber: Allgemeinbezeichnung für Malaria, Gelbfieber und Leptospirenerkrankungen.

super-: über, als Vorsilbe in zusammengesetzten Wörtern, auch für vermehrt, verstärkt, erhöht.

Superazidität: Absonderung von Magensaft mit überhöhtem Säuregehalt.

Supercilium: Augenbraue.

Superfecundatio f (Superfetatio):

Überbefruchtung, Überschwängerung, Nachempfängnis, Befruchtung eines zweiten Eies innerhalb des gleichen Menstruationszyklus, beim Menschen möglich.

superfiziell: oberflächlich.

Superinfektion: wiederholte Infektion mit demselben Krankheitserreger.

Supersekretion f: vermehrte Absonderung von Sekreten.

Supination f: Auswärtsdrehung der Handflächenrichtung kopfwärts, gegensinnig: Pronation*.

Suppositorium n: kegel- bzw. torpedoförmige Arzneiform aus öligen Substanzen, die bei Körpertemperatur schmelzen und in die die wirksame Arzneisubstanz eingearbeitet ist. Sie werden in den Mastdarm eingeführt.

Suppression f: Unterdrückung;

1. immunologisch s. Immunsuppression*;
2. genetisch* = Unterdrückung der phänotypischen Auswirkung einer Mutation*.

supra-: oberhalb von.

suprapubischer Katheter m: s. Blasenpunktion*.

Surditas f: Taubheit.

Surdomutitas f: Taubstummheit.

suspekt: verdächtig.

Suspension:

1. Aufschwemmung von kleinen Teilchen in einer Flüssigkeit;
2. Aufhängung von Gliedern.

Suspensorium n: Tragbeutel, Tragvorrichtung, z. B. für die weibliche Brust, den Hodensack usw.

Sutur, Sutura: Naht; anatomisch vor allem für unbewegliche Knochenverbindungen durch Bindegewebe.

Symbiose f: Zusammenleben verschiedenartiger Lebewesen zu gegenseitigem Nutzen.

Symblepharon: Verwachsungen der Augenlider mit dem Augapfel.

Sympathektomie f: operative Entfernung von Teilen der Grenzstränge (Nervus sympathicus).

Sympathikoblastom: Krebsgeschwulst, die vom Grenzstrang ausgeht.

Sympathikotonie f: erhöhte Erregbarkeit des Nervus sympathicus, gekennzeichnet durch Herzjagen, Schweißausbrüche, geistige Erregung, Pupillenerweiterung, Hemmung der Darmperistaltik usw.

Sympathikus, Nervus sympathicus: Bestandteil des vegetativen Nervensystems, Grenzstrang, mit zugehörigen vegetativen Nervenfasern, Geflechten und Ganglien. S. vegetatives Nervensystem*.

sympathisch: auf den Nervus sympathicus bezogen.

Sympatholytika: sind Substanzen, welche durch die Blockade der Adrenalin*-sensitiven Rezeptoren* die Erregungsfortleitung von den Nervenendzellen des Sympathikus* auf seine Reaktionszellen hemmen.

Ein bekanntes Beispiel ist die adrenalinblockierende Wirkung der Alpha-Blocker und Beta-Blocker, die dadurch z. B. eine Verminderung der Ausschüttung von Magensäure bzw. eine Senkung des Blutdrucks bewirken.

Sympathomimetika: sind Arzneimittel, die in ihrer Wirkung den Substanzen ähneln, welche eine Erregung des Sympathikus* auslösen. Sie besitzen eine große Bedeutung für die Notfall- und Intensivmedizin* sowie für

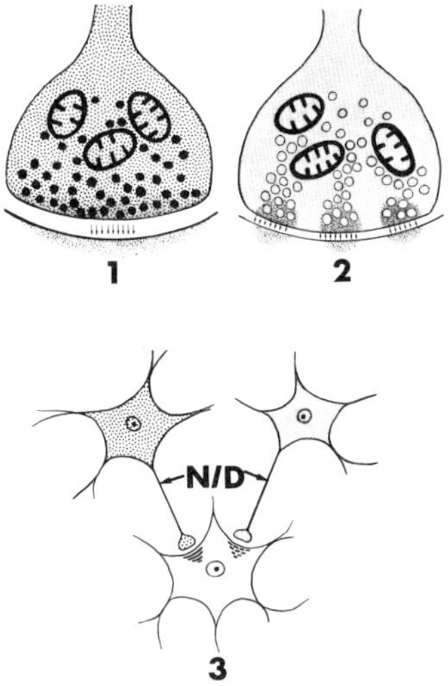

Synapse: Die Abb. zeigt das schematische Modell einer erregenden Synapse (1), bei der die synaptischen Vesikel = Speicherorganellen für Transmittermoleküle (dunkle Punkte) gleichmäßig im Zytoplasma* verteilt sind, und einer hemmenden Synapse (2), bei der die synaptischen Vesikel (helle Ringe) säulenartig angeordnet sind. Die ovalen Gebilde mit Stricheinzeichnung versinnbildlichen Mitochondrien*. Trifft bei einer erregenden Synapse ein Impuls ein, so kommt es durch Depolarisation* immer zur Erregung der korrespondierenden Nervenzelle. Trifft jedoch bei hemmenden Synapsen ein Impuls ein, so führt das über Hyperpolarisation zur funktionellen Bremsung der Nervenzelltätigkeit. Synapsen übertragen mit Hilfe eines raffinierten Tricks elektrische Impulse sendender Nervenzellen in Impulse empfangender Nervenzellen, indem sie Mitteilungen einer Zelle an die andere, die nur als rein elektrische Impulse vorliegen, in eine chemische Übertragungsform modifizieren, sie so weiterleiten und dann am angesprochenen Neuron* wieder in elektrische Impulse umwandeln. Die Synapsen werden am Ende von Neuriten* oder Dendriten* (N/D) im Zusammenwirken mit Organellenzonen einer korrespondierenden Nervenzone gebildet (3).

die Reanimation*. Bekannteste Wirkstoffe sind Suprarenin, Adrenalin, Nor-Adrenalin, Dopamin und Dobutamin, welche, auch in Kombination, bei Schock*-Zuständen, akuter Herz- und Niereninsuffizienz, extremer Hypotonie* und generell bei der Reanimation eingesetzt werden.

Symphyse f: Verwachsungsstelle der beiden Schambeine, s. Becken*.

Symphyseotomie f: operative Durchtrennung der Symphyse*.

Symptom n: Krankheitszeichen.

symptomatische Behandlung: Behandlung von Krankheitserscheinungen, nicht von Krankheitsursachen.

Symptomatologie f: Lehre von den Krankheitserscheinungen und den Krankheitszeichen.

Symptomenkomplex: Gruppe zusammengehörender Krankheitserscheinungen = Syndrom*.

Sympus (Sirene): Mißgeburt mit Vereinigung der beiden Beine.

syn-: mit, erweitert auch für zusammenwirkend, zusammenhängend.

Synästalgie f: intensive Schmerzzunahme bei Berührung einer vom schmerzhaften Gebiet weit entfernten Körperstelle.

Synästhesie f: Mitempfindung in einem Sinnesorgan bei Reizung eines anderen Sinnesorganes, z. B. Empfinden von Farben bei Musik.

Synalgie f: Empfindung von Schmerzen in nicht erkrankten Gliedern.

Synapse f: Umschaltstelle für die Erregungsübertragung im Nervensystem. Man unterscheidet die zentralen S. des Gehirns und Rückenmarks und die peripheren S. zwischen zwei Neuronen (= Ganglion) oder zwischen einem Neuron und einem Muskel = motorische Endplatte. S. Abb. Seite 573.

Synarthrose: unbewegliche Knochenverbindung.

Synchisis f: Verflüssigung des Glaskörpers des Auges.

Syncholie f: Ausscheidung von Fremdstoffen aus der Galle.

Synchondrosis f: Verbindung von Knochen durch Knorpel.

synchron: gleichzeitig.

Synchorotom m: Teilchenbeschleuniger, weiterentwickeltes Beta- bzw. Zyklotron*.

Syncretio: Zusammenwachsen.

Syndrom n: s. Symptomenkomplex*.

Synechie f: Verwachsungen der Iris.

Synergie f: Zusammenwirken.

Synkinese f: Mitbewegung.

Synkope (Kollaps): Anfall mit Verlust des Bewußtseins und des Muskeltonus infolge Mangeldurchblutung des Gehirns bei Kreislauf- und Herzstörungen. Nicht zu verwechseln mit Epilepsie*.

Synovia f: Gelenkschmiere.

Synovialis: Innenschicht der Gelenkkapsel, besteht nicht aus Schleimhaut.

Synovialom n: Krebsgeschwulst der Synovialis*.

Synoviitis f: Entzündung der Synovialis*.

Synthese f: Zusammensetzung, biologischer Aufbau, aber auch künstliche Herstellung von chemischen Verbindungen.

Synthym: Affekte, die durch allgemeine Stimmungslagen, z. B. Euphorie*, ausgelöst werden.

Synurie f: Ausscheidung von Fremdstoffen mit dem Harn.

Syphilis, Lues: ist eine chronisch verlaufende Infektionskrankheit, die wegen ihrer Spätfolgen besonders gefährlich ist. Man unterscheidet die Frühsyphilis (1. und 2. Stadium) und die Spätsyphilis (3. Stadium). Im ersten Stadium kommt es zu einem kleinen, schmerzlosen Geschwür an der Oberfläche der Infektionsstelle (Penis, Schamlippen, Scheide, Muttermund, aber auch After, Hodensack und Lippen). Dieser *Primäraffekt* ist scharlachrot, meistens weiß-schlierig verschmiert, der Rand ist gestochen scharf begrenzt, im Niveau deutlich über die Umgebung hinausragend. Primäraffekte im weiblichen Genitale werden häufig übersehen. Wird das Primärstadium nicht bis zur Ausheilung behandelt, so folgt 2–3 Wochen nach Auftreten des Primäraffektes die *sekundäre Syphilis*. Hier zeigt sich bereits die typische Eigenschaft der Syphilis, praktisch alle Krankheiten nachahmen zu können. Entsprechend vielgestaltig können die Symptome sein, alle Organe können befallen werden. Hauptsächlich zeigen sich jedoch Hautveränderungen, wie Papelgeschwüre, rote Flecken, Pusteln und Knötchen. Lymphknoten, insbesondere in der Leistenregion, vergrößern und verhärten sich (Rosenkranzsyndrom). In vielen Fällen bemerkt man Haarausfall, besonders in der Schläfengegend. Haut- und Schleimhautdefekte sind während des 2. Stadiums äußerst gefährliche Infektionsquellen. Wird auch das 2. Stadium nicht oder unzureichend behandelt, so kommt es zu einer latenten Ruhepause, in der die gesamten Erscheinungen vollkommen abklingen. Die latente Syphilis dauert Monate, in der Regel mehrere Jahre, bis das 3. Stadium zum Ausbruch kommt. Die Spätfolgen äußern sich entweder durch derbe, prallelastische, gelegentlich auch ulzerierende, knotenartige Tumoren *(Gummen)*, die in allen Körperteilen und Organen auftreten können, oder durch diffuse Entzündungen des Herzgefäß- und des zentralen Nervensystems. Die *Spätsyphilis* des Herzkranzgefäßsystems führt zu Erkrankungen der Herzkranzgefäße, der Aortenklappen und vor allem der Aortenwand mit Bildung von *Aneurysmen* (sackartige Erweiterungen). Die Haupterscheinungsformen der Spätsyphilis des zentralen Nervensystems sind die *Tabes dorsalis** und die *progressive Paralyse**.

Syphilom: Gumma, s. Syphilis*.

Syringitis f: Entzündung der Ohrtrompete.

Syringomyelie f: Höhlenbildungen in der grauen Substanz des Rückenmarks durch Zerfall vorangegangener Gliawucherungen. Hervorstechendes Symptom sind Empfindungsstörungen mit Unempfindlichkeit gegen Hitze und Schmerz, so daß es bei Betroffenen häufig zu Verbrennungen und schweren Verletzungen kommt. Außerdem sind die Reflexe weitgehend eingeschränkt, die Durchblutung der Haut und ihrer Anhangsgebilde ist gestört.

System n: Objekte oder Vorgänge, die untereinander in Wechselbeziehungen stehen.

Systemerkrankungen: Mehrere untereinander funktionell verbundene und/oder morphologisch* gleichartige Organe, z. B. das Knochenmark*, das lymphatische Gewebe* usw., erkranken gleichzeitig.

Systemmykose: Pilzbefall von Organen (z. B. Lunge, Herzbeutel usw.) oder generalisierende Pilzaussaat auf dem Blut- und Lymphweg.

Systole f: das Zusammenziehen, die Kontraktion, praktisch jede entsprechende Aktion eines Hohlmuskelorgans; speziell jedoch für diejenige Tätigkeit der Herzmuskulatur, mit der das Blut aus den Herzkammern in die Außenbezirke gepreßt wird. Das dabei entstehende Herzgeräusch wird als systolisches Geräusch bezeichnet.

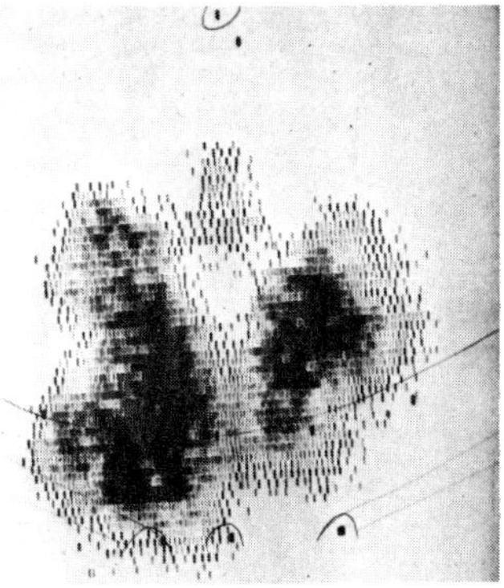

Szintigramm: Die Abb. zeigt ein Schilddrüsen-Szintigramm, gefertigt mit radioaktivem Jod. Die aus dem Szintigramm lesbare Diagnose heißt Struma (Kropf) mit heißem Knoten und eigenständigem Adenom*.

Szintigraphie f: findet Anwendung bei gewissen Organen, die für bestimmte radioaktive Isotope (chemische Elemente, bei denen am Kernaufbau mehr Neutronen beteiligt sind als normal, was zur Folge hat, daß diese Neutronen bei der Umwandlung der Kernstruktur in die Normalform frei und in Form von Strahlung abgegeben werden) eine Speicherungsfähigkeit besitzen. Diese Isotope strahlen dann Strahlen aus, die über einen modifizierten Geigerzähler Umriß und Fläche des Organs aufschreiben und je nach dem Wert des Impulses die Speicherungskonzentration in verschiedenen Farben drucken. Auf diese Weise erhält man Informationen über Lage, Form und Größe des Organs und durch verminderte oder fehlende Konzentration Aufschluß über Tumoren, Zysten, Abszesse, Infarkte und Durchblutungsanomalien. Damit ist auch bereits die Aussagefähigkeit eines Szintigramms umrissen. S. Abb. Seite 575.

szirrhös: von einem Szirrhus* herrührend.

Szirrhus, Skirrhus: Drüsenepithelkarzinom (Krebs), bei dem durch Einlagerung von derben Bindegewebssträngen eine auffallend harte Beschaffenheit des Tumors zustande kommt. Betroffen sind hauptsächlich der Magen und die weiblichen Brustdrüsen.

T

Tabes dorsalis: allgemein auch als »Rückenmarksschwindsucht« bezeichnet. Syphilitische Späterkrankung (3. Stadium) des Rückenmarks (Neurolues, s. Syphilis*).

tabisch: von der Tabes dorsalis* herrührend.

Taboparalyse f: gleichzeitiges Bestehen von Tabes doralis* und progressiver Paralyse*.

Tachykardie f: Herzschlagbeschleunigung über 100 in der Minute (Gegenteil: Bradykardie*).

Tachykardie, paroxysmale: eine Tachykardie*, die nur zeitweise und dann meist in Form von Anfällen auftritt. Vorkommen bei Zwerchfellhochstand, z. B. durch übermäßig vieles Essen und Trinken, oder durch starke Blähungen beim Roemheld-Symptomenkomplex, bei hochfiebernden Infektionskrankheiten, bei Herzkranzgefäßkrankheiten, bei verschiedenen Erkrankungen innersekretorischer Drüsen, vor allem bei Morbus Basedow*, und durch seelische Einflüsse.

Tachyphagie f: sehr schnelles Essen.

Taenia f:

1. Bandwurm*, s. Abb. Seite 578;
2. flache Streifen von Sehnengewebe.

Taeniose f: Bandwurm*-Befall, der endemisch bis epidemisch auftritt.

Talgdrüsen: Glandulae sebaceae. Die frei in der Haut oder über einem Haarbalg mündenden, talgabsondernden Drüsen des Unterhautgewebes.

Tahyne-Virus*-Krankheit (siehe Viren): führt zu allgemeinen Infektionssymptomen mit Kopfschmerz, Erbrechen, Fieber und gelegentlich zu Lungenentzündung.

Talgdrüsenadenom n: Adenoma sebaceum.

Talgdrüsenzysten: durch Talgverhaltung entstehende Zysten der Haarfollikel, sog. Atherome.

Talipes m: Klumpfuß.

Talpomanus f: Klumphand.

Talus m: Sprungbein, s. auch Fuß*.

Tampon m: Streifen aus Gaze, mit denen Wundkanäle oder Wundhöhlen ausgestopft werden, sog. Tamponade.

Taphophobie f: Furcht, lebendig begraben zu werden.

tardiv: langsam, verzögert.

tarsal: zum Tarsus* gehörend.

Tarsus m:

1. Fuß*-Wurzel;
2. Bindegewebsspalte im Augenlid.

Taubheit: Verlust des Gehörs.

Taubstummheit: Bei angeborener oder sehr früh erworbener Taubheit* kann sich die Fähigkeit zu sprechen nicht entwickeln, es sei denn, es erfolgt Schulung auf speziellen Taubstummenschulen. Sonst kommt es zu gleichzeitigem Verlust von Hören und Sprechen.

Taucherkrankheit: s. Caisson-Krankheit*.

TB: Abkürzung für Tuberkulose-Bakterien.

Tbc, Tbk: Abkürzung für Tuberkulose*.

Teerkarzimon, -Krebs: Spinaliom* der Haut, das durch lang andauernde

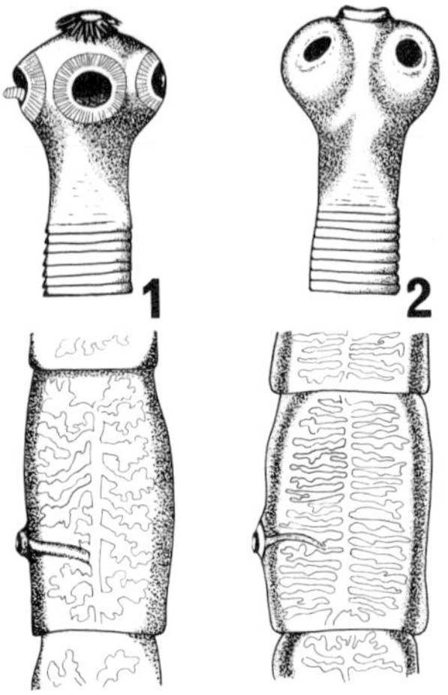

Taenia: (1) Taenia solium, Schweinebandwurm, dessen Kopf mit einem Hakenkranz bewaffnet ist. Jedes Glied beherbergt männliche und weibliche Kernstöcke (Bandwürmer sind Zwitter), die dann über Dotterstöcke, in denen die Eier reifen, zu Ausführungsgängen (links im Bild) führen. (2) Unbewaffneter Bandwurm, Taenia saginata, Rinderbandwurm.

Einwirkung von hochsiedenden Teerabkömmlingen hervorgerufen wird. Im Teer sind eine Vielzahl krebserzeugender Kohlenwasserstoffe enthalten (Beispiele: Benzpyren, Methylcholandren, Benzanthrazen usw.). Deshalb werden Teer und seine Abkömmlinge zur Erzeugung experimenteller Krebse benutzt.

Teerstuhl: s. Melaena*.

Tegmen: Decke.

Teilchenbeschleuniger: s. Linearbeschleuniger*, Betatron*, Zyklotron*.

Teleangiektasie f: in begrenzten Hautgebieten erweitern, verlängern und verschlingen sich untereinander die Haargefäße zu sichtbaren rötlichen bis blauen, netzartigen Gebilden.

Telepathie f: Behauptung, daß Gedanken auch auf sehr große Entfernungen von einem Menschen auf den anderen (zum anderen) übertragen werden können; wissenschaftlich nicht bewiesen.

Temperamente: die bei jedem Menschen anlagemäßig vorhandene Erregbarkeit des Gemüts. Man unterscheidet 4 Grundtypen. 1. Choleriker, das sind leicht erregbare, schnell aufbrausende Personen. 2. Sanguiniker, das sind fröhliche, ausgeglichene Personen. 3. Melancholiker, das sind nachdenkliche, zu Schwermut neigende Personen. 4. Phlegmatiker, das sind gleichgültige, träge reagierende Personen. Diese Merkmale sind nur eine andeutungsweise Aussage über die Gemütserregbarkeit der Temperamentstypen. Der reine Typ ist selten, in der Mehrzahl handelt es sich um Mischtypen, bei denen lediglich ein Typ vorherrscht.

Temulenz: Taumeln im Rauschzustand, nach dem Genuß von Rausch- oder Giftstoffen.

tendineus: sehnig.

Tendinitis: Sehnenentzündung.

Tendo m, **Tendinis:** Sehne.

Tendovaginitis: Sehnenscheidenentzündung. Schmerzhafte, oft mit Knotenbildung und Anschwellung, gelegentlich auch mit Ergüssen verbundene infektiöse Entzündung des Gleitgewebes der Sehnen*.

Tenesmus m: krampfartiger, schmerzender Stuhl- oder Harndrang, der auch nach Entleerung fortbestehen kann.

Tennisellenbogen: allgemein ge-

Wirkung teratogener Arzneimittel

Medikation bei der Mutter	Erscheinungen beim Neugeborenen
Krebshemmende Mittel	*Mißbildung, Aborte*
Antibiotika	*häufig Anomalien, Mißbildungen, Aborte*
Geschlechtshormone	*frühzeitige Alterung des Skeletts, Absterben des Feten, Anomalien von Herz, Darm- und Harnsystem, Taubheit, Vermännlichung*
Schmerz-, Schlafmittel, Drogen	*Tod oder Krämpfe, Zittern*
Salicylpräparate (hohe Dosen)	*Blutungen*
Herz-Kreislauf-Mittel, verschiedene	*Darmverschluß, Azidose, Stoffwechselstörung, Schläfrigkeit*
Antikoagulantien (Cumarintyp)	*Tod, Blutung*
Sedativa, Tranquilizer	*verzögertes Wachstum, Blutung, Leberschaden*
Antihistamine	*Anomalien*
Cortisonpräparate	*Gaumenspalte, Hasenscharte*
Insulin (hohe Dosen)	*körperliche Anomalien*
Vitamin D	*Herzkrankheiten*
Schilddrüsenmedikamente	*gehemmte geistige Entwicklung, Kropf*
Tabakrauchen	*zu klein und zu leicht*
Poliomyelitis-Impfung	*Tod oder Gehirnschäden*
LSD	*schwere Mißbildungen*
Blutdrucksenker, reserpinhaltig	*fetaler Tod, Schläfrigkeit*
Antidiabetika (Sulfonylharnstofftyp)	*verschiedene Anomalien*
Sulfonamide	*verschiedene Anomalien*

bräuchliche Laienbezeichnung für Epikondylitis*. Sie rührt nur in den seltensten Fällen von Überanstrengung beim Tennisspielen her.

Tenonkapsel: Bindegewebskapsel um den Augapfel, die der Funktion nach mit einer Gelenkkapsel verglichen werden kann.

Tenonitis f. Entzündung der Tenonkapsel*. Entspricht einer Arthritis und kommt demnach auch bei rheumatischen Erkrankungen, Tripper, Infektionskrankheiten usw. vor.

Tenosynovitis: Tendovaginitis*.

Tenotomie: chirurgisches Durchschneiden von Sehnen.

Tentamen n: Versuch.

tenuis: dünn.

teratogene Arzneimittel: keimschädigende (fetotoxische) Substanzen mit den in der obigen Tabelle angegebenen Wirkungen.

Teratogenese: Entwicklungsgeschichte von Mißbildungen.

Teratologie f: Lehre von Mißbildungen.

Teratom n: Zyste. Wird oft mit Myom verwechselt, erreicht beachtliche Größe, ist mit talgartigem Inhalt gefüllt und enthält meistens verschiedene Gewebsstrukturen wie Haut, Knochen, Zähne, Haare usw. Es handelt sich um eine embryonale Geschwulst, die wahrscheinlich den Rest eines sog. parasitären Fetus darstellt. Gelegentlich krebsige Entartung. Das Hoden*-Teratom ist immer bösartig.

terminal: am Ende, an der Grenze, im Endstadium.

Terminologie: Fachausdrücke eines Wissensgebietes.

Terminus m:

1. Grenze;
2. Bezeichnung, speziell für Fachausdrücke.

Test m: Probe, Feststellung.

testiculus: zum Hoden gehörend.

Testikel: Verkleinerungsform von Testis*.

Testis m: Orchis, Didymus, Hoden.

Tetanie f: Krampfanfälle, die bei vollem Bewußtsein erfolgen. Kommt durch Unterfunktion (häufig nach chirurgischen Eingriffen an der Schilddrüse) oder bei angeborener Unterentwicklung der Epithelkörperchen infolge Kalziummangels im Blutserum und in den Gewebeflüssigkeiten vor. Es handelt sich um sehr schmerzhafte Muskelkrämpfe, vorwiegend im Bereich der Gliedmaßen, die fast immer bei vollem Bewußtsein auftreten. Begleiterscheinungen sind Reizbarkeit, keuchende, erschwerte Atmung, Lichtscheu und Doppelsehen. Der akute tetanische Anfall ist meistens von lebensbedrohlichen Erscheinungen (Ateminsuffizienz, Herzversagen) begleitet und erfordert deshalb sofortige ärztliche Behandlung. Bei der chronischen schleichenden Unterfunktion der Epithelkörperchen sind Persönlichkeitsveränderungen mit Rückbildung der Intelligenz, Angstzustände und Sehstörungen (diese als Folge eines sich bildenden grünen Stars) die auffälligsten Symptome.

tetanisch: von einer Tetanie* oder vom Tetanus* herrührend.

Tetanus m: s. Wundstarrkrampf*. Keine ansteckende Infektionskrankheit.

Tetanusklostridien, Clostridium tetani: Erreger des Wundstarrkrampfes. Grampositives*, schlankes, anaerob* wachsendes, bewegliches Stäbchen, das Sporen* bildet, die bis zu 3 Stunden gegen Dampfdesinfektion resistent* sind.

Tetanusschutzimpfung: aktive Immunisierung* mit einem Tetanustoxoidimpfstoff. Zu einer sicheren Grundimmunisierung sind zwei Injektionen mit Adsorbatimpfstoff im Abstand von 4–6 Wochen und eine dritte Impfung nach 9–12 Monaten erforderlich.

Tetragon n: Viereck.

thalamicus: zum Thalamus* gehörend.

Thalamus m: Sehhügel. Anhäufung grauer Kerne im Zwischenhirn mit hügeliger Vorwölbung zum Ventrikel. Er ist bei sämtlichen zur Großhirn*-Rinde ziehenden sensiblen* Nervenbahnen zwischengeschaltet und wirkt auf diese Weise sozusagen aussiebend als Sekretär für die Großhirnrinde, d. h., er sondert die von der Peripherie und von den Sinnesorganen ankommenden Reize vorab aus und läßt sie je nach Dringlichkeit, aber auch nach Reaktionslage des Körpers in voller Stärke, gemindert oder gar nicht zur Großhirnrinde passieren, s. auch Seite 204.

Thalassämie f: Mittelmeeranämie. Erbliche Anämie*, die mit einer Auflösung roter Blutkörperchen* (Hämolyse) einhergeht und im Mittelmeerraum anzutreffen ist. Man unterscheidet 3 Formen: die Th. major, minor und minima. Folgeerscheinungen sind neben der hämolytischen Anämie Veränderungen des Skeletts und Gelbverfärbung der Haut.

Thelalgie: Schmerzen an der Brustwarze.

T-Helferzellen: s. Helferzellen* und Lymphozyten*.

Thelorrhagie f: Blutung aus der Brustwarze.

Therapeutik f: Lehre von der Behandlung Kranker.

Therapie f: alle Methoden zur Behandlung und Heilung von Krankheiten.

therapeutisch: die Therapie oder Behandlung betreffend.

thermolabil: gegen Wärme (Hitze) empfindlich.

thermophil: wärmefreundlich. »Thermophile Bakterien« haben z. B. bei Temperaturen bis zu 60 °C ihre besten Lebensbedingungen.

Thermorezeptoren: Rezeptoren*, Sinnesorgane in der Haut oder in Schleimhäuten, welche auf Wärme- oder Kältereize ansprechen und eine Entladungsfrequenz über die sensiblen Nerven zum Gehirn weitergeben. Dadurch entstehen die entsprechenden Wärme- bzw. Kälteempfindungen.

Thesaurismose f: kommt durch Speicherung von Stoffwechselprodukten in Organen oder im Serum zustande (Speicherungskrankheit). Die erwähnenswertesten sind:

1. Störungen des Kohlenhydrat-Stoffwechsels, z. B. die *Galaktosämie** und die *Gierke-Erkrankung*. Während bei der Galaktosämie kurz nach der Geburt Erbrechen, Durchfälle, Leberschwellungen, Gelbsucht und geistiges Zurückbleiben auf die Krankheit hinweisen, zeigt sich die Gierke-Erkrankung erst ab dem Kleinkindesalter durch Leistungsabfall, Leberschwellung, Verminderung des Blutzuckers und Krampfzustände, die zum Schock führen können.
2. Bei den Störungen des Lipid-(Blutfett-) Stoffwechsels sind die *Gaucher-Krankheit** und die *familiäre Xanthomatose** erwähnenswert. Beide Krankheiten sind erblich bedingt und können in jedem Alter auftreten. Der Morbus Gaucher führt unter starker Schwellung von Leber und Milz und fortschreitenden Zerstörungen des Skelettes beim Ausbruch im Kindesalter rasch zum Tode, während bei Erwachsenen der Verlauf relativ langsam ist.
3. Bei der familiären Xanthomatose wird vor allem Cholesterin in der Haut und in den Blutgefäßen, im Herzinnenraum und in den Sehnen gespeichert. Dadurch kommt es häufig zu vorzeitiger Arterienverkalkung und zu Herzinfarkten. Eine mögliche Behandlung besteht in der Senkung des Cholesterinspiegels durch Medikamente und Diät. Porphyrin-Stoffwechselstörungen betreffen die Blutfarbstoffsynthese in der Leber. Sie führen zu schweren Darmstörungen, Lähmungen, Krämpfen, Verwirrtheitszuständen und Herzstörungen. Die Amyloidose ist eine Eiweiß-Stoffwechselerkrankung, die überwie-

gend als Folge chronischer, vereiternder Infektionsprozesse auftritt. Die Symptomatik ist vielfältig und hängt davon ab, in welchem Organ die Eiweißablagerungen zu Störungen führen. Während ein einzelner Amyloidtumor noch mit Aussicht auf Erfolg operiert werden kann, führt eine generalisierte Amyloidose in wenigen Jahren zum Tod.

thoracicus: zum Thorax* gehörend.

Thorax m: Brustkorb.

Thrombangiitis obliterans: s. Endangiitis obliterans*.

Thrombektomie f: Mit dem Blutstrom gelangt ein Thrombus* an eine andere entfernte Körperstelle und führt dort zum Gefäßverschluß mit anschließender Embolie*.

Thrombendarteriektomie f. Herausschneiden von Arterienabschnitten, die durch Thromben* verschlossen sind.

Thrombolyse f: Auflösung eines Thrombus* oder Embolus* im Gefäß mit Hilfe von Medikamenten, welche die Fibrinolyse* aktivieren.

Thrombopenie f: Verminderung der normalen Zahl von Blutplättchen (Thrombozyten). Wird bei Krankheiten des Knochenmarks und der Milz sowie bei verschiedenen Infektionskrankheiten beobachtet.

Thrombophilie f: Neigung zu vermehrter Gerinnungsbereitschaft des Blutes.

Thrombophlebitis f: Venenentzündung auf dem Boden einer Thrombose*.

Thromboplastinzeit: siehe Quick-Wert*.

Thrombose f: Bildung eines Blutpfropfens durch Gerinnung des Blutes innerhalb der Gefäße bei lebendem Organismus. Für die Ausbildung von Th. müssen mehrere krankhafte Veränderungen im Kreislaufsystem zusammentreffen:

1. Schäden der Gefäßinnenwand durch Verletzungen, Operationen, Arteriosklerose, Entzündungsvorgänge, Unterbindungen usw.;
2. Verlangsamung der Blutströmungsgeschwindigkeit, z. B. bei Herzinsuffizienz, Krampfadern, Schwangerschaft, Erkrankungen der innersekretorischen Drüsen usw.;
3. eine veränderte Zusammensetzung des Blutes, vor allem mit Vermehrung der Thrombozyten* unter gleichzeitiger Verminderung der gerinnungshemmenden Faktoren und Ansäuerung des Blutes. Diese Veränderungen der Blutzusammensetzung sind häufig Folgen von Lebererkrankungen, Entzündungen, Entbindung, Operationen, länger dauernder Medikation mit bestimmten Arzneimitteln, z. B. Kortison, usw.

Die Gefahr der Th. besteht neben den Folgen lokalen Gefäßverschlusses vor allem in der Verschleppung der Thromben in lebenswichtige Organe wie Lunge (damit Lungenembolie), in das Herz (was zum Herzinfarkt* oder auch zum akuten Herztod führen kann), in das Hirn (Embolie*, apoplektischer* Insult), in die Nieren, Leber, Milz usw. mit entsprechender Infarktierung*. Eine weitere Gefahr bei der Thrombenbildung von größeren Venen, z. B. im Beckenbereich, ist eine infektiöse Entzündung der Th. mit

Übergang in septische* Allgemeininfektion*.

Thrombozyten: s. Blutplättchen*.

Thrombozyten*-Agglutination: Zusammenballung, Verklebung der Blutplättchen, lebenswichtiger Vorgang bei der Blutgerinnung*; eine T. innerhalb intakter Blutgefäße und vor allem bei zu hohen Blutfett*- und Cholesterin*-Werten kann jedoch zur Thrombose* und zum Verschluß von Arterien* führen. Häufigste Folgen sind Herzinfarkt* und Gehirnschlag* (s. auch Acetylsalicylsäure*).

Thrombozytenaggregation:

1. *reversible** T: *Aneinanderlagerung* der Blutplättchen ohne strukturelle oder funktionelle Veränderungen der Blutgefäße;
2. *irreversible** T: *Zusammenballung* der Thrombozyten bei Verschmelzung ihrer Membranen, wobei blutgerinnungsaktive Substanzen (ADP = Adenosindiphosphat, nur in Gegenwart von 2-wertigem Kalzium wirksam) frei werden (s. auch Thrombozytenaggregationshemmer*).

Thrombozytopenie: starke Verminderung der Thrombozyten* (untere Norm 144 000).

Thrombozytose f: Vermehrung der Blutplättchen (Thrombozyten). In Extremfällen bis zu mehreren Millionen ml (Normalwert 200 000 bis 300 000 ml) nach größeren Blutverlusten, bei chronischer Mythelose*, nach Entfernung der Milz usw.

Thrombus m: Blutpfropf, der bei lebenden Individuen in den Gefäßen entsteht. Man unterscheidet:

1. den roten Th., ein Gerinnungs-Th., der durch Verfestigung des Blutes in Gefäßen entsteht, in denen nur noch eine geringe oder keine Blutströmungsgeschwindigkeit mehr herrscht;
2. weißer Th., ein Ausscheidungs-Th., der bei Verletzung der Gefäßinnenwand dadurch entsteht, daß Gewebsthrombokinase freigesetzt wird und sich Thrombozyten* an der Gefäßwand festsetzen können. Diese Thrombozyten sondern dann weitere Fermente ab, die den Fortgang der Gerinnung fördern, so daß korallenstockartige Ablagerungen entstehen;
3. gemischter Th., besteht aus einem weißen Th.-Abschnitt, der sich immer im Kopfteil ansiedelt, und einem sich daran anschließenden roten Abschnitt.

Thromben können in allen Blutgefäßen und im Herzen gebildet werden. Sie verschließen das Gefäß entweder vollständig (vor allem roter Th.) oder nur teilweise als sog. wandständiger = weißer Th. Thromben können entweder als sog. Embolus* vom Ort ihrer Entstehung fortgeschwemmt und an entfernter Stelle angesiedelt werden, vom Zentrum her erweichen und sich dabei in eine eiterähnliche, jedoch sterile Masse umwandeln. Sie können durch fibrinlösende Enzyme* spontan aufgelöst oder in Bindegewebe umgewandelt werden, was entweder zu einer Wandverdickung oder zum völligen Verschluß durch bindegewebige Durchwachsung des Gefäßes führt. Gelegentlich wird innerhalb des betroffenen Gefäßabschnittes um den Thrombus herum ein neuer Kanal ausgebildet (sog. Rekanalisation).

Thymus m: Bries. Milcher, innere

Brustdrüse, eine Drüse mit innerer Sekretion, hinter dem Brustbein liegend. Wächst nur bis zur Geschlechtsreife und wird dann unter Umwandlung in Fettgewebe zurückgebildet. Die Th.-Drüse hat direkte Beziehungen zum Körperwachstum, zu Entwicklung und Aufbau des lymphatischen Gewebes* und hier vor allem zu dessen immunologischer Reifung, wahrscheinlich auch zum Kalkhaushalt, speziell zur Verkalkung der Knochen; sie steht außerdem in Wechselwirkung zu den Keimdrüsen. Generell übt die Drüse die Funktion eines Speicherorgans für Kernsubstanzen (sog. Nukleoproteide) aus. Zu geringe Bildung des Th. führt zu einer Unterentwicklung der lymphatischen Organe; Antikörper können dann nur geringfügig oder gar nicht gebildet werden.

thyreogen: auf die Schilddrüse bezogen, von der Schilddrüse ausgehend.

Thyreoidea f: s. Schilddrüse*, Glandula thyreoidea.

Thyreoidektomie f: teilweise oder vollkommene Entfernung der Schilddrüse.

thyreoideus: schildförmig.

Thyreoiditis f: Schilddrüsenentzündung:

1. akut vor allem nach Fokalinfektionen*, führt zu äußerst schmerzhaften Anschwellungen des Schilddrüsengewebes;
2. chronisch, entweder als sog. eisenharte Struma fibrosa Riedel, eine schwielige Verhärtung des Gewebes, oder als chronische Thyreoiditis Hashimoto, eine Antikörperkrankheit, die zur Selbstzerstörung von Drüsengewebe mit anschließender Wucherung des epithelialen Gewebes und narbiger Umwandlung führt.

Thyreotoxikose f: Begriff für alle Überfunktionen der Schilddrüse. S. Hyperthyreose*, Morbus Basedow*.

Tibia f: Schienbein, der kräftigere, innenliegende Unterschenkelknochen.

Tic (Tick) m: gleichförmige, sich häufig wiederholende, unwillkürlich-reflektorisch ablaufende Tätigkeit, wie Hüsteln, Schnüffeln, Grimassenschneiden, Augenzwinkern, Halsrollen usw. Bildet sich vor allen Dingen oft bei heranwachsenden Neuropathen* aus.

tierpathogen: Charakterisierung von Erregern, die vorwiegend bei Tieren, in vielen Fällen aber auch gleichzeitig beim Menschen Krankheiten hervorrufen.

Tinnitus aurium (lat. »Geklingel im Ohr«, Ohrgeräusche): Ohrgeräusche können anfallsweise in Zeitabständen wiederkehrend, anhaltend und/oder sich steigernd auftreten. Häufige Ursachen sind Krankheiten des Mittelohrs, Otitis media*, Sklerosen* im Ohrbereich, Morbus Menière*, Katarrh der Tuben*, Traumatisierungen durch extreme Lärmpegel etc. Das Hören des eigenen Pulses ist bei Hypertonie, arteriellen Stenosen (v. a. Halsschlagader) und allgem. Durchblutungsstörungen zu beobachten. Bei akuten Durchblutungsstörungen des Gleichgewichtsorgans (Labyrinth*), meist infolge von Mikro-Embolien*, treten akut Innenohrgeräusche verschiedener Art (Pfeifen, Rauschen, Ratter- und Sirenentöne etc.) mit einer oft unerträglichen Intensität auf. Nur bei einer umgehenden Therapie (innerhalb von 48 Stunden) besteht die Möglichkeit, die Erscheinungen wieder voll zurückzubilden. Eine wirkungsvolle Sofortmaßnahme bei dieser Art von T. a. besteht nach Erfahrung des Verfassers darin, den Mund angespannt zu öffnen, dabei den Unterkiefer hin und her zu schieben und den nach unten geneigten Kopf zu schütteln; auch wenn dadurch die Erscheinungen vollständig verschwinden, ist doch eine ärztliche Konsultation dringend anzuraten.

TNM-Klassifikation: eine Studieneinteilung bösartiger Tumoren, die weltweit einheitlich definiert ist (*T*umor/*N*odulus/*M*etastase).

T beschreibt Größe und Tumorausdehnung, unterteilt in T_1 (kleiner Primärtumor) bis T_l (weit fortgeschrittener, tief ins Gewebe infiltrierender Tumor). *N* (Nodulus = Knoten) beschreibt den Befall der regionalen Lymphknoten mit Tumormetastasen*, unterteilt in N_o (kein Befall) und in N_1 (Befall der regionalen Lymphknoten mit Metastasen) bis N_4 (zunehmender Befall bis zu juxtaregionalen [aneinander anliegende, verbackene] Lymphknoten).

M (Metastase*) beschreibt die Absiedlung von Tochtergeschwülsten in ferngelegene Regionen und Organe, z. B. M_{oss} = Knochenmetastasen, M_{hep} = Lebermetastasen; M_o bedeutet, daß keine Fernmetastasen vorliegen.

Die gebräuchlichen Abkürzungen für die Organe sind: EYE Augen, SKI Haut, BRA Hirn, OSS Knochen, MAR Knochenmark, HEP Leber, PUL Lunge, LYM Lymphknoten, PLE Pleura, OTH alle änderen Gewebe.

Beispiel für die TNM-Klassifikation eines Mamma*-Karzinoms*, dessen Primärtumor mit der Haut verwachsen ist und der einen Durchmesser von 3 cm hat, in der Achselhöhle untereinander verbackene Metastasenlymphknoten aufweist und in das Knochensystem Fernmetastasen gestreut hat: $T_1N_2M_{oss3}$.

Tod, klinischer: Grobklinisch besteht Herz- und Atemstillstand, was jedoch durch sofortige Reanimations- (Wiederbelebungs-) Versuche wie Herzmassage, Sauerstoffbeatmung, Anregung der Herztätigkeit durch Medikamente oder elektrischen Strom, Transfusion* von Blut in die Arterien usw. verschiedentlich noch rückgängig gemacht werden kann. Kommen Atmung und Kreislauftätigkeit in der Phase des sog. klinischen T. bereits so weit zum Erliegen, daß mangelnde Sauerstoff- und Blutversorgung des Zentralnervensystems zum Zelltod der Nervenzellen führen (bei völligem Atem- und Herzstillstand nach etwa 3–4 Minuten), so tritt der endgültige, biologische Tod ein.

Todeszeichen: beim biologischen Tod nicht mehr rückgängig zu machende Beendigung der Hirntätigkeit:

1. Totenstarre der Muskulatur durch Quellung des Muskeleiweißes, 6–8 Stunden nach dem Tod am Kopf beginnend und danach gegen die Beine zu verlaufend, nach 48–60 Stunden sich in der gleichen Richtung wieder lösend;
2. Totenflecke, blau-graue Hautverfärbungen an den der Erdschwerkraft zugewandten Körperstellen durch Absenkung des Blutes;
3. Gewebsauflösungen durch Enzy-

me* der körpereigenen Zellen und schließlich Übergang in Fäulnis.

Todeszeitpunkt: klare Definition: T. ist , unabhängig von Herz- und Atemfunktion, der Zeitpunkt des Hirntodes (Erlöschen der vitalen Hirnfunktionen).

Ungefähre Anhaltspunkte für die nachträgliche Bestimmung des T. geben die *unsicheren Todeszeichen* und die *Leichenerscheinungen.* Die Kenntnis der unsicheren Todeszeichen ist für die Reanimation* wichtig, da trotz dieser Zeichen der Hirntod noch nicht eingetreten und die Reanimation erfolgreich sein kann.

Erscheinung	**Eintritt nach**
Unsichere Todeszeichen	
Trübung der Hornhaut	ca. 1 Std.
bei geschlossenem Auge	ca. 24 Std.
Spürbare Abkühlung	
unbedeckte Körperteile	ca. 1–2 Std.
bedeckte Körperteile	ca. 4–5 Std.
Leichenerscheinungen	
Totenflecke	
an tiefliegenden Partien	ab ca. 30 Min.
am übrigen Körper	ca. 1 Std.
deutlich konfluierend	ca. 2 Std.
voll ausgeprägt und konfluiert	ca. 4 Std.
wegdrückbar (Fingerdruck)	bis 10 Std.
nicht wegdrückbar	12 Std.
bei Umlagerung wandernd	bis 4 Std.
bei Umlagerung unvollständig wandernd	6–12 Std.
Totenstarre	
am Kiefergelenk	ca. 2–3 Std.
am ganzen Körper	ca. 8–10 Std.
nach gewaltsamer Lösung wiederauftretend,	ca. 7–8 Std.
Beginn der spontanen Lösung	ca. 2 Tage
vollständige Lösung	ca. 3–4 Tage

Toleranz f: Duldsamkeit. Im medizinischen Sinne die Fähigkeit des Organismus, an sich schädigende bzw. giftige Substanzen, beispielsweise Nikotin, Alkohol, Medikamente usw., zu vertragen.

Toleranz, immunologische: liegt vor, wenn bei einem Reiz, der normalerweise zur Antigenbildung führt, eine immunisierende* Reaktion ausbleibt. Diese immunbiologische Toleranz besteht von Natur aus gegen die körpereigenen Substanzen.

Tollwut: Lyssa, Rabies, Hundswut. Hervorgerufen durch ein Virus, wird durch infizierten Speichel übertragen. Eine geringfügige Hautverletzung (Kratzer) genügt als Eintrittspforte, hauptsächlich sind es jedoch Bißwunden. Bei uns ist der Fuchs Hauptüberträger der Krankheit, aber auch Hunde, Katzen, Wildschweine, Rehe und sonstiges Wild können infiziert sein. Igel sind äußerst selten tollwutkrank. Grundsätzlich gilt, daß die Berührung mit Wild, welches sich auffällig zahm oder angriffslustig benimmt, streng gemieden werden muß. Tote Tiere auf keinen Fall anfassen (gefährliche Unsitte, toten Füchsen den Schwanz abzuschneiden). Grundlos beißende Haustiere sind tollwutverdächtig und eingesperrt 7 Tage zu beobachten. Bleibt das Tier gesund, so führte der Biß zu keiner Infektion. Besteht Verdacht, daß man durch den Biß eines Tieres oder Berührung eines Kadavers mit Tollwut infiziert wurde, so muß auf alle Fälle vom Arzt Tollwut-Antiserum (Vaccine) in der vorgeschriebenen Dosierung gegeben werden. Kommt die Krankheit zum Ausbruch, so beginnt sie mit zunehmenden Erregungszuständen, welche mit Perioden lethargischer Ruhe abwechseln. Die Muskeln werden spastisch verkrampft, Kehlkopfkrämpfe führen dazu, daß der Patient das Trinken strikt ablehnt und gesteigert Angst bekommt, ersticken zu müssen. Es wird laufend zähflüssiger Speichel abgesondert. Sind diese Symptome zum Ausbruch gekommen, so tritt immer nach 2–3 Tagen der Tod durch Lähmung, Herz- und Atemversagen ein. Therapeutische Maßnahmen gibt es dann nicht mehr, während rechtzeitige Vaccine-Injektionen das Ausbrechen der Krankheit sicher verhindern. Die Zeit zwischen Infektion und Auftreten der ersten Symptome (Inkubation) schwankt in der Regel zwischen 3 und 7 Wochen, kann aber auch nur 10–12 Tage oder bis zu 2 Jahre betragen. In jedem Fall bleibt genügend Zeit, um verdächtige Haustiere vor Einleitung der Vaccination isoliert zu beobachten. Bemerkenswert ist, daß übertriebene Furcht vor der Krankheit durch Hysterie zu Erscheinungsbildern führt, die mit denen der Tollwut übereinstimmen.

Tomographie f: s. Röntgenschichtbildverfahren*.

Tomomanie f: krankhafter Trieb, zu operieren oder auch operiert zu werden.

Tonga f: s. Frambösie*.

tonisch: Zustand bei erhöhtem Tonus*.

tonisieren: kräftigen, stärken.

Tonsilla, Tonsille f: Mandel; knotenförmiges lymphatisches* Gewebe an der Grenze zwischen Schlund und Mundhöhle. Man unterscheidet die Gaumen- (T. palatina), Zungen- (T. lingualis) und Rachenmandel-T. (T. pharyngica). S. Abb. rechts.

Tonsillektomie f: chirurgische Ausschälung (Entfernung) der Gaumenmandeln.

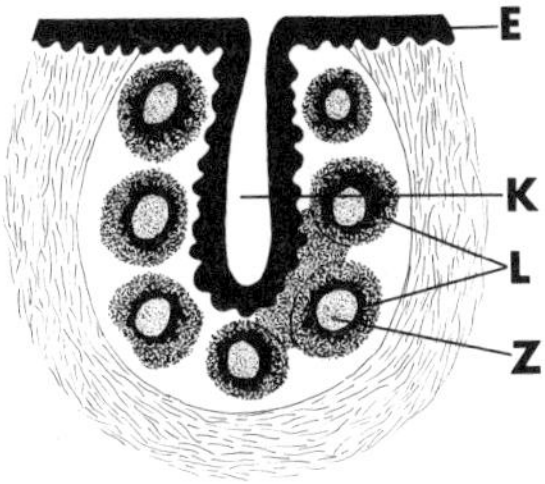

Tonsille: (E) Epithel*; (K) Krypte (Einbuchtung); (L) Lymphfollikel, das sind knötchenförmige Zusammenballungen von Lymphozyten* in einem retikulären* Maschennetz. In der Mitte dieser Follikel ist das sog. Keimzentrum (Z), in dem Lymphozyten gebildet werden und zerfallen. Tonsillen sind ebenso wie Lymphknoten* biologische Filterorgane in Blut- und Lymphbahnen zum Abfangen eingedrungener Keime.

Tonsillitis f: Mandelentzündung = Angina, akute*.

Tonsillotomie f: Kappung der Gaumenmandel, d. h. nur teilweise Abtragung von wucherendem Gaumenmandelgewebe. Wird heute wegen

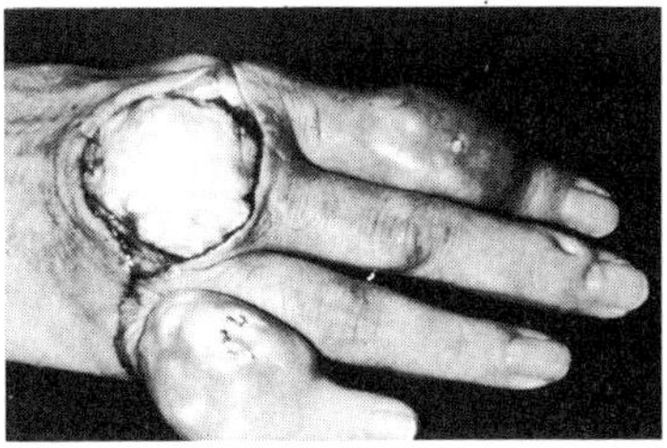

Abb. zeigt aufgebrochene *Gicht-Tophi* an der Hand. Gichtknoten enthalten Gewebstrümmer, fertig entartete und zerfallene Zellen, Harnsäurekristalle und Cholesterin. Bei Verschleppung des Zustandes kann es zur Geschwürsbildung kommen.

der nach der Operation auftretenden Komplikationen kaum mehr angewandt.

Tonus m: der durch die Nerven bewirkte normale Spannungszustand der Muskulatur.

Tophus, Tophi: die Knoten, wie sie bei Gicht* auftreten. S. Abb. S. 587.

topisch: örtlich.

Topographie f: Beschreibung der anatomischen Lage einzelner Organe und Körperregionen zueinander.

torpid: schlaff, langsam, nicht zu beeinflussen.

Torpor m: Regungslosigkeit, Stumpfheit.

torsieren: drehen.

Torsion f: Drehung von Tumoren, Organen, Zysten usw. um ihre eigene Achse.

Tortikollis m: Schiefhals, s. Caput obstipum*.

Torulosis: Blastomykose*, Kryptokokkose. Eine Pilzerkrankung, vor allem im Säuglingsalter (Erreger Cryptococcus neoformans, eine Hefeart), die als sog. Systemmykose* Lunge, Zentralnervensystem und Haut befällt und dort zu schwerwiegenden, tödlich endenden Infektionen führt.

Torus m: Wulst, anatomischer Begriff.

Totalexstirpation f: vollkommene chirurgische Entfernung eines Organs und seiner Anhangsgebilde.

Totenflecken: s. Todeszeichen*.

Totenstarre: s. Todeszeichen*.

Totgeburt: Kind, das ausgereift (Reifezeichen*) war und unmittelbar vor oder während der Geburt verstorben ist. Ursachen sind schwere Infektionskrankheiten der Mutter, vor allem Toxoplasmose* und Diabetes mellitus*, Übertragung, Nabelschnurvorfall*, vorzeitige Plazentalösung*, Erkrankung des Fetus im Mutterleib oder schwere Verletzung während der Geburt.

touchieren: Tastuntersuchung mit dem Finger, hauptsächlich in der Scheide und im Mastdarm, aber auch Ätzung von Wunden mit dem Ätzstift.

Toxämie, Toxikämie f: Anwesenheit giftig (toxisch) wirkender Substanzen im kreisenden Blut. Sie können sowohl von außen zugeführt worden sein als auch im Körper selbst entstehen.

Toxidermie f: Hautausschlag, der durch eine Antigen-Antikörper-Reaktion* entsteht und durch Hautkontakt, Aufnahme über den Magen-Darm-Trakt oder durch Einspritzung des allergisierenden Stoffes zustande kommt.

Toxikologie f: Lehre von den Giftstoffen.

Toxikose f: Vergiftungszustand, vor allem, wenn er durch körpereigene Substanzen hervorgerufen wird, z. B. Thyreo*-T.

Toxin n: Giftstoff tierischer, pflanzlicher oder bakterieller Herkunft. Bei den Bakteriengiftstoffen unterscheidet man:

1. Ekto- und
2. Endotoxine*.

Ektotoxine werden von lebenden Bakterien abgesondert; Endotoxine werden bei Auflösung des toten Bakterienleibes frei.

Toxinämie f: im Blut frei kreisende Bakteriengifte.

toxisch: giftig wirkend.

toxogen: durch Gifte erzeugt.

Toxoplasmose f: anzeigepflichtige

Infektionskrankheit, die durch Toxoplasma gondii, gramnegative Protozoen*, hervorgerufen und entweder durch den Kontakt mit erkrankten Haustieren oder durch den Genuß von infiziertem rohen Fleisch, rohen Eiern und verschiedenen anderen Lebensmitteln übertragen werden kann. Es kommt zur Bildung begrenzter herdförmiger Entzündungen, in denen sich zysten*-ähnliche Gebilde finden, die zum Teil in Nekrosen* übergehen. Betroffen werden können auch Feten durch Übertritt des Erregers im Plazentablut der erkrankten Mutter. Speziell beim Fetus und bei

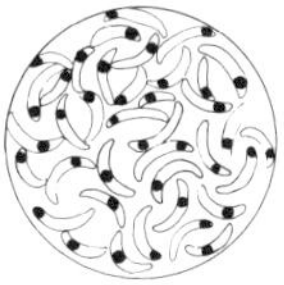

Toxoplasma gondii

Säuglingen wird bevorzugt das Gehirn von der Infektion betroffen. Beim akuten Verlauf kommt es zu grippeähnlichen Erscheinungen mit starken, andauernden Kopfschmerzen, Fieber, Angina und Lymphknotenschwellung am Hals. Beim chronischen Verlauf sind kennzeichnend: schubweises Fieber, wechselnd starke Kopfschmerzen, psychische Veränderungen und Bildung der Herde in Leber, Milz, Lymphknoten, Auge und im Zentralnervensystem. Bisher gibt es keine spezifische Behandlung, so daß der Verlauf der Krankheit schlecht ist.

Trachea f: Luftröhre.

Tracheitis f: Entzündung der Schleimhaut der Luftröhre.

Tracheomalazie f: Erweichen der Knorpelringe der Luftröhre.

Tracheoskopie f: direkte Spiegelbesichtigung der Trachea* unter Beleuchtung mit dem Bronchoskop oder indirekte Besichtigung mit dem Kehlkopfspiegel.

Tracheostenose f: Verengung des Hohlraumdurchmessers der Luftröhre.

Tracheotomie f: Luftröhrenschnitt. Chirurgische Eröffnung der Luftröhre oberhalb oder unterhalb der Schilddrüsenenge bei Erstickungsgefahr.

Tracheozele f: Bruch der Luftröhre.

Trachom n: ägyptische Augenkrankheit. Anzeigepflichtige Schmierinfektionskrankheit der Bindehaut, die in tropischen Ländern endemisch bis epidemisch auftritt. Erreger sind die Trachomviren, durch welche eine Vielzahl kornähnlicher Follikel* in der oberen Bindehaut gebildet werden, was zu chronischer Bindehautvernarbung und schließlich zur Erblindung führt. Hauptüberträger der Viren sind Fliegen. Das T. ist in Afrika, Südamerika und Asien noch die am häufigsten verbreitete Ursache für Erblindung, von der rund eine halbe Milliarde Menschen befallen sind.

Tractus m: Zug, Strang, Bahn. Anatomische Bezeichnung, insbesondere von Abschnitten im Gehirn und Rückenmark.

Tränendrüse: Glandula lacrimalis. Schlauchförmige Drüsen, die in ca. 15 Ausführungsgängen in die obere Falte des Bindehautsackes einmünden. Die Tränenflüssigkeit dient zur Befeuchtung des Auges und zum Ausschwemmen von Fremdkörpern. Sie enthält Kochsalz, Eiweißsubstanzen und Traubenzucker.

Tragi m: die Haare im äußeren Gehörgang.

Tragus m: der Vorsprung vor der Öffnung des äußeren Gehörgangs.

Trance f: hypnose*-ähnlicher Zustand. Kann bei Medien im Verlauf von spiritistischen Sitzungen bis zur Bewußtlosigkeit reichen.

Tranquilizer: Arzneimittel bzw. Substanzen mit beruhigenden, angstlösenden, schlaffördernden u. ä. Wirkungen. Bei längerer Einnahme besteht Abhängigkeitsgefahr. Die Wirkung der T. kann durch Alkoholkonsum (u. U. lebensbedrohlich) verstärkt werden.

Transaminasen: Enzyme*, unter deren Mitwirkung Aminosäuren gebildet werden (Transaminierung). Sie geben auch wichtige diagnostische* Hinweise bei verschiedenen Erkrankungen.

Transferrin: lockere chemische Verbindung von Eisen an Eiweiß (Beta-Globulin*) zum Zwecke des Transportes nach der Resorption* in der Darmwand. Diese Verbindung wird beim Übertritt ins Blut hergestellt.

Transfusion f: Übertragung, z. B. von Blut. Bluttransfusion*.

Transfusionshepatitis f: Auftreten einer Virus-Hepatitis* durch Übertragung des Virus von kranken Spendern auf die Empfänger.

Transfusionszwischenfälle: häufig lebensgefährliche Reaktionen von Empfängern bei Bluttransfusionen. Sie können ausgelöst werden:

1. durch Blutgruppenunverträglichkeit. Stimmen beispielsweise die A-, B- oder O-Faktoren von Empfänger und Spender nicht überein, so kommt es binnen weniger Minuten zu schweren Erscheinungen wie Schüttelfrost, Kreuz- und Nierenschmerzen, Erbrechen, hochgradiger Atemnot, Schock, Nierenversagen. Stimmen Rhesus-Faktor und die übrigen Blutfaktoren nicht überein, so kommt es erst Stunden nach der Transfusion zu einer langsam zunehmenden Blutzersetzung, der sog. Hämolyse;
2. Eiweißunverträglichkeit des übertragenen Blutes führt zu allergischen Reaktionen, die sofort, dann meist unter Schockzeichen (anaphylaktischer Schock*, s. Serumkrankheiten*), oder auch Stunden bis Tage nach erfolgter Transfusion auftreten können;
3. pyrogene Reaktionen als Folge der Übertragung von Pyrogenen*, das sind Giftsubstanzen von Erregern. Die Erscheinungen sind schwere Schüttelfröste mit Kreislaufkollaps und Kreislaufversagen;
4. Übertragung von Krankheitserregern direkt, die entweder im Spenderblut vorhanden sind oder sekundär durch Konservengefäße, Übertragungsgeräte usw. eingeschleppt werden. Die Folgen sind Sepsis*, Bakteriämie* usw.

transkortikal: die Verbindungen der Hirnrindenbezirke untereinander betreffend.

transkutan: durch die Haut = perkutan.

Transparenz f: Lichtdurchlässigkeit; transparent = durchscheinend, durchsichtig.

Transpiration f: Ausdünstung durch die Haut, Schweißabsonderung.

Transplantatabstoßung: s. Abstoßungsreaktion*.

Transplantation f: Überpflanzung, Übertragung von Gewebe und Organen. Durch die Möglichkeit, funktionsuntüchtig gewordene lebensnotwendige Organe zu ersetzen, wird eine wesentliche Voraussetzung geschaffen, auch diejenigen Erkrankungen zu beherrschen, die bisher durch Zerstörung dieser Organe zum Tod führten. Man glaubte zunächst, nur durch die Transplantation gesunder Organe von fremden Spendern entscheidende Fortschritte in dieser Richtung erzielen zu können. Inzwischen weiß man, daß der künstliche Ersatz von Organteilen ebenso erfolgreich, dabei risikoärmer und bedeutend länger funktionsfähig ist.

Anfänglich traten bei der Transplantation von Organen fremder Spender fast unüberbrückbare Schwierigkeiten auf. Durch die Immunreaktion* des Organ-Empfängers werden zelluläre und humorale (= hormonelle) Abwehrkräfte mobilisiert (Immunsupression), die zu einer Abstoßungsreaktion gegen das Transplantat führen. Wurde erneut ein weiteres Organ transplantiert, so war diese Abstoßungsreaktion noch wesentlich heftiger. Erst als es gelang, diese immunbiologischen Reaktionen medikamentös (z. B. durch Kortisone) und durch Schwächung der reaktiven Zellsysteme (z. B. der Lymphozyten) zu hemmen bzw. einzudämmen, nahm die Überlebenszeit der Transplantate zu. Die Operationstechnik ist für alle Transplantationen so weit entwickelt, daß sie für ein geübtes Team praktisch Routine ohne nennenswerte Zwischenfälle geworden ist. Das Problem liegt immer noch in der Immunreaktion* des Empfängers. Haben Spender und Empfänger unterschiedliche Antigen*-Muster, wird beim Empfänger eine Immunantwort* ausgelöst, die zur Abstoßung des Transplantates führen kann. Durch inzwischen immer besser verträgliche Medikamente, welche die Immunreaktion hemmen, durch sorgfältige Auswahl bezüglich der biogenetischen Anpassungsfähigkeit von Empfänger und Transplantat und durch die Möglichkeiten einer schonenden Strahlen*-Therapie sind heute bereits bedeutende Fortschritte erreicht worden. Eine beachtliche Anzahl der Nieren- und auch der Herztransplantationen warten bereits mit Überlebenszeiten von mehr als 10 Jahren bei zufriedenstellender Lebensqualität auf. Die T. von Leber und Bauchspeicheldrüse weist noch keine derartigen Erfolge auf, die derzeitigen Überlebensraten liegen maximal knapp über 2 Jahren. Dasselbe gilt für die kombinierte Herz-Lungen-Transplantation. Die günstigsten Ergebnisse erzielt man neben der Autotransplantation* (T. von eigenem Gewebe) mit Organen von eineiigen Zwillingen und von nahen Verwandten. Erfolgversprechend verlaufen Eingriffe, bei denen das Spenderorgan zur Entlastung des kranken Organs nur zeitweise sozusagen »danebengeschaltet« wird. Inzwischen soll dem geschädigten Organ die Möglichkeit gegeben werden, sich unter Arbeitsentlastung zu erholen. Auch tierische Organe (z. B. Schweineleber) finden dabei Verwendung. Wesentlich einfacher gestalten sich

Transplantationen von Gewebeteilen, die auch in einer sog. *Gewebebank* auf Vorrat gehalten werden können, wobei man von Konservierungsmaßnahmen, vorwiegend durch Tiefkühlung, Gebrauch macht.

Am bekanntesten ist die *Blutkonserve,* die zum Ausgleich bei großen Blutverlusten, aber auch zur Auffrischung der geformten Bestandteile bei verschiedenen Blutkrankheiten Verwendung findet. Erst in letzter Zeit geht man immer mehr dazu über, bei geplanten Operationen dem Patienten schon Wochen vor der Operation in einigen Sitzungen eine ausreichende Menge Blut abzunehmen und zu konservieren, um dann im Bedarfsfalle sein eigenes Blut für Transfusionen wieder verfügbar zu haben. Der entscheidende Vorteil dabei ist der Fortfall von Unverträglichkeitsrisiken und aufwendigen Verträglichkeitsproben. Die vor der Operation entnommenen Blutmengen werden vom Körper rechtzeitig und ohne nennenswerte Belastungen wieder nachgebildet – ein Beispiel von vielen, das zeigt, welche Möglichkeiten, die einfach und selbstverständlich erscheinen, doch erst relativ spät erschlossen wurden.

Die gebräuchlichsten *Gewebstransplantate* sind Hornhaut des Auges, Blutgefäße zur Überbrückung größerer Defekte (z. B. Aorta) und größere Knochenteile, wenn die Entnahme im eigenen Skelett des Empfängers eine zu große Schwächung bedeuten würde. Diese Gewebstransplantate heilen nicht ein, sondern werden vom Empfängerorganismus nach und nach abgebaut und durch körpereigenes Gewebe wieder ersetzt.

Die günstigsten Ergebnisse werden bei den sog. *Autotransplantationen* erzielt, d. h., körpereigenes Gewebe wird an einer Stelle entnommen (wobei nur ein geringfügiger selbstheilender Defekt entsteht), um an der benötigten Stelle wieder eingepflanzt zu werden. Am gebräuchlichsten ist die Übertragung von Haut, von Sehnen, Knochenspänen, Nerven, Gefäßen und von Faszien (das sind die sehnenähnlichen Umhüllungen der Muskeln) als Ersatz für Sehnen. Sicher wird man auch hier durch Verfeinerung der Methode immer mehr in die Lage kommen, verschiedene Organdefekte mit körpereigenem Gewebe relativ risikolos und mit gutem Erfolg heilen zu können. Eine Sonderstellung nimmt die Entwicklung der *Replantationen* ein. Darunter versteht man die operative Wiederangliederung abgetrennter Körperteile, z. B. Finger, Hände, Füße, Ohrmuscheln und Teile der Nase. Bisher werden derartige Replantationen mit Aussicht auf Erfolg nur an speziellen Abteilungen größerer Klinken durchgeführt, da die Voraussetzung hierfür erst durch die Beherrschung der *Mikrochirurgie* möglich ist. Darunter versteht man u. a. funktionstüchtige Gefäßnähte von Arterien und Venen mit sehr kleinem Durchmesser. Außerdem sind spezielle Vorkehrungen für die Erstversorgung und den Transport des Verletzten und des Amputats notwendig. S. auch Organtransplantationen* und Organteile, künstliche*.

Transposition f: Verlagerung, z. B. von Gefäßen.

Transsudat n: Flüssigkeit, die sich in Körperhöhlen, z. B. bei Erhöhung des

Blutdruckes, gesteigerter Durchlässigkeit der Gefäßwände oder Verringerung des normalen Eiweißgehaltes des Blutplasmas, ansammelt. Besteht aus eiweißarmem bzw. eiweißfreiem Blutwasser und hat im Gegensatz zum Exsudat* keine entzündliche Ursache.

transurethral: durch die Harnröhre.

transversarius: quer verlaufend.

transvesikal: durch die Harnblase.

Transvestismus: im eigentlichen medizinischen Sinne der krankhafte Trieb, sich das Aussehen des anderen Geschlechts zu geben, sich in diesem Aufzug zu zeigen und darin eine gewisse sexuelle Befriedigung zu finden.

trapezius: trapezförmig. Anatomischer Begriff.

Traubenkokken: s. Staphylokokken*.

Traubenmole: s. Blasenmole*.

Traubenpilzkrankheit: Botryomykose, führt bis zu kirschgroßen, gestielten Granulations*-Geschwülsten auf der Haut und wird durch Kontakt mit Pferden auf vorhandene Wunden übertragen.

Traubenzucker: Glukose, s. Zukker*.

Trauma: Wunde, Verletzung, auch für Unfall schlechthin gebraucht. Man spricht außerdem auch von psychischem T., das sind schädigende Wirkungen auf das Seelenleben, im weiteren Sinne auch sogenannte psychische Konfliktsituationen.

traumatisch: durch ein Trauma* bedingt, hervorgerufen.

Trema n: die vererbbare Lücke zwischen den oberen mittleren Schneidezähnen (Diastema mediale).

Trematoden: Saugwürmer, z. B. Leberegel*, Schistosoma* usw.

Tremor m: Zittern, z. B. der Augenlider, der Lippen, der Hände, Finger usw.

Trepanation f: Eröffnung des knöchernen Schädels für chirurgische Eingriffe am Gehirn.

Treponema pallidum: früher Spirochaeta pallida = Erreger der Syphilis*.

Triangulum n: Dreieck; triangularis = dreieckig. Anatomischer Begriff.

Trias f: Kombination von drei gleichzeitig auftretenden Symptomen* oder Symptomgruppen bei bestimmten Krankheiten.

Tribade f: weibliche Homosexuelle.

Tribadie f: lesbische Liebe.

triceps: dreiköpfig. Anatomischer Begriff.

Trichalgie f: Schmerzempfindung, die bei Neurasthenikern* beim Bestreichen der Haare auftritt.

Trichinose f: Trichinenkrankheit. Trichinen infizieren den Menschen beim Genuß von rohem oder ungenügend gekochtem, trichinösem Schweinefleisch. Anfangs kommt es zu Übelkeit und Magen-Darm-Beschwerden, später stellen sich Muskelschmerzen, Fieber, Durchfälle, Krämpfe, Urtikaria und Blutungen ein. Ein Befall der Kehlkopf- und Zwerchfellmuskulatur führt zu Schluck- und Atemlähmungen. Die Behandlung ist rein symptomatisch*. Die Prognose* wird durch die Zahl der geschlüpften Larven und die Funktion der befallenen Organe bestimmt. Neuere Untersuchungen haben ergeben, daß bis zu 20 % schweinefleischverzehrender Bevölkerungsschichten im Laufe des Lebens mit Trichinen infiziert werden. Der Großteil der Trichinosen verläuft harm-

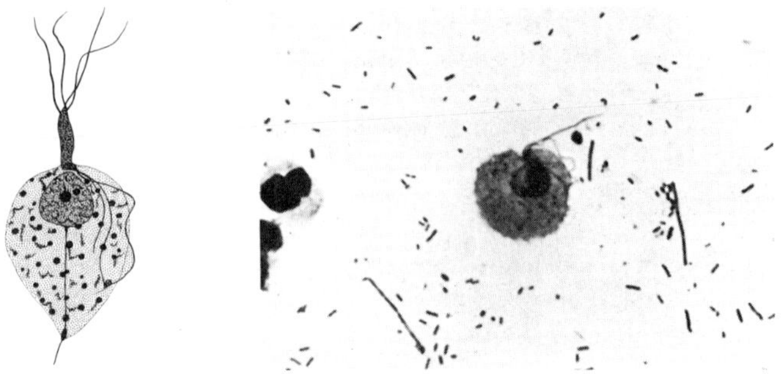

Trichomonas vaginalis (linke Abb.). Abb. rechts: zytologischer* Abstrich aus Scheide und Portio*. In der Papanicolaou*-Färbung erscheinen die Trichomonaden als kleine Tupfen, die hier in großer Zahl das Bild übersäen. Die Zellen des Vaginalepithels zeigen bei länger bestehenden Trichomonadeninfektionen häufig Kern- und Zellveränderungen. Dieser Befund wurde in die Gruppe II nach Papanicolaou* eingeordnet (aus: »diamed-serie«, Bayer AG Leverkusen).

und symptomlos. Treten jedoch die Krankheitsmerkmale auf, so liegt die Todesrate bei 5 %. Grund genug, nur ausreichend gekochtes Schweinefleisch zu essen.

Trichom n: Basalzellenkarzinom. Krebs, der von den Basalzellen* ausgeht.

Trichomanisis f: durch Geschlechtsverkehr übertragene Infektion des Urogentialsystems. Erreger sind die Trichomonaden (Trichomonas vaginalis), s. Abb. oben. Oft lange anhaltende, zeitweilig lebenslange Infektionen, die zu wiederkehrendem, dünnflüssigem, meist schaumigem und stinkendem Ausfluß, verbunden mit Juckreiz und Brennen, führen. Beim Mann kann sich als Folge eine Prostatis* entwickeln.

Trichomykose f: Lepthrix. Pilzbefall der Achselhaare.

Trichophytie f: »Scherpilzflechte«. Hervorgerufen durch Trichophyton-Pilze, zunächst von der Hornsubstanz der Haare und Nägel ausgehend, später auf mehrere Hautgebiete oberflächlich, in einzelnen Fällen auch tiefgehend mit entzündlichen, abszeßbildenden Tumoren, übergreifend. Bei Nagelbefall als sog. Trichophytia unguium = Nagelmykose* sehr häufig vorkommend. Führt in vielen Fällen zur Zerstörung der Hornsubstanz der Fuß- und Zehennägel und ist sehr hartnäckig gegen Therapiemaßnahmen.

Trichophyton: Haut- und Haarpilze, die zu ansteckenden Pilzerkrankungen (Mykosen*) führen. S. Abb. Seite 595.

Trichoptilosis f: Längsspaltung der Haare mit teilweise sehr starker Fransung von den Spitzen her.

Trichorrhexis nodosa f: Die Haare werden knotenförmig aufgetrieben, brechen dann an diesen Knoten ab und fransen aus.

Trichosis f: Allgemeinbezeichnung für Störungen des Haarwuchses, sowohl für übermäßigen Haarwuchs als

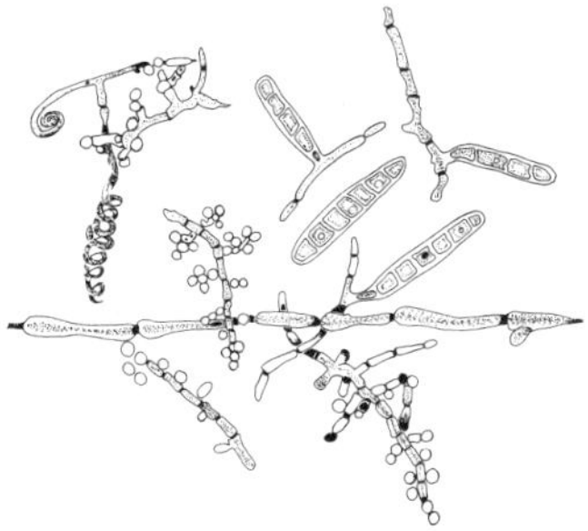

Trichophyton

auch für die verschiedenen Formen des Haarausfalls.

Trichotillomanie f: Haarrupfsucht, ein Tic*.

Trichterbecken: Verengung des Beckens, durch abnorm schmales Kreuzbein bedingt.

Trichuris trichiura: s. Peitschenwurm*.

Triebe: enge Verknüpfung psychischer Empfindungen mit Handlungen, die in ihrer ursprünglichen Form grundlegenden Funktionen des Lebens dienen und in der Tierwelt in derselben Form vorkommen, dort jedoch auch als Instinkt bezeichnet werden. Hierher gehören der Selbsterhaltungs-, der Nahrungs-, der Arterhaltungs-, der Geschlechts-, der Aufzucht-, der Pflege-T. usw. Krankhafte Störungen der T. kommen bei Psychopathie, Geisteskrankheiten und Hirnerkrankungen vor. Sie treten vorwiegend im Bereich des Geschlechtslebens (z. B. Sadismus*, Masochismus*, Nymphomanie*, Satyriasis* usw.) auf; bekannt sind jedoch auch Brandstiftungssucht, Mordtrieb, Kleptomanie* usw.

Trigeminus m: 5. Hirnnerv, sensibler Nerv des Gesichtsschädels. Eingeteilt in 3 Äste, die sich in einem Ganglion* (»Gasseri«) sammeln und von dort in einem einheitlichen Faserbündel zum Gehirnnervenkern weitergeleitet werden.

Trigeminusneuralgie f: ist durch plötzliche, meist kurzdauernde, sehr starke Schmerzattacken in dem Gebiet eines oder mehrerer Äste des den Schädel sensitiv versorgenden 5. Gehirnnervs (N. trigeminus*) gekennzeichnet. Die Anfälle werden meist durch geringfügige Reize wie Gähnen, Niesen oder auch nur durch Kauen und Sprechen ausgelöst. Ursächliche Zusammenhänge bestehen zu Infektionskrankheiten, Diabetes, Gicht, Hals-, Nasen-, Ohren- und Augenkrankheiten. Nach neuesten Forschungen sind jedoch auch schwere Zellschädigungen des Trigeminusnervknotens (Ganglion Gasseri) für die sich selbständig, ohne die angeführten Ursachen entwickelnde Erkrankung verantwortlich.

Triglyzerid: Ester* des Glyzerin* mit Fettsäuren. Die natürlichen Fette und Öle bestehen aus einer Mischung von Triglyzeriden.

Trigonum n: Dreieck; trigonus = dreieckig. Anatomischer Begriff.

Trikuspidalinsuffizienz: Defekt der zwischen dem rechten Vorhof und der rechten Kammer gelegenen Herzklappe, die bei der Systole* nicht mehr schließt.

Trikuspidalklappe: dreizipfelige Segelklappe zwischen rechtem Vorhof und rechter Herzkammer.

Tripper: s. Gonorrhoe*.

Trismus: tonischer Krampf der Kau-

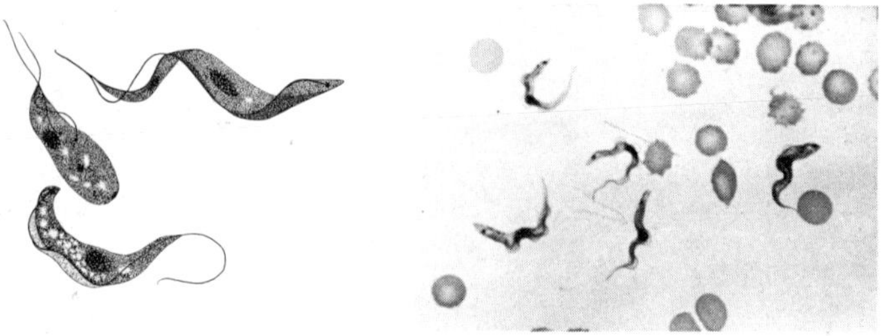

Trypanosoma gambiense (links): Erreger der Schlafkrankheit*. *Trypanosoma rhodesiense* (rechts): Erreger einer besonders bösartig verlaufenden Schlafkrankheit, Vorkommen in Rhodesien und Südafrika, mikroskopisches Bild, Blutausstrich.

muskeln, Vorkommen bei Tetanus*, Tetanie*, Epilepsie*, Meningitis*.

Trochanter m: Rollhügel. Knöcherner Fortsatz unterhalb des Gelenkkopfes des Oberschenkelknochens. Man unterscheidet den größeren T. (T. major) und den kleinen T. (T. minor). S. Schenkelhals*.

Trochlea: Rolle. Anatomische Bezeichnung für entsprechende Gebilde an Knochen.

trochlearis: zur Rolle gehörig.

Trokar (Troicart): spezielle Nadel, die dreieckig angeschliffen ist und von einem Rohr umhüllt wird, das auf diese Weise die Wandungen von Körper- oder Flüssigkeitshöhlen durchdringen kann, so daß die Flüssigkeit abgesogen werden kann oder von selbst abläuft. Verwendung zur Punktion, zur Einführung von Kathetern usw.

Trombidiose: juckende, punktförmige Hautausschläge oder Quaddeln, die durch die Gras- bzw. Erntenmilbe hervorgerufen werden. Die Milbe fällt nach 2 Tagen von selbst wieder ab, der Ausschlag verheilt.

Trommelfell: Membrana tympani. Hautscheidewand zwischen äußerem Gehörgang und Mittelohr. S. Ohr*.

Trommelfellentzündung: immer mit einer Mittelohrentzündung oder einer Entzündung des äußeren Gehörganges verbunden.

Trommelfellperforation: Durchbruch des Trommelfells. Kann zentral und randständig sein. Im zweiten Fall von fortschreitender Zerstörung der Schleimhaut und Knochen des Mittelohrs begleitet (Cholesteatombildung). *Vorsicht!* Bei Verdacht auf T. Kopf nicht unter Wasser bringen und keine Ohrspülung vornehmen.

Trommelschlegelfinger: Auftreibung der Finger an den Endgliedern. Betroffen sind dabei Knochen und Weichteile. Hinweis auf angeborene Herzfehler und chronische Lungenkrankheiten.

Trommelsucht: s. Meteroismus*, Leibaufblähung durch Gasansammlung im Darm.

Tropendysenterie f: s. Amöbenruhr*.

Tropenfieber: s. Malaria*.

Tropenkoller: krankhafter Rauschzustand, meist hervorgerufen durch die veränderten Lebensgewohnheiten in den Tropen und/oder tropische Infektionskrankheiten und begünstigt durch das tropische Klima.

Tropenkrankheiten: Infektionskrankheiten, die vorwiegend in heißen Gebieten vorkommen. Hierzu gehören insbesondere die Malaria*, das Gelbfieber*, die Amöbenruhr*, das Rückfallfieber*, die Schlafkrankheit*, der Aussatz*, die Cholera* und die Pest*.

Trophallergie: Allergie, die durch Nahrungsmittel ausgelöst wird.

trophisch: auf die Ernährung bezogen.

Trophoblasten: bilden die Außenwand der Keimblase und das Ernährungsorgan des Keimes.

Trophödem n: Elephantiasis*-ähnliche, chronische, schmerzlose Ödeme*, hauptsächlich an den Unterschenkeln auftretend.

Tropische Splenomegalie: s. Kala-Azar*.

Truncus m: Stamm, anatomischer Begriff.

Trypanosomen n: Mikroorganismen von fischähnlichem Aussehen, die eine Geißel tragen, Blutparasiten sind, als Erreger verschiedener Krankheiten, z. B. Schlafkrankheit, Chagas-Krankheit, afrikanischer Rinderseuche usw., bekannt sind und durch die Tsetsefliegen* übertragen werden. S. Abb. rechts und Seite 596.

Tsutsugamushi-Fieber: japanisches Flußfieber. Erreger ist die Rickettsia* orientalis, welche durch Milben übertragen wird und zu einem fleckfieberähnlichen Krankheitsbild führt.

TTH: thyreotropes, d. h. die Schilddrüsentätigkeit anregendes Hormon des Hypophysenvorderlappens*.

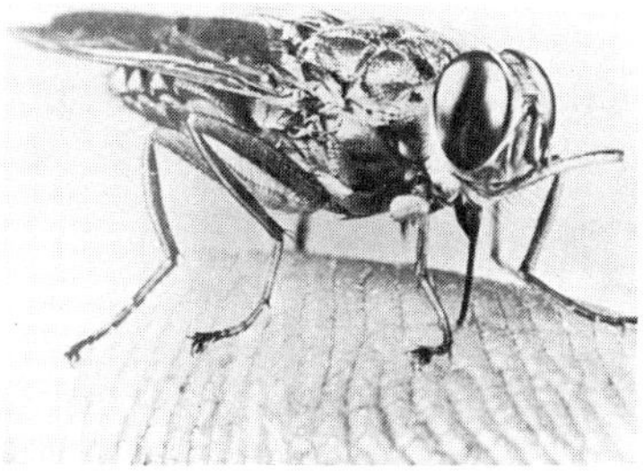

Tsetsefliege: Der Saugrüssel ist in die Haut eingebohrt.

Tuba f: Tube, Trompete, Röhre.

Tuba auditiva, Tuba eustachii: Ohrtrompete, s. Ohr*.

Tuba uterina: s. Eileiter*.

Tubarabort: Ausstoßung einer Eileiterschwangerschaft* in die Bauchhöhle, die häufig mit einer Tubenruptur* und bedrohlichen Blutungen verbunden ist.

Tubargravidität: Eileiterschwangerschaft, s. Extrauteringravidität*.

Tube: Kurzform für Tuba uterina.

Tubendurchblasung: s. Perturbation*.

Tubenruptur: Platzen des Eileiters*.

Tubensterilisation: Unfruchtbarmachung durch Unterbindung oder Durchtrennung der Eileiter*.

Tuber n: Knollen. Anatomischer Begriff.

Tuberkel, Tuberkulum n: Knötchen von spezifischem Aufbau. Entstehen im Gewebe bei tuberkulöser Infektion und verkäsen vom Zentrum her.

Tuberkulide: Hauttuberkulosen, die auf dem Blutwege zustande kommen und durch schubweise auftretende Ekzeme gekennzeichnet sind. Sie verlaufen chronisch, in der Regel jedoch verhältnismäßig gutartig.

Tuberkulin: Gifte und Zerfallsprodukte der Tuberkelbazillen.

Tuberkulinreaktion: Nach Verabreichung von Tuberkulin* kann es lokal zur Bildung von Rötung und Quaddeln in Gebieten bereits bestehender tuberkulöser Erkrankungen, zu Herdreaktionen und allgemein zu Fieber und körperlicher Schwäche kommen.

tuberkulös: an Tuberkulose erkrankt.

Tuberkulom n: runder Herd aus tuberkulösem Gewebe, der bis zur Größe einer Faust anwächst, sich vorwiegend in Lunge, Leber, Milz und Hirn findet und vom Zentrum her käsig einschmilzt und zerfällt.

Tuberkulose f: Tb, Tbk, Tbc. Eine anzeigepflichtige Infektionskrankheit, die durch Tuberkulosebazillen* hervorgerufen und durch die Ausbildung von Tuberkeln* gekennzeichnet ist. Voraussetzungen für das Entstehen einer T. sind u. a. erbliche Belastung, Disposition, allgemeine Schwächung des körperlichen Widerstandes, Organschäden durch andere bestehende und vorangegangene Erkrankungen usw. Die Bakterien, welche durch Einatmen über den Magen-Darm-Kanal, durch Verletzungen der Haut und Schleimhäute usw. in den Körper eindringen, verbreiten sich über Lymph- und Blutbahn und befallen der Häufigkeit nach folgende Organe: Lungen, Lymphknoten, Darmschleimhaut, Kehlkopf, Nieren, Leber, Nebennieren, Knochen, Haut und Zentralnervensystem. Der Körper reagiert auf die T.-Infektion entweder mit der Produktion von wuchernden Granulomen = Tuberkelbildung oder mit der Bildung entzündlicher abgekapselter Flüssigkeitsansammlungen (Exsudat), die ebenso verkäsen wie Tuberkel. Von besonderer Bedeutung ist nach wie vor die Lungen-T.; die Primärinfektion, insbesondere bei Kindern, erfolgt in der Regel durch Sensibilisierung nach Genuß nicht genügend sterilisierter Milch von tuberkulösen Kühen und durch anschließende Einatmung menschlicher Tuberkelbazillen (Tröpfcheninhalation, Staub). Sie bleibt meist ohne Folgen. Erst die fortdauernde Reinfektion Jugendlicher führt zum Ausbruch der Erkrankung, aber auch eine allgemeine Abwehrschwäche (Unterernährung, Alkoholismus, Diabetes, Silikose, allgemeine Lungenkrankheiten usw.) kann die Manifestation der Krankheit in jedem Lebensalter begünstigen. Gefährdet sind auch alte geschwächte Menschen (sog. »Altersphthise«). Die T. ist eine »stille Krankheit«, d. h., sie macht bis zuletzt wenig Symptome. Am ehesten können noch Unbehagen, leichte Ermüdung, Appetitlosigkeit, Gewichtsabnahme und ständig gering erhöhte Temperaturen ein Hinweis sein, um die sicherste Diagnosemaßnahme zu veranlassen, die Röntgenuntersuchung. Damit kann der weitaus größte Teil dieser Erkrankung auch im Frühstadium entdeckt werden, was über die Dringlichkeit und den Wert dieser Untersuchungsmethode genug aussagt. Wertvolle Diagnosemaßnahmen sind außerdem die Tuberkulin-Hauttests (Morosalbe, Alttuberkulin, Tb-Injektion, Tine- und Tuberkulintest) und die bakteriologischen Untersuchungen von Körperausscheidungen, Sekreten und Geweben, vor allem von Lymphdrüsen, auf Tuberkelbazillen. Wegen der schützenden Wachshülle des Tuberkelbazillus waren lange Zeit keine Medikamente wirksam. Die *Knochentuberkulose* entsteht praktisch immer durch Verschleppung der Bakterien aus einem anderen, bereits befallenen Organ (Lunge, Magen-Darm-Trakt) auf dem Blutwege. Sie tritt meist bei Kindern auf und äußerst sich im Anfangsstadium durch Druckschmerz, Schwellung naheliegender Gelenke und Gelenkergüsse. Röntgenbefunde sind erst relativ spät erkennbar. Für eine frühzeitige Diagnose ist der Nachweis der Erreger in Gelenkflüssigkeiten und Gewebsabsonderungen sowie in entnommenen Gewebsteilen entscheidend.

Tuberkulosebakterien: Mycobacterium tuberculosis, entdeckt 1882 von Robert Koch, zur Ordnung der Actinomycetales gehörend, ein gramnegatives, leicht gekrümmtes, unbewegliches, schlankes Stäbchen, das aerob wächst und durch eine wachsähnliche Hülle äußerst widerstandsfähig gegen Substanzen ist, die Bakterien sonst zu schädigen vermögen, und das sich damit auch lange Zeit gegen Antibiotika*, Sulfonamide* und sonstige Medikamente erfolgreich zur Wehr setzen konnte. Es gibt verschiedene, sich ähnelnde Typen, das M. tuberculosis, Erreger der menschlichen Tbk, das M. bovis, Erreger der Tbk bei Rindern, auch für den Menschen pathogen, M. avium, Erreger der Geflügel-Tbk, für den Menschen nur zum Teil pathogen.

Tuberkulostatika: Wegen der schützenden Wachshülle des Erregers gab es lange Zeit keine wirksamen Medikamente gegen Tuberkulose. Eine Wende brachten erst die T., spezifische Antibiotika bzw. Chemotherapeutika, welche die Schutzschicht der Tuberkelbazillen zu durchdringen vermögen und deren weiteres Wachstum verhindern können. Die wichtigsten sind Isoniazid (Isonikotinsäurehydrazid, INH), Rifampicin (RNP), Streptomycin (SM), Ethambutol (EMB) und Prothionamid (PTA). Weitere T. wie Paraminosalicylsäure, Viomycin, Pyrazinamid usw. gelten als sog. Reservemedikamente, die erst bei Entwicklung einer Resistenz gegen die vorgenannten herangezogen werden sollen.

Tuberositas f: rauhflächiger Höcker am Knochen, anatomischer Begriff.

tuberosus: höckerig.

tubulär, tubulös: röhren- bzw. schlauchförmig. Hauptsächlich als Definition für Drüsenformen verwendet.

Tubulus m: das Röhrchen, Bezeichnung für Haarkanälchen der Nieren etc. und für kleine Drüsenschläuche.

Tubus m: Röhre.

Türkensattel: s. Sella turcica*.

Tularämie f: Hasenpest. Anzeigepflichtige Infektionskrankheit, die vorwiegend durch Kontakt mit Nagetieren, durch deren Zecken oder auch durch Nahrungsmittel übertragen wird. Erreger sind die T.-Bakterien (Pasteurella tularensis). Nach einer Inkubation von 2–5 Tagen kommt es zu ulzerierenden* Geschwülsten mit Lymphknotenschwellungen, in einem Teil der Fälle zusätzlich zu hochfieberhaften inneren Verlaufsformen, die an Typhus erinnern. Die Krankheit verläuft in über 5 % der Fälle tödlich.

Tumbufliege: Cordylobia anthropopaga. Kommt in Afrika vor, legt ihre Eier in den Sand, wo sie sich zu Larven entwickeln, die dann in die intakte Haut von Menschen und Säugetieren eindringen und Furunkel hervorrufen. Nach 2 Wochen verlassen sie diese Furunkel und entwickeln sich im Boden zu Puppen, um dann den Kreislauf fortzusetzen. Die Abheilung der Furunkel erfolgt in der Regel ohne nennenswerte Nebenwirkungen.

Tumeszenz: großflächig verteilte Anschwellungen im Gegensatz zum Begriff des begrenzten Tumors*.

tumidus: geschwollen.

Tumor m: Geschwulst, Schwellung, die mehr oder minder deutlich abgegrenzt ist. Sie kann unter anderem durch entzündliche Prozesse, durch gutartige (benigne) oder bösartige (krebsige = maligne) Gewebswucherungen, aber auch durch Ergüsse, Verletzungen, operative Eingriffe usw. entstehen.

Tumor, bösartiger (maligner*): volkstümlich »Krebs« (Cancer*, Karzinom* im weitläufigen Sinn); ein b. T. ist gekennzeichnet durch *infiltratives* Wachstum* (über anatomische Gewebegrenzen hinauswucherndes Wachstum, z. B. von der Schleimhaut in den Muskel), *Absiedlung von Tochtergeschwülsten* (Metastasen*, »Filialen«) in fernliegendem, mit dem Tumor-Ursprungsgewebe nicht verwandtem Gewebe und (in der Regel) *progredientes** (fortschreitendes) *Wachstum,* besonders im Falle fehlender, unzureichender oder wirkungsloser Therapie. Man unterscheidet b. T. der Haut- und Schleimhautgewebe = Karzinom*, der Bindegewebe* und Knochen* = Sarkom* und des blutbildenden Systems* = Leukämie*-Formen und Lymphome*. Je nach Differenzierung des Tumorgewebes ist die *Bösartigkeit* unterschiedlich. Allgemein gilt: »je niedriger differenziert, um so bösartiger«. Zur Erläuterung: Ein Bronchialkarzinom (volkst. »Lungenkrebs«) kann weitgehend in seiner Struktur noch den Zellverbänden der Bronchien entsprechen, also hoch differenziert sein; es kann aber auch ausschließlich aus niederdifferenziertem, kleinzelligem Bindegewebsmaterial bestehen (»Haderzellkarzinom«). Siehe auch TNM-Stadien*.

Die Behandlungsmöglichkeiten (Therapie): 1. *operative Entfernung* (muß sicher im gesunden Gewebe erfolgen, ausgenommen Notfall- [palliative*] Operationen); 2. *Bestrahlung** mit *Linearbeschleunigern*, Röntgen*-, Kobalt*-Strahlen, Betatron*, radioaktiven Substanzen**; 3. *Hormon**- bzw. *Hormonantagonisten*-Therapie;* 4. *Chemotherapie* (s. a. lokoregionale Therapie*);* 5. *Immuntherapie*;* 6. *gentechnische* Therapie* (im Experimentierstadium). Die verschiedenen Therapieformen werden ggf. zusammen oder nachfolgend ergänzend angewandt (Ausführliches unter den mit * angeführten Begriffen). Besondere Bedeutung hat inzwischen auch die *psychische* Betreuung* und *Psychotherapie** gewonnen, die bereits bei definitiver Diagnosestellung* einzusetzen ist, besonderen Stellenwert aber in der Nachsorge (Onkologie*) hat. In psychotherapeutische Maß-

PRIMÄRE HIRNTUMOREN

Bezeichnung	Lokalisation	Symptome	Verlauf/Prognose	Alter
Astrozytome I Spongioblastom	Sehnerv.-Kreuzung Kleinhirn, Hirnstamm, 3. u. 4. Ventrikel	zentrale Sehstörungen	gutartig, langsam wachsend nach Operation günstige Prognose	3–15
II Astroblastom	frontal, temporal	Halbseitenlähmung, Bewegungsstörung	w. oben, geleg. Infiltration	30–50
III Glioblastoma und IV multiforme	frontales Großhirn	Lähmungen, Sprachstörungen, Herdsymptome	bösartig, schneller Verlauf P. schlecht, tödlich	35–60
Oligodendrogliome	frontal, temporal, parietal, occipital	epileptiforme Anfälle	überwiegend gutartig häufig Rezidive	35–40
Ependymome	3. und 4. Ventrikel Rückenmark	Gleichgewichtsstörung Liquorstauungszeichen	meist gutartig, langsam wachsend, oft Rezidive	8–15
Pinealome	Vierhügelplatte	Sehstörungen, Lähmung der Augenmuskulatur	meist gutartig, akutes Auftreten, n. OP günstig	11–30
Medullablastom	Kleinhirn, Brücke	Gleichgewichtsstörung, Schwindelzustände	hochgradig bösartig, rasch metastasierend, tödlich	7–12,
Meningiome	Hirnhäute	Seh- u. Geruchsstörung, Sensibilitätsstörungen u. Lähmungen d. Beine	meist gutartig, Malignität möglich, nach Operation Prognose gut	30–55
anaplastisches Meningiom	frontale Hirnhäute	Störung v. Antrieb, Affektivität, Orientierung	bösartig, rasch verlaufend, tödlich	jedes
meningiales Sarkom	weiche Hirnhäute	wie anapl. Meningiom	wie anaplast. Meningiom	jedes
Neurilemmome	Gehörnerv	Hörstörung, Schwindel	meist gutartig, P. gut	45–65
entdifferenziertes Glioblastom	Frontalhirn	w. anapl. Meningiom, Absencen, Bewußtlosigkeit	hochgradig bösartig, rasches Wachstum, tödlich	45–65
malignes Lymphom	gesamtes Hirn	je nach Lokalisation	hochgradig bösartig, schnell wachsend, tödlich	jedes
Monsterzellensarkom	Hirnstamm	gravierende vegetative Störung, Hirnsyndrom	hochgradig bösartig, rapides Wachstum, tödlich	– 20
Kraniopharyngeom	Türkensattel	Sehstörungen	gutartig, langsam wachsend, P. nach OP gut	10–25
Hypophysenadenom	Hirnanhangsdrüse, Vorderlappen	Cushing-Syndrom* Schädelvergrößerung	gutartig, langsame Symptomentwicklung, P. nach OP gut, Rezidiv möglich	35–45

nahmen sind tunlichst auch die Angehörigen mit einzubeziehen. Eine gezielte und ausreichend effiziente *Schmerztherapie** ist in allen Stadien einer Krebserkrankung, nicht erst im Endstadium unerläßlich und soll auch vom Kranken voll akzeptiert werden. Sie trägt entscheidend zur Erhaltung und Steigerung der Lebensqualität sowie zur psychischen Stabilisierung bei. Im Bedarfsfall müssen hochwirksame Schmerzmittel, ggf. auch Opiatderivate* gegeben werden.
Ursachen und Entstehung: Die in jüngster Zeit berichteten Beobachtungen, daß Streß und schwere psychische* Belastungen ein beschleunigtes Fortschreiten von Krebserkrankungen und verfrühte Metastasierung* bewirken können, sind nicht exakt bewiesen, besitzen jedoch einen beschränkten Wahrscheinlichkeitsgrad. Diese Faktoren zu grundsätzlichen Krankheitsauslösern zu zählen entbehrt jedoch jeglicher Grundlage.
Prognose*: Je früher die Diagnose* gestellt (Vorsorge*- und Gesundheitsuntersuchungen*) und die entsprechende Therapie durchgeführt wird, um so günstiger sind die Aussichten auf Heilung und Überlebenschancen. Zum Zeitpunkt der Diagnosestellung bereits bestehende Metastasierung und/oder besonders bösartige Tumorformen, schlechter Allgemeinzustand und Nebenerkrankungen, sozial ungünstiges Umfeld, Alkohol- und Nikotinmißbrauch wirken sich prognostisch ungünstig aus. Allgemein gilt, daß bei Rezidiv*- und Metastasen*-Freiheit von mehr als 5 Jahren Heilung als wahrscheinlich angenommen werden kann.

Tumoren des Hirns: Man unterscheidet 1. *primäre Tumoren,* die direkt vom Hirngewebe und den Hirnhäuten ausgehen (s. Tabelle Seite 601), 2. *sekundäre Tumoren,* das sind Metastasen eines nicht vom Hirngewebe ausgehenden Primärtumors, z. B. Bronchial*- oder Mamma-Karzinom*, Melanosarkom*, 3. *Pseudo*-Tumoren,* das sind allgemein raumfordernde Prozesse, z. B. Teratom*, Lipom*. Die Auswirkung *aller* Hirntumoren ist vorwiegend durch die intrakranielle* Raumforderung bedingt. Es können also auch alle nicht bösartigen intrakraniellen Tumoren zu schwerwiegenden Krankheiten mit oft tödlichem Verlauf führen, zumal wenn sie nicht rechtzeitig erkannt und behandelt werden. Die intrakranielle Raumforderung führt zu Verschiebungen der ursprünglichen Lokalisation der Hirnmasse und zu Beengungen. Die Folgen sind Hirndrucksteigerung bis zum Hirn-Ödem*, Kopfschmerzen, Schwindel, Störungen des Bewußtseins und der Psyche* schlechthin, Sprach-, Gehör-, Geschmacks- und Gleichgewichtsstörungen, Lähmungen, Apolexie*, auffällige Vergrößerung des Gesichtsschädels, sekundärer Wasserkopf, um nur die wichtigsten zu nennen. Die Art der Folgeerkrankungen hängt vor allem von der Lokalisation und der Einwirkung auf das umgebende Gewebe ab.
Therapeutisch sind Operation und Bestrahlung die Mittel der Wahl. Sie zeitigen vor allem bei den gutartigen primären Hirntumoren und den Pseudotumoren gute Resultate mit günstiger Prognose*. Alle angeführten Sympto-

me können erste Warnhinweise sein; sie sind *immer* Anlaß für frühzeitige Diagnosestellung und damit für rechtzeitige, erfolgversprechende Behandlung.

Tumormarker:

1. *zelluläre Tumormarker* sind z. B. Hormon-Rezeptoren*, zellmembranhaftende Tumor-Antigene*, Chromsomen*-Aberrationen*;
2. *humorale* Tumormarker* werden gegenüber Normwerten in erhöhter Konzentration in Blutserum, Urin und Körperflüssigkeiten nachgewiesen; dabei handelt es sich überwiegend um physiologisch* vorkommende Substanzen (z. B. saure und alkalische Phosphatase, Gamma-GT, LDH). Die physiologische Bedeutung ist noch wenig erforscht. Ein gefächertes Untersuchungsverfahren ist für die Frühdiagnose nicht geeignet. Hingegen bringen gezielt angewandte Untersuchungen von T. wesentliche Aussagen über Therapieverlauf und Prognose von Krebserkrankungen.

Tumorviren: Viren, die Tumoren erzeugen. Beim Menschen sind bisher nur das Warzen-Virus, welches die Hautwarzen verursacht, und das Molluscum-contagiosum*-Virus nachgewiesen. Beide erzeugen gutartige Hautgeschwülste. Viren, die Krebsgeschwülste (Sarkome und Karzinome) erzeugen, konnten nur bei verschiedenen Tieren nachgewiesen werden.

Tunga penetrans: Sandfloh. Das Weibchen erzeugt die Tungiasis, eine Hauterkrankung, die mit Papelbildung und gelegentlichen Vereiterungen einhergeht.

Tunica f: Hemd, Unterkleid. Anatomischer Begriff für bestimmte Gewebsschichten.

Turgeszenz f: Anschwellung des Gewebes durch stark vermehrten Flüssigkeitsgehalt.

Turgor m: Spannungszustand des Gewebes, abhängig vom Gehalt an Wasser und Elektrolyten.

Tussiculatio f: Hüsteln.

Tussis f: Husten.

Tussis convulsiva: s. Keuchhusten*.

tutus: sicher.

Tyloma: Schwiele.

tympanicus: zum Trommelfell, zur Paukenhöhle gehörend.

Tympanie: durch Gasbildung im Darm stark aufgeblähter Bauch.

Typ m: selbständige, charakteristische Erscheinungsart, Eigenart.

typhös: typhusartig, vom Typhus abstammend.

typhoid: typhusähnliche Krankheitsbilder.

Typhus abdominalis: Bauch- oder Unterleibstyphus, anzeigepflichtige Infektionskrankheit, für die Krankenhauseinweisung erforderlich ist. Die Erreger, Typhusbakterien (Salmonella typhosa), werden durch Kotverunreinigungen (Lebensmittel, vor allem Obst und Gemüse) auf dem Magen-Darm-Weg übertragen. Nach einer Inkubationszeit von 2–3 Wochen allmählicher Beginn mit Krankheitsgefühl, Hals- und Kopfschmerz und stufenweisem Anstieg des Fiebers bis zu 40°; Leibschmerzen bei Wechsel von Durchfall und Verstopfung (typisch »Erbsensuppenstühle«) kommen häufig, doch nicht immer vor. In schweren Fällen wird der Patient unansprechbar und kann sich nicht mehr bewegen. 30 % unzureichend behandelter Fälle erleiden Komplikationen (Darmblutungen, Darmdurchbrüche, Hirnhautentzündungen, Psychosen), die dann für 75 % der Todesfälle verantwortlich sind. S. auch Paratyphus*.

Typhusschutzimpfung: heute überwiegend als Schluckimpfung, kann aber auch durch Injektion des kombinierten Typhusimpfstoffes unter die Haut durchgeführt werden.

U

U: chemisches Symbol für Uran.
ubiquitär: überall vorkommend.
Überbein: s. Ganglion*.
Überdruckbeatmung: künstliche Beatmung bei Atemlähmung (zur Verhütung von Lungenkollaps bei Operationen im Brustraum).
Überempfindlichkeit: Allergie*, Anaphylaxie*.
Übergangsepithel: mehrschichtiges Plattenepithel* mit Zellen, die gegen die Wirkung von Harn sehr wirksam sind. Auskleidung der Harnorgane.
Überlastungsschäden: treten hauptsächlich an Knochen und Sehnen als Folge übermäßiger Beanspruchung auf. Typische Schäden sind Neuralgien in Unterarm und Händen durch Maschinenschreiben bei technischen Zeichnern, Epikondylitis* bei Transportarbeitern, schwere Neuritiden bei Arbeiten am Preßlufthammer usw.
Überlaufblase: vom Willen nicht mehr beeinflußbare Entleerung der Blase nach vorangegangener Harnverhaltung; häufig bei ausgeprägter Prostatahypertrophie.
Überleitungsstörungen: treten im Reiz-Leitungs-System* des Herzens auf und führen zu mehr oder minder stark ausgeprägten Störungen der Erregungsleitung zwischen Vorhof und Kammer, sog. atrioventrikulärer Block (AV-Block), der in einen ersten und zweiten Grad und in einen totalen Block unterteilt wird. Hauptsymptome sind in bestimmten Perioden wiederkehrende Ausfälle der Systolen* der Herzkammer*.
Übersichtigkeit: s. Hypermetropie*.
übertragbare Krankheiten: s. Seuchenbekämpfung*.
Übertragung:

1. Man spricht von einer Ü. des Fetus, wenn der anhand von Untersuchungen und infolge eines verhältnismäßig genau bekannten Befruchtungstermins errechnete Geburtszeitpunkt um 14 Tage oder mehr überschritten wird. Tatsächliche Ü. ist selten, dann jedoch mit Gefahr, vor allem für das Kind, verbunden. Wichtigstes Diagnosehilfsmittel ist die Amnioskopie*.
2. Begriff aus der psychoanalytischen Behandlung, wobei Vorgänge des Gefühlslebens eines Patienten, z. B. Liebe (positive Ü.) oder Haß (negative Ü.), auf den Analytiker übertragen und von diesem dann nach entsprechender Verarbeitung auf den Kranken wieder zurückprojiziert werden.

Überwärmung: s. Hyperthermie*.
Ulcerythema n: erythematöse Erkrankungen der Haut, die unter Zellschwund vernarben, ohne vorher Haut- und Unterhautgewebe zu zerstören.
Ulcus, Ulkus n: Geschwür der Haut oder Schleimhaut, lokal begrenzt, führt zu Verlust von Gewebesubstanz.
Ulcus cruris: Unterschenkelgeschwür; weitverbreitet. Voraussetzung ist eine wahrscheinlich erbliche Schwäche des Bindegewebes. Entsteht entweder als Folge von Krampfadern (Varizen*) und den damit durch

schlechten Blutabfluß bedingten Ernährungsstörungen der Haut und als Folge eines Bluthochdrucks, der zur Arteriosklerose der peripheren Beinarterien und damit ebenfalls zu Ernährungsstörungen des betroffenen Gewebes führt.

Ulcus duodeni: Zwölffingerdarmgeschwür, ist fünfmal häufiger als das Magengeschwür und kann in jedem Lebensalter auftreten. Rund eine Stunde nach den Mahlzeiten im Oberbauch auftretende Schmerzen, die in der Regel durch erneute Nahrungsaufnahme gelindert werden, und die sonst bereits beim Magenulcus beschriebenen Symptome sind ein brauchbarer Hinweis. Bei der Röntgenuntersuchung werden rund 30 % der Fälle durch narbige Verdeckungen nicht erkannt. Die gastroskopische Untersuchung gibt hier weitere Klärungsmöglichkeit. Jedoch soll bei den typischen Symptomen die Diagnose Zwölffingerdarmgeschwür angenommen und entsprechend Behandlung, wie beim Magenulcus, durchgeführt werden. Streng zu meiden sind Alkohol und Nikotin.

Ulcus molle: weicher Schanker; behandlungspflichtige Geschlechtskrankheit, durch Stäbchenbazillen (Haemophilus ducreyi) hervorgerufen, gekennzeichnet durch schmerzhafte, teigig-weiche Geschwüre an den Geschlechtsteilen, seltener an den Leistenlymphknoten, die dann untereinander verbacken, vereitern und aufbrechen. Bei gleichzeitiger Syphilis*-Infektion entsteht das sog. Ulcus mixtum.

Ulcus tropicum: s. Orientbeule*.

Ulcus ventriculi: Magengeschwür. Der Nüchternschmerz im Oberbauch und die Druckempfindlichkeit dieser Region sind charakteristisch. Übelkeit, Erbrechen, Gewichtsverlust, Müdigkeit und Stuhlunregelmäßigkeiten sind weitere Anzeichen. Blutuntersuchungen aus den Geschwüren führen über okkultes (nicht sichtbar, nur chemisch nachweisbar) Blut im Stuhl bis zu Teerstühlen und zu massivem Bluterbrechen. Die diagnostische Sicherung erfolgt durch Röntgenuntersuchungen und durch Gastroskopie. Vor allem ist ein Magenkarzinom auszuschließen, das immer so schnell wie möglich operiert werden muß.

Ulna f: Elle, der kleinere der beiden Unterarmknochen, kleinfingerwärts liegend.

Ulnarislähmung: Lähmung des Nervus ulnaris; führt durch entsprechende Erschlaffung der Muskeln zur typischen Krallenhandstellung. S. Handstellungen, abnorme*.

Ulosis n: Narbenbildung.

Ultima ratio f: die letzte Maßnahme, von der man sich noch eine Wirkung erhofft.

Ultimum refugium n: letzte Zuflucht, letzter Behandlungsversuch.

Ultrakurzwellen: Hochfrequenzschwingungen, durch hochfrequente Wechselströme hervorgerufen, die therapeutisch zur Erwärmung erkrankter Gewebe mit dem Ziel besserer Durchblutung und Anregung des Gewebestoffwechsels zur Anwendung kommen und verhältnismäßig tief in das Gewebe eindringen können.

Ultramikroskop: Elektronenmikroskop*.

ultrarot: s. infrarot*.

Ultraschall: Schallwellen, deren Schwingungszahl höher liegt, als für das menschliche Ohr hörbar ist (über 20 kHz = 20 000 Schwingungen in der Sekunde). Die Schwingungen werden in einem sog. Schallkopf, der Quarzplatten oder einen sog. Nickelschwinger enthält und über ein Kabel mit dem Generator verbunden ist, erzeugt. U.-Wellen werden für verschiedene Diagnosetechniken verwendet, indem nach dem Prinzip des Echolotes sog. Echobilder erzeugt werden; wegen der im Verhältnis zu Röntgenstrahlen um sehr viel geringeren Gewebsgefährdung und Organschädigung finden diese Diagnosemethoden zunehmend Anwendung bei Untersuchungen in der Gynäkologie und Geburtshilfe, in der Augenheilkunde und Neurologie und in der Diagnostik von Herz- und Gefäßkrankheiten. Zu therapeutischen Zwecken (U.-Therapie) werden die U.-Wellen durch direktes Aufsetzen des Schallkopfes auf das Gewebe übertragen und beeinflussen dieses auf mechanischem, chemischem und wärmeerzeugendem Wege. Erfolgreiche Behandlung bei verschiedenen Gelenkserkrankungen, Neuralgien, bei Nervenentzündungen und Durchblutungsstörungen.

Ultraviolettstrahlung: UV-Licht, nicht mehr sichtbar, im Farbspektrum an Violett anschließend und bis in die Wellenlängen der Röntgenstrahlen reichend. Wirkt auf das Gewebe vor allem biochemisch, am bekanntesten die Aktivierung der Produktion von Vitamin D (sog. antirachitische Bestrahlungen). Auf Bakterien hat es eine wachstumshemmende bis abtötende Wirkung. Bei zu langer Einwirkung auf die Haut erzeugt es »Sonnenbrand«, bei Einwirkung auf die Netzhaut vorübergehende bis bleibende Erblindung.

Ulzeration f: Gewebedefekte an Haut oder Schleimhäuten, die nicht ausheilen, sondern in Geschwürbildung übergehen.

ulzerieren: ausschwärmen.

Umbilicus m: Nabel.

umbilicalis: zum Nabel gehörend.

Umgehungskreislauf: s. Kollateralkreislauf*.

Umschläge: Wickel. Einhüllung des Körpers oder von Körperteilen mit feuchten oder trockenen Tüchern, auch unter Zusatz von heilwirksamen Stoffen, z. B. Kamille, Senfmehl, Heublumen usw., zur Erzeugung lokaler oder auf den ganzen Körper übergehender Wärme mit dem Ziel, vermehrte Schweißabsonderung anzuregen, z. B. bei Grippe, Bronchitis usw., oder als sog. kalte Ableitungen an Armen oder Beinen bei hohem Fieber zur Absenkung bedrohlicher Körpertemperaturen.

Umstechung: Umnähung von durchtrennten Gefäßen im Gewebe, dadurch Sicherung, daß der abschnürende Faden nicht abrutschen kann.

Umstimmung: im ursprünglichen Sinne Beeinflussung des Körpers durch Injektion von eiweißhaltigen Substanzen, sog. U.- oder Reizkörpertherapie. Am erfolgversprechendsten noch immer Eigenblutinjektion, d. h., aus der Vene werden 20–50 ml Blut entnommen und sofort wieder intramuskulär eingespritzt. Im weitgefaßten Sinn kann auch jede Beeinflussung durch Medikamente, Klimaveränderungen, Diätmaßnahmen usw. als U. angesehen werden. Ebenso wird durch psychotherapeutische Maßnahmen ein U., nämlich die des Seelenlebens, zu erreichen versucht.

Umwelt: heute immer häufiger gebrauchter Begriff mit zunehmender Bedeutung für unsere künftige Lebensgestaltung und für die Chancen des Überlebens. Man versteht darunter alle von außen her auf unser körperliches und seelisches Befinden und unseren Zustand einwirkenden Faktoren, wie Klima, Luft, Strahlen, Nahrung, Landschaft, Lärm, Mikroorganismen (insbesondere Krankheitserreger und Parasiten), aber auch das gesellschaftliche und soziale Milieu, zwischenmenschliche Kontakte und Beziehungen usw.

Umweltschutz: verhindert und beseitigt Störungen oder Beschädigungen der Umwelt (Öko*-System). Voraussetzung für einen wirksamen U. sind die gesellschaftliche und individuelle Beteiligung an umweltfreundlichen Maßnahmen auf breiter Basis sowie entsprechende Änderungen der Lebensgepflogenheiten. Wichtige Umweltschutzmaßnahmen sind u. a. Mülltrennung, Wiederverwendung (Recycling) von Wertstoffen (z. B. Papier, Glas, Auto), Energiesparen, Festlegung und *Einhaltung* von Schadstoff*- und Lärmgrenzwerten.

Umwelttoxikologie f: erforscht und beschreibt die Wirkung von Schadstoffen* auf die Umwelt, die das ökologische Gleichgewicht stören und somit Mensch, Tier und Pflanze bedrohen. Luft- (z. B. Auspuff-, Industriegase) und Gewässerverschmutzung (z. B. Pestizidanwendung in der Landwirtschaft, Industrieabwässer, Hochseeverklappung giftiger Stoffe) sowie Anreicherung von Schadstoffen* in der Nahrungskette werden von der U. erfaßt.

Uncus: Haken.

undulierend: wogend, wellenförmig.

unfruchtbare Tage: s. Konzeptionsoptimum*.

Unfruchtbarkeit: Sterilität.

Unfruchtbarmachung: Sterilisierung.

Unguentum: Salbe (Abkürzung Ungt.).

Ungeziefer: s. Läuse*, Flöhe*, Zekken*, Wanzen*, Milben* usw.

Ungezieferbekämpfung: Desinfektion*.

Unguis m: Nagel.

unreif: nicht ausgereift, s. Reifezeichen*.

Unterarm: Antebrachium.

Unterbindung: Abbinden von Blutgefäßen.

Unterdruckkammer: Spezialgerät zur Beatmung in einem Raum mit verdünnter Luft.

Untergruppen: Rhesus-Faktoren* der Blutgruppen*.

Unterhaut: s. Subkutis*.

Unterkiefer: Mandibula.

Unterkieferklonus: Krampf der Kaumuskulatur, ausgelöst durch Beklopfen oder Herabziehen des Unterkiefers. Hinweis auf Pyramidenbahn*-Erkrankungen.

Unterleibsentzündung: s. Adnexitis*, Endometritis*, Metritis*, Oophoritis, Parametritis*, Salpingitis*.

Unterleibstyphus: s. Typhus abdominalis*.

Unterschenkelgeschwür: s. Ulcus cruris*.

Untertemperatur: s. Hypothermie*.

Unterwassermassage: Massage* mit einem unter regulierbarem Druck stehenden Wasserstrahl im Vollbad.

Unterzungendrüse: Glandula sublingualis, s. Speicheldrüsen*.

Unverträglichkeitserscheinungen: entstehen durch Antigen-Antikörper-Reaktion*. S. Allergie*, Anaphylaxie*, Morbus haemolyticus neonatorum*, hämolytische Anämie*.

Unzinatusanfall: Bei Tumoren in der Schläfenhirnregion oder in der Aura von epileptischen Anfällen kommt es zu Trugwahrnehmungen des Geruchs- und Geschmackssinnes, die häufig von Schmatzen und Schnüffeln begleitet sind.

Unzurechnungsfähigkeit: treffender: Schuldunfähigkeit oder eingeschränkte Schuldfähigkeit. Liegt im Sinne der § § 20 und 21 (früher § 51) des StGB vor, wenn Sachverständige bestätigen, daß der Täter nicht in der Lage war, das Unerlaubte seiner Tat einzusehen und nach dieser Einsicht zu handeln, bzw. wenn eine erhebliche Minderung dieser Fähigkeit bzw. Einsicht vorliegt.

Uperisation: schonende, kurzfristige Erhitzung und Sterilisierung der Milch mit auf 150 °C erhitztem Wasserdampf und anschließende Vakuumabkühlung. Dadurch bleibt die Milch für Monate halt- bzw. genießbar.

Urachus: Harnblasengang, Harngang beim Embryo.

Urämie f: Harnvergiftung. Kommt zustande, wenn die Nieren nicht mehr fähig sind, den Wasser- und Elektrolythaushalt zu regulieren und die Stickstoffwechselprodukte auszuscheiden. Bei dem einem schweren Siechtum entsprechenden Krankheitsbild kommt es zu häufiger werdenden Durchfällen, Atemnot, unstillbarem Erbrechen, Hautblutungen, Krämpfen, rapider Abnahme der Sehkraft und zunehmender Schlafsucht. Die Patienten sterben oft infolge von Gehirnblutungen oder durch akutes Linksherzversagen in tiefem Koma. Durch die künstliche Niere und die Transplantation von menschlichen Nieren ist eine günstige Langzeitbehandlung der chronischen Niereninsuffizienz und damit der U. möglich geworden.

Uran: chemisches Symbol U, Schwermetall, zerfällt sehr langsam (Halbwertszeit 4,56 Mrd. Jahre) auf natürlichem Wege unter Aussendung radioaktiver Strahlen und unter Umwandlung in Blei. Der U.-Kernzerfall kann künstlich beschleunigt und dabei in eine Kettenreaktion übergeführt werden (Atommeiler, Atomkraftwerk, Atomexplosion). Hauptgefahr der Verwendung von U. für technische Zwecke sind radioaktive Strahlenschäden. S. auch Kernwaffenschäden*.

Uratablagerungen: s. Tophus*, Gicht*.

Urate: harnsaure Salze des Kaliums oder Natriums. Finden sich im Harnsediment*.

Urea: s. Harnstoff*.

Urese f: Harnen.

Ureter: Harnleiter.

Ureteratonie: s. Harnleiteratonie*.

Ureterkatheter: Schlauch zur Einführung in den Harnleiter.

Ureteritis f: Harnleiterentzündung.

Urethra: Harnröhre, führt aus der

Harnblase a) bei der Frau vor der vorderen Scheidenwand hinter dem Kitzler in den Scheidenvorhof, b) beim Mann an der Unterseite des Penis zur Harnröhrenöffnung an der Eichel; beim Mann dient sie gleichzeitig als Endweg für den Samenerguß. Die Harnröhre verfügt über einen eigenen Schließmuskel (Musculus sphincter urethrae).

Urethritis f: Harnröhrenentzündung.

Urinstatus: Zusammenfassung und Gegenüberstellung der gebräuchlichen klinischen Untersuchungen des Harns.

Uristix: Kombinationsteststreifen zur qualitativen Prüfung des Harns auf Eiweiß und Zucker.

Urobilin: Gallenfarbstoff im Harn, entsteht durch Oxydation des Urobilinogens an der Luft.

Urobilinogen: Bilirubin*-Abbaustoff im Harn.

urogenital: Harn- und Geschlechtsorgane zusammen betreffend.

Urographie f: Röntgendarstellung der Nierenkelche, des Nierenbeckens, der Harnleiter und der Blase, entweder

1. als sog. Ausscheidungs-U., bei der ein Röntgenkontrastmittel in die Vene eingespritzt und dann über die Harnwege wieder ausgeschieden wird;
2. als sog. Infusions-U., bei der größere Mengen Kontrastmittel durch Infusion* über einen Zeitraum von 7–10 Minuten dem Körper zugeführt und dann auch entsprechend verlängert ausgeschieden werden, was zu einer besseren Darstellbarkeit der Harnwege führt;
3. oder als retrograde U., d. h., über einen Harnleiterkatheter wird das Kontrastmittel direkt in die Nierenkelche und Nierenbecken eingeführt. Bei Unverträglichkeit gegenüber dem Kontrastmittel kann auch Luft oder Sauerstoff auf diese Weise in das Nierenbecken eingefüllt werden.

Urolith: Harnstein, s. Konkrementbildung*.

Urolithiasis f: Nephrolithiasis, Harnsteinleiden.

Urologe m: Facharzt für Krankheiten der Harnorgane.

Urologie f: Lehre von den Krankheiten der Harnorgane.

Uropenie: Ausscheidung zu geringer Harnmengen.

Urophthise f:

1. Tuberkulose der Harnorgane;
2. Auszehrung bei Diabetes insipidus*.

Urosepsis f: Sepsis* der Blase und der Nierenbecken.

Urtierchen: s. Protozoen*. S. Abb. Seite 611.

Urtika f: Quaddel. Rote bis blasse, umgrenzte Hauterhebung verschiedener Größe, stecknadelkopf- bis 5-Mark-Stück-groß; das Ödem* entsteht durch akute Reizung der Kapillargefäße.

Urtikaria f: Nesselsucht. Allergische Hauterkrankung, gekennzeichnet durch meist schubweise auftretende, stark juckende Bläschen bis Quaddeln. Hauptsächliche Ursachen sind allergisierende Nahrungsmittel (besonders bekannt Krebs, Schellfisch, Erdbeeren, Tomaten, Eier, Milch), Medikamente (hier Penicillin, Antibiotika, Serum, Jod, Salicylate), inhalierte Substanzen (Blüten- und Heu-

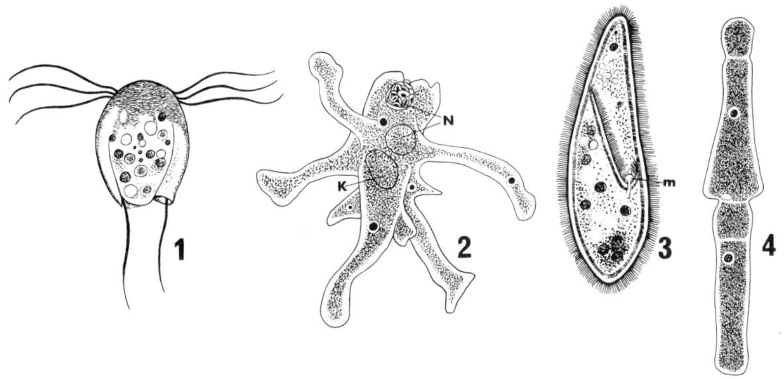

Urtierchen: Protozoa, einzellige Lebewesen. Ihre Einteilung erfolgt nach dem Bau der Bewegungsorganellen in *Geißeltierchen (Flagellata). Wurzelfüßler (Rizopoda), Wimpertierchen (Ciliophora, Infusorien) und Sporentierchen (Sporozoa).* Abb. 1 zeigt ein farbloses Geißeltierchen, den Hexamitus inflatus, der in Heuaufgüssen und faulendem Wasser vorkommt. Viele Arten sind Darmschmarotzer, am bekanntesten die Lamblia intestinalis. Abb. 2 zeigt das vielgestaltige Wechseltierchen, einen Wurzelfüßler, der sich mit Protoplasmafortsätzen, sog. »Scheinfüßchen«, bewegt. Neben einem Zellkern (K) sind zusammenziehbare Nahrungsvakuolen (N) ausgebildet. In der Abb. sieht man oben, wie eine derartige Vakuole Algen als Nahrung umschließt. Die bekanntesten und für den Menschen z. T. krankheitserregenden Vertreter sind die Amöben*, z. B. Entamoeba coli*, Entamoeba histolytica* usw. Abb. 3 zeigt das Ohrenpantoffeltierchen aus der Klasse der Wimpertierchen, das sich von Bakterien ernährt und vorwiegend in verschmutztem Wasser lebt. Außer Nahrungsvakuolen besitzt es einen Zellmund (m) und zwei Zellkerne. Ein Teil der Infusorien ruft als Schmarotzer beim Menschen z. T. schwere Darmerkrankungen hervor. Abb. 4 zeigt zwei aneinanderhaftende Schabengregarine aus der Klasse der Sporentierchen. Die für den Menschen gefährlichste Ordnung der Sporentierchen sind die Plasmodien, zu denen u. a. die Malariaerreger gehören.

staub, Bettfedernstaub usw.), aber auch Wurmbefall, Insektenstiche, innere Erkrankungen, Kälte und Wärme, ultraviolettes Licht und starker Druck auf die Haut. Fieber und allgemeines Krankheitsgefühl können Begleiterscheinungen sein; Kehlkopfschwellung, die zum atemhemmenden, oft lebensgefährlichen Zäpfchenödem führen kann, ist eine gefährliche Komplikation. Jede U. kann außerdem mit einem oft tödlich verlaufenden anaphylaktischen Schock enden. Wichtig für den betroffenden Personenkreis ist die Kenntnis der jeweils allergisierenden Substanzen, welche streng gemieden werden müssen. Ein Allergiepaß leistet hervorragende Dienste, auf die kein Allergiker verzichten soll. In bedrohlichen Fällen müssen Kortison-Präparate, bei drohendem Kehlkopfödem muß zusätzlich Adrenalin verabreicht werden.

Usur: Abnutzung, Schwund.

Usus: Gebrauch.

Uterus: s. Gebärmutter*, Fruchthalter.

Uterusblutungen: Blutungen aus der

Gebärmutter. Müssen, wenn sie nicht von einer normalen Menstruationsblutung herrühren, grundsätzlich als Hinweis auf organische oder funktionelle Erkrankungen angesehen werden.

Uteruskarzinom: s. Gebärmutterkrebs*.

Uterusmißbildungen: in der Hauptsache Doppelbildungen der Gebärmutter.

Uterusmyom: gutartige Muskelgeschwulst der Gebärmutter.

Uteruspolyp: gutartige drüsige Wucherung in der Gebärmutterschleimhaut.

Uterusruptur: Zerreißung der Gebärmutterwand bei schwangeren Frauen. Große Gefahr der Verblutung der Mutter und des Erstickungstodes für das Kind. Operative Sofortmaßnahmen notwendig.

Uterustamponade: Ausstopfung mit Gaze nach Geburt oder Fehlgeburt zur Stillung von durch Gebärmuttermuskel-Atonie* bedingter Blutung.

Uterusvorfall: s. Prolapsus uteri*.

Utrikulus m: kleiner Schlauch, als Teil des Labyrinthes * im Mittelohr.

Uvea: Gefäßhaut im Augeninneren.

Uveitis: Entzündung der Chorioidea* des Auges.

Uvula f: Gaumenzäpfchen = Staphyle.

Uvulaödem: Entzündliche Anschwellung des Gaumenzäpfchens.

V

Vaccina f: Kuhpocken, Impfblattern. Entwickeln sich bei Pockenschutzimpfung normalerweise an der Impfstelle. Bei Überempfindlichkeitsreaktion kann durch eine Aussaat der Pusteln auf den ganzen Körper eine schwere Allgemeinerkrankung mit einer Todesquote von über 30 % entstehen. Durchschnittliche Häufigkeit: auf 100 000 Impflinge ein Fall.

Vaccina-Viren: Impfpockenviren. Kuhpockenviren, die durch Tierpassage abgeschwächt sind, aber noch lebend zur Pockenschutzimpfung des Menschen Verwendung finden.

Vagina f: s. Scheide*. Anatomischer Begriff.

vaginal, vaginalis: die Scheide betreffend.

Vaginalabstrich: Sekretentnahme aus der weiblichen Scheide zur zytologischen oder bakteriologischen Untersuchung.

Vaginalflora: in der Scheide normal lebende, nicht krankheitsverursachende Bakterien.

Vaginismus: Krampf der Scheide, zum Teil auch der Beckenbodenmuskelatur, als Folge einer Überempfindlichkeit beim Einführen des männlichen Gliedes, des Fingers oder von Gegenständen. Überwiegend psychisch bedingt.

Vaginitis f: Kolpitis. Entzündung der Scheidenschleimhaut durch bakterielle Infektion, Reizung durch chemische Mittel oder vegetativ bedingt bei Insuffizienz der Eierstöcke.

Vaginoskopie f: s. Kolposkopie*.

Vagotonie f: chirurgische Unterbindung oder Durchtrennung des 10. Hirnnerven (N. vagus) im Gebiet der unteren Speiseröhre zur vegetativen Beeinflussung von Magen- und Zwölffingerdarmgeschwüren. Kein anhaltender Erfolg, deshalb fragliche Anwendung.

vagotrop: auf den Nervus vagus bzw. den Parasympathikus* einwirkend.

Vagus m: Nervus vagus, 10. Hirnnerv, Parasympathikus, Teil des vegetativen Nervensystems. S. Abb. Seite 404/405.

Vakuoloe f: oval- bis kugelförmiger Hohlraum im Zytoplasma und Kern der Zellen. Enthält Eiweißsubstanzen, Zucker, Fette usw.

Vakuum n: Raum, in dem durch Luftverdünnung Unterdruck herrscht.

Vakzination f: allgemein für Impfung, speziell für Pockenschutzimpfung.

Vakzine f: Kuhpockenlymphe, Impfstoff für die Pockenimpfung (s. Vaccina-Viren*); aber auch allgemeine Bezeichnung für Impfstoffe schlechthin.

valgus: krumm. Knickbildung der Gliedmaßen mit einem nach außen offenen Winkel. Z. B. Genu valgum = X-Bein.

Valva f: Klappe.

Valvula f: kleine Klappe.

valvulär: Herz- und Gefäßklappen betreffend.

Vapor: Dampf.

Varicella f: s. Windpocken*.

Varietät f: Abart mit geringer Abweichung von der Norm.

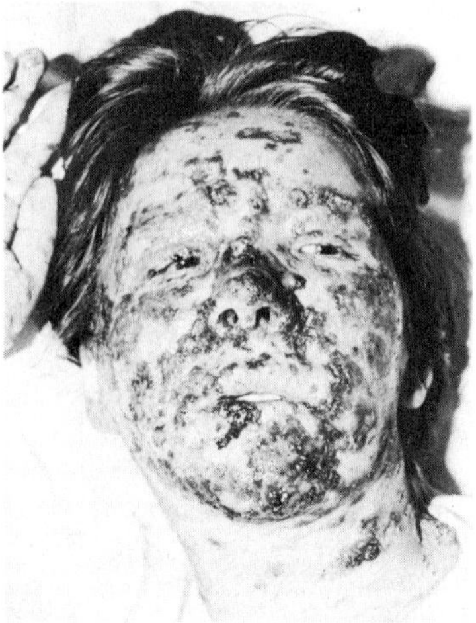

Varicella bullosa: besonders stark ausgeprägter Ausschlag bei Windpocken, der den Blattern echter Pocken ähnlich ist, daher die Bezeichnung Windpocken.

varikös: Zustand bei Krampfaderleiden.

variköser Symptomenkomplex: Bei Krampfadern kommt es gleichzeitig zu Zirkulationsstörungen des Blutes, mangelhafter Ernährung des Hautgewebes, Bildung von Ekzemen und von Unterschenkelgeschwüren.

Varikosis f: Krampfaderleiden; weit verbreitet, auch Jugendliche betreffend. Basiert auf erblicher Bindegewebsschwäche, meist mit Hang zu Fettleibigkeit vergesellschaftet. Hauptursachen sind Abflußbehinderungen der Venen, vor allem im kleinen Becken bei Schwangerschaft, Fettleibigkeit, narbige Verwachsungen nach Operationen, Kreislaufregulationsstörungen usw. Dadurch kommt es zu sackartigen Ausbuchtungen der Venenwände, die Venenklappen schließen schlecht, so daß der Blutrückfluß verlangsamt wird bzw. stellenweise zum Stauen kommt. – Gefährliche Komplikationen sind Thrombophlebitis*, insbesondere der Beckenvenen, und der variköse Symptomenkomplex.

Varikozele f: Krampfaderbruch des Venengeflechtes im Hodensack. Meist links auftretend.

Variola: s. Pocken*.

Variola minor: s. Alastrim*.

Variolavaccina: s. Kuhpocken*.

Variolois: anzeige- und krankenhauseinweisungspflichtige, auf dem Luftweg übertragbare Pockeninfektion, die durch eine vorangegangene Pockenschutzimpfung und aufgrund einer damit verbundenen, teilweisen Immunisierung einen milden Verlauf zeigt. Die Sterbequote liegt trotzdem bei 5 %.

Varix m, **Varizen** f: Krampfadern. S. Varikosis*.

Varizellen: s. Windpocken*. S. Abb. links.

varus: O-förmige Verbiegung der Gliedmaßen, z. B. Genu varus = O-Bein.

Vas m, **Vasa:** Gefäß, Blußgefäße.

Vasculitis rheumatica: Ausbildung von spezifischen Granulomen* in den Arterien und Entzündungsvorgänge in den Venen bei rheumatischen Erkrankungen.

vasculosus: gefäßreich.

Vasektomie f: operative Unterbrechung des Samenleiters. S. auch Sterilisation*.

Vaskularisation f: reichliche Gefäßneubildung in Geweben, hauptsächlich bei der Entstehung von Granulationsgewebe*.

Vasodilatation f: Gefäßerweiterung.
Vasodilatatoren: Nerven, die bei Erregung die Gefäße, die sie versorgen, erweitern.
Vasographie f: Röntgendarstellung von Gefäßen nach Injektion von Kontrastmittel.
Vasokonstriktion f: Gefäßzusammenziehung.
Vasokonstriktoren, Vasomotoren m: üben einen tonisierenden Einfluß auf die Gefäßmuskulatur aus, bedingen dadurch den normalen Tonus* und führen bei Verdichtung der Erregungsimpulse durch verstärktes Zusammenziehen der Gefäßmuskulatur zu einer Verengung des Gefäßhohlraumes.
Vater-Papille: Papilla duodeni major. Meist gemeinsame Einmündung des Gallenganges und des Ausführungsganges der Bauchspeicheldrüse aus einer kleinen Erhebung im Zwölffingerdarm, mit einem Schließmuskel versehen.
Vaterschaftsfeststellung: nach § 1600a Feststellung bzw. Ausschluß der biologischen Vaterschaft durch Abstammungsbegutachtung; die Wahrscheinlichkeit wird prozentual ermittelt. Die V. dient vor allem der Rechtsfindung bei Vaterschaftsklagen. Der Vaterschaftsnachweis kann durch genetische* Untersuchungsverfahren mit großer Sicherheit konkret geführt werden.
Vegetarier: Person, die sich durch pflanzliche Lebensmittel ernährt, also tierische Nahrungsmittel weitgehend ablehnt.
Vegetationen: im medizinischen Sinne Wucherungen.
Vegetationen,adenoide: geschwulstartige Wucherungen der Rachenmandel, die bis zur Geschlechtsreife normal sind. Bei Störungen oder Behinderungen verursachenden Wucherungen oder Entzündungen ist die operative Entfernung (Adenotomie*) notwendig.
vegetativ: auf die Funktionen des vegetativen Nervensystems* bezogen. Gegenteil ist animal*.
Vehikel: Trägersubstanz für Arzneimittel, die selbst unwirksam ist.
Veillonellose: Infekt der Mundhöhle und oberen Atemwege durch anaerobe* Kokken*.
Veitstanz: s. Chorea*.
Velum n: Segel, anatomischer Begriff.
Venae sectio f: operative Freilegung einer Vene, um bei schwer auffindbaren oder schlecht ausgebildeten Venen eine Kanüle zur Durchführung einer Bluttransfusion, Infusion usw. anlegen zu können.
Vene: Blutader, Blutgefäße, in denen die Strömungsrichtung des Bluts zum Herzen führt. S. Abb. Seite 204.
Veneficium: Giftmord.
Venenentzündung: s. Phlebitis*.
Venenklappen: taschenförmige Klappen, die den Rückfluß des Blutes entgegen der Strömungsrichtung in den Venen hemmen.
Venenknoten: s. Varizen*.
Venenum n: Gift.
Venerie f: venerische Krankheit, Geschlechtskrankheit*.
Venerologie f: Lehre von den Geschlechtskrankheiten.
venös: die Venen betreffend.
Venter m: Bauch.
Ventilation f: allgemeine Bezeichnung für den Sauerstofftransport der

eingeatmeten Luft bis an die Alveolen und umgekehrt den Rücktransport der Kohlensäure von den Alveolen an die Außenluft. Erfolgt durch die Tätigkeit der Atemmuskulatur. Zusammenfassung der Begriffe Ein- und Ausatmung.

Ventilationsstörungen: Störungen der Belüftung der Lunge:

1. *obstruktive V.*, mit Erhöhung des Strömungswiderstandes der inneren Bronchialabschnitte, z. B. bei Asthma* bronchiale oder Bronchitis*;
2. *restriktive V.*, mit Verminderung der Dehnungsfähigkeit der Lungen und beeinträchtigten Gasaustauschströmungen. *Restriktive V.* können durch innere (z. B. Lungenfibrose*, Lungenentzündung) oder äußere (z. B. Strukturveränderungen der Pleura*) Veränderungen bedingt sein. Mit Hilfe der Lungenfunktionsdiagnostik kann zwischen *obstruktiver* und *restriktiver* Form unterschieden werden.

ventral: bauchwärts, bauchseitig.

ventrikularis: zum Ventrikel gehörend.

Ventrikel:

1. Magen;
2. Kammer, z. B. Herzkammer (Ventriculus cordis), Hirnkammer (Ventriculus cerebri). Auch allgemeine Kurzbezeichnung für Herzkammer: linker, rechter V.

Ventrikelblutung: Austritt von Blut in die Hirnkammer, lebensgefährlich, bei Apoplexie*, Hirnverletzungen, Hirntumoren.

Ventrikelpunktion f: Ablassen von Hirnflüssigkeit aus den Hirnkammern zur Druckentlastung.

Ventrikelseptumdefekt:

1. angeborener Defekt der Scheidewand zwischen den Herzkammern;
2. Einriß in der Kammerscheidewand nach Herzinfakt. Bei größeren Defekten kommt es zu einer Überlastung des kleinen Kreislaufs, gehäuftem Auftreten von Bronchitis* und Pneumonie*, von Herzerkrankungen, die zur Herzinsuffizienz führen.

Verätzung: Haut- oder Schleimhautschädigungen bis Zerstörungen durch Säuren* oder Laugen*.

Verbalsuggestion: suggestive Beeinflussung durch Worte.

Verblödung: s. Demenz*.

Verblutung: Tod durch Blutverlust. Tritt beim Gesunden etwa nach der halben Menge des Gesamtblutes (2–2,5 l Verlust) ein. Kann durch Eröffnung größerer Gefäße nach außen, durch Blutung in Organen und Hohlräumen nach innen, aber auch durch Versacken größerer Blutmengen in den sog. Blutreservegebieten beim Schock* erfolgen.

Verbrennung:

1. s. Combustio*;
2. Oxydation von chemischen Verbindungen oder Elementen (auch Stoffwechsel*-Vorgang).

Verbrühen: Verbrennen mit heißen Flüssigkeiten. S. Combustio*.

Verdauung: Aufschluß der zugeführten Nahrungsmittel im Magen-Darm-Trakt mit Hilfe der Magensäfte und Enzyme* zu Stoffen, die resorptions*-fähig und damit im Gewebe verwertbar oder in körpereigene Substanzen umwandelbar sind.

Verdoglobin: grün gefärbtes Zwischenprodukt beim Abbau des Hämoglobins* zum Gallenfarbstoff Bilirubin* in der Leber.

Vereisung: örtliche Betäubung durch starke Frosteinwirkung auf das Gewebe mittels Kohlensäureschnee, flüssigem Stickstoff oder Chloräthylspray (Oberflächenanästhesie).

Vererbung: s. Genetik*.

Verfettung: krankhafte Einlagerung von Fetttropfen in Zellen. Kommt insbesondere in der Leber, im Herzmuskel und im Nierenepithel vor und ist die Folge erhöhter Fettzufuhr mit der Nahrung oder von Störungen in der Fettverwertung, z. B. durch Enzymschädigungen oder Stoffwechselstörungen bei Drüsenerkrankungen, ferner durch anhaltenden Sauerstoffmangel.

Verfolgungswahn: krankhafte Überzeugung, verfolgt zu werden, ohne daß dafür eine sachlich objektivierbare Begründung besteht, z. B. bei Schizophrenie, Depressionen, Alkoholabusus usw.

Vergewaltigung: Stuprum; wenn eine Person mit Gewalt oder durch Drohung mit gegenwärtiger Gefahr für Leib und Leben zum außerehelichen Geschlechtsverkehr gezwungen oder eine zu diesem Zweck in willenlosen oder bewußtlosen Zustand versetzte Person zum außerehelichen Geschlechtsverkehr mißbraucht wird. Strafbar nach § 177 des StGB. Vergewaltigung ist auch in der Ehe eine strafbarer Tatbestand.

Vergiftung: Erkrankung oder Tod durch giftige Substanzen oder Bakterien und deren Stoffwechselprodukte. Bereits bei Verdacht auf eine Vergiftung soll man sich umgehend mit einer Klinik, am besten mit einer toxikologischen* Abteilung, in Verbindung setzen, um nicht wertvolle Zeit zu verlieren. Wichtig ist dabei, die wesentlichen Angaben nach dem »5-W«-Prinzip zu machen: Wer hat was, wie, wann und wieviel eingenommen. Nach Möglichkeit Giftstoff, Tablettenröhrchen oder Verpackung, Erbrochenes, Urin und Stuhl mitgeben.

Verhalten: Begriff für Aktions- oder Reaktionsformen, die durch Umweltbedingungen ausgelöst und oftmals durch vorangehende Erfahrungen kontrolliert werden. Dabei ergeben sich spezifische Verhaltensmuster.

Verkäsung: Zerfall einer Nekrose vom Zentrum her unter Bildung einer käseähnlichen zähen Masse. Hauptsächlich bei Tuberkulose*, gelegentlich bei Syphilis.

Verkalkung:
1. normaler Vorgang bei der Verknöcherung des Knochengewebes;
2. krankhafte Verkalkung von abgestorbenem Gewebe, bei herabgesetztem Stoffwechsel (z. B. Arterienverkalkung) oder durch Kalkablagerung infolge von Stoffwechselstörungen (z. B. Gicht).

Verknöcherung:
1. physiologischer Vorgang der Knochenbildung;
2. krankhafte Vorgänge in Muskeln oder Nekrosen, sog. Verkalkungen*.

Verkohlung: Verbrennung 4. Grades, s. Combustio*.

Verletzung: s. Trauma*.

Vermännlichung: Virilisierung. Umwandlung von weiblichen Individuen in solche mit männlichen Geschlechtsmerkmalen.

Vermis: Wurm.
vermiformis: wurmförmig.
Verrenkung: s. Luxation*.
Verruca f: Warze. Viruserkrankung, die sich erst sehr spät, 2–18 Monate nach der Infektion, entwickelt. Die Berührung mit Warzenträgern soll möglichst vermieden werden. Innerlich wirkende Mittel gibt es nicht. Warzen rezidivieren* häufig, in einer Anzahl von Fällen sind die Behandlungen (operativ mit Elektrokaustik, mit flüssigem Stickstoff oder mit 3 %igem Salicylsäurealkohol) erfolglos.
Verschlußikterus: s. Ikterus*.
Verschlußkrankheit, arterielle: Erkrankungen der Arterien*, die durch verengende (stenosierende) oder verlegende (obliterierende) Veränderungen ausgelöst werden. Die Folgen sind Durchblutungsstörungen, die zur Mangelversorgung von Geweben, Organen und Muskeln mit entsprechender Symptomatik (z. B. Claudicatio intermittens*) führen. Zu 80 % ist die Arteriosklerose die häufigste Ursache.
Versio f: Beugung, Neigung, Wendung.
Verstauchung: s. Distorsion*.
Verstimmung: länger andauernde Abweichung von der normalen Stimmungslage.
Verstopfung: s. Obstipation*.
Vertebra: Wirbel. S. Wirbelsäule*.
vertebral: zum Wirbel, zur Wirbelsäule gehörend.
Vertebraten m: Wirbeltiere.
Vertex m: Scheitel, in engerem Sinne der Haarwirbel.
Vertigo f: s. Schwindel*.
vertikal: senkrecht zur Körperachse.
Verwesung: Zerfall der Weichteile von Leichen nach Ablauf der Fäulnis.
Verwirrtheit: Bewußtseinsstörung.
Vesania f: Geisteskrankheit.
vesanus: wahnsinnig, geisteskrank.
Vesica f: Blase.
Vesica fellea: s. Gallenblase*.
Vesica urinaria: Harnblase. Muskelsack, mit Schleimhaut ausgekleidet, kann 300–500 ml Urin fassen.
Vesicula f: Bläschen. Stecknadelkopf- bis erbsengroße, über das Niveau der Haut sich erhebende Ausschläge, einen mit Flüssigkeit gefüllten Raum umschließend.
Vesicula germinative: Keimbläschen, Kern der Eizelle*.
Vesicula seminalis f: Samenbläschen. Zwei kleine Drüsen, die an der Harnblase liegen und bei der Ejakulation* eine dem Samen* beigemengte Flüssigkeit absondern.
vesikal: die Blase betreffend.
vesikulär: zum Bläschen gehörend.
Vesikuläratmen: das als normales Atemgeräusch hörbare Bläschenatmen.
vestibulär: den Vorhof oder Gleichgewichts-(Vestibular-) Apparat betreffend.
Vestibularapparat: Gleichgewichtsapparat, aus dem Labyrinth-Vorhof und den Bogengängen bestehend.
Vestibulum n: Vorhof, Vorraum, anatomischer Begriff.
Via falsa f: falscher Weg, z. B. bei Einführen von Instrumenten, wodurch Zerreißungen entstehen können.
Via naturalis: natürlicher Weg, z. B. ein verschluckter Fremdkörper verläßt den Körper wieder über den After.

Vibration f: Erschütterung durch Schwingungen. Werden bei bestimmten Massageformen bzw. Massagegeräten angewendet.
Vieleckbein, großes und kleines: Os trapezium, Os trapezoideum, zwei Handwurzelknochen.
vierte Krankheit: s. Scarlatinella*.
Villus m, **villös:** Zotte, zottig.

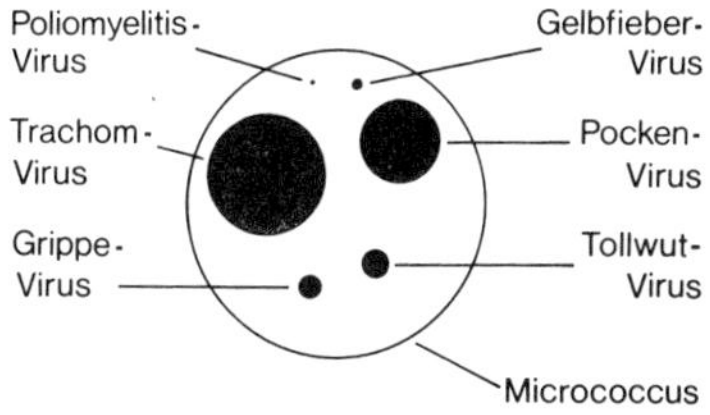

Viren: Die Abb. zeigt die Größenverhältnisse verschiedener Virusarten, Bezugsgröße ist das Bakterium »Micrococcus« (großer Kreis), s. auch Bakterien*.

Viren (f. Mehrz.), **Virus** (n. Einz., griechisch »Gift«): sind Kleinstlebewesen, die sich auf künstlichen Nährböden nicht züchten lassen und normale Bakterienfilter passieren können, da ihr Durchmesser kleiner als 0,2 μ ist (Vergleich: rote Blutkörperchen 7,5 μ, Milzbrandbazillus 1,0 × 4,0 μ, Thyphus-Salmonelle 0,8 × 2,0 μ). Die Struktur ist kugel-, spiralfaden-, quader- oder cubusförmig. V. sind gramnegativ* und können nur mit Viktoriablau gefärbt werden. Für untersuchende Betrachtung ist das Elektronenmikroskop* nötig. Stoffwechsel erfolgt nur in Gegenwart lebender Zellen. Bestandteile sind Nukleo-Proteide* und Lipoide*; ein Enzym*System existiert nur bei Quaderformen. Eine Vielzahl der V. sind für den Menschen gefährliche Krankheitserreger. Zum besseren Verständnis der Humanpathogenität* von V. siehe Tabellen *»Viren, die Krankheiten auslösen«* S. 620 ff. und *»Virus-Infektionskrankheiten«*. Seite 626 ff.
Virginität f: Jungfräulichkeit.
Virgo f: Jungfrau. Das Hymen* ist noch intakt, es fand noch keine Einführung des Penis (oder eines Gegenstandes) in die Scheide statt.
viridans: Eigenschaftswort für Streptokokkenentzündung des Endokards* = Endocarditis lenta*.
virilis: männlich.
Virilisierung f: Vermännlichung.
Virilismus m: hormonell bedingte Vermännlichung bei Frauen.
Virilität f: Mannbarkeit.
Virologie: wissenschaftlicher Lehr- und Forschungsbereich bezüglich Viren*, deren Nachweis, der durch sie ausgelösten Krankheiten und der Prophylaxe*- und Therapie*-Möglichkeiten. An Universitäten meist selbständiges Fachgebiet mit eigenem Lehrstuhl.
virulent: ansteckungsfähig, fähig, Krankheiten zu erzeugen. Entsprechende Eigenschaft von Erregern (Mikroben*).
Virulenz f: wörtlich »Giftigkeit«. Aussage über Infektions*-Kraft und Vermehrungsfähigkeit, welche Mikroben im Körper entwickeln.
Virus n: »Gift«; Kleinstlebewesen, die aus großen Eiweißmolekülen zusammengesetzt sind, sich vermehren, als Zellparasiten leben, normale Bakterienfilter passieren können (kleiner als 0,2 μ Durchmesser) und auf künstlichen Nährböden nicht züchtbar sind (im Gegensatz zu den mei-

VIREN, DIE INFEKTIONSKRANKHEITEN AUSLÖSEN

HUMANPATHOGENE VIREN

Virusfamilie Subfamilie - Genomstruktur - - Nukleokapsid	**Genus** Subgenus - Serogruppen (unvollständig)	Viren mit Anzahl der Serotypen oder Varianten (unvollständig)		Über- tragung	Vorkommen/Bedeutung beim Menschen
Picornaviridae	**Enterovirus**	Polio	3	E (T)	– Polio: Entwickl.-Länder(Impfung!)
- ssRNS (+)		Coxsackie A	23	E/T/B	– Alle übrigen humanpathogenen
- - kubisch, nackt		Coxsackie B	6	E/(T)	Picornviren sind praktisch
		ECHO	31	E (T)	ubiquitär, endemisch – epidemisch
		Spiere	4	E (T/K)	– alle Altersgruppen sind betroffen
	Rhinovirus	Rhino	> 110	H/T	– Nosokomial
	Hepatitis- A-Virus	Hepatitis A	1	E	
Caliciviridae	**Calicivirus**	Norwalk und	§	E	– Ubiquitär? epidemisch – häufig
– siehe Picorna		8 weitere			eine gemeinsame Infektions-
		Prototypen**			quelle, Gastroenteritis vorwiegend
					bei Schulkindern und Erwachsenen
		Hepatitis E			– Enteral übertragene Hepatitis
Togaviridae	**Alphavirus**	z. B.	&		
- ssRNS (+)	– Semliki Forest	Chikungunya		V	– Trop. Afrika, Südostasien, Indien
- - kubisch, umhüllt	– VEE***	VEE		V	– Nördl. Süd-/Zentralamerika bis Florida
	– EEE***	EEE		V	– Südkanada, USA (Ostküste), Karibik, Golf
	– WEE***	WEE		V	– Kanada, USA bis Südamerika
		Sindbis		V	– Osteuropa, Skand., Afrika, Asien, Australien
	Rubivirus	Röteln	1	T/N/K	– Ubiquitär, endemisch, epidemisch
Flaviviridae	**Flavivirus**	29 Viren z. B.			
- ssRNS (+)		Dengue	4	V	– Amerika, Australien, Afrika, trop. Asien
- - kubisch, umhüllt		Gelbfieber	1	V	– Afrika, Südamer. (Gelbfiebergürtel)
		Japan, Enzeph.	3 ?	V	– Südostasien, öst. UdSSR
		FSME	&	V	– Rußland, Osteuropa, Skandinavien
		Hepatitis C		P(Tr/S?	– Ubiquitär? Posttransfusions hepatitis
Coronaviridae	**Coronavirus**	HCV-229E	?	T	– Ubiquitär? epidemisch, 15–20 %
- ssRNS (+)	- I + II	HCV-OC43	?	T	aller oberen respiratorischen Infekte?
- -helikal, umhüllt		HECV?	?	E?	– Pathogenetische Bedeutung unklar
Rhabdorividae	**Vesiculovirus**	Vesik. Stomat.	&	D/V	– Zoonose der westl. Hemisphäre
- ssRNS (-)	**Lyssavirus**	Rabies	1	P(A,Tra)	– Alle Kontinente außer Australien
- helikal, umhüllt		rabies-like (Lagos bat, Mokola, Duvenhage)			– Pathogenetische Bedeutung unklar

Filoviridae	**Filovirus**	Marburg		D/S	– Zoonosen? Afrika? Asien? seltene
– siehe Rhabdo		Ebola		D	Epidemien beim Menschen
Paramyxo-	**Paramyxovirus**	Parainfluenza	4	T/H	– Alle humanpathogenen Paramyxo-
viridae		Mumps	1	T	viren sind praktisch ubiquitär und
– siehe Rhabdo	**Morbillivirus**	Masern	1	A	sehr häufige Krankheitserreger des
	Pneumovirus	RSV	1	T/H	Menschen, epidemisch, endemisch
Orthomyxo	**Influenzavirus**	Influenza A	1 &	T	– Influenza A und B kommen
viridae		Influenza B	1 &	T	epidemisch weltweit sehr häufig vor
- ssRNS (-)	**Influenza-**				
- segmentiert	**virus C**	Influenza C	1		– Pathogenetische Bedeutung unklar
- - helikal, umhüllt					
Bunyaviridae	**Bunyavirus**	nahezu 350			
- ssRNS (+/-)	– Bunyamwera	Viren	§	$	
- segmentiert (3)	– California	Bunyamwera	V		Die meisten Viren der Bunyamwera-
- - helikal,		z. B. Calif. enceph:		V	und California-Gruppe kommen in
umhüllt		La Crosse	V		Afrika und Amerika vor
		Tahynia	V		– Europa, auch BRD
	Phlebovirus				
	– Sandfly-Fieber	Phlebotomus	4	V	– Mittelmeerraum, Afrika, Asien, Südamerika,
	– Rift-Valley-Fieber	– Rift-Valley-	3	V	– Ost- und Südafrika
	Nairovirus				
	– KKHF	KKHF	1	V	– Afrika, Osteuropa, Mittlerer Osten, Asien
	Hantavirus	Hantaan	3	A	– Europa (skand.), UdSSR, Korea, Japan
Arenaviridae	**Arenavirus**	LCM	1	A	– Europa (BRD, Ungarn), USA, Argentinien
- ssRNS (+/-)		Lassa	1	A/D	– Westafrika
- segmentiert (2),		Junin	1	A/D	– Argentinien
- - helikal, umhüllt		Machupo	1	A/D	– Bolivien
Reoviridae*	**Reovirus**	Reo	3	E(T)	– Ubiquitär? endemisch
- dsRNS	**Rotavirus**				
- segmentiert (10–12)	– Gruppe A–C	Rota (Gruppa A)	6	E	– Ubiquitär, epidemisch, nosokomial
- - kubisch	**Orbivirus**				
- - doppelschalig	– Colorado	Coloradofieber	2?	V	– Rocky Mountains
	– Kemerovo-	Kemerovo-fieber	&	A?	– UdSSR, Zentraleuropa
Retroviridae					
Oncomavirinae	**(C-Typ-Viren)**	HTLV 1	1	Tr/P/S/N	– Japan, Taiwan, Zentralafrika, Karibik
		HTLV 2	1	Tr/P/S/N	? (Leukämieviren)
Spumavirinae	**Spumavirus**	humanes foamy	?$		
Lentivirinae	**Lentivirus**	HIV 1	1	Tr/P/S/N	– Zentral-/Ostafrika, Europa, Amerika
- ssRNS (DNS- Provirus)		HIV 2	1	Tr/P/S/N	– Westafrika (AIDS-Erreger)
- - kubisch, umhüllt					

Hepadnaviridae*	**Hepadnavirus**	Hepatitis B	1&	Tr/P/S/N	– Weltweit, besonders Asien, Afrika
- dsDNS*					
- - kubisch					
- - doppelschalig					
Parvoviridae	**Parvovirus**	Parvo B 19	1	P/T/N	– Weltweit? Schwangerschaft!
- ssDNS	**Dependovirus**		?		– Hohe Durchseuchung,
- - kubisch, nackt					pathogenetische Bedeutung unklar
Papovaviridae					
Papillomavirinae	**Papillomavirus**	HPV	58$$	D/S/N	– Weltweit? Tumoren
Polyomavirinae	**Polyomavirus**	BK		D ?	– Weltweit? hohe Durchseuchung,
- dsDNS		JC		D ?	pathogen bei Immunsuppression
- - kubisch, nackt					
Adenoviridae	**Mastadenovirus**				– Weltweit, häufige Krankheitserreger
– s. Papova	Subgenus A–F	Adeno	42	A/T/EK	Lungen, Darm, Harnwege
Herpesviridae					– Alle Herpesviren sind weltweit
Alphaherpes-	**Simplexvirus**	Herpes simples	2**	T/B/N	außerordentlich verbreitet, große
virinae	**Variacellavirus**	VZV	1	A (B) N	pathogenetische Bedeutung
Betaherpes-	**Cytomegalovirus**	Zytomegalie	1	D/T/Tr/N	
virinae		HHV-6	1	D?	
Gammaherpes-	**Lymphocrypto-**	Epstein-Barr	1	D/T	
virinae	**virus**				
- dsDNS					
- - kubisch, umhüllt					
Poxviridae*					
Chordopoxvirinae	**Orthopoxvirus**	Variola	1	A/D	– Durch Impfung ausgerottet
- dsDNS		Vaccinia	&	D	– Impfvirus
- - kubisch*,		Kuhpocken	1	D	– Zoonose, selten
umhüllt*		Affenpocken	1	D	– Zoonose, selten
	Parapoxvirus	Orf	1	D	– Zoonose, selten
		Melkerknoten	1	D	– Zoonose, selten
	Molluscipox-	Molluscum	1	D	– Weltweit, häufig, Immunsupprimiete!
	virus	contagiosum			Erreger der Dellwarzen
nicht		Delta-Hepatitis		P/Tr	– Mittelmeerraum, Westafrika,
klassifizierte					Amazonas
Viren		Kuru		s. Text	– Neu-Guinea
		Jakob-Creutzfeldt		Tra	– Selten, sporadisch, familiäre Häufung

Einzelsträngige RNS-Viren (ssRNS) unterscheidet man auch nach der Polarität ihres Genoms. Plus-Strang (+) bedeutet, daß die im Virion verpackte RNS sofort als Messenger-RNS in der Wirtszelle fungieren kann. Dementsprechend gibt es auch Minus-Strang(-)-Viren mit Anti-Messenger-Polarität und sogar Viren (Arenaviridae, Bunyaviridae), bei denen in den Virionen Plus-Strang- oder Minus-Strang (+/-)-Genome verpackt werden. Bei Viren mit segmentiertem Genom kann es besonders leicht zu genetischen Reassortanten kommen.

* Komplexe Struktur,** keine Serotypen, ***Venezuelanische, Östliche, Westliche Pferdeenzephalitis, & mehrere Subtypen und Varianten, § Anzahl der humanpathogenen Viren nicht genau bekannt
$ pathogenetische Bedeutung für den Menschen unklar, $$ Genotypen, A = Aerosol, B = Bläscheninhalt, D = direkter Kontakt, E = enteral, H = Hände, K = Konjunktiven, N = intrauterin/neonatal, P = parenteral, S = sexuell, T = Tröpfchen, Tr = Transfusion/Transplantation, Tra = Transplantation, V = Vektor, KKHF = Krim-Kongo hämorrhagisches Fieber

Erklärung der Begriffe

Aerosol	= in der Luft nebelartig feinstverteilte Substanz, Infektion durch Einatmen
endemisch	= Dauerverseuchung/Dauerdurchseuchung eines geographisch erfaßten Gebietes
enteral	= über den Verdauungs- (Magen-Darm-)Trakt aufgenommen
epidemisch	= gehäuftes, »seuchenartiges« Auftreten von Infektionen
Genomstruktur	= Struktur des halbierten Chromosomen*Satzes
Genus	= Gattungsbegriff, Unterordnungen
helikal	= spiralförmig
humanpathogen	= beim Menschen krankheitserregend
intrauterin/ neonatal	= innerhalb der Gebärmutter/während der Geburt
Konjunktiven	= Augenbindehäute
Nukleokapsid	= Kernumhüllung
parenteral	= durch Injektionen (Einspritzungen)
segmentiert	= in Abschnitte aufgeteilt
Tröpfchen	= in der Atemluft, vorwiegend beim Husten und Niesen, Infektion durch Einatmen
ssRNS	= RiboNukleinSäure (auch RNA) Chromosomen-Code-kopierende chemische Substanz
ubiquitär	= überall (vorkommend)
Vektor	= Beförderung durch Parasiten*
ZNS	= zentrales Nervensystem (Gehirn und Rückenmark)

Infektionen durch humanpathogene Viren

Viren, die Erkrankungen des Menschen hervorrufen können, finden sich in 20 der 61 taxonomisch definierten Virusfamilien. Darüber hinaus gibt es einige bislang nicht klassifizierte humanpathogene Erreger.
Für die Einteilung der Virusfamilien spielen die Struktur der Virionen (umhüllt/nackt) und der Nukleokapside (kubisch/helikal), die Analyse und Funktionen des Genoms (RNS oder DNS), die Anzahl der Funktionen viraler Proteine, die Vermehrungsstrategie, die physikalischen sowie die biologischen Eigenschaften der Viren eine Rolle.
Viren, deren Nukleokapsid von einer äußeren lipidhaltigen Hülle umgeben ist, sind in der Regel weniger umweltresistent und damit leichter zu inaktivieren als nackte Viren.
Letzteres gilt nicht für das Hepatitis-B-Virus, das zwar eine lipidhaltige äußere Schale besitzt; diese unterscheidet sich aber deutlich von den zellwandabgeleiteten Hüllen typischer umhüllter Viren.
Einige Viren verursachen, vielfach unabhängig von den tatsächlichen Orten ihrer Vermehrung, typische Krankheitsmanifestationen bestimmter Organe *(klinischer Organtropismus),* andere rufen fast immer sehr verschiedene, wenig charakteristische Krankheitsbilder hervor. Dies macht die konsequente Abhandlung der Viren nach Organen oder Krankheitsbildern ohne ständige Wiederholungen unmöglich oder führt zu erzwungenen Einteilungsversuchen. Bei Berücksichtigung dieser Einschränkungen sollen die nachfolgenden Tabellen der Orientierung nach klinischen Gesichtspunkten helfen.

sten Bakterien). Eine große Anzahl ist für den Menschen und Tiere krankheitserzeugend (pathogen) und für die Entstehung von (zum Teil schwersten) Infektionskrankheiten verantwortlich.

Virusenzephalitis: übertragbare Gehirnentzündung, anzeigepflichtige, durch Insekten übertragbare Infektionskrankheit, die hauptsächlich in warmen Ländern vorkommt. Unter einem hochfieberhaften Verlauf kommt es zu typischen Hirnentzündungssymptomen mit Krämpfen, Lähmungen, Schlafsucht usw. Neben diesen unmittelbar eine Hirnentzündung auslösenden Viren verursacht ebenfalls eine Hirnentzündung, die fälschlich oft als sog. »Kopfgrippe« gedeutet wird und eine häufige Begleiterkrankheit von Masern*, Windpocken*, Pocken*, Röteln*, Mumps*, Scharlach*, Influenza*, Typhus* und Zoster* ist. Auch hier sind Fieber, Angina*, Nakkensteife, Übelkeit, Übergang in unüberwindbare Schlafsucht, Krämpfe, Delirien*, Augenmuskel- und Hirnnervenlähmungen kennzeichnend.

Virusgrippe: Influenza*, die echte Grippe*, nicht zu verwechseln mit durch Bakterien verursachten sog. »grippalen Infekten*«, z. B. Bronchitis usw.

Virushepatitis: Hepatitis invectiosa. Übertragbare Leberentzündung, endemisch-epidemisch weltweit vorkommend, anzeige- und krankenhauspflichtige Infektionskrankheit, durch den Hepatitis-Virus hervorgerufen. Die V. (aufgeteilt in infektiöse Hepatitis = Virus A und Serumhepatitis = Virus B) ist von Hepatitisformen anderer Ursache wie Weil-Krankheit (Infektion durch den Erreger Leptospira icterohaemorrhagiae), Gelbfieber und Vergiftungshepatitis, abzugrenzen. Die prominenten Leitsymptome sind Ikterus (Gelbsucht) mit einem rotfleckigen Ausschlag im Gesicht und ein Vorstadium, das sich meist als grippeähnlicher Infekt mit hohem Fieber, rheumatischen Beschwerden und Durchfällen darstellt. Zuverlässige Laborbefunde sind µ-GT, GOT und GPT, die schon 10–14 Tage vor Ausbruch der Gelbsucht erhöht sind. Immer erhöht ist auch das Bilirubin.

Viruskrankheiten, Virusinfektionen: Sie haben gegenüber Infekten, die von anderen Mikroorganismen ausgelöst werden, verschiedene Abweichungen:

1. Sie befallen bevorzugt ein bestimmtes Organsystem, nicht ein einzelnes Organ (sog. Organtropie), wobei in der Regel nach 3–5 Tagen einer uncharakteristischen, allgemeinen Symptomatik (Fieber, Glieder- und Kopfschmerzen, Müdigkeit und körperlicher Schwächezustand, Übelkeit usw.) deutlich wird, welches Organsystem befallen ist, und damit auch, um welche Art von Viren es sich handelt (Organmanifestation);
2. Zellen und Gewebe reagieren auf die Einwirkung von Viren mit Degenerationserscheinungen und Zelluntergang im Gegensatz zu bakteriellen Infekten, die vorwiegend mit »Entzündung«, Eiterbildung und Sepsis verlaufen. Bei V. sind diese letztgenannten Erscheinungen nur bei Mischinfektionen mit Bakterien zu beobachten;
3. das Blut reagiert auf eine V. fast immer mit einem Absinken der Leukozyten*-Anzahl unter die Norm* (bei Bakterien hingegen in der Regel mit einer Zunahme);
4. Fieberanstieg führt bei V. meistens zur Verlangsamung der Herzschlagfolge (Bradykardie) und nicht wie bei bakteriellen Infektionen zur Beschleunigung (Tachykardie);
5. Virusinfekte führen meist zu einer Immunität, die vor erneuter Ansteckung schützt und je nach Krankheit Monate, Jahre oder das ganze Leben anhalten kann;
6. eine Anzahl von V. üben bei Schwangeren schwerwiegende pa-

thogene Wirkungen auf den Keim bzw. Fetus aus und führen dabei teilweise zu hochgradigen Mißbildungen.

Die wesentlichen V. des Menschen sind u. a. Choriomeningitis*, Drüsenfieber*, Denguefieber*, Exanthema subitum*, Enzephalitis*, Fleckfieber* (die Erreger, Rickettsien, stellen einen Übergang von Viren auf Bakterien dar), Gelbfieber*, Herpes*, Hepatitis*, Influenza*, Teratokonjunktivitis*, Lymphogranulomatose*, Molluscum contagiosum*, Maul- und Klauenseuche*, Mumps*, Masern*, Ophthalmie*, Poliomyelitis*, Pemphigus*, Papageienkrankheit*, Q-Fieber*, Röteln*, Scharlach*, Tollwut*, Trachom*, Variola*, Varizellen*, Virusschnupfen*, Viruspneumonie*, Virusmeningitis*, Warzen*, Windpocken*, Wolhynisches Fieber*, Zoster*.

Virusmeningitis: Meningitis serosa. Anzeigepflichtige Hirnhautentzündung, die auf dem Luftweg (Choriomeningitisviren), durch Insekten (Arboviren) und direkt von Mensch zu Mensch (Enteroviren) übertragen werden kann. Unter hohem Fieber kommt es zu Krampflähmungen der Nacken- und Rückenmuskulatur, starken Kopfschmerzen, Einengung des Bewußtseins und Schlafsucht.

Viruspneumonie f: primäre, atypische Pneumonie*. Der Erreger ist wahrscheinlich Mycoplasma pneumoniae. Die Übertragung erfolgt durch Tröpfcheninfektion, die Krankheit beginnt mit Schwächegefühl, Frösteln, Kopf- und Gliederschmerzen, Husten; später kommt es zu Fieber bei gleichzeitiger Verlangsamung der Herzschlagfolge (Bradykardie) und dann zu einem schleimig-eitrigen Auswurf. Gefürchtete Komplikationen sind Rippenfell-, Herzmuskel-, Leber- und Nierenentzündung.

Virustatika: chemische Verbindungen, welche eine Hemmung der Virusvermehrung und damit eine günstige Beeinflussung von Viruserkrankungen ermöglichen sollen. Bisher nur sehr beschränkt einzusetzen (z. B. Jodverbindung bei Viruserkrankungen der Haut oder Adamantanamine bei einigen Erkältungskrankheiten), da deren therapeutische Wirksamkeit zudem noch nicht überzeugend ist. Die bislang erfolgversprechendste Methode ist die Stärkung der körperlichen Abwehrkräfte durch Injektion menschlicher Gamma-Globuline.

Vis: Kraft.

Viscus, Viscera: Eingeweide.

viszeral: die Eingeweide betreffend.

Viskosität f: Zähigkeitszustand von Flüssigkeiten.

visuell: was gesehen wird, mit dem Gesichtssinn wahrgenommen wird.

Visus m: Sehschärfe.

Viszeroptose f: Senkung der Bauchhöhleneingeweide (bei Abmagerung oder Erschlaffung der Aufhängebänder).

Vita f: Leben.

Vita maxima: oberste Grenze der Belastungsfähigkeit des Organismus, bestimmt von der Leistungsfähigkeit der Atmungsorgane und des Herz-Kreislauf-Systems.

Vita minima: so weitgehende Einschränkung der Stoffwechselvorgänge, daß das Leben gerade noch erhalten werden kann. Bei hochentwickelten Lebewesen ist das z. B. bei be-

VIRUS-INFEKTIONSKRANKHEITEN

Organsystem Erkrankung Syndrom/Symptom	**Virusfamilie** (viridae)	**Viren/** Genera	Vorkommen Bedeutung	Antivirale Therapie	Prophylaxe
Neurologische Manifestationen bei europäischen Virusinfektionen					
ZNS					
Meningitis* M/	Picorna Ø	Entero (versch.) M (En)	u, h	nein	A (Polio), P
Enzephalitis* En/	Paramyxo/ Myxo	Mumps/Masern M (En)/ Influenza (En)	u, h	nein	A/A, P
Enzephalopathie* EP/	Toga	Röteln (En, EP)*	u, s	nein	A, P
(psych. Störungen)	Flavi	FSME M (En)*	E, h	nein	A, P
	Rhabdo	Tollwut En*	E, s	nein	A, P
	Bunya	Tahynia (E)*	E, ?	nein	nein
	Arena	LCM	E, ?	nein	nein
	Retro	HIV* EP	E, sh	(ja)	nein
	Adeno	Adeno	u, s	nein	(nein)
	Herpes*	HSV 1 En/HSV 2 M (En),	u, h	ja	nein
		VZV/Zytomegalie* EBV	u, s	ja/(ja)/ nein	A, P/P
progr. Panenzephalitis*/Degeneration/ Demenz*	Paramyxo	Masern (SSPE)*	u, s	nein	A, P
	Toga	Röteln*	u, s	nein	A, P
	Papova	Polyoma*	u, sh	nein	nein
	unklass.	Jakob-Creutzfeldt	u, s	nein	nein
Myelitis*/					
periphere Lähmungen/	Picorna Ø	Enteroviren	u, s	nein	A (Polio), P
Hirnnerven*	Herpes	HSV 1,	u, h	(ja)	nein
		VZV	u, h	(ja)	A, P
Respiratorische Manifestationen bei europäischen Virusinfektionen (Respiration = Atmung)					
Rhinitis*	Picorna Ø	Rhino*, Entero*	u, h	nein	nein
	Corona	Corona	u, h	nein	nein
	Paramyxo	Parainfluenza/RSV	u, h	(ja)	nein
Pharyngitis/*	Adeno	Adeno-Typen 1, 2, 3, 5, 6, 7, 14	u, h	nein	(nein)
Tonsillitis*	Herpes	EBV	u, h	(nein)	nein
Laryngitis (Krupp)*/	Paramyxo	Parainfluenza*/RSV	u, h	(ja)	nein
Tracheitis*	Orthomyxo	Influenza*	u, h	ja	A
	Herpes	HSV 1	u, s	ja	nein
Bronchitis/	Picorna Ø	Rhino/Entero	u, s	nein	nein
Bronchiolitis*	Paramyxo	Parainfluenza/RSV	u, h	(ja)	nein
Pneumonie*	Paramyxo	Parainfluenza 3/RSV/ Masern	u, h	(ja)/nein	nein/A, P
	Orthomyxo	Influenza	u, h	ja	A
	Adeno	Adeno-Typen 1, 2, 3, 4, 5, 7	u, s	nein	(nein)
	Herpes	HSV/VZV	u, s	ja	nein/A, P

u = ubiquitär, E = nicht ubiquitär, aber in Europa, SE = Südeuropa, h = häufig, s = selten, sh = häufig in bestimmten Gruppen, A = aktiver Impfstoff, P = passiver Impfstoff, ( ) = eingeschränkt,
Ø siehe Text am Tabellenende

Gastrointestinale Manifestationen bei europäischen Virusinfektionen

Ösophagitis*	Herpes	Zytomegalie*, HSV, EBV	u, sh	(ja)/ja/nein	nein
Enteritis/Diarrhoe*	Picorna	Entero*	u, h	nein	nein
	Calici	Norwalk*	u, h	nein	nein
	Reo	Rota	u, h	nein	(A, P)
	Adeno	Adeno-Typen 41, 42	u, ?	nein	nein
Kolitis	Herpes	Zytomegalie, HSV	u, sh	(ja)/ja	nein
Invaginationsileus	Adeno	Adeno	u, s	nein	nein

Haut- und Schleimhautmanifestationen bei europäischen Virusinfektionen

Haut					
– Exantheme*					
Vesikulär	Picorna	Coxsackie A*	u, s	nein	nein
(s. Exantheme)	Herpes	HSV/VZV	u, h	ja	nein/A, P
	Pox	Kuhpocken	u, s	(nein)	(A)
Makulös/Papulös	Picorna	Entero (versch. Typen)	u, h	nein	nein
(s. Exantheme)	Toga	Röteln	u, h	nein	A, P
	Paramyxo	Masern	(u, h)	nein	A, P
	Parvo	Parvovirus B19	u, h	nein	(P)
	Herpes	EBV, HHV-6	u, h	(nein)	nein
Knotig	Pox	Molluscum contagiosum*	u, h	nein	nein
– Warzen/Kondylome	Papova	Papillom*	u, h	(nein)	nein
– Blutungen	viele Familien und Genera				
Schleimhaut					
– Enantheme*	Picorna	Coxsackie A	u, s	nein	nein
	Paramyxo	Masern	(u, h)	nein	A, P
– Gingivostomatitis*	Herpes	HSV 1	u, h	ja	nein
– Blutungen	viele Familien und Genera				

Viren mit besonderer Bedeutung in der Schwangerschaft (in Europa)

Folgen der Infektion	**Virusfamilie** (viridae)	**Viren/** Genera	Vorkommen Bedeutung	Antivirale Therapie	Prophylaxe
Gefährdung der Mutter					
	Hepadna	Hepatitis B	u, sh	(nein)	A, P
	Herpes	VZV (Pneumonie)	u, s	(ja)	P
Gefährdung des Kindes					
intrauterine* Infektion					
teratogen*	Toga	Röteln	(u, h)	nein	P
	Herpes	VZV	u, s	(nein)	P
		Zytomegalie	u, h	nein	nein
nicht teratogen	Parvo	Parvovirus B19	u, ?	nein	(nein)
(schädigend)	Retro	HIV 1, 2	E, sh	nein	nein
perinatale* Infektion	Herpes	HSV/VZV	u, h	ja	nein/P
	Retro	HIV 1/2	u, sh	nein	nein
	Hepadna	Hepatitis B	u, h	nein	A, P
	Papova	Papillom	n, ?	nein	nein

Organsystem Erkrankung Syndrom/Symptom	Virusfamilie (viridae)	Viren/ Genera	Vorkommen Bedeutung	Antivirale Therapie	Prophylaxe
Sonstige Organmanifestationen/Krankheitsbilder bei europäischen Virusinfektionen					
Augen/Ohren					
Konjunktivitis*	Picorna	Entero	u, h	nein	nein
	Adeno	Adeno-Typen 3, 7, 8, 11, 14, 19, 37	u, h	nein	(nein)
	Paramyxo/Myxo	Masern/Mumps/Influenza*	(u, h)	nein	A, P/A/A
hämorrh. Konjunktivitis	Picorna Ø	Entero	u, h	nein	nein
Hornhautschäden	Adeno	Adeno	u, h	nein	(nein)
	Herpes	HSV/VZV	u, h	ja	nein/A
Netzhautschäden/ Erblindung	Herpes	Zytomegalie	u, sh	(ja)	nein
		HSV	u, s	ja	nein
		Zytomegalie (Embryopathie)	u, h	nein	nein
	Toga	Röteln (Embryopathie)	u, s	nein	A, P
Otitis externa*	Orthomyxo	Influenza	u, h	(ja)	A
	Herpes	VZV	u, s	(ja)	A, P
Taubheit	Paramyxo	Mumps	u, h	nein	A
	Toga	Röteln (Embryopathie)	u, s	nein	A, P
	Herpes	Zytomegalie (Embryopathie)	u, h	nein	nein
Herz/Gefäße					
Perikarditis*/	Picorna	Entero	u, h	nein	nein
Myokarditis*	Orthomyxo	Influenza	u, h	(ja)	A
	Herpes	EBV	u, s	(nein)	nein
Kardiomyopathie*?	Picorna Ø	Entero	u, ?	nein	nein
Vaskulitis*	Herpes	Zytomegalie	u, ?	(ja)	nein
Blut/Lymphknoten/Immunsuppression*					
Panzytopenie*	Herpes	EBV	u, s	(nein)	nein
Thrombozytopenie*	Herpes	Zytomegalie	u, h	(ja)	nein
	Toga	Röteln (Embryopathie)	u, s	nein	nein
Anämie*	Parvo	Parvo B19	u, ?	nein	(nein)
Hämolyse*	Parvo	Parvo B19	u, ?	nein	(nein)
	Bunya	Hantaan	E, ?	nein	nein
B-Zell-Proliferation/ Burkitt-Lymphom*	Herpes	EBV	E, s	nein	nein
Blutungen					
hämorrh. Fieber	Bunya	Hantaan	E, ?	nein	nein
		KKHF	E, ?	nein	nein
Lymphadenopathie*	Retro	HIV* 1/2	E, sh	(ja)	nein
	Toga	Röteln	(u, h)	nein	A, P
	Herpes	HSV/EBV/CMV	u, h	ja/nein/ (ja)	nein
Immunsuppression*	Retro	HIV 1/2	E, sh	(ja)	nein
	Paramyxo	Masern	(u, h)	nein	A, P
	Herpes	EBV	u, h	(nein)	nein
Leukämie*	Retro	HTLV 1/2	SE, ?	nein	nein
Oropharynx (siehe auch Respirationstrakt, oropharynx = Mund-Rachen-Raum)					
Haarleukoplakie*	Herpes	EBV	E, sh	(ja)	nein
Nasopharynxkarzinom		EBV	E, s	nein	nein
Niere, ableitende Harnwege					
Nephritis*	Adeno	Adeno-Typen 11, 21	u, s	nein	nein
	Herpes	EBV	u, s	(nein)	nein

Nierenversagen hämorrhagische*	Bunya	Hantaan	E, ?	nein	nein
Zystitis*	Adeno	Adeno-Typen 11, 21	E, s	nein	nein
Urethritis	Herpes	HSV 2	u, h	ja	nein
Geschlechtsorgane					
Adnexitis*	Paramyxo	Mumps	u, sh	nein	A
Zervizitis*	Herpes	HSV 2 (1)	u, h	ja	nein
Dysplasie, ektodermale*	Papova	Papillom*	u, h	(nein)	nein
Vaginitis*	Herpes	HSV* 2 (1)	u, h	ja	nein
Herpes*progenitalis	Herpes	HSV 2 (1)	u, h	ja	nein
Orchitis/Hodenatrophie*	Paramyxo	Mumps	u, sh	nein	A
Exokrine/endokrine Organe					
Speicheldrüsen					
Parotitis*	Paramyxo	Mumps	u, sh	nein	A
	Herpes	EBV/Zytomegalie	u, (h)	(nein)/ (ja)	nein
Leber					
Hepatitis*	Hepadna	Hepatitis B	u, h	(nein)	A, P
	Picorna Ø	Hepatitis A	u, h	nein	A, P
	Calici	Hepatitis E	E, s	nein	nein
	Flavi	Hepatitis C	u, h	(nein)	nein
	?	Hepatitis D	E, s	(nein)	nein
	Herpes	EBV/Zytomegalie/VZV	u, h	(nein)/ (ja)/ja	nein/nein/A, P
Hepatom*	Hepadna	Hepatitis B	u, h	(nein)	A, P
Pankreas*					
Pankreatitis/Diabetes*/ Pankreaspseudozysten	Paramyxo	Mumps	u, sh	nein	A
Bewegungsapparat					
Myalgien/Pleurodynie*/	Entero	Coxsackie* B	u, h	nein	nein
Myositis*	Myxo	Influenza	u, h	(ja)	A
Arthralgien/	Toga	Röteln	u, h	nein	A, P
Arthritis*	Paramyxo	Mumps	u, sh	nein	A
(häufiges	Hepadna	Hepatitis B	u, h	nein	A, P
Begleitsymptom	Herpes	EBV/Zytomegalie/VZV	u, h	(nein)	nein/nein/A, P
vieler Infektionen!)	Parvo	B19	u, s	nein	(nein)

Picornaviridae Ubiquitäre kleine (28–30 nm), nackte, ikosahedrale RNS*-Viren, die außerordentlich umweltresistent sind (Hygiene im Krankenhaus!). Die humanpathogenen Vertreter finden sich in den Genera Enterovirus, Rhinovirus und Hepatitis-A-Virus (bislang 1 Serotyp; es ist noch unklar, ob es weitere enterale Hepatitiserreger in der Familie Picornaviridae gibt). Jeder Mensch macht im Laufe seines Lebens eine Vielzahl verschiedener Picornavirusinfektionen durch, meist subklinisch oder als milde Erkrankung, jedoch kommen – z. T. auch altersabhängig – schwere Krankheitsbilder und Verläufe vor. Picornaviren verursachen beim Menschen einige wenige, charakteristische Erkrankungen (Poliomyelitis, Herpangina, Bornholm-Krankheit), darüber hinaus aber viele wenig charakteristische Symptome und Syndrome (ZNS, Respirationstrakt, »Sommergrippe«, Haut). Enteroviren und Hepatitis-A-Virus hinterlassen eine belastbare typenspezifische Immunität. Bei Rhinoviren sind symptomatische Reinfektionen möglich. Einige der vielen tierpathogenen Picornaviren (Maul-und-Klauenseu-

stimmten Schockzuständen, beim Scheintod, beim klinischen Tod der Fall, bei niederen Lebewesen ist es die Reduzierung der Lebensvorgänge bis zur Erscheinungsform eines sog. leblosen Zustandes, um auf diese Weise auch unter ungünstigen Umweltbedingungen überleben zu können.

Vita sexualis: Geschlechtsleben.

vital, vitalis: lebendig, leistungsfähig, den Anforderungen des Lebens voll gerecht werdend.

Vitalkapazität der Lunge: Unterschied des Volumens zwischen tiefster Ein- und Ausatmung. Man unterscheidet:

1. Atemzugvolumen, das ist die bei ruhiger Atmung pro Atemzug bewegte Luftmenge;
2. inspiratorisches Reservevolumen, das ist die Menge, die nach gewöhnlicher Einatmung unter Anstrengung noch eingeatmet werden kann;
3. expiratorisches Reservevolumen, Reserveluft, das ist die Luftmenge, die nach gewöhnlicher Ausatmung unter Anstrengung noch ausgeatmet werden kann. Die Messung erfolgt mit einem Spezialgerät, dem sog. Spirometer. Eine Verringerung der Vitalkapazität ist ein Hinweis auf raumfordernde Prozesse im Brustraum, z. B. Bronchialtumoren, Pleuraergüsse, Stauungen im Lungenkreislauf, Lungenentzündung usw.

Vitamine: Wortzusammensetzung aus Vita = Leben und Amin = eine organisch-chemische Verbindung, die Stickstoff enthält, was jedoch nur für einen Teil der V. zutrifft. Es handelt sich um lebenswichtige Substanzen, die im Körper nicht ausreichend oder überhaupt nicht aufgebaut werden können und deshalb mit der Nahrung als sog. essentielle* Nahrungsbestandteile aufgenommen werden müssen. Im Gegensatz zu Hormonen sind V. körperfremde Wirkstoffe. Sie sind am Energiestoffwechsel nicht direkt beteiligt, sondern üben nur die Funktion von Katalysatoren* aus, d. h., sie beschleunigen durch ihre Anwesenheit chemische und biologische (Stoffwechsel-)Vorgänge, ohne sich selbst dabei zu verändern. Die genauen biochemischen Funktionen der V. sind noch weitgehend unerforscht. Man weiß lediglich, daß sie für den Intermediärstoffwechsel* sämtlicher Zellen unentbehrlich sind und daß V. des B-Komplexes sowie Vitamin K in Gruppen von Enzymen* eingebaut werden.

Vitaminmangelerscheinungen, Vitaminmangelkrankheiten: entstehen bei zu geringer Zufuhr von Vitaminen mit der Nahrung, durch Resorptions*-Störungen in der Magen-Darm-Wand, durch Störungen von Hormon*-Drüsen und durch Enzym*-Mangel. Echte Vitaminmangelerscheinungen dürften bei richtiger Ernährung mit den heute zur Verfügung stehenden Mitteln nicht mehr vorkommen. Schwere Rachitisformen, die auf einen *Vitamin-D-Mangel* zurückzuführen sind, werden praktisch nicht mehr gesehen. Prophylaktische Verabreichung von Vitamin D in den ersten Lebenstagen und ausreichender Aufenthalt in natürlichem Tageslicht bieten einen hinreichenden Schutz. Hier setzt sich immer mehr die Ansicht durch, daß eine in zeitli-

Die wichtigsten Vitamine:

Vitamin	Vorkommen in	Wichtig für
A Axerophtol, Vorstufe: Karotin	Fischleberöl, Butter, Eigelb, Leber	Haut u. Schleimhaut, Netzhaut, Hornhaut
B_1 Aneurin, Thiamin	Hefe, Getreidekleie, Reisschliff, Grüne Erbsen	Leberstoffwechsel (Glykogenspeicherung), Nervenstoffwechsel, Wasserhaushalt
B_2 Laktoflavin, Riboflavin	Molke, Hefe, Keime, Leber, Niere,	Stoffwechsel, Blutfarbstoffbildung, Entgiftung der Leber, Sehvorgang
Nikotinsäureamid	Gelbei, grüne Pflanzen Hefe, Körner, Früchte, Gemüse, Milch, Leber, Niere, Muskel	Zellatmung, Kohlehydrat- und Eiweißstoffwechsel, Blutfarbstoffaufbau
B_6 Pyridoxin, Adermin	Hefe, Körner, Früchte, Gemüse, Milch, Leber, Niere, Muskel	Blutkörperchenbildung, Nervenfunktion, Leberstoffwechsel, Wachstum
B_{12} Antiperniziosefaktor	Leber, Magenschleimhaut	Blutbildung, Wachstum, Leber, Haut und Schleimhäute
C L-Askorbinsäure, Hexuronsäure	Früchte, grüne Pflanzen, Leber, Milch	Zellstoffwechsel, Hormonbildung, Antikörperbildung, Blutgefäße
D Antirachit. Vitamin Vorstufe: Ergosterin	Fischöle, Lebertran, Kakaobohnen, Hefe, gr. Gemüse	Phosphor- und Kalkstickstoffwechsel
E Tokopherol	Keimöl; – Hypophysenvorderlappen	Blutbild, Keimdrüsen, Fruchtbarkeit,
H Biotin	Hefe, Keime, Melasse, Maische, Leber, Niere, Hirn, Gelbei, Molke	Wachstum, Fettbildung in der Leber, Haut- und Schleimhautentwicklung
K vom 1,4-Naphthochinon oder Hydrochinon abgeteilte Subst.	Leber; wird im Darm aufgebaut	Blutgerinnung, Darmschleimhautresorption, Leberentgiftung
P Plavone, Flavenole, Flavenone, Citrin, Hesperidin	Früchte, grüne Pflanzen, Leber, Milch	Skorbutverhütung, Abmagerungsverhinderung
T Torutilin, Termitin	Fadenpilze, Hefe, Kopf der Termiten-Soldaten	Wachstumsbeschleunigung bei Tieren; Hebung der Gesamtvitalität bei Kindern

che Abstände aufgeteilte Vitamin-D-Medikation nicht nur eine günstigere Verträglichkeit, sondern auch eine bessere Wirkung aufweist als der sog. Vitamin-Stoß. Jede am Skelett auftretende Veränderung, insbesondere mangelhafte Knochenhärte des Schädels, Knötchenbildungen an den Rippen oder in der Gegend der Hand- und Fußgelenke, ist rachitisverdächtig und muß entsprechender Behandlung zugeführt werden. *Vitamin-A-Mangel,* dessen Folgen sonst oft nicht erklärbare Mangelernährung, Infektanfälligkeit der Schleimhäute, Schäden der äußeren Haut und Nachtblindheit sind, kann mit normaler Säuglings- und Kleinkindnahrung absolut vermieden werden. Milchfett, alle geeigneten Gemüsesorten und besonders Karotten enthalten ausreichend Vitamin A. *Mangel an Vitamin C* führt zu Blutungen, die meist am Zahnfleisch beginnen, später auf die

Schleimhäute, die Haut, Knochenhaut und Gelenke übergreifen und schließlich zu sehr schmerzhaften Strukturveränderungen der Knochen führen. Dieser ausgeprägte Vitamin-C-Mangel wird als Skorbut bezeichnet. Generell führt jede C-Avitaminose zur Schwächung der Infektresistenz. Langes Kochen oder Erhitzen zerstört Vitamin C. Es soll deshalb vermieden werden. Durch Zusetzen von frischen Preßsäften aus Zitrusfrüchten und Gemüse, durch das Beifüttern von Beeren und frischem Grünzeug, soweit das altersmäßig möglich ist, oder auch durch handelsübliche Vitamin-C-Präparate kann der Mangel gekochter Nahrung weitgehend ausgeglichen werden. Die Fertignahrung ist bereits ausreichend mit Vitamin C angereichert. Die ausgeprägten *Vitamin-B-Mangelkrankheiten* Beriberi und Pellagra kommen bei uns praktisch nicht vor. Für das Kindesalter sind sie ohne Bedeutung. Trotzdem ist für ausreichende Zufuhr von Vitaminen des B-Komplexes durch Obst, Gemüse, Kartoffeln, Fleisch, grobgemahlenes Getreide (z. B. in Form von Vollkornbrot) zu sorgen.

Die *Vitamine K* (Blutgerinnung), *F, H* (Hautfunktionen), *E* (Sterilität) und *P* (Zellabdichtung) sind noch unzureichend erforscht, die mit ihnen unter Umständen zusammenhängenden Mangelerscheinungen bei normaler Ernährung vernachlässigbar gering. Die vielfach propagierte Anwendung derartiger Präparate ist nicht nur unnötig, sondern wegen der ungenügenden Kenntnis der Wirkung zumindest fragwürdig.

Vitiligo f: scharf begrenzter, infolge Fehlens von Pigment* hell erscheinender Hautbezirk. An diesen Stellen wachsende Haare sind ebenfalls ohne Pigment. Die Ursache der Krankheit ist nicht bekannt.

Vitium n: Fehler. Speziell verwendet für Herzklappenfehler (V. cordis).

Vivification f: Belebung.

Vivisektion f: Operationen an lebenden Tieren zu wissenschaftlichen Zwecken. Das Tierschutzgesetz bestimmt, daß die Versuchstiere dabei weder Schmerzen noch psychische Qualen erleiden dürfen und daß V. nur dann durchgeführt werden dürfen, wenn die dabei gewonnenen Erkenntnisse in der Medizin nutzbringend angewandt und durch andere Methoden nicht gewonnen werden können.

Vola manus f: Handteller, Hohlhand.

volar, volaris: s. palmaris*.

Volltrunkenheit: Alkoholrausch, bei dem der Betroffene nicht mehr fähig ist, geordnet zu denken und zu handeln.

Volumen n:

1. Rauminhalt;
2. Umfang im Sinne von Menge.

Volvulus m: Darmverschluß, der durch Achsendrehung von Darmschlingen zustande kommt, die an einem sehr langen Gekröse aufgehängt sind.

Vomitio f, **Vomitus** m: Erbrechen.

Vomitus biliosus: Galleerbrechen.

Vomitus cruentus: Bluterbrechen.

Vomitus faeculentus: Koterbrechen.

Vomitus gravidarum: Emesis* gravidarum, Schwangerschaftserbrechen*, s. Schwangerschaft*.

Vomitus marinus: Erbrechen bei Seekrankheit.

Vomitus matutinus: morgendliches Schleimbrechen bei Säufern.

Voracitas f: Heißhunger, Gefräßigkeit.

Vorderhauptslage: Im Gegensatz zur normalen Hinterhauptslage führt nicht die kleine, sondern die große Fontanelle im Geburtsweg, und der Rücken liegt hinten.

Vorderhörner des Rückenmarks: Columnae anteriores. Bauchwärts liegende Anteile der grauen Substanz des Rückenmarks*, aus denen die vorderen Wurzeln mit den motorischen Nervenfasern austreten.

Vorfall: s. Prolaps*.

Vorhaut: Praeputium. Haut, welche die Eichel des Penis bzw. teilweise den Kitzler überzieht.

Vorhof: Atrium, Vestibulum. Teil des Herzens*.

Vorhofdrüsen: Drüsen des Scheidenvorhofes:

1. die Bartholinischen Drüsen = Glandulae vestibulares majores;
2. die kleinen Vorhofdrüsen = Glandulae vestibulares minores, schleimabscheidende Drüsen.

Vorhofflattern: Störung der Vorhoftätigkeit, bei der die Vorhofschlagfolge auf 250–350 pro Minute gesteigert ist, die Erregungen aber nur in konstant bleibenden Anteilen auf die Kammer übergeleitet werden.

Vorhofflimmern: Der Vorhof bleibt praktisch erschlafft und führt eine große Zahl von Flimmerbewegungen aus. Dadurch gehen auf die Kammern nur unregelmäßige Reize über, so daß absolute Arhythmie* entsteht.

Vorhofseptumdefekt (VSD): ein Herzfehler, der in drei verschiedenen Formen vorkommt:

1. als offenes Foramen* ovale;
2. als im oberen Vorhofseptum gelegener Septumdefekt;
3. als tiefsitzender Primumdefekt des Septums*.

Die wichtigste Folgekrankheit des VSD ist die Lungenstauung, welche häufig zu Bronchitis und Lungenentzündung führt und außerdem frühzeitig Entwicklungshemmungen und Leistungsabfall zur Folge hat.

Vormilch: s. Kolostrum*.

Vorsorgeuntersuchungen:

1. *Krebsvorsorge-Untersuchung:* Zu diesen Untersuchungen gehören die Inspektion und das Abtasten der äußeren Genitalien, das Austasten des Mastdarms mit dem Finger zur Suche nach Verhärtungen oder Wucherungen, das Abtasten der Brustdrüsen und der regionären Lymphknoten (Hals, Schultergrube, Achselhöhle, Leisten), Messung des Blutdrucks, Urinuntersuchung sowie eine gezielte Befragung anhand der behördlichen Vordrucke. Hinzu kommt bei Frauen die manuelle (Finger-) Untersuchung der Scheide, der Gebärmutter, der Eileiter und Eierstöcke. Dabei tastet eine Hand die Regionen des Unterbauches ab, während der oder die untersuchenden Finger von der Scheide aus gegenpalpieren. Im Anschluß daran erfolgt die Untersuchung mit dem Scheidenspiegel, wobei besonders das Scheidengewölbe, der Muttermund und der Gebärmutterhals auf sichtbare Veränderungen beobachtet werden. Schließlich werden Abstriche aus dem Scheidengewölbe, dem Gebärmutterhals und dem Muttermund entnommen, mit deren Hilfe krankhafte, insbesondere krebsverdächtige

Zellgewebsveränderungen festgestellt werden können. Sobald eine verdächtige Papanicolaou-Gruppe* festgestellt wird, müssen Gewebeproben zur histologischen Untersuchung entnommen und weiterführende Untersuchungen (z. B. Ausspiegelung der Gebärmutter, sog. Kolposkopie) vorgenommen werden. Wenn Knoten oder Verwachsungen der weiblichen Brustdrüsen Krebsverdacht ergeben, wird röntgenologisch eine Mammographie durchgeführt. Beim Mann kommt zu den allgemeinen Untersuchungen das Abtasten der Prostata (Vorsteherdrüse) nach eventuellen Vergrößerungen und knotigen Verhärtungen vom After aus.

Für *Frauen* gilt: ab dem 20. Lebensjahr Untersuchung der Genitalien* mit Zytologie* der Abstriche von Scheide und Gebärmutter, ab dem 30. Lebensjahr werden Brust und Haut, ab dem 40. Lebensjahr Dickdarm und Blut-im-Stuhl in die Untersuchungen einbezogen.

Für *Männer* gilt: Ab dem 40. Lebensjahr werden äußeres Genitale*, Haut, Prostata*, Dickdarm und Blut-im-Stuhl untersucht.

2. *Kindervorsorge-Untersuchungen:* setzen sich aus 7 Untersuchungen zusammen. Die Ergebnisse werden im Untersuchungsheft für Kinder eingetragen, aus dem man ersehen kann, welche Einzeluntersuchungen und Tests durchzuführen sind. Die erste Maßnahme ist die »Neugeborenen-Erstuntersuchung«. Sie dient vor allem der Ermittlung des Asphyxie-Index (Gefährdung durch Atemstillstand, drohende Erstickung, Ohnmacht oder Scheintod) durch Prüfung von Hautfarbe, Atmung, Gewebetonus, Absaugreflexen und Herzschlägen. Außerdem wird nach Fehlbildungen gesucht.

Ab dem 5. Lebenstag ist die Neugeborenen-Basisuntersuchung durchzuführen: Das Nervensystem wird durch Reflexprüfungen (Saug-, Handgreif-, Flucht-, Moro-, Nackenreflex und Schreiautomatismus) kontrolliert und auf die Durchführung der Rachitisprophylaxe hingewiesen. Zwischen der 4. und 6. Lebenswoche erfolgt die 3. Untersuchung. Neben den bereits angeführten Reflexen werden zusätzlich der Fußgreifreflex und das Skelettsystem – vor allem auf Hüftluxationen – untersucht. Die 4. Untersuchung findet zwischen dem 4. und 6. Lebensmonat statt. Ausführliche Befragungen nach abnormer Schreckhaftigkeit, schrillen Schreien, Steifheit beim Füttern oder Baden, Bauchlage, Spontanbewegungen der Gliedmaßen und beginnenden Greifbewegungen sollen Aufschlüsse über eine eventuelle Gehirnschädigung geben. Als zusätzlicher Reflex wird der sog. Landau-Reflex geprüft (bei Anheben aus der Bauchlage werden Kopf und Beine über die Horizontale angehoben; Herabdrücken des Kopfes löscht diesen Reflex). Im 9. bis 12. Monat erfolgt die 5. Untersuchung, bei der zusätzlich die Stehbereitschaft geprüft wird. Die 6. Untersuchung findet zwischen dem 21. und 24. Lebensmonat statt und soll besonders auch dem Ausschluß einer infantilen Zerebralparese (kindliche Gehirnlähmung) dienen. Die letzte dieser Untersuchungen findet im 4. Lebensjahr statt und soll einer abschließen-

den Beurteilung dienen, ob sich das Kind normal entwickelt hat oder ob noch Verdachtsmomente für Fehlbildungen oder verdeckte Krankheiten, insbesondere des zentralen Nervensystems, vorliegen.
3. *Mutterschaftsvorsorge* dient dazu, bestehende oder neu auftretende Erkrankungen während der Schwangerschaft festzustellen und damit Risiken für Mutter und Kind weitgehend auszuschalten. Neben einer gründlichen Allgemein- und gynäkologischen Untersuchung sind bei der Erstuntersuchung Blutdruckmessung, Körpergewichtsfeststellung, Urinuntersuchung, Bestimmung des Blutfarbstoffgehaltes und der Zahl der roten Blutkörperchen vorgeschrieben. Die nachfolgenden Untersuchungen (im allgemeinen im Abstand von 4–6 Wochen) sollen daneben eine Kontrolle des Gebärmutterstandes und der kindlichen Herztöne sowie die Feststellung der Lage des Kindes beinhalten. Außerdem können zur frühzeitigen Erkennung spezieller Risiken für Mutter und/oder Kind bei gegebenem Verdacht (z. B. Mehrlingsschwangerschaften, nicht typischem Sitz des Mutterkuchens) eine Ultraschall-Sichtgeräteuntersuchung, bei alten Erstgebärenden oder stark Fettsüchtigen eine kardiotopographische Untersuchung, bei fraglicher Terminüberschreitung oder Verdacht auf Asphyxie des Ungeborenen eine Überwachung der Fruchthäute und bei positivem Antikörpersuchtest von der 25. Woche an Fruchtwasseruntersuchungen durchgeführt werden.
4. *Gesundheitsuntersuchung:* Die Pflichtversicherungskassen bewilligen ab dem 35. Lebensjahr jährlich eine Generaluntersuchung von Herz (inkl. EKG), Lunge und Kreislauf sowie Ausschlußuntersuchungen von Stoffwechselerkrankungen mit den dazugehörigen Laboruntersuchungen. Die Krankenkasse stellt hierfür einen Berechtigungsschein aus.

Vorsteherdrüse: s. Prostata*.

Vox: Stimme.

Vulnus: Wunde. Man unterscheidet Schnitt-, Hieb-, Quetsch-, Stich- und Schußwunden.

Vulva f: Sammelbegriff für die äußeren weiblichen Geschlechtsteile. S. Sexualorgane, weiblich*.

Vulvakarzinom: Krebs der Vulva*, bei älteren Frauen sehr bösartig.

Vulvitis f: Entzündung der äußeren weiblichen Geschlechtsteile; in der Hauptsache durch Infektionen und kleinere Verletzungen. Bei jeder V. muß immer an einen Diabetes* gedacht werden.

W

Wabenlunge: s. Zystenlunge*.
Wachanfälle: s. Narkolepsie*.
Wachstumshormon: STH, Somatotropin. Wird im Vorderlappen der Hypophyse produziert und steigert das Wachstum in der Entwicklungszeit. Vermehrte Produktion führt zu Riesenwuchs, Fehlen zu Zwergwuchs.
Wachstumsperioden: Abwechslung von Längen- und Massenwachstum. 1.–4. Lebensjahr Massenwachstum (1. Fülle), 5.–7. Lebensjahr Längenwachstum (1. Streckung), 8.–10. Lebensjahr Massenwachstum (2. Fülle), 11.–15. Lebensjahr Längenwachstum (2. Streckung), 16.–20. Lebensjahr Reifung (Längen- und Massenwachstum zugleich).
Wachszylinder: s. Harnsedimente*.
Wadenbein: Fibula.
Wadenkrampf: schmerzhafte Krämpfe der Wadenmuskulatur. Hinweis auf Krampfadern, periphere Durchblutungsstörungen usw.
Wahn, Wahnidee: Der Denkablauf ist in seinem Inhalt gestört, so daß es zu unlogischen und irrealen Überzeugungen kommt, die ihren Ausdruck in krankhaften Fehlurteilen finden, die nicht unterdrückt werden können. Dabei bezieht sich der Wahn praktisch immer auf bestimmte Denk- und/oder Empfindungsgruppen, z. B. Größenwahn, Verfolgungs-W., Eifersuchts-W., Versündigungs-W. usw. Außerhalb des Wahnkomplexes sind der Denkablauf und die Logik meist völlig ungestört. Der W. kommt bei sehr vielen psychiatrischen Erkrankungen wie Schizophrenie*, Paranoia*, Zyklophrenie* und bei einer Vielzahl von Psychosen* vor.
Wahnsinn, wahnsinnig: Laienausdruck für Wahn, Wahnideen, der durch den Begriff »Sinn« unzutreffend ist.
Wahnwahrnehmung: Wirkliche, tatsächliche Wahrnehmungen werden ohne äußeren Anlaß abnorm gedeutet und gedanklich umfunktioniert. Hauptsymptom der Schizophrenie*. Werden W. und Wahnideen* miteinander verbunden, so entsteht das Wahnsystem, d. h., der Wahnkranke gestaltet seinen Wahn durch Denkleistung, indem er seinen Wahnideen und seinen Wahnwahrnehmungen natürliche Erlebnisse systematisch zuordnet. Hauptsächlich bei Paranoia*.
Wanderniere: Nephroptosis, Senkniere. Durch angeborene Schwäche der Fettkapsel sinkt die Niere beim Stehen ab und pendelt dann nur noch an ihrem Gefäßstiel, was zu Schmerzen und Stauungen in den Gefäßen führen kann. Außerdem kann es zu zeitweiligen Harnstauungen kommen.

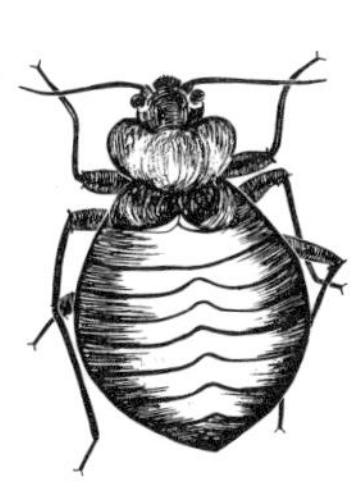

Wanze

Wanzen: Heteroptera. Insekten mit stechenden Mundwerkzeugen, die schnabelförmig entwickelt sind. Ernähren sich durch Blutsaugen. Am bekanntesten die Bett-W., die neben ihrer typischen Gestalt durch ihre Stinkdrüsen bekannt ist. S. Abb. Seite 637.

Warze: Verruca*.

Warzenfortsatz: Processus mastoideus. Leicht vorspringender Teil des Schläfenbeins hinter der Ohrmuschel.

Warzenvirus: Molitor verrucae. Wird durch direkten Kontakt übertragen und ist der Erreger der gewöhnlichen Warzen (Verrucae vulgares), der Feigwarzen (Condylomata acuminata) und der jugendlichen Warzen (Verrucae juveniles).

Wasser: besteht aus zwei Atomen Wasserstoff und einem Atom Sauerstoff (H_2O). Es kommt in gasförmigem (Wasserdampf), flüssigem (Regen) und festem (Eis, Schnee) Aggregatzustand vor. Es ist die lebenswichtigste chemische Verbindung, ohne die biochemische Reaktionen nicht vonstatten gehen können. Der menschliche Körper besteht zu 50–70 % aus Wasser.

Wasserbett: Dauerbad mit einer Temperatur zwischen 37 und 40 °C, in das Schwerverwundete (großflächige Hautinfektionen, Verbrennungen) mit Hilfe eines Hängelakens für mehrere Tage gelegt werden.

Wasserbauch: s. Hydrozele*.

Wasserhaushalt: Es bestehen funktionelle Zusammenhänge mit dem Elektrolyt*-Haushalt. Beim Erwachsenen beträgt der Wasseranteil 55–65 % des Körpergewichts, beim Kleinkind ist er wesentlich höher, im Alter nimmt er etwas ab. Rund 45 % des Wassers sind in den Zellen gebunden (Intrazellulärwasser), während rund 15 % im Blutplasma (5 %) und in der interstitiellen* Gewebsflüssigkeit verteilt sind. Die tägliche Wasseraufnahme beträgt im Durchschnitt 2500 ml und setzt sich aus den Wassermengen zusammen, die als Flüssigkeit (1500 ml), in Form fester Nahrung (700 ml) und als sog. Oxydationswasser (300 ml, wird beim Intermediärstoffwechsel* gebildet) dem Organismus zugeführt werden. Bei ausgeglichenem Wasserhaushalt werden ebenfalls 2500 ml Wasser pro Tag abgegeben, und zwar in folgender Verteilung: Harn (1500 ml), Kot (100 ml), Haut (500 ml), Lunge (400 ml). Die Wasserausscheidung über die Haut kann unter besonderen Bedingungen (Tropen, Sauna, Schwitzen schlechthin) auf das 20- bis 25fache steigen. Der Wasserhaushalt wird hauptsächlich durch Hormone reguliert, und zwar durch die Nebennierenrindenhormone*, das Wachstumshormon* STH und das antidiuretische Hormon.

Wasserhaut: s. Amnion*.

Wasserkopf: s. Hydrozephalus*.

Wasserkrebs: s. Noma*.

Wasserkur: s. Hydrotherapie*.

Wassermann-positiv-Pneumonie: Bronchitis* und Lungenentzündung bei unterernährten, stark geschwächten Kindern mit positivem Ausfall der Wassermann-Reaktion*, ohne daß eine syphilitische* Erkrankung vorliegt.

Wassermann-Reaktion, WaR: eine sog. Komplementbindungsreaktion zum Nachweis von Syphilis*. Sie wird in der 5.–6. Woche nach der Infektion positiv, bleibt während des

2. Stadiums, des sog. Ruhestadiums, und in den meisten Fällen des 3. Stadiums positiv. Bei Syphilis des Zentralnervensystems ist häufig auch die W. im Liquor cerebrospinalis positiv. Positive W. kann aber auch bei Lepra, Tuberkulose, Malaria usw. auftreten.

Wasserpocken: s. Windpocken*, Varizellen*.

Wasserstoff: Hydrogenium. Chemisches Symbol H, gasförmiges Element; bewirkt die chemische Reaktion »Reduktion«. Durch Oxydation mit Sauerstoff bildet er Wasser*, mit Kohlenstoff die Ausgangsstoffe aller organischen Verbindungen. Die Gewinnung biologischer Energie erfolgt durch Oxydation von Wasserstoff.

Wasserstoff-Ionenkonzentration: Konzentration von Wasserstoffionen* in Wasser oder wäßrigen Lösungen. In Säuren* sind die Wasserstoffionen H^+ vermehrt, in Laugen sind die Sauerstoffionen OH^- vermehrt. Um nun zu charakterisieren, ob eine Lösung sauer oder alkalisch reagiert, genügt deshalb die Bestimmung der W. Für die Definition in der Praxis ist das jedoch zu kompliziert. Man hat deshalb den sog. Wasserstoffexponenten pH* eingeführt (negativer dekadischer Logarithmus der Wasserstoff-Ionenkonzentration). Daraus ergibt sich, daß bei sauren Reaktionen einer Lösung die Wasserstoff-Ionenkonzentration größer als $10^{-7,}$ der pH-Wert also größer als 7 ist. Damit gibt der pH-Wert die tatsächlich in einer Lösung zum Zeitpunkt der Untersuchung vorhandenen Wasserstoffionen an. Die pH-Werte der wichtigsten Körperflüssigkeiten sind: Blut und Serum 7,4 (dieser Wert ist sehr konstant), Darmsaft 8,0, Galle 7,5, Harn 4,8 bis 9, Magensaft 1,77, Milch 6,5, Speichel 6,9.

Wassersucht: Flüssigkeitsansammlung und Ödembildung in Körperhöhlen, vor allem in der Bauchhöhle, bei Leberzirrhose, Herzinsuffizienz, Nierenerkrankungen, schweren Hungerzuständen.

Wechseljahre: s. Klimakterium*.

Wehen: Labores uteri. Zusammenziehung (Kontraktion) der Gebärmuttermuskulatur, mit Schmerzen verbunden. Man unterscheidet:

1. Schwangerschaftswehen, die sog. Vor- oder Senkwehen, die auf den eigentlichen Geburtsvorgang keinen Einfluß haben;
2. Eröffnungswehen: Sie verkürzen den Gebärmutterkörper, so daß sich der Muttermund öffnet und dadurch der Geburtsvorgang eingeleitet wird;
3. Austreibungs-(Preß-)Wehen: Nach Eröffnung des Muttermundes setzt gleichzeitig mit jeder Gebärmutterkontraktion ein unwillkürliches, krampfhaftes Zusammenziehen der Bauchmuskulatur, die sog. Bauchpresse, ein und unterstützt damit den Vorgang der Austreibung des Kindes aus der Gebärmutter;
4. Nachgeburts-W.: Sie bewirken die Lösung und Austreibung der Nachgeburt (Mutterkuchen und Eihäute);
5. Nach-W.: schmerzhafte Zusammenziehungen der Gebärmutter und Bauchmuskulatur, vor allem mit dem Ziel der Rückbildung in normale Größen- und Tonusverhältnisse.

Weil-Krankheit: Morbus Weil, Leptospirosis icterohaemorrhagica. Spezifisch infektiöser Ikterus; Erreger ist die Leptospira icterohaemorrhagica (s. Leptospiren*), wird meist durch Wasser übertragen, das durch Rattenurin verunreinigt wurde, gelegentlich auch durch direkten Kontakt mit infizierten Tieren. Die beweglichen Leptospiren dringen durch die verletzte Haut bzw. durch die unversehrte Schleimhaut ein. Sie verursachen hohes Fieber, in Verbindung mit sehr schlechtem Allgemeinzustand, Schwellungen von Leber und Milz, Gelbsucht und Nierenentzündung. Die Krankheit ist anzeigepflichtig, sie verläuft überwiegend gutartig, die Sterbeziffer beträgt dennoch 10–15 %.

Weingeist: s. Äthylalkohol*.

Weisheitszahn: der 3. Mahlzahn, der erst nach dem 16. Lebensjahr durchbricht und dabei oft erhebliche Schmerzen und Entzündungen verursacht.

Weißfluß: Fluor albus; schleimige, meist dünnflüssige Absonderung aus der Scheide, ohne Blutbeimischung.

Weiß-Schwiele: s. Leukoplakie*.

Wellen: zeitlich und räumlich sich periodisch wiederholender Vorgang, der dem Energietransport dient. Man unterscheidet zwischen *mechanischen* (z. B. Schall, Ultraschall) und *elektromagnetischen Wellen**.

Wellen, elektromagnetische: Energietransport und -ausbreitung durch miteinander gekoppelte elektrische und magnetische Felder. Es wird kein materieller Träger benötigt. Beispiele sind Rundfunkwellen, Licht, Wärmestrahlen, Röntgenstrahlen usw..

Wenckebach-Periode: s. Überleitungsstörungen*.

Wendung: geburtshilflicher Eingriff bei ungünstigen Geburtslagen. Man unterscheidet: äußere W., d. h., es wird versucht, durch die Bauchdecke hindurch das Kind in eine günstige Lage zu bringen; innere W., d. h., eine Hand wird in die Gebärmutter eingeführt, um unter gleichzeitiger Unterstützung der anderen Hand von außen das Kind in eine günstige Geburtslage zu bringen. Alle Wendungen sind mit Gefahren für Mutter und Kind verbunden und werden deshalb immer mehr von der gefahrloseren Schnittentbindung verdrängt.

Wespen: Insekten, Hautflügler, zu denen auch Hornissen gehören; das durch den Stich injizierte Gift kann bei disponierten Personen zur gefährlichen Wespen-Allergie* führen. Wespen sind schützenswerte Nutztiere, die Ungeziefer vernichten. Sie stechen nur bei unmittelbarer Gefahr, die durch unachtsame Berührung oder durch Schlagen nach dem Insekt ausgelöst wird.

Wetzsteinkristalle: Harnsäurekristalle im Harn*-Sediment.

WHO: Abkürzung für World Health Organization = Weltgesundheitsorganisation (WGO).

Wiederbelebung: Reanimation. Methoden zur Bekämpfung akut lebensbedrohlicher Zustände wie Schock, Atem- und Herzstillstand, klinischer Tod durch zweckmäßige Lagerung, Freimachung der Atemwege, künstliche Beatmung* (Mund-zu-Mund-Beatmung, Sauerstoffbeatmung, Tubusbeatmung, Gerätebeatmung), durch Brust-Herz-Massage* (BHM), Reizanregung der Herztätigkeit durch elektrischen Strom und/oder Pharmaka*, Blut- und Plasmaersatz durch Infusionen usw. Die wichtigsten Erste-Hilfe-Maßnahmen Herzdruckmassage *und* Beatmung sind folgendermaßen durchzuführen: durch einen Helfer = 15 × Herzdruckmassage, dann 2 × Beatmung zwei Helfer = (1. H.) 5 × Herzdruckmassage (2. H. synchron) 2 × Beatmung.

Wiederherstellungschirurgie: plastische Chirurgie, plastisch-ästhetische Operationen, Wiederherstellung brauchbarer Funktionen von Gliedmaßen, Korrektur entstellter Hautpartien, vor allem im Gesicht. Ziel der ästhetischen Chirurgie ist es, dort auszugleichen und zu korrigieren, wo die Natur zu groben Form- oder Gestaltungsfehlern führte oder wo nach Unfällen entstellende Verstümmelungen zurückgeblieben sind.
Die wichtigsten Indikationen für sinnvolle Eingriffe sind folgende:

1. die Deckung größerer Hautdefekte, die von selbst nicht mehr zuheilen (z. B. nach Verbrennungen, Verätzungen usw.) mittels Hauttransplantationen, wobei körpereigene Haut Verwendung findet. Die Straffung (Lifting) der Haut erreicht man, indem zur Verkürzung eine entsprechend große Hautpartie entfernt und die Naht dann an einer unsichtbaren Stelle oder im Gebiet einer natürlich großen Falte angelegt wird. Die Lifting-Operationen werden vorwiegend im Gesicht und am Hals zur Beseitigung von Falten und zur Glättung der Haut durchgeführt, wobei meist ein Jüngeraussehen erreicht wird.
2. Zu große und weit herabhängende Tränensäcke werden entfernt.
3. Ästhetische Operationen an der Nase reichen von kleinen Korrekturen, z. B. durch Paraffineinspritzungen bei mäßig ausgeprägten Sattelnasen, bis zur kompletten Neubildung einer künstlichen Nase (Rhinoplastik) aus Stirn-, Wangen- oder Armhaut, was beispielsweise nach Verletzungen oder zerstörenden Geschwüren (Hauttuberkulose, Krebs) notwendig sein kann. Bei schweren Formen von Sattelnasen wird operativ ein Stück Rippenknorpel, ein Schienbein- oder Elfenbeinspan zu Korrekturzwecken eingeschoben.
4. Vorwiegende Aufgabe der plastischen Chirurgie im Bereich des Mund-Rachen-Raumes ist die Korrektur von Gesichtsspaltbildungen (Hasenscharte, seitliche Lippenspalte, Gaumenspalte, Gesichtsspalte)*.
5. Bei sehr stark abstehenden Ohren kann durch Teilentfernung des Ohrmuschelknorpels und Hautraffung eine Korrektur vorgenommen werden.
6. Die weibliche Brust kann extrem vergrößert (Hyperplasia mammae) und dadurch nicht nur aus ästhetischen Gründen, sondern auch wegen Druck- und Reibewirkungen und der damit verbundenen entzündlichen Hautdefekte Anlaß zur operativen Verkleinerung sein. Um einen anatomisch zufriedenstellenden Effekt zu erzielen, bedarf es weit größerer Erfahrung, als allgemein angenommen wird. Bei zu kleiner Brust wird nach

Möglichkeit, und soweit vorhanden, körpereigenes Fettgewebe mit gutem Erfolg implantiert. Ansonsten behilft man sich auch mit der Implantation korbförmiger Kunststoffgebilde, über die man dann Unterhaut und Haut der Mammaregion spannt.

7. Bei übermäßigen Fettdepots, z. B. im Bauch oder in der Hüftregion, die auch durch diätetische Maßnahmen nicht zu beseitigen sind, kann das Unterhautfettgewebe operativ entfernt werden.
8. Bei extremer Körpergröße werden gelegentlich die unteren Gliedmaßen durch Entfernung von Teilen der Oberschenkelknochen und der -Muskulatur, seltener der Unterschenkelregion, gekürzt.
9. Die operative Entfernung von Krampfadern der unteren Gliedmaßen dient nicht nur ästhetischen Korrekturen, sondern vor allem der Vorbeugung und Verhinderung von Folgeschäden wie Beingeschwüren, schweren Durchblutungsstörungen oder Gangrän. Der Eingriff wird durch einen hoch angesetzten Verschluß der Verbindung zwischen der Vena saphena (saphena = verborgen) und der großen Oberschenkelvene (Vena femuralis) und mit Unterbrechungen der verästelnden kleineren Krampfadern und anschließendem Herausziehen (Stripping) der Saphena ausgeführt.
10. Bei lokalisiertem Haarausfall (Alopecia areata) besteht die Möglichkeit, eigene Haare aus Gebieten mit noch ausreichend dichtem Wuchs zu entnehmen und in die

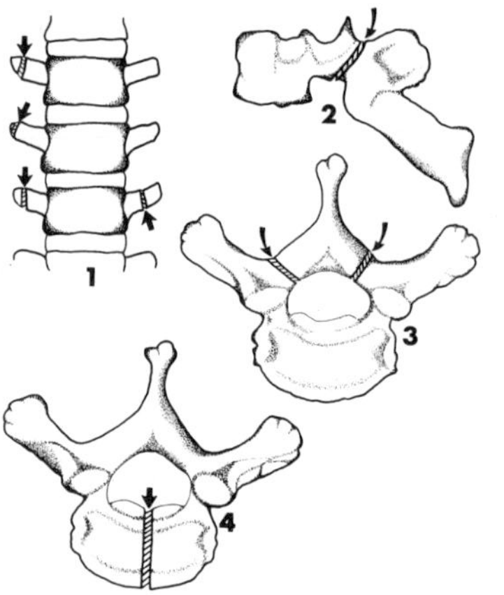

Wirbelbrüche: (1) Querfortsatzabbrüche, (2 und 3) Abbruch des Dornfortsatzes mit verschiedenen Bruchrichtungen, (4) Wirbelkörperbruch; insbesondere Wirbelkörperbrüche sind wegen der damit verbundenen Verletzungsmöglichkeit oft lebensgefährlich und führen häufig zu Lähmungen (Querschnittslähmung).

kahlen Stellen zu implantieren. Dieser Eingriff ist zeitlich noch sehr aufwendig, deshalb kostspielig und erfordert spezielle Erfahrung. Er wird deshalb vorerst auf Einzelfälle beschränkt bleiben müssen.

Wimpertierchen: Ziliaten, s. Urtierchen*.

Windpocken: Varizellen, Schafpokken, Wasserpocken. Machen wenig Allgemeinerscheinungen und sind gekennzeichnet durch einen juckenden, sich schubweise ausbreitenden Ausschlag, der von Papeln in Bläschen und Pusteln übergeht, die sich dann in Krusten umwandeln. Infizierte Bläschen können Narben hinterlassen, Lungen- oder Hirnentzündung kann

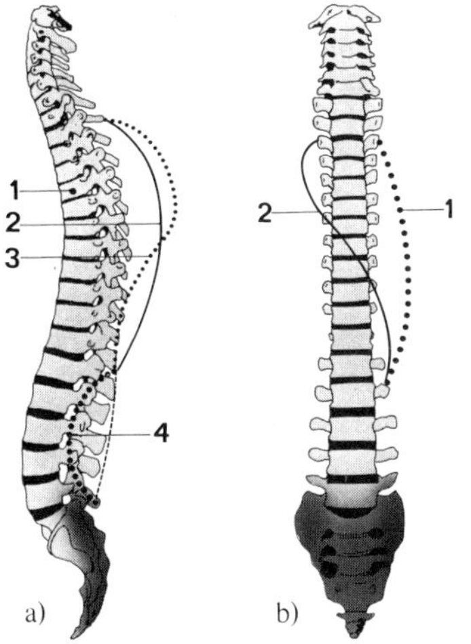

Wirbelsäulenverkrümmungen: Abb. a) (1) normale Krümmung der Brustwirbelsäule; (2) Rundbuckel (Kyphose), z. B. durch Arbeitsüberlastung, Rachitis, Alter, angeborene Fehlstellung usw.; (3) Spitzbuckel (Gibbus), z. B. bei Wirbelsäulentuberkulose; (4) Lordose (Hohlkreuz), meist durch Senkung des Kreuzbeines.
Wirbelsäulenverkrümmungen: Abb. b) (1) Totalskoliose (Krümmung nach einer Seite ohne Gegenkrümmung); (2) zusammengesetzte Skoliose mit S-förmiger Krümmung und Gegenkrümmung.

gelegentlich als Begleiterkrankung auftreten. Gefährlich ist die Erkrankung, wenn der Patient gleichzeitig oder kurz vorher mit Kortison behandelt wurde. Bis zum Abfallen der Krusten besteht erhöhte Ansteckungsgefahr. Bettruhe und bestmögliche Isolierung sind ratsam. Eine spezielle Therapie ist nicht bekannt. S. Abb. rechts, siehe auch Pocken*.
Winterschlaf, künstlicher: s. Hypothermie, kontrollierte*.
Wirbel: Vertebra.

Wirbelbrüche: s. Abb. Seite 642.
Wirbelsäule: Rückgrat, bestehend aus 7 Hals-, 12 Brust-, 5 Lendenwirbeln, dem Kreuz- und dem Steißbein und 23 Zwischenwirbelscheiben. S. Abb. links.
Wirbelsäulenverkrümmungen: s. Abb. links.
Wirbelspalt: s. Spina bifida*.
Wirkstoff (Arzneimittel): **A. Pharmakon** gemäß Arzneimittelgesetz*; 1. chemische Elemente, ihre Verbindungen, natürlich vorkommende Lösungen u. Gemische; 2. Pflanzen oder Teile derselben, unbearbeitet oder bearbeitet; 3. Tiere oder deren Körperteile (Organe) in bearbeitetem Zustand; Stoffwechselprodukte von Mensch und Tier in bearbeitetem Zustand; **B. Ergin**, Sammelbegriff für Hormone* und die biologischen Ka-

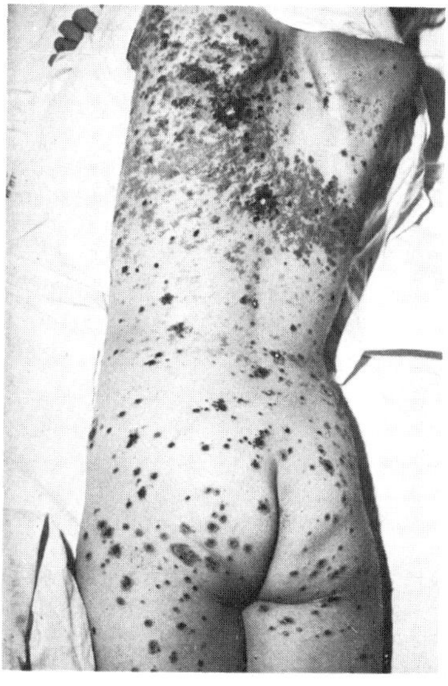

Windpocken

Die wichtigsten Würmer, die beim Menschen Erkrankungen hervorrufen (nach H. Braun):

Klasse	Arten	Vorkommen	Aussehen
Cestodes (Bandwürmer) Aussehen: 1. Scolex (Kopf mit 2 Saugspalten = Pseudophyllium oder 4 Saugnäpfen und meist noch einem hakenbewehrten Rostrum = Cyclophyllidea) und Gliederketten (dorsoventral abgeplattet, ohne Darm und ohne Leibeshöhle und zwittrigem Geschlechtsorgan). 2. Finnblase (mit eingestülptem Kopf und Halsteil des späteren Bandwurmes)	1. Taenia solium Schweinebandwurm*	überall	
	2. Taenia saginata* Rinderbandwurm	überall	10 m und länger, 4 Saugnäpfe, 20–35 Seitenäste vom Medianstamm des Uterus
	3. Diphyllobothrium latum Fischbandwurm* Breiter Bandwurm	Einzelne Seengebiete	10 m und länger, Scolex mit 2 Sauggruben, langen breiten Gliedern mit rosettenartigem Uterus, Eier mit Deckel am oberen Pol (Glieder 14 mm breit)
	4. Echinococcus* granulosus Hundebandwurm	cysticus: verbreitet alveolaris: herdförmig	Blasenbildung bei Cysticus bis Kindskopfgröße
	5. Hymenolopis nana Zwergbandwurm	bes. warme Länder	15–20 mm lang, Kopf mit 4 Saugnäpfen, Hakenkranz
Nematoda (Fadenwürmer) Drehrunde, sich verjüngende Würmer mit Darm, Leibeshöhle, getrenntgeschlechtlich, ventral gelegener weiblicher Geschlechtsöffnung und männlicher mit After zusammenfallender Geschlechtsöffnung	6. Ascaris lumbri*coides Spulwurm	überall	14–40 cm lang, hakenförmig gekrümmtes Hinterende, 3 radiär gestellte Lippen, Ei, mit mehreren höckerigen Hüllen
	7. Enterobius vermicularis (Oxyuris vermicularis)* Madenwurm Springmade	überall	3–12 mm lang, weiß, Ei mit durchsichtiger Schale und Larve, bohnenförmig

Die wichtigsten Würmer, die beim Menschen Erkrankungen hervorrufen (Forts.):

Klasse	Arten	Vorkommen	Aussehen
	8. Ancylostoma duodenale* Haken-, Grubenwurm	warme, feuchte Gegenden	8–11 mm lang, Zahnpaar, Eier elliptisch mit granulierten Zellen
Trematoden (Saugwürmer) Ungegliederter Körper, ohne Leibeshöhle, meist zungenförmig und dorsoventral abgeplattet. Mund- und Bauchsaugnapf. Unpaariger Vorderabschnitt mit 2 afterlosen Darmschenkeln, Eier mit Deckel (ausgenommen Schistosomen)	9. Trichuris trichiura Trichocephalus dispar Peitschenwurm	in Europa selten	35–40 mm lang, eingerolltes Hinterende; Ei: dicke Schale, braun, Zitronenform mit hellen Polpfröpfen
	10. Trichinella spiralis* Trichine	überall	Kapseln mit 1 m langen Larven
	11. Strongyloides Zwergfadenwurm	endemisch in gemäßigten Zonen	700 my 2,2 mm lang, 0,03 mm dick
	12. Wucheria bancroft	Subtropen sporadisch Europa, USA	25–100 mm lang, 0,1–0,3 mm dick
	13. Fasciola hepatica* großer Leberegel	überall	15–51 x 4–13 mm groß
	14. Dicrocoelium dentriticum kleiner Leberegel Lanzettenegel	überall	5–15 mm lang, 1,5–2,5 mm dick, Eier dickschalig bedeckelt
	15. Opisthorchis felineus	Kurisches Haff, Polen, Sibirien u.a.	8–12 mm lang, 1,5–3 mm breit
	16. Schistosoma* oder Bilharzia verschiedene Arten	weitverbreitet, in Europa selten	10–20 mm lang

Zwischen-wirt	Infektionsquelle	Infektionsmodus	Lebensdauer
ja	Fleischgenuß, Selbst-, Fremdinfektion	Ansiedlung im Dünndarm, Abgang von Gliedern, Cysticercose in allen Organen	20 Jahren und mehr
ja	wie oben	wie oben	wie oben
ja	Krebse, Fische	Entwicklung im Dünndarm, Ausscheidung von Gliedern, Eiablage im Darm, Finnen selten im subkutanen Gewebe und Augen durch örtliche Infektion	bis zu 20 Jahren
ja	Hunde, selten indirekt	im Dünndarm Entwicklung, in fast allen Organen, besonders Leber	
möglich	Selbst-, Fremdinfektion, Gegenstände	Darm, Eiabgang	
nein	Schmierinfektion	Entschlüpfen der Larven im Dünndarm, Lunge, Ösophagus	knappes Jahr
nein	Schmierinfektion	Freiwerden der Larven im Dünndarm, Entleerung der Eier auf Analhaut	bis 3 Monate

Zwischen-wirt	Infektionsquelle	Infektionsmodus	Lebensdauer
nein	oral und durch die Haut	Haut, Herz, Lunge, Ösophagus, Jejunum, Eiausscheidung	5–7 Jahre
nein	Schmierinfektion	Entwicklung in Dünndarm-krypten, Sitz im Caecum, auch Ileum, Dickdarm	einige Jahre
ja	Genuß von infiziertem Fisch	von Darm in die Muskulatur (quergestreifte)	bis über 10 Jahre
nein	Schmierinfektion, Eindringen in Analhaut, Darmdurchwanderung	Haut, Lunge, Ösophagus, Darm, auch nur teilweise Passage	
ja	Mückenstich; direkt in Haut	Lymphe, Blut	bis zu 15 Jahren
ja	Wasser, Pflanzen	Darmwand, freie Leibeshöhle, Gallenwege, selten in verschiedenen Organe	über 10 Jahre
ja	Pflanzen	Darm, Blut, Leber, Gallenwege	
ja	Fische	Darm, Gallenblase, durch Papilla vateri	einige Jahre
ja	Wasser	Urgenitalsystem, Dickdarm, Hepatolienales System (bei einzelnen Arten different bevorzugt)	einige Jahre

talysatoren*, Vitamine* und Enzyme*.

Wochenbett: Puerperium; Kindbett; die ersten 10 Tage nach der Entbindung. Im erweiterten Sinne die Zeit der Rückbildungsvorgänge am Genitale der Frau (Spätwochenbett ca. 6 Wochen).

Wochenbettfieber: Puerperalfieber.

Wochenfluß: s. Lochia*.

Wolf: s. Intertrigo*.

Wolfsrachen: s. Gaumenspalte*.

Wolhynisches Fieber: s. Fünftagefieber*.

Wollhaare: s. Lanugo-Haare*.

Würmer: Vermes, zum Teil krankheitserregende Schmarotzer beim Menschen. S. Tabelle Seite 644 ff.

Wunde: Gewebedefekt mit Verletzung der Haut oder Schleimhaut; s. Valnus*.

Wundganulationshormone (WGH): humoral wirksame Substanzen, die im RHS* (RES*) des Wundbrandes und im Wundgranulationsgewebe entstehen und die Regenerationsvorgänge steuern (s. Wundhormone*).

Wundgranulationsgewebe: durch Verbrennung, Verletzung usw. geschädigtes und zerstörtes Gewebe wird durch Aussprossung jugendlicher Zellen aus dem RHS* (RES*) des intakten, umliegenden Gewebes ersetzt, nachdem vorher die Gewebstrümmer durch Phagozytose* und Fermentation* abgebaut wurden. Schließlich wird das Gewebe mit einem Kapillar*-Sprossengerüst durchsetzt.

Wundheilung: Man unterscheidet primäre W., d. h., die Wundränder verwachsen ohne Infektion unter Bildung einer schmalen Bindegewebsnarbe miteinander, und sekundäre W., d. h., durch die Infektion kommt es zu Vereiterung und zum teilweisen Absterben von Gewebe, das abgestoßen bzw. verflüssigt wird. Gleichzeitig erfolgt vom Wundbett her die Bildung von Granulationsgewebe, die Wundränder ziehen sich mechanisch zusammen, und vom Wundrand her wächst die Haut nach (Epithelialisierung).

Wundhormone: Substanzen zur Steuerung der Regenerationsvorgänge in verletztem Gewebe. Neuerdings wird ihnen große Bedeutung für die Abwehrmechanismen und Heilungsprozesse zuerkannt. Deshalb wird versucht, diese Substanzen aus großen Mengen von Leukozyten* zu gewinnen.

J. Hammerschmid hat unter Mitwirkung von E. K. Frey und E. Werle 1950/51 erstmals aus Wundgranulationsgewebe* humoral* wirkende Substanzen isoliert. Er bezeichnet sie als Wundgranulationshormone (WGH)* und konnte ihre beschleunigende Wirkung auf Wundheilungsprozesse und ihre Hemmfunktion auf Wachstum und Metastasen*-Bildung von bösartigen Tumoren (Krebs) bereits damals signifikant nachweisen. Die technischen Voraussetzungen für eine industrielle Gewinnung dieser Substanzen waren jedoch noch nicht gegeben, eine breite Anwendung wegen der hohen Herstellungskosten nicht möglich. Es ist als sicher anzunehmen, daß WGH am unmittelbaren Ort des Geschehens, also in der Wunde, wesentlich konzentrierter und wirkungsvoller vorkommen als im Blut. Die Darstellung von WGH nach modifizierten, dem technischen Stand angepaßten Verfahren dürfte zu besseren therapeutischen Erfolgen und wirtschaftlicheren Herstellungsmethoden führen als die neuerlichen Versuche.

Wundliegen: s. Dekubitus*.

Wundrose: s. Erysipel*.

Wundschock: Schock*-Zustand als Folge schwerer Verletzungen.

Wundstarrkrampf: Tetanus*. Keine ansteckende Infektionskrankheit, jedoch anzeigepflichtig. Erreger sind die T.-Klostridien, die Inkubation dauert 5 Tage bis 15 Wochen, die Sterberate (sie beträgt über 40 %) liegt um so höher, je kürzer die Inkubationszeit* war (in den ersten 7 Tagen 100 %). Der anaerobe Tetanusbazillus führt durch Gifteinwirkung auf das zentrale Nervensystem* zum Bild des Wundstarrkrampfes. Das Bakterium findet sich hauptsächlich in der Erde und im Kot. Auch kleine und sog. »saubere« Wunden können als Infektionsquelle wirken. Oft sind stärkere Schmerzen an der Verletzungsstelle und leichte Verkrampfungen die ersten Hinweise. Im weiteren Verlauf kommt es dann zu Kiefersperre, Nackensteifigkeit, zu Schluckstörungen und übersteigerter Reizbarkeit. Darauf entwickeln sich starre Krämpfe der Gesichtsmuskulatur, das sog. Krampflachen, und in einem harten Tonus erstarrende schmerzhafte Verkrampfungen des gesamten Rückens, Bauches und Nackens. Bis zum Ende bleibt der Kranke ansprechbar und bei Bewußtsein. Der Tod erfolgt in der Regel durch Atemlähmung. Obwohl die aktive Immunisierung absolut ungefährlich und sicher wirksam ist und auch eine Injektion von menschlichem Tetanusimmunglobulin (Tetanusserum heute nur noch in Notfällen) bei nichtimmunisierten Personen in den ersten Stunden nach Verletzungen schwere Verlaufsformen verhindert, ist die Zahl der Tetanustodesfälle in der Bundesrepublik noch immer erschreckend hoch. Der Schutz einer aktiven Immunisierung* soll deshalb auf alle Fälle wahrgenommen werden.

Wurmfortsatz: s. Appendix*.

Wurmkrankheiten: Infektionskrankheiten, durch Würmer hervorgerufen, weltweit verbreitet. Die W. kann auf einzelne Organe oder Organsysteme lokalisiert bleiben, z. B. Darm, Leber usw., oder eine Allgemeininfektion hervorrufen.

Wurstvergiftung: bakterielle Lebensmittelvergiftung, Fleischvergiftung, Botulismus*.

Wurzelerkrankung: s. Parodontitis*.

Wurzelgranulom: chronische Infektion des Gewebes um die Wurzelspitzen eines Zahnes* mit toter Pulpa.

Wuzelhaut: s. Periodontium*.

Wurzelreizsyndrom: neuralgische Beschwerden im Ausbreitungsgebiet eines Nervensegmentes durch Kompression einer aus dem Rückenmarkssegment austretenden Nervenwurzel, z. B. durch Kompression der Bandscheibe.

X

Xantheloid n: Sarcoma gigantocellulare xanthomatodes, Riesenzellsarkom, Bindegewebskrebs, der Lipide speichert.

Xanthodermie f: gelbe Farbstoffablagerungen in der Haut durch übermäßigen Verzehr karotinhaltiger Nahrungsmittel, z. B. Karotten.

Xanthom, Xanthomatose: Bildung von gelbbraunen Knötchen und Papeln mit großflächiger Verfärbung der Haut durch krankhafte Speicherung von Cholesterin und Lipoid. Vorkommen als familiär vererbbare Erkrankung auf der Grundlage einer Hypercholesterinämie, die, wahrscheinlich mit allgemeinen Stoffwechselentgleisung vergesellschaftet, zu diesem Erscheinungsbild führt.

Xanthopsie f: »Gelbsehen«, Sehstörung bei Vergiftung mit Pikrinsäure oder Santonin.

X-Bein: Genu valgum*, seitliches Ausbiegen der Unterschenkel vom Knie ab.

X-Chromosom: geschlechtsbestimmendes Chromosom*, das im diploiden* Chromosomensatz* als XX-Chromosom* die Reifung zum weiblichen, zusammen mit dem Y-Chromosom* die Reifung zum männlichen Geschlecht bestimmt.

Xerasie f: Schwund der Nasenschleimhaut bei trockener Entzündung als Folge von Tuberkulose.

Xeroderma n: Pergamenthaut. Das sog. X. pigmentosum ist eine erbliche Hautkrankheit, bei der durch Ultraviolettstrahlen, z. B. Sonnenlicht, flächenhafte Entzündungen entstehen, die bei der Rückbildung in eine Mischung von tiefbraunen Pigmentflekken, hellen schrumpfenden Herden und Teleangiektasen* übergehen. Im weiteren Verlauf wuchern die Pigmentflecken warzenförmig aus und entarten zum Sarkom*.

Xerodermie f: Austrocknung der Haut.

Xerophthalmie f: Austrocknung der Horn- und Bindehaut des Auges als Folge von Vitamin-A-Mangel.

Xeromammographie: Darstellungsverfahren der weiblichen Brust durch spezielle röntgenphotographische Zusatzverfahren. Der Vorteil der X. liegt im besseren Auflösungsvermögen der Weichteilstrukturen.

Xerosalgie f: brennende Schmerzen bei trockener Haut.

Xerose f: Trockenheit und Schwund der Schleimhaut der oberen Luftwege als Folgeerscheinung von Syphilis*.

Xerostomie f: Austrocknung der Mundhöhle durch verminderte bis fehlende Speichelsekretion, verbunden mit Kau- und Schluckschwierigkeiten.

X-Fuß: s. Pes valgus*.

X-Strahlen: Bezeichnung Röntgens für die von ihm entdeckten Strahlen.

Y

Y-Chromosom: kommt nur im haploiden Chromosomensatz* als geschlechtsbestimmendes Chromosom vor und bildet zusammen mit dem X-Chromosom* im diploiden* Chromosom als XY-Chromosom die männliche (XX = die weibliche) Komponente der geschlechtsbestimmenden Chromosomen (s. auch Chromosomen*).

Yersinia: gramnegative* Stäbchen*; Y. *pestis* ist der Erreger der Pest, Y. *enterocolitica* ist der Erreger fieberhafter Enterocolitiden mit div. Folgekrankheiten, Y. *pseudotuberculosis* kann eine Pseudotuberkulose* auslösen.

Z

Zählkammer: Glasplatte mit eingeätztem Gitternetz zum Zählen von Blutkörperchen, Bakterien usw. in einer bestimmten Flüssigkeitsmenge. Diese Flüssigkeitsmenge wird durch eine über die ganze Netzfläche exakt ausgeätzte Kammertiefe gegeben.

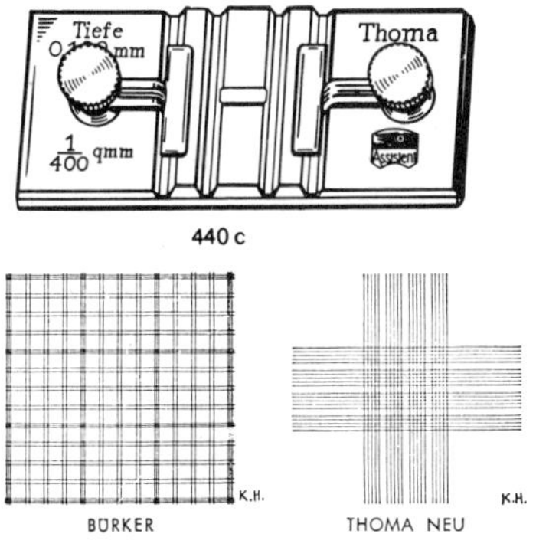

Zählkammer

Zaekum, Zoekum: s. Blinddarm*.

Zahn: Dens. S. Abb. Seite 652.

Zahnbein: Dentin.

Zahnfleisch: Gingiva.

Zahngranulom n: s. Wurzelgranulom*.

Zahnkaries: Caries dentium.

Zahnstein: Calculus dentalis. Ablagerungen von Kalium- und Natriumsalzen der Speichelflüssigkeit, die hauptsächlich durch Ammoniak aus dem Stoffwechsel der Mundbakterien ausgefällt werden. Kann zu Gingivitis* und Parodontitis* führen.

Zange: Forceps, Instrument für die Geburtshilfe zur Zangengeburt; s. Abb. Seite 652.

Zecken (Ixodoidea, Milbentiere): häufigste Art ist *Ixodes ricinus,* der *Holzbock.* Blutsaugende Schmarotzer, die vor allem in Hecken und im Wald leben. Sie lassen sich herabfal-

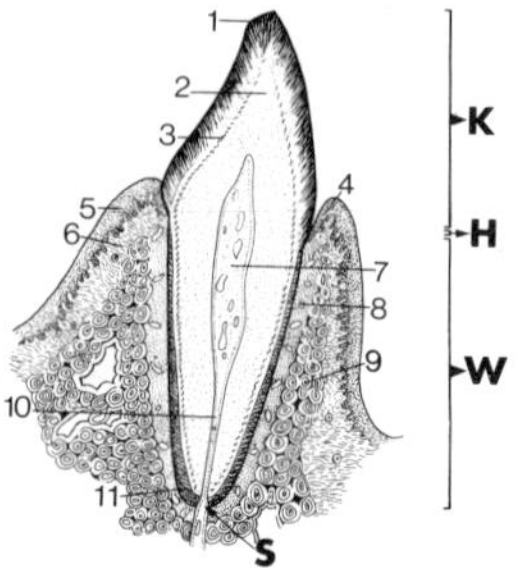

Zahn: Er besteht aus der Krone (K), die über das Zahnfleisch (6) hinausragt und vom Zahnschmelz (1) überzogen wird. Am inneren Saumepithel (4) des Zahnfleisches geht der Zahn am Zahnhals (H) in die Wurzel (W) über. Diese wird durch die Wurzelhaut (8) mit der Wand der Kieferalveole (9) verbunden. Die Wurzel ist vom sog. Zement (11) überzogen und wird an ihrer Spitze (S) vom Wurzelkanal (10) durchbrochen. Der Wurzelkanal erweitert sich zur Zahnhöhle (7), die von der Zahnpulpa ausgefüllt wird. Die Hauptsubstanz wird vom Zahnbein (2) gebildet, das am Übergang zum Schmelz durch zackenförmige Interglobularräume (3) abgegrenzt wird. Das Zahnfleisch wird nach außen vom äußeren Saumepithel (5), einem mehrschichtigen, unverhornten Plattenepithel, bedeckt.

len, beißen sich in der Haut fest und saugen Blut. Dabei übertragen sie häufig gefährliche Krankheitskeime, vor allem Borreliose* und FSME*. Sie übertragen aber auch Rickettsien*, die insbesondere nach Bissen in der Kopf-Wirbelsäulen-Region die Zeckenlähmung auslösen können. Die Entfernung von Zecken soll nicht mit den Fingern, sondern mit der Pinzette erfolgen. Die vorherige Behandlung des Tieres mit den häufig empfohlenen Mitteln (Öl, UHU etc.) ist mehr oder minder wirkungslos und erschwert meist die fachgerechte Entfernung. Ein vorheriges Beträufeln mit *Äther* oder *Chloräthylen* erleichtert die mechanische Entfernung. Eine erprobte Methode von Waldarbeitern ist das möglichst nahe Heranführen einer stark glühenden Zigarette an die Zecke, ohne diese jedoch mit der Glut zu berühren; in den meisten Fällen öffnet das Tier den Biß und kann abgeschüttelt werden. Reste von nicht fachgerecht entfernten Zecken müssen immer vom Arzt mittels Schnitt entfernt werden, da sonst gefährliche Entzündungen und Vereiterungen entstehen können.

Zehrflechte: Lupus vulgaris; Hauttuberkulose.

Zellatmung: Energiegewinnung in den Zellen durch Verbrennung oxydierbarer Nahrungsstoffe (Zucker, Fett) unter Mitwirkung von Enzymen*. Der Vorgang spielt sich unter Bildung des sog. Oxydationswassers in den Mitochondrien ab. Eine wichtige Rolle bei diesen Vorgängen spielen

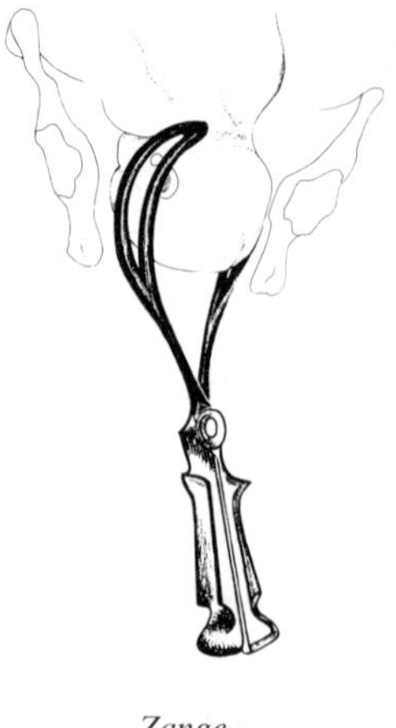

Zange

das gelbe Warburg-Atmungsferment (Cytochromoxydase) und die *A*drenalin*tri*phosphorsäure (ATP) sowie die *A*drenalin*di*phosphorsäure (ADP).

Zelle: kleinste lebens- und teilungsfähige Einheit des Tier- und Pflanzenreiches. Sie besteht aus dem Zytoplasma, in dem sich funktionelle Bezirke, die sog. Organellen*, befinden; die wichtigsten sind die Mitochondrien*, das endoplasmatische Retikulum*, das Zentralkörperchen*, die Lyosomen*, der Golgi*-Apparat und die Zellmembran*, welche die Zelle umhüllt. Meist zentral liegend, aber auch randständig ausgebildet ist der Zellkern, der die genetischen* Vorgänge steuert. Die Zellen vermehren sich entweder durch Mitose* oder durch Amitose*. Sie bilden die verschiedenen Gewebe. Siehe Abb. Seite 654.

Zellgewebsentzündung: s. Phlegmone*.

Zellgrenze: wird durch die Zellmembran gebildet.

Zellkern: s. Nukleus*.

Zellmembran: umhüllt das Zytoplasma der Zelle* und grenzt die Zelle ab. Sie hat wichtige Funktionen für den Stoffaustausch und ist Bildungs- und/oder Speicherstätte für Zellenzyme.

Zellplasma: s. Protoplasma*.

Zellstoffwechsel: s. Intermediärstoffwechsel.

Zellteilung: s. Mitose*, Amitose*.

Zellulitis: nicht entzündliche, meist veranlagungsbedingte, örtlich begrenzte Fettgewebsvermehrung (Adipositas) mit Lymphstauung und Ödembildung im Bindegewebe. Besonders betroffen sind junge Frauen. Z. hat keinen Krankheitswert (daher auch die heute bevorzugte Bezeichnung »Cellulite«), symptomatisch ist die Orangenschalenhaut (Oberschenkel, Gesäß).

Zentralkörperchen: s. Zentriole*.

Zentralnervensystem (ZNS): besteht aus Gehirn (Groß-, Stamm-, Kleinhirn), Medulla oblongata (verlängertes Mark) und Rückenmark.

zentrifugal: vom Mittelpunkt (Zentrum) wegführend. Zentrifugale Nerven sind z. B. die Fasern, welche die Erregung vom Hirn oder Rückenmark zu den Außenbezirken (der Peripherie) leiten = motorische bzw. sekretorische Nervenfasern.

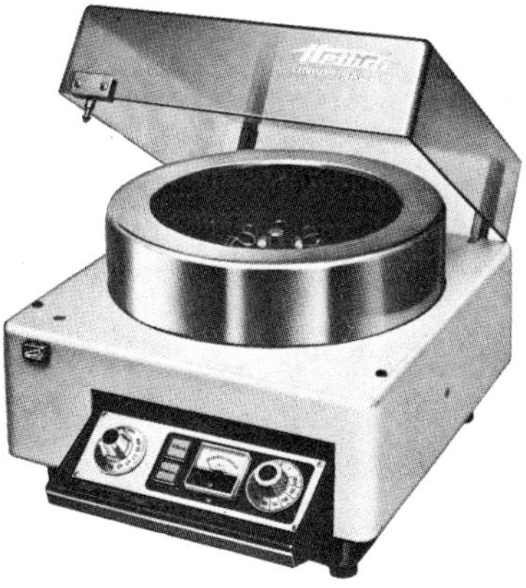

Zentrifuge

Zentrifuge: Schleudergerät, das nach dem Karussell-Prinzip durch Rotationsbewegung um eine Achse Fliehkraft erzeugt, durch die feste (korpuskuläre) Bestandteile in Flüssigkeiten auf den Grund des Zentrifugenglases abgesetzt oder verschieden schwere Bestandteile von Lösungen getrennt

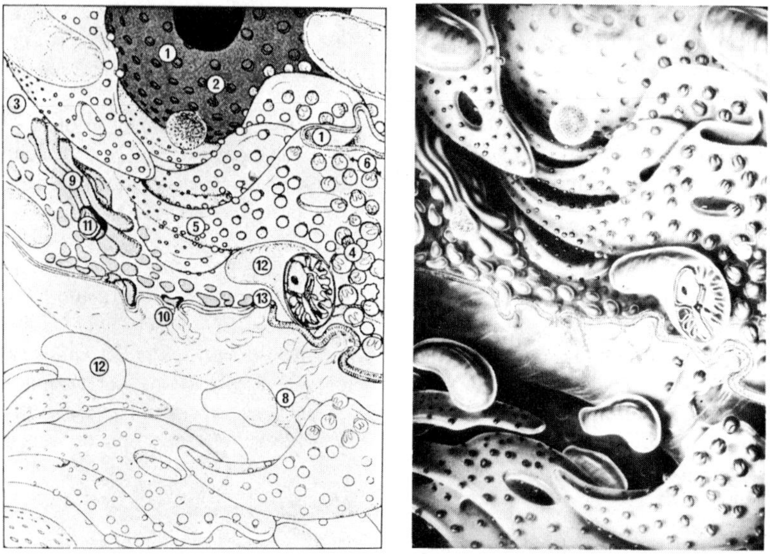

Körperzelle (elektronenmikroskopisches Bild, Schema dazu links): (1) Zellkern; (2) Kernporen; (3) Zytoplasma; (4) Ribosomen; (5) Nissi-Scholle, Eiweißsynthese an ribosomalen Strukturen; (6) Strukturen; (7) Rauhes endoplasmatisches Retikulum; (8) »subsurface cisterns«; (9) Golgi-Apparat; (10) Extrusion; (11) Lysosom; (12) Mitochondrien; (13) Zellmembran.

werden können. Hochtourige Spezial-Z. nennt man Ultrazentrifugen. S. Abb. Seite 653.

Zentriole f: Zentralkörperchen, funktioneller Bezirk (Organelle) in Zellen*, die während der Zellteilung (Mitose*) Spindelfasern zu den Chromosomen* ausbilden und diese dann auseinanderziehen.

zentripetal: zum Mittelpunkt (Zentrum) hinführend. Zentripetale Nerven sind die von den Außenbezirken zum zentralen Nervensystem führenden, sensiblen Nervenfasern.

zerebral: das Gehirn betreffend.

Zerebralsklerose: s. Gehirnarteriensklerose*.

Zerebrosidspeicherkrankheit: Morbus Gaucher, s. Gaucher-Krankheit*.

Zerebrum: s. Hirn*.

Zerkarie f: Larve des Leberegels* und der Schistosomen*.

Zerumen n: Ohrschmalz, Absonderung der Schmalz- und Talgdrüsen des äußeren Gehörganges. Bei Anhäufung entstehen die sog. Ohrpfropfen, die Schwerhörigkeit verursachen.

zervikal: zum Hals (Zervix) gehörend.

Zervikalkanal: Kanal des Gebärmutterhalses.

Zervix: Cervix, Gebärmutterhals, s. Geschlechtsorgane, weibliche*.

Zervizitis (Cervicitis): Schleimhautentzündung im Muttermundkanal.
Zeugung: Befruchtung.
Zeugungsorgane: s. Geschlechtsorgane*.
Zeugungsschwäche: s. Impotentia* coeundi und generandi.
Ziegenpeter: s. Parotitis epidemica*.
Ziliaten: Wimpertierchen*, s. Urtierchen*.
Zipperlein: volkstümlich für Gicht*.
Zirbel, Zirbeldrüse: Epiphyse. Zottenförmige Drüse im Zwischenhirn, produziert Hormone, deren Fehlen zur vorzeitigen Geschlechtsreife führt.
Zirbeldrüsentumor: s. Pinealom*.
zirkumskript: umschrieben, begrenzt.
Zirrhose f: narbige Schrumpfung des Lebergewebes, aber auch anderer Organe, z. B. Lungen-, Pankreas-Z.
Zitratblut: durch Zusatz von Natriumzitrat zur Blutsenkungsreaktion, zur Quick-Wert-Bestimmung usw. ungerinnbar gemachtes Blut.
Zitterlähmung: s. Paralysis agitans*.
Zittern: s. Tremor*.
ZNS: Abk. für Zentralnervensystem*.
Zökum, Coecum, Caecum: s. Blinddarm*.
Zöliakie f: der Sprue* ähnliche, chronische Verdauungsinsuffizienz von Kleinkindern als Allergiereaktion gegenüber verschiedenen Getreidearten.
Zona f: Zone, umgrenzter Bezirk; anatomischer Begriff.
Zonen, erogene: bestimmte Körpergebiete, die eine besondere Empfindlichkeit zur Erregung von sexuellen Wollustgefühlen aufweisen. Hierzu gehören die Geschlechtsorgane*, der Brustwarzenhof, die Lippen, die Zunge, die Afterregion, die Innenflächen von Oberschenkeln oder Oberarmen, die Ohrmuschel.
Zoster m: früher Herpes zoster = Gürtelrose. Viruserkrankung, durch Zoster-Viren hervorgerufen, nach unvollständiger Windpockenimmunität auftretend. Führt unter Bildung halbseitig auftretender Bläschen zu starken Schmerzen im Gebiet eines Hautnervs und dessen Verlängerung. Folge der Entzündung eines Ganglions*. S. Abb. unten.
Zosterneuralgie: Nach überstandenem Zoster* können in dem befallenen Segment schmerzhafte neuralgische Beschwerden über einen langen Zeitraum bestehen bleiben.
Zotten: fingerförmige Gewebeausstülpungen der Schleimhaut, welche die Oberfläche vergrößern. Vorkommen vor allem im Darm und im Chorion der Plazenta.

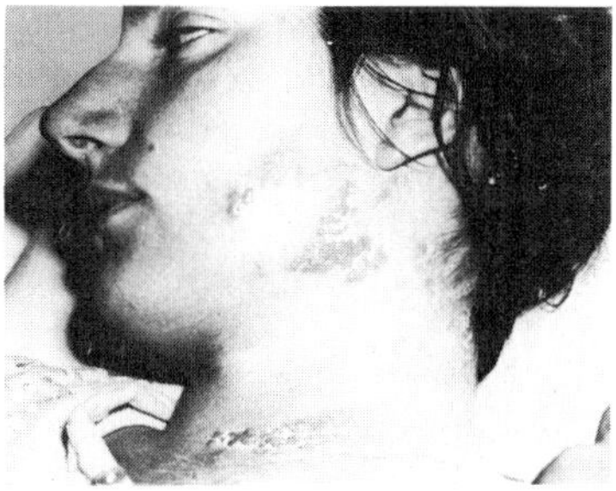

Zoster

Zottengeschwulst: s. Papillom*.
Zottenhaut: s. Chorion*.
Zucker: sind Kohlenhydrate*, wichtige Grundnahrungsstoffe. Sie leiten sich chemisch von Kohlenwasserstoffverbindungen ab. Man unterscheidet:

1. Monosaccharide (Einfachzucker), die direkt im Stoffwechsel* verwendet werden können. Hierher gehören der Traubenzucker (Glukose), der Fruchtzucker (Fruktose) und die Glaktose*;
2. Disaccharide (Doppelzucker), die durch Verbindung von 2 Monosacchariden zu einem Molekül* entstehen. Die wichtigsten sind Milchzucker und Glukose und Galaktose, Rohzucker aus Glukose und Fruktose und Malzzucker aus Glukose und Fruktose;
3. Polysaccharide (Mehrfachzucker), die durch eine Verbindung mehrerer Monosaccharide zu einem Molekül* entstehen. Die wichtigsten sind die tierische Stärke (Glykogen*), die pflanzliche Stärke (Amylum) und die Cellulose. Di- und Polysaccharide werden bei der Verdauung in die resorbierbaren Monosaccharide gespalten, aus denen dann in der Leber und in den Muskeln wieder Glykogen* aufgebaut wird. Ein Teil der Monosaccharide wird direkt zur Gewinnung von Wärme- oder Bewegungsenergie verwendet. Cellulose ist normalerweise nicht verdaubar.

Zuckerharnruhr: s. Diabetes mellitus*.

Zuckerkrankheit: s. Diabetes mellitus*.

Zuckermangelkrankheit: s. Hypoglykämie*.

Zunge: von Schleimhaut überzogener Muskelkörper. Die Zungenspitze ist beweglich, Zungenkörper und Zungengrund sind fixiert. Die Hauptaufgaben der Z. sind die Geschmacksempfindung (süß-sauer-salzig-bitter), Sprachformung und die Mitwirkung beim Schluckakt.

Zungenbändchen: Frenulum linguae.

Zungenbein: Os hyoideum. Spangenförmiger Knochen, der am Hals frei zwischen Muskeln und Bändern der Zunge aufgehängt ist.

Zungenbiß: Epileptiker* beißen sich während des Anfalls in die Zunge.

Zungenmangel: s. Tonsilla* lingualis.

Zwangsbehandlung: Entgegen dem Selbstbestimmungsrecht* werden indizierte ärztliche Behandlungsmaßnahmen ohne die Einwilligung des Betroffenen im Allgemeininteresse durchgeführt. Z. B. Blutprobenentnahme bei Betrunkenen im Straßenverkehr, Geschlechtskranken, Zwangsernährung* usw.

Zwangsernährung: ohne Einwilligung des Patienten durchgeführte Ernährung mittels Sonde in den Magen oder durch Infusionslösungen. Angewandt wird die Z. bei hungerstreikenden Häftlingen oder Patienten, die nach Selbsttötungsversuch nicht mehr handlungsfähig sind.

Zwangsneurose: Neurose*, bei der Zwangshandlungen oder Zwangsdenken im Vordergrund stehen.

Zwerchfell: Diaphragma. Muskelplatte, die die Brust- von der Bauchhöhle trennt und die Atmung durch kuppelförmiges Anheben bzw. Absenken gegen den Brustraum hin unterstützt.

Zwerchfellbruch: s. Hernia diaphragmatica*.

Zwerchfellhernien: s. Abb. Seite 657.

Zwergwuchs: unter 150 cm zurückgebliebenes Längenwachstum als

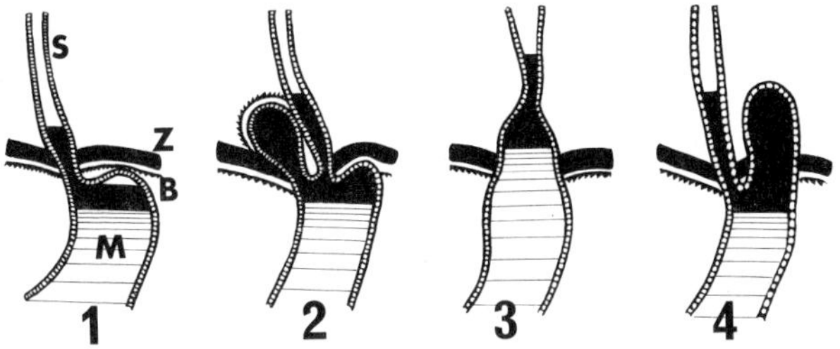

Zwerchfellhernien: (1) Normale Verhältnisse am Übergang der Speiseröhre (S) in den Magen (M) mit richtiger Lage von Zwerchfell (Z) und Bauchfell (B). (2) Hernia diaphragmatica, bei der sich durch die Bruchlücke Teile des Magens über das Zwerchfell in Richtung Brustraum vorstülpen. (3) Hiatushernie, ein angeborener oder durch Verletzungen erworbener Defekt; Teile des Magengewölbes steigen durch die Lücke hoch und kommen zusammen mit der Ösophagusmündung über dem Zwerchfell zu liegen. (4) Zwerchfellprolaps (falsche Hernie), bei dem Zwerch- und Bauchfell nur vorgestülpt werden, ohne daß eine echte Defektlücke vorhanden ist.

Folge von Störungen der Hypophyse*, der Schilddrüse* oder der Keimdrüsen*.

Zwillinge: Gemini, Gemelli; während einer Schwangerschaft herangereifte, nacheinander geborene Geschwister. Eineiige Z. sind erbgleiche, durch Keimspaltung entstandene gleichgeschlechtliche Kinder.

Zwillinge, siamesische: lebensfähige Doppelmißbildung.

Zwischenhirn: Dienzephalon, s. Hirn*.

Zwischenwirbelscheibe: s. Bandscheibe*.

Zwischenwirte: Tiere (Menschen), die Parasiten nach deren Vermehrung oder Reifung und Generationswechsel weiterverbreiten.

Zwitter: Tiere (auch Pflanzen), welche männliche und weibliche Keimzellen gleichzeitig produzieren.

Zwölffingerdarm: s. Duodenum*.

Zwölffingerdarmgeschwür: s. Ulcus duodeni*.

Zyanose f: Blaufärbung der Haut, insbesondere der Lippen und Fingernägel als Folge mangelnder Sauerstoffsättigung des Blutes, z. B. bei Herzinsuffizienz, Herzklappenfehlern.

Zygoma: Jochbogen, Jochbein.

Zygote f: Zelle, die aus der Vereinigung von zwei Keimzellen entsteht, die befruchtete Eizelle.

Zyklophrenie: manisch-depressives Kranksein, manisch-depressive Psychose; ist dadurch gekennzeichnet, daß bereits auf Alltagsvorkommnisse mit hochgradigen Stimmungsschwankungen reagiert wird, die zwischen gesteigerter (Manie) oder verlangsamter (Depression) psychomotorischer Aktivität wechseln. In der depressiven Phase besteht eine Unfähigkeit, auf Umgebung oder Erlebnisse ausreichend zu reagieren. Häufig besteht Selbsttötungsabsicht. Während der manischen Phase stehen übersteigerte Aktivität mit Zerstreutheit, Rededrang, unsinnige Bewegungen und

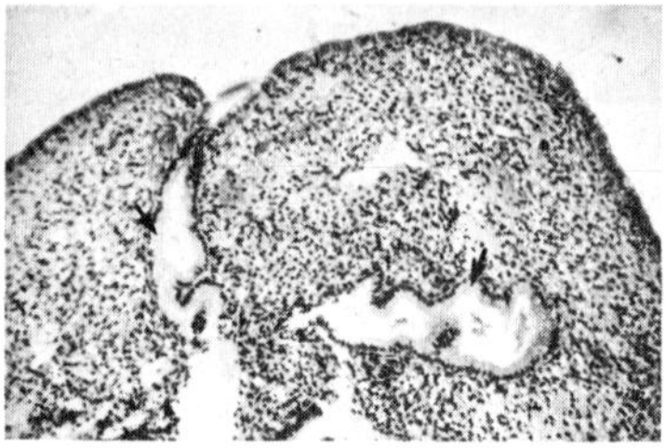

Zyklus: Die Abb. zeigt die Gebärmutterschleimhaut bei einem normalen Zyklus am 25. Zyklustag. Das Endometrium* ist gut ausgebildet, die Drüsen sezernieren* in das Lumen (↘).

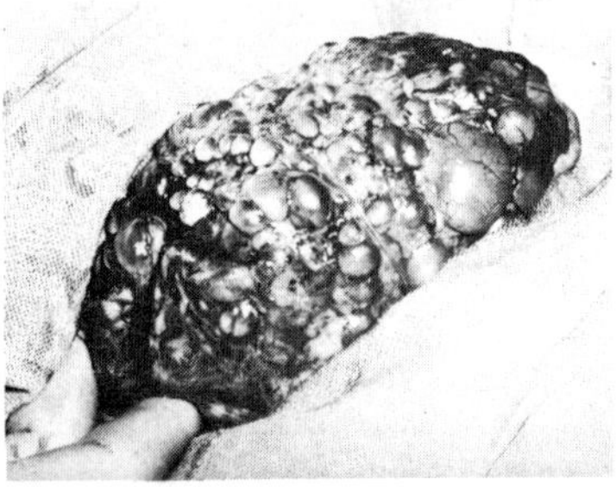

Zystenniere: Erbliche, fast immer doppelseitige polyzystische Degeneration der Nieren. Etwa bis zum 30. Lebensjahr schmerz- und symptomloser Verlauf. Mit fortschreitender Degeneration des Parenchyms* treten die Zeichen chronischer Niereninsuffizienz auf (aus: »diamed-serie«, Bayer AG Leverkusen).

Zerstörungswut im Vordergrund. Manie und Depression können in fast nicht mehr abgrenzbaren Zeiträumen quasi gleichzeitig auftreten. Das Gedächtnis und die Orientierung sind nicht zerstört. Wahnideen* und Halluzinationen* kommen vor.

Zyklothyme m: Menschen, bei denen die Stimmungslage von heiter zu traurig periodisch wechselt.

Zyklotron n: Elektronenschleuder*-Gerät zur Beschleunigung von Ionen auf sehr hohe Energiepotentiale. In der Medizin nur für Forschungsrandgebiete, nicht für Therapie* verwendet.

Zyklus, monatlicher: Periode, s. Menstruation*. S. Abb. links.

Zyklusstörungen: Abweichungen und Störungen der Regelperiode (Menstruation*). Man unterscheidet zwischen

1. zeitlichen Störungen (Rhythmusstörung),
2. Typusanomalien (zu schwache/zu starke Blutung),
3. Störung der Blutungsdauer (zu kurz/zu lange),
4. Zusatz- bzw. Zwischenblutungen (vor/zwischen/nach der Regelblutung),
5. anderen Störungen (hormoneller* und organischer Art),
6. Amenorrhoe* (Ausbleiben der Blutung, normal nur bei Schwangeren und in den Wechseljahren, sonst krankhafte Ursachen).

Zylinder im Harn: Harnzylinder (hyaline Z., granulierte Z. usw.), s. Harnsediment*.

Zylinderepithel: s. Epithelgewebe*.

Zylindrom: gutartiger Tumor, der mit einem Netz von Epithel*-Strängen durchsetzt ist und Schleim absondert. Vorkommen an den Speichel- und Schleimdrüsen des Mundes, den Schleimdrüsen der Atemwege und am behaarten Kopf.

Zynorexie f: Heißhunger.

Zystalgie f: Blasenschmerz.

Zyste f: ein- bzw. mehrkammeriger Hohlraum, der dünnflüssige bis breiige Substanzen enthält und sich in verschiedenen Geweben, u. a. nach Erweichung und Verflüssigung des Gewebes, ausbildet.

Zystektomie f: wörtlich: Herausschneiden einer Zyste, Blase. Im medizinischen Sinn chirurgische Entfernung der Harnblase; aber auch in zusammengesetzten Wörtern vorkommend, z.B. Chole-Z. = Herausschneiden der Gallenblase.

Zystenkropf, -leber, -lunge, -mamma, -nieren, -pankreas: Durchsetzung eines Organs mit Zysten*, meist als Folge von Entwicklungsstörungen. S. Abb. Seite 658.

zystische Fibrose: s. Mukoviszidose*.

Zystitis f: Harnblasenentzündung als Folge einer bakteriellen Infektion. Kann zu aufsteigenden Infekten der Harnwege und zur Bildung einer Schrumpfblase führen. S. Abb. rechts.

Zystizerken: Finnen. Entwicklungsstadium von Bandwürmern.

Zystizerkose f: Bildung von Finnen des Schweinebandwurms* beim Menschen. Der Mensch wird also zum Zwischenwirt*. Die Finnen siedeln sich verhältnismäßig häufig im Hirn an, was zu einer lebensbedrohlichen Erkrankung wird.

Zystopyelitis f: gleichzeitige Entzündung der Harnblase und des Nierenbeckens durch aufsteigende Harnweginfektion. Richtiger als Zystopyelonephritis (s. Pyelonephritis*) bezeichnet.

Zystoskop n: Instrument zur beleuchteten Spiegelbesichtigung des Blasenhohlraumes. Wird in die Harnröhre eingeführt.

Zystotomie: Blasenschnitt. Operative Harnblaseneröffnung.

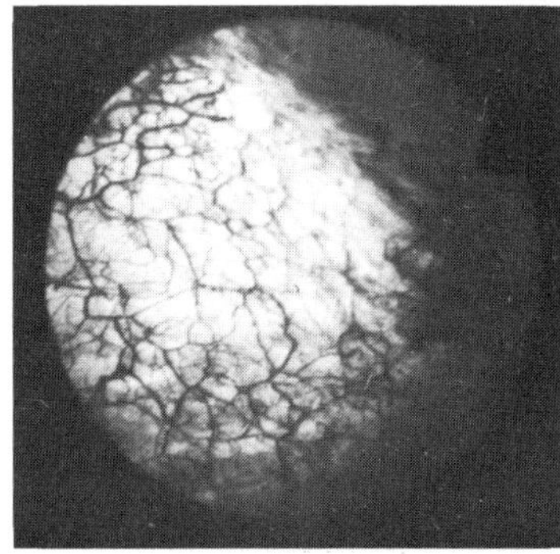

Zystitis (aus »diamed-serie«, Bayer AG Leverkusen).

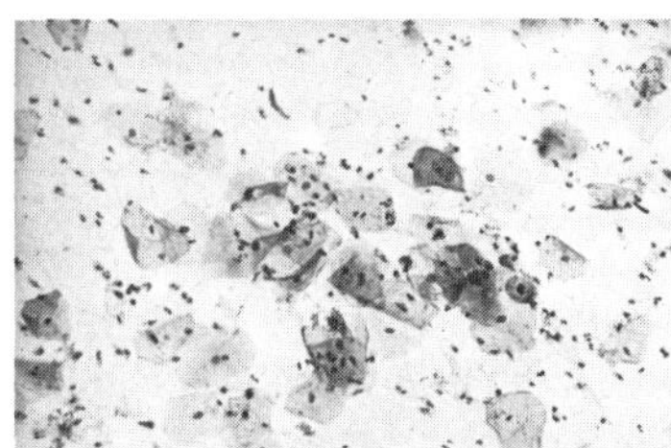

Zytologischer Abstrich aus dem Gebärmutterhals. Hier ergab die Zellabstrichuntersuchung einen unverdächtigen Befund (Papanicolaou I; aus: »diamed-serie«, Bayer AG Leverkusen; s. auch Papanicolaou*).

Zytodiagnostik: mikroskopische Untersuchung von Zellen, die durch Abstriche, Organpunktionen usw. gewonnen wurden. Aus ihrer Struktur können Rückschlüsse auf Entartungen des Gewebes, von dem sie abstammen, gezogen werden. Wichtig bei Vorsorgeuntersuchungen* (zytologische Untersuchungen). S. Abb. oben.

Zytomegalie f: Einschlußkörperchenerkrankung. Speicheldrüsen-Viruskrankheit im Kindesalter.

Zytopenie: auch verminderte Zellzahl. Dabei bezeichnet der Begriff *»Panzytopenie«** eine verminderte Zellzahl aller Blutfraktionen, also der roten und weißen Blutkörperchen* und der Blutplättchen*. Bei verminderter Thrombozytenzahl spricht man von *Thrombzytopenie.*

Zytoplasma n: Hauptbestandteil der Zellen*.

Zytostatika: Substanzen, die das Wachstum und die Vermehrung von Zellen hemmen bzw. vermindern. Entsprechend dem Wirkungseinsatz werden Z. in folgende Gruppen eingeteilt: 1. *Substanzen, die Alkylreste auf die Nukleinsäuren der Zelle übertragen und so ihre Teilung hemmen (alkylierende Verbindungen, Stickstofflost, Cyclophosphamid, Busulphan, Tetramin, Chlorambucil etc.),* 2. *Stoffwechselhemmer (Antimetabolite),* z. B. Folsäure*-Antagonisten* (Aminopterin), Pyrimidinabkömmlinge (Fluorouracile), Purinabkömmlinge (Azathioprin, Mercaptopurin) etc., 3. *Zellteilung direkt hemmende Stoffe, vorwiegend Pflanzengifte (Alkaloide;* z. B. aus Herbstzeitlose, Vinca rosea, Senf etc.), 4. *Antibiotika*, welche über eine Beeinflussung der Desoxiribonukleinsäure (DNA) die Hemmung der Ribonukleinsäure-Polymerase bewirken* (Bleomycin, Mitomycin C, Mithramycin, Doxorubicin etc.), 5. *Enzyme** (L-Asparaginase).

Während man früher überwiegend mit aus mehreren Zytostatikagruppen kombinierten Präparaten therapierte, geht man nun immer mehr auf Monosubstanzen (= nur *einen Wirkstoff* enthaltend) über, da diese weniger gravierende Nebenwirkungen verursachen. Die Domäne der Z.-Therapie sind die Krebsformen des Blutes und der lymphatischen Systeme (s. Tumoren, bösartige*). Abgesehen von antihormonaler Therapie, die nur im erweiterten Sinne zytostatisch wirkt, ist bislang bei den übrigen bösartigen Tumoren und deren Metastasen durch den Einsatz von Z. kein durchschlagender Erfolg erzielt worden. Am ehesten ist noch eine Anwendung im Endstadium als palliative* Therapie akzeptabel. Außerdem beeinträchtigen Z. die Psyche, das körperliche Wohlbefinden und den Allgemeinzustand in einem Ausmaß, daß eine (meist nicht signifikante*) Möglichkeit der Lebensverlängerung und eine im Endeffekt (im Verhältnis zu den Nebenwirkungen) zu geringe Verbesserung der Lebensqualität streng gegeneinander abgewogen werden sollen. Die gefährlichsten Nebenwirkungen sind starke Verminderung der Blutzellen (Leukopenie*, Anämie*, Thrombopenie*) und damit verbundene lebensbedrohliche Infektionen und innere Blutungen; häufig beobachtet werden medikament-toxische* Schädigungen von Nieren (akutes Nierenversagen), Hirn, Rückenmark, Leber und Lunge sowie totaler Haarausfall. Hautreaktionen sind seltener. Bei zeugungsfähigen Patienten muß die teratogene* Wirkung dieser Substanzen besonders beachtet werden. Die Verwendung von Z. zur Therapie nicht maligner, chronischer Krankheiten ist allein wegen der Nebenwirkungen als fragwürdig einzustufen. Der

Einsatz von Z. bei Transplantationen* als Immunsuppressiva* verliert allein schon wegen der Nebenwirkungen zunehmend an Bedeutung.

zytotoxisch: auf Zellen schädigend, »giftig« wirkend.

Anhang

Maße-Einheiten-Umrechnungen

Vorbemerkungen

Das Système International d'Unités (SI) wurde von der Conférence Générale des Poids et des Mesures 1960 mit 6 sog. Grundeinheiten beschlossen und 1971 durch das »Mol« auf 7 Grundeinheiten (s. Tab. 1) erweitert.
Im »Gesetz über Einheiten im Meßwesen vom 2. Juli 1969« wurde das SI dann für die Bundesrepublik Deutschland zum verbindlichen Maßsystem erklärt. Die Ausführungsbestimmungen sehen vor, daß vom 1.1.1978 bei der Angabe und Übermittlung von Meßwerten im geschäftlichen und amtlichen Verkehr nur noch dieses SI benutzt werden darf.
Die für die Medizin und die klinische Chemie wichtigsten Änderungen sind:

a. Die Zeiteinheit ist die Sekunde (s) statt der Minute.
b. Die Druckeinheit ist das Pascal (Pa) statt der Einheiten Millimeter Wassersäule (mm H_2O) und Millimeter Quecksilbersäule (mm Hg).
c. Die Volumeneinheit ist das Liter statt Milliliter u.a.
d. Dezimale Vielfache und Teile sind durch Vorsetzen und SI-Präfixen vor das Einheitssymbol zu kennzeichnen.
e. Konzentrationsangaben von Stoffen chemisch definierter Struktur sollen als Stoffmengenkonzentration (z.B. mol/l) angegeben werden, die Konzentration von Stoffgemischen (z.B. Gesamtproteinkonzentration) als Massenkonzentration (z.B. g/l).

Basisgrößen, Basiseinheiten

Das SI legt sieben sog. Basisgrößen fest, denen je eine im Gesetz definierte Basiseinheit zugeordnet ist. Die Basisgrößen sind »willkürlich« ausgewählt und werden als untereinander unabhängig angesehen (obwohl sie selbstverständlich durch die Gesetze der Physik untereinander in Beziehung stehen).

Basisgrößen und Basiseinheiten:

Basisgröße	Länge	Masse	Zeit	elektrische Stromstärke	thermodynam. Temperatur	Lichtstärke	Stoffmenge
Basiseinheit	Meter	Kilogramm	Sekunde	Ampère	Kelvin	Candela	Mol
Symbol	m	kg	s	A	K	cd	mol

SI-Einheiten für Druck

Eine der wichtigsten abgeleiteten Einheiten im medizinischen Bereich ist die Druckeinheit. In Tabelle unten sind die »alten« und die SI-Einheiten (Pa, kPa, bar) mit den entsprechenden Umrechnungsfaktoren aufgezählt.

Alte und neue Druckeinheiten und die zugehörigen Umrechnungsfaktoren:

Einheit/Name	Technische Atmosphäre	Physikalische Atmosphäre	Millimeter Quecksilbersäule
Symbol und Definition	1 at (= 1 kp/cm^2)	1 atm (= 1,033 kp/cm^2)	1 Torr (= 1 mm Hg)
at	1	0,968	735,7
atm	1,033	1	760,0
Torr	$1{,}36 \cdot 10^{-3}$	$1{,}32 \cdot 10^{-3}$	1
mm Ws	10^{-4}	$9{,}68 \cdot 10^{-5}$	0,0736
bar	1,02	0,987	750
kPa	$1{,}02 \cdot 10^{-2}$	$9{,}87 \cdot 10^{-3}$	7,502
Pa	$1{,}02 \cdot 10^{-5}$	$9{,}87 \cdot 10^{-6}$	$7{,}5 \cdot 10^{-3}$

»Nicht«-Basiseinheiten

Eine Reihe von in der klinischen Chemie vorkommenden Einheiten gehören nicht zu den Basiseinheiten, können aber trotzdem weiterhin benutzt werden.

»Nicht«-Basiseinheiten, die im Zusammenhang mit dem SI benutzt werden können:

Einheit	Minute	Stunde	Tag	Liter	Grad Celsius
Symbol	min	h	d	l	°C
Wert in SI-Einheiten	1 min = 60 s	1 h = 60 min = 3600 s	1 d = 24 h = 86 400 s	1 l = 1 dm^3 = 10^{-3} m^3	t°C = T − 273,15 K

Millimeter Wassersäule	Bar	Kilopascal	Pascal
1 mm H_2O (= 1 kp/m^2)	1 bar (= 0,1 MPa)	1 kPa (= 10^3 N/m^2)	1 Pa (= 1 N/m^2)
10^4	0,981	98,1	$9{,}81 \cdot 10^4$
$1{,}033 \cdot 10^4$	1,013	101,3	$10{,}13 \cdot 10^4$
13,6	$1{,}333 \cdot 10^{-3}$	0,1333	133,3
1	$9{,}81 \cdot 10^{-5}$	$9{,}81 \cdot 10^{-3}$	9,81
$1{,}02 \cdot 10^4$	1	10^2	10^5
102	10^{-2}	1	10^3
0,102	10^{-5}	10^{-3}	1

Abgeleitete SI-Einheiten

Durch Kombination der Basiseinheiten entstehen die sog. abgeleiteten Einheiten (z.B. die Einheit für die Geschwindigkeit: m/s oder ms). Einige abgeleitete Einheiten haben besondere Namen.

Abgeleitete SI-Einheiten mit eigenem Namen:

Meßgröße	Frequenz	Kraft	Druck	Arbeit, Energie, Wärmemenge	Energiestrom, Leistung
SI-Einheit	Hertz	Newton	Pascal	Joule	Watt
Symbol	Hz	N	Pa	J	W
Definition	s^{-1}	$m \cdot kg \cdot s^{-2}$	$m^{-1} \cdot kg \cdot s^{-2}$ = N/m^2	$m^2 \cdot kg \cdot s^{-2}$ = N · m	$m^2 \cdot kg \cdot s^{-3}$ = J/s
Umrechnungsfaktoren		= 0,10197 kp		= 0,2389 cal	

Länge (l)

Dimension = L

Kohärente Einheiten

Internationales Einheitensystem: Meter (m)
CGS-System: Zentimeter (cm)
ft-lb-s-System: Foot (ft)

Internationales Einheitensystem

Die Basiseinheit der Länge ist das *Meter* (m). Es ist 1960 neu definiert worden als Vielfaches der Vakuumwellenlänge λ (^{86}Kr) der orangeroten Spektrallinie des Kryptonnuklids ^{86}Kr beim Übergang zwischen den Niveaus $2p_{10}$ und $5d_5$. Als Energiedifferenz zweier Elektronenterme eines ungestörten Atoms stellt das neudefinierte Meter ein Naturmaß dar. Die definierende Relation lautet:

$$1 \text{ Meter} = 1{,}650\,763\,73 \times 10^6\ \lambda\,(^{86}\text{Kr})$$
$$\lambda\,(^{86}\text{Kr}) = 6{,}057\,802\,21 \times 10^{-7} \text{ Meter}$$

Umrechnung metrischer Längeneinheiten:

A		1 Einheit **A** = *b* Einheiten **B**						
Name	Symbol	nm	µm	mm	cm	dm	m	km
Ångström	Å	10^{-1}	10^{-4}	10^{-7}	10^{-8}	10^{-9}	10^{-10}	10^{-13}
Nanometer	nm	1	10^{-3}	10^{-6}	10^{-7}	10^{-8}	10^{-9}	10^{-12}
(Millimikron)	(mµ$^+$)							
Mikrometer	µm	10^{3}	1	10^{-3}	10^{-4}	10^{-5}	10^{-6}	10^{-9}
(Mikron$^+$)	(µ$^+$)							
Millimeter	mm	10^{6}	10^{3}	1	10^{-1}	10^{-2}	10^{-3}	10^{-6}
Zentimeter	cm	10^{7}	10^{4}	10	1	10^{-1}	10^{-2}	10^{-5}
Dezimeter	dm	10^{8}	10^{5}	10^{2}	10	1	10^{-1}	10^{-4}
Meter	m	10^{9}	10^{6}	10^{3}	10^{2}	10	1	10^{-3}
Dekameter	dam	10^{10}	10^{7}	10^{4}	10^{3}	10^{2}	10	10^{-2}
Hektometer	hm	10^{11}	10^{8}	10^{5}	10^{4}	10^{3}	10^{2}	10^{-1}
Kilometer	km	10^{12}	10^{9}	10^{6}	10^{5}	10^{4}	10^{3}	1

+ Diese Bezeichnungen sind nicht mehr zu verwenden (Resolution 7 der 13. Generalkonferenz für Maß und Gewicht, 1967).

Masse (m)

Dimension = M

Kohärente Einheiten

Internationales Einheitensystem: Kilogramm (kg)
CGS-System: Gramm (g)
ft-lb-s-System: Pound (lb)

Internationales Einheitensystem

Die Basiseinheit der Masse ist das *Kilogramm* (kg)+). Es wird durch das internationale Kilogrammprototyp verkörpert, einen Platin-Iridium-Zylinder, der im Internationalen Bureau für Maß und Gewicht in Sèvres (Frankreich) aufbewahrt wird.

Umrechnung metrischer Masseneinheiten:

		1 Einheit **A** = *b* Einheiten **B**						
A		**B**						
Name	Symbol	fg	pg	ng	μg	mg	g	kg
Femtogramm . . .	fg	1	10^{-3}	10^{-6}	10^{-9}	10^{-12}	10^{-15}	10^{-18}
Pikogramm	pg	10^{3}	1	10^{-3}	10^{-6}	10^{-9}	10^{-12}	10^{-15}
Nanogramm . . .	ng	10^{6}	10^{3}	1	10^{-3}	10^{-6}	10^{-9}	10^{-12}
Mikrogramm+ .	μg	10^{9}	10^{6}	10^{3}	1	10^{-3}	10^{-6}	10^{-9}
Milligramm . . .	mg	10^{12}	10^{9}	10^{6}	10^{3}	1	10^{-3}	10^{-6}
Gramm	g	10^{15}	10^{12}	10^{9}	10^{6}	10^{3}	1	10^{-3}
Kilogramm	kg	10^{18}	10^{15}	10^{12}	10^{9}	10^{6}	10^{3}	1
Tonne	t	10^{21}	10^{18}	10^{15}	10^{12}	10^{9}	10^{6}	10^{3}

+ Früher auch Gamma (γ) genannt, das nicht mehr verwendet werden soll.

Empfohlene Präfixe zur Kennzeichnung dezimaler Vielfacher bzw. Bruchteile:

Faktor	10^{12}	10^{9}	10^{6}	10^{3}	10^{-3}	10^{-6}	10^{-9}	10^{-12}	10^{-15}	10^{-18}
Vorsilbe	Tera-	Giga-	Mega-	Kilo-	Milli-	Mikro-	Nano-	Piko-	Femto-	Atto-
Symbol	T	G	M	k	m	μ	n	p	f	a

Volumen

Dimension = L^3

Kohärente Einheiten

Internationales Einheitensystem: Kubikmeter (m^3)
CGS-System: Kubikzentimeter (cm^3)
ft-lb-s-System: Cubic foot (ft^3)

Nichtkohärente Einheit

Das Liter (l) war vor 1964 definiert als das Volumen, das von reinem, luftfreiem Wasser der Masse 1 kg bei seiner größten Dichte (~3,98 °C) unter normalem atmosphärischem Druck (1 atm = 760 Torr) eingenommen wird. 1950 gab das Internationale Komitee für Maß und Gewicht als beste Umrechnungsbeziehung zwischen dem Liter dieser Definition und dem Kubikdezimeter 1 Liter = 1,000 028 Kubikdezimeter bekannt (relative Unsicherheit~ $\pm 3 \times 10^{-6}$).
1964 hob die 12. Generalkonferenz für Maß und Gewicht die alte Literdefinition der 3. Generalkonferenz vom Jahre 1901 auf und ließ den Namen »Liter« als Synonym für Kubikdezimeter mit der ausdrücklichen Empfehlung zu, Ergebnisse von Volumenbestimmungen hoher Präzision nicht in Liter, sondern in der SI-Einheit Kubikmeter oder deren dezimalen Vielfachen oder Teilen anzugeben: 1 l = 1 dm^3.

Umrechnung metrischer Volumeneinheiten:

		1 Einheit **A** = *b* Einheiten **B**					
A		***B***					
Name	Symbol	nm^3	μm^3	mm^3	cm^3	dm^3	m^3
Kubiknanometer	nm^3	1	10^{-9}	10^{-18}	10^{-21}	10^{-24}	10^{-27}
Kubikmikrometer	μm^3	10^9	1	10^{-9}	10^{-12}	10^{-15}	10^{-18}
Kubikmillimeter	mm^3	10^{18}	10^9	1	10^{-3}	10^{-6}	10^{-9}
Kubikzentimeter	cm^3	10^{21}	10^{12}	10^3	1	10^{-3}	10^{-6}
Kubikdezimeter	dm^3	10^{24}	10^{15}	10^6	10^3	1	10^{-3}
Kubikmeter (Ster)	m^3(st)	10^{27}	10^{18}	10^9	10^6	10^3	1
Kubikkilometer	km^3	10^{36}	10^{27}	10^{18}	10^{15}	10^{12}	10^9

Umrechnung von dezimalen Teilen und Vielfachen des Liter:

		1 Einheit **A** = *b* Einheiten **B**				
A		**B**				
	Name	Symbol	µl	ml	l	m^3
Mikroliter . . . . . (= 1 mm^3)	. . . .	µl	1	10^{-3}	10^{-6}	10^{-9}
Milliliter . . . . . (= 1 cm^3)	. . . .	ml	10^3	1	10^{-3}	10^{-6}
Deziliter . . . . . (= 0,1 dm^3)	. . . .	dl	10^5	10^2	10^{-1}	10^{-4}
Liter. . . . . (= 1 dm^3)	. . . .	l	10^6	10^3	1	10^{-3}
Hektoliter . . . . (= 0,1 m^3)	. . . .	hl	10^8	10^5	10^2	10^{-1}

Weitere Definitionen

Ampère: Maßeinheit der elektrischen Stromstärke; bei der Spannung 1 Volt und dem Widerstand 1 Ohm fließt die Stromstärke 1 Ampère
Candela: SI-Basiseinheit der Lichtstärke mit der 1/6 x 10^{-5} m^2 der Oberfläche eines Schwarzen Strahlers bei der Temperatur des beim Druck 101325 Nm^{-2} erstarrenden Platins senkrecht zu seiner Oberfläche leuchtet.
Kelvin: Basiseinheit der thermodynamischen Temperatur (°K); der Grad Kelvin ist definiert als der 273,16te Teil der thermodynamischen Temperatur des Wassertripelpunktes, d.h. des Gleichgewichtszustandes zwischen der festen, der flüssigen und der gasförmigen Phase reinen Wassers.
Mol: Basiseinheit der Stoffmenge; ein mol ist die Stoffmenge eines Systems, das aus ebensovielen unter sich gleichen (oder für den einzelnen Fall als gleich betrachteten) Individuen besteht, wie Atome in 0,012 kg des Kohlenstoffnuklids ^{12}C enthalten sind. Als »gleiche Individuen« können z.B. auftreten: Atome, Moleküle, Radikale, Ionen, Elektronen, Photonen sowie auch Moleküle und Atomgruppen von Substanzen, die lediglich durch eine chemische Konstitutionsformel repräsentiert werden.
mg%: Milligramm Substanz in 100 ml Lösungsmittel.

Chemische Elemente – Alphabetische Übersicht:

Name	Symbol	Ordnungszahl	Atomgewicht$^+$ 1967	Name	Symbol	Ordnungszahl	Atomgewicht$^+$ 1967
Actinium	Ac	89	(227)	Illinium	Il	Siehe Promethium	
Aluminium	Al	13	26,9815	Indium	In	49	114,82
Americium	Am	95	(243)	Iridium	Ir	77	192,2
Antimon	Sb	51	121,75	Jod	I	53	126,9044
Argon	Ar	18	39,948	Kalium	K	19	39,102
Arsen	As	33	74,9216	Kohlenstoff	C	6	12,01115$^+$
Astatin	At	85	(210)	Krypton	Kr	36	83,80
Barium	Ba	56	137,34	Kupfer	Cu	29	63,546
Berkelium	Bk	97	(247)	Lanthan	La	57	138,91
Beryllium	Be	4	9,0122	Lawrencium	Lr	103	(256)
Blei	Pb	82	207,19	Lithium	Li	3	6,939
Bor	B	5	10,811$^+$	Lutetium	Lu	71	174,97
Brom	Br	35	79,904$^+$	Magnesium	Mg	12	24,305
Cadmium	Cd	48	112,40	Mangan	Mn	25	54,9380
Caesium	Cs	55	132,905	Mendelevium	Md	101	(257)
Calcium	Ca	20	40,08	Molybdän	Mo	42	95,94
Californium	Cf	98	(252)$^+$	Natrium	Na	11	22,9898
Cassiopeium	Cp	Siehe Lutetium		Neodym	Nd	60	144,24
Cer	Ce	58	140,12	Neon	Ne	10	20,179$^+$
Chlor	Cl	17	35,453$^+$	Neptunium	Np	93	(237)
Chrom	Cr	24	51,996	Nickel	Ni	28	58,71
Cobalt	Co	27	58,9332	Niob	Nb	41	92,906
Columbium	Cb	Siehe Niob		Niton	Nt	Siehe Radon	
Curium	Cm	96	(247)	Nobelium	No	102	(255)
Dysprosium	Dy	66	162,50	Osmium	Os	76	190,2
Einsteinium	Es	99	(254)	Palladium	Pd	46	106,4
Eisen	Fe	26	55,847$^+$	Phosphor	P	15	30,9738
Emanation	Em	Siehe Radon		Platin	Pt	78	195,09
Erbium	Er	68	167,26	Plutonium	Pu	94	(244)
Europium	Eu	63	151,96	Polonium	Po	84	(210)$^+$
Fermium	Fm	100	(257)	Praseodym	Pr	59	140,907
Fluor	I	9	18,9984	Promethium	Pm	61	(147)$^+$
Francium	Fr	87	(223)	Protactinium	Pa	91	(231)
Gadolinium	Gd	64	157,25	Quecksilber	Hg	80	200,59
Gallium	Ga	31	69,72	Radium	Ra	88	(226)
Germanium	Ge	32	72,59	Radon (Radiumemanation)	Rn	86	(222)
Glucinium	Gl	Siehe Beryllium		Rhenium	Re	75	186,2
Gold	Au	79	196,967	Rhodium	Rh	45	102,905
Hafnium	Hf	72	178,49	Rubidium	Rb	37	85,47
Helium	He	2	4,0026	Ruthenium	Ru	44	101,07
Holmium	Ho	67	164,930				

Chemische Elemente – Alphabetische Übersicht:

Name	Symbol	Ordnungszahl	Atomgewicht^{+} 1967	Name	Symbol	Ordnungszahl	Atomgewicht^{+} 1967
Samarium . . .	Sm	62	150,35	Uran.	U	92	238,03
Sauerstoff . .	O	8	15,9994^{+}				
Scandium . . .	Sc	21	44,956				
Schwefel . . .	S	16	32,064^{+}	Vanadium, Vanadin. . . .	V	23	50,942
Selen	Se	34	78,96				
Silber	Ag	47	107,868^{+}	Wasserstoff . .	H	1	1,00797^{+}
Silicium	Si	14	28,086^{+}	Wismut	B	83	208,980
Stickstoff. . .	N	7	14,0067	Wolfram . . .	W	74	183,85
Strontium . .	St	38	87,62				
Tantal.	Ta	73	180,948	Xenon.	Xe	54	131,30
Technetium .	Tc	43	(99)$^{+}$				
Tellur	Te	52	127,60	Ytterbium . .	Yb	70	173,04
Terbium . . .	Tb	65	158,924	Yttrium	Y	39	88,905
Thallium . . .	Tl	81	204,37				
Thorium . . .	Th	90	232,038	Zink	Zn	30	65,37
Thulium . . .	Tm	69	168,934	Zinn	Sn	50	118,69
Titan	Ti	22	47,90	Zirkonium . .	Zr	40	91,22

$^{+}$ Atomgewichte 1967 bezogen auf das Kohlenstoffisotop ^{12}C. Werte in Klammern geben die Massenzahl des stabilsten bekannten Isotops an, Werte mit einem zusätzlichen Stern die Massenzahl des bekanntesten Isotops.

Die wichtigsten Arzneimittel

Allgemeines: Diese Liste ist nach dem System des gesamten Lexikons gestaltet, es gelten also auch hier die Anleitungen zum Gebrauch. Bei den als Beispielen angeführten Arzneien sind, soweit es möglich war, grundsätzlich die wissenschaftliche bzw. chemische Bezeichnung, sog. Generic, angeführt. Handelsnamen bzw. Warenzeichen ® sind nur in den Fällen als Beispiel genannt, wo es um des Verständnisses willen unumgänglich erschien. Aus Gründen der Übersicht konnten nur Bruchteile der verfügbaren Arzneimittel und Spezialitäten genannt werden, was wahllos geschah und keinerlei Aussage über Wirkung oder Qualität nicht erwähnter Präparate bedeutet.

Abführmittel: s. Laxantia*.
Abmagerungsmittel:
a) pflanzliche: z.B. Fucus, Karaya;
b) chemische: z.B. sog. »Appetitzügler« wie Norpseudoephedrin;
c) kalorienarme Fertignahrung.
Acidose*mittel: s. Alkalose-Acidosemittel*.
adrenerge Substanzen: greifen in die Erregungsübertragung von der Nervenfaser* auf das Erfolgsorgan ein:
1. Antiarrhythmika*;
2. Antihypotonika*;
3. Bronchospasmolytika*;

4. Ophthalmika*;
5. Rhinologika*.

Akne*mittel: s. Dermatika*.

Albumin*lösungen: s. Infusionslösungen*.

Alkalose*-Acidose*-Mittel: gegen Störungen im Säuren-Basen-(Laugen-)Haushalt.

chemische: z.B. Ammoniumchlorid, Natriumhydrogenkarbonat.

Alkohole: zur Verwendung als Desinfektions- oder Lösungsmittel, für Umschläge:
a) anorganische A.; z.B. Weingeist, Isopropylalkohol.
b) organische A.; z.B. Phenol, Kresol, Thymol.

Alkoholentwöhnungsmittel: s. Entwöhnungsmittel*.

Amöben*mittel: s. Sulfonamide* und Chemotherapeutika*.

Analeptika: zur Belebung und Anregung von Herztätigkeit und Kreislauf, z.B. Coffein, Nicetamid, Colasamen.

Analgetika, Antipyretika und Antirheumatika: schmerzstillend, fiebersenkend, gegen rheumatische Erkrankungen wirksam:
1. sehr stark wirkende Analgetika: z.B. Morphin, Opium;
2. stark wirkende Analgetika: z.B. Pentazocin, Tilidin;
3. pflanzliche Analgetika mit antirheumatischer Wirkung: z.B. Pflanzengiftstoffe aus Herbstzeitlose und Eisenhut;
4. chemische Analgetika mit antirheumatischer Wirkung: z.B. Pyrazolon-, Salicylsäure-, Indol-, Anthranilsäure-, Penicillamin- und Goldpräparate;
5. Antipyretika: z.B. Aminophenazon, Pyrazolon- und Salicylsäureabkömmlinge;
6. äußerlich als Salben, Linimente usw. anzuwendende Analgetika bzw. Antirheumatika: z.B. ätherische Öle, Bienen- und Schlangengift, Extrakte aus Ameisen, Nikotinsäureester, Salicylsäureabkömmlinge, Kortisone*, die Kombination dieser Stoffe untereinander, ggf. mit Zusatz von Heparin;
7. Badezusätze: aus Pflanzen- und Moorextrakten und verschiedenen unter 6. angeführten Substanzen.

Anthelmintika: gegen Eingeweidewürmer:
a) pflanzliche: z.B. Farn- und Cinablütenextrakt, wegen zu großer Toxidität* nicht mehr zu verwenden;
b) chemische: z.B. Piperazin, Pyrvinium.

Antiallergika: gegen Allergie*erkrankungen:
1. Kortikoide*;
2. Dermatika*;
3. pflanzliche: z.B. Mischpollen, als Aufschwemmung nach vorheriger Testung zu injizieren;
4. chemische: z.B. Antihistaminika gegen Histamin*wirkung;
5. Organpräparate, z.B. menschliches γ-Globulin*, Milzextrakt.

Antanämika: gegen Blutarmut (Anämie*).

Eisen- und Kobaltpräparate, Vitamin B_{12}, Folsäure, Leberextrakt.

Antarrhythmika: gegen Herzrhythmusstörungen*:
a) pflanzliche: z.B. Sparteinextrakt (Besenginsterauszug);
b) chemische: z.B. Chinidin, Phenytoin, β-Rezeptorenblocker*, aber auch Herzglykoside*.

Antibiotika: Mittel, die imstande sind, Mikroorganismen*, Bakterien*, Viren* oder Pilze* abzutöten oder in ihrem Wachstum zu hemmen:
1. Aminoglykoside: z.B. Neomycin;
2. Cephalosporine;
3. Makrolide: z.B. Erythromycin;
4. Penicilline;
5. Tetracycline;
6. Streptomycine.

Antidiabetika: zur Behandlung der Zuckerkrankheit (Diabetes mellitus*):
1. Insuline*, Hormone der Langerhans-Inseln*, zur Injektion;
2. einzunehmende, orale* A., z.B. Sulfonamid- u. Biguanidabkömmlinge.

Antidota: Gegenmittel bei Vergiftungen:
1. gegen Metallvergiftungen, z.B. Dimercaprol;
2. gegen Morphinvergiftungen, z.B. Nalorphin, Levallorphan;
3. gegen Pflanzenschutzmittel, z.B. Obidoxim;
4. gegen Blutgifte, z.B. Glukose;
5. gegen Eisenvergiftungen, z.B. Deferoxamine;
6. gegen radioaktive Metalle, z.B. Kalzium-Trinatrium-pentetat.

Antemetika, Antivertiginosa: gegen Erbrechen und Schwindel, z.B. Dimenhydrinat, Meclizin, Vitamin B_6.

Antihistaminika: s. Antiallergika*.

Antihypertonika: gegen zu hohen Blutdruck:
a) pflanzliche: z.B. Rauwolfiaauszüge;
b) chemische: z.B. Reserpin, Mutterkornalkaloide, Methyldopa;
c) Diuretika*.

Antihypotonika: gegen zu niederen Blutdruck:
a) pflanzliche: z.B. Weißdorn, Campher;
b) chemische: z.B. adrenerge Substanzen*.

Antikoagulantia: die Blutgerinnung hemmend; z.B. Cumarine, Heparin und seine Abkömmlinge.

Antimykotika: gegen Pilzerkrankungen:
1. innerliche A.: z.B. Nystatin, Amphothericin, Griseofulvin;
2. äußerliche A.: als Salben, Tinkturen, Puder usw., z.B. Holzteerpräparate, Clotrimazol und wie unter 1.

Antiphlogistika: entzündungshemmende, abschwellende Mittel:
a) pflanzliche: z.B. Kamille, ätherische Öle;
b) chemische: z.B. Kortisone*, Oxyphenbutazon, Azulen.

Antiseptika, Desinfizientia: zur Verhütung von Wundinfektionen und Abtötung von Keimen, z.B. Aldehyde (Formaldehyd usw.), Invert- und Ampholytseifen, Phenole und Abkömmlinge (Kresol usw.), Quecksilberabkömmlinge, Alkohole*.

Arteriosklerosemittel: gegen arteriosklerotische Gefäßerkrankungen:
a) pflanzliche: z.B. Knoblauch, Mistel, Rutin;
b) chemische: z.B. Nikotinsäureabkömmlinge, jodhaltige Präparate;
c) verschiedene Teezubereitungen;
d) Verwendung finden auch Antihypertonika*, durchblutungsfördernde und blutfettsenkende Mittel.

Asthmamittel: s. Bronchospasmolytika*.
β-Rezeptorenblocker: greifen in die Erregungsübertragung Nervenfaser–Erfolgsorgan ein, z.B. Alprenolol, Oxprenolol.
Bronchosekretolytika: den Schleim in den Bronchien lösend, s. Bronchospasmolytika*, Antiasthmatika*, Expektorantia*.
Bronchospasmolytika, Antiasthmatika: Bronchienkrämpfe lösende Mittel:
a) pflanzliche, z.B. Ephedra, ätherische Öle;
b) chemische, z.B. Kortisone*, Isoprenalin, Purine (Theophyllin);
c) s. auch Antiallergika*, Expektorantia*.
Corticoide: s. Kortikoide*.
Cumarine: s. Antikoagulantia*.
Darmflora-Regenerantia: zur Wiederherstellung einer physiologisch gesunden Darmflora*, z.B. Acidophilusbakterien und Milchsäurebildner sowie deren Stoffwechselprodukte.
Dermatika: Arzneimittel zur Behandlung der Haut:
1. gegen Infektionen, z.B. Antibiotika*, Sulfonamide*;
2. Virustatika: das Wachstum der Viren hemmend, z.B. Jod-desoxyuridin, Adamantanamine;
3. gegen Hautallergien, z.B. Kortisone*, Antihistaminika*;
4. gegen verschiedene Ekzeme*, z.B. Schieferöl- und Teerabkömmlinge;
5. gegen Juckreiz: z.B. Anästhesinpuder, Antiallergika*, Schüttelmixturen;
6. Aknemittel: z.B. Vitamin-A-Säure, Benzolabkömmlinge, Salicylsäure;
7. gegen Seborrhoe: z.B. Schwefelpräparate, Kortisone*, Östrogene*.

Desinfizientia: s. Antiseptika*.
Digitalis: Wirkstoffe des roten (D. purpurea) und gelben (D. lanata) Fingerhuts, s. Kardiaka*.
Diuretika: harntreibende Mittel:
a) pflanzliche: z.B. Bärentraubenblätter, Wacholderbeeren;
b) chemische: z.B. Quecksilberpräparate, über den Salzhaushalt ausschwemmend wirkende Stoffe (u.a. Quinetazon, Chlorothiazid), über die zelluläre Osmose* wirkend (Mannit).

durchblutungsfördernde Mittel:
1. Vasodilatatoren, das sind gefäßerweiternde Mittel, z.B. Buphenin, Nikotinsäureabkömmlinge, Papaverin, Roßkastanienextrakt;
2. Gefäßtonus steigernde Mittel, z.B. Cinnarizin, Raubasin, Rosmarin.

Dysmenorrhoemittel: gegen schmerzhafte Monatsblutungen, s. Gynäkologika*.
Dyspepsiemittel: gegen Durchfälle, s. Magen-Darm-Mittel*.
Entwöhnungsmittel:
1. Alkoholentwöhnungsmittel, z.B. Disulfiram;
2. Tabakentwöhnungsmittel, z.B. Lobelinsulfat.

Enzympräparate: bei Enzymmangelkrankheiten, z.B. Extrakte der Bauchspeicheldrüse, Pepsin, Lipasen, Proteasen.
Expektorantia, Antitussiva: Auswurf fördernde und Hustenmittel:
a) pflanzliche: ätherische Öle, Auszüge aus Efeu, Primel, Arnika usw., Honig;
b) chemische: Codein, Guajakolverbindungen, Clobutinol, sämtliche auch in Verbindung mit Antihistaminika*, Antibiotika*, Broncholytika* usw.;

c) Teezubereitungen;
d) Inhalationsmittel, z.B. Kamille, Eukalyptus, Campher, Menthol.

Gallemittel:
a) pflanzliche: z.B. Schöllkraut, Löwenzahn, Mariendistel;
b) chemische: z.B. Dehydrocholsäure, oft kombiniert mit Spasmolytika*;
c) Organpräparate, z.B. Gallensäuren.

Gammaglobuline*: Eiweißkörper, die aus menschlichen Blutplasma isoliert werden und u.a. bei Virus*- und schweren Allgemeininfekten, Lebererkrankungen, Impffolgeschäden usw. sowohl vorbeugend als auch zu Heilzwecken Anwendung finden.

Geriatrika: gegen Alterserscheinungen:
a) pflanzliche: z.B. Knoblauch, Ginseng;
b) chemische: z.B. Vitaminpräparate, Procain, Fettstoff senkende (Clofibrat) und durchblutungsfördernde Substanzen*;
c) Organpräparate: z.B. Leber-, Hirn- und sonstige Gewebsextrakte.

Gestagene: s. Sexualhormone*.

Gichtmittel:
a) pflanzliche: z.B. Herbstzeitlose;
b) chemische: z.B. Allopurinol, Benzbromaron.

Glaukommittel: gegen »grünen Star«, z.B. Miotika*, Karboanhydrasehemmer, jedoch nie Atropin im akuten Anfall.

Grippemittel:
a) pflanzliche: z.B. Echinacea, Eisenhut;
b) chemische: z.B. Chinin, Ephedrin, Analgetika*, Antipyretika*.

Gynäkologika:
1. Sexualhormone*;
2. Antiabortiva: zur Verhinderung von Frühgeburten;
3. Dysmenorrhoemittel: bei schmerzhafter Monatsblutung, z.B. Spasmolytika*, Analgetika*, tierische Eierstockextrakte;
4. Klimakterium-(Wechseljahre-)Arzneien: Sexualhormone, verschiedene Pflanzenextrakte;
5. Kontrazeptiva: empfängnisverhütende Mittel, z.B. Östrogen-Gestagen-Kombinationen, das sind sog. Ovulationshemmer (Pille, Spritze), ferner in die Scheide einzubringende, nichthormonelle Substanzen wie Nonoxinal, Aluminiumacetattartrat in Form von Ovulum, Gel oder Schaum;
6. wehenfördernde Mittel: z.B. Dinoprost, Chininverbindungen;
7. wehenhemmende Mittel: z.B. Fenoterolbromid;
8. blutungsstillende Mittel: z.B. Mutterkornpräparate;
9. Ovulation*auslösende Mittel: z.B. Gynäkosid;
10. Scheidenschleimhautpräparate: z.B. Kamille, Sexualhormone*, Antibiotika*, Sulfonamide*, Antimykotika*, Trichomonade*mittel, Antiseptika*, mikroorganismen*haltige Präparate wie Milchsäurebakterien.

Hämorrhoiden*mittel:
1. innerlich: z.B. Roßkastanie, Hamamelis, Arnika, sonstige Venenmittel*;
2. lokal: als Salbe und Zäpfchen, z.B. Wismutpräparate, Perubalsam, Kortisone*, Antibiotika*, Pflanzenextrakte, Heparin.

Harnweginfektions-Mittel: s. Urologika*.
Herzglykoside: erhöhen das Schlagvolumen des Herzens und verbessern die Durchblutung der Herzkranzgefäße. Sie werden aus Pflanzen wie roter und gelber Fingerhut, Strophantus, Meerzwiebel, Adonisröschen, Maiglöckchen usw. hergestellt. S. Kardiaka*.
Hormone: körpereigene, hochwirksame Stoffe, die von Drüsen mit innerer Sekretion produziert, überwiegend aus ihnen und nur z.T. synthetisch* hergestellt werden. Sie haben vorwiegend regulierende Wirkungen:
1. Sexualhormone*;
2. Hypoglykämiemittel: bei vermindertem Zuckergehalt des Blutes, z.B. Glucagon;
3. Hypophysenhormone: aus der Hirnanhangsdrüse, unterschieden in Vorder- und Hinterlappenhormone, z.B. Corticotropin, Oxytocin, Vasopressin und Organextrakte aus der Hypophyse;
4. Nebennierenrindenhormone: s. Kortikoide*;
5. Nebennierenmarkhormone: z.B. Adrenalin, Noradrenalin;
6. Nebenschilddrüsenhormon: Parathormon;
7. Insulin: Hormon der Langerhans-Inseln*, s. Antidiabetika*;
8. Schilddrüsenhormone*.

Hustenmittel: s. Expektorantia*, Bronchospasmolytika*.
Hypnotika, Sedativa: Schlaf-, Beruhigungsmittel:
a) pflanzlich: Extrakte und Teezubereitungen aus Hopfen, Baldrian usw.;
b) chemisch: Abkömmlinge von Barbitursäure, Brom, Harnstoff (Ureide), außerdem Methaqualon, Promethazin und deren Kombinationen untereinander.

Immunglobuline: s. Gammaglobulin*.
Immunsuppressiva: bei Organtransplantationen unterdrücken sie Immunisierung und Bildung von Antikörpern*, z.B. Antileukozytenserum*, Immunglobulinlösung, Zytostatika*.
Impfstoffe: s. Sera*.
Infusions- und Standardlösungen zur Injektion:
1. Lösungen zur künstlichen Ernährung: z.B. Aminosäure-, Kohlenhydrat- (Glukose, Fruktose usw.) und Fettlösungen (Sojaöl);
2. Elektrolytlösungen: z.B. 0,9%ige (physiologische) Kochsalzlösung, Halb- und Vollelektrolytlösungen (das sind Lösungen, die eine bestimmte Menge Salze oder Spurenelemente enthalten) und korrigierende Elektrolytlösungen zur Anwendung bei Acidose/Alkalose*, diabetischem Koma* und als Elektrolytersatz;
3. Plasmaersatzlösungen: bei Blutverlusten, z.B. Dextran als kolloidaler Volumenersatz oder Mannit-Zuckerlösung zum Osmose*ausgleich;
4. Leberschutzlösungen: u.a. Infusionen verschiedener Aminosäuren und Vitaminkombinationen;
5. Blutbestandteile zur Infusion: z.B. Serumeiweiß- oder Albuminlösungen.

Insuline: s. Antidiabetika*.
juckreizstillende Mittel: s. Dermatika*.
Kardiaka: Herzmittel:
1. Glykoside*;
2. chemische Präparate: z.B. Kalium-Magnesium-Salze, Heptaminol;

3. Organpräparate: z.B. Herz- und Muskelextrakte;
4. auch Antiarrhythmika* und Koronarmittel*.

Klimakterium*mittel: s. Gynäkologika* und Sexualhormone*.

Kontrazeptiva: Schwangerschaftsverhütungsmittel, s. Gynäkologika*.

Koronarmittel: auf die Herzkranzgefäße erweiternd bzw. durchblutungsfördernd wirkend:

a) pflanzlich: z.B. Kaktus, Rauwolfia, Weißdorn;
b) chemische: z.B. Nitride, Nitroglycerin.

Kortikoide: Hormone der Nebennierenrinde* mit Steroidcharakter:

1. Mineralkortikoide: haben besondere Wirkung auf den Mineralstoffwechsel, z.B. Aldosteron, Deoxycorticosteron, Fluorcortison;
2. Glucocorticoide: üben Einfluß auf Kohlenhydrat- und Eiweißstoffwechsel aus, z.B. Cortison, Prednisolon, Dexa- und Betamethason;
3. Androcorticoide: beeinflussen Eiweißhaushalt im Sinne von Anabolika*, z.B. Dehydroepiandrosteron.

Kortisone: s. Kortikoide*.

Krebsmittel: s. Zytostatika*.

Laktationshemmer: hemmen die Milchproduktion der weiblichen Brust während der Stillperiode, s. Sexualhormone*.

Laxantia:

a) pflanzliche: z.B. Rizinusöl, Sennesblätter, Aloe, Getreidekleie;
b) chemische: z.B. Isatin-Abkömmlinge, Bisacodyl, Glaubersalz, Bittersalz.

Lebermittel:

a) pflanzliche: z.B. Mariendistel, Löwenzahn;
b) chemische: z.B. Aminosäuren, »essentielle« Phospholipide, häufig in Kombination mit Vitaminen und ungesättigten Fettsäuren;
c) Organpräparate: z.B. Leberextrakte;
d) Leberschutzlösungen: s. Infusionslösungen*.

lipidsenkende Stoffe: zur Senkung des Blutfett- und/oder Cholesterin*spiegels, z.B. Clofibrat, Cholestyramin, Sitosterin.

Lokalanästhetika: zur örtlichen Betäubung:

1. zur Einspritzung und oralen* Anwendung: z.B. Novocain, Lidocain, Butanilicain;
2. zur äußeren Anwendung: z.B. Anästhesin.

Magen-Darm-Mittel:

1. Acida: bei Säuremangel im Magen, z.B. physiologisch verdünnte Salzsäure, Zitronensäure, Pepsin;
2. Antacida: bei Übersäuerung des Magens, z.B. Aluminium- und Magnesiumsilikat, Aluminiumhydroxid, alle auch in Kombination mit Azulen, Enzymen*, Spasmolytika*;
3. Antidiarrhoika: gegen Durchfall, z.B. Apfelpulver, Medizinalkohle, Sulfonamide;
4. Antidyspeptika: gegen Verdauungsstörungen, z.B. Pepsin, Bauchspeicheldrüsenextrakt, Aloe und sonstige Pflanzenauszüge;
5. Darmdesinfizientia: z.B. Myrrhe, Clioguinol, Wismutverbindungen, Sulfonamide;

6. Mikroorganismen des Darms oder deren Stoffwechselprodukte: z.B. Coli- und andere Darmbakterien, Milchsäurebildner, Molke;
7. appetitanregende und sekretionsfördernde Mittel: z.B. Wermut, Cyproheptadin, Vitamine*, Roborantia*, Anabolika (s. Sexualhormone*);
8. Karminativa: Mittel bei Blähungen, z.B. Fenchel, Kümmel, Anis, Polysiloxane, Enzyme*;
9. Verdauungsenzympräparate: z.B. magenwirksames Pepsin, darmwirksame Lipase, Amylase, Pankreatin usw.;
10. Gastritis- und/oder Ulcusmittel: gegen Schleimhautentzündungen und Geschwüre, z.B. Kamille, Hamamelis, Guajazulencarbenoxolon.

Miotika: pupillenverengend, s. Ophthalmika*.
Mydriatika: pupillenerweiternd, s. Ophthalmika*.
Nebennierenrindenhormone: s. Kortikoide*.
Neuroleptika: wirken beruhigend bei Angst- und Erregungszuständen, lösen psychische und muskuläre Spannungen, s. Psychopharmaka*.
Nierensteinmittel: s. Urologika*.
Östrogene: s. Sexualhormone*.
Ophthalmika: Augenheilmittel:

1. Anästhetika* (bei Schmerzen);
2. Antibiotika*/Sulfonamide* bei Infekten;
3. Kortikoide* bei Allergien;
4. Glaukommittel*;
5. Miotika*, z.B. Clonidin, Pillocarpin, Adrenalin;
6. Mydriatika*, z.B. Atropin, Scopolamin;
7. Virustatika*.

Ovulationshemmer: s. Kontrazeptiva*.
Pankreasenzyme: s. Enzyme*.
Parasympathikolytika: wirken hemmend auf den Parasympathikus*, s. Spasmolytika*.
Parasympathikomimetika: wirken erregend auf den Parasympathikus*, z.B. Cholin, Neostigmin.
Penicilline: aus Schimmelpilzkulturen von Penicillium gewonnenes Antibiotika*.
Prostatamittel: s. Urologika*.
Protozoen*mittel: z.B. verschiedene Chemotherapeutika wie Resorchin, Sulfonamide*.
Psychoanaleptika: antriebsfördernd, s. Psychopharmaka*.
Psychopharmaka: wirken auf die Psyche ein:

1. Antidepressiva: gegen Depressionen*, z.B. Monoaminoxidasehemmer, Doxopin;
2. Neuroleptika: wirken zentral und peripher dämpfend, lösend und antipsychotisch ohne Beeinträchtigung des Bewußtseins, z.B. Phenotiazinabkömmlinge;
3. Psychoanaleptika: wirken gegen Psychosen, z.B. Fenetyllin-HCl;
4. Tranquillantia (Ataraktika): wirkt beruhigend auf die Psyche, z.B. Meprobamat, Diazepinabkömmlinge, aber auch niedrig dosierte Neuroleptika*;
5. Psychoenergetika: verbessern den Hirnstoffwechsel, z.B. Piracetam, Alkaloide aus dem kleinen Immergrün.

Rachitis*mittel: Kalziumpräparate und Vitamin D.
Reisekrankheitsmittel: s. Antiemetika*.
Reizkörper, unspezifische: s. Umstimmungsmittel*.
Roborantia: Aufbau- und Kräftigungsmittel, z.B. Getreidekeime, Glutaminsäure, Lecithin, Vitaminpräparate.
Schilddrüsenmedikamente: beeinflussen die Hormonbildung der Schilddrüse:
1. die Funktion steigernde Schilddrüsenhormone, z.B. L-Thyroxin-Na;
2. Thyreostatika: dämpfen die Wirkung der Schilddrüsenfunktion, z.B. Jodverbindungen, Perchlorate, Methylthionacil.

Schlafmittel: s. Hypnotika*.
Schmerzmittel: s. Analgetika*.
Sedativa: s. Hypnotika*.
Sera:
1. Gammaglobulin* und Immunglobuline;
2. Immunsera: blutgruppenserologische Testseren mit bekannten Antikörpern;
3. Impfstoffe: Hier unterscheidet man hauptsächlich a) aktive Impfstoffe aus Aufschwemmungen abgeschwächter Erreger, b) Heilseren, z.B. aus dem Blut immunisierter Pferde, Rinder, Schafe usw. gewonnen.

Sexualhormone:
1. Anabolika: Eiweiß aufbauende Hormone, die hauptsächlich den männlichen S. nahestehen, z.B. Nandrolon;
2. Androgene: männliche Geschlechtshormone, z.B. Testosteron;
3. Gestagene: weibliche Geschlechtshormone, dem Corpus luteum*-Hormon verwandte weibliche Geschlechtshormone, z.B. Progesteron;
4. östrogene: dem Follikelhormon* verwandte weibliche Geschlechtshormone, z.B. Östradiol;
5. Kontrazeptiva*.

Spasmolytika: krampflösende Mittel:
a) pflanzliche: z.B. Belladonna (Tollkirsche), Mohnsamen, Aristolochia;
b) chemische: z.B. Papaverin, Hyoscin, Butylpromid und eine Vielzahl synthetischer Präparate.

Streptomycine: s. Antibiotika*.
Sulfonamide: wirken chemotherapeutisch auf Erreger, indem sie vor allem ihre Vermehrung hemmen, sie z. T. aber auch abtöten. Man unterscheidet nach ihrer Wirkungsdauer Kurz-, Mittel- und Langzeitsulfonamide sowie schwer resorbierbare* S.
Tetracyclin: s. Antibiotika*.
Thyreostatika: s. Schilddrüsenmedikamente*.
Tranquillantia: s. Psychopharmaka*.
Tuberkulosemedikamente: spezifische Antibiotika* bzw. Chemotherapeutika, welche die Schutzschicht der Tuberkelbazillen zu durchdringen vermögen und ihr weiteres Wachstum verhindern. Man unterscheidet Tuberkulostatika 1. Ordnung, z.B. Isonikotinsäureanhydracid (INH), Rifampicin (RMP), Streptomycin (SM), Ethambutol (EMB) und Prothionamid (PTA) sowie sog. Reservemedikamente, z.B. Paraaminosalicylsäure, Viomycin, Pyrazinamid usw., die erst bei Entwicklung einer Resistenz gegen T. 1. Ordnung herangezogen werden sollen.

tumorhemmende Stoffe: s. Zytostatika*.
Ulcus*mittel: s. Magen-Darm-Mittel*.
Umstimmungsmittel: zur Aktivierung der Abwehrkräfte des Körpers:
1. unspezifische Reizkörper:
   a) pflanzlich: z.B. Echinacea-Extrakt;
   b) chemisch: z.B. Aristolochinsäure, Wismutverbindungen;
   c) Organpräparate: z.B. menschliche Plazenta*;
2. Zellulartherapie: z.B. Injektion von frischem oder gefriergetrocknetem embryonalen* Gewebe.

Urologika:
1. Blasenatoniemittel: bei Erschlaffung der Blasenmuskulatur, z.B. Kombinationspräparate verschiedener Pflanzenextrakte und chemischer Stoffe wie Ephedrin, Papaverin usw.
2. Harnweginfektionsmittel:
   a) pflanzliche: z.B. Bärentraubenblätter, Senfölauszüge, Kaktus;
   b) chemische: z.B. Antibiotika* und Sulfonamide*;
3. Miktion* beeinflussende Mittel: wirken regulierend auf das Harnlassen, z.B. Phenoxybenzamin-HCl, verschiedene Pflanzenauszüge, auch in Kombination mit Spasmolytika*;
4. Prostatamittel:
   a) pflanzliche: Kombinationen verschiedener Pflanzenextrakte;
   b) chemische: z.B. weibliche Sexualhormone, Sitosterin.

Urolithiasismittel: gegen Harnsteine:
a) pflanzliche: zusammengesetzt aus einer Vielzahl von Pflanzenextrakten;
Vaginaltherapeutika: Scheidenschleimhautmittel; s. Gynäkologika* 10.
Vasodilatatoren: gefäßerweiternd, s. durchblutungsfördernde Mittel*.
Venenmittel:
a) pflanzliche: z.B. Roßkastanien, Hamamelis;
b) chemische: z.B. Rutoside, ungesättigte Fettsäuren, Vitamine;
c) Venenverödungsmittel: z.B. Polidocamol.
Verdauungspräparate: s. Magen-Darm-Mittel*.
Vergiftungen: s. Antidota*.
Virustatika: das Wachstum der Viren* hemmend, z.B. Jod-desoxyuridin, Adamantanamine.
Vitamine: Chemisch definiert sind die Vitamine A, B_1, B_2, B_6, B_{12}, C, D, E, Folsäure, K- und Multivitaminpräparate. Außerdem sind Vitaminpräparate aus Getreidekeimölen, Lebertran usw. im Handel.
Wurmmittel: s. Anthelmintika*.
Zytostatika: hemmen das Zellwachstum, insbesondere bei bösartigen Tumoren und Blutkrankheiten (Leukämie) angewendet:
1. Alkylantien: z.B. Cyclophosphamid, Chlorambucil;
2. Antimetaboliten; z.B. Mercaptopurin;
3. Alkaloide: z.B. Vinblastin, Colchicin;
4. verschiedene Enzyme*.

Ihre Notizen

Ihre Notizen

Ihre Notizen

Ihre Notizen